The Ophthalmology Volume

Interpretation
of Clinical Pathway
and Therapeutic Drugs

2022年版

临床路径治疗药物释义

INTERPRETATION OF CLINICAL PATHWAY AND THERAPEUTIC DRUGS

眼科分册

《临床路径治疗药物释义》专家组 编

中国协和医科大学出版社
北　京

图书在版编目（CIP）数据

临床路径治疗药物释义．眼科分册/《临床路径治疗药物释义》专家组编．—北京：中国协和医科大学出版社，2022.7
ISBN 978-7-5679-1983-9

Ⅰ．①临…　Ⅱ．①临…　Ⅲ．①眼病-用药法　Ⅳ．①R452

中国版本图书馆 CIP 数据核字（2022）第 077683 号

临床路径治疗药物释义·眼科分册

编　　者：《临床路径治疗药物释义》专家组
责任编辑：许进力　王朝霞
丛书总策划：张晶晶　冯佳佳
本书策划：刘　雪　张晶晶

出版发行：**中国协和医科大学出版社**
（北京市东城区东单三条 9 号　邮编 100730　电话 010-65260431）
网　　址：www. pumcp. com
经　　销：新华书店总店北京发行所
印　　刷：北京天恒嘉业印刷有限公司

开　　本：787mm×1092mm　1/16 开
印　　张：47. 25
字　　数：1270 千字
版　　次：2022 年 7 月第 1 版
印　　次：2022 年 7 月第 1 次印刷
定　　价：278. 00 元

ISBN 978-7-5679-1983-9

眼科临床路径及相关释义编审专家名单

（按姓氏笔画排序）

马建民　首都医科大学附属北京同仁医院
王　康　首都医科大学附属北京友谊医院
王宁利　首都医科大学附属北京同仁医院
王利华　山东省立医院
王海彬　承德医学院附属医院
龙　琴　北京协和医院
叶　娟　浙江大学医学院附属第二医院
田彦杰　北京大学第三医院
白大勇　首都医科大学附属北京儿童医院
毕宏生　山东中医药大学附属施尔明医院
曲　超　四川省人民医院
朱　丹　内蒙古医科大学附属医院
朱德海　北京大学第一医院
刘　武　首都医科大学附属北京同仁医院
刘　虎　南京医科大学第一附属医院
刘祖国　厦门大学眼科研究所
刘爱民　北京协和医院
孙兴怀　复旦大学附属眼耳鼻喉科医院
严　宏　西安市人民医院 陕西省眼科医院
李贵刚　华中科技大学同济医学院附属同济医院
李俊红　山西省眼科医院
杨培增　重庆医科大学附属第一医院
杨新吉　中国人民解放军总医院第三医学中心
吴文灿　温州医科大学附属眼视光医院
张　红　哈尔滨医科大学附属第一医院眼科医院
张　虹　天津医科大学中新生态城医院
张顺华　北京协和医院
陆　方　四川大学华西医院
陈　俐　成都市第三人民医院
范先群　上海交通大学医学院附属第九人民医院
周　磊　成都市第三人民医院
郑雅娟　吉林大学第二医院
赵　晨　复旦大学附属眼耳鼻喉科医院

赵培泉　上海交通大学附属新华医院
郝燕生　北京大学第三医院
柯　敏　武汉大学中南医院
秦安京　首都医科大学附属复兴医院
袁　玲　昆明医科大学附属医院
袁洪峰　重庆爱尔眼科医院
徐国兴　福建医科大学附属第一医院
郭　健　福建医科大学附属第一医院
唐罗生　中南大学湘雅二医院
葛　坚　中山大学附属中山眼科中心
蒋　沁　南京医科大学附属眼科医院
魏世辉　中国人民解放军总医院第一医学中心

《临床路径治疗药物释义》编审专家名单

编写指导专家

金有豫　首都医科大学
孙忠实　中国人民解放军总医院第六医学中心
李大魁　北京协和医院
王汝龙　首都医科大学附属北京友谊医院
孙春华　北京医院
贡联兵　中国人民解放军第 305 医院
李玉珍　北京大学人民医院
王育琴　首都医科大学宣武医院
汤致强　中国医学科学院肿瘤医院
郭代红　中国人民解放军总医院第一医学中心
胡　欣　北京医院
史录文　北京大学医学部
翟所迪　北京大学第三医院
赵志刚　首都医科大学附属北京天坛医院
梅　丹　北京协和医院
崔一民　北京大学第一医院

编　委（按姓氏笔画排序）

丁玉峰　华中科技大学同济医学院附属同济医院
卜书红　南方医科大学南方医院
马满玲　哈尔滨医科大学附属第一医院
王伟兰　中国人民解放军总医院第一医学中心
王咏梅　首都医科大学附属北京佑安医院
王晓玲　首都医科大学附属北京儿童医院
方建国　华中科技大学同济医学院附属同济医院
史亦丽　北京协和医院
吕迁洲　复旦大学附属中山医院
朱　珠　北京协和医院
朱　曼　中国人民解放军总医院第一医学中心
刘丽宏　中日友好医院
刘丽萍　中国人民解放军总医院第五医学中心
刘皋林　上海交通大学附属第一人民医院
孙路路　首都医科大学附属北京世纪坛医院

杜　光　华中科技大学同济医学院附属同济医院
杜广清　首都医科大学附属北京康复医院
李　静　煤炭总医院
李国辉　中国医学科学院肿瘤医院
李雪宁　复旦大学附属中山医院
杨会霞　清华大学第二附属医院
杨莉萍　北京医院
吴建龙　深圳市第二人民医院
沈　素　首都医科大学附属北京友谊医院
张　渊　上海交通大学附属第六人民医院
张相林　中日友好医院
张艳华　北京大学肿瘤医院
陆奇志　广西壮族自治区江滨医院
陆瑶华　上海交通大学附属第六人民医院
陈瑞玲　首都医科大学附属北京天坛医院
林　阳　首都医科大学附属北京安贞医院
周　颖　北京大学第一医院
屈　建　安徽省立医院
侯　宁　山东省立医院
侯连兵　南方医科大学南方医院
徐小薇　北京协和医院
郭海飞　北京大学第六医院
陶　玲　中山大学附属第三医院
蔡　芸　中国人民解放军总医院第一医学中心

《临床路径治疗药物释义·眼科分册》参编专家名单

（按姓氏笔画排序）

丁玉峰	卜书红	马建民	马满玲	王　康	王宁利	王伟兰	王汝龙	王利华
王咏梅	王育琴	王晓玲	王海彬	方建国	龙　琴	叶　娟	田彦杰	史亦丽
史录文	白大勇	毕宏生	曲　超	吕迁洲	朱　丹	朱　珠	朱　曼	朱德海
刘　武	刘　虎	刘丽宏	刘丽萍	刘祖国	刘皋林	刘爱民	汤致强	孙春华
孙兴怀	孙忠实	孙路路	贡联兵	严　宏	杜　光	杜广清	李　静	李大魁
李玉珍	李国辉	李贵刚	李俊红	李雪宁	杨会霞	杨莉萍	杨培增	杨新吉
吴文灿	吴建龙	沈　素	张　红	张　虹	张　渊	张相林	张顺华	张艳华
陆　方	陆奇志	陆瑶华	陈　俐	陈瑞玲	范先群	林　阳	金有豫	周　颖
周　磊	郑雅娟	屈　建	赵　晨	赵志刚	赵培泉	郝燕生	胡　欣	柯　敏
侯　宁	侯连兵	秦安京	袁　玲	袁洪峰	徐小薇	徐国兴	郭　健	郭代红
郭海飞	唐罗生	陶　玲	梅　丹	崔一民	葛　坚	蒋　沁	蔡　芸	翟所迪
魏世辉								

序 言

据统计我国的低视力患病率大约为0.85%，盲的患病率约为0.44%，随我国人口的老龄化，各类眼科疾病发病率也呈逐步增长态势，盲和低视力的患病率也可能随之越来越高，这将造成巨大的社会负担。对于数量庞大、年龄段分布广泛的眼科疾病患者来说，规范医疗行为、提高医疗质量、降低医疗费用、防止过度医疗极其重要。

研究与实践证明，临床路径管理是解决上述问题的有效途径之一，尤其在整合优化资源、节省成本、避免不必要检查与药物应用、建立较好医疗组合、减少文书作业、减少人为疏失、提高单病种质量管理等诸多方面具有明显优势。因此，实施临床路径管理在医改中扮演着重要角色。

为更好地贯彻国务院办公厅医药卫生体制改革的有关精神，帮助各级医疗机构开展临床路径管理，保证临床路径试点工作顺利进行，受卫生部委托，中国医学科学院承担了组织编写《临床路径释义》的工作。中国协和医科大学出版社在组织专家编写《临床路径释义》过程中，根据《临床路径》及《临床路径释义》内容，又组织国内临床药学、药理专家共同编写了《临床路径治疗药物释义》，就临床路径及释义的“治疗方案选择”“选择用药方案”中所涉及药物相关信息做了补充说明。这本《临床路径治疗药物释义·眼科分册》就是该丛书中的重要一本。

当然，临床路径如同其他指南性文献一样，随着科学技术的进步将会动态变化，这在新药、新器械、新技术层出不穷的眼科领域尤为明显。同时，在不同的医院、不同的临床科室，对临床路径的遵循状况也存在一定差别。我们希望这本书既能成为眼科医师的参考工具，也能在未来不断更新，与临床医师共同进步。

中华医学会眼科分会委员

首都医科大学北京眼科学院院长

序言

前 言

临床路径是由医院管理人员、医师、护师、药师、医技师等多学科专家共同参与，针对特定病种或病例组合的诊疗流程，整合检查、检验、诊断、治疗和护理等多种诊疗措施而制定的标准化、表格化的诊疗规范。开展临床路径工作是实现医疗保健优化、系统化、标准化和全程质量管理的重要途径。

为更好地贯彻国务院办公厅医药卫生体制改革的有关精神，帮助各级医疗机构开展临床路径管理，保证临床路径工作顺利开展，受国家卫生和计划生育委员会委托，中国医学科学院承担了组织编写《临床路径释义》的工作。在此基础上，中国协和医科大学出版社组织国内临床药学、药理学等领域的专家共同编写了《临床路径治疗药物释义》，就临床路径及相关释义中涉及药物的部分进行了补充释义和拓展阅读。

参加本书编写的专家大多数亲身经历了医院临床路径试点工作。他们根据临床路径各病种的具体特点，设计了便于临床医师在诊疗过程中查阅的药品表单，对药物信息进行了系统、简明阐述。全书涵盖了药品的政策和学术来源，并在临床路径及相关释义中，对“治疗方案选择”“选择用药方案”“术前、术中、术后”用药、“医师表单医嘱用药”等项下涉及相关药物的信息进行了归纳整理。

随着医药科技的不断进步，临床路径将根据循证医学的原则动态修正；与此同时，不同地域的不同医疗机构也应根据自身情况，合理制定适合本地区、本院实际情况的临床路径。因时间和条件限制，书中的不足之处在所难免，欢迎同行诸君批评指正。

编　者

2022年5月

目 录

第一篇　眼科临床路径及相关释义

第二篇　眼科临床路径释义药物信息表

第一篇

眼　科

临床路径及相关释义

Interpretation

of Clinical Pathway

第一章

上睑下垂临床路径释义

【医疗质量控制指标】

指标一、诊断需结合症状、体征和辅助检查。

指标二、手术适应证选择符合上睑下垂矫正术。

指标三、手术疗效达到预期目标。

指标四、抗菌药物使用符合规范。

指标五、住院时间符合路径实施要求。

一、上睑下垂编码

疾病名称及编码：先天性上睑下垂（ICD-10：Q10.0）

手术操作及编码：上睑下垂矫正术（ICD-9-CM-3：08.31/08.32/08.33/08.34/08.35/08.36）

二、临床路径检索方法

Q10.0 伴 08.31/08.32/08.33/08.34/08.35/08.36（注：进入本路径为临床诊断为先天性上睑下垂的患者，故删除其他上睑下垂的编码 H02.4）。此路径上睑下垂矫正术不包括上睑下垂矫正过度复位术 08.37。

三、国家医疗保障疾病诊断相关分组（CHS-DRG）

MDCC　眼疾病及功能障碍

CZ1　其他眼部疾患

四、上睑下垂临床路径标准住院流程

（一）适用对象

第一诊断为上睑下垂（ICD-10：H02.4，Q10.10），行上睑下垂矫正术（ICD-9-CM-3：08.3）。

释义

■ 适用对象编码参见第一部分。

■ 本路径适用对象为临床诊断为先天性上睑下垂的患者，不包括眼神经麻痹的上睑下垂和术后复发的上睑下垂，也不包括因外伤及其他疾病所引起的上睑下垂。

（二）诊断依据

根据《临床诊疗指南·眼科学分册》（中华医学会编著，人民卫生出版社，2006），《眼科临床指南（第3版）》（美国眼科学会编，2018）：

1. 出生后数月、数年双眼上睑下垂遮盖瞳孔 2mm 以上，上睑部分或全部不能提起，伴有耸眉、下颌上抬、仰头视物等特殊面容；单眼上睑下垂遮盖瞳孔，存在弱视的可能性。

2. 提上睑肌肌力试验小于或等于4mm，额肌功能良好、Bell征阳性、眼位及眼球运动无异常。
3. 鉴别诊断：
（1）因神经系统疾病、其他眼部或全身性疾病所致的获得性上睑下垂。
（2）Marcus-Gunn综合征。

释义

■ 根据《临床诊疗指南·眼科学分册》（中华医学会编著，人民卫生出版社，2006），《眼科临床指南（第3版）》（美国眼科学会编，2018）。

■ 出生后双眼或单眼上睑下垂遮盖角膜上缘2mm以上，上睑部分或全部不能提起，伴有耸眉、下颌上抬、抬头视物等特殊面容；重度上睑下垂遮盖瞳孔，存在弱视的可能性。

■ 正常提上睑肌肌力一般为12~14mm，上睑下垂患者提上睑肌肌力测试小于正常肌力，不同严重程度上睑下垂患者的提上睑肌肌力测试可大于、小于或等于4mm，额肌功能大多良好、Bell征阳性、眼位及眼球运动无异常。

■ 同时伴有动眼神经或其他眼外肌（尤其上直肌多见）发育不良的患儿可出现Bell征减弱或消失，眼位及眼球运动障碍。

■ 单眼或双眼上睑下垂遮盖瞳孔均可造成弱视。

■ Marcus-Gunn综合征所引起的上睑下垂是一类特殊的上睑下垂，累及单眼，特征是静止时一侧眼睑下垂，当咀嚼、张口或下颌朝向对侧移动时，下垂的上睑突然上提，甚至超过健侧高度。

■ 上睑下垂需与睑裂狭小综合征鉴别。睑裂狭小综合征是以独特的先天性眼睑异常为特征的眼部疾病，该病可以散发，也可以由常染色体显性遗传引起，其典型表现包括睑裂狭小、上睑下垂、逆向型内眦赘皮和内眦间距增宽。

（三）治疗方案的选择

根据《临床技术操作规范·眼科学分册》（中华医学会编著，人民军医出版社，2006）、《眼科手术学·理论与实践》（谢立信主编，人民卫生出版社，2005）。
1. 先天性上睑下垂以手术治疗为主。如果遮盖瞳孔，为避免弱视应尽早手术，特别是单眼患儿。
2. 因神经系统疾病、其他眼部或全身性疾病所致的获得性上睑下垂应先进行病因治疗或药物治疗，如无效时再考虑手术治疗。
3. 先天性动眼神经麻痹应先施行斜视矫正术，术后眼位正位、Bell征阳性者再行上睑下垂手术。
4. 根据患者病情选择手术方式：包括提上睑肌缩短术、额肌瓣悬吊术、阔筋膜或硅胶悬吊术、Müller肌缩短术和提上睑肌腱膜修补术等。

释义

■ 先天性上睑下垂的手术时机一般3~5岁为宜，轻度上睑下垂不影响视力及心理发育前提下可考虑推迟手术；严重上睑下垂尤其是单眼上睑下垂的患者，为了避免弱视的形成可考虑2岁左右进行手术；部分患儿因上睑下垂导致头向后伸仰，可导致脊柱后弯等严重并发症，应尽早手术。如果明确诊断弱视，亦应尽早手术。

■ 手术方式的选择和手术量的设计应根据患者提上睑肌的肌力、Bell 现象、患者眼球运动情况和患者眼表状况综合考虑。对于提上睑肌肌力较好的患者尽量选择提上睑肌缩短术或 Müller 肌缩短术；对于 Bell 征阴性、眼球上转受限或眼表状态不良的患者，应慎重选择手术治疗，手术矫正量要保守，术后密切观察，防止暴露性角膜炎的发生。

（四）标准住院日

5~7 天。

释义

■ 标准住院日为推荐的最低标准，提倡缩短住院日。一般标准住院日为 4~5 天。对于成人或配合较好的青少年患者考虑门诊手术；不配合的儿童及需要全身麻醉手术的患者需要住院手术。

（五）进入临床路径标准

1. 第一诊断必须符合 ICD-10：H02.4，Q10.10 上睑下垂疾病编码。
2. 当患者同时具有其他疾病诊断，但在住院期间不需要特殊处理、不影响第一诊断的临床路径流程实施时，可以进入临床路径。

释义

■ 第一诊断为先天性上睑下垂的患者，不包括动眼神经麻痹引起的上睑下垂和术后复发的上睑下垂，也不包括因外伤及其他疾病如重症肌无力、Macus-Gunn 综合征、睑裂狭小综合征、Honor 综合征、神经纤维瘤病等引起的上睑下垂，可以进入该临床路径。

■ 患者同时伴有斜视、弱视、内眦赘皮等疾患，不影响手术、麻醉，也不需要特殊处理，不影响第一诊断的临床路径流程实施时，可以进入该临床路径。

（六）术前准备（术前评估）

1~2 天。

1. 必须的检查项目：
（1）血常规、尿常规。
（2）肝肾功能，凝血功能，感染性疾病筛查（乙型肝炎、丙型肝炎、艾滋病、梅毒等）。
（3）心电图、X 线胸片（全身麻醉患儿）。
2. 眼部专科检查：
（1）检查裸眼视力和矫正视力。
（2）检查提上睑肌肌力和上睑下垂量。
（3）检查上直肌和下斜肌等眼外肌功能。

(4) 检查有无 Bell 现象和上睑迟滞现象。
(5) 检查有无 Macus-Gunn 现象，必要时进行新斯的明试验。
3. 根据患者病情可选择超声心动图等。

释义

■ 常规眼前节和眼底检查；检查额肌肌力；检查所有眼外肌，尤其是上直肌和下斜肌的功能；检查有无倒睫、Bell 现象和上睑迟滞现象；检查有无咀嚼、张口或下颌向健侧运动时，患侧上睑上提现象。必要时进行新斯的明试验排除重症肌无力。

■ 术前、术后常规影像学检查。

(七) 预防性抗菌药物选择与使用时机

1. 按照《抗菌药物临床应用指导原则》(卫医发〔2015〕43 号) 执行，结合患者病情合理使用抗菌药物。
2. 选用喹诺酮类或妥布霉素 (儿童) 类滴眼液，预防性用药时间为 1~3 天。

释义

■ 不需要口服、肌内注射或静脉滴注抗菌药物。若行硅胶管悬吊术，需术前预防性使用抗菌药物。可选用喹诺酮类 (左氧氟沙星) 或氨基糖苷类 (妥布霉素) 滴眼液，预防性用药时间为 1 天。

■ 鉴于 2012 年 8 月 1 日起施行《抗菌药物临床应用管理办法》(卫生部令 84 号)，路径中抗菌药物使用应按照新的管理规范执行，本路径均不再全身 (口服、静脉注射或肌内注射) 使用抗菌药物，原则上以局部使用抗菌药物预防感染。术前可以预防性使用局部抗菌药物，儿童多使用喹诺酮类 (左氧氟沙星) 或氨基糖苷类 (妥布霉素) 滴眼液，预防性用药时间可为 1 天。

(八) 手术日

入院第 2~3 天。
1. 麻醉方式：局部麻醉或全身麻醉 (儿童)。
2. 手术内固定物：无。
3. 术中用药：麻醉常规用药。

(九) 术后住院恢复

3~4 天。
1. 必须复查的检查项目：
(1) 角膜上皮、上睑、结膜情况。
(2) 缝线位置、切口对合情况。
(3) 眼球运动情况和 Bell 现象。
2. 术后用药：一般不需用药，抵抗力较差患者可酌情使用头孢或喹诺酮类抗菌药物，用药时间为 1~2 天。

释义

■ 术后住院恢复2~3天。可根据患儿病情适当调整术后住院时间。如病情轻微，术后眼睑闭合良好可提前出院；如果患儿出现暴露性角膜炎，则需要延长住院观察时间。

■ 必需的检查项目还包括睁眼时上睑缘的位置、眼睑闭合情况、角膜暴露情况及有无倒睫情况。

■ 术后一般无需全身使用抗菌药物，若行硅胶管悬吊术，需术后预防性使用抗菌药物。特殊情况如轻微感冒等，可酌情使用头孢或喹诺酮类抗菌药物，用药时间为1~2天。根据患者术后睑裂闭合情况给予人工泪液、眼膏或眼用凝胶保护角膜和结膜，尤其是晚上睡眠时，对于眼睑闭合不全的患者，应使用眼膏涂满角膜，避免发生暴露性角膜炎。术后抗菌药物使用参考“（七）预防性抗菌药物选择与使用时机”。如果出现暴露性角膜症状或体征，可以同时使用绷带式角膜接触镜、抗菌药物滴眼液以及促进角膜修复等药物。

（十）出院标准

1. 切口愈合好，无活动性出血及感染征象。
2. 没有需要住院处理的并发症和/或合并症。

释义

■ 需要住院处理的并发症和/或合并症包括：暴露性角膜炎、严重结膜脱垂、手术切口感染、严重倒睫、严重血肿等。

（十一）变异及原因分析

1. 术前实验室检查异常，需要复查相关检查，导致住院时间延长。
2. 有影响手术的并发症和/或合并症，如矫正不足、矫正过度、上睑内翻倒睫、暴露性角膜炎、结膜脱垂和眉额区血肿等，需要进行相关的诊断和治疗，导致住院时间延长、费用增加。

释义

■ 住院后患者如出现感冒、发热等不宜手术的情况，需要等病情好转后才可手术，导致住院时间延长或出院观察。

■ 上睑下垂术后出现暴露性角膜炎、严重结膜脱垂、严重的内翻倒睫及严重的血肿，需再次手术，导致住院时间延长。

五、上睑下垂临床路径给药方案

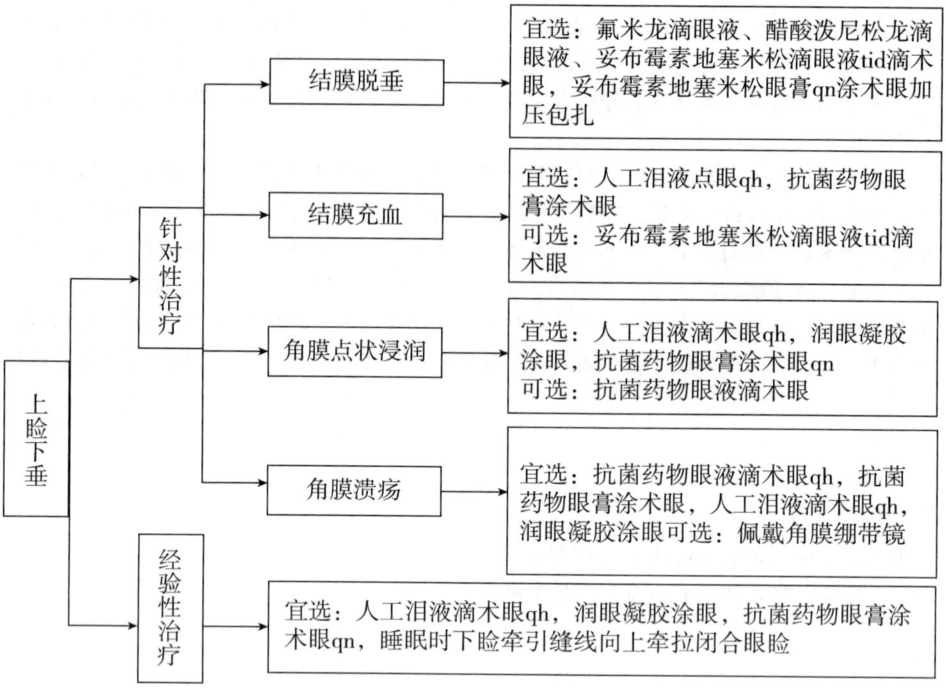

1. 用药选择：

（1）对病原菌不明的感染应采用广谱抗菌药物或抗菌药物联合应用。妥布霉素的抗菌后续作用可达 2~4 小时，对于假单胞菌属 600 000 株连续 11 年的研究显示：妥布霉素的敏感性始终在 90%以上。

（2）氟喹诺酮类药物抗菌活性强，对革兰阳性、革兰阴性临床常见致病菌具有较强的抗菌作用，对衣原体、支原体、军团菌及结核杆菌亦有较强的作用。单一种氟喹诺酮类药物（如左氧氟沙星滴眼液、氧氟沙星滴眼液）治疗与多种氟米龙滴眼液抗菌药物联合用药加强治疗的效果一致。

（3）糖皮质激素（简称激素）是眼科最常用，但也是最有争议的药物。眼部的各种炎症和变态反应性疾患均可用激素进行治疗，可以迅速消除炎症。一般认为对轻度的外眼感染，单独应用抗菌药物即能有效控制感染，无需加用激素。对严重的细菌性角结膜炎和眼内感染，若在有效抗菌药物应用的同时适当配合激素治疗，有利于阻止炎症反应所致的眼组织损伤，可加速治愈过程。临床常用药物包括氟米龙滴眼液、醋酸泼尼松龙滴眼液、妥布霉素地塞米松滴眼液和眼膏等。

2. 药学提示：

（1）氟喹诺酮类药物（如左氧氟沙星滴眼液），每日 3~5 次，每次 1~2 滴滴入患眼的结膜囊内。

（2）氨基糖苷类抗菌药物（如妥布霉素滴眼液），用于轻度及中度感染的患者，每日 2~3 次，每次1~2 滴点入患眼，病情缓解后减量。

3. 注意事项：

氟喹诺酮类药物（如左氧氟沙星滴眼液）只限于滴眼用，不能用于结膜下注射，也不能直接滴入眼前房内。

六、上睑下垂护理规范

1. 术前护理：

(1) 心理护理，适当讲解手术过程及注意事项，增加患者及家属对手术的理解，建立合理的疗效预期和风险考虑，情绪稳定接受手术治疗。

(2) 术前遵医嘱滴抗菌药物滴眼液，清洁结膜囊预防术后感染。

(3) 全身麻醉患者嘱患者术前8小时禁食、禁水。

(4) 术前嘱患者排空大小便，取下义齿、手表、首饰等。

2. 术后护理：

(1) 术后患者平卧位或者侧卧位，麻醉苏醒后6小时患者可适当下床活动，尽量避免低头、弯腰，谨防碰撞术眼。

(2) 术后冰敷48小时。

(3) 密切观察有无包扎纱布渗血、移位等情况，及时报告医师处理。

(4) 术后第2天换药后开始点滴眼液及眼膏，操作时动作要轻柔。

七、上睑下垂营养治疗规范

饮食指导：

1. 应适当增加蛋白质和维生素的摄入量，如鸡蛋、豆制品，多吃新鲜水果蔬菜，以促进切口修复；多吃软食及易消化的食物，忌辛辣刺激的食物，忌用硬食，以防过度用力，使切口裂开。

2. 保持大便通畅，防止便秘，以防过度用力，使切口裂开。

八、上睑下垂健康宣教

1. 出院指导：上睑下垂矫正术后多存在眼睑闭合不全，需较长时间应用人工泪液等滴眼液和眼膏保护角膜，教会患者及家属正确使用滴眼液和眼膏的方法。如果下睑留置牵引缝线，嘱其在临睡前涂好眼膏后将下睑牵引线向上牵引固定后纱布封眼，保护术眼。

2. 术后1周眼科门诊复诊拆线。

3. 忌烟酒及辛辣的食物，因为辛辣食物可导致血管扩张眼部充血。

4. 睡眠要充足，注意保暖，早期应避免打喷嚏、咳嗽，保持大便通畅，以防止缝线脱落。

5. 术后半年内要注意保护术眼。注意用眼卫生，尽量少看电子产品。出院后要避免和传染患者接触，尽量少去公共场所。

6. 根据病情需要定期复诊，若出现结膜脱垂、角膜炎等症状应及时复诊。

九、推荐表单

（一）医师表单

上睑下垂临床路径医师表单

适用对象：第一诊断为上睑下垂（ICD-10：Q10.10）

行上睑下垂矫正术（ICD-9-CM-3：08.31/08.32/08.33/08.34/08.35/08.36）

患者姓名：	性别：　　年龄：　　门诊号：	住院号：
住院日期：　　年　月　日	出院日期：　　年　月　日	标准住院日：4~5天

时间	住院第1天	住院第1~2天	住院第2~3天 （手术日）
主要诊疗工作	□ 询问病史及体格检查 □ 完成病历书写 □ 开实验室检查单或补充完善 □ 上级医师查房与术前评估 □ 初步确定手术方式和日期 □ 术前照相	□ 上级医师查房 □ 完成术前准备与术前评估 □ 根据体检结果行术前讨论，确定手术方案 □ 完成必要的相关科室会诊 □ 住院医师完成术前小结、上级医师查房记录等病历书写 □ 签手术知情同意书 □ 向患者及家属交代围术期注意事项	□ 手术 □ 术者完成手术记录 □ 住院医师完成术后病程记录 □ 上级医师查房 □ 向患者及家属交代病情及术后注意事项
重点医嘱	**长期医嘱** □ 眼科三级护理 □ 饮食 □ 抗菌药物滴眼液点术眼 **临时医嘱** □ 血常规、尿常规、肝肾功能、凝血功能、感染性疾病筛查 □ 需全身麻醉者查X线胸片、心电图 □ 超声心动图（必要时）	**长期医嘱** □ 患者既往基础用药 **临时医嘱** □ 术前医嘱 □ 常规准备明日在局部麻醉或全身麻醉下行上睑下垂矫正术：提上睑肌缩短术、提上睑肌腱膜前徙术、额肌瓣悬吊术、阔筋膜悬吊术、硅胶条悬吊术、Müller肌切除术 □ 术前禁食、禁水（全身麻醉患者） □ 术前术眼结膜囊冲洗	**长期医嘱** □ 眼科术后二级护理 □ 饮食 □ 人工泪液+抗菌药物滴眼液点术眼 □ 抗菌药物眼膏涂术眼 □ 术眼可佩戴治疗用绷带镜 **临时医嘱** □ 今日在局部麻醉或全身麻醉下行上睑下垂矫正术：提上睑肌缩短术、提上睑肌腱膜前徙术、额肌瓣悬吊术、阔筋膜悬吊术、硅胶条悬吊术、Müller肌缩短术 □ 切口物理降温（冰敷）
病情变异记录	□ 无　□ 有，原因： 1. 2.	□ 无　□ 有，原因： 1. 2.	□ 无　□ 有，原因： 1. 2.
护士签名			
医师签名			

时间	住院第 3~4 天 （术后第 1 日）	住院第 4~5 天 （术后第 2 日，出院日）
主要诊疗工作	□ 上级医师查房，观察病情变化，进行手术及切口评估，确定有无手术并发症，观察切口愈合情况，明确是否出院 □ 住院医师完成常规病历书写 □ 注意眼睑肿胀淤血程度、眼睑睑缘位置、结膜充血情况、睑裂闭合不全程度 □ 观察有无结膜脱垂，有无倒睫，下睑牵引缝线是否在位，角膜是否清亮，角膜上皮是否有脱失。使用绷带镜时，应观察绷带镜的位置是否有偏移、镜片表面沉淀物集聚情况及了解患者佩戴舒适度	□ 完成出院记录、病案首页、出院证明书 □ 向患者及家属交代出院后的注意事项，如返院复诊的时间、地点，发生紧急情况时的处理 □ 术后照相
重点医嘱	**长期医嘱** □ 眼科术后二级护理 □ 饮食 □ 人工泪液+抗菌药物滴眼液点术眼 □ 抗菌药物眼膏涂术眼 **临时医嘱** □ 术眼常规换药 □ 术眼绷带包扎或切口冰敷	**出院医嘱** □ 出院带药 □ 人工泪液+抗菌药物滴眼液点术眼 □ 术眼润眼凝胶涂术眼 □ 术后第 7~10 天拆除术眼上眼睑皮肤缝线和下眼睑皮肤牵引缝线（门诊） □ 快速可吸收皮肤切口缝线可以不拆线 □ 术后复诊
病情变异记录	□ 无　□ 有，原因： 1. 2.	□ 无　□ 有，原因： 1. 2.
医师签名		

（二）护士表单

上睑下垂临床路径护士表单

适用对象：第一诊断为上睑下垂（ICD-10：Q10.10）

行上睑下垂矫正术（ICD-9-CM-3：08.31/08.32/08.33/08.34/08.35/08.36）

患者姓名：	性别：　　年龄：　　门诊号：	住院号：
住院日期：　　年　月　日	出院日期：　　年　月　日	标准住院日：4~5 天

时间	住院第 1 天	住院第 1~2 天	住院第 2~3 天 （手术日）
健康宣教	□ 入院宣教 介绍主管医师、护士 介绍环境、设施 介绍住院注意事项	□ 术前宣教 宣教疾病知识、术前准备及手术过程 告知准备物品、沐浴 告知术后饮食、活动及探视注意事项 告知术后可能出现的情况及应对方式 主管护士与患者沟通，了解并指导心理应对 告知家属等候区位置	□ 术后当日宣教 告知术后注意事项 告知饮食 告知术后可能出现情况的应对方式 给予患者及家属心理支持 再次明确探视陪护须知
护理处置	□ 核对患者姓名，佩戴腕带 □ 建立入院护理病历 □ 卫生处置：剪指（趾）甲、沐浴，更换病号服 □ 年龄<12 岁的未成年人需陪护 1 人	□ 协助医师完成术前检查 □ 术前准备 冲洗结膜囊 未成年者禁食、禁水 □ 卫生处置：头部清洁、沐浴	□ 送手术 摘除患者各种活动物品 核对患者资料及术中带药 填写围术期单，签字确认 □ 接手术 核对患者及资料，签字确认
基础护理	□ 三级护理 □ 晨晚间护理 □ 患者安全管理	□ 三级护理 □ 晨晚间护理 □ 患者安全管理	□ 二级护理 □ 晨晚间护理 □ 患者安全管理
专科护理	□ 护理查体 □ 填写跌倒及压疮防范表 □ 需要时，请家属陪护 □ 心理护理	□ 协助完成相关检查 □ 心理护理	□ 病情观察，观察术眼情况变化 □ 测量患者 TPR 变化 □ 遵医嘱用药 □ 切口给予物理降温 □ 全身麻醉患者做好术后全身麻醉护理 □ 心理护理
重点医嘱	□ 详见医嘱执行单	□ 详见医嘱执行单	□ 详见医嘱执行单
病情变异记录	□ 无　□ 有，原因： 1. 2.	□ 无　□ 有，原因： 1. 2.	□ 无　□ 有，原因： 1. 2.
护士签名			

时间	住院第 3~4 天 （术后第 1 日）	住院第 4~5 天 （术后第 2 日，出院日）
健康宣教	□ 术后宣教 眼药作用、频率、使用及保存方法 饮食、活动指导 复查患者对术前宣教内容的掌握程度	□ 出院宣教 告知复查时间及术眼眼睑皮肤缝线拆线时间 反馈眼药作用、频率、使用及保存方法 并发症的观察 活动休息 指导饮食 指导办理出院手续
护理处置	□ 协助完成眼部相关检查 □ 注意眼睑肿胀淤血程度，眼睑睑缘位置，睑裂闭合不全程度	□ 办理出院手续
基础护理	□ 二级护理 □ 晨晚间护理 □ 患者安全管理	□ 二级护理 □ 晨晚间护理 □ 患者安全管理
专科护理	□ 病情观察，观察术眼情况变化 □ 遵医嘱眼药治疗 □ 心理护理	□ 观察切口愈合情况 □ 遵医嘱眼药治疗 □ 心理护理
重点医嘱	□ 详见医嘱执行单	□ 详见医嘱执行单
病情变异记录	□ 无 □ 有，原因： 1. 2.	□ 无 □ 有，原因： 1. 2.
护士签名		

（三）患者（家属）表单

上睑下垂临床路径患者（家属）表单

适用对象：第一诊断为上睑下垂（ICD-10：Q10.10）

行上睑下垂矫正术（ICD-9-CM-3：08.31/08.32/08.33/08.34/08.35/08.36）

患者姓名：	性别：　年龄：　门诊号：	住院号：
住院日期：　年　月　日	出院日期：　年　月　日	标准住院日：4~5天

时间	入　院	手术前	手术当天
医患配合	□ 配合询问病史、收集资料，请务必详细告知既往史、用药史、过敏史 □ 如服用抗凝剂，请明确告知 □ 配合进行体格检查 □ 有任何不适请告知医师	□ 配合完善术前相关检查 □ 麻醉师术前访视 □ 医师向患者及家属介绍病情及手术谈话、术前签字	□ 配合评估手术效果 □ 有任何不适请告知医师
护患配合	□ 配合测量体温、脉搏、呼吸、血压、体重1次 □ 配合完成入院护理评估（简单询问病史、过敏史、用药史） □ 接受入院宣教（环境介绍、病室规定、订餐制度、贵重物品保管等） □ 有任何不适请告知护士	□ 配合测量体温、脉搏、呼吸、询问大便次数 □ 接受术前宣教 □ 沐浴，加强头部清洁，剪指（趾）甲，男患者剃须 □ 准备好必要用物，吸水管 □ 取下义齿、饰品等，贵重物品交家属保管	□ 清晨测量体温、脉搏、呼吸、血压 □ 送手术室前，协助完成核对，带齐影像资料和术中带药，返回病房后，协助完成核对，配合过病床，配合血压测量 □ 配合检查意识 □ 遵医嘱采取正确体位 □ 配合术后用药 □ 配合缓解疼痛 □ 有任何不适请告知护士
饮食	□ 普通饮食	□ 全身麻醉者术前12小时禁食、禁水 □ 局部麻醉+镇静（必要时）可普通饮食	□ 全身麻醉者麻醉清醒前禁食、禁水 □ 全身麻醉者麻醉清醒6小时后，试饮水，无恶心、呕吐可进少量流食
排泄	□ 正常排尿便	□ 正常排尿便	□ 正常排尿便
活动	□ 正常活动	□ 正常活动	□ 全身麻醉完全清醒后可正常活动

时间	手术后	出　院
医患配合	□ 配合检查眼部情况 □ 配合眼部切口换药 □ 配合使用眼药	□ 接受出院前指导 □ 知道复查程序 □ 获取出院诊断书 □ 预约复诊日期 □ 获取术后上、下眼睑皮肤拆线时间
护患配合	□ 配合定时测量体温、脉搏、呼吸、每日询问排便情况 □ 注意活动安全，避免坠床或跌倒 □ 配合执行探视及陪护 □ 学习并配合使用眼药	□ 接受出院宣教 □ 办理出院手续 □ 获取出院带药 □ 知道眼药使用频率、方法和眼药保存注意事项 □ 知道复印病历方法
饮食	□ 普通饮食	□ 普通饮食
排泄	□ 正常排尿便 □ 避免便秘	□ 正常排尿便 □ 避免便秘
活动	□ 正常活动	□ 正常活动

附：原表单（2009年版）

上睑下垂临床路径表单

适用对象：第一诊断为上睑下垂（ICD-10：H02.4，Q10.10）
行上睑下垂矫正术（ICD-9-CM-3：08.3）

患者姓名：	性别：　　年龄：　　门诊号：	住院号：
住院日期：　　年　月　日	出院日期：　　年　月　日	标准住院日：4~5天

时间	住院第1天	住院第1~2天	住院第2~3天 （手术日）
主要诊疗工作	□ 询问病史及体格检查 □ 完成病历书写 □ 开实验室检查单或补充完善 □ 上级医师查房与术前评估 □ 初步确定手术方式和日期	□ 上级医师查房 □ 完成术前准备与术前评估 □ 根据体检行术前讨论，确定手术方案 □ 完成必要的相关科室会诊 □ 住院医师完成术前小结、上级医师查房记录等病历书写 □ 签手术知情同意书 □ 向患者及家属交代围术期注意事项	□ 手术 □ 术者完成手术记录 □ 住院医师完成术后病程 □ 上级医师查房 □ 向患者及家属交代病情及术后注意事项
重点医嘱	**长期医嘱** □ 眼科三级护理 □ 饮食 □ 抗菌药物滴眼液点术眼 **临时医嘱** □ 血常规、尿常规、肝肾功能、凝血功能、感染性疾病筛查 □ 需全身麻醉者查X线胸片、心电图 □ 超声心动图（必要时）	**长期医嘱** □ 患者既往基础用药 **临时医嘱** □ 术前医嘱： □ 常规准备明日在局部麻醉或全身麻醉下行上睑下垂修补术：额肌瓣矫正术、额肌腱膜瓣悬吊术、硬脑膜异体额肌悬吊术；上睑下垂提上睑肌缩短或折叠术、上睑肌腱膜前徙术 □ 术前禁食、禁水（全身麻醉患者） □ 术前术眼结膜囊冲洗	**长期医嘱** □ 眼科术后二级护理 □ 饮食 □ 抗菌药物滴眼液点术眼 □ 抗菌药物眼膏涂术眼 **临时医嘱** □ 今日在局部麻醉或全身麻醉下行睑下垂修补术：额肌瓣矫正术、额肌腱膜瓣悬吊术、硬脑膜异体额肌悬吊术；上睑下垂提上睑肌缩短或折叠术、上睑肌腱膜前徙术 □ 切口冰敷
主要护理工作	□ 病区环境及医护人员介绍 □ 入院护理评估 □ 医院相关制度介绍 □ 执行医嘱 □ 饮食宣教、生命体征监测 □ 介绍相关治疗、检查、用药等应注意的问题 □ 完成护理记录单书写	□ 指导患者尽快适应病区环境 □ 介绍有关疾病的护理知识 □ 介绍相关治疗、检查、用药等应注意的问题 □ 术前心理与生活护理 □ 健康宣教：术前术中注意事项 □ 执行手术前医嘱 □ 完成术前护理记录单书写	□ 观察生命体征变化 □ 切口渗出 □ 健康宣教：术后注意事项 □ 术后心理与生活护理 □ 执行术后医嘱 □ 完成手术当日护理记录单书写 □ 观察动态病情变化，执行医嘱 □ 介绍相关治疗、检查、用药等应注意的问题

续　表

时间	住院第 1 天	住院第 1~2 天	住院第 2~3 天 （手术日）
病情变异记录	□ 无　□ 有，原因： 1. 2.	□ 无　□ 有，原因： 1. 2.	□ 无　□ 有，原因： 1. 2.
护士签名			
医师签名			

时间	住院第3~5天 （术后第1~2日）	住院第5~6天 （术后第3日）	住院第7天 （术后第4日，出院日）
主要诊疗工作	□ 上级医师查房，观察病情变化 □ 住院医师完成常规病历书写 □ 注意眼睑肿胀淤血程度、眼睑睑缘位置、睑裂闭合不全程度 □ 观察有无结膜脱垂，角膜是否清亮，角膜上皮是否有脱失	□ 上级医师查房，进行手术及切口评估，拆除皮肤缝线，确定有无手术并发症，观察切口愈合情况，明确是否出院 □ 住院医师完成常规病历书写	□ 完成出院记录、病案首页、出院证明书 □ 向患者及家属交代出院后的注意事项，如返院复诊的时间、地点，发生紧急情况时的处理
重要医嘱	**长期医嘱** □ 眼科术后二级护理 □ 饮食 □ 抗菌药物滴眼液点术眼 □ 抗菌药物眼膏涂术眼 **临时医嘱** □ 术眼常规换药 □ 术眼绷带包扎或切口冰敷	**长期医嘱** □ 眼科术后二级护理 □ 饮食 □ 抗菌药物滴眼液点术眼 □ 抗菌药物眼膏涂术眼 **临时医嘱** □ 术眼常规换药 □ 拆除术眼下眼睑皮肤牵引缝线	**出院医嘱** □ 出院带药 抗菌药物眼膏涂术眼 抗菌药物润眼凝胶涂术眼 □ 术后第7~10天拆除术眼上眼睑皮肤缝线（门诊） □ 术后复诊 □ 弱视治疗
主要护理工作	□ 执行术后长短期医嘱 □ 健康宣教：手术后相关注意事项，介绍有关患者康复锻炼方法 □ 术后用药知识宣教 □ 监测患者生命体征变化、观察术眼：倒睫、结膜脱垂、暴露性角膜炎、睑缘位置、肿胀程度 □ 执行医嘱，落实护理措施 □ 术后心理与生活护理 □ 完成术后护理记录单	□ 执行术后长短期医嘱 □ 监测患者生命体征变化、观察术眼：倒睫、结膜脱垂、暴露性角膜炎、睑缘位置、肿胀程度 □ 执行医嘱，落实护理措施 □ 术后心理与生活护理 □ 完成术后护理记录单	□ 出院指导及注意事项 □ 执行医嘱、完成出院护理记录单
病情变异记录	□ 无 □ 有，原因： 1. 2.	□ 无 □ 有，原因： 1. 2.	□ 无 □ 有，原因： 1. 2.
护士签名			
医师签名			

第二章

下睑眼袋矫正术临床路径释义

【医疗质量控制指标】

指标一、诊断需结合症状和体征。

指标二、手术适应证选择符合下睑眼袋矫正术。

指标三、手术疗效达到预期目标。

指标四、抗菌药物使用符合规范。

指标五、住院时间符合路径实施要求。

一、下睑眼袋矫正术编码

疾病名称及编码：下睑眼袋（ICD-10：H02.3）

手术操作名称及编码：双侧下睑眼袋矫正术（ICD-9-CM-3：08.86）

二、临床路径检索方法

H02.3 伴 08.86

三、国家医疗保障疾病诊断相关分组（CHS-DRG）

MDCC　眼疾病及功能障碍

CZ1　其他眼部疾患

四、下睑眼袋矫正术临床路径标准住院流程

（一）适用对象

第一诊断为下睑眼袋，行双侧下睑眼袋矫正术。

释义

■ 本路径适用对象为临床诊断为下睑眼袋形成的患者，根据患者意愿及全身情况自愿选择住院治疗的患者。合并下睑水平松弛、下睑退缩，不能入选本路径。下睑眼袋主要由年龄和遗传两大因素导致。下睑眼袋矫正术是恢复面部年轻化的常见手术之一。

（二）诊断依据

根据《整形外科学》（王炜等主编，浙江科学技术出版社，2008），《美容外科学（第2版）》（刘林嶓等主编，人民卫生出版社，2011）：

1. 症状：双侧下睑突出。
2. 体征：双侧下睑明显隆起，眼角处形成皱纹。
3. 患者有强烈眼袋矫正的要求。
4. 无其他疾病。

释义

■ 该路径的制订主要参考国内权威参考书籍。症状和体征是诊断下睑眼袋形成的主要依据。下睑眼袋矫正术是一种美容整形手术，故应充分考虑患者手术矫正的意愿强烈程度。

（三）治疗方案的选择

根据《整形外科学》（王炜等主编，浙江科学技术出版社，2008），《美容外科学（第2版）》（刘林嶓等主编，人民卫生出版社，2011）。

行双侧下睑眼袋矫正术。

释义

■ 下睑眼袋矫正术主要有皮肤入路（外路法）和结膜入路（内路法）两种方式。皮肤入路适用于下睑皮肤松弛，伴或不伴眼轮匝肌肥厚、眶脂肪膨出者。结膜入路适用于皮肤松弛不明显，仅有眶脂肪膨出者。

（四）标准住院日

1~4天。

释义

■ 标准住院日为推荐的最低标准，提倡缩短住院日。对于配合较好、全身情况良好的患者可考虑门诊手术治疗。配合较差、全身情况欠佳的患者需要住院治疗。

（五）进入路径标准

1. 第一诊断必须符合下睑眼袋。
2. 当患者合并其他疾病，但住院期间不需要特殊处理也不影响第一诊断的临床路径流程实施时，可以进入路径。

释义

■ 本路径适用对象为第一诊断为下睑眼袋突出的患者。合并全身疾病（如高血压、糖尿病和冠心病等）或者某些眼部病变［如老年性白内障（年龄相关性白内障）、眼底病变和单纯青光眼等］，但住院期间不需要特殊处理，而且可耐受手术的患者，也可以进入本路径。

（六）术前准备

0.5~1天。

必须的检查项目：

1. 血常规、尿常规。
2. 肝功能、肾功能、电解质、凝血功能、感染性疾病筛查（乙型肝炎、丙型肝炎、艾滋病、梅毒等）。
3. 心电图、血压。

释义

■ 术前应详细检查下睑松弛和脂肪脱垂的程度，以便根据患者的不同特征设计个性化的手术方式。检查有无下睑水平松弛，合并下睑水平松弛的患者，如单纯进行皮肤切除，术后容易发生下睑退缩或下睑外翻。因此，此类患者术中去除皮肤量应保守或同期行下睑水平紧缩术。合并下睑水平松弛，不能入选本路径。

（七）预防性抗菌药物选择与使用时机

按照《抗菌药物临床应用指导原则》（卫医发〔2015〕43 号）执行。通常不需预防用抗菌药物。

释义

■ 术前通常无需预防性使用抗菌药物。抵抗力较差患者可酌情局部使用广谱类抗菌药物，用药时间为 1~3 天。

（八）手术日

入院 1~4 天。
1. 麻醉方式：局部麻醉。
2. 手术方式：皮肤入路：下睑缘睫毛下 2mm 皮肤切口，打开眶隔取出适量脂肪，严密止血，修补眶隔，切除多余皮肤，关闭切口；结膜入路：下穹隆结膜切口，打开眶隔取出适量脂肪，严密止血，电凝或缝合关闭切口。
3. 术中用药：麻醉常规用药、止血药（酌情）。
4. 手术内固定物：无。

（九）术后住院恢复

2~3 天。
1. 术后用药：抗菌药物：按照《抗菌药物临床应用指导原则》（卫医发〔2015〕43 号）执行。通常不需预防用抗菌药物。
2. 眼部给予冰敷，严密观察有无出血等并发症，并做相应处理。

释义

■ 可根据患者病情适当调整恢复日。术后通常无需预防性使用抗菌药物。抵抗力较差患者可酌情局部使用广谱类抗菌药物，用药时间为 1~3 天。

（十）出院标准

1. 切口愈合好，无积血，无感染征象。

2. 没有需要住院处理的并发症和/或合并症。

释义

■ 需要住院处理的并发症和/或合并症，包括下睑外翻、下睑退缩、下眶区塌陷、斜视复视、手术切口感染和严重血肿等。

（十一）变异及原因分析

有影响手术的合并症，需要进行相关的诊断和治疗。

释义

■ 住院后患者出现特殊情况，如感冒、发热等，不宜手术，需要待病情好转后才可手术，导致住院时间延长或者出院观察。如术后出现严重并发症，需进行相应处理，导致住院时间延长。

五、下睑眼袋矫正术护理规范

1. 术前护理：

（1）心理护理，适当讲解手术过程及注意事项，增加患者对手术的理解，建立合理的疗效预期和风险考虑，情绪稳定接受手术治疗。

（2）结膜入路患者，术前遵医嘱滴抗菌药物滴眼液，冲洗结膜囊预防术后感染。

（3）术前嘱患者排空大小便，取下义齿、手表、首饰等。

2. 术后护理：

（1）术后可适当下床活动，注意术眼保护，无菌纱布遮盖，谨防碰撞术眼。

（2）密切观察有无出血、感染、并发症和/或合并症的发生，如下睑外翻、下睑退缩、斜视复视等，及时报告医师采取相应处理。

（3）结膜入路患者，术后第 1 天开始点眼药水，预防术后感染。

六、下睑眼袋矫正术营养治疗规范

饮食指导：

1. 皮肤入路切口大，应适当增加蛋白质和维生素的摄入量，如鸡蛋、豆制品，多吃新鲜水果蔬菜，以促进切口修复；多吃软食及易消化的食物，忌辛辣刺激的食物。

2. 保持大便通畅，防止便秘，以防过度用力，使切口裂开。

七、下睑眼袋矫正术健康宣教

1. 出院指导：应注意术眼保护，无菌纱布遮盖，抵抗力较差患者可酌情局部使用广谱类抗菌药物，防止细菌感染。

2. 多吃新鲜水果蔬菜，忌辛辣刺激的食物。

3. 早期应避免打喷嚏、咳嗽，保持大便通畅，以防止出血、缝线脱落或切口裂开等。

4. 注意用眼卫生，尽量少用眼。出院后要避免和传染病患者接触，尽量少去公共场所。

5. 术后 7~10 天拆除术眼下睑皮肤缝线，根据病情需要定期复诊。

八、推荐表单

（一）医师表单

双侧下睑眼袋矫正术临床路径医师表单

适用对象：双侧下睑眼袋形成（ICD-10：H02.3）

行双侧下睑眼袋矫正术（ICD-9-CM-3：08.86）

患者姓名：	性别：　　年龄：　　门诊号：	住院号：
住院日期：　　年　月　日	出院日期：　　年　月　日	标准住院日：4天

日期	住院第1天	住院第2天 （手术日）	住院第3天 （术后第1日）	住院第4天 （出院日）
主要诊疗工作	□ 询问病史及体格检查 □ 完成住院病历和首次病程记录 □ 开检查检验单 □ 上级医师查房 □ 初步确定诊治方案和特殊检查项目 □ 手术医嘱 □ 完成术前准备与术前评估 □ 根据检查检验结果，确定手术方案 □ 住院医师完成上级医师查房记录、术前小结 □ 完成术前总结 □ 签署手术知情同意书、麻醉同意书或授权委托书 □ 向患者及家属交代病情、手术安排及围术期注意事项	□ 手术 □ 术者完成手术记录 □ 住院医师完成术后病程记录 □ 上级医师查房 □ 向患者及家属交代术后注意事项	□ 上级医师查房，观察病情变化 □ 住院医师完成常规病程记录 □ 向患者及家属交代术后恢复情况	□ 上级医师查房，明确是否符合出院标准 □ 完成出院记录、病案首页、出院证明书等 □ 通知出入院处 □ 通知患者及家属出院 □ 向患者告知出院后注意事项，如返院复诊时间、发生紧急情况时的处理 □ 出院小结、诊断证明书及出院须知交给患者
重点医嘱	**长期医嘱** □ 眼科三级护理 □ 饮食 □ 抗菌药物眼液点眼4次/日 □ 患者既往基础用药 **临时医嘱** □ 血常规、尿常规 □ 凝血功能、肝肾功能、电解质、感染性疾病筛查（乙型肝炎、丙型肝炎、艾滋病、梅毒等）、心电图、血压 □ 拟明日在局部麻醉下行下睑眼袋矫正术 □ 术前术眼结膜囊冲洗	**长期医嘱** □ 眼科二级护理 □ 饮食 □ 抗菌药物滴眼液点眼4次/日 □ 患者既往基础用药 **临时医嘱** □ 今日在局部麻醉下行下睑眼袋矫正术 □ 切口冰敷	**长期医嘱** □ 眼科二级护理 □ 饮食 □ 抗菌药物滴眼液点眼4次/日 □ 患者既往基础用药 **临时医嘱** □ 术眼常规换药 □ 切口换药（酌情）	**出院医嘱** □ 出院后相关用药 □ 切口门诊拆线
病情变异记录	□ 无　□ 有，原因： 1. 2.	□ 无　□ 有，原因： 1. 2.	□ 无　□ 有，原因： 1. 2.	□ 无　□ 有，原因： 1. 2.
医师签名				

（二）护士表单

双侧下睑眼袋矫正术矫正术临床路径护士表单

适用对象：双侧下睑眼袋形成（ICD-10：H02.3）

行双侧下睑眼袋矫正术（ICD-9-CM-3：08.86）

患者姓名：	性别：　年龄：　门诊号：	住院号：
住院日期：　年　月　日	出院日期：　年　月　日	标准住院日：4天

日期	住院第1天	住院第2天 （手术日）	住院第3天 （术后第1日）	住院第4天 （出院日）
健康宣教	□ 入院宣教 介绍主管医师、护士 介绍环境、设施 介绍住院注意事项 □ 术前宣教 宣教疾病知识、术前准备及手术过程 告知准备物品、沐浴 告知术后饮食、活动及探视注意事项 告知术后可能出现的情况及应对方式 主管护士与患者沟通，了解并指导心理应对 告知家属等候区位置	□ 术后当日宣教 告知术后注意事项 告知饮食 告知术后可能出现情况的应对方式 给予患者及家属心理支持 再次明确探视陪护须知	□ 术后宣教 眼药作用及频率 饮食、活动指导 复查患者对术前宣教内容的掌握程度	□ 出院宣教 复查时间、术后7~10天拆除术眼下睑皮肤缝线 眼药使用方法 活动休息 指导饮食 指导办理出院手续
护理处置	□ 核对患者姓名，佩戴腕带 □ 建立入院护理病历 □ 卫生处置：剪指（趾）甲、沐浴、更换病号服 □ 协助医师完成术前检查 □ 术前准备：冲洗结膜囊	□ 送手术 摘除患者各种活动物品 核对患者资料及术中带药 填写手术交接单，签字确认 □ 接手术 核对患者及资料，签字确认	□ 协助完成眼部相关检查	□ 办理出院手续
基础护理	□ 三级护理 □ 晨晚间护理 □ 患者安全管理	□ 二级护理 □ 晨晚间护理 □ 患者安全管理	□ 二级护理 □ 晨晚间护理 □ 患者安全管理	□ 二级护理 □ 晨晚间护理 □ 患者安全管理
专科护理	□ 护理查体 □ 协助完成相关检查 □ 需要时，填写跌倒及压疮预防表 □ 需要时，请家属陪护 □ 遵医嘱眼药治疗 □ 心理护理	□ 病情观察，观察术眼情况变化 □ 测量患者TPR变化 □ 遵医嘱眼药治疗 □ 心理护理	□ 病情观察，观察术眼情况变化 □ 遵医嘱眼药治疗 □ 心理护理	□ 观察切口愈合情况 □ 遵医嘱眼药治疗 □ 心理护理

续　表

日期	住院第 1 天	住院第 2 天 （手术日）	住院第 3 天 （术后第 1 日）	住院第 4 天 （出院日）
重点医嘱	□ 详见医嘱执行单	□ 详见医嘱执行单	□ 详见医嘱执行单	□ 详见医嘱执行单
病情变异记录	□ 无　□ 有，原因： 1. 2.	□ 无　□ 有，原因： 1. 2.	□ 无　□ 有，原因： 1. 2.	□ 无　□ 有，原因： 1. 2.
护士签名				

（三）患者（家属）表单

双侧下睑眼袋矫正术临床路径患者（家属）表单

适用对象：双侧下睑眼袋形成（ICD-10：H02.3）
行双侧下睑眼袋矫正术（ICD-9-CM-3：08.86）

患者姓名：	性别：　年龄：　门诊号：	住院号：
住院日期：　年　月　日	出院日期：　年　月　日	标准住院日：4天

日期	入　院	手术当天	手术后	出　院
医患配合	□配合询问病史、收集资料，请务必详细告知既往史、用药史、过敏史 □如服用抗凝药，请明确告知 □配合进行体格检查 □配合完善术前相关检查 □医师与患者及家属介绍病情及手术谈话、术前签字 □有任何不适请告知医师	□配合评估手术效果 □有任何不适请告知医师	□配合检查眼部情况 □配合眼部切口换药	□接受出院前指导 □知道复查程序 □获取出院诊断书 □预约复诊日期
护患配合	□配合测量体温、脉搏、呼吸、血压、体重 □配合完成入院护理评估（简单询问病史、过敏史、用药史） □接受入院宣教（环境介绍、病室规定、订餐制度、贵重物品保管等） □接受术前宣教 □自行沐浴，加强头部清洁，剪指（趾）甲，男患者剃须 □准备好必要用物，吸水管 □取下义齿、饰品等，贵重物品交家属保管 □有任何不适请告知护士	□清晨测量体温、脉搏、呼吸 □送手术室前，协助完成核对，带齐影像资料和术中带药 □返回病房后，协助完成核对，配合过病床，配合血压测量 □遵医嘱采取正确体位 □配合缓解疼痛 □有任何不适请告知护士	□配合定时测量体温、脉搏、呼吸，每日询问排便 □注意活动安全，避免坠床或跌倒 □配合执行探视及陪护	□接受出院宣教 □办理出院手续 □获取出院带药 □知道眼药使用频率、方法和眼药保存注意事项 □知道复印病历方法
饮食	□普通饮食	□普通饮食	□普通饮食	□普通饮食
排泄	□正常排尿便	□正常排尿便	□正常排尿便 □避免便秘	□正常排尿便 □避免便秘
活动	□正常活动	□平卧休息2~3小时后正常活动	□适度活动，避免疲劳	□适度活动，避免疲劳

附：原表单（2016年版）

双侧下睑眼袋矫正术临床路径表单

适用对象：双侧下睑眼袋形成
行双侧下睑眼袋矫正术

患者姓名：	性别： 年龄： 门诊号：	住院号：
住院日期： 年 月 日	出院日期： 年 月 日	标准住院日：3天

日期	住院第1天 （手术日）	住院第2天 （术后第1日）	住院第3天 （出院日）
主要诊疗工作	□ 询问病史及体格检查 □ 完成住院病历和首次病程记录 □ 开实验室检查单 □ 上级医师查房 □ 初步确定诊治方案和特殊检查项目 □ 手术医嘱 □ 完成术前准备与术前评估 □ 根据检查检验结果，确定手术方案 □ 住院医师完成上级医师查房记录、术前小结 □ 完成术前总结 □ 签署手术知情同意书、麻醉同意书或授权委托书 □ 向患者及家属交代病情、手术安排及围术期注意事项	□ 麻醉医师完成麻醉记录 □ 完成术后首次病程记录 □ 完成手术记录 □ 向患者及家属说明手术情况	□ 上级医师查房 □ 明确是否符合出院标准 □ 完成出院记录、病案首页、出院证明书等 □ 通知出院处 □ 通知患者及家属 □ 向患者告知出院后注意事项，如康复计划、返院复诊、后续治疗及相关并发症的处理等 □ 出院小结、诊断证明书及出院须知交予患者
重点医嘱	**长期医嘱** □ 外科二级护理常规 □ 普通饮食 □ 抗菌药物眼液点眼4次/日 □ 患者既往基础用药 **临时医嘱** □ 血常规+血型、尿常规 □ 凝血功能、肝肾功能、心电图 □ 术前医嘱： 常规准备明日在局部麻醉/全身麻醉下行下睑袋矫正术 术前禁食、禁水 药敏试验 相应治疗（视情况）	**长期医嘱** □ 按相应麻醉术后护理 □ 饮食（禁食、禁水6小时，全身麻醉后） □ 心电监测6小时（全身麻醉后） □ 抗菌药物眼膏点眼2次/日 **临时医嘱** □ 酌情镇痛 □ 观察术后病情变化 □ 观察切口出血情况 □ 给予术后饮食指导 □ 指导并协助术后活动	**临时医嘱** □ 切口换药（酌情） **出院医嘱** □ 出院后相关用药 □ 切口门诊拆线

续 表

日期	住院第 1 天 （手术日）	住院第 2 天 （术后第 1 日）	住院第 3 天 （出院日）
主要护理工作	□ 入院介绍 □ 入院评估 □ 静脉抽血 □ 健康教育 □ 饮食指导 □ 患者相关检查配合的指导 □ 执行入院后医嘱 □ 心理支持	□ 术后活动：自动体位 □ 密切观察患者情况 □ 疼痛护理 □ 生活护理 □ 术后饮食指导 □ 心理支持	□ 出院指导 □ 办理出院手续 □ 复诊时间 □ 作息、饮食、活动 □ 服药指导 □ 日常保健 □ 清洁卫生 □ 疾病知识
病情变异记录	□ 无 □ 有，原因： 1. 2.	□ 无 □ 有，原因： 1. 2.	□ 无 □ 有，原因： 1. 2.
护士签名			
医师签名			

第三章

眼睑肿物手术临床路径释义

【医疗质量控制指标】

指标一、术前根据病史、肿物外观及生长方式，诊断为眼睑良性肿物。

指标二、手术适应证为肿物局部切除，必要时行简单皮瓣移植。

指标三、根据患者全身情况确定围术期是否预防性应用抗菌药物及其使用情况。

指标四、术后并发症，如睑裂闭合不全、上睑下垂、睑内翻、睑外翻等。

指标五、患者对手术的体验及对术后外观的满意程度评价。

一、眼睑肿物编码

1. 原编码：

疾病名称及编码：眼睑肿物（ICD-10：H02.902）

2. 修改编码：

疾病名称及编码：眼睑良性肿物（ICD-10：D23.1）

眼睑肿物（ICD-10：H02.901）

手术操作名称及编码：眼睑肿物切除术（ICD-9-CM-3：08.2）

眼睑成形术（ICD-9-CM-3：08.61-08.74）

二、临床路径检索方法

（D23.1/ H02.901）伴（08.2/08.2+08.61-08.74）

三、国家医疗保障疾病诊断相关分组（CHS-DRG）

MDCC　眼疾病及功能障碍

CZ1　其他眼部疾患

四、眼睑肿物手术临床路径标准住院流程

（一）适用对象

第一诊断为眼睑肿物（ICD-10：H02.902），行眼睑肿物切除术。

释义

■ 本路径适用对象是诊断为眼睑良性肿物的患者，包括上、下眼睑和累及睑缘者，如色素痣、黄斑瘤、血管瘤等。术前诊断为眼睑良性肿物，术中发现异常，经冷冻切片病理报告为恶性、需要继续扩大切除者，或术前诊断为眼睑恶性肿瘤者及肿瘤累及泪点者，不适用于此路径。原发于睑结膜的肿瘤不包括在此路径内。

（二）诊断依据

根据《实用眼科学（第3版）》（刘家琦等主编，人民卫生出版社，2010）：

1. 病史。

2. 体征。

释义

■ 病史：根据患者主诉病史较长、生长缓慢，一般无自发破溃、出血，无疼痛及其他不适等自觉症状。

■ 体征：肿物局限于眼睑，无眼眶或周围组织蔓延，一般边界清楚，表面光滑或表面虽不光滑但无破溃、溃疡等。根据肿物的颜色、性状可做出色素痣、黄斑瘤、血管瘤等诊断。

（三）选择治疗方案的依据

根据《实用眼科学（第3版）》（刘家琦等主编，人民卫生出版社，2010）：

1. 符合手术适应证。
2. 能够耐受手术。

释义

■ 符合以下手术适应证：上睑（含睑缘）肿物由于重力原因导致上睑（不全）下垂，患者自觉沉重感和遮挡感；肿物色素加重、表面变粗糙、毛细血管扩张、有恶变倾向；血管瘤触碰时容易出血者；影响美容，患者要求手术切除。

■ 全身和眼局部能够耐受手术：患者无活动性心脑血管疾病；血压、血糖控制良好。

（四）标准住院日

1~3天。

释义

■ 标准住院日是推荐的最低要求，提倡缩短住院日。通常手术日为入院第2天，如无严重手术并发症，术后恢复1天可予出院。如术前检查及准备在门诊已做好，也可于入院第1天手术、第2天出院；或日间手术、24小时内出院。

（五）进入路径标准

1. 第一诊断必须符合眼睑肿物疾病编码。
2. 当患者合并其他疾病，但住院期间不需要特殊处理，也不影响第一诊断的临床路径流程实施时，可以进入路径。

释义

■ 本路径适用对象是诊断为眼睑良性肿物的患者，包括上、下眼睑和累及睑缘者，如色素痣、黄斑瘤、血管瘤等。术前诊断为眼睑良性肿物，术中发现异常，经冷冻切片病理报告为恶性、需要继续扩大切除者，或术前诊断为眼睑恶性肿瘤者及肿瘤累及泪点者，不适用于此路径。原发于睑结膜的肿瘤不包括在此路径内。

（六）术前准备（入院前）

术前必须的检查项目：

1. 血常规、尿常规。
2. 凝血功能。
3. 感染性疾病筛查（乙型肝炎、丙型肝炎、艾滋病、梅毒等）。
4. X 线胸片，心电图。

释义

■ 血常规、尿常规、凝血功能、感染性疾病筛查（乙型肝炎、丙型肝炎、艾滋病、梅毒等）是常规检查，每个拟行手术的患者均需完成。X 线胸片、心电图检查主要是评估有无基础疾病，关系到围术期的患者安全和特殊处理，可能会影响到住院时间、医疗费用和患者预后。为缩短患者住院时间，上述检查项目可以在患者入院前于门诊完成。

（七）预防性抗菌药物选择与使用时机

按照《抗菌药物临床应用指导原则》（国卫办医发〔2015〕43 号）执行，并结合患者的病情决定抗菌药物的选择与使用时间。建议使用第一、第二代头孢菌素。

释义

■ 根据《抗菌药物临床应用指导原则》（国卫办医发〔2015〕43 号），清洁手术不需预防性应用抗菌药物，但如遇手术时间较长、高龄、糖尿病、免疫缺陷等高危情况，可预防性应用抗菌药物，建议使用第一、第二代头孢菌素（如头孢呋辛酯、头孢克洛、头孢唑林、头孢丙烯等）。

（八）手术日

入院后 0~3 天。

1. 麻醉方式：局部麻醉。
2. 手术方式：眼睑肿物切除术，必要时加成形术。
3. 术中用药：麻醉用药、抗菌药物等。
4. 输血：必要时。

释义

■ 麻醉方式一般采用局部麻醉，若患者不配合，手术切除量大时，可以采用全身麻醉。

■ 手术方式为眼睑肿物切除术，如肿物切除后，眼睑组织能够对端缝合则直接缝合；如果切除范围较大，不能直接缝合者，可借周围皮肤移行或转移皮瓣，进行眼睑成形术。

■ 术中用药主要为局部浸润麻醉和表面麻醉药物，如利多卡因、布比卡因、丙美卡因等。需要预防性应用抗菌药物者，应在手术开始前30分钟给予抗菌药物。

■ 术中出血较多时，医师根据患者状况可考虑给予输血。

（九）术后住院恢复

1~3天。

1. 根据患者病情变化可选择相应的检查项目。
2. 术后根据情况用药：

（1）术后抗菌药物：一般局部应用抗菌药物眼药膏或眼液，必要时按照《抗菌药物临床应用指导原则》（国卫办医发〔2015〕43号）执行。

（2）镇痛药物。

释义

■ 切口愈合情况、切口是否平整、缝线有无脱落、切口有无渗血渗液、眼睑及睑缘位置是评价手术效果的主要指标。提上睑肌和眼轮匝肌功能是判断有无术后并发症的主要观察对象。

■ 术后局部应用抗菌药物眼膏或眼液3~7天。一般不需全身应用抗菌药物，必要时按照《抗菌药物临床应用指导原则》（国卫办医发〔2015〕43号）。一般情况下不需要使用镇痛药物，如果患者疼痛症状较重，必要时可给予镇痛药物口服或肌内注射。

（十）出院标准

1. 一般情况良好。
2. 切口无异常。

释义

■ 手术后切口对合好，缝线在位，无感染征象，无严重并发症和/或合并症的患者，可以考虑出院。出院后继续应用抗菌药物滴眼液和眼膏，定期到医院进行换药和拆线。

（十一）变异及原因分析

1. 术中、术后出现并发症，需要进一步诊治，导致住院时间延长、费用增加。

2. 术后原伴随疾病控制不佳，需请相关科室会诊，进一步诊治。
3. 住院后出现其他内、外科疾病，需进一步明确诊断。

释义

■ 如术中发现肿物疑似恶性，需要进行冷冻切片病理检查，并行扩大切除的患者；术后发现切口渗血渗液、有感染征象；缝线脱落、切口裂开；或发现上睑下垂或睑裂闭合不全等并发症，需要进一步住院观察及治疗，导致住院时间延长、费用增加，应退出此路径。

■ 由于手术创伤，使患者原有的高血压、糖尿病、心肌缺血等全身疾病加重，需要相应科室会诊、继续住院治疗者，应退出此路径。

■ 患者住院后出现特殊情况，如感冒、发热、急性结膜炎等不宜手术的疾病，需要待病情好转后方可手术治疗，也不适合此路径。

五、眼睑肿物手术临床路径给药方案

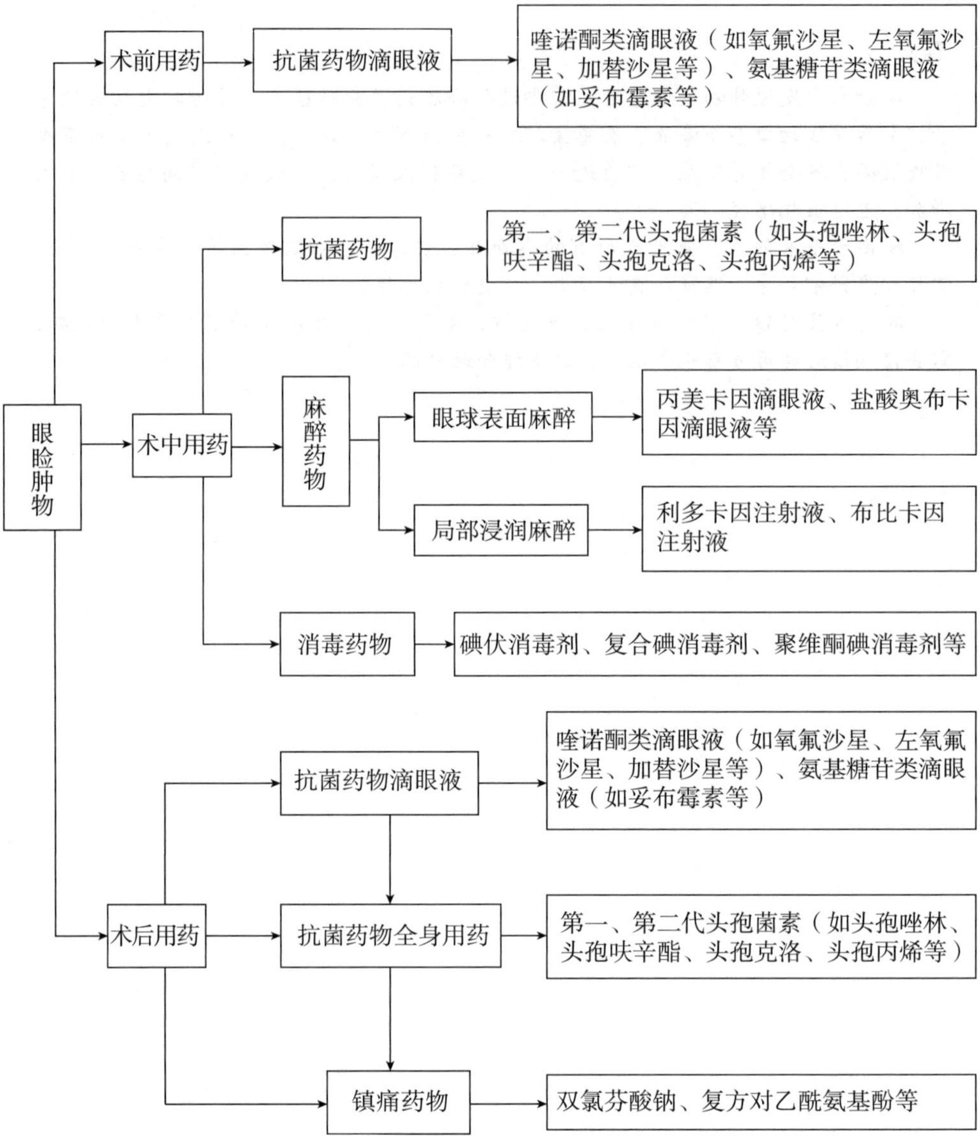

1. 用药选择：

（1）根据《抗菌药物临床应用指导原则》（国卫办医发〔2015〕43 号），清洁手术术前不需要全身应用抗菌药物预防感染。眼睑肿物切除手术属于清洁手术，如遇手术时间过长、高龄、同时合并糖尿病或自身免疫反应低下者，可考虑术前应用抗菌药物预防感染，一般用药时间在手术开始前 30 分钟，应用最长时间不超过 48 小时。选择的药物以第一、第二代头孢菌素为主，如头孢呋辛酯、头孢克洛、头孢唑林、头孢丙烯等。

（2）手术前应用广谱抗菌药物滴眼液 1～3 天，可以起到清洁结膜囊的作用。

（3）术中除手术区域皮肤消毒外，必要时还要进行结膜囊消毒，皮肤消毒可用碘伏消毒剂，结膜囊可以应用聚维酮碘消毒液有效灭菌。术前也可以生理盐水冲洗结膜囊。

（4）术中麻醉采用局部浸润麻醉，最常使用的药物为利多卡因注射液和布比卡因注射液，但要注意用药浓度、用量和注射速度，避免引起毒性作用。眼球表面麻醉可以使用丙美卡因滴眼液、盐酸奥布卡因滴眼液。

(5) 眼睑手术后一般无需镇痛药，但如患者过度敏感、疼痛显著，可给予少量镇痛药如双氯芬酸钠或复方对乙酰氨基酚等对症治疗。

2. 药学提示：

头孢菌素类抗菌药物可导致严重过敏反应，应用时应注意，肝肾功能不全的患者慎用。

六、眼睑肿物手术护理规范

1. 术前护理：

(1) 术前应向患者讲解手术前准备及术中注意事项，充分做好心理护理，安抚患者焦虑、恐惧情绪。

(2) 充分了解患者既往病史，对于有高血压、糖尿病等慢性疾病者，嘱患者按时自行服药。

(3) 术区皮肤准备，做好术眼眼睑及周围皮肤清洁，注意有无皮肤破溃、渗液等情况。

(4) 遵医嘱患眼滴用抗菌药物滴眼液，预防术后感染。

(5) 术前测量血压，嘱患者排空大小便，取下首饰、义齿等，手术日不宜化妆。

2. 术后护理：

(1) 眼睑手术后尽量取平卧位，或避免手术一侧受压。可自行在室内活动，但不宜进行剧烈运动。

(2) 注意观察切口敷料有无渗血、渗液及脱位。

(3) 术后第 2 天打开敷料，开始滴用抗菌药物滴眼液，注意滴在下方结膜囊内，不触碰皮肤切口。

七、眼睑肿物手术营养治疗规范

如局麻手术，手术当日早餐应清淡饮食；如为全身麻醉手术，术前 12 小时禁食，6 小时禁水，术后 6 小时少量饮水，逐渐增加流食及软食，1~2 天后恢复正常饮食。应多进食富含蛋白质、维生素及高纤维素性食物，如瘦肉、鸡蛋、牛奶、蔬菜、水果等，保证切口的正常愈合，保持大便通畅，避免便秘。忌辛辣食品及过硬的食物，避免用力咀嚼，切口裂开。

八、眼睑肿物手术健康宣教

1. 出院后保持环境卫生清洁，尽量不要取下敷料，遵医嘱来院换药、拆线。

2. 点眼药水时用手指向下拉下眼睑，眼球上转，眼药水滴在下穹隆结膜囊内，不要直接滴在角膜上。

3. 注意饮食，进食富含蛋白质、维生素及高纤维素性食物，忌辛辣食品。

4. 注意休息，睡眠充足。避免因刺痒搔抓切口，防止切口感染及缝线脱落。面部清洁时应用干净的毛巾擦拭切口以外区域，避免切口浸入水中。

5. 如有睑裂闭合不全、眼红、异物感等不适症状，及时就医。

6. 根据病情需要定期复查。

九、推荐表单

（一）医师表单

眼睑良性肿物临床路径医师表单

适用对象：第一诊断为眼睑良性肿物（ICD-10：D23.1/H02.902）
行眼睑肿物切除术（ICD-9-CM-3：08.2）；眼睑成形术（ICD-9-CM-3：08.61-08.74）

患者姓名：	**性别：　　年龄：　　门诊号：**		**住院号：**
住院日期：　　年　月　日	**出院日期：**　　年　月　日		**标准住院日：1~3天**

日期	住院前 （门诊）	住院第1~2天 （手术日）	住院第2~3天 （术后第1~2日，出院日）	出院第1天 （术后第2~3日）
主要诊疗工作	□ 开术前实验室检查单 □ 开住院单 □ 通知住院处 □ 通知病房	□ 问病史，体格检查 □ 完成病历及上级医师查房 □ 完成医嘱 □ 补录门诊术前各项检查医嘱 □ 向患者及家属交代围术期注意事项 □ 签署手术知情同意书 □ 术前预防使用抗菌药物 □ 手术 □ 术后向患者及家属交代病情及注意事项 □ 完成手术记录及术后病程记录	□ 观察病情 □ 上级医师查房 □ 完成病程记录 □ 观察切口情况，切口换药 □ 向患者及家属交代出院后注意事项 □ 嘱患者回院拆线 □ 完成出院病程记录 □ 出院 □ 定期复查	□ 术后按医嘱复查随访
重点医嘱	□ 血常规、尿常规 □ 感染性疾病筛查，凝血功能 □ X线胸片，心电图	**长期医嘱** □ 眼科疾病护理常规 □ 三级护理 □ 饮食：普通饮食、特殊饮食 □ 术后护理常规 □ 三级护理 □ 术后即可恢复术前饮食 **临时医嘱** □ 血常规、尿常规 □ 感染性疾病筛查，凝血功能 □ X线胸片，心电图 □ 手术医嘱 □ 准备术前预防用抗菌药物 □ 输液	**长期医嘱** □ 三级护理 **出院医嘱** □ 今日出院	
病情变异记录	□ 无　□ 有，原因： 1. 2.	□ 无　□ 有，原因： 1. 2.	□ 无　□ 有，原因： 1. 2.	
医师签名				

（二）护士表单

眼睑良性肿物临床路径护士表单

适用对象：第一诊断为眼睑良性肿物（ICD-10：D23.1/H02.902）
行眼睑肿物切除术（ICD-9-CM-3：08.2）；眼睑成形术（ICD-9-CM-3：08.61-08.74）

患者姓名：	性别：　　年龄：　　门诊号：	住院号：
住院日期：　　年　月　日	出院日期：　　年　月　日	标准住院日：1~3 天

日期	住院第 1~2 天 （手术日）	住院第 2~3 天 （术后第 1~2 日，出院日）
健康宣教	□ 入院宣教 介绍主管医师、护士 介绍环境、设施 介绍住院注意事项 □ 术前宣教 宣教疾病知识、术前准备及手术过程 告知准备物品、沐浴 告知麻醉后注意事项 告知术后饮食、活动及探视注意事项 告知术后可能出现的情况及应对方式 主管护士与患者沟通，了解并进行心理指导 告知家属等候区位置	□ 出院宣教 复查时间 眼药使用方法 指导日常活动 指导饮食 指导办理出院手续
护理处置	□ 核对患者姓名，佩戴腕带 □ 建立入院护理病历 □ 卫生处置：剪指（趾）甲、沐浴、更换病号服 □ 协助医师完成术前检查 □ 术前准备 □ 送手术 摘除患者各种活动物品 核对患者资料及术中带药 填写手术交接单，签字确认 □ 接手术 核对患者及资料，确认签字	□ 办理出院手续
基础护理	□ 三级护理 □ 晨晚间护理 □ 患者安全管理	□ 三级护理 □ 晨晚间护理 □ 患者安全管理
专科护理	□ 护理查体 □ 需要时填写跌倒及压疮防范表 □ 需要时请家属陪护 □ 遵医嘱抗菌药物滴眼液点眼（4 次/日） □ 遵医嘱给予口服药物，必要时肌内注射或静脉滴注 □ 心理护理 □ 病情观察，观察术眼及全身变化 □ 测量患者生命体征	□ 护理查体 □ 遵医嘱抗菌药物滴眼液点眼（4 次/日） □ 遵医嘱给予口服药物，必要时肌内注射或静脉滴注 □ 心理护理 □ 病情观察，观察术眼及全身变化 □ 测量患者生命体征

续 表

日期	住院第 1~2 天 （手术日）	住院第 2~3 天 （术后第 1~2 日，出院日）
重点医嘱	□ 详见医嘱执行单	□ 详见医嘱执行单
病情变异记录	□ 无 □ 有，原因： 1. 2.	□ 无 □ 有，原因： 1. 2.
护士签名		

（三）患者（家属）表单

眼睑良性肿物临床路径患者（家属）表单

适用对象：第一诊断为眼睑良性肿物（ICD-10：D23.1/H02.902）
行眼睑肿物切除术（ICD-9-CM-3：08.2）；眼睑成形术（ICD-9-CM-3：08.61-08.74）

患者姓名：	性别：　　年龄：　　门诊号：	住院号：
住院日期：　　年　月　日	出院日期：　　年　月　日	标准住院日：1~3天

日期	住院前（门诊）	住院第1~2天（手术日）	住院第2~3天（术后第1~2日，出院日）	出院第1天（术后第2~3日）
医患配合	□ 详细了解疾病性质 □ 做好入院手术心理和物质准备 □ 如服用抗凝剂，请明确告知	□ 配合医师询问病史、收集资料，务必详细告知医师既往史、用药史、过敏史 □ 配合进行体格检查 □ 有任何不适请告知医师 □ 医师向患者及家属介绍病情及手术谈话、术前签字 □ 配合评估手术效果 □ 遵医嘱用药	□ 有任何不适请告知医师 □ 配合医师完成切口换药 □ 配合医师进行眼部检查 □ 接收出院前指导，了解复查程序 □ 获取出院诊断书 □ 预约复诊日期 □ 遵医嘱用药	□ 按复诊时间进行复诊、换药、拆线 □ 遵医嘱用药
护患配合		□ 配合测量体温、脉搏、呼吸、血压、体重 □ 配合完成入院护理评估（简单询问病史、过敏史、用药史） □ 接受入院宣教（环境介绍、病室规定、订餐制度、贵重物品保管等） □ 有任何不适告知护士 □ 配合护士完成抽血化验 □ 接受术前宣教 □ 自行沐浴、加强头部清洁、剪指（趾）甲 □ 准备好必要物品，吸水管等 □ 取下义齿、饰品等，贵重物品交家属保管 □ 送手术室前和返回病房后，配合完成核对，配合血压测量 □ 有任何不适告知护士 □ 注意活动安全，避免坠床或跌倒 □ 配合执行探视及陪护制度	□ 有任何不适告知护士 □ 配合定时测量体温、脉搏、呼吸、血压、每日询问排便情况 □ 注意活动安全，避免坠床或跌倒 □ 配合执行探视及陪护制度	
饮食	□ 普通饮食	□ 普通饮食	□ 普通饮食	□ 普通饮食
排泄	□ 正常排尿便	□ 正常排尿便	□ 正常排尿便	□ 正常排尿便
活动	□ 正常活动	□ 正常活动	□ 正常活动	□ 正常活动

附：原表单（2016 年版）

眼睑良性肿物临床路径表单

适用对象：第一诊断为眼睑良性肿物（ICD-10：H02.902）
行眼睑肿物切除术

患者姓名：	性别：　　年龄：　　门诊号：		住院号：
住院日期：　　年　月　日	出院日期：　　年　月　日		标准住院日 1~3 天

日期	住院前（门诊）	住院第 1~2 天（手术日）	住院第 2~3 天（术后第 1~2 日，出院日）	出院第 1 天（术后第 2~3 日）
主要诊疗工作	□ 开术前实验室检查单 □ 开住院单 □ 通知住院处 □ 通知病房	□ 问病史，体格检查 □ 完成病历及上级医师查房 □ 完成医嘱 □ 补录门诊术前各项检查医嘱 □ 向患者及家属交代围术期注意事项 □ 签署手术知情同意书 □ 术前预防使用抗菌药物 □ 手术 □ 术后向患者及家属交代病情及注意事项 □ 完成术后病程记录及手术记录	□ 观察病情 □ 上级医师查房 □ 完成病程记录 □ 观察切口情况，切口换药 □ 向患者及家属交代出院后注意事项 □ 嘱患者回院拆线 □ 完成出院病程记录 □ 出院 □ 定期复查	□ 术后按医嘱复查随访
重点医嘱	□ 血常规、尿常规 □ 感染性疾病筛查，凝血功能 □ X 线胸片，心电图	**长期医嘱** □ 眼科疾病护理常规 □ 三级护理 □ 饮食：普通饮食、特殊饮食 □ 术后护理常规 □ 三级护理 □ 术后即可恢复术前饮食 **临时医嘱** □ 血常规、尿常规 □ 感染性疾病筛查，凝血功能 □ X 线胸片，心电图 □ 手术医嘱 □ 准备术前预防用抗菌药物 □ 输液	**长期医嘱** □ 三级护理 **出院医嘱** □ 今日出院	
主要护理工作		□ 入院介绍 □ 术前相关检查指导 □ 术前常规准备及注意事项 □ 麻醉后注意事项 □ 术后饮食饮水注意事项 □ 术后活动指导	□ 术后饮食饮水注意事项 □ 指导介绍出院手续 □ 遵医嘱定期复查	

续　表

日期	住院前 （门诊）	住院第 1~2 天 （手术日）	住院第 2~3 天 （术后第 1~2 日，出院日）	出院第 1 天 （术后第 2~3 日）
病情变异记录	□无　□有，原因： 1. 2.	□无　□有，原因： 1. 2.	□无　□有，原因： 1. 2.	□无　□有，原因： 1. 2.
护士签名				
医师签名				

第四章

小儿睑板腺囊肿（霰粒肿）手术临床路径释义

【医疗质量控制指标】

指标一、诊断需结合症状、体征。

指标二、注意鉴别诊断。

指标三、手术疗效达到预期目标，术后随诊进行睑板腺按摩。

指标四、抗菌药物使用符合规范。

一、小儿睑板腺囊肿（霰粒肿）编码

1. 原编码：

疾病名称及编码：小儿霰粒肿（ICD-10：H00.1）

2. 修改编码：

疾病名称及编码：小儿霰粒肿（ICD-10：H00.1）

手术操作名称及编码：霰粒肿切除术（ICD-9-CM-3：08.21）

二、临床路径检索方法

H00.1 伴 08.21（年龄≤14 岁）

三、国家医疗保障疾病诊断相关分组（CHS-DRG）

MDCC　眼疾病及功能障碍

CZ1　其他眼部疾患

四、小儿睑板腺囊肿（霰粒肿）临床路径标准住院流程

（一）适用对象

第一诊断为小儿睑板腺囊肿（霰粒肿）（ICD-10：H00.101），行睑板腺囊肿（霰粒肿）切除术（ICD-9-CM-3：08.21）。

释义

■ 睑板腺囊肿（chalazion）也称霰粒肿。是因睑板腺排出管道阻塞和分泌物潴留而形成的睑板腺慢性无菌性肉芽肿性炎症，病理显示纤维结缔组织包囊，囊内含有睑板腺分泌物及巨噬细胞。该病进展缓慢，可反复发生，偶见囊肿自行破溃，排出胶样内容物后在结膜面上形成肉芽组织或者皮肤面瘢痕。与睑腺炎（麦粒肿，hordeolum）不同，霰粒肿缺乏红肿热痛的急性炎症表现。

（二）诊断依据

根据《实用眼科学（第 3 版）》（刘家琦等主编，人民卫生出版社，2010）：

1. 病史。

2. 体征。

释义

■ 小儿霰粒肿表现为单发或者多发，可在眼睑上触及质硬肿块，常无疼痛，表面皮肤隆起，严重的霰粒肿可以引起上睑下垂和异物感。

■ 鉴别诊断：睑腺炎（麦粒肿，hordeolum）是指 Zeis 腺或睑板腺的急性感染，分别被称为外麦粒肿及内麦粒肿，眼睑表现为典型的红肿热痛等急性炎症反应。

（三）选择治疗方案的依据

根据《实用眼科学（第 3 版）》（刘家琦等主编，人民卫生出版社，2010）：

1. 符合手术适应证。
2. 能够耐受手术。

释义

■ 早期较小的霰粒肿可通过热敷或者理疗（注意控制温度时间），促进消散吸收。如霰粒肿较大或保守治疗无效，选择手术治疗。

（四）标准住院日

≤1 天。

释义

■ 术前患儿评估，无全身性疾病，如感冒、发热等。对于配合的患儿，可在门诊，局部麻醉行霰粒肿手术，术后观察 1 小时。如果为全身麻醉手术，术后需要留院观察 1 天。

（五）进入路径标准

1. 第一诊断必须符合小儿霰粒肿疾病编码。
2. 当患儿合并其他疾病，但住院期间不需要特殊处理也不影响第一诊断的临床路径流程实施时，可以进入路径。

释义

■ 进入临床路径的患儿首先符合霰粒肿临床诊断标准，除外麦粒肿、眼睑血管瘤、钙化上皮瘤等眼睑病变。不能做出临床诊断的可行眼部彩色多普勒超声检查，以供鉴别诊断。

■ 如果患儿合并先天性心脏病、肺炎恢复期等其他病变，住院期间需要请相关科室会诊，确定对麻醉及手术无特殊影响后，方可进行手术治疗。对于凝血因子缺乏的患儿，入院后请血液科会诊，根据会诊意见给予补充冷冻血浆、纤维蛋白原或者相关凝血因子后再行手术。

（六）术前准备（入院前）

术前必须的检查项目：

1. 血常规、尿常规。
2. 凝血功能。
3. 可以进行感染性疾病筛查（乙型肝炎、丙型肝炎、艾滋病、梅毒等）。
4. X线胸片、心电图。

释义

■ 儿童局部麻醉手术者，术前需要行血常规及凝血功能检查。

■ 全身麻醉者术前还需要行心电图及X线胸部正位片检查，必要时行传染病筛查（包括乙型肝炎、丙型肝炎、梅毒和艾滋病）。

（七）预防性抗菌药物选择与使用时机

按照《抗菌药物临床应用指导原则》（卫医发〔2015〕43号）执行，并结合患儿的病情决定抗菌药物的选择与使用时间。建议术前1~3天使用抗菌药物眼液。

释义

■ 按照《抗菌药物临床应用指导原则》（卫医发〔2015〕43号），一般不需要全身使用抗菌药物，术前需要使用抗菌药物点眼治疗3天，预防术后感染。

（八）手术日

入院当天。

1. 麻醉方式：局部麻醉或者全身麻醉。
2. 手术方式：霰粒肿切除术。
3. 术中用药：麻醉用药、抗菌药物等。
4. 输血：必要时。

释义

■ 多采用局部麻醉，使用盐酸丙美卡因滴眼液局部点眼，利多卡因局部注射。术中使用大小适合的睑板腺夹固定霰粒肿，垂直于睑缘切开霰粒肿，用刮匙刮净囊肿，涂抗菌药物眼膏，用手按压眼睑20分钟。

■ 术后有囊肿复发可能，需要术前充分告知患儿家属，有可能需要再次手术。

■ 术后1个月行睑板腺按摩或热敷以预防复发。

（九）术后住院恢复

≤1天。

1. 根据患儿病情变化可选择相应的检查项目。
2. 术后根据情况用药

（1）术后抗菌药物：按照《抗菌药物临床应用指导原则》（卫医发〔2015〕43 号）执行，建议使用抗菌药物眼液。
（2）镇痛药物。

释义

■ 术后建议使用抗菌药物眼液，给予妥布霉素眼液或眼膏。

■ 局部麻醉术中可以给予盐酸丙美卡因滴眼液点眼，减轻疼痛，一般不需要同时使用其他镇痛药物。

（十）出院标准

1. 一般情况良好。
2. 切口无异常。

释义

■ 患儿一般情况良好，无发热、恶心、呕吐等全身症状，可以出院。

■ 检查切口无明显红肿、分泌物，无切口裂开，无眼睑内、外翻的患者儿可以出院，出院后继续使用抗菌药物眼液点眼治疗，通常不需要口服或者静脉滴注抗菌药物。

（十一）变异及原因分析

1. 术中、术后出现并发症，需要进一步诊治，导致住院时间延长、费用增加。
2. 术后原伴随疾病控制不佳，需请相关科室会诊，进一步诊治。
3. 住院后出现其他内、外科疾病需进一步明确诊断。

五、小儿睑板腺囊肿（霰粒肿）手术临床路径给药方案

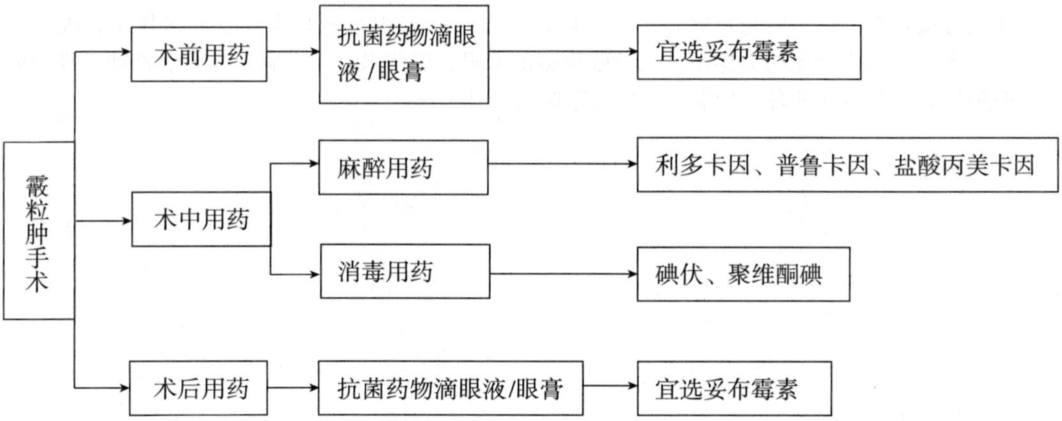

1. 用药选择：
（1）术前术后可以给予抗菌药物点眼预防感染，如妥布霉素滴眼液或眼膏。对于需要全身麻醉的幼小患儿，行心电图和 X 线胸部正位片时可以给予 10%水合氯醛口服。

（2）术中可以使用碘伏消毒皮肤、5%的聚维酮碘冲洗结膜囊消毒。

（3）霰粒肿术中可以局部给予甲泼尼龙或者曲安奈德注射液减轻炎症反应。

2. 药学提示：

霰粒肿手术为眼部局部手术，一般局部抗菌药物应用即可，不需要全身使用抗菌药物（口服、静脉滴注、肌内注射）。

3. 注意事项：

霰粒肿进展较快的患者，尽早行手术治疗，以防囊肿累及皮肤面或者从皮肤面破溃，遗留瘢痕。

六、小儿睑板腺囊肿（霰粒肿）手术护理规范

1. 术前准备：术前做好有效的评估，如霰粒肿向皮肤面穿破，霰粒肿过大（占整个眼睑），霰粒肿在泪小点处，需预约手术由医师处理；如合并急性感染者，术前滴抗菌药物滴眼液2~3天，待炎症消退后方可手术。

2. 术前配合：术前嘱患儿及家属不可大量进食，防止患儿呕吐；应耐心做好患儿心理疏导工作，应向患儿家属讲解霰粒肿的基本知识及危害，消除其思想顾虑。患儿在进入手术室前，要对其年龄，姓名，手术名称及手术方式等进一步确认，避免由于工作疏忽造成手术事故的发生。根据儿童霰粒肿手术特点，准备所需眼药水和儿童约束带。

3. 术中配合：术中束缚带固定患儿，需要与患儿沟通交流，转移患儿的注意力，先用盐酸丙美卡因进行眼睛表面麻醉，选择适合规格的手术器械，如选用精细的手术刀、眼科剪、翻眼镊，小针细线缝合眼睑皮肤，根据儿童大小不同，选择合适的霰粒肿夹。

4. 术后配合：术后嘱患儿及家属手掌根部对准手术部位压迫 20 分钟，观察切口有无渗血，必要时弹力绷带加压包扎，方可回家。敷料包眼 24 小时，嘱患者 24 小时后可撕去敷料及绷带，术后第二天来门诊换药。换药时观察切口处有无红、肿、热、痛，以便及时处理。术后白天结膜囊内滴抗菌药物滴眼液 3~4 次，晚上睡前涂眼膏。告知患儿及家属，如患侧眼睑有轻度淤血或结膜充血，属正常反应，会逐渐自行消退，不用紧张。

七、小儿睑板腺囊肿（霰粒肿）手术营养治疗规范

嘱患儿及家属平时少吃辛辣刺激性食物，低脂饮食。

八、小儿睑板腺囊肿（霰粒肿）手术健康宣教

术后健康宣教。告知患儿及家属 1 个月后可复查行睑板腺按摩减少复发。嘱其注意眼部卫生，术后 3 周内避免用力揉眼，以及硬物碰击术眼，以防术后大出血。调节生物钟，规律的睡眠可以调节身体的各项功能，是保养眼睛的最佳方法。

九、推荐表单

（一）医师表单

小儿睑板腺囊肿（霰粒肿）手术临床路径医师表单

适用对象：第一诊断为霰粒肿（ICD-10：H00.1）
行霰粒肿切除术（ICD-9-CM-3：08.21）

患者姓名：	性别： 年龄： 门诊号：	住院号：
住院日期： 年 月 日	出院日期： 年 月 日	标准住院日：≤1天

日期	住院前 （门诊）	住院第1天 （手术日）	住院第1天 （出院日）
主要诊疗工作	□ 开术前实验室检查单 □ 开住院单 □ 通知住院处 □ 通知病房 □ 嘱患儿家长患儿入院前8小时禁食、禁水 □ 请麻醉科会诊	□ 问病史，体格检查 □ 完成病历及上级医师查房 □ 完成医嘱 □ 补录门诊术前各项检查医嘱 □ 向患者及家属交代围术期注意事项 □ 签署手术知情同意书 □ 术前预防性使用抗菌药物 □ 手术 □ 术后向患者及家属交代病情及注意事项 □ 完成手术记录及术后病程记录	□ 观察病情 □ 上级医师查房 □ 上级医师查房 □ 完成病程记录 □ 观察切口情况，切口换药 □ 向患者及家属交代出院后注意事项 □ 嘱患者术后10天回院拆线 □ 完成出院病程记 □ 出院 □ 定期复查
重点医嘱	□ 血常规、尿常规 □ 感染性疾病筛查，凝血功能 □ X线胸片，心电图 □ 嘱患儿家长患儿入院前8小时禁食、禁水	**长期医嘱** □ 眼科疾病护理常规 □ 三级护理 □ 饮食：禁食、禁水 □ 术后护理常规 □ 二级护理 □ 醒后即可恢复普通饮食 **临时医嘱** □ 血常规、尿常规 □ 感染性疾病筛查，凝血功能 □ X线胸片，心电图 □ 手术医嘱 □ 术前肌内注射阿托品 □ 输液 □ 局部麻醉手术开当日出院	**长期医嘱** □ 三级护理 **出院医嘱** □ 全身麻醉手术开今日出院

续 表

日期	住院前 （门诊）	住院第 1 天 （手术日）	住院第 1 天 （出院日）
主要护理工作		□ 入院介绍 □ 术前相关检查指导 □ 术前常规准备及注意事项 □ 麻醉后注意事项 □ 术后饮食饮水注意事项 □ 术后活动指导	□ 术后饮食饮水注意事项 □ 指导介绍出院手续 □ 遵医嘱定期复查
病情变异记录	□ 无 □ 有，原因： 1. 2.	□ 无 □ 有，原因： 1. 2.	□ 无 □ 有，原因： 1. 2.
医师签名			

（二）护士表单

小儿霰粒肿临床路径护士表单

适用对象：第一诊断为霰粒肿（ICD-10：H00.1）
　　　　　行霰粒肿切除术（ICD-9-CM-3：08.21）

患者姓名：	性别：　年龄：　门诊号：	住院号：
住院日期：　年　月　日	出院日期：　年　月　日	标准住院日：≤1 天

日期	住院第 1 天 （手术日）	住院第 1 天 （出院日）
健康宣教	□ 入院宣教 介绍主管医师、护士 介绍环境、设施 介绍住院注意事项 术前相关检查指导 术前常规准备及注意事项 麻醉后注意事项 术后饮食饮水注意事项 术后活动指导	□ 出院宣教 复查时间 眼药使用方法与频率 拆线时间 活动休息 指导饮食 指导办理出院
护理处置	□ 核对患儿姓名，佩戴腕带 □ 建立入院护理病历 □ 确定患儿禁食时间 □ 未成年人需陪护 □ 协助医师完成术前准备，确定术眼 □ 术眼点抗菌药物滴眼液 3 次 □ 送手术 □ 核对患儿资料 □ 病情观察，术眼情况变化 □ 观察全身麻醉术后全身情况 □ 局部麻醉手术协助办理出院 □ 出院宣教	□ 办理出院手续
重点医嘱	□ 详见医嘱执行单	□ 详见医嘱执行单
护士签名		

（三）患者（家属）表单

小儿霰粒肿临床路径患者（家属）表单

适用对象：第一诊断为霰粒肿（ICD-10：H00.1）
行霰粒肿切除术（ICD-9-CM-3：08.21）

患者姓名：	性别： 年龄： 门诊号：	住院号：
住院日期： 年 月 日	出院日期： 年 月 日	标准住院日：≤1天

日期	住院前 （门诊）	住院第1天 （手术日）	住院第1天 （出院日）
医患配合	□ 配合询问病史、收集资料，请务必详细告知既往史、用药过敏病史如服用抗凝剂，请明确告知 □ 配合进行体格检查 □ 有任何不适请告知医师	□ 家长配合评估患儿手术效果 □ 患儿有任何不适请告知医师	□ 接受出院前指导 □ 知道复查程序 □ 获取出院诊断书 □ 预约复诊日期
护患配合	□ 配合测量体温、脉搏、呼吸、血压、体重1次 □ 配合完成入院护理评估（简单询问病史、过敏史、用药史） □ 接受入院宣教（环境介绍、病室规定、订餐制度、贵重物品保管等） □ 有任何不适请告知护士 □ 接受术前宣教	□ 术前测量体温、脉搏、呼吸、送手术室前，协助完成核对，带齐影像资料和术中带药 □ 返回病房后，协助完成核对，配合过病床，配合血压测量配合术后输液有任何不适请告知护士	□ 接受出院宣教 □ 办理出院手续 □ 获取出院带药 □ 知道用药频率、方法和眼药保存注意事项 □ 知道复印病历方法
饮食	□ 普通饮食	□ 全身麻醉者术前6小时禁食、禁水 □ 局部麻醉（必要时）可普通饮食	□ 普通饮食
排便记录	□ 正常排便 □ 如异常告知医护	□ 正常排便 □ 如异常告知医护	□ 正常排便 □ 如异常告知医护

附：原表单（2016 年版）

小儿霰粒肿临床路径表单

适用对象：第一诊断为霰粒肿
行霰粒肿切除术

患者姓名：	性别：　　年龄：　　门诊号：	住院号：
住院日期：　　年　月　日	出院日期：　　年　月　日	标准住院日：≤1 天

日期	住院前 （门诊）	住院第 1 天 （手术日）	住院第 2 天 （术后第 1 日，出院日）	出院第 1 天 （术后第 2 日）
主要诊疗工作	□ 开术前实验室检查单 □ 开住院单 □ 通知住院处 □ 通知病房 □ 嘱患儿家长患儿入院前 8 小时禁食、禁水	□ 问病史，体格检查 □ 完成病历及上级医师查房 □ 完成医嘱 □ 补录门诊术前各项检查医嘱 □ 向患者及家属交代围术期注意事项 □ 签署手术知情同意书 □ 术前预防使用抗菌药物 □ 手术 □ 术后向患者及家属交代病情及注意事项 □ 完成术后病程记录及手术记录	□ 观察病情 □ 上级医师查房 □ 上级医师查房 □ 完成病程记录 □ 观察切口情况，切口换药 □ 向患者及家属交代出院后注意事项 □ 嘱患者回院拆线 □ 完成出院病程记录 □ 出院 □ 定期复查	□ 术后经治医师电话随访
重点医嘱	□ 血常规、尿常规 □ 感染性疾病筛查，凝血功能 □ X 线胸片，心电图 □ 嘱患儿家长患儿入院前 8 小时禁食、禁水	**长期医嘱** □ 眼科疾病护理常规 □ 三级护理 □ 饮食：禁食、禁水 □ 术后护理常规 □ 二级护理 □ 醒后即可恢复普通饮食 **临时医嘱** □ 血常规、尿常规 □ 感染性疾病筛查，凝血功能 □ X 线胸片，心电图 □ 手术医嘱 □ 术前肌内注射阿托品 □ 输液	**长期医嘱** □ 三级护理 **出院医嘱** □ 今日出院	

续 表

日期	住院前 （门诊）	住院第 1 天 （手术日）	住院第 2 天 （术后第 1 日，出院日）	出院第 1 天 （术后第 2 日）
主要护理工作		□ 入院介绍 □ 术前相关检查指导 □ 术前常规准备及注意事项 □ 麻醉后注意事项 □ 术后饮食饮水注意事项 □ 术后活动指导	□ 术后饮食饮水注意事项 □ 指导介绍出院手续 □ 遵医嘱定期复查	
病情变异记录	□ 无 □ 有，原因： 1. 2.	□ 无 □ 有，原因： 1. 2.	□ 无 □ 有，原因： 1. 2.	
护士签名				
医师签名				

第五章

倒睫手术临床路径释义

【医疗质量控制指标】

指标一、诊断需结合症状、体征和辅助检查。

指标二、手术适应证选择符合倒睫矫正术。

指标三、手术疗效达到预期目标。

指标四、抗菌药物使用符合规范。

指标五、住院时间符合路径实施要求。

一、倒睫手术编码

1. 原编码：

疾病名称及编码：倒睫（ICD-10：H02.002）

2. 修改编码：

疾病名称及编码：先天性倒睫（ICD-10：H02.001）
瘢痕性倒睫（ICD-10：H02.002）
倒睫（ICD-10：H02.004）

手术操作名称及编码：眼睑倒睫矫正术（ICD-9-CM-3：08.91/08.92/08.93）

二、临床路径检索方法

（H02.001/H02.002/H02.004）伴（08.91/08.92/08.93）

三、国家医疗保障疾病诊断相关分组（CHS-DRG）

MDCC　眼疾病及功能障碍

CZ1　其他眼部疾患

四、倒睫手术临床路径标准住院流程

（一）适用对象

第一诊断为倒睫（ICD-10：H02.002），行眼睑倒睫矫正术（无编码）。

释义

■ 本路径适用对象为诊断倒睫的患者，包括沙眼、睑缘炎、眼睑外伤、皮肤或结膜瘢痕所致的睫毛位置和方向异常状态。倒睫是一种临床表现，而不是病因学诊断，多种原因引起的此病理状态均可进入此路径。

（二）诊断依据

根据《实用眼科学（第3版）》（刘家琦等主编，人民卫生出版社，2010）：

1. 病史。

2. 体征。

释义

■ 病史：详细询问患儿家长小儿出生后有无畏光流泪症状和对睫毛状态的描述可辅助诊断。有无沙眼、睑缘炎、眼部外伤、眼睑皮肤烧伤、眼睑手术、慢性结膜炎、反复结膜结石等病史，可提供倒睫诊断的病史资料。

■ 体征：明显可见的倒睫，肉眼即可观察到。轻度或者部分倒睫需在裂隙灯下详细观察睫毛的位置、形态及其与眼球的相对关系。倒睫可观察到睫毛位置不规则，方向不是向外下或者外上，而是向眼球方向生长；不规则的乱生为乱睫；倒睫可以是1根、数根或者多根；摩擦结膜可以观察到结膜充血，摩擦角膜可观察到角膜上皮脱落，荧光素染色可见结膜及角膜点状、片状甚至地图状着色。严重者可见角膜混浊，继发感染形成角膜溃疡、新生血管及角膜角化等。

（三）选择治疗方案的依据

根据《实用眼科学（第3版）》（刘家琦等主编，人民卫生出版社，2010）：

1. 符合手术适应证。
2. 能够耐受手术。

释义

■ 手术适应证：各种原因引起的倒睫只要引起患者的不适症状（畏光、流泪、异物感等），临床检查有结膜、角膜损伤的体征（荧光素染色可见结膜及角膜点状、片状甚至地图状着色。严重者可见角膜混浊，继发感染形成角膜溃疡、新生血管及角膜角化等）均可列为倒睫手术适应证。部分小儿患者由于睫毛软，虽倒睫明确，但如果患儿无不适症状，临床检查也无角膜、结膜损伤的证据，可密切随访，并不急于手术。

■ 耐受手术：除严重器官衰竭等生命体征不稳定或者麻醉师评估认为不适宜手术等情况外，多数患者可耐受手术。小儿患者或不能配合手术者可考虑全身麻醉手术。

（四）标准住院日

≤1天。

释义

■ 标准住院日是推荐的最低要求，提倡缩短住院日。儿童需全身麻醉下手术，需提前入院行术前准备及麻醉科会诊。通常手术日为入院第2~3天，如手术无严重并发症，术后恢复1~3天可予出院。成年患者全身情况良好者，可门诊手术治疗或日间手术24小时出院。术后拆线日期根据具体手术方式及术后恢复情况决定，一般在术后5~7天拆线。

（五）进入路径标准

1. 第一诊断必须符合倒睫疾病编码。

2. 当患者合并其他疾病，但住院期间不需要特殊处理也不影响第一诊断的临床路径流程实施时，可以进入路径。

释义

■ 本路径适用对象为临床诊断为倒睫且需要手术治疗的患者。2 岁以下的小儿患者由于睫毛软，虽倒睫明确，但如患儿无不适症状，临床检查也无角膜、结膜损伤的证据，并不急于手术。建议先密切随访，不进入本路径。

（六）术前准备（入院前）

术前必须的检查项目：

1. 血常规、尿常规。
2. 凝血功能。
3. 感染性疾病筛查（乙型肝炎、丙型肝炎、艾滋病、梅毒等）。
4. X 线胸片、心电图。

释义

■ 血常规、尿常规、凝血和 X 线胸片和心电图是常规检查，每个进入路径的患者均需完成。主要是评估有无基础疾病，关系到围术期的特殊处理，可能会影响到住院时间、费用以及治疗预后。

■ 感染性疾病筛查主要用于排除可能的传染源如乙型肝炎、丙型肝炎、艾滋病、梅毒等，这些患者的手术操作需要特殊处理。

■ 为缩短患者术前等待时间，以上检查项目可在患者入院前于门诊完成。

（七）预防性抗菌药物选择与使用时机

按照《抗菌药物临床应用指导原则》（卫医发〔2015〕43 号）执行，并结合患者的病情决定抗菌药物的选择与使用时间。建议使用抗菌药物眼液。

释义

■ 鉴于 2012 年 8 月 1 日起施行《抗菌药物临床应用管理办法》（卫生部令第 84 号），路径中抗菌药物使用应按照新的管理规范执行，路径均不再全身（口服、静脉注射或肌内注射）使用抗菌药物，原则上以局部使用抗菌药物预防感染为主，有全身易感因素或者一旦感染后果严重的，可考虑术前临时预防性应用抗菌药物 1 次。

（八）手术日

入院当天。

1. 麻醉方式：局部麻醉。
2. 手术方式：眼睑倒睫矫正术。
3. 术中用药：麻醉用药、抗菌药物等。
4. 输血：必要时。

释义

■ 麻醉方式以局部麻醉为主，儿童或者不能耐受局部麻醉手术的成人患者可局部麻醉联合神经安定镇痛治疗，也可以全身麻醉。手术方式总称眼睑倒睫矫正术，包含缝线法、眼睑赘皮矫正、灰线切开矫正、Z字矫正术、对于上睑下垂术后引起的上睑倒睫需要行上睑切口修补术等诸多具体方式。此类手术推荐利多卡因局部浸润麻醉；如果手术时间长可术中给予抗菌药物；如出血多，必要时可考虑输血。

（九）术后住院恢复

≤1天。

1. 根据患者病情变化可选择相应的检查项目。
2. 术后根据情况用药：

（1）术后抗菌药物：按照《抗菌药物临床应用指导原则》（卫医发〔2015〕43号）执行，建议使用抗菌药物滴眼液。

（2）镇痛药物。

释义

■ 检查项目：患者症状、视力、裂隙灯检查是术后评价手术效果的主要指标。

■ 术后用药：术后可使用局部抗菌药物，儿童可局部应用妥布霉素类滴眼液或眼膏。如疼痛症状明显，可考虑加用非甾体抗炎镇痛药。

（十）出院标准

1. 一般情况良好。
2. 切口无异常。

释义

■ 手术后生命体征稳定，无发热等。手术切口对合，无脓性分泌物，无严重并发症或合并症的患者，可以考虑出院。

（十一）变异及原因分析

1. 术中、术后出现并发症，需要进一步诊治，导致住院时间延长、费用增加。
2. 术后原伴随疾病控制不佳，需请相关科室会诊，进一步诊治。
3. 住院后出现其他内、外科疾病，需进一步明确诊断。

释义

■ 术后切口裂开，缝线松脱，对药物或缝线过敏，切口感染甚至全身出现感染等情况，患者需要住院观察，可能需要进一步处理，导致住院时间延长。

■ 术后原伴随疾病控制不佳，需请相关科室会诊，进一步诊治。

■ 住院后出现其他内、外科疾病，需进一步明确诊断。

五、倒睫手术临床路径给药方案

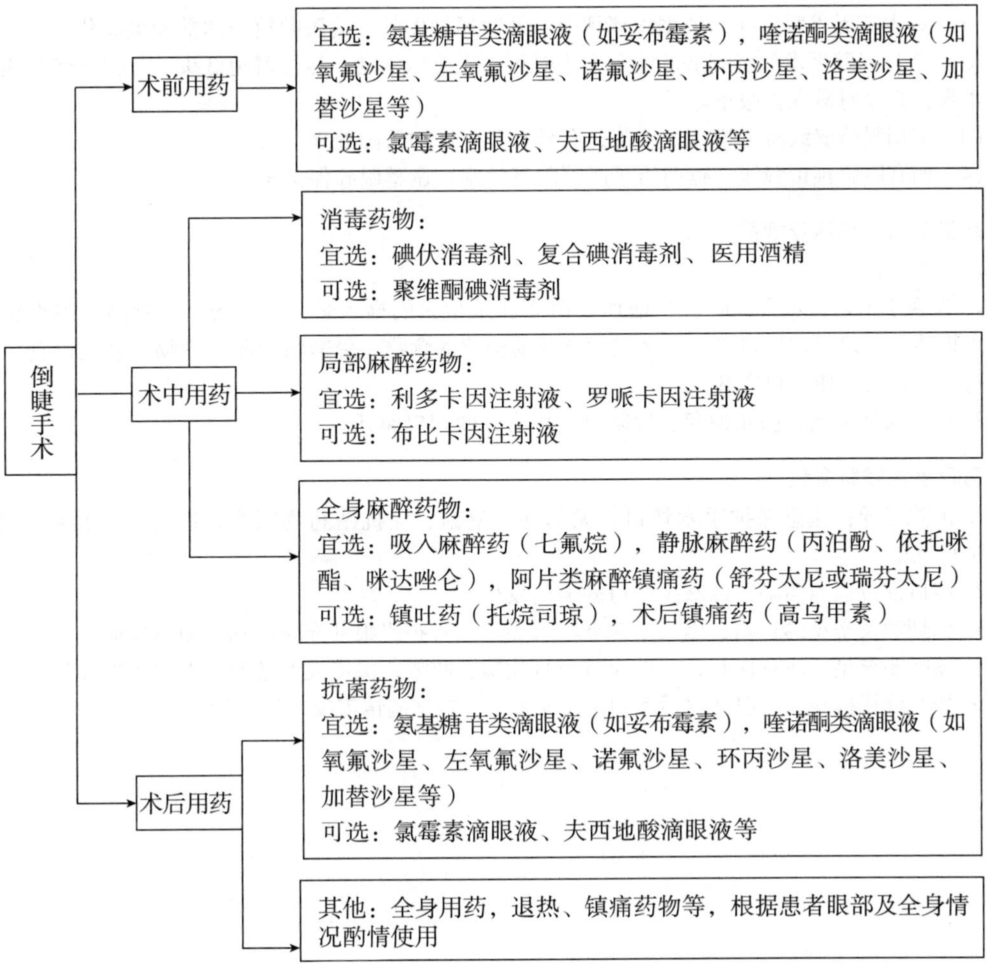

1. 用药选择：

（1）手术前可局部应用广谱抗菌药物 1 天，起到清洁结膜囊的作用。

（2）手术中除了眼睑皮肤消毒外，应重点消毒睫毛及根部。

（3）手术后常规应用广谱抗菌药物滴眼液，起到预防感染、控制炎症反应的作用。非甾体抗炎镇痛药可根据具体情况选用。

（4）儿童在局部麻醉下多不能配合手术，考虑全身麻醉下手术；成人在局部麻醉下行手术，可静脉应用神经安定镇痛药物。

（5）全身麻醉术后，部分患者会出现发热、呕吐等不适症状，给予退热、止吐等对症处理。

2. 药学提示：

儿童用药应尽量避免长期使用喹诺酮类药物。

六、倒睫手术护理规范

1. 术前护理：

（1）心理护理，适当讲解手术过程及注意事项，增加患者对手术的理解，建立合理的疗效预期和风险考虑，情绪稳定接受手术治疗。

（2）术前遵医嘱滴抗菌药物滴眼液，清洁结膜囊预防术后感染。

（3）术前嘱患者排空大小便，取下义齿、手表、首饰等。

2. 术后护理：

（1）观察有无术眼疼痛，依据疼痛评分，及时通知医师，遵医嘱给予冰敷和镇痛药。

（2）全身麻醉手术患者麻醉苏醒后6小时可适当下床活动，尽量避免低头、弯腰，谨防碰撞术眼，必要时戴保护眼罩。

（3）密切眼睑缝线有无松动，脱落，有异常及时通知医师处理。

（4）如有眼睑预留缝线，睡前给予医嘱眼膏涂眼，调整眼睑保护角膜。

七、倒睫手术营养治疗规范

饮食指导：

1. 为利手术切口愈合，应适当增加蛋白质和维生素的摄入量，如鸡蛋、豆制品，多吃新鲜水果蔬菜，以促进切口修复；多吃软食及易消化的食物，忌辛辣刺激的食物，忌用硬食，以防过度用力，使切口裂开。

2. 保持大便通畅，防止便秘，以防过度用力，使切口裂开。

八、倒睫手术健康宣教

1. 出院指导：注意保护手术切口，无菌纱布遮盖，涂抗菌药物眼膏，避免切口接触污水，防止感染。

2. 切口部位适当防晒，以减少切口瘢痕的发生。

3. 忌烟酒及辛辣的食物，因为辛辣食物可导致血管扩张眼部充血，加重瘢痕反应。

4. 睡眠要充足，注意保暖，早期应避免打喷嚏、咳嗽，保持大便通畅，以防止缝线脱落。

5. 如有缝线拆除，一般在术后5~10天复诊，或根据病情需要定期复诊。

九、推荐表单

（一）医师表单

倒睫矫正术临床路径医师表单

适用对象：第一诊断为先天性倒睫（ICD－10：H02.001）；瘢痕性倒睫（ICD－10：H02.002）；倒睫（ICD-10：H02.004）

行眼睑倒睫矫正术（ICD-9-CM-3：08.91/08.92/08.93）

患者姓名：	性别： 年龄： 门诊号：	住院号：
住院日期： 年 月 日	出院日期： 年 月 日	标准住院日：≤3天

日期	住院第1天 （术前）	住院第2天 （手术日）	住院第3天 （术后第1日，出院日）
主要诊疗工作	□ 开术前实验室检查单 □ 开住院单 □ 通知住院处 □ 通知病房	□ 问病史，体格检查 □ 完成病历及上级医师查房 □ 完成医嘱 □ 补录门诊术前各项检查医嘱 □ 向患者及家属交代围术期注意事项 □ 签署手术知情同意书 □ 术前预防使用抗菌药物 □ 手术 □ 术后向患者及家属交代病情及注意事项 □ 完成手术记录及术后病程记录	□ 观察病情 □ 上级医师查房 □ 完成病程记录 □ 观察切口情况，切口换药 □ 向患者及家属交代出院后注意事项 □ 嘱患者回院拆线 □ 完成出院病程记录 □ 出院 □ 定期复查
重点医嘱	□ 血常规、尿常规 □ 感染性疾病筛查，凝血功能 □ X线胸片，心电图	**长期医嘱** □ 眼科疾病护理常规 □ 三级或一级护理（全身麻醉后） □ 饮食：普通饮食、特殊饮食 □ 术后护理常规 □ 三级护理 □ 术后即可恢复术前饮食 **临时医嘱** □ 血常规、尿常规 □ 感染性疾病筛查，凝血功能 □ X线胸片，心电图 □ 手术医嘱 □ 准备术前预防用抗菌药物 □ 输液	**长期医嘱** □ 三级护理 **出院医嘱** □ 今日出院
病情变异记录	□ 无 □ 有，原因： 1. 2.	□ 无 □ 有，原因： 1. 2.	□ 无 □ 有，原因： 1. 2.
医师签名			

（二）护士表单

倒睫矫正术临床路径护士表单

适用对象：第一诊断为先天性倒睫（ICD－10：H02.001）；瘢痕性倒睫（ICD－10：H02.002）；倒睫（ICD-10：H02.004）
行眼睑倒睫矫正术（ICD-9-CM-3：08.91/08.92/08.93）

患者姓名：	性别：　年龄：　门诊号：	住院号：
住院日期：　年　月　日	出院日期：　年　月　日	标准住院日：≤3 天

日期	住院第 1 天 （术前）	住院第 2 天 （手术日）	住院第 3 天 （术后第 1 日，出院日）
健康宣教	□ 入院宣教 介绍主管医师、护士 介绍环境、设施 介绍入院注意事项 □ 术前宣教 宣教疾病知识、术前准备及手术过程 告知准备物品、沐浴 告知术后饮食、活动及探视注意事项 告知术后可能出现的情况及应对方式 主管护士与患者沟通，了解并指导心理应对 告知家属等候区位置	□ 术后当日宣教 告知术后注意事项 告知术后饮食、活动及探视注意事项 告知术后可能出现情况的应对方式 给予患者及家属心理支持 再次明确陪护探视须知	□ 出院宣教 复查时间 眼药使用方法与频率 活动休息 指导饮食 指导办理出院手续
护士处置	□ 核对患者姓名，佩戴腕带 □ 建立入院护理病历 □ 卫生处置：剪指（趾）甲、沐浴，更换病号服 □ 未成年人陪住 1 人 □ 协助医师完成术前检查化验 □ 术前准备 □ 全身麻醉者禁食、禁水 □ 冲洗结膜囊	□ 送手术 摘除患者各种活动物品 核对患者资料及术中带药 填写手术交接单，签字确认 □ 接手术 核对患者及资料，签字确认	□ 办理出院手续
基础护理	□ 三级护理 □ 晨晚间护理 □ 患者安全管理	□ 一级护理（全身麻醉后） □ 晨晚间护理 □ 患者安全管理	□ 二级护理 □ 晨晚间护理 □ 患者安全管理
专科护理	□ 护理查体 □ 需要时，填写跌倒及压疮防范表 □ 协助完成相关检查 □ 遵嘱抗菌药物滴眼液点术眼（4 次/日） □ 需要时，请家属陪护 □ 心理护理	□ 病情观察，观察术眼情况变化 □ 测量患者 TPR 变化 □ 全身麻醉患者遵医嘱给予静脉补液 □ 心理护理	□ 病情观察 □ 遵医嘱眼药治疗 □ 心理护理

续　表

日期	住院前 （门诊）	住院第 1 天 （手术日）	住院第 2 天 （术后第 1 日，出院日）
重点医嘱	□ 详见医嘱执行单	□ 详见医嘱执行单	□ 详见医嘱执行单
病情变异记录	□ 无　□ 有，原因： 1. 2.	□ 无　□ 有，原因： 1. 2.	□ 无　□ 有，原因： 1. 2.
护士签名			

（三）患者（家属）表单

倒睫矫正术临床路径患者（家属）表单

适用对象：第一诊断为先天性倒睫（ICD－10：H02.001）；瘢痕性倒睫（ICD－10：H02.002）；倒睫（ICD-10：H02.004）

行眼睑倒睫矫正术（ICD-9-CM-3：08.91/08.92/08.93）

患者姓名：	性别：　年龄：　门诊号：	住院号：
住院日期：　年　月　日	出院日期：　年　月　日	标准住院日：≤3天

日期	住院第1天 （术前）	住院第2天 （手术日）	住院第3天 （术后第1日，出院日）
医患配合	□ 配合询问病史、收集资料，请务必详细告知既往史、用药史、过敏史 □ 如服用抗凝剂，请明确告知 □ 配合进行体格检查 □ 配合完善术前相关检查，如采血、留尿、心电图、X线胸片、眼科特殊检查 □ 医师与患者及家属介绍病情及手术谈话、术前签字、协助患者缓解紧张情绪 □ 有任何不适请告知医师 □ 麻醉师与患者进行术前访视	□ 配合评估手术效果 □ 配合医护完成患者用药及治疗 □ 有任何不适请告知医师	□ 配合检查眼部情况 □ 配合眼部切口换药 □ 接受出院前指导 □ 知道复查程序 □ 获取出院诊断书 □ 预约复诊日期
护患配合	□ 配合测量体温、脉搏、呼吸、血压、体重1次 □ 配合完成入院护理评估（简单询问病史、过敏史、用药史） □ 接受入院宣教（环境介绍、病室规定、订餐制度、贵重物品保管等） □ 有任何不适请告知护士 □ 配合测量体温、脉搏、呼吸、询问排便情况1次 □ 接受术前宣教 □ 自行沐浴，加强头部清洁，剪指（趾）甲 □ 准备好必要用物，吸水管 □ 取下义齿、饰品等，贵重物品交家属保管	□ 测量体温、脉搏、呼吸、送手术室前，协助完成核对，带齐影像资料和术中带药 □ 返回病房后，协助完成核对，配合过病床，配合血压测量 □ 配合检查意识 □ 配合术后输液 □ 遵医嘱采取正确体位 □ 配合缓解疼痛 □ 有任何不适请告知护士	□ 配合定时测量体温、脉搏、呼吸、每日询问排便 □ 注意活动安全，避免坠床或跌倒 □ 配合执行探视及陪护 □ 接受出院宣教 □ 办理出院手续 □ 获取出院带药 □ 知道眼药频率、方法和眼药保存注意事项 □ 知道复印病历方法
饮食	□ 普通饮食 □ 局部麻醉+镇静（必要时）可普通饮食 □ 全身麻醉者术前6小时禁食、禁水	□ 全身麻醉者麻醉清醒前禁食、禁水 □ 全身麻醉者麻醉清醒后，根据医嘱试饮水，无恶心呕吐可进少量流食	□ 普通饮食
排泄	□ 正常排尿便	□ 正常排尿便	□ 正常排尿便 □ 避免便秘
活动	□ 正常活动	□ 全身麻醉完全清醒后可正常活动	□ 正常活动

附：原表单（2016年版）

倒睫矫正术临床路径表单

适用对象：第一诊断为倒睫
　　　　　行眼睑倒睫矫正术

患者姓名：	性别：　　年龄：　　门诊号：	住院号：
住院日期：　　年　　月　　日	出院日期：　　年　　月　　日	标准住院日：≤1天

日期	住院前（门诊）	住院第1天（手术日）	住院第2天（术后第1日，出院日）	出院第1天（术后第2日）
主要诊疗工作	□开术前实验室检查单 □开住院单 □通知住院处 □通知病房	□问病史，体格检查 □完成病历及上级医师查房 □完成医嘱 □补录门诊术前各项检查医嘱 □向患者及家属交代围术期注意事项 □签署手术知情同意书 □术前预防使用抗菌药物 □手术 □术后向患者及家属交代病情及注意事项 □完成术后病程记录及手术记录	□观察病情 □上级医师查房 □完成病程记录 □观察切口情况，切口换药 □向患者及家属交代出院后注意事项 □嘱患者回院拆线 □完成出院病程记录 □出院 □定期复查	□术后经治医师电话随访
重点医嘱	□血常规、尿常规 □感染性疾病筛查，凝血功能 □X线胸片、心电图	**长期医嘱** □眼科疾病护理常规 □三级护理 □饮食：普通饮食、特殊饮食 □术后护理常规 □三级护理 □术后即可恢复术前饮食 **临时医嘱** □血常规、尿常规 □感染性疾病筛查，凝血功能 □X线胸片，心电图 □手术医嘱 □准备术前预防用抗菌药物 □输液	**长期医嘱** □三级护理 **出院医嘱** □今日出院	

续 表

日期	住院前 （门诊）	住院第 1 天 （手术日）	住院第 2 天 （术后第 1 日，出院日）	出院第 1 天 （术后第 2 日）
主要护理工作		□ 入院介绍 □ 术前相关检查指导 □ 术前常规准备及注意事项 □ 麻醉后注意事项 □ 术后饮食饮水注意事项 □ 术后活动指导	□ 术后饮食饮水注意事项 □ 指导介绍出院手续 □ 遵医嘱定期复查	
病情变异记录	□ 无 □ 有，原因： 1. 2.	□ 无 □ 有，原因： 1. 2.	□ 无 □ 有，原因： 1. 2.	
护士签名				
医师签名				

第六章

结膜肿物临床路径释义

【医疗质量控制指标】

指标一、诊断需结合症状、体征和辅助检查。

指标二、手术适应证选择符合结膜肿物切除术。

指标三、手术疗效达到预期目标。

指标四、抗菌药物使用符合规范。

指标五、住院时间符合路径实施要求。

一、结膜肿物编码

1. 原编码：

疾病名称及编码：结膜肿物（ICD-10：H18.901）

手术操作名称及编码：结膜肿物切除术（ICD-9-CM-3：10.31）

2. 修改编码：

疾病名称及编码：结膜恶性肿瘤（ICD-10：C69.0）

结膜良性肿瘤（ICD-10：D31.0）

结膜肉芽肿（ICD-10：H10.401）

结膜囊肿（ICD-10：H11.401）

结膜肿物（ICD-10：H11.901）

手术操作名称及编码：结膜肿物切除术（ICD-9-CM-3：10.31）

二、临床路径检索方法

（C69.0/D31.0/H10.401/H11.401/H11.901）伴 10.31

三、国家医疗保障疾病诊断相关分组（CHS-DRG）

MDCC　眼疾病及功能障碍

CR1　眼部恶性肿瘤及交界性肿瘤

CZ1　其他眼部疾患

四、结膜肿物临床路径标准住院流程

（一）适用对象

第一诊断为结膜肿物（ICD-10：H18.901），需行结膜肿物切除术（ICD-9-CM-3：10.31）。

释义

■ 第一诊断为结膜肿物（ICD-10：C69.0/D31.0/ H10.401/H11.401/H11.901），需行结膜肿物切除术（ICD-9-CM-3：10.31）。

■ 结膜肿物指发生于结膜的新生物，包括各种良恶性肿瘤及炎性肉芽肿等病变，表现为突出于结膜表面的肿块。

■ 结膜恶性肿瘤：恶性黑色素瘤、鳞状细胞癌、黏液上皮样癌、梭形细胞癌、非霍奇金淋巴瘤等。

■ 结膜良性肿瘤：乳头状瘤、血管瘤、上皮内瘤、皮样脂肪瘤、反应性淋巴增生、色素痣、结膜囊肿、结膜黑变病等。

■ 结膜肉芽肿：化脓性肉芽肿、结节病等。

（二）诊断依据

1. 症状：眼红、磨痛，伴流泪、异物感等。
2. 结膜肿物特征：患者睑结膜或球结膜组织透明或粉红色隆起，形态及颜色多样。
3. 相关眼部检查：视力、眼压、裂隙灯、眼前段照相。
4. 鉴别诊断：睑裂斑位于睑裂部球结膜，角膜缘内外侧有黄白色无定形隆起斑，不侵入角膜。

释义

■ 翼状胬肉：发生于睑裂部，球结膜增生肥厚，呈三角形向角膜内生长，常侵入角膜。

■ 结膜淋巴管扩张：由于炎症或外伤等原因造成的结膜淋巴管阻塞，导致淋巴循环受阻时球结膜出现串珠状、囊状或管状的透明样小泡。

■ 结膜肿物常不伴有明显的刺激症状，其生长的速度也与肿物的性质相关，炎性及恶性的肿物生长相对较快，良性肿瘤生长较慢，但良性肿瘤发生恶变后生长速度会发生明显变化。因此，在发现结膜肿物后，眼前节照相是必须要做的检查，通过照片的前后对比，判断肿物的变化情况，为明确诊断及治疗提供依据。

（三）治疗方案的选择

1. 非手术治疗：定期复查。
2. 手术治疗：结膜肿物切除术+常规送病理检查。

释义

■ 非手术治疗：对于较小的良性病变，或是患者本人没有明显不适的较大的良性病变，可以采取眼前节照相的方法，定期复查，对比肿物的大小、形态、颜色及血管分布的变化，同时观察患者有无症状的改变。

■ 手术治疗：

1. 适应证：①已明确诊断的恶性肿瘤；②有恶变倾向的色素痣；③生长较快的肿物；④高度怀疑恶性的肿物；⑤较大的良性病变；⑥有明显刺激症状的肿物；⑦影响患者外观的肿物。

2. 手术方法：

（1）恶性肿瘤：可以采用术中冷冻的方式判断肿瘤的性质，手术沿肿瘤边界外5mm扩大切除，切缘冷凝以减少术后复发。缺损结膜采用邻近结膜转位修补或羊膜移植。

（2）良性肿瘤：沿肿瘤边界完整切除肿瘤，小的缺损可以直接缝合，大的缺损采取结膜瓣转位或羊膜移植修补。

（四）标准住院日

5天。

释义

■ 标准住院日是推荐的最低要求，提倡缩短住院日。儿童需全身麻醉下手术，需提前入院行术前准备及麻醉科会诊，通常手术日为入院第2~3天，如手术无严重并发症，术后恢复1~3天可予出院。成年患者全身情况良好者，可门诊手术治疗或日间手术24小时出院。成年患者若全身情况不佳，肿物较大、手术量较大时，可以常规入院治疗。病理报告可以等复诊时取。

（五）进入路径标准

1. 第一诊断必须符合结膜肿物疾病编码（ICD-10：H18.901）。
2. 当患者同时具有其他疾病诊断，但在住院期间不需要特殊处理也不影响第一诊断的临床路径流程实施时，可以进入路径。

释义

■ 结膜肿物如果有明显角膜侵犯，并且需要做板层角膜移植的，以及结膜肿瘤侵及眶内的不能进入路径。

（六）术前准备

2天。

1. 检查项目：

（1）血常规、尿常规。

（2）肝肾功能，凝血功能，感染性疾病筛查（乙型肝炎、丙型肝炎、艾滋病、梅毒等）。

（3）心电图、X线胸片（可选）。

（4）检查视力、眼压、裂隙灯、眼前段照相。

2. 根据患者病情可选择以下检查项目，如眼眶CT，UBM，泪液分泌实验和泪膜破裂时间检查，心脏彩超等。

释义

■ 全身检查项目中，血常规、血糖及心电图检查可以在门诊完成，如有问题需要行相应科室会诊后入院。怀疑结膜恶性肿瘤，且肿瘤有侵犯眶内或眼内迹象时，可以做眼眶MRI检查以判断肿瘤的范围，同时可以辅助眼部彩超检查。

（七）预防性抗菌药物选择与使用时机

1. 按照《抗菌药物临床应用指导原则》（卫医发〔2015〕43号）执行，根据患者病情合理使用抗菌药物。

2. 选用抗菌药物滴眼液，根据病情调整用量。

释义

■ 结膜肿物切除手术不需要全身使用抗菌药物，如患者年龄太大或者抵抗力低下，可以术前30分钟预防性使用第一代头孢菌素1次。术后不需要全身应用抗菌药物，仅需局部点用抗菌药物眼液及眼膏，加用玻璃酸钠眼液点眼。

（八）手术日

入院第3天。

1. 麻醉方式：局部麻醉（患者不能配合手术时可进行全身麻醉）。

2. 手术内固定物：无。

3. 术中用药：无。

4. 输血：无。

释义

■ 局部麻醉患者在消毒前后可用表面麻醉药物点术眼3次，每5分钟1次，使用混合少量肾上腺素的利多卡因行结膜下浸润麻醉。良性肿瘤沿其边界切除肿物，如考虑恶性肿瘤，常沿肿物边界5mm切除肿瘤，并在结膜切缘采用2~3次冷冻，以减少肿瘤复发。肿物切除后，如结膜缺损较小可直接缝合，缺损较大可做结膜瓣转位或游离结膜瓣修补，更大的结膜缺损可用羊膜或生物膜修补。位于肌肉止点附近的结膜肿物切除时，需小心保护直肌，勿切断肌肉。切除的肿物需送病理检查。

（九）术后住院恢复

2天。

1. 需要复查的检查项目：视力、裂隙灯、眼前节照相。

2. 术后用药：

（1）局部应用抗菌药物。

（2）局部非甾体抗炎药物。

（3）抗菌药物：按照《抗菌药物临床应用指导原则》（卫医发〔2015〕43号）执行，结合患者病情合理使用抗菌药物。

释义

■ 局部点用广谱抗菌药物滴眼液，晚上可涂抗菌药物眼膏。非甾体抗炎药物可选用普拉洛芬或溴芬酸钠滴眼液，同时可加用玻璃酸钠滴眼液。

（十）出院标准

1. 病情稳定，结膜切口愈合好，缝线在位。
2. 没有需要住院处理的并发症和/或合并症。

释义

■ 病情稳定，结膜切口对合好，结膜瓣或羊膜瓣在位。

■ 术后如果没有发生严重并发症，切口无感染迹象，患者也没有明显不适，考虑为良性病变时，可以术后第二天出院；患者复诊时再取病理报告。

（十一）变异及原因分析

结膜切除后送病理回报如为恶性，需行二次手术，给予广泛彻底地清除。

释义

■ 结膜肿物切除后送病理回报如为恶性，需行二次手术，给予广泛彻底清除，切缘采用冷冻治疗减少复发。如肿瘤为黑色素瘤等高度恶性肿瘤，需肿瘤科会诊行进一步的治疗，以减少肿瘤的复发及转移。

■ 结膜恶性肿瘤虽然手术扩大切除，切缘也采取冷冻治疗，但对侵犯范围广或恶性程度高的肿瘤，术后仍会出现转移及复发，严重威胁患者的生命。肿瘤科会诊后可根据肿瘤的敏感度采取化疗、放疗、靶向治疗、抗 PD-1 等治疗以减少肿瘤的复发。

五、结膜肿物切除术临床路径给药方案

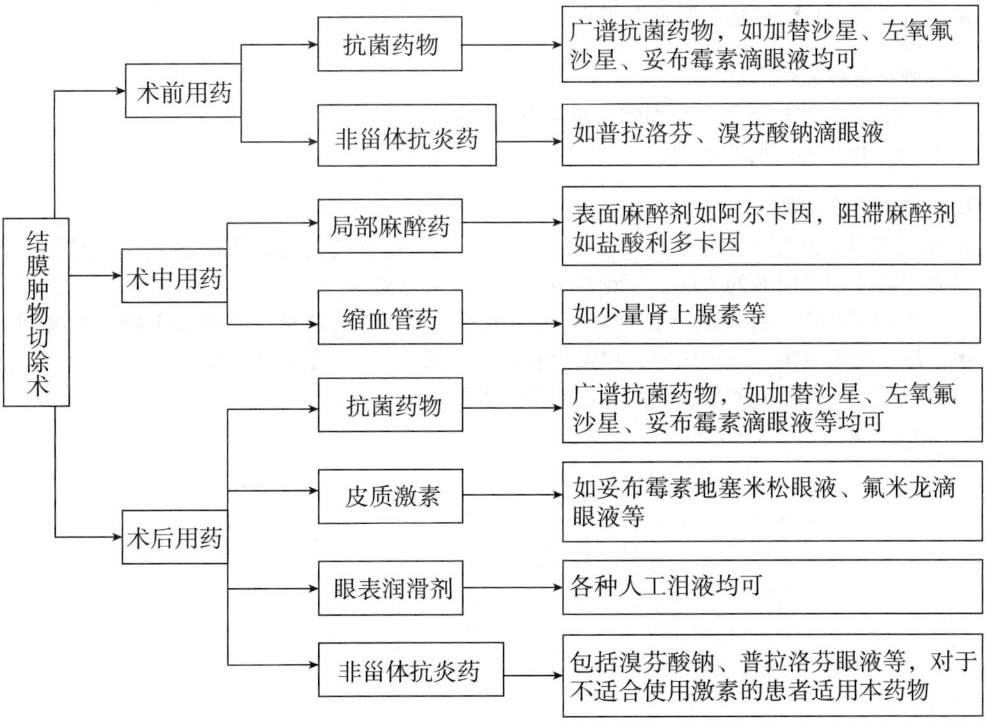

1. 用药选择：

（1）手术前应用广谱抗菌药物滴眼液 1~3 天，起到清洁结膜囊的作用。

（2）术中使用表面麻醉药滴术眼 3 次，然后使用利多卡因结膜下浸润麻醉。

（3）手术后常规应用广谱抗菌药物及非甾体抗炎药滴眼液，起到预防感染、控制炎症反应的作用。

（4）通常不需要静脉用药。

2. 药学提示：

（1）术后皮质激素类滴眼液不宜长期使用，因有导致激素性青光眼的可能。

（2）促细胞生长类药物及细胞因子类药物有导致肿瘤复发可能，应尽量避免使用。

3. 注意事项：

结膜肿物切除手术为眼局部手术，通常围术期眼局部点药即可，术后早期使用抗菌药物滴眼液预防感染，根据角膜上皮修复情况添加皮质激素滴眼液或非甾体抗炎药，一般不需要静脉用抗菌药物等，对于考虑恶性肿瘤或肿物性质不清楚的患者，术后尽量不使用生长因子等促细胞生长的眼药。

六、结膜肿物护理规范

1. 术前护理：

（1）心理护理，向患者及家属讲解手术过程及注意事项，取得患者合作，增加对手术的理解，解除顾虑，稳定情绪，接受手术。

（2）术前控制好血压、血糖，做好洗头、沐浴等个人卫生处置，女性需避开月经期。

（3）术眼准备：术前 3 日遵医嘱滴抗菌药物滴眼液，清洁结膜囊，预防术后感染。

（4）术前 30 分钟排空大小便，取下义齿、手表、首饰等，如全麻需按要求禁食、禁水。

2. 术后护理：

（1）体位管理：全身麻醉术后采取去枕平卧位 4 小时，麻醉清醒后采取半卧位，局部麻醉患者术后采取半卧位，可适当下床活动，动作宜慢，防止跌倒、坠床。

（2）术眼护理：密切观察眼部敷料渗血渗液，如有新鲜血液渗出及时更换敷料或加压包扎；术后第二天点抗菌药物滴眼液及眼膏。

七、结膜肿物营养治疗规范

1. 饮食指导：饮食宜清淡易消化，忌辛辣刺激饮食。

2. 保持大便通畅，防止便秘。

八、结膜肿物健康宣教

1. 出院指导：结膜手术后切口恢复需要一定时间，点抗菌药物滴眼液防止切口感染，教会患者正确使用滴眼液的方法，注意手卫生，防交叉感染。

2. 注意保护术眼，外出或睡觉时要戴保护眼罩，防止外力碰撞。避免举重物，不要用力咳嗽。注意用眼卫生，合理用眼，尽量少看电视，阅读时间不超过 1 小时。

3. 根据病情 2 周、1 个月、3 个月定期门诊复诊。

九、推荐表单

（一）医师表单

结膜肿物临床路径医师表单

适用对象：第一诊断为结膜肿物（ICD-10：C69.0/D31.0/H10.401/H11.401/H11.901）
行结膜肿物切除术（ICD-9-CM-3：10.31）

患者姓名：	性别：　年龄：　门诊号：	住院号：	
住院日期：　年　月　日	出院日期：　年　月　日	标准住院日：4~5 天	

时间	住院第 1 天	住院第 2 天 （手术前 1 日）
主要诊疗工作	□ 询问病史与体格检查 □ 完成首次病程记录 □ 完成病历书写 □ 开实验室检查单 □ 上级医师查房 □ 初步确定手术方式和日期	□ 上级医师查房与手术前评估 □ 向患者及其家属交代围术期注意事项 □ 根据检查结果，进行术前讨论，确定手术方案 □ 住院医师完成术前小结和术前讨论，上级医师查房记录等病历书写 □ 签署手术知情同意书
重点医嘱	**长期医嘱** □ 眼科二级或三级护理 □ 饮食 □ 局部应用抗菌药物滴眼液点眼 □ 未成年人需陪护 1 人 **临时医嘱** □ 血常规、尿常规，肝肾功能，感染性疾病筛查，凝血功能 □ 心电图、X 线胸片（可选） □ 眼科特殊检查：裂隙灯、眼前节照相	**长期医嘱** □ 眼科二级或三级护理 □ 饮食 □ 局部应用抗菌药物滴眼液点眼 □ 未成年人需陪护 1 人 **临时医嘱** □ 拟明日在局部麻醉或全身麻醉下行左/右眼结膜肿物切除术 □ 洗眼 □ 全身麻醉患者术前禁食、禁水 □ 局部麻醉+镇静（必要时）
病情变异记录	□ 无　□ 有，原因： 1. 2.	□ 无　□ 有，原因： 1. 2.
医师签名		

时间	住院第 3 天 （手术日）	住院第 4 天 （术后第 1 日）	住院第 5 天 （术后第 2 日）
主要诊疗工作	□ 手术前再次确认患者姓名、性别、年龄和眼别、手术方案 □ 手术 □ 怀疑恶性肿瘤可选术中冷冻病理 □ 术后标本送病理 □ 完成手术记录 □ 完成手术日病程记录 □ 向患者及其家属交代手术后注意事项	□ 检查患者，结膜切口愈合情况 □ 上级医师查房，确定有无手术并发症 □ 为患者换药 □ 完成术后病程记录 □ 向患者及家属交代术后恢复情况	□ 上级医师查房，进行手术及切口评估，确定有无手术并发症和切口愈合不良情况，确定今日出院 □ 完成出院记录等 □ 通知患者及其家属出院 □ 向患者交代出院后注意事项 □ 预约复诊日期 □ 将出院记录副本及诊断证明交给患者
重点医嘱	**长期医嘱** □ 眼科二级护理 □ 饮食 □ 局部应用抗菌药物滴眼液点眼 □ 未成年人需陪护 1 人 **临时医嘱** □ 根据病情需要下达	**长期医嘱** □ 眼科二级护理 □ 局部应用抗菌药物滴眼液点眼（视情况可适量应用含激素眼液） **临时医嘱** □ 根据病情需要下达	**长期医嘱** □ 眼科三级护理 □ 局部应用抗菌药物滴眼液点眼（视情况可适量应用含激素眼液） **临时医嘱** □ 眼前节照相 □ 今日出院 **出院医嘱** □ 同在院用药方法
病情变异记录	□ 无 □ 有，原因： 1. 2.	□ 无 □ 有，原因： 1. 2.	□ 无 □ 有，原因： 1. 2.
医师签名			

（二）护士表单

结膜肿物临床路径护士表单

适用对象：第一诊断为结膜肿物（ICD-10：C69.0/D31.0/H10.401/H11.401/H11.901）
行结膜肿物切除术（ICD-9-CM-3：10.31）

患者姓名：	性别：　　年龄：　　门诊号：	住院号：
住院日期：　　年　月　日	出院日期：　　年　月　日	标准住院日：4~5 天

时间	住院第 1 天	住院第 2 天 （手术前 1 日）
健康宣教	□ 入院宣教 介绍主管医师、护士 介绍环境、设施 介绍住院注意事项	□ 术前宣教 术前准备及手术过程 告知准备物品、沐浴 告知术后饮食、活动及探视注意事项 告知术后可能出现的情况及应对方式 告诉家属等候区位置
护理处置	□ 核对患者姓名，佩戴腕带 □ 建立入院护理病历 □ 卫生处置：剪指（趾）甲、沐浴、更换病号服	□ 协助医师完成术前检查 □ 卫生处置：头部清洁、沐浴 □ 术前准备：剪睫毛、冲洗结膜囊
基础护理	□ 二级护理 □ 晨晚间护理 □ 患者安全管理	□ 二级护理 □ 晨晚间护理 □ 协助或指导活动 □ 患者安全管理
专科护理	□ 护理查体 □ 需要时，填写跌倒及压疮防范表 □ 需要时，请家属陪护 □ 遵医嘱抗菌药物滴眼液点术眼（4 次/日） □ 心理护理	□ 遵医嘱完成相关检查 □ 遵医嘱抗菌药物滴眼液点术眼（4 次/日） □ 心理护理
重点医嘱	□ 详见医嘱执行单	□ 详见医嘱执行单
病情变异记录	□ 无　□ 有，原因： 1. 2.	□ 无　□ 有，原因： 1. 2.
护士签名		

时间	住院第3天 （手术日）	住院第4天 （术后第1日）	住院第5天 （出院日）
健康宣教	□ 术后当日宣教 告知体位要求 告知饮食要求 告知疼痛注意事项 告知术后可能出现的情况及应对方式 给予患者及家属心理支持 再次明确探视陪护须知	□ 术前宣教 术前准备及手术过程 告知准备物品、沐浴 告知术后饮食、活动及探视注意事项 告知术后可能出现的情况及应对方式 告诉家属等候区位置	□ 出院宣教 复查时间 眼药使用方法与频率 活动休息 指导饮食 指导办理出院手续
护理处置	□ 送手术 摘除患者各种活动物品 核对患者资料及术中带药 填写手术交接单，签字确认 □ 接手术 核对患者及资料，签字确认	□ 协助医师完成术前检查 □ 卫生处置：头部清洁、沐浴 □ 术前准备：剪睫毛、冲洗结膜囊	□ 办理出院手续
基础护理	□ 二级护理 □ 晨晚间护理 □ 协助或指导活动 □ 患者安全管理	□ 二级护理 □ 晨晚间护理 □ 协助或指导活动 □ 患者安全管理	□ 二级护理 □ 晨晚间护理 □ 患者安全管理
专科护理	□ 病情观察，观察患者术眼情况变化 □ 术后协助患者的正确体位 □ 心理护理	□ 遵医嘱完成相关检查 □ 遵医嘱抗菌药物滴眼液点术眼（4次/日） □ 心理护理	□ 观察术眼情况 □ 遵医嘱眼药治疗 □ 心理护理
重点医嘱	□ 详见医嘱执行单	□ 详见医嘱执行单	□ 详见医嘱执行单
病情变异记录	□ 无 □ 有，原因： 1. 2.	□ 无 □ 有，原因： 1. 2.	□ 无 □ 有，原因： 1. 2.
护士签名			

（三）患者（家属）表单

结膜肿物临床路径患者（家属）表单

适用对象：第一诊断为结膜肿物（ICD-10：C69.0/D31.0/H10.401/H11.401/H11.901）
　　　　　行结膜肿物切除术（ICD-9-CM-3：10.31）

患者姓名：	性别：　　年龄：　　门诊号：	住院号：
住院日期：　　年　月　日	出院日期：　　年　月　日	标准住院日：4~5 天

时间	住院第 1 天	住院第 2 天
医患配合	□ 配合询问病史、收集资料，请务必详细告知既往史、用药史、过敏史 □ 如服用抗凝剂，请明确告知 □ 配合进行体格检查 □ 有任何不适请告知医师	□ 配合完善术前实验室检查，如采血、留尿、心电图 □ 配合完善眼科特殊检查 □ 医师与患者及家属介绍病情及手术谈话、术前签字 □ 有任何不适请告知医师
护患配合	□ 配合测量体温、脉搏、呼吸、血压、体重 1 次 □ 配合完成入院护理评估（简单询问病史、过敏史、用药史） □ 接受术前宣教（环境介绍、病室规定、订餐制度、贵重物品保管、病房探视陪住管理制度） □ 有任何不适请告知护士	□ 自行沐浴，加强头部清洁，剪指（趾）甲，男患者剃须 □ 准备好必要用物，吸水管、纸巾等 □ 取下义齿、饰品等，贵重物品交家属保管 □ 有任何不适请告知护士
饮食	□ 普通饮食	□ 普通饮食
排泄	□ 正常排尿便	□ 正常排尿便
活动	□ 正常活动	□ 正常活动

时间	住院第 3 天 （手术日）	住院第 4 天 （术后第 1 日）	住院第 5 天 （出院日）
医患配合	□ 配合评估手术效果 □ 有任何不适请告知医师	□ 配合检查眼部情况 □ 配合眼部切口换药	□ 接受出院前指导 □ 知道复查程序 □ 获取出院诊断书 □ 预约复诊时间
护患配合	□ 清晨测量体温、脉搏、呼吸 □ 送手术室前，协助完成核对，带齐影像资料和术中带药 □ 返回病房后，协助完成核对，配合过病床，配合血压测量 □ 遵医嘱采取正确体位 □ 配合缓解疼痛 □ 有任何不适请告知护士	□ 配合定时测量体温、脉搏、呼吸，每日询问排便情况 □ 注意活动安全，避免坠床或跌倒 □ 配合执行探视及陪护	□ 接受出院宣教 □ 办理出院手续 □ 获取出院带药 □ 知道眼药使用频率、方法和眼药保存注意事项 □ 知道复印病历方法
饮食	□ 普通饮食	□ 普通饮食	□ 普通饮食
排泄	□ 正常排尿便	□ 正常排尿便 □ 避免便秘	□ 正常排尿便 □ 避免便秘
活动	□ 卧床休息后根据体位要求活动	□ 适度活动，避免疲劳	□ 适度活动，避免疲劳

附：原表单（2017年版）

结膜肿物临床路径表单

适用对象：第一诊断为结膜肿物（ICD-10：H18.901）
行结膜肿物切除术（ICD-9-CM-3：10.31）

患者姓名：	性别： 年龄： 门诊号：	住院号：
住院日期： 年 月 日	出院日期： 年 月 日	标准住院日：4~5天

时间	住院第1天	住院第2天 （手术前1日）
主要诊疗工作	□ 询问病史与体格检查 □ 完成首次病程记录 □ 完成病历书写 □ 开实验室检查单 □ 上级医师查房 □ 初步确定手术方式和日期	□ 上级医师查房与手术前评估 □ 向患者及其家属交代围术期注意事项 □ 根据检查结果，进行术前讨论，确定手术方案 □ 住院医师完成术前小结和术前讨论，上级医师查房记录等病历书写 □ 签署手术知情同意书
重点医嘱	**长期医嘱** □ 眼科二级或三级护理 □ 饮食 □ 局部应用抗菌药物滴眼液点术眼 □ 未成年人需陪护1人 **临时医嘱** □ 血常规、尿常规，肝肾功能，感染性疾病筛查，凝血功能 □ 心电图、X线胸片（可选） □ 眼科特殊检查：裂隙灯、眼前节照相	**长期医嘱** □ 眼科二级或三级护理 □ 饮食 □ 局部应用抗菌药物滴眼液点术眼 □ 未成年人需陪护1人 **临时医嘱** □ 拟明日在局部麻醉或全身麻醉下行左/右眼结膜肿物切除术 □ 洗眼 □ 全身麻醉患者术前禁食、禁水 □ 局部麻醉+镇静（必要时）
主要护理工作	□ 病区环境及医护人员介绍 □ 入院护理评估 □ 执行医嘱 □ 饮食宣教、生命体征监测 □ 介绍相关治疗、检查、用药等护理中应注意的问题 □ 完成护理记录单书写	□ 手术前物品准备、心理护理 □ 手术前准备（沐浴、更衣） □ 按医嘱执行护理治疗 □ 介绍有关疾病的护理知识 □ 介绍相关治疗、检查、用药等护理中应注意的问题 □ 健康宣教：术前术中注意事项 □ 完成术前护理记录单书写
病情变异记录	□ 无 □ 有，原因： 1. 2.	□ 无 □ 有，原因： 1. 2.
护士签名		
医师签名		

时间	住院第3天 （手术日）	住院第4天 （术后第1日）	住院第5天 （术后第2日）
主要诊疗工作	□ 手术前再次确认患者姓名、性别、年龄和眼别、手术方案 □ 手术 □ 怀疑恶性肿瘤可选术中冷冻病理 □ 术后标本送病理 □ 完成手术记录 □ 完成手术日病程记录 □ 向患者及其家属交代手术后注意事项	□ 检查患者，结膜切口愈合情况 □ 上级医师查房，确定有无手术并发症 □ 为患者换药 □ 完成术后病程记录 □ 向患者及家属交代术后恢复情况	□ 上级医师查房，进行手术及切口评估，确定有无手术并发症和切口愈合不良情况，确定今日出院 □ 完成出院记录等 □ 通知患者及其家属出院 □ 向患者交代出院后注意事项 □ 预约复诊日期 □ 将出院记录副本及诊断证明交给患者
重点医嘱	**长期医嘱** □ 眼科二级护理 □ 饮食 □ 局部应用抗菌药物滴眼液点术眼 □ 未成年人需陪护1人 **临时医嘱** □ 根据病情需要下达	**长期医嘱** □ 眼科二级护理 □ 局部应用抗菌药物滴眼液点术眼（视情况可适量应用含激素眼液） **临时医嘱** □ 根据病情需要下达	**长期医嘱** □ 眼科三级护理 □ 局部应用抗菌药物滴眼液点术眼（视情况可适量应用含激素眼液） **临时医嘱** □ 眼前节照相 □ 今日出院 □ 出院用药：同在院用药方法
主要护理工作	□ 健康宣教：术后注意事项 □ 术后心理与生活护理 □ 执行术后医嘱 □ 完成手术当日护理记录单 □ 观察动态病情变化，及时与医师沟通，执行医嘱 □ 介绍相关治疗、检查、用药等护理中注意的问题	□ 执行术后医嘱 □ 健康宣教：手术后相关注意事项 □ 介绍有关患者康复方法 □ 术后用药知识宣教 □ 监测患者生命体征变化、术眼情况变化 □ 术后心理与生活护理 □ 完成术后第1日护理记录单	□ 执行术后医嘱、出院医嘱 □ 出院宣教：生活指导、饮食指导、用药指导 □ 协助患者办理出院手续、交费等事项 □ 完成术后出院护理记录
病情变异记录	□ 无 □ 有，原因： 1. 2.	□ 无 □ 有，原因： 1. 2.	□ 无 □ 有，原因： 1. 2.
护士签名			
医师签名			

第七章

翼状胬肉手术临床路径释义

【医疗质量控制指标】

指标一、诊断需结合症状、体征和辅助检查。

指标二、手术适应证选择符合翼状胬肉切除术。

指标三、手术疗效达到预期目标。

指标四、抗菌药物使用符合规范。

指标五、住院时间符合路径实施要求。

一、翼状胬肉编码

1. 原编码：

疾病名称及编码：翼状胬肉（ICD-10：H11.001）

手术操作名称及编码：翼状胬肉切除术（ICD-9-CM-3：11.311）

2. 修改编码：

疾病名称及编码：翼状胬肉（ICD-10：H11.0）

手术操作名称及编码：翼状胬肉切除术（ICD-9-CM-3：11.3）

二、临床路径检索方法

H11.0 伴 11.3

三、国家医疗保障疾病诊断相关分组（CHS-DRG）

MDCC　眼疾病及功能障碍

CZ1　其他眼部疾患

四、翼状胬肉手术临床路径标准住院流程

（一）适用对象

第一诊断为翼状胬肉（ICD-10：H11.001），行翼状胬肉切除术（ICD-10：11.311）。

释义

■ 本路径适用对象为原发性翼状胬肉的患者，不包括继发的假性胬肉和复发胬肉。

（二）诊断依据

根据《临床诊疗指南·眼科学分册》（中华医学会编著，人民卫生出版社，2006），《临床技术操作规范·眼科学分册》（中华医学会编著，人民军医出版社，2007）：

1. 症状：异物感、散光、视力下降、眼球运动障碍等。
2. 体征：睑裂区球结膜增生、肥厚，其下纤维血管侵入角膜，结膜充血。
3. 病变：直观，影响美观。

释义

■ 翼状胬肉在不同患者发展速度差异较大，一般早期表现为角膜缘结膜变性，逐渐增生肥厚并进行性向角膜中央生长。

■ 翼状胬肉除了患者可能有异物感、视力下降等自觉症状外，最主要的主诉是影响外观。

（三）进入路径标准

1. 第一诊断符合翼状胬肉（ICD-10：H11.001）疾病编码。
2. 有手术适应证，无手术禁忌证。
3. 当患者合并其他疾病，但住院期间不需要特殊处理也不影响第一诊断的临床路径流程实施时，可进入路径。

释义

■ 单纯翼状胬肉同时具有其他疾病，包括白内障、屈光不正、角膜老年环等，不需要特殊处理，可以进入本路径。

■ 复发性翼状胬肉、假性翼状胬肉不进入本路径。

■ 存在结膜炎症、慢性泪囊炎等眼部感染性疾病，为手术禁忌证；患有翼状胬肉，经检查，存在严重的内科、外科疾病，不能耐受该手术，为手术禁忌证。单纯翼状胬肉同时具有其他疾病，包括白内障、青光眼、眼底病变、严重糖尿病等，需要给予同时治疗，不进入本路径。

（四）标准住院日

2~3天。

释义

■ 标准住院日是针对多数医院的现状制定，提倡缩短住院日。

■ 单纯翼状胬肉患者入院前应已经完成术前检查，对老年患者需要注意心肺功能检查。

（五）住院期间的检查项目

1. 必须的检查项目：

（1）血常规、尿常规。

（2）凝血功能、肝功能、肾功能、血糖、感染疾病筛查（乙型肝炎、丙型肝炎、艾滋病、梅毒等）、冲洗泪道。

（3）心电图。

（4）视力、眼压、验光、眼前节照相、泪液分泌试验（Schirmer 试验）、角膜曲率。

2. 根据患者病情进行的检查项目，如角膜地形图、眼前节 OCT。

释义

■ 必查项目是确保手术治疗安全、有效开展的基础，在术前必须完成。相关人员应认真分析检查结果，以便及时发现异常情况并采取对应处理。

■ 为缩短患者术前等待时间，检查项目可以在患者入院前于门诊完成。

■ 术前视力、眼压、验光、角膜曲率、泪道冲洗等检查为术前常规检查，了解患者眼部健康情况，排除手术禁忌证；眼前节照相，可以作为术前术后的重要资料，与患者进行良好沟通的依据；特别提出，术前应对患者进行眼底仔细检查，排除眼底细小分支动静脉阻塞、视网膜裂孔、黄斑部疾病等潜在疾病。中老年患者常患有干眼症，泪液分泌试验可以评估患者术前干眼的程度。

■ 由翼状胬肉引起严重散光的患者，必要时可行角膜地形图检查。翼状胬肉侵犯角膜较深，可行眼前节 OCT 检查，评估术后角膜残留的白色变性区域。但是临床应用相对较少。

（六）治疗方案的选择

根据《临床诊疗指南·眼科学分册》（中华医学会编著，人民卫生出版社，2006），《临床技术操作规范·眼科学分册》（中华医学会编著，人民军医出版社，2007）。

1. 诊断明确者，建议手术治疗。
2. 对于手术风险大者（高龄合并全身内科疾病等）需向患者及家属详细交代病情，如不同意手术，应充分告知风险，对症保守治疗。
3. 对于有明显手术禁忌证者，对症保守治疗。

释义

■ 翼状胬肉诊断明确，无手术禁忌证的患者，建议行手术治疗。

■ 如手术风险较大，需经患者及家属理解方可手术，如不同意，必须向患者告知，较大翼状胬肉可遮盖瞳孔，或引起较大散光，影响视力。

（七）预防性抗菌药物选择与使用时机

1. 术前推荐不含激素类的广谱抗菌药物眼液及非甾体眼液。常用量：局部广谱抗菌药物术前使用 12 次或以上，局部非甾体滴眼液每日 4 次。
2. 术后推荐广谱抗菌药物眼液及眼药膏。常用量：滴眼液每日 3~4 次，眼膏每晚 1 次。

释义

■ 术前选用广谱的抗菌药物滴眼液，每日 4~6 次。同时应冲洗泪道，除外慢性泪囊炎。

■ 对于胬肉体部充血明显患者，可加用非甾体抗炎滴眼液。

■ 术后选用广谱的抗菌药物滴眼液或眼膏，如左氧氟沙星滴眼液、妥布霉素滴眼液等，每日4~6 次；氧氟沙星眼膏每日 1~2 次至上皮愈合；如炎症反应较重可应用带有激素类药物的眼药膏，如妥布霉素地塞米松眼膏，每日 1~2 次。

■ 减轻炎性反应：术后第1~3天角膜上皮修复后，应用糖皮质激素和/或非甾体抗炎滴眼液，或应用抗菌药物和糖皮质激素复方滴眼液及眼膏，药物的抗炎活性、浓度逐步减小，用药频率逐步减少，直至眼表炎性反应消失。

（八）手术日

住院当天或第2天。

1. 麻醉方式：表面麻醉或联合局部注射浸润麻醉。
2. 手术方式：胬肉切除手术，有复发风险者联合带角膜缘干细胞的结膜瓣移植术。

释义

■ 本路径推荐的麻醉方式为局部麻醉，但年幼患者或对疼痛敏感患者也可以用全身麻醉，但不进入本路径。

■ 术中为了避免出血影响手术，可以在局部麻醉药中加用肾上腺素。1%利多卡因溶液中按1∶400 000~1∶200 000加入0.1%肾上腺素溶液，术中局部应用可收缩结膜血管，起到止血作用，但应充分认识到其止血作用的暂时性，且闭角性青光眼、心功能异常及高血压患者应慎用。

■ 对于翼状胬肉较大或充血肥厚、复发概率较高的患者，可以应用带角膜缘干细胞的结膜瓣移植术。

（九）术后恢复

≤2天。

1. 术后局部广谱抗菌药物眼膏涂于术眼结膜囊内，包扎术眼回病房。
2. 术后用药：术后应用广谱抗菌药物滴眼液及眼药膏预防感染；局部应用非甾体抗炎药或糖皮质激素减轻术后的炎症反应；对于胬肉较大较深者可依据患者症状使用绷带镜；出血风险较高者当天应用止血药物口服。
3. 如发现切口感染，伴全身症状者及时复查血常规，结膜下出血明显者及时进行对症处理。

释义

■ 术后结膜囊内涂广谱抗菌药物眼膏，如氧氟沙星眼膏或红霉素眼膏；也可涂含激素抗菌药物眼膏，如妥布霉素地塞米松眼膏。应用抗菌药物滴眼液及眼膏，2~4次/日，可用至上皮完全愈合为止。

■ 鉴于2012年8月1日起施行《抗菌药物临床应用管理办法》（卫生部令第84号），路径中抗菌药物使用应按照新的管理规范执行，均不再全身（口服、静脉注射或肌内注射）使用抗菌药物，原则上以局部使用抗菌药物预防感染。

■ 应用绷带镜可明显减轻患者术后眼部疼痛、异物感等，促进角膜上皮愈合，但是应用绷带镜，不宜选用眼药膏类药物，以免影响绷带镜的透气性。

■ 术前应停用阿司匹林等抗凝药物，术前凝血功能必须正常方可行该手术治疗。

■ 切口感染、血常规异常应对症积极治疗，但应立即退出本路径。

（十）出院标准

1. 患者一般情况良好，手术部位无明显不适。
2. 体温正常，无阳性体征，相关实验室检查结果基本正常。
3. 切口愈合良好，结膜移植片在位（7 天可在门诊拆线）。

释义

■ 患者创口结膜对位好，角膜组织修复好，结膜移植片无脱落，眼球运动无受限，无感染迹象，符合以上检查标准，方可出院。若未达到如上标准，应分析原因，并做出相应处理。

（十一）变异及原因分析

1. 对于进展期翼状胬肉患者，先给予广谱抗菌药物预防感染和非甾体药物治疗炎症，对于复发风险较低的高龄患者择期行单纯翼状胬肉切除术；对于胬肉较大者行胬肉切除联合带角膜缘干细胞的结膜瓣移植术（ICD-9：11.32002）等不进入路径。
2. 复发胬肉不进入临床路径。
3. 手术后继发切口感染、角膜溃疡形成、暴露巩膜坏死等并发症，导致围术期住院时间延长与费用增加。
4. 住院后出现其他内、外科疾病需进一步明确诊断，导致住院时间延长与费用增加。

释义

■ 变异是指入选临床路径的患者未能按路径流程完成医疗行为或未达到预期的医疗质量控制目标。而手术后出现切口感染、角膜溃疡形成、巩膜暴露坏死损伤内直肌等并发症，出现变异，出路径。复发翼状胬肉不入路径。住院后，出现内、外科疾病需要进行治疗，不入路径。而对于进展期翼状胬肉患者，门诊应先予广谱抗菌药物进行预防感染和非甾体药物治疗炎症，稳定后再行手术治疗；对于复发风险较低的高龄患者择期行单纯翼状胬肉切除术；对于胬肉较大者行胬肉切除联合带角膜缘干细胞的结膜瓣移植术等，进入路径。

五、翼状胬肉手术临床路径给药方案

1. 用药选择：

（1）手术前应用广谱抗菌药物滴眼液 1~3 天，起到清洁结膜囊的作用。

（2）手术中除了眼睑周围皮肤消毒外，还要注意结膜囊的消毒，除了术前冲洗结膜囊外，结膜囊应用 5%聚维酮碘消毒液可以起到有效的灭菌作用。

（3）手术后常规应用广谱抗菌药物以及甾体、非甾体抗炎滴眼液，起到预防感染、控制炎症反应的作用。

（4）通常不需要静脉用药。

2. 药学提示：

（1）术后糖皮质激素类滴眼液不宜长期使用，因有导致激素性青光眼的可能。

（2）促细胞增生类药物有导致胬肉复发可能，应该尽量避免使用。

（3）肾上腺素有散瞳作用，前房浅，有闭角型青光眼解剖特点患者，慎用，以免诱发青光眼。

3. 注意事项：

翼状胬肉单纯切除手术为眼局部的手术，通常围术期眼局部点药即可，术后早期使用抗菌药物滴眼液预防感染，根据角膜上皮修复情况添加糖皮质激素滴眼液或非甾体抗炎药，一般不需要静脉用抗菌药物等。

六、翼状胬肉手术护理规范

1. 术前护理：

（1）心理护理，适当讲解手术过程及注意事项，增加患者对手术的理解，建立合理的疗效预期和风险考虑，情绪稳定接受手术治疗。

（2）术前遵医嘱滴抗菌药物滴眼液，清洁结膜囊预防术后感染。

（3）协助患者做好个人卫生，术前嘱患者排空大小便，取下义齿、手表、首饰等。

（4）训练患者能按要求方向转动眼球，以利于手术和术后观察。

2. 术后护理：

（1）翼状胬肉术后患者会出现眼部异物感，疼痛不适，流泪等情况。尽量不要转动眼球，减少疼痛。如疼痛难以忍受可应用镇痛药物。或及时告知医师。

（2）术后注意眼部卫生，勿用手揉眼，不要弄湿，弄脏敷料。术后第1天更换敷料，开始点滴眼液，尽量滴在结膜上。

七、翼状胬肉手术营养治疗规范

饮食指导：翼状胬肉切除术可适当增加蛋白质和维生素的摄入量，如鸡蛋、豆制品，新鲜水果蔬菜，以促进切口修复；多吃软食及易消化的食物；忌食辣椒，大葱等辛辣刺激的食物等；并忌烟酒。

八、翼状胬肉手术健康宣教

1. 出院指导：应注意术眼保护，无菌纱布遮盖或戴保护镜，滴抗菌药物滴眼液，防止细菌感染。

2. 翼状胬肉术后可发生球内感染，角膜，巩膜穿孔等并发症，术后应该定期复诊，观察切口愈合情况、有无感染，有无角膜结膜穿孔等。如患者出现眼红，疼痛，分泌物增多，视力下降等症状，及时复诊、积极进行治疗。

3. 教会患者正确使用滴眼液的方法，用药剂量。如眼部滴用糖皮质激素滴眼液需定期复诊，监测眼压变化等。

4. 因翼状胬肉的发生与紫外线的照射，风沙刺激等因素有关，外出佩戴防护眼罩，减少紫外线的照射，减少风沙等外界因素的影响，减少复发的可能。

5. 忌烟酒及辛辣的食物，减轻对眼部的刺激。

6. 根据病情需要定期复诊。

九、推荐表单

（一）医师表单

翼状胬肉切除手术临床路径医师表单

适用对象：第一诊断为翼状胬肉（ICD-10：H11.0）

行翼状胬肉切除术（ICD-9-CM-3：11.3）

患者姓名：	性别：　　年龄：　　门诊号：	住院号：
住院日期：　　年　月　日	出院日期：　　年　月　日	标准住院日：2~3 天

时间	住院第 1 天	住院第 2 天 （手术日）	住院第 3 天 （术后第 1 日，出院日）
主要诊疗工作	□ 询问病史、体格检查 □ 完成病历书写 □ 开实验室检查单 □ 上级医师与术者查房、制订治疗方案及术前评估 □ 初步确定手术方式和日期，提手术通知单 □ 完善术前检查和眼科特殊检查 □ 住院医师完成术前小结、术前讨论、上级医师查房记录等 □ 向患者及家属交代病情，签署手术同意书、自费用品协议书	□ 术前术者再次查看患者 □ 在术前准备充分的情况下完成手术治疗 □ 术者完成手术记录 □ 住院医完成术后病程 □ 上级医师查房 □ 向患者及家属交代病情及术后注意事项	□ 上级医师查房 □ 注意角膜表面光滑程度、巩膜有无坏死，缝线是否在位，结膜下有无渗血等 □ 住院医师完成常规病历书写 □ 根据眼科检查决定出院时间 □ 完成出院志，病案首页、出院诊断证明书等病历资料 □ 向患者交代出院后的后续治疗及相关注意事项，预约复诊时间
重点医嘱	**长期医嘱** □ 眼科三级护理 □ 饮食 □ 体位 □ 广谱抗菌药物滴眼液 □ 局部非甾体药物 **临时医嘱** □ 血常规、尿常规 □ 肝肾常规，凝血功能，感染性疾病筛查，心电图 □ 眼前节照相、眼压 □ 曲率、验光 □ 泪液分泌试验 □ 冲洗泪道 □ 选择性角膜地形图 □ 选择性眼前节 OCT	**长期医嘱** □ 眼科术后护理常规 □ 二级护理 □ 饮食 □ 抗菌药物滴眼液 □ 局部应用非甾体抗炎药或糖皮质激素 □ 必要时口服止血药 **临时医嘱** □ 今日在局部麻醉下行翼状胬肉切除术 □ 手术前常规准备	**长期医嘱** □ 三级护理 □ 出院带药 □ 局部抗菌药物 □ 非甾体抗炎滴眼液或糖皮质激素 □ 门诊随诊 **临时医嘱** □ 眼前节照相
病情变异记录	□ 无　□ 有，原因： 1. 2.	□ 无　□ 有，原因： 1. 2.	□ 无　□ 有，原因： 1. 2.
医师签名			

（二）护士表单

翼状胬肉切除手术临床路径护士表单

适用对象：第一诊断为翼状胬肉（ICD-10：H11.0）
行翼状胬肉切除术（ICD-9-CM-3：11.3）

患者姓名：	性别：　年龄：　门诊号：	住院号：
住院日期：　年　月　日	出院日期：　年　月　日	标准住院日：2~3天

时间	住院第1天	住院第2天 （手术日）	住院第3天 （出院日）
健康宣教	□ 入院宣教 介绍主管医师、护士 介绍环境、设施 介绍住院注意事项 □ 术前宣教 术前准备及手术过程 告知准备物品、沐浴 告知术后饮食、活动及探视注意事项 告知术后可能出现的情况及应对方式 告知家属等候区位置	□ 术后当日宣教 告知体位要求 告知饮食要求 告知疼痛注意事项 告知术后可能出现情况的应对方式 给予患者及家属心理支持 再次明确探视陪护须知	□ 出院宣教 复查时间 眼药使用方法与频率 活动休息 指导饮食 指导办理出院手续
护理处置	□ 核对患者姓名，佩戴腕带 □ 建立入院护理病历 □ 卫生处置：剪指（趾）甲、沐浴，更换病号服 □ 协助医师完成术前检查	□ 送手术 摘除患者各种活动物品 核对患者资料及术中带药 填写手术交接单，签字确认 □ 接手术 核对患者及资料，签字确认	□ 办理出院手续
基础护理	□ 二级护理 □ 晨晚间护理 □ 患者安全管理	□ 二级护理 □ 晨晚间护理 □ 协助或指导活动 □ 患者安全管理	□ 二级护理 □ 晨晚间护理 □ 患者安全管理
专科护理	□ 护理查体 □ 需要时，填写跌倒及压疮防范表 □ 需要时，请家属陪护 □ 遵医嘱抗菌药物眼液点术眼（4次/日） □ 心理护理	□ 病情观察，观察术眼情况变化 □ 术后协助患者的正确体位 □ 心理护理	□ 观察术眼情况 □ 遵医嘱眼药治疗 □ 心理护理
重点医嘱	□ 详见医嘱执行单	□ 详见医嘱执行单	□ 详见医嘱执行单
病情变异记录	□ 无　□ 有，原因： 1. 2.	□ 无　□ 有，原因： 1. 2.	□ 无　□ 有，原因： 1. 2.
护士签名			

（三）患者（家属）表单

翼状胬肉切除手术临床路径患者（家属）表单

适用对象：第一诊断为翼状胬肉（ICD-10：H11.0）

行翼状胬肉切除术（ICD-9-CM-3：11.3）

患者姓名：	性别：　　年龄：　　门诊号：	住院号：
住院日期：　　年　月　日	出院日期：　　年　月　日	标准住院日：2~3 天

时间	住院第 1 天	住院第 2 天 （手术日）	住院第 3 天 （出院日）
医患配合	□ 配合询问病史、收集资料，请务必详细告知既往史、用药史、过敏史 □ 如服用抗凝剂，请明确告知 □ 配合进行体格检查 □ 配合完善术前相关检查，如采血、留尿、心电图 □ 配合完善眼科特殊检查 □ 医师与患者及家属介绍病情及手术谈话、术前签字 □ 有任何不适请告知医师	□ 配合评估手术效果 □ 有任何不适请告知医师	□ 接受出院前指导 □ 知道复查程序 □ 获取出院诊断书 □ 预约复诊日期
护患配合	□ 配合测量体温、脉搏、呼吸、血压、体重 1 次 □ 配合完成入院护理评估（简单询问病史、过敏史、用药史） □ 接受入院宣教（环境介绍、病室规定、订餐制度、贵重物品保管、病房探视陪住管理制度等） □ 自行沐浴，加强头部清洁，剪指（趾）甲，男患者剃须 □ 准备好必要用物，吸水管、纸巾等 □ 取下义齿、饰品等，贵重物品交家属保管 □ 有任何不适请告知护士	□ 清晨测量体温、脉搏、呼吸、送手术室前，协助完成核对，带齐影像资料和术中带药 □ 返回病房后，协助完成核对，配合过病床，配合血压测量 □ 遵医嘱采取正确体位 □ 配合缓解疼痛 □ 有任何不适请告知护士	□ 接受出院宣教 □ 办理出院手续 □ 获取出院带药 □ 知道眼药频率、方法和眼药保存注意事项 □ 知道复印病历方法
饮食	□ 普通饮食	□ 普通饮食	□ 普通饮食
排泄	□ 正常排尿便	□ 正常排尿便	□ 正常排尿便
活动	□ 正常活动	□ 卧床休息后根据体位要求活动	□ 适度活动，避免疲劳

附：原表单（2016 年版）

翼状胬肉切除手术临床路径表单

适用对象：第一诊断为翼状胬肉（ICD-10：H11.001）
行翼状胬肉切除（ICD-9：11.39001）或联合术

患者姓名：	性别： 年龄： 门诊号：	住院号：
住院日期： 年 月 日	出院日期： 年 月 日	标准住院日：2~3 天

时间	住院第 1 天	住院第 2 天 （手术日）	住院第 3 天 （术后第 1 日，出院日）
主要诊疗工作	□ 询问病史、体格检查 □ 完成病历书写 □ 开实验室检查单 □ 上级医师与术者查房、制订治疗方案及术前评估 □ 初步确定手术方式和日期，提手术通知单 □ 完善术前检查和眼科特殊检查 □ 住院医师完成术前小结、术前讨论、上级医师查房记录等 □ 向患者及家属交代病情，签署手术同意书、自费用品协议书	□ 术前术者再次查看患者 □ 在术前准备充分的情况下完成手术治疗 □ 术者完成手术记录 □ 住院医完成术后病程 □ 上级医师查房 □ 向患者及家属交代病情及术后注意事项	□ 上级医师查房 □ 注意角膜表面光滑程度、巩膜有无坏死，缝线是否在位，结膜下有无渗血等 □ 住院医师完成常规病历书写 □ 根据眼科检查决定出院时间 □ 完成出院志，病案首页、出院诊断证明书等病历资料 □ 向患者交代出院后的后续治疗及相关注意事项，预约复诊时间
重点医嘱	**长期医嘱** □ 眼科三级护理 □ 饮食 □ 体位 □ 广谱抗菌药物滴眼液 □ 局部非甾体药物 **临时医嘱** □ 血常规、尿常规 □ 肝肾常规，凝血功能，感染性疾病筛查，心电图 □ 眼前节照相、眼压 □ 曲率、验光 □ 泪液分泌试验 □ 冲洗泪道 □ 选择性角膜地形图 □ 选择性眼前节 OCT	**长期医嘱** □ 眼科术后护理常规 □ 二级护理 □ 饮食 □ 抗菌药物滴眼液 □ 局部应用非甾体抗炎药或糖皮质激素 □ 必要时口服止血药 **临时医嘱** □ 今日在局部麻醉下行翼状胬肉切除术 □ 手术前常规准备	**长期医嘱** □ 三级护理 □ 出院带药 □ 局部抗菌药物 □ 非甾体抗炎滴眼液或糖皮质激素 □ 门诊随诊 **临时医嘱** □ 眼前节照相

续　表

时间	住院第 1 天	住院第 2 天 （手术日）	住院第 3 天 （术后第 1 日，出院日）
主要护理工作	□ 病区环境及医护人员介绍 □ 入院护理评估 □ 医院相关制度介绍 □ 执行医嘱 □ 饮食宣教、生命体征监测 □ 介绍相关治疗、检查、用药等护理中应注意的问题 □ 完成护理记录单书写	□ 手术前物品准备、心理护理 □ 手术前准备 □ 按医嘱执行护理治疗 □ 介绍有关疾病的护理知识 □ 介绍相关治疗、检查、用药等护理中应注意的问题 □ 健康宣教：术前术中注意事项 □ 完成术前护理记录单书写	□ 执行术后医嘱、出院医嘱 □ 出院宣教：生活指导、饮食指导、用药指导 □ 协助患者办理出院手续、交费等事项 □ 完成术后出院护理记录单
病情变异记录	□ 无　□ 有，原因： 1. 2.	□ 无　□ 有，原因： 1. 2.	□ 无　□ 有，原因： 1. 2.
护士签名			
医师签名			

第八章

角膜裂伤临床路径释义

【医疗质量控制指标】

指标一、诊断需结合外伤史、症状、体征和辅助检查。

指标二、手术适应证选择符合角膜裂伤缝合术。

指标三、手术疗效达到预期目标。

指标四、抗菌药物使用符合规范。

指标五、住院时间符合路径实施要求。

一、角膜裂伤编码

疾病名称及编码：角膜裂伤（ICD-10：S05.302）

手术操作名称及编码：角膜裂伤缝合术（ICD-9-CM-3：11.51）

二、临床路径检索方法

S05.302 伴 11.51

三、国家医疗保障疾病诊断相关分组（CHS-DRG）

MDCC　眼疾病及功能障碍

CT1　前房积血及眼创伤的非手术治疗

四、角膜裂伤临床路径标准住院流程

（一）适用对象

第一诊断为角膜全层裂伤（ICD-10：H05.302），行角膜裂伤缝合术（ICD-9-CM-3：11.51）。

释义

■ 角膜全层裂伤（corneal laceration）是指锐器刺入、高速飞行物切割造成角膜的全层裂开，也指机械性钝力致使眼压骤然升高引起的角膜全层裂开，伴有或不伴有眼内损伤或组织脱出。在儿童多为玩耍时被刀、针、玩具、棍棒、塑料子弹等伤及引起。可为角膜裂伤或角巩膜裂伤、规则裂伤或不规则裂伤、单纯裂伤、合并虹膜等眼内容物脱出及嵌顿、合并晶体脱位或白内障。

■ 行角膜裂伤缝合术：除眼外伤的一般处理原则外，角膜全层裂伤首要的是急诊Ⅰ期清创缝合切口，如合并虹膜脱出，应联合虹膜复位，如合并白内障，则根据病情选择白内障摘除。

（二）诊断依据

根据《临床诊疗指南·眼科学分册》（中华医学会编著，人民卫生出版社，2006）：

1. 病史：眼部外伤史。

2. 症状：眼部刺激症状。
3. 体征：角膜全层裂伤伴前房形成不良。

释义

■ 外伤史：详细询问有关外伤的情况，如受伤环境、时间、致伤物及其性质、眼内异物的可能性、距离、有无戴防护眼镜、有无锤击金属、伤后有无作任何处理、受伤前伤眼视力等。除外伤史，还应询问眼科病史，屈光状态、过敏史，有无屈光手术、内眼手术等病史。

■ 症状：伤后有“热水”自眼内流出，伴疼痛、畏光、流泪，视力障碍。

■ 体征：检查见角（巩）膜切口，前房变浅或消失、虹膜等眼内容物脱出或嵌顿、晶体有无脱位/脱出或白内障、玻璃体有无溢出等。

■ 需注意观察伤者生命体征及全身重要脏器有无异常。

（三）治疗方案的选择

根据《临床诊疗指南·眼科学分册》（中华医学会编著，人民卫生出版社，2007）：
行角膜裂伤缝合术（ICD-9-CM-3：11.51）。

释义

■ 手术适应证：

1. 各种形状，不伴有角膜组织大面积缺损的全层裂伤。
2. 不能固定的游离性板层裂伤。
3. 合并虹膜等眼内容物的脱出或嵌顿。
4. 合并晶体脱位/脱出或白内障。

■ 以下情况可以保守治疗：对合良好、前房完全形成、无虹膜嵌顿、角膜前面无显著屈光影响的短切口，可应用生物蛋白胶、加压包扎或佩戴角膜绷带镜等方法，不必缝合。

（四）标准住院日

5~6 天。

释义

■ 如果患者条件允许，住院时间可以低于上述住院天数，视具体情况如果裂伤无感染危险也可以选择不住院或住日间病房。

（五）进入临床路径标准

1. 第一诊断符合 ICD-10：H05.302 角膜全层裂伤疾病编码。
2. 当患者同时具有其他疾病诊断，但在住院期间不需要特殊处理，也不影响第一诊断的临床路径流程实施时，可以进入临床路径。

释义

■ 角膜裂伤属于眼科急症，若患者的身体状况允许则需要及时采取手术处理。

（六）住院期间检查项目

1. 必须的检查项目：血常规、尿常规。
2. 根据患者病情可选择的检查项目：
（1）眼眶X线片或CT。
（2）必要时加查X线胸片、心电图。
（3）必要时加查肝、肾常规，免疫四项，凝血功能。

释义

■ 眼部检查：

1. 检查视力：伤后视力的水平对判断伤情及预后具有重要意义，尤其光感必须反复确认。从法医学的角度看，准确的视力记录也是客观上的需要。如果在外伤时患者意识到他的伤眼视力已严重降低，那么伤后未能恢复良好的视力也会较易接受客观现实，并能更好地配合医护人员的治疗。

2. 在查明眼球的完整性之前，尽量少给予表面用药进行检查。如果有眼睑裂伤、眼睑肿胀或曾应用过眼药膏，检查时可用两个眼睑拉钩仔细分开上下眼睑，避免眼膏挤入切口内及减少对眼球的压力，从而避免眼内容物脱出。如果用手指拉开眼睑，应使用靠眶缘的拉力，以避免压迫眼球。

3. 裂隙灯检查：由于角膜裂伤导致眼内压降低，前房变浅或消失，虹膜、晶状体易与角膜内表面接触，且多伴有虹膜脱出或嵌顿于切口。只要病情许可，所有的角膜全层裂伤均要做裂隙灯检查，以便发现眼前段的损伤、角膜破裂的位置、前房的炎症或积血程度、前房的深度、瞳孔的变形及瞳孔缘的切迹、虹膜有无脱出或嵌顿、晶状体的损伤或脱位的程度、玻璃体有无进入前房。传入性瞳孔障碍的检查，即光照伤眼观察健眼瞳孔反应，也应当记录。

■ 部分检查可以在门诊完成，也可以根据病情不进行，在手术台上完成。

（七）手术日

入院第1天。
1. 手术前准备肌内注射破伤风抗毒素，清洁结膜囊。
2. 行角膜裂伤缝合术。

释义

■ 术前准备：

1. 详细了解伤情，确定有无威胁生命的全身体征。

2. 如果怀疑有被异物穿透的角膜伤，屈光间质混浊的情况下，应做CT及X线眼眶照相正侧位，以除外眼球内异物。

3. 尽量避免超声波、巩膜外加压及房角镜等对眼球有压迫的检查。

4. 注意有无泪道炎症，如有则应做相应处理。

5. 服用抗菌药物预防感染。

6. 针对角膜裂伤是否应用破伤风抗毒素 1500U 皮下注射，目前尚有争议。

7. 假如临床提示有眼眶或颅脑损伤，应拍摄 CT 排除。

■ 麻醉：

1. 眼球表面麻醉。

2. 球结膜下、球周或球后麻醉应小心加压，防止眼内容物脱出（同时伴有巩膜裂伤者的麻醉方式需要指出）。

3. 儿童、精神紧张、不能配合的成年人可行全身麻醉。

4. 在小儿需全身麻醉手术者，常因已进食影响急症手术。对切口较大、眼内容物脱出较多需紧急手术的患儿可给予洗胃以争取时间。

■ 手术原则：

1. 尽可能采用显微手术处理。

2. 封闭眼球与外界相通状态，恢复眼球的密闭环境。

3. 按照不同角膜裂伤后屈光变化规律使缝合后屈光变化较少，尽可能地保存视功能。

4. 在最初修复手术中尽可能消除未来威胁眼球结构和视功能的潜在危险因素，是否应用黏弹剂、虹膜脱出的处理、外伤性白内障是否一期干预等均应在考虑范围。

■ 操作方法及程序：

1. 小心放置开睑器，尽量不给眼球施加压力，防止眼球内容物进一步脱出。

2. 局部可用稀释抗菌药物溶液或灭菌注射用水充分冲洗后，进行显微手术角膜切口修复。

3. 角膜切口的缝合质量直接关系到切口愈合及术后视力的恢复，手术要求在显微镜下进行，清创切口后探查清切口形状、大小、位置。一般选用 10-0 的尼龙线铲针进行缝合。

（1）角膜规则裂伤：切口呈线形，缝合时距切口两侧各 1.5mm 处进、出针，水肿者距离稍大些。进针时垂直角膜面，深达角膜的 2/3~4/5，最后将线结转入基质内。要求对位准确，镊夹角膜时准、轻、稳，勿损伤角膜内皮，避免重复动作以减少损伤。如手术显微镜下有 Placcido 盘，则在观测散光下调节缝线结扎松紧最佳。缝合后切口应达水密并且无虹膜前粘连或嵌顿。

（2）不规则切口：切口呈星形、Y 形或树枝状，则采取间断、连续、荷包、褥式等多种缝合方式相结合的方法，以达到闭合切口、减少散光的目的。如果伴有缺损或难以闭合切口，在条件允许的情况下，可使用羊膜、自体结膜填塞，或角膜植片修补。

4. 伴有虹膜脱出，显微镜下先去除脱出虹膜表面的炎性渗出膜，反复冲洗后还纳虹膜。脱出虹膜的处理应依照伤后时间、受伤环境和显微镜下脱出虹膜的性状来决定取舍，尽可能保留。

5. 术中使用黏弹剂具有重要的辅助作用，加深前房的同时压回嵌顿于切口的虹膜组织，形成前房维持眼内压，并使角膜恢复原有曲率，使角膜缝合对位更精密。术毕结束时，尽可能将黏弹剂抽吸干净，避免引起术后高眼压。

6. 角膜缝合缝线均匀，松紧适度，达到良好的密闭，并尽量避开瞳孔中央，以减少术后瘢痕和角膜散光。避免虹膜嵌夹于切口。缝合完毕后牵拉缝线将线结移至板层角膜内，以减少术后刺激症状。

7. 直视可见的前房内异物应一并摘除。

■ 手术注意事项：

1. 微小的晶状体囊损伤和局限的晶状体混浊可以不同时进行晶状体摘除，临床随诊。

2. 皮质溢出较多者，晶状体完全混浊，尤其合并继发性青光眼者应另选切口行白内障摘除，尽可能选择连续环形撕囊。是否Ⅰ期人工晶状体植入术，目前临床意见不一。多认为在不能排除感染和玻璃体视网膜评价异常的情况下，尽量不选择Ⅰ期人工晶状体植入。对囊膜破坏严重的患者，无法将人工晶体植入囊袋内或睫状沟内，可选择缝合固定人工晶体。

3. 对合并玻璃体脱出者，应小心清除到达切口及前房内的玻璃体，必要时行前段玻璃体切除术，避免术后玻璃体牵拉引起瞳孔变形移位、继发性青光眼、黄斑囊样水肿和视网膜脱离等并发症。

4. 对于体积不确定且不可见的深部异物，不应经切口用磁铁盲目吸引。

（八）术后用药

1. 防治感染建议全身使用抗菌药物。眼部应用抗菌药物滴眼液，必要时使用糖皮质激素、非甾体药物滴眼液，1%阿托品眼膏。
2. 防治术后出血，必要时口服止血药物。

释义

■ 防治感染：

1. 眼内的无菌环境与外界相通，就有了感染的危险。细菌可以来自眼睑、睫毛或结膜囊原有的菌群，也可以随致伤物本身进入眼内，甚至因手术消毒不严或患者交叉感染而来。

2. 感染不明显、损伤较少及感染可能性不大者局部使用抗菌药物滴眼液，严重的损伤目有感染可能者建议全身使用抗菌药物。如果怀疑或肯定合并眼内炎时，应术中应用抗菌药物/抗真菌等药物进行眼内注射，同时取房水或玻璃体做培养，待找到致病菌后再行相应敏感抗菌药物治疗，并根据药敏试验调整抗菌药物品种及剂量。

3. 对特殊人群，如糖尿病、营养不良及贫血等全身抵抗力下降患者，需注意预防感染。

■ 术后处理：①保持瞳孔活动；②眼垫遮盖术眼；③术后局部和全身首选对革兰阳性和革兰阴性细菌（包括厌氧菌）均有效的广谱抗菌药物；如怀疑真菌感染，则选择抗真菌药物；④如有球结膜不可吸收缝线，术后5天拆除；术后3个月或根据角膜散光情况拆角膜切口缝线；⑤必要时给予镇静镇痛药物。

■ 防治术后出血：对于术后是否应用止血药物，目前尚无定论，可根据患者情况适当选择止血药物，如氨基己酸、止血芳酸、止血环酸、肾上腺色腙片及注射用尖吻蝮蛇血凝酶等。

（九）术后检查

1. 视力、角膜切口愈合情况、前房深度、眼压。
2. 眼部炎症反应情况，有无角膜后沉积物（KP），前房液闪光（Tyndall），前房内渗出物，出血，瞳孔有否粘连。

释义

■ 根据前房深度判断角膜切口有无渗漏，通过角膜荧光素染色判断角膜切口愈合是否良好，有无角膜刺激症状，有无角膜内皮损伤或炎症引起的水肿、角膜切口有无感染。

1. 炎症反应：术后常见的炎症反应是虹膜睫状体炎，表现为畏光、流泪、眼痛、眼胀等症状。主要是外伤和手术过程中创伤刺激或术中、术后处理不当所致。如术眼视力突然明显下降、流泪，疼痛加重，分泌物增多，角膜上出现混浊、水肿等，则有可能眼内炎感染发生。

2. 一过性高眼压：伴虹膜嵌顿、外伤性白内障或玻璃体溢出，由于前房炎症、残留的晶体皮质、黏弹剂等阻塞了小梁网而导致术后一过性眼压升高。患者眼痛、头痛剧烈，恶心、呕吐。一般情况下，一过性的高眼压不会造成视力损伤，但对严重的青光眼、手术前视野及视盘已有严重损伤的患者，一过性高眼压可能加重视力损伤，甚至失明，术后一旦发现眼压异常，需根据病情予以降眼压药处理。

■ 前房炎症反应可早期预警眼内炎的发生，必要时查B超排除眼内炎的发展。

（十）出院标准

1. 角膜切口闭合，前房形成。
2. 没有需要住院处理的并发症和/或合并症。

释义

■ 如果出现必须要延长观察时间的情况，则由主管医师具体决定是否需要继续住院处理。

1. 出现内科情况，需要延长由护士或其他熟练的护理人员实施的术后观察。
2. 患者精神虚弱或者诊断有精神疾病。
3. 患者在刚完成手术后一段时间内不能自理（或者不能获得应有的照顾）。
4. 患者是功能性单眼，他们主要依靠的刚做完角膜裂伤修补手术的患眼。

（十一）变异及原因分析

1. 治疗中角膜切口愈合延期，或因炎症反应加重或前房积血等合并症，进行相关的诊断和治疗，并适当延长住院时间。
2. 若眼部CT显示有明确眼内异物，合并眼内容物脱出、晶状体皮质外溢或术后炎症反应进行性加重，有眼内炎趋势，退出此路径，进入相关路径。
3. 需全身麻醉时不进入临床路径。

2. 保持大便通畅，必要时给缓泻剂，防止便秘，以防过度用力，使切口裂开，导致前房积血、虹膜脱出、晶体移位等并发症。

八、角膜裂伤健康宣教

1. 出院指导：出院后必须定期到门诊复查，第一次复查于出院后 3~5 天最适宜，之后根据病情确定。提示患者或家属角膜缝线一般术后 2~3 个月医师根据角膜切口恢复情况决定拆线时间。

2. 遵医嘱反复交代患者及家属正确应用出院带药，并教会患者及家属正确使用滴眼液的方法及注意事项。嘱其出院后注意休息，应注意术眼保护，无菌纱布遮盖或戴保护镜，避免剧烈活动，防止患眼再度受到外伤，加强营养。

3. 忌烟酒及辛辣的食物，因为辛辣食物可导致血管扩张眼部充血，常易引起排斥反应。

4. 睡眠要充足，注意保暖，早期应避免打喷嚏、咳嗽，保持大便通畅，以防止缝线脱落。

5. 术后注意用眼卫生，尽量少看电视，避免强光刺激，阅读时间不超过 1 小时。出院后要避免和传染患者接触，尽量少去公共场所。

6. 根据病情需要定期复诊，如发现眼红、痛、流泪、视力下降等不适症状时，随时就诊。

九、推荐表单

（一）医师表单

角膜裂伤临床路径医师表单

适用对象：第一诊断为角膜裂伤（ICD-10：S05.302）
行角膜裂伤缝合术（ICD-9-CM-3：11.51）

患者姓名：	性别：　　年龄：　　门诊号：	住院号：
住院日期：　　年　月　日	出院日期：　　年　月　日	标准住院日：5~6天

日期	住院第1天 （手术日）	住院第2天
主要诊疗工作	□ 询问病史及查体 □ 完成病历书写及术前检查 □ 上级医师查房，术前评估 □ 签署手术同意书 □ 行角膜裂伤缝合手术	□ 术后眼部情况检查 □ 上级医师查房 □ 完成必要的相关科室会诊 □ 完成病程记录
重点医嘱	**长期医嘱** □ 角膜裂伤护理常规 □ 二级护理 □ 饮食（普通饮食或糖尿病饮食） □ 抗菌药物（局部及全身） □ 镇痛镇静药物（必要时） **临时医嘱** □ 血常规、尿常规 □ 裂隙灯检查 □ 眼眶X线片或CT（必要时） □ X线胸片、心电图、肝肾常规（必要时） □ 角膜裂伤缝合手术 □ 房水细菌涂片和培养，药敏试验（必要时） □ 其他医嘱	**长期医嘱** □ 全身抗菌药物（必要时） □ 抗菌药物滴眼液 □ 半坐卧位（必要时） □ 镇痛镇静药物（必要时） □ 皮质类固醇药物（必要时） □ 非甾体药物（必要时） □ 睫状肌麻痹剂（必要时） □ 止血药物（必要时） **临时医嘱** □ 裂隙灯检查 □ 眼部B超检查（必要时） □ 裂隙灯照相（必要时） □ 眼压（必要时） □ 眼前节OCT或UBM（必要时） □ 视觉诱发电位（必要时）
病情变异记录	□ 无　□ 有，原因： 1. 2.	□ 无　□ 有，原因： 1. 2.
医师签名		

日期	住院第 3~4 天	住院第 5~6 天 （出院日）
主要诊疗工作	□ 术后眼部情况检查 □ 上级医师查房 □ 完成病程记录	□ 术后眼部情况检查 □ 上级医师查房，适当调整眼部用药 □ 讲解术后拆线的时间，术后 6 个月不能做重体力劳动，避免震动和剧烈活动，注意防治感染 □ 如术眼红、痛、分泌物增多、视力下降、视物变形应就诊 □ 1 周后复查，以后每周复查 1 次；1 个月后，每 2 周复查 1 次；3 个月后根据病情复查 □ 完成病程记录
重点医嘱	**长期医嘱** □ 全身抗菌药物（必要时） □ 半坐卧位（必要时） □ 抗菌药物滴眼液 □ 镇痛镇静药物（必要时） □ 皮质类固醇药物（必要时） □ 非甾体药物（必要时） □ 睫状肌麻痹剂（必要时） □ 止血药物（必要时） **临时医嘱** □ 裂隙灯检查 □ 眼部超声检查（必要时） □ 裂隙灯照相（必要时） □ 眼压（必要时） □ 眼前节 OCT 或 UBM（必要时） □ 视觉诱发电位（必要时）	**长期医嘱** □ 口服或静脉注射抗菌药物（必要时） □ 抗菌药物滴眼液 □ 半坐卧位（必要时） □ 镇痛镇静药物（必要时） □ 皮质类固醇药物（必要时） □ 非甾体药物（必要时） □ 睫状肌麻痹剂（必要时） □ 止血药物（必要时） **出院医嘱** □ 出院带药 □ 定期门诊随访 □ 其他医嘱
病情变异记录	□ 无 □ 有，原因： 1. 2.	□ 无 □ 有，原因： 1. 2.
医师签名		

（二）护士表单

角膜裂伤临床路径护士表单

适用对象：第一诊断为角膜裂伤（ICD-10：S05.302）
行角膜裂伤缝合术（ICD-9-CM-3：11.51）

患者姓名：	性别： 年龄： 门诊号：	住院号：
住院日期： 年 月 日	出院日期： 年 月 日	标准住院日：5~6 天

时间	住院第 1 天	住院第 2~5 天	住院第 6 天（出院日）
健康宣教	□ 介绍主管医师、护士 □ 介绍环境、设施 □ 介绍住院注意事项 □ 向患者宣教戒烟、戒酒的重要性，减少二手烟的吸入	□ 指导患者正确使用药物 □ 主管护士与患者沟通，了解并指导心理应对 □ 宣教疾病知识、用药知识及特殊检查操作过程 □ 告知检查及操作前后饮食（以半流质或软食为佳）、活动及探视注意事项及应对方式	□ 定时复查 □ 出院带药使用方法 □ 饮食休息等注意事项指导 □ 眼外伤的预防：增强安全意识，改善劳动条件，严格操作规程 □ 交感性眼炎的危险 □ 对合并全身病或其他部位外伤的，叮嘱到相关专科就诊
护理处置	□ 核对患者姓名，佩戴腕带 □ 建立入院护理病历 □ 卫生处置：剪指（趾）甲、沐浴、更换病号服 □ 随时观察患者病情变化 □ 遵医嘱正确使用抗菌药物 □ 协助医师完成各项检查，了解患者全身情况，关注血压、血糖、月经等 □ 术前准备，检查有无禁忌证，有无泪囊炎 □ 如需全身麻醉，需禁食、禁水（必要时）	□ 随时观察患者病情变化 □ 遵医嘱正确使用抗菌药物 □ 协助医师完成各项检查 □ 注意体位护理，如前房积血保持半卧位 □ 观察术眼敷料有无松脱及渗血、渗液情况 □ 观察术眼疼痛情况，术后 24 小时眼痛可按医嘱予镇痛剂，如疼痛不缓解，术后2~3 天出现剧烈眼痛，可能由于眼内切口出血、眼压高、眼内感染等引起，应立即通知床位医师 □ 避免咳嗽，保持大便通畅。观察患者有无呕吐，教患者正确呕吐方法，并上报给主管医师	□ 办理出院手续 □ 书写出院小结
基础护理	□ 二级护理 □ 晨晚间护理 □ 患者安全管理	□ 二级护理（如有全身麻醉按全身麻醉术后护理常规） □ 晨晚间护理 □ 患者安全管理	□ 三级护理 □ 晨间护理 □ 患者安全管理

续 表

时间	住院第 1 天	住院第 2~5 天	住院第 6 天 （出院日）
专科护理	□ 护理查体 □ 呼吸频率、血氧饱和度监测 □ 需要时填写跌倒及压疮防范表 □ 需要时请家属陪护 □ 心理护理，关心患者，注意沟通，向患者及家属说明手术基本情况，消除紧张气氛	□ 呼吸频率、血氧饱和度监测 □ 遵医嘱完成相关检查 □ 心理护理 □ 必要时吸氧 □ 遵医嘱正确给药 □ 观察眼部分泌物 □ 提供并发症征象的依据	□ 病情观察：评估患者生命体征 □ 心理护理
重点医嘱	□ 详见医嘱执行单	□ 详见医嘱执行单	□ 详见医嘱执行单
病情变异记录	□ 无 □ 有，原因： 1. 2.	□ 无 □ 有，原因： 1. 2.	□ 无 □ 有，原因： 1. 2.
护士签名			

（三）患者（家属）表单

角膜裂伤临床路径患者（家属）表单

适用对象：第一诊断为角膜裂伤（ICD-10：S05.302）

行角膜裂伤缝合术（ICD-9-CM-3：11.51）

患者姓名：	性别：　年龄：　门诊号：	住院号：
住院日期：　年　月　日	出院日期：　年　月　日	标准住院日：5~6天

时间	住院当天	住院第2~5天（住院期间）	住院第6天（出院日）
医患配合	□ 配合询问病史、收集资料，请务必详细告知外伤史、既往史、用药史、过敏史 □ 配合进行体格检查 □ 有任何不适告知医师	□ 配合完善相关检查，如采血、留尿、心电图、X线胸片等 □ 医师向患者及家属介绍病情，如有异常检查结果需进一步检查 □ 配合用药及治疗 □ 配合医师调整用药 □ 有任何不适告知医师	□ 接受出院前指导 □ 了解伤眼的预后及注意事项 □ 知道复查程序 □ 获取出院诊断书
护患配合	□ 配合测量体温、脉搏、呼吸、血压、血氧饱和度、体重 □ 配合完成入院护理评估单（简单询问病史、过敏史、用药史） □ 接受入院宣教（环境介绍、病室规定、订餐制度、贵重物品保管等） □ 配合完成术前谈话及术前准备 □ 有任何不适告知护士	□ 配合测量体温、脉搏、呼吸，询问每日排便情况 □ 接受相关实验室检查宣教，正确留取标本，配合检查 □ 有任何不适告知护士 □ 接受输液、服药治疗 □ 注意活动安全，避免坠床或跌倒 □ 配合执行探视及陪护 □ 接受疾病及用药等相关知识指导	□ 接受出院宣教 □ 办理出院手续 □ 获取出院带药 □ 知道服药方法、作用、注意事项 □ 知道复印病历方法
饮食	□ 普通饮食	□ 普通饮食	□ 普通饮食
排泄	□ 正常排尿便	□ 正常排尿便	□ 正常排尿便
活动	□ 适度活动	□ 适度活动	□ 适度活动

附：原表单（2011 年版）

角膜裂伤临床路径表单

适用对象：第一诊断为角膜全层裂伤（ICD-10：H05.302）

行角膜裂伤缝合术（ICD-9-CM-3：11.51）

患者姓名：	**性别：　　年龄：　　门诊号：**	**住院号：**
住院日期：　　年　月　日	**出院日期：**　　年　月　日	**标准住院日：5~6 天**

时间	住院第 1 天 （手术日）	住院第 2 天
主要诊疗工作	□ 询问病史及查体 □ 完成病历书写及术前检查 □ 上级医师查房，术前评估 □ 签署手术同意书 □ 行角膜裂伤缝合手术	□ 术后眼部情况检查 □ 上级医师查房 □ 完成必要的相关科室会诊 □ 完成病程记录
重点医嘱	**长期医嘱** □ 眼科护理常规 □ 二级护理 □ 饮食（普通饮食或糖尿病饮食） □ 抗菌药物（局部及全身） **临时医嘱** □ 血常规、尿常规 □ 眼眶 X 线片或 CT（必要时） □ X 线胸片、心电图、肝肾常规（必要时） □ 角膜裂伤缝合手术 □ 其他医嘱	**长期医嘱** □ 全身抗菌药物 □ 抗菌药物滴眼液 □ 1%阿托品眼膏（必要时） □ 止血药物（必要时） **临时医嘱** □ 必要时眼部 B 超检查
主要护理工作	□ 入院宣教（环境、规章制度、治疗、检查等） □ 入院护理评估 □ 执行医嘱、生命体征监测	□ 执行医嘱、观察眼部情况 □ 健康宣教：疾病相关知识
病情变异记录	□ 无　□ 有，原因： 1. 2.	□ 无　□ 有，原因： 1. 2.
护士签名		
医师签名		

时间	住院第 3~4 天	住院第 5~6 天 （出院日）
主要 诊疗 工作	□ 术后眼部情况检查 □ 上级医师查房 □ 完成病程记录	□ 术后眼部情况检查 □ 上级医师查房，适当调整眼部用药 □ 完成病程记录
重 点 医 嘱	**长期医嘱** □ 全身抗菌药物 □ 抗菌药物滴眼液（必要时使用糖皮质激素或其他） □ 1%阿托品眼膏（必要时） □ 止血药物（必要时）	**长期医嘱** □ 必要时口服或静脉注射抗菌药物 □ 抗菌药物滴眼液（必要时使用糖皮质激素或其他） □ 1%阿托品眼膏（必要时） □ 止血药物（必要时） **出院医嘱** □ 出院带药 □ 定期门诊随访 □ 其他医嘱
主要 护理 工作	□ 执行医嘱 □ 观察患者病情变化 □ 心理与生理护理 □ 健康宣教：嘱患者避免剧烈运动	□ 执行医嘱 □ 观察患者病情变化 □ 心理与生理护理 □ 健康宣教：嘱患者避免剧烈运动
病情 变异 记录	□ 无　□ 有，原因： 1. 2.	□ 无　□ 有，原因： 1. 2.
护士 签名		
医师 签名		

第九章

细菌性角膜炎临床路径释义

【医疗质量控制指标】

指标一、诊断需结合病史、症状、体征和辅助检查。

指标二、手术适应证选择符合角膜病损切除术或结膜瓣掩盖术。

指标三、手术疗效达到预期目标。

指标四、抗菌药物使用符合规范。

指标五、住院时间符合路径实施要求。

一、细菌性角膜炎编码

1. 原编码：

疾病名称及编码：细菌性角膜炎（ICD-10：H16.952）

2. 修改编码：

疾病名称及编码：细菌性角膜炎（ICD-10：H16.803）

手术操作名称及编码：角膜病损切除术（ICD-9-CM-3：11.4903）

结膜瓣掩盖术（ICD-9-CM-3：11.53）

二、临床路径检索方法

H16.803 伴（11.4903/11.53）

三、国家医疗保障疾病诊断相关分组（CHS-DRG）

MDCC　眼疾病及功能障碍

CC1　角膜、巩膜、结膜手术

四、细菌性角膜炎临床路径标准住院流程

（一）适用对象

第一诊断为细菌性角膜炎（ICD-10：H16.952）需行角膜病损切除术或结膜瓣掩盖术。

释义

■ 细菌性角膜炎是指因细菌侵入角膜引发的炎症性病变，是最常见的化脓性角膜炎。

■ 角膜病损切除术的目的是清除角膜坏死和浸润的组织，增加药物渗透性以提高药物疗效。操作简单、安全有效，适合在各级医院推广。

■ 结膜瓣掩盖术是指将带蒂的结膜瓣覆盖角膜创面，可提高局部抗感染的能力，有利于炎症消退和角膜修复，为进一步增视性手术提供条件。操作简便，不受角膜材料和羊膜材料的限制。

（二）诊断依据

根据《临床诊疗指南·眼科学分册》（中华医学会编著，人民卫生出版社，2006）：

1. 起病急，眼红、眼痛、视力下降，角膜外伤史或者角膜镜接触史，角膜异物剔除史或者慢性泪囊炎史等。
2. 角膜溃疡病灶特征。
3. 相关眼部检查：裂隙灯、眼压、角膜染色、眼前段照相、角膜刮片、细菌培养、细菌药敏试验、共聚焦显微镜、B 超等。

释义

■ 根据病史结合典型的临床表现可做出细菌性角膜炎的诊断，感染的严重程度及过程与角膜原来的状态、细菌的毒力、感染持续的时间以及宿主对感染菌的反应有关。不同感染菌存在不同的临床特征，实验室检查可用于确定感染菌种类和进一步指导临床用药。共聚焦显微镜检查可协助排除其他感染性角膜炎，如真菌性角膜炎、棘阿米巴性角膜炎等。B 超检查可用于除外眼内积脓，化脓性眼内炎不适用于本临床路径。

（三）治疗方案的选择

根据《临床技术操作规范·眼科学分册》（中华医学会编著，人民军医出版社，2007）：

1. 对于未确定致病菌及敏感药物者，尽快局部采用广谱高效抗菌药物频繁滴眼。
2. 不能配合点药者可联合广谱抗菌药物结膜下注射。
3. 严重者（如有前房积脓或有眼内炎倾向）需全身联合使用抗菌药物治疗。
4. 并发虹膜睫状体炎者应用 1%阿托品滴眼液或眼膏。
5. 局部可使用胶原酶抑制剂。
6. 口服维生素 A、维生素 E 有助于溃疡愈合。
7. 施行角膜病损切除术或结膜瓣掩盖术。

释义

■ 细菌性角膜炎起病急，发展迅速，如感染未得到控制，可导致角膜穿孔甚至眼内炎。因此，及时治疗十分重要。决定治疗方案前需根据病史、体征和相关的辅助检查进行判断，为避免延误治疗时机，可不必等待细菌培养和细菌药敏试验结果，尽快眼部频用广谱抗菌药物以获得很高的局部组织药物浓度，同时治疗可能存在的虹膜睫状体炎，必要时依据本临床路径施行角膜病损切除术或结膜瓣掩盖术。在前房积脓或波及巩膜时需加用全身抗菌药物。

（四）标准住院日

10~15 天。

释义

■ 标准住院日为推荐的最低标准，提倡缩短住院日。如果患者条件允许，住院时间可以低于上述住院天数或门诊治疗。如果出现角膜穿孔或者化脓性眼内炎，住院观察时间需要延长，属于变异情况。

（五）进入路径标准

1. 第一诊断必须符合细菌性角膜炎疾病编码（H16.006）。
2. 当患者同时具有其他疾病诊断，但在住院期间不需要特殊处理也不影响第一诊断的临床路径流程实施时，可以进入路径。

释义

■ 患者必须确诊为细菌性角膜炎，并需接受角膜病损切除术或结膜瓣掩盖术，除外其他感染性角膜炎因素。

■ 合并眼内积脓（化脓性眼内炎）者不进入路径。

■ 病情严重有穿孔可能而需联合施行羊膜移植或角膜移植者不进入路径。

■ 病情严重，为避免交感性眼炎的发生，需摘除眼球或进行眼内容剜除者不进入本路径。

■ 如在住院期间需要特殊处理，影响第一诊断的临床路径流程实施时，如出现角膜穿孔、眼内炎等，则不进入本路径。

（六）术前准备（术前评估）

2~3天。

必须的检查项目：

1. 血常规、尿常规。
2. 肝肾功能，凝血功能，感染性疾病筛查（乙型肝炎、丙型肝炎、艾滋病、梅毒等）。
3. 心电图、X线胸片（必要时）。
4. 检查视力、眼压、裂隙灯、共聚焦显微镜、角膜染色、眼前段照相、角膜刮片、细菌培养、细菌药敏试验、必要时B超和眼前节OCT检查。

释义

■ 血常规、尿常规、凝血功能是常规检查，每个进入路径的患者均需完成。

■ 肝肾功能、心电图和X线胸片检查用于评估有无基础疾病，关系到围术期是否需要特殊处理，将影响到住院时间、费用以及治疗预后。

■ 感染性疾病筛查用于排除可能的传染病，如乙型肝炎、丙型肝炎、艾滋病、梅毒等，这些患者的手术操作环境、器械及用品需要特殊处置。

■ 术前进行详细的眼科检查十分必要，如视力、眼压、裂隙灯、共聚焦显微镜（用于排除真菌或阿米巴等感染，观察病变特征和深度）、角膜染色、眼前段照相、角膜刮片、细菌培养、药敏试验（用于确定感染病原菌，调整用药方案），保留术前临床资料以便进行手术前后的对比。

■ 超声检查有助于排除化脓性眼内炎，眼前节 OCT 检查用于观察病变的深度和范围，设计手术方案，排除角膜穿孔的可能。

（七）预防性抗菌药物选择与使用时机

1. 按照《2015 年抗菌药物临床应用指导原则》执行，根据患者病情合理使用抗菌药物。
2. 选用抗菌药物滴眼液，根据病情调整用量。
3. 病情严重者全身应用抗菌药物。

释义

■ 细菌性角膜炎及时治疗可有效改善预后，一旦确诊，应立即使用全身和/或眼部抗菌药物，用于治疗已经存在的细菌感染。同时，按照《2015 年抗菌药物临床应用指导原则》，为预防角膜病损切除术或结膜瓣掩盖术后可能发生的感染，术前2~3天应选用广谱抗菌药物滴眼液，每日 4~6 次，细菌性角膜炎病情严重者，为避免手术后感染加重，可术前全身应用抗菌药物。

（八）手术日

入院第 3~4 天。
1. 麻醉方式：局部麻醉。
2. 术中用耗品：缝线、一次性角膜刀。

释义

■ 本路径推荐的麻醉方式为表面麻醉和局部麻醉，配合好的患者可以仅用表面麻醉，局部麻醉包括球结膜下浸润麻醉、球后麻醉及球周麻醉。儿童或者不能耐受局部麻醉手术的成人患者可采用全身麻醉，但不进入本路径。

■ 术中用耗品除缝线和一次性角膜刀外，还可能包括注射器、棉签、眼垫、手术贴膜等。

■ 角膜病损切除术中在充分清除病灶的同时需注意保护正常角膜组织，避免角膜穿孔。

■ 结膜瓣掩盖术中进行病灶清除术，为减少术后散光，术中尽量避免瞳孔区缝线。

（九）术后住院恢复

3~10 天。
1. 术后需要复查的项目：视力、裂隙灯、眼压、眼前节照相。
2. 术后用药
（1）局部应用抗菌药物：严重者（如有前房积脓或有眼内炎倾向）需全身联合使用抗菌药物治疗。
（2）局部非甾体抗炎药物。

（3）出现继发青光眼时局部或全身降眼压药物。

（4）抗菌药物：按照《2015年抗菌药物临床应用指导原则》执行，结合患者病情合理使用抗菌药物。

释义

■ 术后观察视力、眼压、结膜充血及角膜情况，评估感染的控制程度，按照相关原则进行必要的用药，如抗青光眼药物和抗菌药物。眼前节照相有助于保留患者临床资料，进行对比和随访。

（十）出院标准

1. 病灶缩小，炎症浸润减轻，病情稳定。
2. 角膜溃疡愈合。
3. 切口愈合好，结膜瓣及缝线在位。
4. 没有需要住院处理的并发症和/或合并症。

释义

■ 如果出现并发症，如角膜感染未控制、结膜瓣脱落后退或者缝线松脱等，是否需要继续住院处理，由主管医师具体决定。

（十一）变异及原因分析

1. 合并眼内积脓（化脓性眼内炎）者不进入路径。
2. 病情严重有穿孔可能而需联合施行羊膜移植或角膜移植者不进入路径。
3. 结膜瓣掩盖术后仍有穿孔可能，需二次手术者。
4. 病情恢复慢，需延长住院观察时间。
5. 病情严重，为避免交感性眼炎的发生，需摘除眼球或进行眼内容剜除。
6. 术前实验室检查异常，需要复查相关检查，导致住院时间延长。

释义

■ 变异是指入选临床路径的患者未能按照路径流程完成医疗行为或未达到预期的医疗质量控制目标。包含以下情况：①第一诊断为细菌性角膜炎，但合并眼内积脓（化脓性眼内炎）或病情严重有穿孔可能而需联合施行羊膜移植或角膜移植者，需进入其他路径进行治疗；②按路径流程完成治疗，但出现非预期结果；或者不能按路径流程完成治疗，患者需要中途退出路径，如角膜病损切除术或结膜瓣掩盖术后出现角膜穿孔、眼内炎者；或者病情严重，为避免交感性眼炎的发生，需摘除眼球或进行眼内容剜除者，需进入其他路径进行治疗。术前角膜溃疡较深、致病菌毒力强、进展快以及患者抵抗力低下等是发生上述情况的高危因素；③按路径流程完成治疗，但超出了路径规定的时限或限定的费用。如患者术前实验室检查异常，需要复查相关检查，导致住院时间延长；病情恢复慢，需延长住院观察时间。

■ 微小变异：因为医院检验项目的及时性，不能按照要求完成检查；因为节假日不能按照要求完成检查；患者不愿配合完成相应检查，短期不愿按照要求出院随诊。

■ 重大变异：因基础疾病需要进一步诊断和治疗；因各种原因需要其他治疗措施；医院与患者或家属发生医疗纠纷，患者要求离院或转院；不愿按照要求出院随诊而导致入院时间明显延长。

■ 针对以上变异情况，主管医师均应进行原因分析，并在临床路径的表单中予以说明。

五、细菌性角膜炎临床路径给药方案

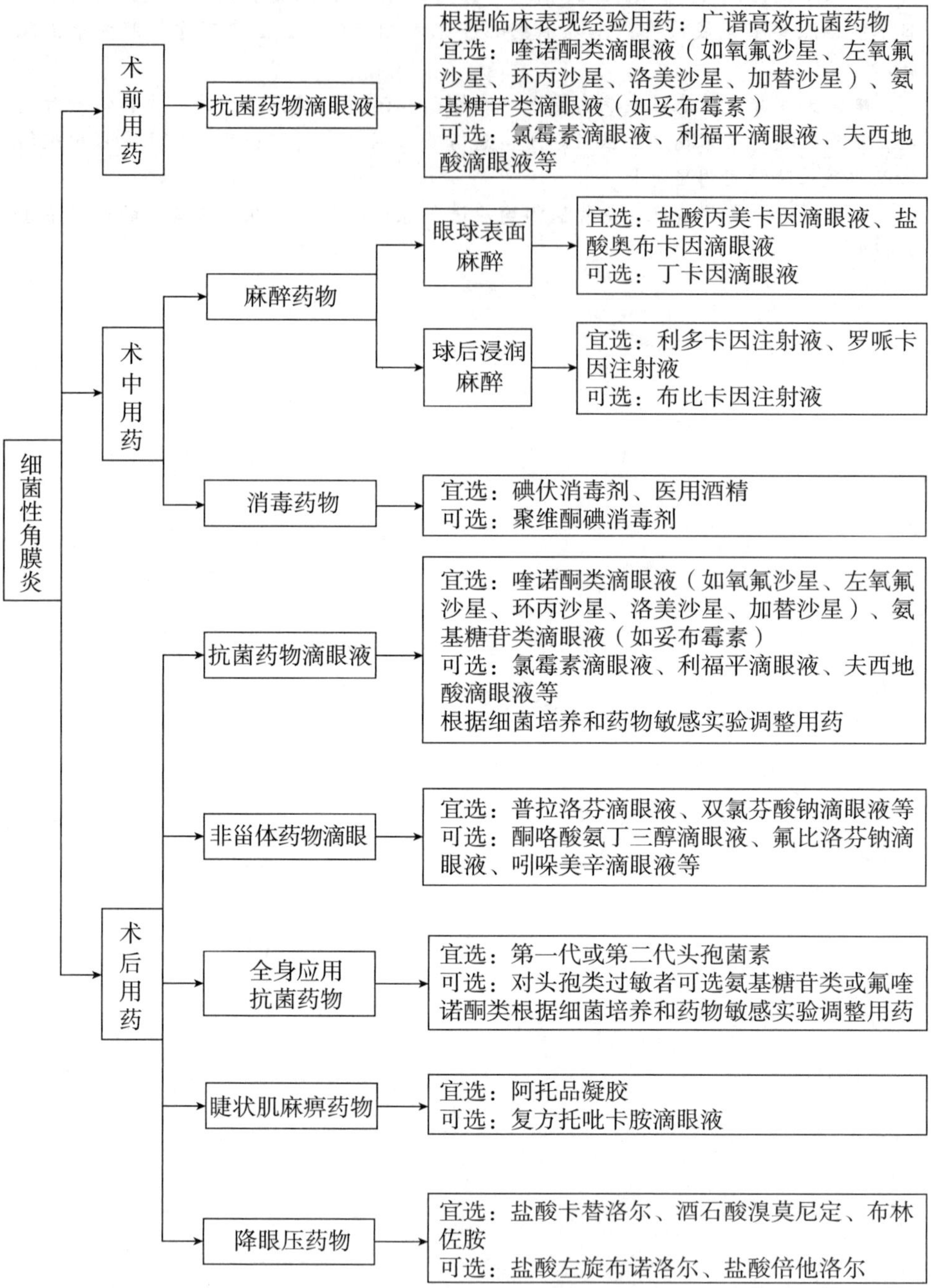

1. 用药选择：

（1）细菌性角膜炎在细菌培养和药物敏感试验的结果未报告前，应根据详细的病史和裂隙灯检查，结合临床经验，选择高效广谱的抗菌药物。对起病急、病情进展快者，首选氨基糖苷类滴眼液，对疑诊为葡萄球菌感染者首选喹诺酮类滴眼液，对临床不能判断的建议首选左氧氟沙星，其对阳性菌和阴性菌均有较好的作用。

（2）手术前应用广谱抗菌药物滴眼液 1~3 天，起到清洁结膜囊的作用，酌情全身用药。

（3）手术中除了眼睑皮肤消毒外，还需注意结膜囊的消毒，除了术前冲洗结膜囊外，结膜囊应用5%聚维酮碘消毒液可以起到有效的灭菌作用。

（4）手术后常规应用广谱抗菌药物、非甾体滴眼液，起到控制感染、控制炎症反应的作用。同时药物治疗可能发生的高眼压和虹膜睫状体炎，酌情全身用药。

2. 药学提示：

（1）对于周边前房浅、晶状体膨隆等有青光眼素质的患者，或者既往有闭角型青光眼病史者，使用散瞳剂需要慎重，避免诱发青光眼急性发作。

（2）全身用药需注意检测患者的肝肾功能等指标。

3. 注意事项：

（1）由于氨基糖苷类抗菌药物如妥布霉素滴眼液具有潜在的肾毒性和耳毒性，故小儿慎用。

（2）氟喹诺酮类药物（如左氧氟沙星滴眼液）只限于滴眼用，不能用于结膜下注射，也不能直接滴入眼前房内。

（3）术前术后抗菌药物的使用可参照细菌培养和药敏试验结果，然而，实验室的结果并不是绝对的，仍然需要观察临床效果以便及时调整用药。

六、细菌性角膜炎护理规范

1. 术前护理：

（1）心理护理，适当讲解手术过程及注意事项，增加患者对手术的理解，建立合理的疗效预期和风险考虑，情绪稳定接受手术治疗。

（2）术前依据临床经验滴用抗菌药物滴眼液，清洁结膜囊。

（3）术前嘱患者排空大小便，取下义齿、手表、首饰等。

2. 术后护理：

（1）角膜病损切除术或结膜瓣掩盖术后平卧位或者侧卧位，麻醉苏醒后6小时患者可适当下床活动，谨防碰撞术眼，必要时戴保护眼罩。

（2）密切观察有无病灶穿孔或者结膜瓣缝线松脱的发生，出现如术眼疼痛加重，分泌物增多，视力突然明显下降、流泪，角膜混浊、水肿加重等情况时，及时报告医师进行相应治疗。

（3）术后第2天开始点眼药水，尽量滴在结膜上，操作时动作要轻柔，以免眼球受压。

七、细菌性角膜炎营养治疗规范

饮食指导：

1. 应适当增加蛋白质和维生素的摄入量，如鸡蛋、豆制品，多吃新鲜水果蔬菜，以促进切口修复；多吃软食及易消化的食物，忌辛辣刺激的食物，忌用硬食，以防过度用力，使切口裂开。

2. 保持大便通畅，防止便秘，以防过度用力，使切口裂开。

八、细菌性角膜炎健康宣教

1. 出院指导：角膜病损切除术或结膜瓣掩盖术后需注意术眼保护，依据细菌性角膜炎用药规范使用药物，密切观察病情变化并及时调整用药。

2. 角膜病损切除术或结膜瓣掩盖术后，教会患者正确滴眼药水的方法。

3. 忌烟酒及辛辣的食物，因为辛辣食物可导致血管扩张眼部充血，不利于角膜恢复。

4. 睡眠充足，注意保暖，避免揉眼及眼部外伤，以防止结膜瓣缝线脱落。

5. 注意用眼卫生，避免强光刺激，阅读时间不超过1小时。出院后避免和传染病患者接触，尽量少去公共场所。

6. 根据病情需要定期复诊。

九、推荐表单

（一）医师表单

细菌性角膜炎临床路径医师表单

适用对象：第一诊断为细菌性角膜炎（ICD-10：H16.803）
行角膜病损切除术（ICD-9-CM-3：11.4903）；结膜瓣掩盖术（ICD-9-CM-3：11.53）

患者姓名：	性别：　　年龄：　　门诊号：	住院号：
住院日期：　　年　月　日	出院日期：　　年　月　日	标准住院日：≤15 天

时间	住院第 1 天	住院第 1~2 天
主要诊疗工作	□ 询问病史与体格检查 □ 完成首次病程记录 □ 完成病历书写 □ 开实验室检查单 □ 上级医师查房 □ 初步确定手术方式和日期	□ 上级医师查房与病情评估 □ 向患者及其家属交代病情、注意事项 □ 局部抗菌药物滴眼液点术眼 □ 必要时全身应用抗菌药物 □ 有继发青光眼者全身或局部降眼压药物
重点医嘱	**长期医嘱** □ 眼科二级或三级护理 □ 饮食 □ 广谱抗菌药物、胶原酶抑制剂滴眼液点眼 □ 必要时全身抗菌药物应用 □ 未成年人需陪护 1 人 **临时医嘱** □ 血常规、尿常规，肝肾功能，感染性疾病筛查，凝血功能 □ 心电图、X 线胸片（必要时） □ 眼科特殊检查：裂隙灯、眼压、眼前节照相、共聚焦显微镜、角膜刮片、细菌培养、细菌药敏试验 □ 必要时超声和眼前节 OCT	**长期医嘱** □ 眼科二级或三级护理 □ 饮食 □ 抗菌药物滴眼液点术眼 □ 未成年人需陪护 1 人
病情变异记录	□ 无　□ 有，原因： 1. 2.	□ 无　□ 有，原因： 1. 2.
医师签名		

时间	住院第 2~3 天 （手术前 1 日）	住院第 3~4 天 （手术日）
主要诊疗工作	□ 上级医师查房与手术前评估 □ 向患者及其家属交代围术期注意事项 □ 继续完成眼科特殊检查 □ 根据检查结果，进行术前讨论，确定手术方案 □ 住院医师完成术前小结和术前讨论，上级医师查房记录等病历书写 □ 签署手术知情同意书	□ 手术前再次确认患者姓名、性别、年龄和准备手术的眼睛、手术方案 □ 手术 □ 完成手术记录 □ 完成手术日病程记录 □ 向患者及其家属交代手术后注意事项
重点医嘱	**长期医嘱** □ 眼科二级或三级护理 □ 饮食 □ 抗菌药物滴眼液点术眼 □ 未成年人需陪护 1 人 **临时医嘱** □ 全身或局部应用抗菌药物 □ 有继发青光眼者全身或局部降眼压药物 □ 拟明日在局部麻醉或全身麻醉下行左/右眼角膜病损切除术及结膜掩盖术 □ 备皮洗眼 □ 全身麻醉患者术前禁食、禁水 □ 局部麻醉+镇静（必要时）	**长期医嘱** □ 眼科二级护理 □ 饮食 □ 抗菌药物滴眼液点术眼 □ 未成年人需陪护 1 人 **临时医嘱** □ 根据病情需要下达
病情变异记录	□ 无　□ 有，原因： 1. 2.	□ 无　□ 有，原因： 1. 2.
医师签名		

时间	住院第4~5天 （术后第1日）	住院第5~10天 （术后第2~5日）	住院第11~15天 （出院日）
主要诊疗工作	□ 检查患者，注意角膜溃疡以及移植片愈合情况 □ 上级医师查房，确定有无手术并发症 □ 为患者换药 □ 完成术后病程记录 □ 向患者及家属交代术后恢复情况	□ 上级医师查房，进行手术及切口评估，确定有无手术并发症和切口愈合不良情况 □ 局部抗菌药物点眼 □ 必要时全身应用抗菌药物 □ 必要时全身或局部应用降眼压药物 □ 应用促进上皮生长的药物	□ 上级医师查房，进行手术及切口评估，确定有无手术并发症和切口愈合不良情况，确定当日或第2日出院 □ 完成出院记录等 □ 通知出院处 □ 通知患者及其家属出院 □ 向患者交代出院后注意事项 □ 预约复诊日期 □ 将出院记录副本及诊断证明交给患者
重点医嘱	**长期医嘱** □ 眼科二级护理 □ 抗菌药物滴眼液 □ 必要时全身应用抗菌药物 □ 必要时应用降眼压药物 □ 促进上皮生长的药物 **临时医嘱** □ 根据病情需要下达	**长期医嘱** □ 眼科二级护理 □ 抗菌药物滴眼液 □ 必要时全身应用抗菌药物 □ 必要时应用降眼压药物 □ 促进上皮生长的药物 **临时医嘱** □ 根据病情需要下达	**长期医嘱** □ 眼科三级护理 □ 抗菌药物滴眼液 □ 必要时全身应用抗菌药物 □ 必要时应用降眼压药物 □ 促进上皮生长的药物 **临时医嘱** □ 眼压 □ 眼前节照相 □ 当日或第2日出院 □ 出院用药：同在院用药方法
病情变异记录	□ 无 □ 有，原因： 1. 2.	□ 无 □ 有，原因： 1. 2.	□ 无 □ 有，原因： 1. 2.
医师签名			

（二）护士表单

细菌性角膜炎临床路径护士表单

适用对象：第一诊断为细菌性角膜炎（ICD-10：H16.803）
行角膜病损切除术（ICD-9-CM-3：11.4903）；结膜瓣掩盖术（ICD-9-CM-3：11.53）

患者姓名：	性别： 年龄： 门诊号：	住院号：
住院日期： 年 月 日	出院日期： 年 月 日	标准住院日：≤15 天

时间	住院第 1 天	住院第 1~2 天
健康宣教	□ 介绍主管医师、责任护士 □ 介绍环境、设施 □ 介绍住院注意事项 □ 向患者宣教戒烟、戒酒的重要性，医院内禁止吸烟	□ 疾病宣教 □ 责任护士与患者沟通，了解并指导心理应对 □ 告知手术前后饮食、活动及探视注意事项及应对方式
护理处置	□ 核对患者姓名，佩戴腕带 □ 建立入院护理病历 □ 卫生处置：指导患者剪指（趾）甲、沐浴、更换病号服	□ 密切观察患者病情变化 □ 协助医师完善术前各项检查
基础护理	□ 二级护理 □ 晨晚间护理 □ 患者安全管理	□ 二级护理 □ 晨晚间护理 □ 患者安全管理
专科护理	□ 护理查体 □ 需要时，填写跌倒及压疮防范表 □ 需要时，请家属陪护 □ 遵医嘱抗菌药物滴眼液点术眼 □ 心理护理	□ 遵医嘱完成相关检查 □ 遵医嘱抗菌药物滴眼液点术眼 □ 心理护理
重点医嘱	□ 详见医嘱执行单	□ 详见医嘱执行单
病情变异记录	□ 无 □ 有，原因： 1. 2.	□ 无 □ 有，原因： 1. 2.
护士签名		

时间	住院第 2~3 天 （手术前 1 日）	住院第 3~4 天 （手术日）
健康宣教	□ 术前宣教 术前准备及手术过程 告知准备物品、沐浴 告知术后饮食、活动及探视注意事项 告知术后可能出现的情况及应对方式 告知家属等候区位置	□ 术后当日宣教 告知饮食要求 告知疼痛注意事项 告知术后可能出现情况的应对方式 给予患者及家属心理支持 再次明确探视陪护须知
护理处置	□ 卫生处置：头部清洁、沐浴 □ 术前准备：剪睫毛、冲洗结膜囊	□ 送手术室 摘除患者各种活动物品 和对患者资料及术中带药 填写手术交接单，签字确认 □ 接手术 核对患者及资料，签字确认
基础护理	□ 二级护理 □ 晨晚间护理 □ 患者安全管理	□ 二级护理 □ 晨晚间护理 □ 协助或指导活动 □ 患者安全管理
专科护理	□ 病情观察 □ 遵医嘱抗菌药物滴眼液点术眼 □ 心理护理	□ 病情观察，观察术眼情况变化 □ 测量患者 TPR 变化 □ 心理护理
重点医嘱	□ 详见医嘱执行单	□ 详见医嘱执行单
病情变异记录	□ 无 □ 有，原因： 1. 2.	□ 无 □ 有，原因： 1. 2.
护士签名		

时间	住院第 4~5 天 （术后第 1 日）	住院第 5~10 天 （术后第 2~5 日）	住院第 11~15 天 （出院日）
健康宣教	□ 术后宣教 眼药作用及频率 饮食及活动指导 复查患者对术前宣教内容的掌握程度	□ 术后宣教 眼药作用及频率 饮食及活动指导 复查患者对术前宣教内容的掌握程度 疾病恢复期注意事项	□ 出院宣教 复查时间 眼药使用方法及频率 活动休息 指导饮食 指导办理出院手续
护理处置	□ 协助完成相关眼部检查	□ 遵医嘱完成相关检查	□ 办理出院手续
基础护理	□ 一级护理 □ 晨晚间护理 □ 协助或指导活动 □ 患者安全管理	□ 二级护理 □ 晨晚间护理 □ 患者安全管理	□ 二级护理 □ 晨晚间护理 □ 患者安全管理
专科护理	□ 病情观察，观察术眼情况变化 □ 遵医嘱眼药治疗 □ 心理护理	□ 病情观察，观察术眼情况变化 □ 遵医嘱眼药治疗 □ 心理护理	□ 观察术眼情况变化 □ 遵医嘱眼药治疗 □ 心理护理
重点医嘱	□ 详见医嘱执行单	□ 详见医嘱执行单	□ 详见医嘱执行单
病情变异记录	□ 无　□ 有，原因： 1. 2.	□ 无　□ 有，原因： 1. 2.	□ 无　□ 有，原因： 1. 2.
护士签名			

（三）患者（家属）表单

细菌性角膜炎临床路径患者（家属）表单

适用对象：第一诊断为细菌性角膜炎（ICD-10：H16.803）
行角膜病损切除术（ICD-9-CM-3：11.4903）；结膜瓣掩盖术（ICD-9-CM-3：11.53）

患者姓名：	性别：　　年龄：　　门诊号：	住院号：
住院日期：　　年　月　日	出院日期：　　年　月　日	标准住院日：≤15 天

时间	住院第 1 天	住院第 1~2 天
医患配合	□ 配合询问病史、收集资料，请务必详细告知既往史、用药史、过敏史 □ 如服用抗凝剂，请明确告知 □ 配合进行体格检查 □ 有任何不适请告知医师	□ 配合完善术前相关检查，如采血、留尿、心电图 □ 配合完善眼科特殊检查，B 超，前节 OCT 等
护患配合	□ 配合测量体温、脉搏、呼吸、血压、体重 1 次 □ 配合完成入院护理评估（简单询问病史、过敏史、用药史） □ 接受入院宣教（环境介绍、病室规定、订餐制度、贵重物品保管、病房探视陪住管理制度等） □ 有任何不适请告知护士	□ 配合测量体温、脉搏、呼吸、询问排便情况 1 次 □ 有任何不适请告知护士
饮食	□ 普通饮食	□ 普通饮食
排泄	□ 正常排尿便	□ 正常排尿便
活动	□ 正常活动	□ 正常活动

时间	住院第 2~3 天 （术前第 1 日）	住院第 3~4 天 （手术日）
医患配合	□ 配合完善术前检查 □ 医师与患者及家属介绍病情及手术谈话、术前签字，协助患者缓解紧张情绪	□ 配合医护完成患者用药及治疗 □ 配合评估手术效果 □ 有任何不适请告知医师
护患配合	□ 接受术前宣教 □ 自行沐浴，加强头部清洁，剪指（趾）甲，男患者剃须 □ 准备好必要用物，吸水管、纸巾等 □ 取下义齿、饰品等，贵重物品交家属保管	□ 清晨测量体温、脉搏、呼吸 □ 送手术室前，协助完成核对，带齐影像资料和术中带药 □ 返回病房后，协助完成核对，配合必要的检查，如血压等 □ 配合缓解疼痛 □ 有任何不适请告知护士
饮食	□ 普通饮食	□ 普通饮食
排泄	□ 正常排尿便	□ 正常排尿便
活动	□ 正常活动	□ 正常活动

时间	住院第4~5天 （术后第1日）	住院第5~10天 （术后第2~5日）	住院第11~15天 （出院日）
医患配合	□ 配合检查眼部情况 □ 配合眼部切口换药	□ 配合检查眼部情况 □ 配合眼部切口换药	□ 接受出院前指导 □ 知道复查程序 □ 获取出院诊断书 □ 预约复诊日期
护患配合	□ 配合定时测量体温、脉搏、呼吸，每日询问排便情况 □ 注意活动安全，避免坠床或跌倒 □ 配合执行探视及陪护	□ 配合定是测量体温、脉搏、呼吸，每日询问排便情况 □ 注意活动安全，避免坠床或跌倒 □ 配合执行探视及陪护	□ 接受出院宣教 □ 办理出院手续 □ 获取出院带药 □ 知道眼药使用频率、方法和眼药保存注意事项 □ 知道复印病历方法
饮食	□ 普通饮食	□ 普通饮食	□ 普通饮食
排泄	□ 正常排尿便 □ 避免便秘	□ 正常排尿便 □ 避免便秘	□ 正常排尿便 □ 避免便秘
活动	□ 适度活动 □ 避免疲劳	□ 适度活动 □ 避免疲劳	□ 适度活动 □ 避免疲劳

附：原表单（2016 年版）

细菌性角膜炎临床路径表单

适用对象：第一诊断为细菌性角膜炎
　　　　　行角膜病损切除术及结膜掩盖术

患者姓名：	性别：　　年龄：　　门诊号：	住院号：
住院日期：　　年　月　日	出院日期：　　年　月　日	标准住院日：≤15 天

时间	住院第 1 天	住院第 1~2 天
主要诊疗工作	□ 询问病史与体格检查 □ 完成首次病程记录 □ 完成病历书写 □ 开实验室检查单 □ 上级医师查房 □ 初步确定手术方式和日期	□ 上级医师查房与病情评估 □ 向患者及其家属交代病情、注意事项 □ 局部抗菌药物滴眼液点术眼 □ 必要时全身应用抗菌药物 □ 有继发青光眼者全身或局部降眼压药物
重点医嘱	**长期医嘱** □ 眼科二级或三级护理 □ 饮食 □ 广谱抗菌药物、胶原酶抑制剂滴眼液点术眼 □ 必要时全身抗菌药物应用 □ 未成年人需陪护 1 人 **临时医嘱** □ 血常规、尿常规，肝肾功能，感染性疾病筛查，凝血功能 □ 心电图、X 线胸片（必要时） □ 眼科特殊检查：裂隙灯、眼压、眼前节照相、共聚焦显微镜、角膜刮片、细菌培养、细菌药敏试验 □ 必要时 B 超和眼前节 OCT	**长期医嘱** □ 眼科二级或三级护理 □ 饮食 □ 抗菌药物滴眼液点术眼 □ 未成年人需陪护 1 人
主要护理工作	□ 病区环境及医护人员介绍 □ 入院护理评估 □ 医院相关制度介绍 □ 执行医嘱 □ 饮食宣教、生命体征监测 □ 介绍相关治疗、检查、用药等护理中应注意的问题 □ 完成护理记录单书写	□ 按医嘱执行护理治疗 □ 介绍有关疾病的护理知识 □ 介绍相关治疗护理中应注意的问题 □ 介绍相关检查护理中应注意的问题 □ 介绍相关用药护理中应注意的问题
病情变异记录	□ 无　□ 有，原因： 1. 2.	□ 无　□ 有，原因： 1. 2.
护士签名		
医师签名		

时间	住院第 2~3 天 （手术前 1 日）	住院第 3~4 天 （手术日）
主要诊疗工作	□ 上级医师查房与手术前评估 □ 向患者及其家属交代围术期注意事项 □ 继续完成眼科特殊检查 □ 根据检查结果，进行术前讨论，确定手术方案 □ 住院医师完成术前小结和术前讨论，上级医师查房记录等病历书写 □ 签署手术知情同意书	□ 手术前再次确认患者姓名、性别、年龄和准备手术的眼睛、手术方案 □ 手术 □ 完成手术记录 □ 完成手术日病程记录 □ 向患者及其家属交代手术后注意事项
重点医嘱	**长期医嘱** □ 眼科二级或三级护理 □ 饮食 □ 抗菌药物滴眼液点术眼 □ 未成年人需陪护 1 人 **临时医嘱** □ 全身或局部应用抗菌药物 □ 有继发青光眼者全身或局部降眼压药物 □ 拟明日在局部麻醉或全身麻醉下行左/右眼角膜病损切除术及结膜掩盖术 □ 备皮洗眼 □ 全身麻醉患者术前禁食、禁水 □ 局部麻醉+镇静（必要时）	**长期医嘱** □ 眼科二级护理 □ 饮食 □ 抗菌药物滴眼液点术眼 □ 未成年人需陪护 1 人 **临时医嘱** □ 根据病情需要下达
主要护理工作	□ 手术前物品准备、心理护理 □ 手术前准备（沐浴、更衣） □ 按医嘱执行护理治疗 □ 介绍有关疾病的护理知识 □ 介绍相关治疗、检查、用药等护理中应注意的问题 □ 健康宣教：术前术中注意事项 □ 完成术前护理记录单书写 □ 提醒患者禁食、禁水	□ 健康宣教：术后注意事项 □ 术后心理与生活护理 □ 执行术后医嘱 □ 完成手术当日护理记录单 □ 观察动态病情变化，及时与医师沟通，执行医嘱 □ 介绍相关治疗、检查、用药等护理中注意的问题
病情变异记录	□ 无 □ 有，原因： 1. 2.	□ 无 □ 有，原因： 1. 2.
护士签名		
医师签名		

时间	住院第 4～5 天 （术后第 1 日）	住院第 5～10 天 （术后第 2～5 日）	住院第 11～15 天 （出院日）
主要诊疗工作	□ 检查患者，注意角膜溃疡以及移植片愈合情况 □ 上级医师查房，确定有无手术并发症 □ 为患者换药 □ 完成术后病程记录 □ 向患者及家属交代术后恢复情况	□ 上级医师查房，进行手术及切口评估，确定有无手术并发症和切口愈合不良情况 □ 局部抗菌药物点眼 □ 必要时全身应用抗菌药物 □ 必要时全身或局部应用降眼压药物 □ 应用促进上皮生长的药物	□ 上级医师查房，进行手术及切口评估，确定有无手术并发症和切口愈合不良情况，确定今日或第 2 日出院 □ 完成出院记录等 □ 通知出院处 □ 通知患者及其家属出院 □ 向患者交代出院后注意事项 □ 预约复诊日期 □ 将出院记录副本及诊断证明交给患者
重点医嘱	**长期医嘱** □ 眼科二级护理 □ 抗菌药物滴眼液 □ 必要时全身应用抗菌药物 □ 必要时应用降眼压药物 □ 促进上皮生长的药物 **临时医嘱** □ 根据病情需要下达	**长期医嘱** □ 眼科二级护理 □ 抗菌药物滴眼液 □ 必要时全身应用抗菌药物 □ 必要时应用降眼压药物 □ 促进上皮生长的药物 **临时医嘱** □ 根据病情需要下达	**长期医嘱** □ 眼科三级护理 □ 抗菌药物滴眼液 □ 必要时全身应用抗菌药物 □ 必要时应用降眼压药物 □ 促进上皮生长的药物 **临时医嘱** □ 眼压 □ 眼前节照相 □ 今日或明日出院 □ 出院用药：同在院用药方法
主要护理工作	□ 执行术后医嘱 □ 健康宣教：手术后相关注意事项 □ 介绍有关患者康复方法 □ 术后用药知识宣教 □ 监测患者生命体征变化、术眼情况变化 □ 术后心理与生活护理 □ 完成术后第 1 日护理记录单	□ 执行术后医嘱 □ 完成术后护理记录单	□ 执行术后医嘱、出院医嘱 □ 出院宣教：生活指导、饮食指导、用药指导 □ 协助患者办理出院手续、交费等事项 □ 完成术后出院护理记录单
病情变异记录	□ 无　□ 有，原因： 1. 2.	□ 无　□ 有，原因： 1. 2.	□ 无　□ 有，原因： 1. 2.
护士签名			
医师签名			

第十章

角膜穿通伤术后拆线临床路径释义

【医疗质量控制指标】

指标一、诊断需结合病史、体征和辅助检查。

指标二、适应证选择符合拆线标准。

指标三、手术疗效达到预期目标。

指标四、抗菌药物使用符合规范。

指标五、住院时间符合路径实施要求

一、角膜穿通伤术后拆线编码

1. 原编码：

疾病名称及编码：角膜穿通伤术后拆线（ICD-10：S05.603）

2. 修改编码：

疾病名称及编码：角膜穿通伤术后拆线（ICD-10：Z48.0）

二、临床路径检索方法

Z48.0

三、国家医疗保障疾病诊断相关分组（CHS-DRG）

MDCX　影响健康因素及其他就医情况

XT1　其他后期照护

四、角膜穿通伤术后拆线临床路径标准住院流程

（一）适用对象

第一诊断为角膜穿通伤（ICD-10：S05.603）术后，需行角膜拆线术的患者。

释义

■ 本路径适用对象为角膜穿通伤术后需拆线的患者，角膜穿通伤即由致伤物所致的角膜全层开放性损伤。开放伤分区划分为Ⅰ区，可合并虹膜或晶状体等损伤。

■ 通常在角膜切口完全愈合（约术后1个月以后角膜切口瘢痕修复、组织重塑）可依据患者自身情况全部或选择性拆除缝线，对于缝线排斥、松脱、引发大度数散光、产生严重异物感、缝线感染需二次缝合的患者，可以进入本路径。创伤较重的不规则切口、横贯伤、切口愈合缓慢的老年人、伴有严重糖尿病或其他因素导致切口愈合不稳定的儿童等人群可根据自身情况酌情延长拆线时间或间断拆线；对于角膜切口未完全愈合或仅累及角巩膜缘部的缝线（比如缝线有利于加固角巩膜切口愈合、无线结突出刺激眼表、无缝线排斥反应等），不适用于此路径。

（二）诊断依据

根据《临床诊疗指南·眼科学分册》（中华医学会编著，人民卫生出版社，2006）：

1. 角膜穿通伤病史及角膜裂伤缝合手术史。
2. 相关眼部检查：裂隙灯、眼前段照相、角膜曲率、验光。
3. 切口已愈合，缝线在位。

释义

■ 裂隙灯检查能最直观判断角膜切口愈合情况，为能否行拆线手术提供最有价值的依据。

■ 拆线时间：从组织学上观察，角膜切口愈合时间需要45天，其愈合的临床标准为：切口收缩，缝线松动；切口中出现白色半透明的瘢痕；实质层新生血管长入。

■ 拆线时间的长短应根据角膜切口的长短、形状、缝合方式、缝线的种类和切口愈合的特征而定。一般尼龙线缝合以45~50天拆线为宜，间断缝合、切口较短者拆线时间可提前，复合性切口、连续缝合拆线时间应延长。

■ 眼前段照相、角膜曲率、验光可以记录每一次的患者眼部病情恢复与变化情况，每次眼前段照相分析角膜切口愈合密闭、瘢痕混浊、新生血管长入、缝线有无松脱、排斥、感染等情况。可根据裂隙灯检查决定是否行角膜荧光素染色，用1%~2%荧光素钠滴于下穹窿结膜囊内观察角膜切口愈合情况，角膜上皮缺损的部位有黄绿着色，穿通切口愈合不佳则有液体流出，状如清泉外流。角膜曲率、验光反映伤后角膜在不同时钟位上的曲率和散光变化。医师可以综合以上检查结果为拆线前后眼部情况的对比提供证据，分析间断拆线的次序，同时也为预估术后视功能、分析视力不良原因提供重要客观依据。

（三）治疗方案的选择

根据《临床技术操作规范·眼科学分册》（中华医学会编著，人民军医出版社，2007），清洁点眼后行角膜拆线术。

释义

■ 在确保角膜切口愈合良好及行角膜拆线术前，常规抗菌药物滴眼液点眼2~3天，每日3~4次，拆线过程中注意显微器械的无菌、操作轻柔避免二次创伤，拆线时应表麻后在显微镜或放大镜下用1ml注射器针尖侧缘或穿刺刀在远离线结的缝线暴露部位以背离角膜的方向力量轻柔地划断缝线，注意不要伤及角膜及周边组织，再用显微器械夹住缝线断端沿角膜切缘方向顺着缝线走行移除缝线。对于较大线结难以拆除可更换至另一端缝线入口处取出，不可强行拽出，避免切口撕裂。

（四）标准住院日

2~5天。

释义

■ 标准住院日是推荐的最低要求，提倡缩短住院日。儿童需全身麻醉下手术，需提前入院行术前准备及麻醉科会诊，通常手术日为入院第2~3天，如手术无严重并发症，术后恢复1~3天可予出院。成年患者全身情况良好者，可门诊手术治疗或日间24小时出院。

（五）进入路径标准

1. 第一诊断必须符合角膜穿通伤（ICD-10：S05.603）术后疾病编码。
2. 当患者同时具有其他疾病诊断，但在住院期间不需要特殊处理也不影响第一诊断的临床路径流程实施时，可以进入路径。

释义

■ 本路径适用对象为临床诊断为角膜穿通伤清创缝合术后的患者。如并发或继发其他眼病，建议先治疗急症、重症疾病，不进入本路径；如原发病不急或难以治疗，仅为去除缝线刺激，也可进入本路径。合并全身疾病但住院期间不需要特殊处理，并且可耐受手术的患者，也可以进入本路径。

（六）术前准备（术前评估）

1~2天。

必须的检查项目：

1. 血常规、尿常规。
2. 肝肾功能、凝血功能、感染性疾病筛查（乙型肝炎、丙型肝炎、艾滋病、梅毒等）。
3. 心电图、X线胸片（必要时）。
4. 检查视力、眼压、裂隙灯、眼前段照相、曲率、验光，冲洗泪道。

释义

■ 心电图、血常规、尿常规、凝血和生化检查、传染源筛查等是常规检查，每个进入路径的患者均需完成，肝肾功能、血糖、凝血功能、心电图、X线胸片主要是评估有无基础疾病，关系到围术期的特殊处理，可能会影响到住院时间、费用以及治疗预后。传染性疾病的筛查主要用于排除可能的传染源如乙型肝炎、丙型肝炎、艾滋病、梅毒等。这些患者的手术操作需要特殊处理。为缩短患者术前等待时间，检查项目可以在患者入院前于门诊完成。

■ 术前准备常规检查视力、眼压、裂隙灯、眼前段照相、曲率、验光，可选择性进行检查。其中，视力检查尤其是视功能差者必须严密遮挡健眼，避免假阳性、假阴性结果的发生。眼压、裂隙灯、眼前段照相、曲率、验光可以记录每一次的患者眼部病情恢复与变化情况，医师可以综合检查结果分析间断拆线的次序，以上检查为拆线前后眼部情况的对比提供证据，同时也是预估术后视功能、分析视力不良原因的重要客观依据。冲洗泪道可除外泪道有无炎症，防止术后感染的发生。

■ 对合并有晶状体、葡萄膜、玻璃体、视网膜等问题但不需本次入院处理的患者可根据情况行其他相关检查。

（七）预防性抗菌药物选择与使用时机

1. 按照《抗菌药物临床应用指导原则》（卫医发〔2015〕43 号）执行，根据患者病情合理使用抗菌药物。
2. 局部应用广谱抗菌药物滴眼液，预防性用药时间可 1~2 天，术前共计使用超过 12 次。

释义

■ 鉴于 2012 年 8 月 1 日起施行《抗菌药物临床应用管理办法》（卫生部令第 84 号），路径中抗菌药物使用应按照新的管理规范执行，路径均不再全身（口服、静脉注射或肌内注射）使用抗菌药物，原则上以局部使用抗菌药物预防感染。

（八）手术日

入院第 1~3 天。
1. 麻醉方式：局部麻醉（包括表面麻醉）或全身麻醉。
2. 术中用耗品：眼科拆线包、一次性角膜刀。

释义

■ 麻醉方式包括局部麻醉和全身麻醉，儿童或者不能耐受局部麻醉手术的成人患者可采用全身麻醉，也可行局部麻醉联合神经安定镇痛治疗。此类手术为外眼手术，除无菌铺单敷料及显微器械外，不使用眼内植入物及其他耗材。对于全身麻醉患者应注意非手术眼在术中的闭合保护；因局部麻醉药物使用次数过多会影响角膜上皮的愈合，故在路径中术前 3 次点眼即可，每 2 次间隔 5 分钟。

（九）术后住院恢复

1~2 天。
1. 术后需要复查的项目：视力、眼压、眼前节照相、曲率、验光。
2. 术后用药：局部广谱抗菌药物预防感染。
3. 局部应用非甾体抗炎药。
4. 抗菌药物：按照《抗菌药物临床应用指导原则》（卫医发〔2015〕43 号）执行，结合患者病情合理使用抗菌药物。

释义

■视力、眼压、裂隙灯、眼前段照相、曲率、验光等前节检查是术后评价手术效果的主要指标。参见“（六）术前准备（术前评估）”。术后常规使用局部抗菌药物，儿童多用氨基糖苷类滴眼液。通常还使用营养促修复药物、非甾体抗炎药或糖皮质激素滴眼液，以减轻术后炎症、水肿。

（十）出院标准

1. 手术后病情稳定。
2. 切口愈合好，切口对合齐，切口无裂开和感染征象。
3. 没有需要住院处理的并发症和/或合并症。

释义

■手术后缝线拆除，异物感减轻，切口无感染，无严重并发症或合并症的患者，可以考虑出院。出院后继续使用营养促修复药物、抗菌药物滴眼液或合并使用糖皮质激素滴眼液，要定期随访，根据恢复情况及时调整用药。

（十一）变异及原因分析

1. 术前实验室检查异常，需要复查相关检查，导致住院时间延长。
2. 术后炎症反应或并发症（切口愈合不良、感染等）需要进一步处理，导致住院时间延长。
3. 合并其他疾病（如外伤性白内障），需二期行其他手术（如白内障摘除术或者玻璃体切割术）者不入路径。

释义

■治疗过程中出现切口感染、愈合不良、切口渗漏、原发性供体衰竭或其他合并症者，需进行相关的诊断和治疗，可适当延长住院时间。

■微小变异：因为医院检验项目的及时性，不能按照要求完成检查；因为节假日不能按照要求完成检查；患者短期不愿按照要求出院随访；住院后患者出现特殊情况，如感冒、发热或全身急重症等不宜手术的疾病，需要等病情好转后才可手术治疗；或者因为检查项目需要时间，会导致住院时间延长。

■重大变异：出现因手术源性的并发症需要进一步治疗；医院与患者或家属发生医疗纠纷，患者要求离院或转院；不愿按照要求出院随访而导致入院时间明显延长。包括但不限于：①若意外穿通眼球壁或切口裂开，需行二次手术缝合切口；对于可能造成出血或晶状体、虹膜等眼内结构损伤的情况，还需酌情行一期或二期手术治疗；②如手术创伤严重、出现感染，或出现切口裂开、眼部其他并发症、患者对药物过敏等情况，可能需要住院观察，导致住院时间延长。

■拆线过程中缝线断开致线结残留，若线头未突出于角膜外，不会造成患者异物感或其他刺激症状可观察，不必完全取出以免加重创伤。

五、角膜穿通伤术后拆线临床路径给药方案

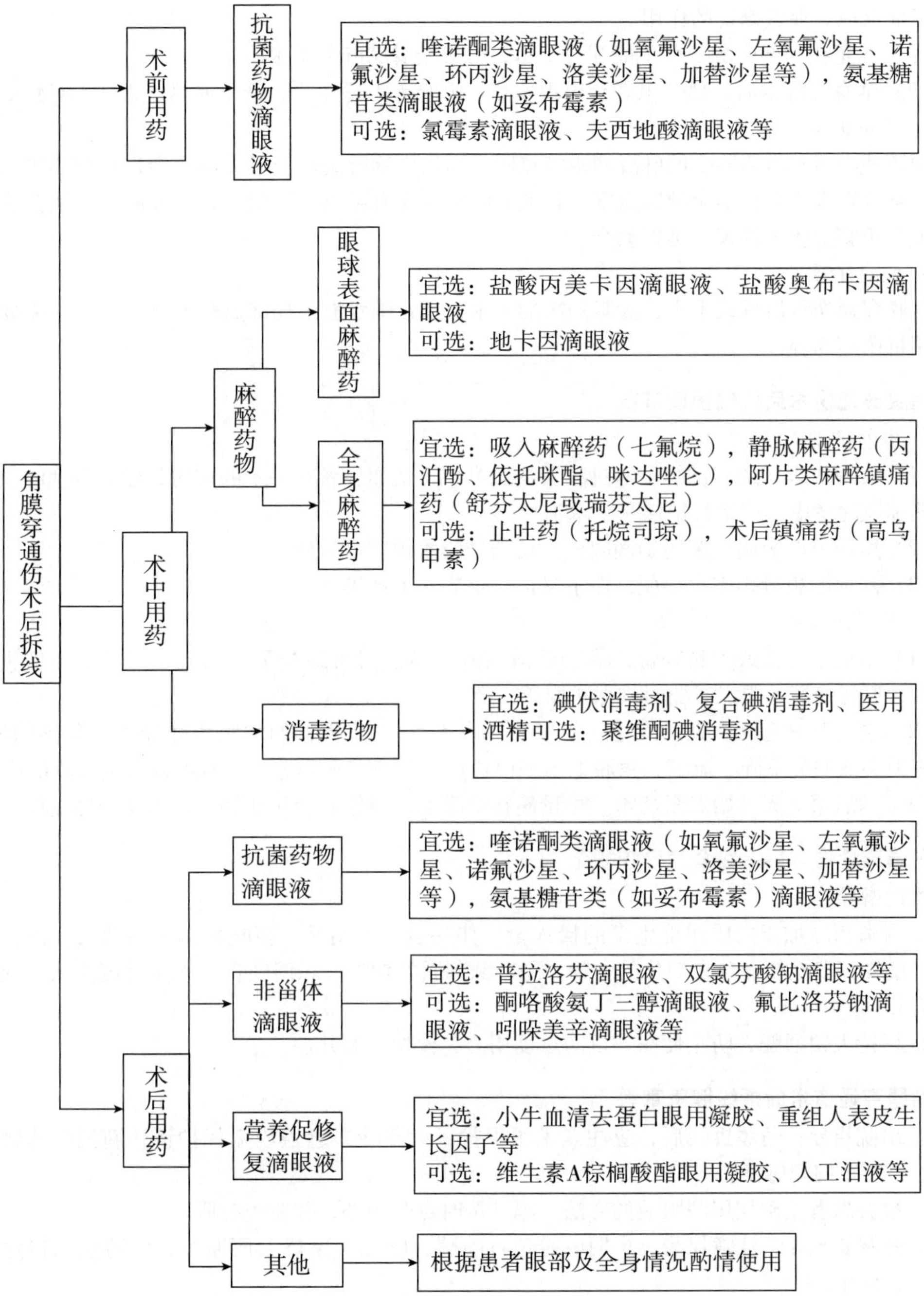

1. 用药选择：

（1）手术前应用广谱抗菌药物滴眼液 1~3 天，起到清洁结膜囊的作用。术前查视力、泪道冲洗等检查，泪道冲洗后行抗菌药物滴眼液常规点术眼，每日 3 次，每 2 次间隔 5 分钟。对于部分泪道狭窄、阻塞、有非脓性分泌物的患者、有脓性分泌物的患者可用于此路径，可酌情加用其他药物，炎症急性期不适用于此路径。

（2）手术中除了眼睑周围皮肤消毒外，还要注意结膜囊的消毒，除了术前冲洗结膜囊外，应

用5%聚维酮碘消毒液可以起到有效的结膜囊灭菌作用。

(3) 手术后常规应用广谱抗菌药物、甾体、非甾体、营养角膜滴眼液，起到预防感染、控制炎症反应、促进修复的作用。

(4) 儿童在局部麻醉下多不能配合手术，考虑全身麻醉下手术。

(5) 全身麻醉术后，部分患者会出现发热、呕吐等不适症状，给予退热、止吐等对症处理。

2. 药学提示：

泪道冲洗前及术前需表面麻醉滴眼液点眼，因表面麻醉滴眼液过多使用会造成眼表损害，故应常规点眼3次，不应频繁点眼。其他滴眼液因含有微量防腐剂，若不遵医嘱滥用药物可能加重角膜上皮等损害、延迟愈合。

3. 注意事项：

角膜穿通伤术后拆线手术，为眼局部的手术，通常围术期眼局部点药即可，一般不需要静脉用抗菌药物等。

六、角膜穿通伤术后拆线护理规范

1. 术前护理：

(1) 心理护理，适当讲解手术过程及注意事项，增加患者对手术的理解，建立合理的疗效预期和风险考虑，情绪稳定接受手术治疗。

(2) 术前遵医嘱滴抗菌药物滴眼液，清洁结膜囊预防术后感染。

(3) 术前嘱患者排空大小便，取下义齿、手表、首饰等。

2. 术后护理：

(1) 术后平卧位或者侧卧位，麻醉苏醒后6小时患者可适当下床活动，尽量避免低头、弯腰，谨防碰撞术眼，必要时戴保护眼罩。

(2) 密切观察有无感染的发生，一般发生在术后1~3天，如术眼疼痛加重，分泌物增多，视力突然明显下降、流泪，角膜上出现白色点、混浊、水肿等，及时报告医生抢救治疗。

(3) 术后第2天开始点眼药水，尽量滴在结膜上，操作时动作要轻柔，以免眼球受压。

七、角膜穿通伤术后拆线营养治疗规范

饮食指导：

1. 可适当增加蛋白质和维生素的摄入量，如鸡蛋、豆制品，多吃新鲜水果蔬菜，以促进切口修复；多吃软食及易消化的食物，忌辛辣刺激的食物，忌用硬食，以防过度用力，使切口裂开。

2. 保持大便通畅，防止便秘，以防过度用力，使切口裂开。

八、角膜穿通伤术后拆线健康宣教

1. 出院指导：角膜拆线后，应注意术眼保护，无菌纱布遮盖或戴保护镜，滴抗菌药物滴眼液，防止细菌感染。

2. 教会患者正确使用滴眼液的方法，嘱其按时点眼药外，并避免揉眼。

3. 睡眠要充足，注意保暖，早期应避免打喷嚏、咳嗽，保持大便通畅，以防止切口愈合不良的裂开。

4. 拆线后上皮未愈合前，外出或睡觉时要戴保护眼罩。注意用眼卫生，尽量少看电视，避免强光刺激，阅读时间不超过1小时。出院后要避免和传染病患者接触，尽量少去公共场所。

5. 根据病情需要定期复诊。

九、推荐表单

（一）医师表单

角膜穿通伤术后拆线路径医师表单

适用对象：第一诊断为角膜穿通伤术（ICD-10：Z48.0）后行角膜拆线术的患者

患者姓名：	性别：　　年龄：　　门诊号：	住院号：
住院日期：　　年　月　日	出院日期：　　年　月　日	标准住院日：2~5天

时间	住院第1天	住院第1~2天
主要诊疗工作	□ 询问病史与体格检查，包括视力、眼压、裂隙灯、眼前段照相、曲率、验光、泪道冲洗等 □ 完成首次病程记录 □ 完成病历书写 □ 开实验室检查单 □ 上级医师查房 □ 初步确定手术方式和日期	□ 上级医师查房与手术前评估 □ 向患者及其家属交代围术期注意事项 □ 继续完成术前检查和专科检查 □ 根据检查结果，进行术前讨论，确定手术方案，与患者沟通术中配合眼位，全部或部分拆线等事项 □ 住院医师完成术前小结和术前讨论，上级医师查房记录等病历书写 □ 签署手术知情同意书
重点医嘱	**长期医嘱** □ 眼科二级或三级护理 □ 饮食 □ 抗菌药物滴眼液点术眼 □ 局部非甾体抗炎药 □ 未成年人需陪护1人 **临时医嘱** □ 血常规、尿常规，肝、肾功能，感染性疾病筛查，凝血功能 □ 心电图、X线胸片（必要时） □ 眼科特殊检查：裂隙灯、眼压、眼前节照相、曲率、验光、冲洗泪道	**长期医嘱** □ 眼科二级或三级护理 □ 饮食 □ 局部抗菌药物滴眼液 □ 局部非甾体抗炎药 □ 未成年人需陪护1人 **临时医嘱** □ 拟明日在局部麻醉或全身麻醉下行左/右眼角膜拆线术 □ 备皮洗眼 □ 全身麻醉患者术前禁食、禁水 □ 局部麻醉+镇静（必要时）
病情变异记录	□ 无　□ 有，原因： 1. 2.	□ 无　□ 有，原因： 1. 2.
医师签名		

时间	住院第 2~3 天 （手术日）	住院第 3~4 天 （术后第 1 日）	住院第 4~5 日 （术后第 2 日，出院日）
主要诊疗工作	□ 手术前再次确认患者姓名、性别、年龄和准备手术的眼睛、手术方案 □ 手术：有手术适应证，无手术禁忌证 □ 完成手术记录 □ 完成手术日病程记录 □ 向患者及其家属交代手术后注意事项	□ 检查患者，注意切口、前节等情况，注意观察体温、血压等全身情况 □ 上级医师查房，确定有无手术并发症 □ 为患者换药 □ 完成术后病程记录 □ 向患者及家属交代术后恢复情况	□ 上级医师查房，进行手术及切口评估，确定有无手术并发症和切口愈合不良情况，确定今日出院 □ 完成出院记录等 □ 通知出院处 □ 通知患者及其家属出院 □ 向患者交代出院后注意事项 □ 预约复诊日期 □ 将出院记录副本及诊断证明交给患者
重点医嘱	**长期医嘱** □ 眼科二级护理 □ 饮食 □ 抗菌药物滴眼液 □ 非甾体抗炎药水 □ 未成年人需陪护 1 人 **临时医嘱** □ 根据病情需要下达	**长期医嘱** □ 眼科二级护理 □ 抗菌药物滴眼液 □ 非甾体抗炎药水 **临时医嘱** □ 换药、止吐等，根据病情需要下达 □ 裂隙灯、眼压、眼前节照相、曲率、验光	**长期医嘱** □ 眼科三级护理 □ 抗菌药物滴眼液 □ 局部非甾体抗炎药水 **临时医嘱** □ 今日出院 □ 出院用药：抗菌药物滴眼液 4 次/日，持续 1~2 周
病情变异记录	□ 无 □ 有，原因： 1. 2.	□ 无 □ 有，原因： 1. 2.	□ 无 □ 有，原因： 1. 2.
医师签名			

（二）护士表单

角膜穿通伤术后拆线路径护士表单

适用对象：第一诊断为角膜穿通伤术（ICD-10：Z48.0）后行角膜拆线术的患者

患者姓名：	性别：　年龄：　门诊号：	住院号：
住院日期：　年　月　日	出院日期：　年　月　日	标准住院日：2~5 天

时间	住院第 1 天	住院第 1~2 天	住院第 2~3 天 （手术日）
健康宣教	□ 入院宣教 介绍主管医师、护士 介绍环境、设施 介绍住院注意事项	□ 术前宣教 宣教疾病知识、术前准备及手术过程 告知准备物品、沐浴 告知术后饮食、活动及探视注意事项 告知术后可能出现的情况及应对方式 主管护士与患者沟通，了解并指导心理应对 告知家属等候区位置	□ 术后当日宣教 告知术后注意事项 告知术后饮食、活动及探视注意事项 告知术后可能出现情况的应对方式 给予患者及家属心理支持 再次明确探视陪护须知
护理处置	□ 核对患者姓名，佩戴腕带 □ 建立入院护理病历 □ 卫生处置：剪指（趾）甲、沐浴，更换病号服 □ 未成年人需陪护 1 人	□ 协助医师完成术前检查 □ 术前准备 □ 未成年者禁食、禁水 □ 冲洗结膜囊 □ 卫生处置：头部清洁、沐浴	□ 送手术 摘除患者各种活动物品 核对患者资料及带药 填写手术交接单，签字确认 □ 接手术 核对患者及资料，签字确认
基础护理	□ 三级护理 □ 晨晚间护理 □ 患者安全管理	□ 三级护理 □ 晨晚间护理 □ 患者安全管理	□ 三级护理 □ 晨晚间护理 □ 患者安全管理
专科护理	□ 护理查体 □ 需要时，填写跌倒及压疮防范表 □ 需要时，请家属陪护 □ 遵医嘱抗菌药物眼液点术眼（4 次/日） □ 心理护理	□ 协助完成相关检查 □ 遵医嘱抗菌药物眼液点术眼（4 次/日） □ 心理护理	□ 病情观察，观察术眼情况变化 □ 测量患者 TPR 变化 □ 全身麻醉患者遵医嘱予静脉补液 □ 心理护理
重点医嘱	□ 详见医嘱执行单	□ 详见医嘱执行单	□ 详见医嘱执行单
病情变异记录	□ 无　□ 有，原因： 1. 2.	□ 无　□ 有，原因： 1. 2.	□ 无　□ 有，原因： 1. 2.
护士签名			

时间	住院第3~4天 （术后第1~2日）	住院第4~5天 （出院日）
健康宣教	□ 术后宣教，避免揉眼、脏水入眼或不慎碰眼 □ 眼药作用及频率 □ 饮食、活动指导 □ 复查患者对术前宣教内容的掌握程度	□ 出院宣教 □ 复查时间 □ 眼药使用方法与频率 □ 活动休息 □ 指导饮食 □ 指导办理出院手续
护理处置	□ 协助完成相关检查	□ 办理出院手续
基础护理	□ 二级护理 □ 晨晚间护理 □ 患者安全管理	□ 二级护理 □ 晨晚间护理 □ 患者安全管理
专科护理	□ 病情观察，观察术眼情况变化 □ 遵医嘱眼药治疗 □ 心理护理	□ 病情观察 □ 遵医嘱眼药治疗 □ 心理护理
重点医嘱	□ 详见医嘱执行单	□ 详见医嘱执行单
病情变异记录	□ 无 □ 有，原因： 1. 2.	□ 无 □ 有，原因： 1. 2.
护士签名		

（三）患者（家属）表单

角膜穿通伤术后拆线路径患者（家属）表单

适用对象：第一诊断为角膜穿通伤术（ICD-10：Z48.0）后
行角膜拆线术的患者

患者姓名：	性别：　年龄：　门诊号：	住院号：
住院日期：　年　月　日	出院日期：　年　月　日	标准住院日：2~5 天

时间	入　院	手术前	手术当天
医患配合	□ 配合询问病史、收集资料，请务必详细告知既往史、用药史、过敏史 □ 如服用抗凝剂，请明确告知医师 □ 配合进行体格检查 □ 有任何不适请告知医师	□ 配合完善术前相关检查，如采血、留尿、心电图、X 线胸片 □ 眼科特殊检查：双眼视力、眼压、裂隙灯显微镜眼前段照相、角膜曲率、验光、泪道冲洗等 □ 医师与患者及家属介绍病情及手术谈话、术前签字	□ 配合评估手术效果 □ 有任何不适请告知医师
护患配合	□ 配合测量体温、脉搏、呼吸、血压、体重 1 次 □ 配合完成入院护理评估（简单询问病史、过敏史、用药史） □ 接受入院宣教（环境介绍、病室规定、订餐制度、贵重物品保管等） □ 有任何不适请告知护士	□ 配合测量体温、脉搏、呼吸、询问排便情况 1 次 □ 接受术前宣教 □ 自行沐浴，加强头部清洁，剪指（趾）甲 □ 接受入院宣教（环境介绍、病室规定） □ 准备好必要用物，吸水管 □ 取下义齿、饰品等，贵重物品交家属保管	□ 清晨测量体温、脉搏、呼吸；送手术室前，协助完成核对，带齐影像资料和术中带药 □ 返回病房后，协助完成核对，配合过病床，配合血压测量 □ 配合检查意识 □ 配合术后输液 □ 遵医嘱采取正确体位 □ 配合缓解疼痛 □ 有任何不适请告知护士
饮食	□ 普通饮食	□ 全身麻醉者术前 12 小时禁食、禁水 □ 局部麻醉+镇静（必要时），可普通饮食	□ 全身麻醉者麻醉清醒前禁食、禁水 □ 全身麻醉者麻醉清醒后，根据医嘱
排泄	□ 正常排尿便	□ 正常排尿便	□ 正常排尿便
活动	□ 正常活动	□ 正常活动	□ 全身麻醉完全清醒后可正常活动

时间	手术后	出 院
医患配合	□ 配合检查眼部情况 □ 配合眼部切口换药	□ 接受出院前指导 □ 知道复查程序 □ 获取出院诊断书 □ 预约复诊日期
护患配合	□ 配合定时测量体温、脉搏、呼吸、每日询问排便情况 □ 注意活动安全，避免坠床或跌倒 □ 配合执行探视及陪护	□ 接受出院宣教 □ 办理出院手续 □ 获取出院带药 □ 知道眼药用药频率、方法和眼药保存注意事项 □ 知道复印病历方法
饮食	□ 普通饮食	□ 普通饮食
排泄	□ 正常排尿便 □ 避免便秘	□ 正常排尿便 □ 避免便秘
活动	□ 正常活动	□ 正常活动

附：原表单（2016年版）

角膜穿通伤术后拆线路径表单

适用对象：第一诊断为角膜穿通伤术后
行角膜拆线术的患者

患者姓名：	性别：　年龄：　门诊号：	住院号：
住院日期：　年　月　日	出院日期：　年　月　日	标准住院日：2~5天

时间	住院第1天	住院第1~2天
主要诊疗工作	□ 询问病史与体格检查 □ 完成首次病程记录 □ 完成病历书写 □ 开实验室检查单 □ 上级医师查房 □ 初步确定手术方式和日期	□ 上级医师查房与手术前评估 □ 向患者及其家属交代围术期注意事项 □ 继续完成眼科特殊检查 □ 根据检查结果，进行术前讨论，确定手术方案 □ 住院医师完成术前小结和术前讨论，上级医师查房记录等病历书写 □ 签署手术知情同意书
重点医嘱	**长期医嘱** □ 眼科二级或三级护理 □ 饮食 □ 抗菌药物滴眼液点术眼 □ 局部非甾体抗炎药 □ 未成年人需陪护1人 **临时医嘱** □ 血常规、尿常规，肝肾功能，感染性疾病筛查，凝血功能 □ 心电图、X线胸片（必要时） □ 眼科特殊检查：裂隙灯、眼压、眼前节照相、曲率、验光、冲洗泪道	**长期医嘱** □ 眼科二级或三级护理 □ 饮食 □ 局部抗菌药物滴眼液 □ 局部非甾体抗炎药 □ 未成年人需陪护1人 **临时医嘱** □ 拟明日在局部麻醉或全身麻醉下行左/右眼角膜拆线术 □ 备皮洗眼 □ 全麻患者术前禁食、禁水 □ 局麻+镇静（必要时）
主要护理工作	□ 病区环境及医护人员介绍 □ 入院护理评估 □ 医院相关制度介绍 □ 执行医嘱 □ 饮食宣教、生命体征监测 □ 介绍相关治疗、检查、用药等护理中应注意的问题 □ 完成护理记录单书写	□ 手术前物品准备、心理护理 □ 手术前准备 □ 按医嘱执行护理治疗 □ 介绍有关疾病的护理知识 □ 介绍相关治疗、检查、用药等护理中应注意的问题 □ 健康宣教：术前术中注意事项 □ 完成术前护理记录单书写 □ 提醒患者禁食、禁水
病情变异记录	□ 无　□ 有，原因： 1. 2.	□ 无　□ 有，原因： 1. 2.
护士签名		
医师签名		

时间	住院第 2~3 天 （手术日）	住院第 3~4 天 （术后第 1 日）	住院第 4~5 天 （术后第 2 日，出院日）
主要诊疗工作	□ 手术前再次确认患者姓名、性别、年龄和术眼、手术方案 □ 手术 □ 完成手术记录 □ 完成手术日病程记录 □ 向患者及其家属交代手术后注意事项	□ 检查患者，注意切口、前节等情况，注意观察体温、血压等全身情况 □ 上级医师查房，确定有无手术并发症 □ 为患者换药 □ 完成术后病程记录 □ 向患者及家属交代术后恢复情况	□ 上级医师查房，进行手术及切口评估，确定有无手术并发症和切口愈合不良情况，确定今日出院 □ 完成出院记录等 □ 通知出院处 □ 通知患者及其家属出院 □ 向患者交代出院后注意事项 □ 预约复诊日期 □ 将出院记录副本及诊断证明交给患者
重点医嘱	**长期医嘱** □ 眼科二级护理 □ 饮食 □ 抗菌药物滴眼液 □ 非甾体抗炎滴眼液 □ 未成年人需陪护 1 人 **临时医嘱** □ 根据病情需要下达	**长期医嘱** □ 眼科二级护理 □ 抗菌药物滴眼液 □ 口服或者静脉应用抗菌药物 **临时医嘱** □ 换药、止吐等，根据病情需要下达 □ 裂隙灯、眼压、眼前节照相、曲率、验光	**长期医嘱** □ 眼科三级护理 □ 抗菌药物滴眼液 □ 局部非甾体抗炎药 **临时医嘱** □ 今日出院 □ 出院用药：抗菌药物滴眼液 4 次/日，持续 1~2 周
主要护理工作	□ 健康宣教：术后注意事项 □ 术后心理与生活护理 □ 执行术后医嘱 □ 完成手术当日护理记录单 □ 观察动态病情变化，及时与医师沟通，执行医嘱 □ 介绍相关治疗、检查、用药等护理中注意的问题	□ 执行术后医嘱 □ 健康宣教：手术后相关注意事项 □ 介绍有关患者康复锻炼方法 □ 术后用药知识宣教 □ 监测患者生命体征变化、术眼情况变化 □ 术后心理与生活护理 □ 完成术后第 1 日护理记录单	□ 执行术后医嘱、出院医嘱 □ 出院宣教：生活指导、饮食指导、用药指导 □ 协助患者办理出院手续、交费等事项 □ 完成术后第 2 日及出院护理记录单
病情变异记录	□ 无 □ 有，原因： 1. 2.	□ 无 □ 有，原因： 1. 2.	□ 无 □ 有，原因： 1. 2.
护士签名			
医师签名			

第十一章

角膜白斑穿透性角膜移植术临床路径释义

【医疗质量控制指标】

指标一、诊断需结合症状、体征和辅助检查。

指标二、手术适应证选择符合穿透性角膜移植术。

指标三、手术疗效达到预期目标。

指标四、抗菌药物使用符合规范。

指标五、住院时间符合路径实施要求。

一、角膜白斑穿透性角膜移植术编码

1. 原编码：

疾病名称及编码：角膜白斑（ICD-10：H17.801）

手术操作名称及编码：穿透性角膜移植术（ICD-9-CM-3：11.64）

2. 修改编码：

疾病名称及编码：角膜白斑（ICD-10：H17.801）

角膜粘连性白斑（ICD-10：H17.0）

手术操作名称及编码：穿透性角膜移植术（ICD-9-CM-3：11.63/11.64）

二、临床路径检索方法

H17.801/ H17.0 伴（11.63/11.64）

三、国家医疗保障疾病诊断相关分组（CHS-DRG）

MDCC　眼疾病及功能障碍

CZ1　其他眼部疾患

四、角膜白斑穿透性角膜移植术临床路径标准住院流程

（一）适用对象

第一诊断为角膜白斑（ICD-10：H17.801），行穿透性角膜移植术（ICD-9-CM-3：11.64）。

释义

■ 角膜白斑是指角膜致密混浊呈白色，透过混浊区域不能透见虹膜的一种病理状态。根据角膜白斑形成的原因可以分为先天性角膜白斑、外伤性角膜白斑、感染性角膜炎症后白斑等情况。

■ 穿透性角膜移植术是利用透明的供体全层角膜植片置换病变混浊角膜组织的一种角膜移植手术，以达到增视、治疗角膜疾病或改善外观的目的。

（二）诊断依据

根据《临床诊疗指南·眼科学分册》（中华医学会编著，人民卫生出版社，2006）：

1. 症状：严重视力障碍。
2. 体征：瞳孔区角膜白色混浊。
（1）手术前要仔细检查判断是否为角膜全层混浊，如角膜基质层混浊未达到后弹力层者，则可以考虑行板层角膜移植或深板层角膜移植手术。
（2）必要时可行眼前节光学相干断层扫描仪（anterior segment optical coherence tomography，AS-OCT）检查辅助判断角膜混浊的深度。

释义

■ 根据《临床诊疗指南·眼科学分册》（中华医学会编著，人民卫生出版社，2006）；全国高等学校教材《眼科学（第9版）》（杨培增主编，人民卫生出版社，2018）；《眼科临床指南（第3版）》（赵家良主编，人民卫生出版社，2018）。

■ 必要时可行眼前节光学相干断层扫描仪（anterior segment optical coherence tomography，AS-OCT）检查辅助判断角膜混浊的深度，或者采用超声生物显微镜（Ultrasound biomicroscope，UBM）检查角膜、房角、虹膜及晶体等结构。

■ 角膜瘢痕混浊根据严重程度，可分为角膜云翳、角膜斑翳和角膜白斑。瘢痕性混浊薄如云雾状，通过混浊部分仍能看清虹膜纹理者称角膜云翳；混浊较厚略呈灰白色，但通过混浊部分仍隐约可透见虹膜者称角膜斑翳；混浊厚重呈白色，不能透见虹膜者称角膜白斑，其中瘢痕组织与虹膜粘连者，称粘连性角膜白斑。

（三）治疗方案的选择

根据《临床诊疗指南·眼科学分册》（中华医学会编著，人民卫生出版社，2006）：
行穿透性角膜移植术（ICD-9：11.64）。

释义

■ 依据《临床诊疗指南·眼科学分册》（中华医学会编著，人民卫生出版社，2006）；全国高等学校教材《眼科学（第9版）》（杨培增主编，人民卫生出版社，2018）；《眼科学临床诊疗指南（第3版）》（赵家良主编，人民卫生出版社，2018）。

■ 角膜移植手术前要仔细检查判断是否为角膜全层混浊，行眼前节OCT或者UBM检查，用于观察角膜病变的深度、范围大小，以评估严重程度、预判治疗效果等，作为选择手术方式的依据，如角膜混浊为浅层病变可以行准分子激光治疗性角膜浅层切除术（phototherapeutic keratectomy，PTK）或板层角膜移植术治疗，深层病变可以考虑行深板层角膜移植术，全层病变则需要行穿透性角膜移植术。

（四）标准住院日

7~10天。如果患者条件允许，住院时间可以低于上述住院天数。

释义

■ 穿透性角膜移植术住院时间包含术前准备及手术后观察时间。一般而言要在病情稳定、角膜植片上皮完全愈合、眼压正常范围的情况下出院，因此一般需要 7~10 天住院日。角膜上皮愈合较快的患者，可以适当提前出院，低于上述 7~10 天的住院日。

（五）进入路径标准

1. 第一诊断必须符合角膜白斑疾病编码（ICD-10：H17.801）。
2. 当患者同时具有其他疾病诊断，但在住院期间不需要特殊处理，也不影响第一诊断的临床路径流程实施时，可以进入路径。
患者同时具有其他疾病影响第一诊断的临床路径流程实施时均不适合进入临床路径。

释义

■ 当患者同时具有影响第一诊断的其他疾病时，如角膜白斑合并白内障需要手术治疗，同时治疗白内障会影响第一诊断的临床路径流程实施，因此不适合进入临床路径。但是当患者具有的疾病不影响角膜白斑穿透性角膜移植术的临床路径流程实施，比如高血压，在采用药物控制血压正常范围的情况下住院期间不需要特殊处理，可以进入路径。

（六）术前准备（术前评估）

1~3 天。
1. 必须的检查项目：
（1）手术前全身常规检查：①血常规、尿常规；②肝功能、肾功能、生化全套检查、凝血功能、感染性疾病筛查（乙型肝炎、丙型肝炎、梅毒、艾滋病等）；③血压、心电图。
（2）专科检查：视力、眼压、泪道冲洗及裂隙灯检查、光感和光定位检查（红绿色觉检查），眼科眼轴和超声检查、眼前段照相。
2. 根据患者病情可选择的检查项目：
（1）眼科超声生物显微镜（UBM）检查。
（2）视觉电生理检查。
（3）眼前节 OCT 检查。
注意：部分检查可以在门诊完成。
如有慢性泪囊炎需先行处理泪囊炎，痊愈后再择期行角膜移植手术。
完善术前检查，可疑其他病变的相关科室会诊。

释义

■ 必须的检查项目：

1. 手术前全身常规检查：①血常规、尿常规；②肝功能、肾功能、生化全套检查、凝血功能、感染性疾病筛查（乙型肝炎、丙型肝炎、梅毒、艾滋病、新冠病毒等）；③血压、心电图。

2. 专科检查：视力、眼压、泪道冲洗及裂隙灯检查、光感和光定位检查（红绿色觉检查），眼轴和眼科超声检查、眼前段照相。

■ 根据患者病情可选择的检查项目：

1. 眼前节 OCT 检查。

2. 视觉电生理检查。

3. 眼部 B 超检查。

4. UBM 检查。

■ 部分检查可以在门诊完成。如有慢性泪囊炎者需先行处理泪囊炎，痊愈后再择期行角膜移植手术。完善术前检查，可疑其他科室疾病的请相关科室会诊。

■ 对排除闭角型青光眼的患者，可以进行散瞳后的检眼镜检查，有助于明确眼底健康情况，判断视力恢复预后。对角膜白斑严重影响眼底观察的患眼，可以不进行检眼镜检查。此时可行眼部 B 超检查或视觉电生理检查，有助于判断眼底健康情况。

■ 因角膜白斑，喷气式压平眼压计测量眼压不准确或测不出，此时可采用回弹式眼压计（Icare）、手持压平眼压计（Tono－Pen 眼压计）或者压陷式眼压计（Schiotz 眼压计）测量眼压，指测眼压也可以作为参考方法。

■ 角膜白斑患者穿透性角膜移植术为择期手术，因此对慢性泪囊炎患者，应先行治疗慢性泪囊炎，治愈后再择期行角膜移植手术。独眼、二次手术或感染性角膜白斑的高危人群等，术前建议行结膜囊细菌培养，结果阴性时选择手术。

（七）预防性抗菌药物选择与使用时机

1. 按照《抗菌药物临床应用指导原则（2015 年版）》（卫医发〔2015〕43 号）执行，根据患者病情合理使用抗菌药物。

2. 选用抗菌药物眼液，预防性用药时间 1~3 天。

释义

■ 角膜白斑患者穿透性角膜移植术为择期手术，因此抗菌药物的使用均为预防性剂量和疗程，术前 3 天以局部应用广谱抗菌药物滴眼液或凝胶为主，术前 24 小时增加全身广谱抗菌药物预防性使用。全身抗菌药物的使用一般持续 1~3 天，局部抗菌药物使用可以持续数月至 1 年，直至缝线完全拆除。眼用凝胶的使用可以降低眼部用药频率，减少防腐剂可能引起的眼部并发症。

（八）手术日为入院第 1~4 天

1. 麻醉方式：局部麻醉，必要时行心电监护。

2. 手术中用材料：同种异体供体角膜、黏弹剂、缩瞳剂、平衡盐溶液、手术刀具（建议一次性刀具）或飞秒激光一次性耗材、显微缝线。

3. 输血：无。

释义

■ 麻醉方式：局部麻醉，必要时行心电监护，或者全身麻醉。

■ 控制眶压及眼压、眼球制动是关系穿透角膜移植手术成败的关键因素。在患者全身情况允许的前提下，术前30分钟快速静脉滴注20%甘露醇注射液（按1~2g/kg体重计算用量）。没有磺胺药过敏史的患者术前2小时可以口服醋甲唑胺25~50mg。局部麻醉后应充分压迫眼球降眼压、软化眼球、降低眶压，从而降低手术过程中暴发性脉络膜出血和眼内容脱出的风险。全身麻醉需要平稳，避免手术进行中突然挣扎或者呕吐。

（九）术后住院恢复

5~10天。

1. 围术期预防性全身使用抗菌药物预防感染1~3天。
2. 术后戴护目镜。
3. 术后应用糖皮质激素、抗菌药物以及抗免疫排斥滴眼液点术眼，应用促进角膜切口愈合的滴眼液点术眼。
4. 术后观察切口对合情况、植片及缝线是否在位及眼内情况变化，如术后出现并发症，应对症处理，同时注意眼压。

释义

■ 角膜移植手术属于清洁手术，但是因为术中置换角膜植片（异体植入组织），所以术后需要全身及局部预防性使用抗菌药物。围术期预防性全身使用抗菌药物预防感染1~3天。对病毒性角膜炎白斑患者可以全身使用抗病毒药物1~3周。

■ 术后可以佩戴护目镜、遮盖或包扎。

■ 术后观察切口对合情况、植片及缝线是否在位及眼内情况变化，如术后出现并发症，应对症处理，必要时采用绷带型隐形眼镜或羊膜移植术治疗，同时注意眼压。

■ 术后用药原则：角膜移植术后主要用药是抗免疫排斥反应药物，促进角膜上皮修复的药物以及人工泪液的应用有助于促进植片植床的愈合，减轻免疫抑制剂滴眼液引起的眼部不适症状。糖皮质激素滴眼液的合理应用对减轻和预防炎症反应，降低排斥反应发病风险有重要作用，但是要注意其引起角膜上皮愈合延迟、病毒性角膜炎复发、高眼压、白内障、继发感染的影响，因此应用期间需要按时复诊，测量眼压。对眼压控制良好，且炎症反应较轻的患者，可以采用非甾体抗炎药预防炎症反应，降低排斥反应的风险。高危患者可全身给药。

（十）出院标准

1. 一般情况良好。
2. 切口对合好、无渗漏，缝线无松动，前房形成，眼压正常。
3. 没有需要继续住院处理的并发症和/或合并症。
4. 需全身麻醉者不进入路径。

如果出现并发症，由主管医师决定患者是否需要继续住院处理。

释义

■ 患者出院后一般一周以后才会进行第一次复诊，在此期间将脱离医护人员的每日观察，因此需要达到安全标准尚可安排出院，以确保手术后康复的顺利进行。术后如出现并发症，如切口渗漏、角膜上皮愈合延迟、高眼压，需要继续住院处理甚至手术，由主管医师具体决定。

（十一）变异及原因分析

治疗过程中出现切口感染、愈合不良、切口渗漏、原发性供体衰竭或其他合并症者，需进行相关的诊断和治疗，可适当延长住院时间。
微小变异：因为医院检验项目的及时性，不能按照要求完成检查；因为节假日不能按照要求完成检查；患者短期不愿按照要求出院随访。
重大变异：出现因手术源性的感染需要进一步抢救治疗，医院与患者或家属发生医疗纠纷，患者要求离院或转院；不愿按照要求出院随访而导致入院时间明显延长。
需行全身麻醉手术者不进入本路径。

释义

■ 治疗过程中出现切口感染、愈合不良、切口渗漏、原发性供体衰竭或其他合并症者，需进行相关的诊断和治疗，可适当延长住院时间。

■ 微小变异指的是不影响本临床路径大致完成的情况，比如：患者短期不愿出院随诊，或者因为检查项目需要时间，会导致住院时间延长。

■ 重大变异指的是发生对本临床路径实施影响较大的情况，比如：出现因并发症或意外情况需要进一步治疗，患者或家属与医院发生医疗纠纷，患者要求离院或转院。

五、角膜白斑穿透性角膜移植术临床路径给药方案

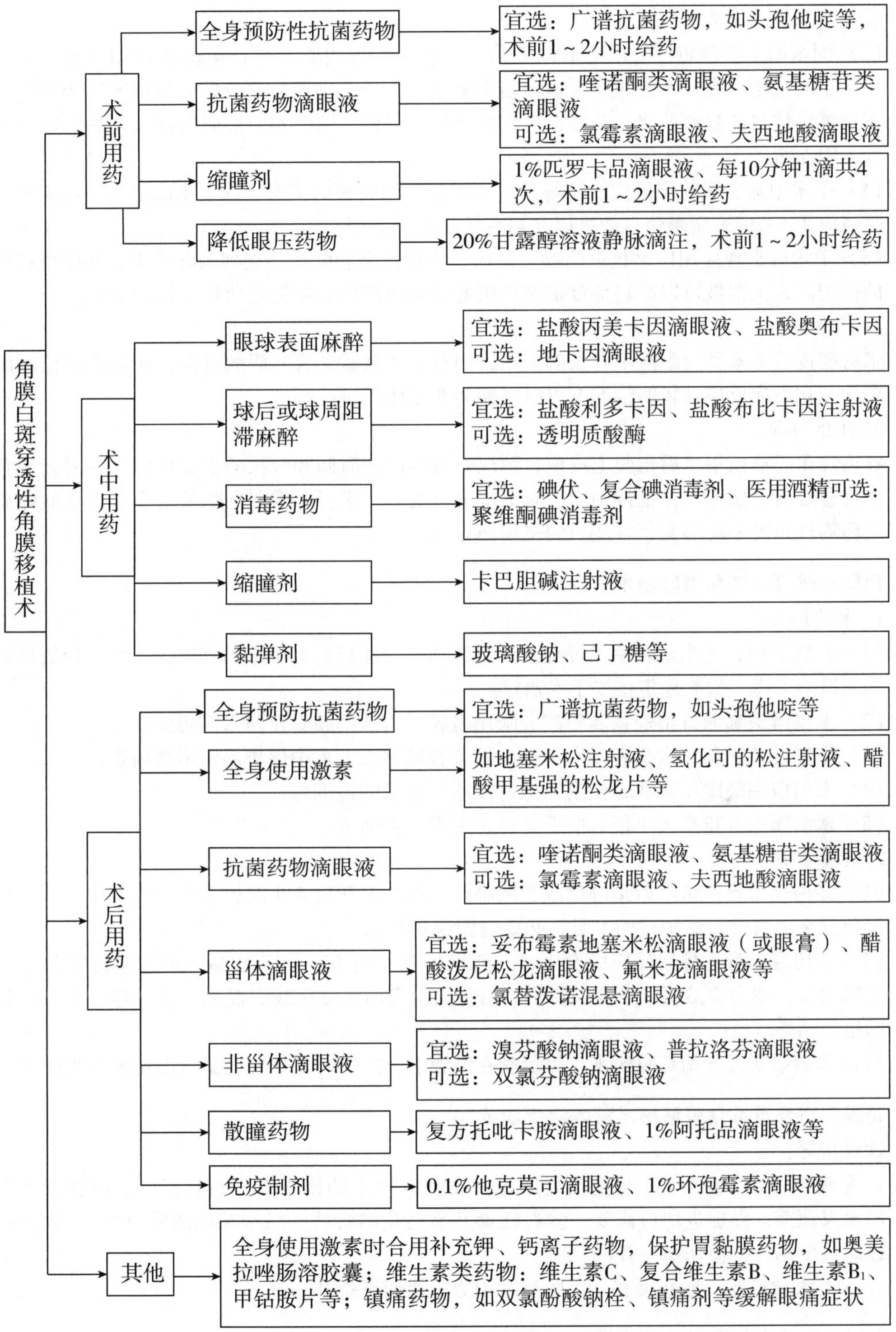

1. 用药选择：

（1）手术前应用广谱抗菌药物眼液1～3天，起到清洁结膜囊的作用，眼用凝胶可以减少用

药次数，并且有利于夜间发挥抗菌作用。

(2) 手术前缩瞳、降低眼压，有利于预防手术中晶状体损伤、玻璃体脱出等并发症，并降低暴发性脉络膜出血的风险。

(3) 围术期全身预防性应用广谱抗菌药物，参照我国内眼手术抗菌药物应用规范，手术前1~2小时应用，合计不超过3天。但是根据患者年龄、是否合并糖尿病等情况适当延长。由于角膜供体只能是清洁级，合并微生物污染的可能性，因此预防性应用抗菌药物的时间一般为1周左右。

(4) 手术中除了眼睑周围皮肤消毒外，还要注意结膜囊的消毒，除了术前冲洗结膜囊外，结膜囊应用5%聚维酮碘消毒液可以起到有效的灭菌作用。

(5) 手术后常规应用广谱抗菌药物、甾体、非甾体类滴眼液，起到预防感染、控制炎症反应的作用。人工泪液可以减轻免疫抑制剂引起的刺激症状，并促进角膜上皮的愈合。

2. 药学提示：

术后糖皮质激素类滴眼液不宜长期使用，因有导致激素性青光眼的可能，使用前后监测眼压变化。在炎症反应减轻的情况下可以更换为非甾体类抗炎药。

3. 注意事项：

穿透性角膜移植手术后角膜上皮愈合情况是决定用药时间和频次的重要依据。一般来说角膜上皮愈合后开始应用免疫抑制剂。对上皮愈合延迟的患者，需要判断是角膜上皮功能障碍或是药物性角膜上皮病变，并适当调整用药方案。

六、角膜白斑穿透性角膜移植术护理规范

1. 术前护理：

(1) 心理护理，适当讲解手术过程及注意事项，增加患者对手术的理解，建立合理的疗效预期和风险考虑，情绪稳定接受手术治疗。

(2) 术前遵医嘱滴抗菌药物滴眼液或眼用凝胶，清洁结膜囊预防术后感染。

(3) 穿透性角膜移植术患者手术前点毛果芸香碱缩瞳，术中保护晶体不被损伤。

(4) 术前应用降眼压药物，使眼压保持在适宜手术的范围内。

(5) 术前嘱患者排空大小便，取下义齿、手表、首饰等。

2. 术后护理：

(1) 穿透性角膜移植术后平卧位或者侧卧位，麻醉苏醒后6小时患者可适当下床活动，尽量避免低头、弯腰，谨防碰撞术眼，必要时戴保护眼罩。

(2) 密切观察有无排斥反应的发生，一般发生在术后10~15天以后，如术眼疼痛加重，分泌物增多，视力突然明显下降、流泪，角膜上出现白色排斥线、混浊、水肿等，及时报告医师抢救治疗。

(3) 术后第2天开始点眼药水，尽量滴在结膜上，操作时动作要轻柔，以免眼球受压。

七、角膜白斑穿透性角膜移植术营养治疗规范

饮食指导：

1. 角膜切口大，愈合慢，应适当增加蛋白质和维生素的摄入量，如鸡蛋、豆制品，多吃新鲜水果蔬菜，以促进切口修复；多吃软食及易消化的食物，忌辛辣刺激的食物，忌用硬食，以防过度用力，使切口裂开。

2. 保持大便通畅，防止便秘，以防过度用力，使切口裂开。

八、角膜白斑穿透性角膜移植术健康宣教

1. 出院指导：角膜移植需很长时间恢复，应注意术眼保护，无菌纱布遮盖或戴保护镜，使用抗菌药物滴眼液或眼用凝胶，防止细菌感染。

2. 角膜移植术后，教会患者正确使用滴眼液的方法，嘱其按时吃药或使用滴眼液；眼部滴用糖皮质激素滴眼液及他克莫司滴眼液等。
3. 忌烟酒及辛辣的食物，因为辛辣食物可导致血管扩张眼部充血，易引起排斥反应。
4. 睡眠要充足，注意保暖，早期应避免打喷嚏、咳嗽，保持大便通畅，以防止缝线脱落。
5. 术后半年内要注意保护术眼，外出或睡觉时可以戴保护眼罩。注意用眼卫生，尽量少看电视，避免强光刺激，每天阅读时间不超过 1 小时。出院后要避免和传染病患者接触，尽量少去公共场所。
6. 根据病情需要定期复诊。

九、推荐表单

（一）医师表单

角膜白斑穿透性角膜移植术临床路径医师表单

适用对象：第一诊断为角膜白斑（ICD-10：H17.801）；角膜粘连性白斑（ICD-10：H17.0）
行穿透性角膜移植术（ICD-9-CM-3：11.63/11.64）

患者姓名：	性别：　　年龄：　　门诊号：	住院号：
住院日期：　　年　月　日	出院日期：　　年　月　日	标准住院日：7~10 天

日期	住院第 1~3 天	住院第 2~4 天 （手术日）
主要诊疗工作	□ 询问病史及体格和眼科检查 □ 术前准备，如冲洗泪道 □ 必要的相关科室会诊 □ 上级医师查房，术前讨论 □ 沟通病情及术式，签署手术知情同意书 □ 完成病历书写	□ 手术
重点医嘱	**长期医嘱** □ 眼科护理常规 □ 三级护理 □ 饮食（普通饮食/糖尿病饮食/低盐低脂饮食） □ 抗菌药物滴眼液点术眼 **临时医嘱** □ 血常规、尿常规 □ 肝功能、肾功能、生化全套、凝血功能、感染性疾病筛查等 □ 血压、心电图 □ 冲洗泪道 □ 视力、眼压、眼前段照相、OCT □ 相关科室会诊 □ 其他医嘱	**长期医嘱** □ 术后护理常规 □ 二级护理 □ 饮食（普通饮食/糖尿病饮食/低盐低脂饮食） □ 术后糖皮质激素及非甾体抗炎药物滴眼液、抗菌药物滴眼液及促进切口修复滴眼液点术眼 □ 止血药物（必要时） □ 其他医嘱 **临时医嘱** □ 术前肌内注射止血药物（必要时） □ 术后应用镇痛药物（必要时）
病情变异记录	□ 无　□ 有，原因： 1. 2.	□ 无　□ 有，原因： 1. 2.
医师签名		

日期	住院第 3~7 天	住院第 8~10 天 （出院日）
主要诊疗工作	□ 上级医师查房 □ 评估角膜植片及切口情况 □ 完成病程记录	□ 上级医师查房，确定是否出院 □ 完成出院记录、病案首页、出院证明书等 □ 向患者及其家属交代出院后的注意事项
重点医嘱	**长期医嘱** □ 糖皮质激素、非甾体抗炎药、抗菌药、促进切口修复滴眼液点术眼 □ 其他医嘱 **临时医嘱** □ 根据眼压情况使用降眼压药物 □ 其他医嘱	**出院医嘱** □ 出院带药 □ 定期门诊随访，不适随诊 □ 其他医嘱
病情变异记录	□ 无　□ 有，原因： 1. 2.	□ 无　□ 有，原因： 1. 2.
医师签名		

（二）护士表单

角膜白斑穿透角膜移植术临床路径护士表单

适用对象：第一诊断为角膜白斑（ICD-10：H17.801）；角膜粘连性白斑（ICD-10：H17.0）
行穿透性角膜移植术（ICD-9-CM-3：11.63/11.64）

患者姓名：	性别：　　年龄：　　门诊号：	住院号：
住院日期：　　年　月　日	出院日期：　　年　月　日	标准住院日：7~10 天

时间	住院第 1~4 天	住院第 2~5 天 （围术期）	住院第 3~10 天
健康宣教	□ 介绍主管医师、责任护士 □ 介绍环境、设施 □ 介绍住院注意事项 □ 向患者宣教戒烟、戒酒的重要性，医院内禁止吸烟	□ 责任护士与患者沟通，了解并指导心理应对 □ 告知手术前后饮食、活动及探视注意事项及应对方式	□ 术眼康复和锻炼 □ 饮食休息运动等事项指导 □ 正确指导患者出院用药 □ 遵医嘱定时复查
护理处置	□ 核对患者、佩戴腕带 □ 建立入院护理病历 □ 卫生处置：指导患者剪指（趾）甲、沐浴、更换病号服	□ 密切观察患者病情变化 □ 遵医嘱正确用药 □ 协助医师完善术前各项检查 □ 术前准备 □ 做好术后病情观察	□ 办理出院手续 □ 书写出院小结
基础护理	□ 三级护理 □ 晨晚间护理 □ 患者安全管理	□ 二级护理 □ 晨晚间护理 □ 患者安全管理	□ 二级护理 □ 晨晚间护理 □ 患者安全管理
专科护理	□ 指导患者正确点眼及用眼卫生 □ 宣教疾病知识、用药知识及特殊检查操作过程 □ 生命体征监测 □ 需要时填写跌倒及压疮防范表 □ 需要时请家属陪护 □ 心理护理	□ 生命体征监测 □ 心理护理 □ 遵医嘱正确给药 □ 指导患者咳嗽及眼部病情不适观察	□ 生命体征监测 □ 正确执行医嘱，观察术眼病情变化 □ 术后心理和生活护理，告知患者避免眼部感染、外伤等注意事项
重点医嘱	□ 详见医嘱执行单	□ 详见医嘱执行单	□ 详见医嘱执行单
病情变异记录	□ 无　□ 有，原因： 1. 2.	□ 无　□ 有，原因： 1. 2.	□ 无　□ 有，原因： 1. 2.
护士签名			

（三）患者（家属）表单

角膜白斑穿透角膜移植术临床路径患者（家属）表单

适用对象：第一诊断为角膜白斑（ICD-10：H17.801）；角膜粘连性白斑（ICD-10：H17.0）
行穿透性角膜移植术（ICD-9-CM-3：11.63/11.64）

患者姓名：	**性别：　　年龄：　　门诊号：**	**住院号：**
住院日期：　年　月　日	**出院日期：**　年　月　日	**标准住院日：7~10天**

时间	入院1~4天	第2~5天（住院期间，围术期）	住院第5~10天（出院日）
医患配合	□ 配合询问病史、收集资料，请务必详细告知既往史、用药史、过敏史 □ 配合进行体格和眼科检查 □ 配合完善相关检查 □ 有任何不适，请及时告知医师	□ 手术前了解手术及围术期相关治疗，缓解紧张情绪 □ 配合用药及治疗 □ 有任何不适告知医师	□ 接受出院前指导 □ 知道复查程序 □ 获取出院诊断书
护患配合	□ 配合测量体温、脉搏、呼吸、血压、血氧饱和度、体重 □ 配合完成入院护理评估单（简单询问病史、过敏史、用药史） □ 接受入院宣教（环境介绍、病室规定、订餐制度、贵重物品保管等） □ 有任何不适，请及时告知护士	□ 配合测量体温、脉搏、呼吸，询问每日排便情况 □ 接受相关实验室检查宣教，正确留取标本，配合检查 □ 有任何不适告知护士 □ 接受疾病及用药等相关知识指导、接受输液、服药治疗 □ 注意活动安全，避免坠床或跌倒 □ 配合执行探视及陪护制度	□ 接受出院宣教 □ 办理出院手续 □ 获取出院带药 □ 指导用药方法、作用、注意事项 □ 指导复印病历方法
家属配合	□ 配合患者向医护人员汇报病史、收集资料，请务必详细告知既往史、用药史、过敏史 □ 配合进行体格和眼科检查 □ 配合完善相关检查 □ 患者有任何不适告知医师	□ 手术前了解手术及围术期相关治疗，协助患者缓解紧张情绪 □ 配合医护完成患者用药及治疗 □ 患者有任何不适告知医师	□ 接受出院前指导 □ 知道复查程序 □ 获取出院诊断书
饮食	□ 正常饮食	□ 正常饮食	□ 正常饮食
排泄	□ 正常排尿便	□ 正常排尿便	□ 正常排尿便
活动	□ 适度活动	□ 适度活动	□ 适度活动

附：原表单（2016年版）

角膜白斑穿透性角膜移植术临床路径表单

适用对象：第一诊断为角膜白斑（ICD-10：H17.801）
行穿透性角膜移植术（ICD-9：11.64）

患者姓名：	性别： 年龄： 门诊号：	住院号：
住院日期： 年 月 日	出院日期： 年 月 日	标准住院日：7~10天

日期	住院第1~3天	住院第1~4天 （手术日）
主要诊疗工作	□ 询问病史及体格和眼科查体 □ 冲洗泪道 □ 必要的相关科室会诊 □ 上级医师查房，术前讨论 □ 签署手术同意书 □ 完成病历书写	□ 手术
重点医嘱	**长期医嘱** □ 眼科护理常规 □ 三级护理 □ 饮食（普通饮食/糖尿病饮食） □ 抗菌药物眼液点术眼 **临时医嘱** □ 血常规、尿常规 □ 肝功能、肾功能、生化全套、凝血功能、感染性疾病筛查等 □ 血压、心电图 □ 冲洗泪道 □ 眼前段照相 □ 相关科室会诊 □ 其他医嘱	**长期医嘱** □ 术后护理常规 □ 二级护理 □ 饮食（普通饮食/糖尿病饮食） □ 术后糖皮质激素、抗菌药物滴眼液及促切口修复滴眼液点术眼 □ 止血药物（必要时） □ 其他医嘱 **临时医嘱** □ 术前肌内注射止血药物（必要时） □ 术后应用镇痛药物（必要时）
主要护理工作	□ 入院宣教（环境、规章制度、饮食、治疗、检查、用药、疾病护理等） □ 入院护理评估 □ 执行医嘱、生命体征监测	□ 执行医嘱、生命体征监测、观察术眼情况 □ 眼部护理 □ 术后心理与生活护理
病情变异记录	□ 无 □ 有，原因： 1. 2.	□ 无 □ 有，原因： 1. 2.
护士签名		
医师签名		

日期	住院第 5~7 天	住院第 7~10 天 （出院日）
主要诊疗工作	□ 上级医师查房 □ 评估角膜植片及切口情况 □ 完成病程记录	□ 上级医师查房，确定是否出院 □ 完成出院记录、病案首页、出院证明书等 □ 向患者及其家属交代出院后的注意事项
重点医嘱	**长期医嘱** □ 糖皮质激素、抗菌药物、促切口修复滴眼液点术眼 □ 其他医嘱 **临时医嘱** □ 根据眼压情况使用降眼压药物 □ 其他医嘱	**出院医嘱** □ 出院带药 □ 定期门诊随访，不适随诊 □ 其他医嘱
主要护理工作	□ 执行医嘱、观察术眼情况 □ 健康宣教：疾病相关知识 □ 术后心理与生活护理	□ 执行医嘱 □ 出院指导：生活、饮食、用药等 □ 协助办理出院
病情变异记录	□ 无　□ 有，原因： 1. 2.	□ 无　□ 有，原因： 1. 2.
护士签名		
医师签名		

第十二章

先天性白内障临床路径释义

【医疗质量控制指标】

指标一、诊断需结合症状、体征和辅助检查。

指标二、手术适应证符合选择白内障吸出术+前段玻切+后囊切开术。

指标三、手术疗效达到预期目标。

指标四、围术期用药符合规范。

指标五、住院时间符合路径实施要求。

一、先天性白内障编码

1. 原编码：

疾病名称及编码：先天性白内障（ICD10：Q12.0）

手术操作名称及编码：白内障吸出术+前段玻切+后囊切开术（ICD-9-CM-3：13.41001/14.71001/13.90004）

2. 修改编码：

疾病名称及编码：先天性白内障（ICD10：Q12.0）

手术操作名称及编码：白内障吸出术+前段玻切（ICD-9-CM-3：13.41+14.71）

二、临床路径检索方法

Q12.0 伴（13.41+14.71）

三、国家医疗保障疾病诊断相关分组（CHS-DRG）

MDCC　眼疾病及功能障碍

CW1　各种类型白内障

四、先天性白内障临床路径标准住院流程

（一）适用对象

第一诊断为先天性白内障（ICD10：Q12.000），行白内障吸出术+前段玻切+后囊切开术（ICD-9-CM-3：13.41001+14.71001+13.90004）。

释义

■ 适用对象编码参见第一部分。

■ 本路径适用对象为临床诊断为先天性白内障的7岁以下患儿。对于小于2岁的小儿，暂时不植入IOL；大于2岁的小儿，需要一期IOL的植入。如果伴有眼外伤（角膜裂伤、虹膜裂伤、球内异物等）、视网膜脱离、青光眼等疾病的并发性白内障不入选本路径。

（二）诊断依据

根据《临床诊疗指南·眼科学分册》（中华医学会编著，人民卫生出版社，2006）：

1. 病史：发现患儿眼斜视、瞳孔区发白、眼球不规则颤动、不能固视目标等。
2. 体格检查：晶状体混浊，眼底模糊，伴或不伴其他眼部发育异常。

释义

■ 该路径的制订主要参考国内权威参考书籍和诊疗指南。

■ 病史和临床症状是诊断先天性白内障的初步依据，多数患儿表现为出生后的白瞳，严重的不能视物或不能抓物；裂隙灯显微镜检查可以看到晶状体出现混浊，严重者影响眼底观察，表现为眼底模糊、红光反射有所减弱。

（三）治疗方案的选择依据

根据《临床技术操作规范·眼科学分册》（中华医学会编著，人民军医出版社，2007）：

1. 诊断明确。
2. 征得患者及家属的同意。

释义

■ 先天性白内障的诊断依据充分，包括年龄、晶状体明显混浊影响视力及无其他影响视力的眼部病变。

■ 如果患儿的晶状体混浊是双眼的，但是晶状体核不是很致密，患儿有 0.3 以上的视力，手术可以适当推迟，在 2 岁以后手术；如果患儿是单眼晶状体混浊，手术应该适当提早，可以在 3~6 个月考虑手术。如果患儿大于 2 岁，可以同期植入人工晶状体。

（四）标准住院日

3~9 天。

释义

■ 标准住院日为推荐最低标准，提倡缩短住院日。先天性白内障患儿入院后，1~2 天内完成常规手术前检查，并且滴用抗菌药物眼液。入院后 2~3 天可以安排手术，手术后观察 1~2 天，如果没有严重术后反应，可以安排出院，总住院时间不超过 9 天符合本路径要求。

（五）进入路径标准

1. 第一诊断必须符合 ICD-10：Q12.000 先天性白内障疾病编码。
2. 当患者同时具有其他疾病诊断，如住院期间不需特殊处理也不影响第一诊断临床路径流程的实施时，可以进入路径。

释义

■ 第一诊断为先天性白内障，排除其他原因所致的晶状体混浊。

■ 由于先天性白内障可能伴有虹膜和脉络膜发育不全，如虹膜残膜、虹膜缺失、脉络膜缺失等先天异常，但是不影响手术的实施，也可以进入路径。

（六）术前准备（术前评估）

1~2 天。

必须的检查项目：

1. 眼部常规检查：视力、眼压、前房、晶状体、眼底。
2. 感染性疾病筛查（包括乙型肝炎、丙型肝炎、艾滋病、梅毒等）。
3. 心电图、胸透或胸部 X 线片。
4. 血常规、尿常规、凝血功能、血生化（包括肝肾功能、血糖）。
5. 眼科 A+B 超、眼部彩超。

释义

■ 患儿如果不能配合视力检查，不影响手术执行。医师可以依据裂隙灯检查结果评估手术的必要性。

■ 眼压是重要的眼科检查指标之一，对评估患儿房角、小梁网的发育很重要。如果患儿不能配合，可以在术前全身麻醉实施后进行。

■ 感染性疾病的筛查：主要用于排除可能的传染病，如乙型肝炎、丙型肝炎、艾滋病、梅毒等，患儿有母婴途径被感染的可能。被感染患儿的手术操作环境、器械及用品需要特殊的处理。

■ 心电图、血常规、尿常规、凝血和生化检查是常规检查，每个进入路径的患者均需完成。这些检查主要是评估患儿是否患有其他全身疾病，关系到围术期是否需要特殊处理，可能会影响到住院时间、费用以及治疗预后。

■ 眼科 A+B 超及角膜曲率是白内障患者必查的项目，用以计算人工晶状体度数，同时可以排除眼底病如视网膜脱离，视网膜母细胞瘤，原始玻璃体增生症，coats 病等需要鉴别的白瞳症。

■ 关于术后视力，一定要告知患儿家属，手术之后只是给了患儿一个能看见的基础，视网膜的发育需要术后的屈光矫正和弱视训练，任重道远。

（七）术前用药

1. 术前抗菌药物滴眼液，4~6 次/日，用药 2~3 天。
2. 术前阿托品眼膏，每日 1 次，用药 2~3 天。

释义

■ 术前常规使用广谱抗菌药物滴眼液是有效防治眼内炎发生的重要手段，如妥布霉素滴眼液用药频率一般每日不少于 4 次，时间不少于 2 天，通常情况下可以到达预防效果。

■ 术前复方托吡卡胺滴眼液点眼 2~3 次，以保证术中瞳孔散大良好；术后主流观点是主张阿托品眼膏散瞳。

（八）手术日

入院第 2~3 天。

1. 麻醉方式：全身麻醉。
2. 手术方式：白内障吸出术+前段玻切+后囊切开术。
3. 术中用耗品：黏弹剂、一次性手术刀、眼内灌注液或平衡液、显微缝线。
4. 手术用设备：显微镜、超声乳化仪。
5. 输血：无。
6. 眼内植入物：无。

释义

■ 手术前，麻醉医师全面评估手术风险。

■ 患儿在全身麻醉中，未手术眼通常可能出现眼睑闭合不全的现象，在手术开始前，需要将未手术眼涂眼膏，或者粘贴胶带，保证其闭合状态。

■ 患儿需要意识恢复后，再回到眼科后续治疗，在意识未恢复前，一定要在观察室留观，尤其是伴有其他全身病的患儿。护士在接诊全身麻醉患儿回到眼科时，一定呼唤患儿名字，听到应答后，再签字转回。

■ 先天性白内障的手术方式与患儿的年龄密切相关，对于小于 2 岁的患儿，手术包括：白内障吸出术+前段玻切+后囊切开术。这是由于患儿的眼球发育不足，不能植入 IOL；而前部玻切的选择，是由于晶状体上皮细胞的增生能力很强，如果仅有后囊膜的环形撕囊，没有前部玻切，术后晶状体上皮细胞会在玻璃体前界膜表面增生，从而影响术后视力。大于 2 岁的患儿，要一期植入 IOL。大于 3 岁的患儿，仅做后囊膜的环形撕囊，不做前部玻切。大于 5 岁的患儿，不做后囊膜切开，也不做前部玻切。后发性白内障出现后，可以采取激光治疗。

■ 由于患儿的虹膜对于术中刺激极其敏感，过多刺激虹膜会引起术后的前房渗出，所以术前要给予充分的散瞳。术中黏弹剂的使用也会进一步将虹膜推向周边，从而避免虹膜受到刺激。

■ 手术完毕，要确认切口闭合好，无切口渗漏，如切口水密性不佳，一定要缝合主切口，有时即使患儿的切口闭合良好，仍然需要缝合，这是因为小儿的角膜较成人软，切口难以实现自闭。而术后患儿可能会揉眼，有切口渗漏、虹膜脱出的风险，所以必须缝合。

■ 对于小于 2 岁的小儿，可以做 2 个 1.5mm 的透明角膜切口，使用前部玻切头完成前囊膜的环形撕囊，可以使用灌注与吸出分离的双 I/A 手柄，完成皮质与软核的吸出。切口可以不缝合。

■ 2 岁以后，由于需要植入 IOL，可以做 2.2~2.6mm 的主切口，就不需要分体式 I/A 手柄了。

■ 对于小于 2 岁的小儿，暂时不植入 IOL。大于 2 岁的小儿，需要一期 IOL 的植入。

（九）术后住院恢复

2~6天。

必须复查的检查项目：

1. 眼部常规检查：视力、眼压、前房、晶状体、眼底。
2. 术后用药：抗菌药物+类固醇激素滴眼液+散瞳滴眼液+非甾体抗炎药。

释义

■ 视力：患儿如果不能正确回答问题，视力的检查可以通过抓物、识字等方法识别。但是患儿的视力不会在术后立即提高，因为这里存在弱视的问题，弱视需要训练，所以要明确告知家属。视力的提高是需要时间的，并且要正规视觉康复训练。手术只是治疗的开始，弱视的治疗需要更长的时间。

■ 眼压也是重要的观察指标，少数患儿有一过性的眼压升高，其原因可能是黏弹剂残留；持续性的眼压增高可能导致视力的损伤或虹膜的节段性萎缩，需要及时处理。

■ 裂隙灯检查可以直接观察切口的愈合情况，角膜是否水肿、前房深度及反应，瞳孔的大小、形态和位置，人工晶状体的位置，后囊膜的情况等，如情况异常可以及时处理。患儿通常在术后第1天难以配合，不必勉强。

■ 如果患儿术后反应重，如角膜水肿、前房炎症，需要加强局部用药，积极抗炎，个别情况下考虑全身用药，及时控制炎症反应。

（十）出院标准（围绕一般情况、切口情况、第一诊断转归）

1. 手术后反应较轻，或者炎症基本控制，病情稳定。
2. 切口闭合好，前房形成。
3. 眼压正常，裂隙灯检查无明显异常。

释义

■ 患儿手术后1~2天，如果病情稳定，无并发症发生，眼压正常，角膜无水肿，切口对合良好，前房深浅正常，人工晶状体位置正常，可以出院。

■ 患儿的术后散瞳很重要，建议使用阿托品眼膏散瞳1个月。随访期间注意对瞳孔的观察。

（十一）变异及原因分析

1. 术后角膜水肿明显，眼压高，眼前节反应较明显需用药观察，其住院时间相应延长。
2. 出现手术并发症（晶状体后囊破裂、玻璃体外溢、晶状体核脱入玻璃体腔等），需要手术处理者，不进入路径。
3. 一期植入人工晶状体者不进入路径。
4. 第一诊断为先天性白内障，合并眼部其他病变者不进入路径。
5. 合并全身疾病、住院期间需要继续治疗，不进入路径。

释义

■ 一期植入人工晶状体者，如果无其他并发症，不影响住院时间，可以纳入本路径。

■ 出现手术并发症，如果仅是晶状体后囊破裂、玻璃体外溢等，并无其他严重问题，由于本路径包含前部玻璃体的处理，患儿仍然可以进入本路径。小儿晶状体可能有致密的混浊，但是一般没有较硬的核块，而玻璃体状态一般很好，一般少有坚核发生。

■ 第一诊断为先天性白内障，如果其他眼部病变不需要继续住院治疗，可以纳入本路径。如先天性无虹膜。如果其他问题严重，如眼外伤、先天性青光眼，则不能纳入本路径。

■ 如果患儿除了先天性白内障，还有出凝血功能障碍、智力障碍或其他器质性疾病，需要住院继续治疗的，不纳入本路径。如果存在其他疾病，如先天性唇裂等，但本次入院不计划治疗、不影响住院时间的，可以纳入本路径。

五、先天性白内障临床路径给药方案

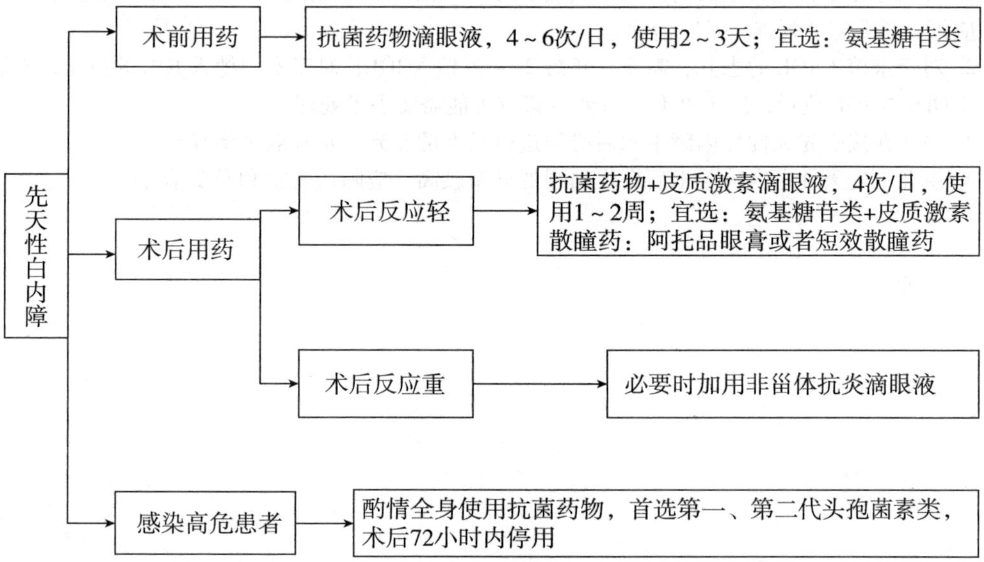

1. 用药选择：

（1）妥布霉素滴眼液是术后常规的抗菌药物选择。在散瞳药方面，建议使用阿托品眼膏；但是也有短效散瞳药，每日 3 次点术眼，瞳孔情况良好的报道。

（2）为降低麻醉风险，建议双眼先天性白内障患儿在一次全身麻醉中，完成双眼手术操作。但是，双眼手术需要按照两台独立手术的标准完成，以降低连台手术感染的风险。术后应使用全身抗菌药物。

2. 药学提示：

左氧氟沙星滴眼液不适合小儿使用。

3. 注意事项：

阿托品眼膏通常术后使用 1 个月左右。对于术后炎症反应较轻的患儿，可以单独使用短效散瞳药 2~3 周。

六、先天性白内障护理规范

1. 术前护理：

（1）心理护理，向患儿家属讲解手术过程和注意事项，交代手术风险，使患儿家属对先天性白内障手术的复杂性有充分了解，建立合理预期。

（2）术前遵医嘱滴抗菌药物滴眼液，清洁结膜囊预防术后感染。

（3）全身麻醉的宣教和术前注意事项告知，在规定时间内禁食、禁水。

2. 术后护理：

（1）麻醉苏醒后 6 小时患儿可适当下床活动，尽量避免低头、弯腰，谨防碰撞术眼，必要时戴保护眼罩。

（2）观察术后眼压和眼前节反应，如术眼疼痛加重、分泌物增多、视力突然明显下降、流泪，或患儿哭闹不止等，及时报告医师。

（3）术后第 2 天开始点眼药水，尽量滴在结膜上，操作时动作要轻柔，以免眼球受压。

七、先天性白内障营养治疗规范

饮食无特殊。

八、先天性白内障健康宣教

1. 告知患儿家属先天性白内障术后可能出现青光眼、虹膜粘连、瞳孔变形、眼前节炎症反应等，需要定期复查，及时治疗。

2. 对于未植入 IOL 的患儿，需要在年龄 2~4 岁植入 IOL；对于术中植入 IOL 的患儿，术后应定期复查 IOL 位置，发生 IOL 夹持或者移位可能需要手术处理。

3. 患儿在接受先天性白内障手术后必须进行长期的屈光矫正和弱视治疗

4. 患儿在先天性白内障手术后发生斜视的概率较高，应随访观察和必要治疗。

九、推荐表单

（一）医师表单

先天性白内障临床路径医师表单

适用对象：第一诊断为先天性白内障（ICD-10：Q12.0）

行白内障吸出术+前段玻切（ICD-9-CM-3：13.41+14.71）

患者姓名：	性别：　年龄：　门诊号：	住院号：
住院日期：　年　月　日	出院日期：　年　月　日	标准住院日：9天

时间	住院第1天	住院第2天	住院第3天 （手术日）
主要诊疗工作	□ 询问病史 □ 体格检查 □ 交代病情 □ 完成首次病程记录和住院病历	□ 核实各项检查结果 □ 上级医师查房与术前评估 □ 向患者及家属交代术前、术中和术后注意事项 □ 患者选择人工晶状体（IOL） □ 选择手术用黏弹剂 □ 签署手术知情同意书	□ 术前再次确认患者姓名、性别、年龄和手术眼别 □ 实施手术 □ 完成手术记录 □ 向患者及其家属交代术后注意事项
重点医嘱	**长期医嘱** □ 眼科二级或三级护理 □ 抗菌药物滴眼液点术眼（4次/日） □ 阿托品眼膏点术眼（1次/日） **临时医嘱** □ 血常规、尿常规 □ 感染性疾病筛查（包括乙型肝炎、丙型肝炎、艾滋病、梅毒等） □ 凝血功能检查 □ 心电图、X线胸片 □ 眼科A+B超 □ 眼彩超	**长期医嘱** □ 眼科二级或三级护理 □ 抗菌药物滴眼液点术眼（4次/日） □ 阿托品眼膏点术眼（1次/日） **临时医嘱** □ 明日在全身麻醉下行左/右眼超声乳化+前段玻切+后囊切开术 □ 术前1小时术眼滴复方托吡卡胺滴眼液散瞳4次	**长期医嘱** □ 眼科一级护理 **临时医嘱** □ 根据病情需要制订
病情变异记录	□ 无　□ 有，原因： 1. 2.	□ 无　□ 有，原因： 1. 2.	□ 无　□ 有，原因： 1. 2.
医师签名			

时间	住院第 4 天 （术后第 1 日）	住院第 5 天 （术后第 2 日）	住院第 6 天 （术后第 3 日）
主要诊疗工作	□ 检查患者术眼 □ 上级医师查房，确定有无手术并发症 □ 更换敷料 □ 完成病程记录 □ 向患者及家属交代术后恢复情况	□ 检查患者术眼 □ 上级医师查房，确定有无手术并发症 □ 更换敷料 □ 完成病程记录 □ 向患者及家属交代术后恢复情况	□ 检查患者术眼 □ 上级医师查房，确定有无手术并发症 □ 更换敷料 □ 完成病程记录 □ 向患者及家属交代术后恢复情况
重点医嘱	**长期医嘱** □ 眼科二级护理 □ 抗菌药物+类固醇激素滴眼液+非甾体滴眼液+散瞳眼药 **临时医嘱** □ 根据病情需要制订	**长期医嘱** □ 眼科二级或三级护理 □ 抗菌药物+类固醇激素滴眼液+非甾体滴眼液+散瞳眼药 **临时医嘱** □ 根据病情需要制订	**长期医嘱** □ 眼科二级或三级护理 □ 抗菌药物+类固醇激素滴眼液+非甾体滴眼液+散瞳眼药 **临时医嘱** □ 根据病情需要制订
病情变异记录	□ 无 □ 有，原因： 1. 2.	□ 无 □ 有，原因： 1. 2.	□ 无 □ 有，原因： 1. 2.
医师签名			

时间	住院第 7 天 （术后第 4 日）	住院第 8 天 （术后第 5 日）	住院第 9 天 （术后第 6 日）
主要诊疗工作	□ 检查患者术眼 □ 上级医师查房，确定有无手术并发症 □ 更换敷料 □ 完成病程记录 □ 向患者及家属交代术后恢复情况	□ 检查患者术眼 □ 上级医师查房，确定有无手术并发症 □ 更换敷料 □ 完成病程记录 □ 评估患者明日是否可以出院	□ 上级医师查房，确定是否可以出院，若患者可以出院，则需完成出院记录 □ 通知出院处 □ 通知患者及其家属出院 □ 向患者交代出院后注意事项 □ 预约复诊日期 □ 出具诊断证明书
重点医嘱	**长期医嘱** □ 眼科二级护理 □ 抗菌药物+类固醇激素滴眼液+散瞳眼药 **临时医嘱** □ 根据病情需要制订	**长期医嘱** □ 眼科三级护理 □ 抗菌药物+类固醇激素滴眼液+散瞳眼药 **临时医嘱** □ 根据病情需要制订	**长期医嘱** □ 眼科三级护理 □ 抗菌药物+类固醇激素滴眼液+散瞳眼药 **临时医嘱** □ 今日出院 □ 出院带药：抗菌药物+类固醇激素滴眼液+散瞳眼药，4 次/日，持续3~4 周
病情变异记录	□ 无　□ 有，原因： 1. 2.	□ 无　□ 有，原因： 1. 2.	□ 无　□ 有，原因： 1. 2.
医师签名			

（二）护士表单

先天性白内障临床路径护士表单

适用对象：第一诊断为先天性白内障（ICD-10：Q12.0）

行白内障吸出术+前段玻切（ICD-9-CM-3：13.41+14.71）

患者姓名：	性别：　年龄：　门诊号：	住院号：
住院日期：　年　月　日	出院日期：　年　月　日	标准住院日：9 天

时间	住院第 1 天	住院第 2 天	住院第 3 天 （手术日）
健康宣教	□ 入院宣教 介绍医师、护士 介绍环境、设施 介绍住院注意事项	□ 术前宣教 宣教疾病知识、术前准备及手术过程 告知准备物品、沐浴 告知术后饮食、活动及探视注意事项 告知术后可能出现的情况及应对方式 □ 主管护士与患者沟通，了解并指导心理应对 □ 告知家属等候区位置	□ 术后当日宣教 告知术后注意事项 告知饮食、体位要求 告知术后可能出现情况的应对方式 □ 给予患者及家属心理支持 □ 再次明确探视陪护须知
护理处置	□ 核对患者姓名，佩戴腕带 □ 建立入院护理病历 □ 卫生处置：剪指（趾）甲、沐浴、更换病号服 □ 年龄	□ 协助医师完成术前检查 □ 协助完成相关专科检查（眼科 A+B 超、角膜曲率、角膜内皮细胞计数） □ 术前准备 冲洗结膜囊 □ 卫生处置：头部清洁、沐浴	□ 送手术 摘除患者各种活动物品 核对患者资料及术中带药 填写手术交接单，签字确认 □ 接手术 核对患者及资料，签字确认
基础护理	□ 二级护理 □ 晨晚间护理 □ 患者安全管理	□ 二级护理 □ 晨晚间护理 □ 患者安全管理	□ 二级护理 □ 晨晚间护理 □ 患者安全管理
专科护理	□ 护理查体 □ 需要时，填写跌倒及压疮防范表 □ 需要时，请家属陪护 □ 遵医嘱抗菌药物滴眼液点术眼（4 次/日） □ 心理护理	□ 抗菌药物滴眼液点术眼（4 次/日） □ 心理护理	□ 病情观察，观察术眼情况变化 □ 测量患者 TPR 变化 □ 术前遵医嘱给予散瞳药滴术眼 □ 心理护理
重点医嘱	□ 详见医嘱执行单	□ 详见医嘱执行单	□ 详见医嘱执行单
病情变异记录	□ 无　□ 有，原因 1. 2.	□ 无　□ 有，原因 1. 2.	□ 无　□ 有，原因 1. 2.
护士签名			

时间	住院第 4~5 天 （术后第 1~2 日）	住院第 6 天 （术后第 3 日）
健康宣教	□ 术后宣教 眼药作用及频率 饮食、活动指导	□ 出院宣教 复查时间 眼药使用方法与频率 活动休息 指导饮食 指导办理出院手续
护理处置	□ 协助完成眼部相关检查	□ 办理出院手续
基础护理	□ 二级护理 □ 晨晚间护理 □ 患者安全管理	□ 二级护理 □ 晨晚间护理 □ 患者安全管理
专科护理	□ 病情观察，观察术眼情况变化 □ 遵医嘱眼药治疗 □ 心理护理	□ 观察术眼情况 □ 遵医嘱眼药治疗 □ 心理护理
重点医嘱	□ 详见医嘱执行单	□ 详见医嘱执行单
病情变异记录	□ 无 □ 有，原因： 1. 2.	□ 无 □ 有，原因： 1. 2.
护士签名		

（三）患者（家属）表单

先天性白内障临床路径患者（家属）表单

适用对象：第一诊断为先天性白内障（ICD-10：Q12.0）

行白内障吸出术+前段玻切（ICD-9-CM-3：13.41+14.71）

患者姓名：	性别：　　年龄：　　门诊号：	住院号：
住院日期：　　年　月　日	出院日期：　　年　月　日	标准住院日：9天

时间	入　院	手术前	手术当天
医患配合	□ 配合询问病史、收集资料，请务必详细告知既往史、用药史、过敏史 □ 如服用抗凝剂，请明确告知 □ 配合进行体格检查 □ 有任何不适请告知医师	□ 配合完善术前相关检查，如采血、留尿、心电图、X线胸片、眼科特殊检查（眼科A+B超、角膜曲率、角膜内皮细胞计数） □ 麻醉师与患者进行术前访视	□ 配合评估手术效果 □ 有任何不适请告知医师
护患配合	□ 配合测量体温、脉搏、呼吸、血压、体重1次 □ 配合完成入院护理评估（简单询问病史、过敏史、用药史） □ 接受入院宣教（环境介绍、病室规定、订餐制度、贵重物品保管等） □ 有任何不适请告知护士	□ 配合测量体温、脉搏、呼吸、询问排便1次 □ 接受术前宣教 □ 自行沐浴、加强头部清洁、剪指（趾）甲 □ 准备好必要用物，吸水管 □ 取下义齿、饰品等，贵重物品交家属保管	□ 清晨测量体温、脉搏、呼吸、血压 □ 送手术室前，协助完成核对，带齐影像资料和术中带药 □ 返回病房后，协助完成核对、过病床，配合血压测量 □ 遵医嘱采取正确体位 □ 配合缓解疼痛 □ 有任何不适请告知护士
饮食	□ 普通饮食	□ 普通饮食	□ 普通饮食
排泄	□ 正常排尿便	□ 正常排尿便	□ 正常排尿便
活动	□ 正常活动	□ 正常活动	□ 正常活动

时间	手术后	出　院
医患配合	□ 配合检查眼部情况 □ 配合眼部切口换药	□ 接受出院指导 □ 知道复查程序 □ 获取出院诊断书 □ 预约复诊日期
护患配合	□ 配合定时测量体温、脉搏、呼吸、每日询问排便情况 □ 注意活动安全 □ 配合执行探视及陪护	□ 接受出院宣教 □ 办理出院手续 □ 获取出院带药 □ 知道眼药使用频率、方法和眼药保存注意事项 □ 知道复印病历方法
饮食	□ 普通饮食	□ 普通饮食
排泄	□ 正常排尿便 □ 避免便秘	□ 正常排尿便 □ 避免便秘
活动	□ 适度活动，避免疲劳	□ 适度活动，避免疲劳

附：原表单（2016 年版）

先天性白内障临床路径表单

适用对象：第一诊断为先天性白内障（ICD-10：Q12.000）

行白内障吸出术+前段玻切+后囊切开术（ICD-9-CM-3：13.41001+14.71001+13.90004）

患者姓名：	性别：　年龄：　门诊号：	住院号：
住院日期：　年　月　日	出院日期：　年　月　日	标准住院日：9 天

时间	住院第 1 天	住院第 2 天	住院第 3 天（手术日）
主要诊疗工作	□ 询问病史 □ 体格检查 □ 交代病情 □ 完成首次病程记录和住院病历	□ 核实各项检查结果正常 □ 上级医师查房与术前评估 □ 向患者及家属交代术前、术中和术后注意事项 □ 患者选择人工晶状体（IOL） □ 选择手术用黏弹剂 □ 签署手术知情同意书	□ 术前再次确认患者姓名、性别、年龄和手术眼别 □ 实施手术 □ 完成手术记录 □ 向患者及其家属交代手术后注意事项
重点医嘱	**长期医嘱** □ 眼科二级或三级护理 □ 抗菌药物滴眼液点术眼（4 次/日） □ 阿托品眼膏点术眼（1 次/日） **临时医嘱** □ 血尿常规 □ 感染性疾病筛查（包括乙型肝炎、丙型肝炎、艾滋病、梅毒） □ 凝血功能检查 □ 心电图、X 线胸片 □ 眼科 A+B 超 □ 眼彩超	**长期医嘱** □ 眼科二级或三级护理 □ 抗菌药物滴眼液点术眼（4 次/日） □ 阿托品眼膏点术眼（1 次/日） **临时医嘱** □ 明日在全身麻醉下行左/右眼白内障吸出术+前段玻切+后囊切开术 □ 术前 1 小时术眼滴复方托吡卡胺滴眼液散瞳 4 次	**长期医嘱** □ 眼科一级护理 **临时医嘱** □ 根据病情需要制订
主要护理工作	□ 入院护理评估 □ 健康教育 □ 执行医嘱	□ 手术前物品准备 □ 手术前心理护理 □ 手术前患者准备 □ 执行医嘱	□ 随时观察患者情况 □ 术前冲洗结膜囊 □ 术后心理与基础护理 □ 执行医嘱 □ 术后健康教育
病情变异记录	□ 无　□ 有，原因： 1. 2.	□ 无　□ 有，原因： 1. 2.	□ 无　□ 有，原因： 1. 2.
护士签名	白班　小夜班　大夜班	白班　小夜班　大夜班	白班　小夜班　大夜班
医师签名			

<table>
<tr><th>时间</th><th colspan="3">住院第 4 天
（术后第 1 日）</th><th colspan="3">住院第 5 天
（术后第 2 日）</th><th colspan="3">住院第 6 天
（术后第 3 日）</th></tr>
<tr><td>主要诊疗工作</td><td colspan="3">□ 检查患者术眼
□ 上级医师查房，确定有无手术并发症
□ 更换敷料
□ 完成病程记录
□ 向患者及家属交代术后恢复情况</td><td colspan="3">□ 检查患者术眼
□ 上级医师查房，确定有无手术并发症
□ 更换敷料
□ 完成病程记录
□ 向患者及家属交代术后恢复情况</td><td colspan="3">□ 检查患者术眼
□ 上级医师查房，确定有无手术并发症
□ 更换敷料
□ 完成病程记录
□ 向患者及家属交代术后恢复情况</td></tr>
<tr><td>重点医嘱</td><td colspan="3">长期医嘱
□ 眼科二级护理
□ 抗菌药物+类固醇激素滴眼液+非甾体眼液+散瞳眼药
□ 全身应用抗菌药物
临时医嘱
□ 根据病情需要制订</td><td colspan="3">长期医嘱
□ 眼科二级或三级护理
□ 抗菌药物+类固醇激素滴眼液+非甾体眼液+散瞳眼药
临时医嘱
□ 根据病情需要制订</td><td colspan="3">长期医嘱
□ 眼科二级或三级护理
□ 抗菌药物+类固醇激素滴眼液+非甾体眼液+散瞳眼药
临时医嘱
□ 根据病情需要制订</td></tr>
<tr><td>主要护理工作</td><td colspan="3">□ 随时观察患者病情
□ 执行医嘱</td><td colspan="3">□ 随时观察患者病情
□ 执行医嘱</td><td colspan="3">□ 随时观察患者病情
□ 执行医嘱</td></tr>
<tr><td>病情变异记录</td><td colspan="3">□ 无　□ 有，原因：
1.
2.</td><td colspan="3">□ 无　□ 有，原因：
1.
2.</td><td colspan="3">□ 无 □ 有，原因：
1.
2.</td></tr>
<tr><td rowspan="2">护士签名</td><td>白班</td><td>小夜班</td><td>大夜班</td><td>白班</td><td>小夜班</td><td>大夜班</td><td>白班</td><td>小夜班</td><td>大夜班</td></tr>
<tr><td></td><td></td><td></td><td></td><td></td><td></td><td></td><td></td><td></td></tr>
<tr><td>医师签名</td><td colspan="3"></td><td colspan="3"></td><td colspan="3"></td></tr>
</table>

时间	住院第7天 （术后第4日）	住院第8天 （术后第5日）	住院第9天 （术后第6日）
主要诊疗工作	□ 检查患者术眼 □ 上级医师查房，确定有无手术并发症 □ 更换敷料 □ 完成病程记录 □ 向患者及家属交代术后恢复情况	□ 检查患者术眼 □ 上级医师查房，确定有无手术并发症 □ 更换敷料 □ 完成病程记录 □ 评估患者明日是否可以出院	□ 上级医师查房，确定是否可以出院，若患者可以出院，则需完成出院记录 □ 通知出院处 □ 通知患者及其家属出院 □ 向患者交代出院后注意事项 □ 预约复诊日期 □ 出具诊断证明书
重点医嘱	**长期医嘱** □ 眼科一级或二级护理 □ 抗菌药物+类固醇激素滴眼液+散瞳眼药 **临时医嘱** □ 根据病情需要制订	**长期医嘱** □ 眼科三级护理 □ 抗菌药物+类固醇激素滴眼液+散瞳眼药 **临时医嘱** □ 根据病情需要制订	**长期医嘱** □ 眼科三级护理 □ 抗菌药物+类固醇激素滴眼液+散瞳眼药 **临时医嘱** □ 今日出院 □ 出院带药：抗菌药物+类固醇激素滴眼液+散瞳眼药，4次/日，持续3~4周
主要护理工作	□ 随时观察患者病情 □ 执行医嘱	□ 随时观察患者病情 □ 执行医嘱	□ 出院宣教 □ 如果患者可以出院，协助患者办理出院手续、交费等事项
病情变异记录	□ 无 □ 有，原因： 1. 2.	□ 无 □ 有，原因： 1. 2.	□ 无 □ 有，原因： 1. 2.
护士签名	白班 小夜班 大夜班	白班 小夜班 大夜班	白班 小夜班 大夜班
医师签名			

第十三章

并发性白内障临床路径释义

【医疗质量控制指标】

指标一、诊断需结合病史、症状、体征和辅助检查。
指标二、手术适应证选择符合并发性白内障手术。
指标三、手术疗效达到预期目标。
指标四、围术期抗菌药物使用符合规范。
指标五、住院时间符合路径实施要求。

一、并发性白内障编码

1. 原编码：

疾病名称及编码：并发性白内障（ICD-10：H26.200）

手术操作名称及编码：超声乳化白内障摘除术+人工晶状体植入术（ICD-9-CM-3：13.41001+13.71001）

2. 修改编码：

疾病名称及编码：并发性白内障（ICD-10：H26.200）
慢性虹膜睫状体炎性白内障（ICD-10：H26.200x005）
虹膜异色性白内障（ICD-10：H26.201）
青光眼性白内障（ICD-10：H26.202）

手术操作名称及编码：超声乳化白内障摘除术+人工晶状体植入术（ICD-9-CM-3：13.41+13.71）
白内障超声乳化抽吸术（ICD-9-CM-3：13.4100x001）
飞秒激光白内障超声乳化抽吸术（ICD-9-CM-3：13.4101）
经后路白内障切割吸出术（ICD-9-CM-3：13.4200x001）
白内障切割吸出术（ICD-9-CM-3：13.4300x001）
经颞下入路晶状体囊外摘出术（ICD-9-CM-3：13.5100）
白内障囊外摘除术（ICD-9-CM-3：13.5900x001）
后发性白内障切开术（ICD-9-CM-3：13.6400x001）
后发性白内障切除术（ICD-9-CM-3：13.6500x002）
晶状体前囊膜切除术（ICD-9-CM-3：13.6501）
晶状体后囊膜切除术（ICD-9-CM-3：13.6502）
晶状体后囊膜激光切开术（ICD-9-CM-3：13.6503）
后发膜机械性碎裂术［复发性白内障］（ICD-9-CM-3：13.6600）
激光后囊切开术［YAG］（ICD-9-CM-3：13.6900x002）
残留晶状体皮质切除术（ICD-9-CM-3：13.6901）
置入人工晶状体（ICD-9-CM-3：13.7000）
白内障摘除伴人工晶体一期置入术（ICD-9-CM-3：13.7100x001）

二、临床路径检索方法

H26.2 伴（13.41+13.71）

三、并发性白内障临床路径标准住院流程

MDCC 眼疾病及功能障碍

CW1 各种类型白内障

四、并发性白内障临床路径标准住院流程

（一）适用对象

第一诊断为并发性白内障（ICD-10：H26.200），行超声乳化白内障摘除术+人工晶状体植入术（ICD-9-CM-3：13.41001+13.70001）。

释义

■ 并发性白内障（complicated cataract）：并发性白内障是指眼局部病变造成晶状体局部上皮或内部新陈代谢异常，或是局部病变产生的炎症和变性、代谢产物对晶状体的侵蚀而造成晶状体混浊。就其本质意义上讲，凡是由全身或眼局部病变引起的白内障，应诊断为当属并发性白内障的范畴。

■ 并发性白内障的临床表现有以下特点：

1. 有原发病的特点改变，病变多为单眼，也可为双眼。

2. 眼前节病变导致的并发性白内障表现为局限性囊下混浊的白内障。

3. 眼后部疾病导致的并发性白内障表现为晶状体后极部囊膜与后囊下皮质一层颗粒状灰黄色混浊，并出现少数水泡，可局限于轴心部，以后逐渐向周围扩张最终形成放射状菊花样混浊。

4. 随着混浊加重可出现晶状体钙化，晶状体囊膜变厚，有白色沉淀。

5. 高度近视和视网膜脱离所致的并发性白内障多为核性白内障。

（二）诊断依据

根据《临床诊疗指南·眼科学分册》（中华医学会编著，人民卫生出版社，2006）：

1. 病史：渐进性视力下降。

2. 体格检查：晶状体出现混浊，眼底模糊，红光反射黯淡。

3. 有眼部炎症或退行性病变病史，如高度近视、葡萄膜炎、视网膜色素变性、视网膜脱离和青光眼等。

释义

■ 除了上述诊断依据，在临床诊断时还需结合临床病因。

1. 眼前节病变引起的并发性白内障：

（1）虹膜睫状体炎是引起并发性白内障的最常见原因，典型混浊可以发生在晶状体后极部，也常见于虹膜后粘连附近。

（2）异色性虹膜炎70%并发白内障。

（3）急性青光眼前囊下边界清楚的灰色斑点呈哑铃状或不规则圆形，不进展，状如散落在地的石灰浆，称为青光眼斑。

（4）绝对期青光眼因眼压高，眼内组织广泛变性而营养障碍，致使晶状体核发生混浊。

(5) 青光眼手术因突然降低眼压或营养障碍可在术后发生白内障。

(6) 重症角膜溃疡并发的白内障均为前极瞳孔区圆锥状的囊膜下混浊。

2. 眼后节病变引起的晶状体后囊膜下混浊可见于任何类型的后葡萄膜炎及眼部炎症或退行性病变，如高度近视、视网膜色素变性、视网膜脱离和青光眼等。典型的并发性白内障混浊从后极部囊膜下开始，混浊呈小颗粒状和囊泡状密集成簇，构成了并发性白内障特有的形态特征。

（三）治疗方案的选择

根据《临床技术操作规范·眼科学分册》（中华医学会编著，人民军医出版社，2007）：

1. 诊断明确。
2. 视力低于 0.5。
3. 眼部炎症很好控制以后可考虑手术。
4. 征得患者及家属的同意。

释义

■ 治疗上主要强调：①治疗原发病；②手术：对晶状体明显混浊已影响工作和生活者，可择期进行手术摘除白内障。

（四）标准住院日

1~6 天。

释义

■ 如果患者条件允许，住院时间可以低于上述住院天数。

（五）进入路径标准

1. 第一诊断必须符合 ICD-10：H26.200 并发性白内障疾病编码。
2. 当患者同时具有其他疾病诊断，如住院期间不需特殊处理也不影响第一诊断临床路径流程的实施时，可以进入路径。

释义

■ 患者同时具有其他疾病影响第一诊断的临床路径流程实施时均不适合进入本临床路径。

■ 需要治疗全身病或需要入住 ICU 的患者不适合进入本临床路径。

（六）入院后

第 1~3 天。

1. 必须的检查项目：
（1）眼部常规检查：视力、眼压、前房、晶状体、眼底。
（2）感染性疾病筛查（包括乙型肝炎、丙型肝炎、艾滋病、梅毒等）。
（3）心电图、胸透或胸部X线片。
（4）血常规、尿常规、凝血功能、血生化（包括肝肾功能、血糖）。
（5）眼科A+B超、角膜曲率、验光、角膜地形图、角膜内皮计数、人工晶状体测量、眼电生理检查。
2. 根据病情需要检查的项目：光学相干断层扫描、视野等。

释义

■ 部分检查可以在门诊完成。
■ 根据病情部分检查可以不进行。

（七）治疗方案与药物选择

1. 术前用药：术前抗菌药物眼液，4~6次/日，用药2~3天。
2. 手术日为入院第1~3天。
（1）麻醉方式：表面麻醉或球后/球周阻滞麻醉。
（2）手术方式：超声乳化白内障摘除术+人工晶状体植入术。
（3）眼内植入物：人工晶状体。
（4）术中用耗品：黏弹剂、一次性手术刀、缩瞳剂、眼内灌注液或平衡液。
（5）手术用设备：手术显微镜、超声乳化仪。
（6）输血：无。
3. 术后住院恢复1~3天，检查必须的复查项目：
（1）眼部常规检查：视力、眼压、前房、晶状体、眼底。
（2）术后用药：抗菌药物滴眼液+类固醇激素滴眼液+非甾体抗炎滴眼液。

释义

■ 对晶状体明显混浊、已影响工作和生活者，如果患眼视力影响生活质量，红绿色觉正常，可进行手术摘除白内障。

■ 不同类型葡萄膜炎引起的白内障，对手术反应不同，应根据原发病的类型，在眼部炎症控制后，手术摘除白内障。

■ 是否植入IOL应根据眼部炎症控制情况而定，如眼部炎症已控制，可以考虑植入IOL。

■ 手术前后，局部和全身应用糖皮质激素要根据并发性白内障的病因而决定其剂量大小与用药时间。

■ 凡适宜手术者，其治愈标准同老年性白内障（年龄相关性白内障）。但视力增进程度，随发病原因及眼底损害情况而异。

（八）出院标准

1. 手术后反应较轻，病情稳定。

2. 切口闭合好，前房形成。
3. 眼压正常，裂隙灯检查无明显异常，人工晶状体位置正常。

释义

■ 如果出现并发症，是否需要继续住院处理，由主管医师具体决定。

（九）变异及原因分析

1. 术后角膜水肿明显，眼压高，眼前节反应较明显需用药观察，其住院时间相应延长。
2. 出现手术并发症（晶状体后囊破裂、玻璃体外溢、晶状体核脱入玻璃体腔等），需要手术处理者，不进入路径。
3. 出现严重手术后并发症（人工晶状体位置异常、视网膜脱离、眼内炎），不进入路径。
4. 第一诊断为并发性白内障，合并青光眼需行青白联合手术者，不进入路径。
5. 第一诊断为并发性白内障，合并糖尿病视网膜病变需同时行玻璃体视网膜手术者不进入路径。
6. 合并全身疾病、住院期间需要继续治疗，不进入路径。
7. 需全身麻醉者不进入路径。

释义

■ 微小变异：因为医院检验项目的及时性，不能按照要求完成检查；因为节假日不能按照要求完成检查；患者不愿配合完成相应检查，短期不愿按照要求出院随诊。

■ 重大变异：因基础疾病需要进一步诊断和治疗；因各种原因需要其他治疗措施；医院与患者或家属发生医疗纠纷，患者要求离院或转院；不愿按照要求出院随诊而导致入院时间明显延长。

五、并发性白内障临床路径给药方案

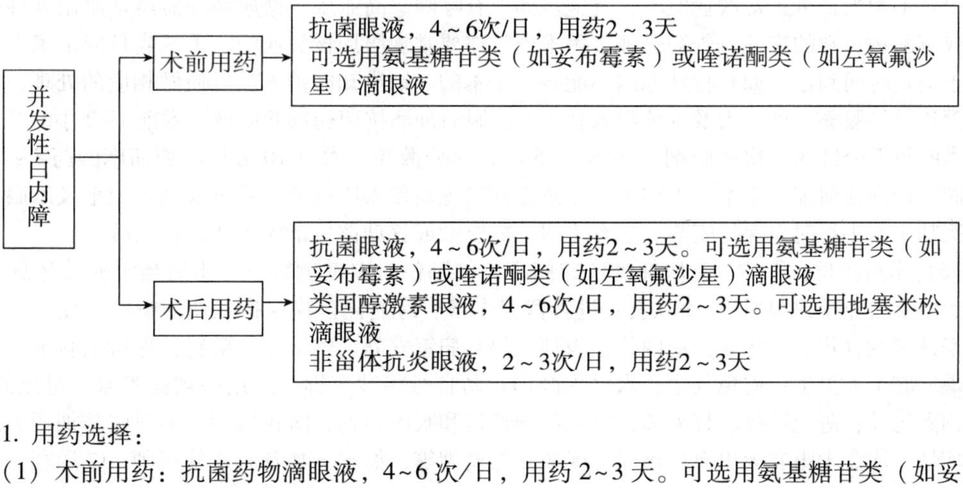

1. 用药选择：
（1）术前用药：抗菌药物滴眼液，4~6 次/日，用药 2~3 天。可选用氨基糖苷类（如妥布霉素）或喹诺酮类（如左氧氟沙星）滴眼液。

（2）术后用药：

1）抗菌药物滴眼液：术后随访病情调整滴眼液的用药频次及时间长短，可选用氨基糖苷类（如妥布霉素）或喹诺酮类（如左氧氟沙星）等滴眼液。

2）类固醇激素滴眼液：术后随访病情调整眼液的用药频次及时间长短，可选用地塞米松滴眼液。

3）非甾体抗炎滴眼液：根据病情点术眼，术后随访病情调整滴眼液的用药频次及时间长短。

2. 药学提示：

（1）上述药物仅可眼部滴用。

（2）使用糖皮质激素与抗菌药物混合剂有可能发生二重感染，尤其是长期使用糖皮质激素，角膜可能发生真菌感染，产生抗药性菌种；如发生二重感染，应给予适当治疗。

（3）过量或长期使用眼部糖皮质激素可增加眼部并发症的风险并引起系统不良反应。长期使用眼部糖皮质激素可能会导致眼压升高和/或青光眼，伴随视神经受损，视力下降、视野缺损、后囊下白内障形成。有青光眼的患者应用糖皮质激素使眼压升高的风险更大。若长期使用激素，需定期检测眼压水平。

3. 注意事项：

为防止污染药液，药物滴眼时应注意避免容器的前端直接接触眼部。

六、并发性白内障护理规范

1. 护理评估：①病史：是否眼前有固定不动黑影及视野缺损，内眼手术史，葡萄膜炎、视网膜色素变性、视网膜脱离、青光眼、眼内肿瘤、眼压过低、高度近视等；②辅助检查：眼部B超检查，眼底检查，眼电生理检查、血糖检查；③症状：视力下降，晶体混浊，视物模糊；④心理社会反应：因视力下降，视物模糊，生活自理能力差，生活质量欠佳，出现焦虑情绪，失明恐惧。

2. 护理措施：

（1）患者入院时应热情接待，向其介绍主管医师，护理人员及周围住院环境。

（2）鼓励患者配合手术，教会患者使用传呼系统便于及时得到护士的帮助。

（3）做好三大常规等检查，血糖测定；指导患者做眼球转动训练。

（4）指导抗菌药物滴眼液3~4次/日滴眼。

（5）术前护理：术前应注意饮食起居避免感冒等，术前应清洁头部、沐浴、修剪指（趾）甲。手术当日可正常饮食但不宜过饱。如患有哮喘、高血压、糖尿病等需经常服用某种药物或有药物过敏的应预先告知医师，手术当日亦要常规服用该类药物。手术当日应由家人陪同于约定时间到达。如有特殊原因不能接受手术的，请通知医护人员以便做相应的处理。冲洗泪道及结膜囊术前一天及术前当天各2次洗眼后加滴抗菌药物滴眼液。术前1~2小时开始对术眼每5分钟滴1次散瞳剂，连续3~5次，充分散瞳。术前10分钟滴表面麻醉药3~4次，同时指导如何配合手术。术前还应注意服饰避免高领衣服以免术后更衣困难或触及术眼，当医师手术进行时应保持安静，如有不适，需咳嗽或移动体位请先告知医护人员。

（6）术后护理：①体位：取仰卧位或侧卧位侧卧位时取健侧卧位。术后当天充分休息（术后向上避免压迫眼球）。②饮食：进食营养丰富、易消化食物保持大便通畅防止便秘。禁食辛辣刺激食物。③环境：室内禁止吸烟。保持病室安静、整洁。④敷料：保持敷料清洁、干燥。⑤个人卫生：避免灰尘、水进入眼内；勿自行将纱布拆开或用手揉搓术眼。避免低头、剧烈运动；避免咳嗽、打喷嚏，以免影响切口和眼内容物；防止碰撞，不对眼施加压力。⑥病情：注意术眼有无出血、疼痛、视物突然模糊等，如有异常及时通知医师。⑦用药：遵医嘱用抗炎、镇痛药。⑧术后一周内按医嘱使用眼液，并按时滴用。⑨适量补充营养，进易消化软食，少食刺激性食物，增强体质，预防感冒、咳嗽、便秘等。

3. 出院指导：半个月内不能洗头。眼内勿进水。每周检查 1 次，1 个月后遵医嘱定期复查。术后 1 个月遵医嘱用激素及抗菌药物滴眼液及其他药物。长期用激素者注意眼压情况避免产生激素性青光眼。遵医嘱用抗炎药。定期到医院行检查，若出现疼痛、发红、看灯光有彩色光环等症状及时治疗。一般 1 个月后可正常工作和学习。控制读写和看电视时间。每隔半小时应闭眼休息或到户外活动几分钟。3 个月内应避免剧烈运动，尤其是低头动作，避免过度劳累，防止感冒。术后 3 个月应到医院常规检查并作屈光检查，有屈光变化者可验光配镜加以矫正。

七、并发性白内障营养治疗规范

指导患者进清淡易消化有营养的软食，适当增加新鲜蔬菜、水果的摄入。不可食带有骨刺、坚硬或刺激性食物。合并高血压的患者进低盐低脂饮食。合并糖尿病的患者应根据血糖情况严格控制饮食。尽量避免长时间的紫外线照射，外出时戴帽或佩戴深色眼镜，以减少紫外线对眼睛的损害。注重饮食，补充营养，多吃水果、蔬菜及富含各种维生素的食品，也可服用维生素 C 辅助。积极防治原发病，尤其对高血压、动脉硬化、糖尿病等疾病的治疗。

八、并发性白内障健康宣教

1. 并发性白内障常识：并发性白内障是由于眼部的炎症或退行性病变，使晶状体发生营养或代谢障碍而变混浊。多为囊膜下混浊，呈玫瑰花瓣状、网状、点状、条状或弥漫性，常有水泡及水裂，后皮质有彩虹样光泽。常见于葡萄膜炎、视网膜色素变性、视网膜脱离、晚期青光眼、眼内肿瘤、眼压过低、高度近视或内眼手术后等。

2. 心理指导：对患者及家属讲解术前、术中、术后的注意事项，告知患者白内障手术所需时间不长，但术中需要患者密切配合。解除患者的恐惧和不安心理，有利于患者对手术的配合。

3. 术前宣教：术前点抗菌药物滴眼液，预防术后感染。协助患者完善术前检查。术前禁烟酒，预防感冒，保证充足的睡眠。术前一日，嘱患者洗澡、头部清洁，做好个人清洁卫生。术前冲泪道，冲结膜囊预防术后感染。术前 1 小时遵医嘱点短效散瞳眼药。手术方式的选择：眼科显微技术的飞速发展，使白内障手术方式也越来越多，如白内障抽吸术、白内障囊内摘除术、白内障囊外摘除术、白内障超声乳化吸除术及人工晶状体植入术等。

4. 术后宣教：指导患者进清淡易消化有营养的软食，适当增加新鲜蔬菜、水果的摄入。不可食带有骨刺、坚硬或刺激性食物。合并高血压的患者进低盐低脂饮食。合并糖尿病的患者应根据血糖情况严格控制饮食。术后体位无特殊要求，以平卧位不压迫术眼为宜。术后避免长时间弯腰低头，避免剧烈活动、头部震动。一般情况下，患者 24 小时内，可有轻微疼痛，轻度异物感，告知患者不必紧张，不需用镇痛药。如出现眼痛剧烈，伴头痛、眼胀、恶心、呕吐等症状护士应立即报告医师处理。术后滴眼应注意：点眼药前请洗净双手，点药时勿将瓶口触及眼睑或睫毛，点药时勿用力挤眼及压迫眼球。两种以上眼药点眼时每次间隔 5~10 分钟。抗炎眼药水不宜长期使用，医师将在复诊时对患者的用药进行适当调整。滴眼液使用后请拧紧瓶盖，宜放在阴凉避光处保存。一经开启 1 个月后不宜使用。告知患者术后 1 个月内不要让脏水或肥皂水进入手术眼内。出院 1 周后门诊复查。如出现眼痛、视力下降等应及时来院就诊。注意用眼卫生，读书、写字、看电视时间不宜过长，每隔 1~2 小时到户外活动，确保眼睛充分休息，看电视、读书时间以眼睛不疲劳为宜。手术 3 个月后部分患者可根据医嘱验光配镜，以调节屈光不正。尽量避免长时间的紫外线照射，外出时戴帽或佩戴深色眼镜，以减少紫外线对眼睛的损害。注重饮食，补充营养，多吃水果、蔬菜及富含各种维生素的食品，也可服用维生素 C 辅助。积极防治老年病，尤其是高血压、动脉硬化、糖尿病等疾病的防治。

九、推荐表单

（一）医师表单

并发性白内障临床路径医师表单

适用对象：第一诊断为并发性白内障（ICD-10：H26.200）；慢性虹膜睫状体炎性白内障（ICD-10：H26.200x005）；虹膜异色性白内障（ICD-10：H26.201）；青光眼性白内障（ICD-10：H26.202）

行超声乳化白内障摘除术+人工晶状体植入术（ICD-9-CM-3：13.41001+13.70001）等（详见手术操作名称及编码）

患者姓名：	性别：　年龄：　门诊号：	住院号：
住院日期：　年　月　日	出院日期：　年　月　日	标准住院日：6天

时间	住院第1天	住院第2天 （术前）	住院第3天 （手术日）
主要诊疗工作	□ 询问病史及查体 □ 完成病历书写 □ 开实验室检查单及相关检查单 □ 上级医师查房与术前评估	□ 上级医师查房 □ 继续进行相关检查 □ 根据实验室检查和相关检查结果，行术前讨论 □ 完成术前准备与术前评估 □ 必要时请相关科室会诊 □ 完成术前小结、上级医师查房记录等 □ 签署手术知情同意书、自费用品协议 □ 向患者及家属交代病情及围术期注意事项	□ 术前再次确认患者姓名、性别、年龄和手术眼别 □ 实施手术 □ 完成手术记录 □ 向患者及其家属交代术后注意事项
重点医嘱	**长期医嘱** □ 眼科护理常规 □ 陪护1人 □ 二级护理 □ 饮食 □ 测血压 tid **临时医嘱** □ 血常规 □ 普通视力检查 □ 裂隙灯检查 □ 眼底镜、直接（单） □ 尿常规10项+沉渣定量 □ 常规生化全套检查 □ 乙型肝炎两对半定量分析 □ 艾滋病抗体（Anti-HIV） □ 丙型肝炎抗体测定 □ 梅毒螺旋体特异抗体测定 □ 凝血全套 □ 常规心电图检查（十二通道） □ 前置镜检查	**临时医嘱** □ 白内障超声乳化摘除术+人工晶状体植入术 □ 拟明日上午08：00在表面麻醉下行左/右眼白内障超声乳化摘除术+人工晶状体植入手术 □ 剪睫毛 □ 冲洗结膜囊（10ml针筒） □ 泪道冲洗（10ml） □ 局部麻醉 □ 散瞳 □ 0.9%氯化钠注射液 □ 盐酸丁卡因滴眼液 □ 0.9%氯化钠溶液（外用盐水） □ 苯巴比妥片 □ 盐酸利多卡因注射液 □ 盐酸肾上腺素注射液 □ 卡巴胆碱注射液 □ 乳酸钠林格注射液 □ 盐酸丁卡因滴眼液 □ 地塞米松磷酸钠注射液	**长期医嘱** □ 术后医嘱 □ 眼科术后护理常规 □ 二级护理 □ 饮食 □ 陪护1人 □ 测血压 qd **临时医嘱** □ 根据病情需要制定

续　表

时间	住院第 1 天	住院第 2 天 （术前）	住院第 3 天 （手术日）
重点医嘱	□ 前房深度测量（裂隙灯法） □ 色觉检查 □ 眼外肌功能检查 □ 非接触眼压计法 □ 局部麻醉 □ 角膜地形图检查 □ 角膜曲率测量 □ 电脑验光+试镜 □ 眼部 A 超 □ 局部麻醉 □ 前方深度测量 □ 人工晶状体度数测量 □ 超声计算机图文报告 □ 眼球 B 超 □ 角膜内皮镜检查 □ 眼前段照相 □ 扫描激光眼底检查（SLO） □ 视网膜电流图（ERG） □ 视觉诱发电位（VEP） □ 暗适应测定 □ B 型钠尿肽（BNP）测定 □ 光学相干断层成像（OCT） □ 左氧氟沙星滴眼液	□ 醋酸泼尼龙滴眼液 □ 左氧氟沙星眼膏 □ 左氧氟沙星滴眼液 □ 重组牛碱性成纤维细胞生长因子 □ 妥布霉素地塞米松眼膏 □ 普拉洛芬滴眼液	
病情变异记录	□ 无　□ 有，原因： 1. 2.	□ 无　□ 有，原因： 1. 2.	□ 无　□ 有，原因： 1. 2.
医师签名			

时间	住院第 4~5 天 （术后）	住院第 6 天 （出院日）
主要诊疗工作	□ 检查患者术眼 □ 上级医师查房，确定有无手术并发症 □ 更换敷料 □ 完成病程记录 □ 向患者及家属交代术后恢复情况	□ 检查患者术眼 □ 上级医师查房，确定是否出院 □ 更换敷料 □ 完成出院记录、病案首页、出院证明 □ 向患者及家属交代出院后的注意事项
重点医嘱	**长期医嘱** □ 术后医嘱 □ 眼科术后护理常规 □ 二级护理 □ 饮食 □ 陪护 1 人 □ 测血压 qd □ 大换药（眼科） □ 普通视力检查 □ 裂隙灯检查 □ 前房深度测量 **临时医嘱** □ 根据病情需要制订	**长期医嘱** □ 术后医嘱 □ 眼科术后护理常规 □ 二级护理 □ 饮食 □ 陪护 1 人 □ 测血压 qd □ 大换药（眼科） □ 普通视力检查 □ 裂隙灯检查 □ 前房深度测量 **临时医嘱** □ 结账出院
病情变异记录	□ 无 □ 有，原因： 1. 2.	□ 无 □ 有，原因： 1. 2.
医师签名		

（二）护士表单

并发性白内障临床路径护士表单

适用对象：第一诊断为并发性白内障（ICD-10：H26.200）；慢性虹膜睫状体炎性白内障（ICD-10：H26.200x005）；虹膜异色性白内障（ICD-10：H26.201）；青光眼性白内障（ICD-10：H26.202）

行超声乳化白内障摘除术+人工晶状体植入术（ICD-9-CM-3：13.41001+13.70001）等（详见手术操作名称及编码）

患者姓名：	性别：　　年龄：　　门诊号：	住院号：
住院日期：　　年　月　日	出院日期：　　年　月　日	标准住院日：6天

时间	住院第1天	住院第2天 （术前）	住院第3天 （手术日）
健康宣教	□ 入院宣教 介绍主管医师、护士 介绍环境、设施及安全注意事项、病室规定、陪护、订餐制度、贵重物品保管等 介绍相关疾病、治疗、检查、用药等注意事项	□ 术前宣教 指导患者及家属围术期注意事项（术后饮食、活动） 告知术后可能出现的情况及应对方式	□ 术后宣教 饮食指导：进清淡易消化软食 活动指导：勿低头弯腰、过度用力、碰撞术眼、剧烈活动等，防止晶状体脱位 告知用药情况 指导保持眼部卫生
护理处置	□ 安置患者，核对姓名并佩戴腕带 □ 评估自理能力、高危因素必要时启动防跌措施 □ 卫生处置：剪指（趾）甲、沐浴、更换病号服 □ 遵医嘱完成相关检查、治疗 □ 完成入院护理评估，建立入院护理病历，完成护理记录	□ 晨起抽血实验室检查 □ 执行医嘱，应用眼液 □ 术前准备：剪睫毛、冲洗泪道、冲洗结膜囊、备齐术中用药 □ 完成术前护理记录单书写	□ 执行术前医嘱（镇静、散瞳） □ 送手术 摘除患者首饰及活动义齿 核对患者资料、眼别及带药 □ 接手术 测量患者生命征变化及术眼情况 □ 执行术后各项治疗 □ 完成手术日护理记录
基础护理	□ 二级护理 □ 晨晚间护理 □ 患者心理 □ 安全护理 □ 观察既往基础用药情况（根据病情、医嘱备选）	□ 二级护理 □ 晨晚间护理 □ 指导协助、个人卫生生活护理 □ 患者心理及安全护理	□ 二级护理 □ 晨晚间护理 □ 协助生活护理、保暖防感冒 □ 安全护理：预防跌倒、坠床 □ 观察既往基础用药情况（根据病情、医嘱备选）
专科护理	□ 按医嘱滴滴眼液 □ 指导患者注意眼卫生	□ 观察患者眼压变化 □ 观察生命征及全身情况 □ 遵医嘱按时滴滴眼液	□ 观察切口疼痛及眼压情况 □ 观察术眼出血、敷料渗血 □ 卧位护理（前房积血者半卧位），防止压迫术眼
重点医嘱	□ 详见医嘱执行单	□ 详见医嘱执行单	□ 详见医嘱执行单

续 表

时间	住院第1天	住院第2天 （术前）	住院第3天 （手术日）
病情变异记录	□无 □有，原因： 1. 2.	□无 □有，原因： 1. 2.	□无 □有，原因： 1. 2.
护士签名			

时间	住院第 4~5 天 （术后）	住院第 6 天 （出院日）
健康宣教	□ 术后宣教 指导患者注意用眼卫生 指导患者进清淡易消化软食、保持大便通畅 指导患者取正确体位 指导尽量避免低头弯腰动作、勿碰撞术眼、避免过度用力及剧烈活动等	□ 出院指导 告知复查时间 指导患者注意用眼卫生 用药指导：按时滴滴眼液、散瞳药注意事项 活动休息指导：半年内避免过度低头弯腰动作、勿过度用力及剧烈活动 饮食指导 指导办理出院手续
护理处置	□ 遵医嘱完成各项治疗 □ 完成特殊护理记录 □ 测量患者生命征	□ 测量患者生命征 □ 协助办理出院手续 □ 提供相关复印资料 □ 发放满意度调查表、评价效果 □ 完成出院护理记录
基础护理	□ 二级护理 □ 晨晚间护理 □ 生活护理 □ 心理护理 □ 做好患者安全护理，预防跌倒、坠床的发生	□ 二级护理 □ 晨晚间护理 □ 患者安全管理
专科护理	□ 观察术眼出血、敷料渗血情况 □ 观察疼痛及眼压情况 □ 卧位护理、防止压迫术眼 □ 滴眼药动作轻柔，防止压迫眼球	□ 观察眼部情况 □ 滴眼药动作轻柔，防止压迫眼球 □ 完成出院指导
重点医嘱	□ 详见医嘱执行单	□ 详见医嘱执行单
病情变异记录	□ 无　□ 有，原因： 1. 2.	□ 无　□ 有，原因： 1. 2.
护士签名		

（三）患者（家属）表单

并发性白内障临床路径患者（家属）表单

适用对象：第一诊断为并发性白内障（ICD-10：H26.200）；慢性虹膜睫状体炎性白内障（ICD-10：H26.200x005）；虹膜异色性白内障（ICD-10：H26.201）；青光眼性白内障（ICD-10：H26.202）

行超声乳化白内障摘除术+人工晶状体植入术（ICD-9-CM-3：13.41001+13.70001）等（详见手术操作名称及编码）

患者姓名：	性别：　　年龄：　　门诊号：	住院号：
住院日期：　　年　月　日	出院日期：　　年　月　日	标准住院日：6天

时间	住院第1天	住院第2天（术前）	住院第3天（手术日）
医患配合	□ 配合询问病史、收集资料、体格检查，请务必详细告知既往史、用药史、过敏史 □ 配合进行体格检查 □ 有任何不适告知医师	□ 配合完善术前相关检查 □ 医师与患者及家属介绍病情及术前谈话、术前签字 □ 如需全身麻醉麻醉师与患者进行术前谈话	□ 配合评估手术效果 □ 配合术前检查 □ 有任何不适请告知医师
护患配合	□ 配合测量体温、脉搏、呼吸、血压、体重1次 □ 配合完成入院护理评估单（简单询问病史、过敏史、用药史） □ 接受入院宣教（环境介绍、病室规定、订餐制度、贵重物品保管等） □ 有任何不适告知护士	□ 配合测量体温、脉搏、呼吸，询问排便情况1次 □ 接受相关术前、术中、术后注意事项宣教，配合检查 □ 有任何不适告知护士	□ 配合测量体温、脉搏、呼吸、血压1次 □ 配合术前准备 □ 遵医嘱卧床、休息
饮食	□ 普通饮食	□ 普通饮食	□ 普通饮食
排泄	□ 正常排尿便	□ 正常排尿便	□ 正常排尿便
活动	□ 正常活动	□ 正常活动	□ 根据医嘱卧床、休息

时间	住院第 4~5 天 （术后）	住院第 6 天 （出院）
医患配合	□ 配合体格检查 □ 配合更换辅料 □ 有任何不适告知医师	□ 配合完善术前相关检查 □ 医师与患者及家属介绍病情及术前谈话、术前签字 □ 如需全身麻醉，麻醉师与患者进行术前谈话
护患配合	□ 配合测量体温、脉搏、呼吸、血压 1 次 □ 配合术后心理与基础护理 □ 配合术后健康教育 □ 有任何不适告知护士	□ 配合测量体温、脉搏、呼吸、血压 1 次 □ 配合出院指导 □ 有任何不适告知护士
饮食	□ 普通饮食	□ 普通饮食
排泄	□ 正常排尿便	□ 正常排尿便
活动	□ 正常活动	□ 正常活动

附：原表单（2016年版）

并发性白内障临床路径表单

适用对象：第一诊断为并发性白内障（ICD-10：H26.200）

行超声乳化白内障摘除术+人工晶状体植入术（ICD-9-CM-3：13.41001+13.70001）

患者姓名：	性别：　年龄：　门诊号：	住院号：
住院日期：　年　月　日	出院日期：　年　月　日	标准住院日：6天

时间	住院第1天			住院第2天			住院第3天（手术日）		
主要诊疗工作	□ 询问病史 □ 体格检查 □ 交代病情 □ 完成首次病程记录和住院病历			□ 核实各项检查结果正常 □ 上级医师查房与术前评估 □ 向患者及家属交代术前、术中和术后注意事项 □ 患者选择人工晶状体（IOL） □ 选择手术用黏弹剂 □ 签署手术知情同意书			□ 术前再次确认患者姓名、性别、年龄和手术眼别 □ 实施手术 □ 完成手术记录 □ 向患者及其家属交代术后注意事项		
重点医嘱	**长期医嘱** □ 眼科二级或三级护理 □ 抗菌药物滴眼液点术眼（4次/日） **临时医嘱** □ 血常规、尿常规 □ 感染性疾病筛查（包括乙型肝炎、丙型肝炎、艾滋病、梅毒等） □ 凝血功能检查 □ 心电图、X线胸片 □ 眼科A+B超测角膜曲率 □ 眼电生理、验光 □ 角膜内皮、人工晶状体测量 □ 角膜地形图			**长期医嘱** □ 眼科二级或三级护理 □ 抗菌药物滴眼液点术眼（4次/日） **临时医嘱** □ 明日在表面麻醉或球后/球周阻滞麻醉下行左/右眼超声乳化+人工晶状体植入手术 □ 术前1小时术眼滴复方托吡卡胺滴眼液散瞳4次 □ 术前15分钟术眼滴表面麻醉药3次			**长期医嘱** □ 眼科二级护理 **临时医嘱** □ 根据病情需要制订		
主要护理工作	□ 入院护理评估 □ 健康教育 □ 执行医嘱			□ 手术前物品准备 □ 手术前心理护理 □ 手术前患者准备 □ 执行医嘱			□ 随时观察患者情况 □ 术前冲洗结膜囊 □ 术后心理与基础护理 □ 执行医嘱 □ 术后健康教育		
病情变异记录	□ 无　□ 有，原因： 1. 2.			□ 无　□ 有，原因： 1. 2.			□ 无　□ 有，原因： 1. 2.		
护士签名	白班	小夜班	大夜班	白班	小夜班	大夜班	白班	小夜班	大夜班
医师签名									

时间	住院第4天 （术后第1日）			住院第5天 （术后第2日）			住院第6天 （术后第3日）		
主要诊疗工作	□ 检查患者术眼 □ 上级医师查房，确定有无手术并发症 □ 更换敷料 □ 完成病程记录 □ 向患者及家属交代术后恢复情况			□ 检查患者术眼 □ 上级医师查房，确定有无手术并发症 □ 更换敷料 □ 完成病程记录 □ 评估患者明日是否可以出院			□ 上级医师查房，确定是否可以出院，若患者可以出院，则需完成出院记录 □ 通知出院处 □ 通知患者及其家属出院 □ 向患者交代出院后注意事项 □ 预约复诊日期 □ 出具诊断证明书		
重点医嘱	**长期医嘱** □ 眼科二级护理 □ 抗菌药物滴眼液+类固醇激素滴眼液+非甾体滴眼液 **临时医嘱** □ 根据病情需要制订			**长期医嘱** □ 眼科三级护理 □ 抗菌药物滴眼液+类固醇激素滴眼液+非甾体滴眼液 **临时医嘱** □ 根据病情需要制订			**长期医嘱** □ 眼科三级护理 □ 抗菌药物滴眼液+类固醇激素滴眼液+非甾体滴眼液 **临时医嘱** □ 今日出院 □ 出院带药：抗菌药物+类固醇激素滴眼液，4次/日，持续1~2周		
主要护理工作	□ 随时观察患者病情 □ 执行医嘱			□ 随时观察患者病情 □ 执行医嘱			□ 出院宣教 □ 如果患者可以出院，协助患者办理出院手续、交费等事项		
病情变异记录	□ 无　□ 有，原因： 1. 2.			□ 无　□ 有，原因： 1. 2.			□ 无　□ 有，原因： 1. 2.		
护士签名	白班	小夜班	大夜班	白班	小夜班	大夜班	白班	小夜班	大夜班
医师签名									

第十四章

老年性白内障临床路径释义

【医疗质量控制指标】

指标一、诊断需结合症状、体征和辅助检查。

指标二、手术适应证选择符合老年性白内障手术。

指标三、手术疗效达到预期目标。

指标四、抗菌药物使用符合规范。

指标五、住院时间符合路径实施要求。

一、老年性白内障编码

1. 原编码：

疾病名称及编码：老年性白内障（年龄相关性白内障）（H25.900）

手术操作名称及编码：超声乳化白内障摘除术+人工晶状体植入术（IOL）（ICD-9-CM-3：13.41+13.71）

2. 修改编码：

疾病名称及编码：老年性白内障（年龄相关性白内障）（ICD-10：H25）

手术操作名称及编码：超声乳化白内障摘除术+人工晶状体植入术（IOL）（ICD-9-CM-3：13.41+13.71）

二、临床路径检索方法

H25 伴（13.41+13.71）

三、国家医疗保障疾病诊断相关分组（CHS-DRG）

MDCC　眼疾病及功能障碍

CW1　各种类型白内障

四、老年性白内障临床路径标准住院流程

（一）适用对象

第一诊断为老年性白内障（ICD-10：H25.900），行超声乳化白内障摘除术+人工晶状体植入术（IOL）（ICD-9-CM-3：13.41+13.71）。

释义

■ 适用对象编码参见第一部分。

■ 本路径适用对象为临床诊断为老年性白内障（年龄相关性白内障）患者，同时是适合行白内障超声乳化手术联合人工晶状体植入者。如果是并发性白内障，如葡萄膜炎、青光眼合并白内障、玻璃体切割术后白内障、各种内眼手术后白内障，晶状体脱位或者是无法行超声乳化要行 ECCE 手术的患者，不能入选本路径。

（二）诊断依据

根据《临床诊疗指南·眼科学分册》（中华医学会编著，人民卫生出版社，2006）：

1. 病史：渐进性视力下降。
2. 体格检查：晶状体出现混浊；眼底模糊，红光反射黯淡。

释义

■ 本路径的制订主要参考国内权威参考书籍和诊疗指南。

■ 病史和临床症状是诊断老年性白内障（年龄相关性白内障）的初步依据，多数患者表现为渐进性、无痛性视力下降；裂隙灯显微镜检查可以看到晶状体出现混浊，严重者影响眼底观察，表现为眼底模糊、红光反射有所减弱。

（三）治疗方案的选择依据

根据《临床技术操作规范·眼科学分册》（中华医学会编著，人民军医出版社，2007）：

1. 诊断明确。
2. 视力低于0.5。
3. 征得患者及家属的同意。

释义

■ 老年性白内障（年龄相关性白内障）的诊断依据充分，包括年龄、晶状体明显混浊影响视力及无其他严重影响视力的眼部病变。

■ 由于白内障超声乳化手术的进步，人工晶体质量的提高，以及患者对生活质量的高要求，甚至提出了白内障手术是一种屈光手术的概念，白内障手术的视力指征在逐步放宽。但是，作为一种治疗手段，还需满足最基本的手术要求：视力低于0.5，或视力大于0.5但白内障导致视觉干扰明显，显著影响视觉质量时，向患者及家属说明手术存在的风险和并发症，取得患者和家属的理解，也可行手术治疗。

（四）标准住院日

6天。

释义

■ 标准住院日为推荐最低标准，提倡缩短住院日。白内障患者入院后，1~2天内完成常规术前检查，并且滴用抗菌药物眼液；入院后，第2~3天可以安排手术，术后观察1~2天，如果没有严重术后反应，可以安排出院。总住院时间不超过6天符合本路径要求。现在的趋势是白内障手术按日间手术模式处理。

（五）进入路径标准

1. 第一诊断必须符合ICD-10：H25.900老年性白内障疾病编码。
2. 当患者同时具有其他疾病诊断，如住院期间不需特殊处理也不影响第一诊断临床路径流程的实施时，可以进入路径。

释义

■ 第一诊断为老年性白内障（年龄相关性白内障），排除其他原因所致的晶状体混浊。

■ 由于患者均为老年人，可能伴有一些全身性疾病，如高血压、糖尿病、冠心病，或同时有一些眼部的病变，包括单纯性青光眼、眼底病变等，不影响白内障超声乳化手术的实施，可以进入路径。例如：对于非活动期 AMD，可正常入路径，但对于活动期 AMD，住院期间需联合玻璃体腔内抗 VEGF 因子注入或者激光治疗，影响术后视力预后的情况，需要退出路径。

■ 糖尿病、视网膜血管病变等引起的白内障需综合考虑是否进入路径。

（六）术前准备（术前评估）

1~2 天。

必须的检查项目：

1. 测量眼压、泪道冲洗。
2. 感染性疾病筛查（包括乙型肝炎、丙型肝炎、艾滋病、梅毒等）。
3. 心电图。
4. 血常规、尿常规、凝血功能、血生化（包括肝肾功能、血糖）。
5. 眼科 A+B 超、角膜曲率等。
6. 其他根据病情需要而定：胸透或胸部 X 线片、角膜内皮细胞计数、综合验光等。

释义

■ 眼压是重要的眼科检查指标之一，眼压检查能够初步筛查出高眼压患者和排除青光眼患者，关系到白内障手术的预后。

■ 泪道冲洗是避免白内障手术感染的重要环节之一。尽管白内障手术前常规滴用抗菌药物滴眼液并冲洗结膜囊，以尽可能避免眼内炎的发生，但泪道潜伏的细菌是内眼手术感染的最危险因素之一。如果有慢性泪道感染，白内障手术发生眼内炎的风险较高。因此，白内障手术术前必须进行泪道冲洗，如果有泪道感染，如泪小管炎、慢性泪囊炎，必须在治疗痊愈后才能择期手术。

■ 感染性疾病的筛查主要用于排除可能的传染病，如乙型肝炎、丙型肝炎、艾滋病、梅毒等。这些患者的手术操作环境、器械及用品需要特殊处置。

■ 心电图、血常规、尿常规、凝血功能和生化检查是常规检查，每个进入路径的患者均需完成；肝肾功能、电解质、血糖、凝血功能、心电图及 X 线胸片主要是评估有无基础疾病，这关系到围术期是否需特殊处理，可能会影响到住院时间、费用以及治疗预后。

■ 眼科 A+B 超及角膜曲率是白内障患者必查的项目，用以计算人工晶状体度数，同时可以排除眼底病（如视网膜脱离、玻璃体混浊等），初步预测患者的白内障手术效果。

■ 角膜内皮细胞计数和 OCT：配有角膜内皮计数和 OCT 相关检查的医疗单位，建议该项为必查项目。对于不具备上述检查条件的医疗单位，可不作为必要术前检查项目，但若出现相关临床症状，符合相关疾病诊断，建议不进入该路径。

■ 对于硬核患者，或者曾行眼部其他手术也要进入白内障超声乳化手术路径者，手术可能会对角膜内皮产生影响，推荐进行内皮细胞计数，对手术方式的选择有重要的参考价值。如果内皮细胞计数过少，则不应选择超声乳化术，以防止术后出现角膜内皮细胞失代偿。

■ 干眼相关检查：建议有条件的医院开展。对于合并干眼症的老年性白内障患者，干眼症围术期处理对预后具有重要意义。根据《2021 年中国白内障围术期干眼防治专家共识》指出，对于老年性白内障合并干眼症患者，术前局部可使用人工泪液病持续到术后，以改善眼表微环境，合并轻度 MGD 患者必须术前 3~5 天持续维持睑板腺按摩、热敷等物理治疗。对于合并中、重度干眼或 MGD 患者，应系统治疗待角膜上皮缺损基本修复后，再行白内障手术治疗。对于术前合并感染性睑缘炎的患者，应进行长期清洁、热敷、按摩（炎性反应活动期慎用）、局部或全身抗菌药物综合治疗后再考虑行白内障手术治疗。

■ 临床经验提示，有时患者的视力与晶状体混浊程度不相匹配，这时要考虑是否存在屈光不正的因素，需要进行综合验光。如果最佳矫正视力高于 0.5，进行白内障手术要慎重，一要考虑手术可能提高视力，摘除眼镜，但是也要考虑到手术可能出现的风险，如果一定要手术，则应该向患者及家属交代清楚风险/益处的关系。如果矫正视力不能提高，要进一步检查排除其他引起视力下降的原因。

（七）术前用药

术前抗菌药物眼药，4~6 次/日，用药 2~3 天。

释义

■ 术前局部抗菌药物使用，是预防白内障术后眼内感染的重要预防措施。根据 2016 年《美国眼科临床指南（Preferred Practice Pattern，PPP）》中指出：术前眼睑和结膜囊聚维酮碘消毒、术后局部应用抗菌药物滴眼液和术毕前房内注射抗菌药物，是目前 3 种预防眼内炎明确有效的干预措施。术前抗菌药物滴眼液的使用，可不必严格规范2~3 天，手术前 1 天或者手术当天术前局部抗菌药物滴眼液的使用即可满足手术要求。术前一天可6~8 次/日，手术当天可半小时 1 次频点。术前常规使用广谱抗菌药物滴眼液，是有效预防白内障术后眼内炎发生的重要手段，选用氟喹诺酮类（如 0.5%左氧氟沙星滴眼液）和氨基糖苷类。

（八）手术日

入院第 2~3 天。

1. 麻醉方式：表面麻醉或球后/球周阻滞麻醉。
2. 手术方式：超声乳化白内障摘除术+人工晶状体植入术（IOL）。
3. 眼内植入物：人工晶状体。
4. 术中用耗品：黏弹剂、一次性手术刀、缩瞳剂、眼内灌注液或平衡液、显微手术缝线。
5. 手术用设备：显微镜、超声乳化仪。
6. 输血：无。

释义

■ 常用的白内障手术的麻醉方式有：表面麻醉和球后/球周阻滞麻醉两种。表面麻醉适用于能较好配合手术的患者，能避免球后/球周阻滞麻醉的并发症。如高度近视或者葡萄肿患者，注射麻药时有刺穿球壁的风险。同时注射麻醉还有恢复慢、球后出血、伤及视神经及术中眶压增高等风险。

■ 球后/球周阻滞麻醉适合于：配合能力差、紧张、过度敏感、不能耐受表面麻醉的患者或者预计手术时间长等情况。

■ 尽管白内障手术有多种方式可以选择，本临床路径的手术方式仅适用于超声乳化白内障摘除术+人工晶状体植入术（IOL）。此手术方式有切口小、大多无需缝线、并发症少及术后恢复快等优势。

■ 绝大多数患者要植入合适度数的人工晶状体，来获得满意的术后视力。目前可选择的人工晶状体包括硬性和可折叠两种，超声乳化白内障摘除术中理想的植入物为后者，无需扩大切口。鉴于白内障手术已经进入屈光性手术时代，可折叠人工晶状体应该包括：多焦点人工晶体和散光人工晶状体。多焦点人工晶状体包括：区域折射型、衍射性和Toric散光型人工晶体。

■ 常用的黏弹剂包括透明质酸钠、硫酸软骨素、甲基纤维素等，在手术中支撑前房和囊袋，不仅有保护角膜内皮的作用，还有助于人工晶状体安全植入囊袋内。一次性手术刀是为该手术特制的显微器械，包括隧道刀和15°穿刺刀，分别在手术的不同步骤中使用。人工晶状体植入后瞳孔仍然散大的情况下，使用缩瞳剂有助于人工晶状体稳定在合适的位置，并防止虹膜嵌顿角膜缘/角巩膜缘切口。眼内灌注液或平衡液在手术中起到维持前房、保持眼压的作用，有助于晶状体核的乳化摘除和晶状体皮质的吸除；另一方面，在超声乳化时液体的持续循环起到散热作用，避免对眼内组织的损伤。眼内灌注液种类众多、特征各异，需使用更接近房水成分的品种，同时考虑其对角膜内皮的保护作用，可选复方电解质眼内冲洗液等。有研究提示，局部应用胰蛋白酶可进一步清除残留的上皮细胞。大部分白内障超声乳化手术组织切口小、可自行密闭，不需要缝线，但偶尔切口密闭差，前房不能维持，则需使用显微手术缝线缝合，常用10-0尼龙线。

■ 白内障超声乳化手术是一种显微手术，整个手术过程需要在显微镜下进行。通常显微镜应具备良好的红光反射，有利于术者的操作。超声乳化仪也是该手术必备的设备，由超声发生器、超声换能器、注吸系统和控制系统构成。在前囊膜环形撕除后，把超声手术手柄连接超乳头，经角膜缘/角巩膜缘切口伸入前房内，对晶状体核进行乳化摘除。在晶状体核完全摘除后，使用I/A头进一步吸除晶状体皮质，随后植入人工晶状体。

（九）术后住院恢复

3天。

必须复查的项目：

1. 裂隙灯显微镜检查。
2. 视力。
3. 眼压。
4. 术后用药抗菌药物+肾上腺皮质激素滴眼液+散瞳剂，必要时加用非甾体类抗炎滴眼液。

5. 预防性抗菌药物：使用第一、第二代头孢菌素类，术后 72 小时停止使用。

释义

■ 术后每天检查视力，包括远、近视力，可以直接反映手术效果，视力不好时要积极查明原因。另外，需要向患者解释白内障术后视力的波动和转归情况，使患者对视力的变化有一个正确的认识。

■ 术后如恢复良好，无明显并发症，可与术后 1~2 天出院，最长不超过 3 天。

■ 眼压也是重要的观察指标，部分患者有一过性的眼压升高，其原因包括黏弹剂残留、手术操作引起的炎性反应、瞳孔阻滞等，持续的眼压增高可能导致视力损伤，要及时处理。

■ 裂隙灯检查可以直接观察切口愈合情况，角膜是否有水肿，前房深度，前房反应如 KP、Tyndall 征等，瞳孔的大小、形状及位置，人工晶状体的位置，后囊膜的情况等。上述情况如有异常，及时处理可以避免一些并发症的发生。

■ 如果患者术后反应重，如角膜水肿、前房炎症等，要加强局部用药，积极抗炎，包括结膜下注射激素，个别情况下也可以考虑全身用药，及时控制炎性反应。

■ 如果白内障手术中出现严重并发症，如后囊膜严重破裂，晶状体核掉入玻璃体腔，暴发性脉络膜上腔出血等，须退出该路径。

■ 路径中抗菌药物使用应按照新的管理规范执行，对于高龄、合并糖尿病、免疫性疾病等感染高危患者，可酌情全身使用抗菌药物，原则上以眼部使用抗菌药物预防感染为主，其中氟喹诺酮类药物的角膜穿透性强，能在前房内较长时间维持抑菌浓度，可选 0.5%左氧氟沙星滴眼液等。术后常规使用抗菌药物滴眼液、糖皮质激素滴眼液和散瞳剂。

（十）出院标准（围绕一般情况、切口情况、第一诊断转归）

1. 手术后反应较轻，病情稳定。
2. 切口闭合好，前房形成。
3. 眼压正常，裂隙灯检查无明显异常，人工晶状体位置良好。

释义

■ 患者手术后 1~2 天，如果病情稳定，无并发症发生，眼压正常、角膜无水肿、切口对合良好、前房正常深浅、人工晶状体位置正，可以出院。

■ 但是术后 1~3 天有可能不是术后反应最重的阶段，所以，一定要患者随诊，尤其是手术操作多、反应较重，或者有并发症，以及合并糖尿病、葡萄膜炎和青光眼的患者。视具体情况调整用药。

（十一）有无变异及原因分析

1. 等待术前检验结果。
2. 术后炎症反应或并发症。
3. 患者其他原因。

释义

■ 白内障手术已经成为眼科最为模式化的手术，但也可能因种种原因出现各种风险和不能按照常规步骤进行的情况。

■ 比如患者在入院查体时可能出现全身异常，如血糖高、血压不稳、X 线胸片异常及凝血功能障碍等情况，此时应该控制好全身病，才能够进行手术。

■ 手术过程中也可能出现一些眼部的并发症，如角膜后弹力层脱离、后囊膜破裂、晶状体核掉入玻璃体腔或暴发性脉络膜上腔出血等，此时要及时处理，不能按照常规的路径进行。

■ 术中、术后也可能出现全身的情况，如心脏病发作、脑梗、药物过敏等，也不能按照常规路径进行。

■ 因患者方面的主观原因如过度焦虑、对手术效果的要求不合实际等导致执行路径出现变异，也需要医师在表单中予以说明。

五、老年性白内障临床路径给药方案

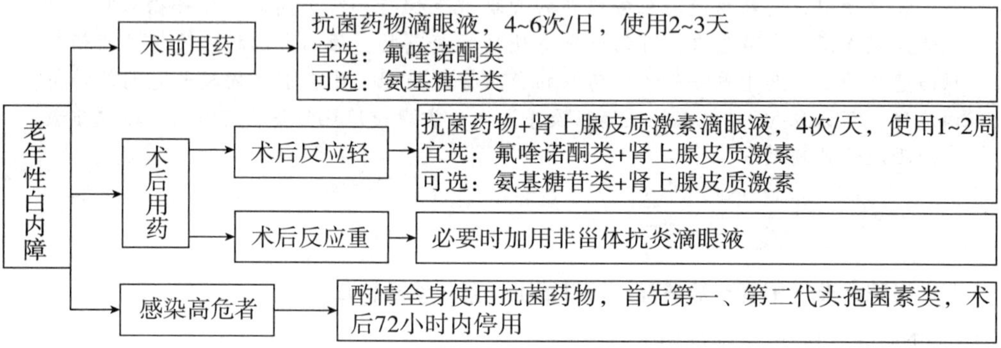

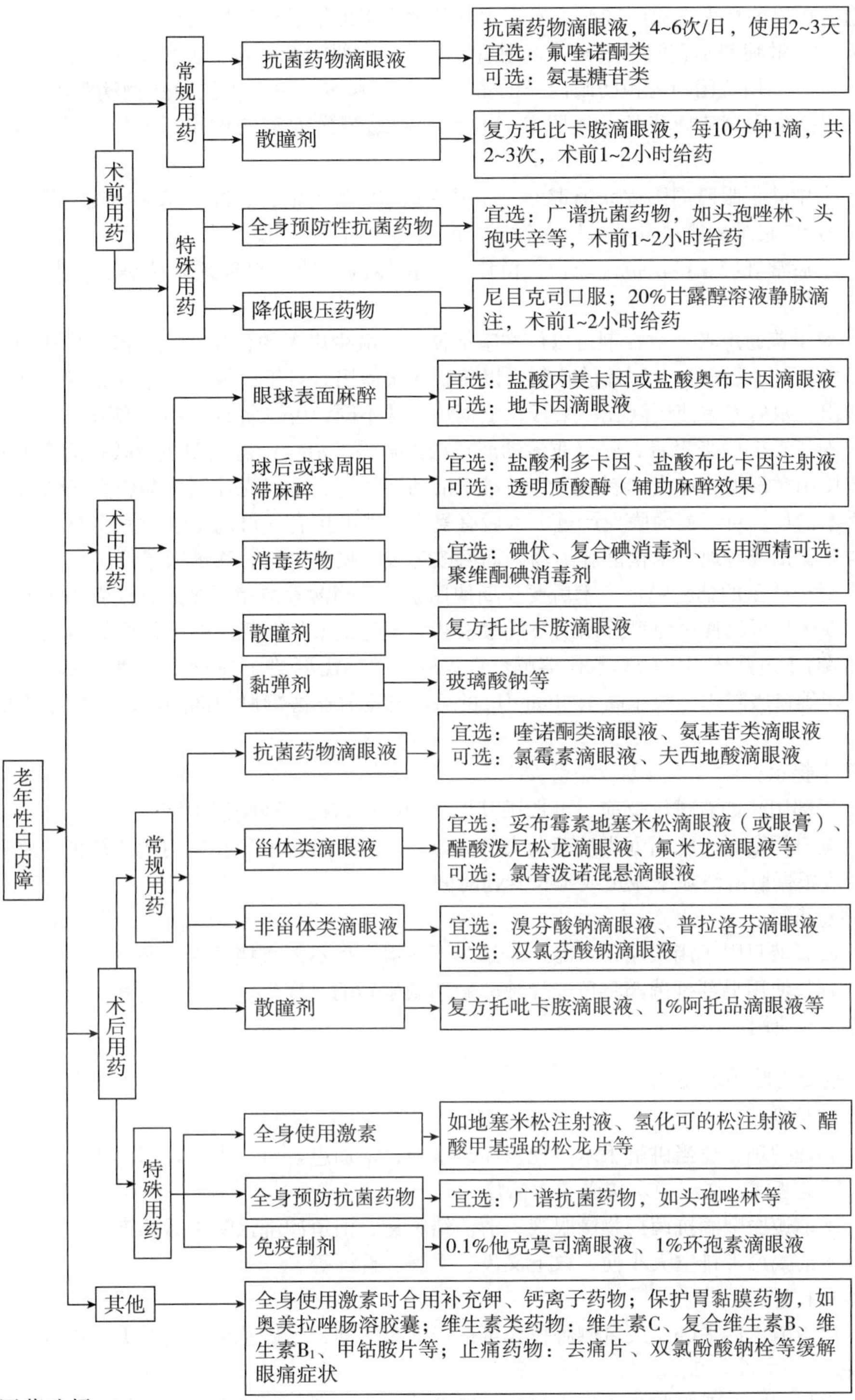

1. 用药选择：

（1）对于高龄、糖尿病、外伤、独眼，围术期全身预防性应用广谱抗菌药物，参照我国内眼手术抗菌药物应用规范，术前 1~2 小时应用，合计不超过 3 天。

（2）对于需双眼手术患者，建议双眼手术必须作为完全独立的 2 台手术进行，如果第 1 眼手术时发生术中并发症，则第 2 眼手术必须推迟。建议双眼手术患者退出该临床路径。老年痴呆患者可以酌情考虑双眼同时手术，为预防感染考虑给予全身抗菌药物。

（3）术前散瞳剂不宜使用过早，否则造成瞳孔开大肌疲劳，术中瞳孔反而较小。

（4）局部应用抗菌药为预防眼内炎的重要措施。术前应用广谱抗菌药物滴眼液1~3天，如氟喹诺酮类和氨基糖苷类等滴眼液，起到抑制结膜囊细菌的作用。术后继续使用，约1~2周。

（5）术中除了眼睑周围皮肤消毒外，还要注意结膜囊的消毒，除了术前冲洗结膜囊外，结膜囊应用5%聚维酮碘消毒液可以起到有效的灭菌作用。

（6）术后常规应用广谱抗菌药物、甾体、非甾体滴眼液，起到预防感染、控制炎症反应的作用。

（7）对于普通患者，散瞳剂可以仅在睡前使用，减少患者的畏光症状。糖尿病和葡萄膜炎患者，术后要加强散瞳，短效散瞳剂可以每日3次使用。对于血糖不平稳的患者，预防术后前房渗出，术后考虑使用阿托品眼膏，依据病情的不同，可以每日1~3次使用。

（8）对于葡萄膜炎患者，建议非活动期行白内障手术治疗；需长期使用激素治疗患者，术后继续使用激素类或免疫抑制剂药物。对于活动期患者，建议先控制葡萄膜炎病情后再行白内障手术治疗。对于葡萄膜炎严重、术后有复发可能的患者，可以给予激素全身给药：甲泼尼龙琥珀酸钠或者地塞米松静脉给药，而后改为泼尼松等口服，逐渐减量停药。

（9）对于严重的葡萄膜炎，术后要长期使用激素，当激素减量后复发，或者为了预防类似情况的发生，可以使用免疫抑制剂替代激素从而避免激素长期使用的副作用的出现。

（10）对于过熟核引发的晶状体溶解性青光眼，术前需要给予降眼压处理。入院即可给予尼目克司等口服降压，眼压高于30mmHg的可以辅助甘露醇静脉给药降眼压。但是需要退出本路径。

2. 药学提示：

（1）局部用药如有过敏反应，可选用其他类型的广谱抗菌药物滴眼液。

（2）全身用药时，喹诺酮类抗菌药大部分以原形经肾脏排泄，在体内代谢甚少，故肾功能不全者应根据肌酐清除率减量或延长给药时间。

3. 注意事项：

（1）滴眼液只限于滴眼用，不能用于结膜下注射，也不能直接注入前房。

（2）延长使用局部抗菌药将可能导致非敏感微生物的过度生长，包括真菌。因此局部抗菌药不应长期使用。

六、老年性白内障护理规范

1. 术前护理：

（1）心理护理，适当讲解手术过程及注意事项，增加患者对手术的理解，建立合理的疗效预期和风险考虑，情绪稳定接受手术治疗。

（2）术前遵医嘱滴抗菌药物滴眼液，清洁结膜囊、泪道冲洗预防术后感染。

（3）术前嘱患者排空大小便，取下义齿、手表、首饰等。

2. 术后护理：

（1）白内障术后平卧位或者侧卧位，可适当下床活动，尽量避免突然低头、弯腰，谨防碰撞术眼。

（2）密切观察有无眼胀头痛等症状，一般发生在术后24小时以内，如出现上述症状，及时报告医生给予相应检查及治疗。

（3）术后第2天开始点眼药水，操作时动作要轻柔，以免眼球受压。

七、老年性白内障营养治疗规范

饮食指导：

1. 应适当增加易消化、富含维生素的营养食物，多吃新鲜水果蔬菜，适当增加饮水量，保持大便通畅，防止便秘，如有便秘，不可过度用力，可使用开塞露等通便药物。
2. 可适当增加富含蛋白质的食物，促进切口愈合。
3. 无需特殊忌口，但建议少吃坚硬的食物避免过度咀嚼。

八、老年性白内障健康宣教

1. 出院指导：角膜切口完全愈合一般需要一个月，应注意术眼保护，无菌纱布遮盖或戴保护镜，滴抗菌药物滴眼液，防止细菌感染。
2. 白内障术后，教会患者正确使用滴眼液的方法，嘱其按时使用滴眼液；除抗菌药物滴眼液外，还可眼部滴用糖皮质激素滴眼液、非甾体类滴眼液及散瞳剂等。
3. 忌烟酒及辛辣的食物，因为辛辣食物可导致血管扩张，易加重眼部炎症反应。
4. 睡眠要充足，注意保暖，早期应避免用力打喷嚏、咳嗽、头部或眼部碰撞等，以防止人工晶体脱位。
5. 术后 1 个月内要注意保护术眼，不要用力揉眼，避免洗发液、皂水等进入术眼，注意用眼卫生，阅读时间可逐渐延长，循序渐进。
6. 根据病情需要定期复诊。

九、推荐表单

（一）医师表单

老年性白内障（年龄相关性白内障）临床路径医师表单

适用对象：第一诊断为老年性白内障（年龄相关性白内障）（ICD-10：H25）
行超声乳化白内障摘除术+人工晶状体植入术（IOL）（ICD-9-CM-3：13.41+13.71）

患者姓名：	性别： 年龄： 门诊号：	住院号：
住院日期： 年 月 日	出院日期： 年 月 日	标准住院日：6 天

时间	住院第 1 天	住院第 2 天	住院第 3 天 （手术日）
主要诊疗工作	□ 询问病史 □ 体格检查 □ 交代病情 □ 完成首次病程记录和住院病历	□ 核实各项检查结果正常 □ 上级医师查房与术前评估 □ 向患者及家属交代术前、术中和术后注意事项 □ 患者选择人工晶状体（IOL） □ 选择手术用黏弹剂 □ 签署手术知情同意书	□ 术前再次确认患者姓名、性别、年龄和手术眼别 □ 实施手术 □ 完成手术记录 □ 向患者及其家属交代术后注意事项
重点医嘱	**长期医嘱** □ 眼科二级护理 □ 抗菌药物滴眼液滴术眼（4 次/日） **临时医嘱** □ 血常规、尿常规 □ 感染性疾病筛查（包括乙型肝炎、丙型肝炎、艾滋病、梅毒等） □ 凝血功能检查 □ 心电图 □ 眼科 A+B 超、测角膜曲率、角膜内皮计数、人工晶体度数测定等相关眼部检查	**长期医嘱** □ 眼科二级护理 □ 抗菌药物滴眼液滴术眼（4 次/日） **临时医嘱** □ 明日在表面麻醉或球后/球周阻滞麻醉麻醉下行左/右眼超声乳化+人工晶状体植入手术 □ 术前 30 分钟术眼滴复方托吡卡胺滴眼液或其他散瞳剂 2 次 □ 术前 15 分钟术眼滴表面麻醉药 3 次	**长期医嘱** □ 眼科二级护理 □ 口服抗菌药物 **临时医嘱** □ 根据病情需要制订
病情变异记录	□ 无 □ 有，原因： 1. 2.	□ 无 □ 有，原因： 1. 2.	□ 无 □ 有，原因： 1. 2.
医师签名			

时间	住院第4天 （术后第1日）	住院第5天 （术后第2日）	住院第6天 （术后第3日）
主要诊疗工作	□ 检查患者术眼 □ 上级医师查房，确定有无手术并发症 □ 更换敷料 □ 完成病程记录 □ 向患者及家属交代术后恢复情况	□ 检查患者术眼 □ 上级医师查房，确定有无手术并发症 □ 更换敷料 □ 完成病程记录 □ 评估患者明日是否可以出院	□ 上级医师查房，确定是否可以出院，若患者可以出院，则需完成出院记录 □ 通知出院处 □ 通知患者及其家属出院 □ 向患者交代出院后注意事项 □ 预约复诊日期 □ 出具诊断证明书
重点医嘱	**长期医嘱** □ 眼科二级护理 □ 抗菌药物+肾上腺皮质激素滴眼液+散瞳剂 □ 口服抗菌药物 **临时医嘱** □ 根据病情需要制订	**长期医嘱** □ 眼科二级护理 □ 抗菌药物+肾上腺皮质激素滴眼液+散瞳剂 □ 口服抗菌药物 **临时医嘱** □ 根据病情需要制订	**长期医嘱** □ 眼科二级护理 □ 抗菌药物+肾上腺皮质激素滴眼液+散瞳剂 □ 口服抗菌药物 **临时医嘱** □ 今日出院 □ 出院带药：抗菌药物+肾上腺皮质激素滴眼液，4次/日，持续2~3周；复方托吡卡胺滴眼液或其他散瞳剂，1次/睡前，持续2~3周
病情变异记录	□ 无　□ 有，原因： 1. 2.	□ 无　□ 有，原因： 1. 2.	□ 无　□ 有，原因： 1. 2.
医师签名			

（二）护士表单

老年性白内障（年龄相关性白内障）临床路径护士表单

适用对象：第一诊断为老年性白内障（年龄相关性白内障）（ICD-10：H25）
行超声乳化白内障摘除术+ 人工晶状体植入术（IOL）（ICD-9-CM-3：13.41+13.71）

患者姓名：	性别：　　年龄：　　门诊号：	住院号：
住院日期：　　年　月　日	出院日期：　　年　月　日	标准住院日：6 天

时间	住院第 1 天	住院第 2 天	住院第 3 天 （手术日）
健康宣教	□ 入院宣教 介绍主管医师、护士 介绍环境、设施 介绍住院注意事项	□ 术前宣教 宣教疾病知识、术前准备及手术过程 告知准备物品、沐浴 告知术后饮食、活动及探视注意事项 告知术后可能出现的情况及应对方式 □ 主管护士与患者沟通，了解并指导心理应对 □ 告知家属等候区位置	□ 术后当日宣教 告知术后注意事项 告知饮食、体位要求 告知术后可能出现情况的应对方式 □ 给予患者及家属心理支持 □ 再次明确探视陪护须知
护理处置	□ 核对患者姓名，佩戴腕带 □ 建立入院护理病历 □ 卫生处置：剪指（趾）甲、沐浴，更换病号服 □ >80 岁、双眼视力低于 0.05 需陪护 1 人	□ 协助医师完成术前检查化验，协助完成相关专科检查：眼科 A+B 超、角膜曲率、角膜内皮细胞计数、人工晶体度数测定等 □ 术前准备 结膜囊、泪道冲洗 □ 卫生处置：头部清洁、沐浴	□ 送手术 摘除患者各种活动物品 核对患者资料及术中带药 填写手术交接单，签字确认 □ 接手术 核对患者及资料，签字确认
基础护理	□ 二级护理 □ 晨晚间护理 □ 患者安全管理	□ 二级护理 □ 晨晚间护理 □ 患者安全管理	□ 二级护理 □ 晨晚间护理 □ 患者安全管理
专科护理	□ 护理查体 □ 需要时，填写跌倒及压疮防范表 □ 需要时，请家属陪护 □ 遵医嘱抗菌药物滴眼液点术眼（4 次/日） □ 心理护理	□ 遵医嘱抗菌药物滴眼液点术眼（4 次/日） □ 心理护理	□ 病情观察，观察术眼情况变化 □ 测量患者 TPR 变化 □ 术前遵医嘱给予散瞳剂滴术眼 □ 心理护理

续　表

时间	住院第 1 天	住院第 2 天	住院第 3 天 （手术日）
重点医嘱	□ 详见医嘱执行单	□ 详见医嘱执行单	□ 详见医嘱执行单
病情变异记录	□ 无　□ 有，原因： 1. 2.	□ 无　□ 有，原因： 1. 2.	□ 无　□ 有，原因： 1. 2.
护士签名			

时间	住院第4~5天 （术后第1~2日）	住院第6天 （术后第3日）
健康宣教	□ 术后宣教 眼药作用及频率 饮食、活动指导 复查患者对术前宣教内容的掌握程度	□ 出院宣教 复查时间 眼药使用方法与频率 活动休息 指导饮食 指导办理出院手续
护理处置	□ 协助完成眼部相关检查	□ 办理出院手续
基础护理	□ 二级护理 □ 晨晚间护理 □ 患者安全管理	□ 二级护理 □ 晨晚间护理 □ 患者安全管理
专科护理	□ 病情观察，观察术眼情况变化 □ 遵医嘱眼药治疗 □ 心理护理	□ 观察术眼情况 □ 遵医嘱眼药治疗 □ 心理护理
重点医嘱	□ 详见医嘱执行单	□ 详见医嘱执行单
病情变异记录	□ 无 □ 有，原因： 1. 2.	□ 无 □ 有，原因： 1. 2.
护士签名		

（三）患者（家属）表单

老年性白内障（年龄相关性白内障）临床路径患者（家属）表单

适用对象：第一诊断为老年性白内障（年龄相关性白内障）（ICD-10：H25）
行超声乳化白内障摘除术+人工晶状体植入术（IOL）（ICD-9-CM-3：13.41+13.71）

患者姓名：	性别：　年龄：　门诊号：	住院号：
住院日期：　年　月　日	出院日期：　年　月　日	标准住院日：6天

时间	入　院	手术前	手术当天
医患配合	□ 配合询问病史、收集资料，请务必详细告知既往史、用药史、过敏史 □ 如服用抗凝剂，请明确告知 □ 配合进行体格检查 □ 有任何不适请告知医师	□ 配合完善术前相关检查，如采血、留尿、心电图、X线胸片 □ 眼科特殊检查：眼科A+B超、角膜曲率、角膜内皮细胞计数、人工晶体度数测定等 □ 麻醉师与患者进行术前访视	□ 配合评估手术效果 □ 有任何不适请告知医师
护患配合	□ 配合测量体温、脉搏、呼吸、血压、体重1次 □ 配合完成入院护理评估（简单询问病史、过敏史、用药史） □ 接受入院宣教（环境介绍、病室规定、订餐制度、贵重物品保管等） □ 有任何不适请告知护士	□ 配合测量体温、脉搏、呼吸、询问排便情况1次 □ 接受术前宣教 □ 自行沐浴，加强头部清洁，剪指（趾）甲，男患者剃须 □ 准备好必要用物，吸水管 □ 取下义齿、饰品等，贵重物品交家属保管	□ 清晨测量体温、脉搏、呼吸、血压 □ 送手术室前，协助完成核对，带齐影像资料和术中带药 □ 返回病房后，协助完成核对病床，配合血压测量 □ 遵医嘱采取正确体位 □ 配合缓解疼痛 □ 有任何不适请告知护士
饮食	□ 普通饮食	□ 普通饮食	□ 普通饮食
排泄	□ 正常排尿便	□ 正常排尿便	□ 正常排尿便
活动	□ 正常活动	□ 正常活动	□ 平卧休息2~3小时后正常活动

时间	手术后	出　院
医患配合	□ 配合检查眼部情况 □ 配合眼部切口换药	□ 接受出院前指导 □ 知道复查程序 □ 获取出院诊断书 □ 预约复诊日期
护患配合	□ 配合定时测量体温、脉搏、呼吸、每日询问排便情况 □ 注意活动安全，避免坠床或跌倒 □ 配合执行探视及陪护	□ 接受出院宣教 □ 办理出院手续 □ 获取出院带药 □ 知道眼药用药频率、方法和眼药保存注意事项 □ 知道复印病历方法
饮食	□ 普通饮食	□ 普通饮食
排泄	□ 正常排尿便 □ 避免便秘	□ 正常排尿便 □ 避免便秘
活动	□ 适度活动，避免疲劳	□ 适度活动，避免疲劳

附：原表单（2009年版）

老年性白内障临床路径表单

适用对象：第一诊断为老年性白内障（ICD-10：H25.900）
行超声乳化白内障摘除术+人工晶状体植入术（IOL）（ICD-9-CM-3：13.41+13.71）

患者姓名：	**性别：　　年龄：　　门诊号：**		**住院号：**
住院日期：　年　月　日	**出院日期：**　年　月　日		**标准住院日　6天**

时间	住院第1天	住院第2天	住院第3天 （手术日）
主要诊疗工作	□ 询问病史 □ 体格检查 □ 交代病情 □ 完成首次病程记录和住院病历	□ 核实各项检查结果正常 □ 上级医师查房与术前评估 □ 向患者及家属交代术前、术中和术后注意事项 □ 患者选择人工晶状体（IOL） □ 选择手术用黏弹剂 □ 签署手术知情同意书	□ 术前再次确认患者姓名、性别、年龄和手术眼别 □ 实施手术 □ 完成手术记录 □ 向患者及其家属交代手术后注意事项
重点医嘱	**长期医嘱** □ 眼科二级或三级护理 □ 抗菌药物滴眼液滴术眼（4次/日） **临时医嘱** □ 血常规、尿常规 □ 感染性疾病筛查（包括乙型肝炎、丙型肝炎、艾滋病、梅毒等） □ 凝血功能检查 □ 心电图 □ 眼科A+B超、测角膜曲率	**长期医嘱** □ 眼科二级或三级护理 □ 抗菌药物滴眼液滴术眼（4次/日） **临时医嘱** □ 明日在表面麻醉或球后/球周阻滞麻醉下行左/右眼超声乳化+人工晶状体植入手术 □ 术前30分钟术眼滴复方托吡卡胺或其他散瞳滴眼液2次 □ 术前15分钟术眼滴表面麻醉药3次	**长期医嘱** □ 眼科一级或二级护理 □ 口服抗菌药物 **临时医嘱** □ 根据病情需要制订
主要护理工作	□ 入院护理评估 □ 健康教育 □ 执行医嘱	□ 手术前物品准备 □ 手术前心理护理 □ 手术前患者准备 □ 执行医嘱	□ 随时观察患者情况 □ 术前冲洗结膜囊 □ 术后心理与基础护理 □ 执行医嘱 □ 术后健康教育
病情变异记录	□ 无　□ 有，原因： 1. 2.	□ 无　□ 有，原因： 1. 2.	□ 无　□ 有，原因： 1. 2.
护士签名			
医师签名			

时间	住院第4天 （术后第1日）	住院第5天 （术后第2日）	住院第6天 （术后第3日）
主要诊疗工作	□ 检查患者术眼 □ 上级医师查房，确定有无手术并发症 □ 更换敷料 □ 完成病程记录 □ 向患者及家属交代术后恢复情况	□ 检查患者术眼 □ 上级医师查房，确定有无手术并发症 □ 更换敷料 □ 完成病程记录 □ 评估患者明日是否可以出院	□ 上级医师查房，确定是否可以出院，若患者可以出院，则需完成出院记录 □ 通知出院处 □ 通知患者及其家属出院 □ 向患者交代出院后注意事项 □ 预约复诊日期 □ 出具诊断证明书
重点医嘱	**长期医嘱** □ 眼科一级或二级护理 □ 抗菌药物+类固醇激素滴眼液 □ 口服抗菌药物 **临时医嘱** □ 根据病情需要制订	**长期医嘱** □ 眼科三级护理 □ 抗菌药物+类固醇激素滴眼液 □ 口服抗菌药物 **临时医嘱** □ 根据病情需要制订	**长期医嘱** □ 眼科三级护理 □ 抗菌药物+类固醇激素滴眼液 □ 口服抗菌药物 **临时医嘱** □ 今日出院 □ 出院带药：抗菌药物+类固醇激素滴眼液，4次/日，持续2~3周
主要护理工作	□ 随时观察患者病情 □ 执行医嘱	□ 随时观察患者病情 □ 执行医嘱	□ 出院宣教 □ 如果患者可以出院，协助患者办理出院手续、交费等事项
病情变异记录	□ 无 □ 有，原因： 1. 2.	□ 无 □ 有，原因： 1. 2.	□ 无 □ 有，原因： 1. 2.
护士签名			
医师签名			

第十五章

白内障囊外摘除联合人工晶状体植入术临床路径释义

【医疗质量控制指标】

指标一、老年性白内障诊断需结合症状、体征和辅助检查。

指标二、手术适应证选择符合老年性白内障。

指标三、手术疗效达到预期目标。

指标四、抗菌药物使用符合规范。

指标五、住院时间符合临床路径实施要求。

一、白内障囊外摘除联合人工晶状体植入术编码

1. 原编码：

疾病名称及编码：老年性白内障（ICD-10：H25）

手术操作名称及编码：白内障囊外摘除术伴人工晶状体植入术（IOL）（13.59 伴 13.71）

2. 修改编码：

疾病名称及编码：老年性白内障（ICD-10：H25）

手术操作名称及编码：白内障囊外摘除术伴人工晶状体植入术（IOL）［ICD-9-CM-3：（13.2-13.5）+13.71］

二、临床路径检索方法

H25 伴（13.2/13.3/13.4/13.5）+13.71

三、国家医疗保障疾病诊断相关分组（CHS-DRG）

MDCC　眼疾病及功能障碍

CW1　各种类型白内障

四、白内障囊外摘除联合人工晶状体植入术临床路径标准住院流程

（一）适用对象

第一诊断为老年性白内障（年龄相关性白内障）（ICD-10：H259），行白内障囊外摘除（ICD-9：13.59）联合人工晶状体植入手术（ICD-9：13.71）。

释义

■ 本路径适用对象为单纯性老年性白内障（年龄相关性白内障）患者，包括皮质性、核性、后囊下性。

■ 伴有虹膜缺损、瞳孔散大、轻度玻璃体混浊、开角型青光眼眼压控制良好的患者适用于本路径。

■ 年龄在 50 岁以上的非年龄相关性白内障以及术前难以明确其原因者，则治疗不适用本路径。

■ 不包括晶状体悬韧带大部分断裂的患者，以及伴有虹膜萎缩、虹膜后粘连或虹膜新生血管、瞳孔不能充分散大的患者。

■ 术眼既往曾接受过抗青光眼手术、虹膜YAG激光治疗、玻璃体切割、视网膜光凝、冷冻、复位、增殖膜剥除、眼内注药、眼内填充等处理患者不适用本路径。

■ 如果因合并其他控制不良的全身疾病，在住院期间需要其他科室医师协助处理的患者不进入本路径。

（二）诊断依据

根据《眼科临床指南》（中华医学会眼科学分会编译，人民卫生出版社，2006）：

1. 症状：无痛性、渐进性视力下降。
2. 体征：检查可见晶状体皮质、晶状体核、晶状体后囊下明显混浊，导致视力低下，眼前节检查基本正常。
3. 眼底超声检查无明显异常。

释义

■ 老年性白内障（年龄相关性白内障）患者主诉多数为无痛性、渐进性视力下降，但晶状体混浊的类型不同则表现不同，部分患者会出现视觉敏感度下降、色觉异常甚至出现中心及周边视野异常。在暗环境下，瞳孔散大时，皮质性白内障眩光较重，视力影响较明显；而核性白内障患者视力影响较轻，但在低照度、室内、阴天、傍晚、户外活动时，低对比视力障碍比较明显。在明亮环境下，由于瞳孔缩小，核性白内障视力下降最明显，多伴有颜色分辨力下降，而皮质性白内障视力比大瞳孔时要好。散大瞳孔后，可以确诊晶状体后囊下混浊，此时视力会有暂时的提高。

（三）治疗方案的选择

根据《眼科临床指南》（中华医学会眼科学分会编译，人民卫生出版社，2006），符合以下条件可以选择白内障囊外摘除联合人工晶状体植入手术。

1. 晶状体混浊明显导致视力低下不能满足患者需要，可行白内障手术能提高视力。
2. 眼压、前房及眼前节检查正常。
3. 直接或间接眼底检查无明显影响术后视力提高的眼底疾病。
4. 眼底B超检查无明显异常。
5. 晶状体核较硬（Ⅳ~Ⅴ级核）患者不具备行白内障超声乳化人工晶状体植入手术条件，或无超声乳化仪设备的基层医院。

释义

■ 单纯白内障囊外摘除术适合本路径。可以不同期植入人工晶状体。

■ 处理后囊中央、部分前部玻璃体切除不适用本路径。

■ 人工晶状体缝线固定、虹膜夹持固定不适用本路径。

■ 伴有脱位的白内障摘除术不适用本路径。

■ 白内障囊外摘除同时需要联合青光眼手术、视网膜手术、眼内注药、眼内填充的患者不适用本路径。

（四）标准住院日

5~7 天。

释义

■ 标准住院日是针对多数医院的现状制订，提倡缩短住院日。

■ 术前检查可在住院前完成。入院准备 1~3 天（周末 2 天除外），在第 2~4 天手术，术后恢复 1~5 天出院。如果术后第 1 天检查房水清亮、眼压正常、人工晶状体位正，无其他并发症出现，术后第 1 天即可出院。如果术后前房有少量浮游细胞，或者出现其他并发症，可以观察数日并采取相应措施，病情稳定后再安排患者出院。

（五）进入临床路径标准

1. 第一诊断必须符合 ICD-10：H25.9 老年性白内障（年龄相关性白内障）疾病编码。
2. 当患者同时具有其他疾病诊断，但在住院期间不需要特殊处理也不影响第一诊断的临床路径流程实施时，可以进入临床路径。

释义

■ 需要全身麻醉手术的白内障患者不适用本路径。

■ 需要心电监护的白内障患者适用本路径。

■ 患有开角型青光眼，但用药控制良好，不需要行青光眼手术的患者，可以进入本路径。

■ 同时患有少量陈旧性玻璃体积血和玻璃体混浊，本次住院不需要处理也不影响白内障手术的患者，可以进入本路径。

■ 同时患有屈光不正、老视、翼状胬肉等眼部情况，但在住院期间不需要特殊处理的患者，可以进入本路径。

■ 患者同时患有糖尿病、高血压、冠心病等全身疾病，但在住院期间不需要特殊处理的患者，可以进入本路径。但如果患者因全身疾病控制不良，在住院期间需要其他科室医师协助处理的患者不进入本路径。

（六）术前准备

1~2 天。

1. 必须的检查项目：

（1）手术前全身常规查体。

（2）专科检查：视力（裸视及矫正视力）、眼压、冲洗泪道；裂隙灯检查、晶状体混浊情况、眼底；角膜曲率、眼部 A+B 超及人工晶状体测算。

2. 根据患者病情可选择：角膜内皮镜检查、光学相干断层扫描、激光视力检查。

释义

■ 必查项目在术前必须完成。相关人员应认真分析检查结果，选择合适的人工晶状体。

■ 具备选择检查项目的单位应当尽量做相应检查。对曾经有过前节手术史的患者，最好做角膜内皮检查；直接或间接眼底镜检查无法清晰观察眼底视网膜及黄斑区情况的患者，建议行光学相干断层扫描和激光视力检查，评估黄斑功能，预测白内障术后潜在视力。

■ 有条件可行 OPD-Scan 像差分析仪、IOL-master、眼前节全景仪、眼底照相及广角眼底照相等检查。

（七）治疗方案与药物选择

术眼滴抗菌药物滴眼液，酌情治疗原发病（高血压、糖尿病、冠心病）。

释义

■ 术前 2~3 天应选用广谱的抗菌药物滴眼液，每日 4~6 次（可在住院前开始使用）。

■ 冲洗泪道，除外泪囊炎。

■ 对于合并有急性结膜炎等感染的患者，使用局部抗菌药物的时间应延长，直到炎症完全消退后 1 周方可手术，以预防术后感染。

■ 患有糖尿病的白内障患者，其空腹血糖应维持在标准值之内。

■ 患有高血压、冠心病的白内障患者，血压、心功能应稳定在医师调整的范围之内。术中给予心电、血压监护。

（八）手术日

入院第 2~4 天。

1. 麻醉方式：局部麻醉，必要时行心电监测。
2. 手术设备：手术显微镜。
3. 手术中用材料：显微手术器械、人工晶状体、黏弹剂、显微缝线。
4. 术中用药：缩瞳药（必要时）。
5. 输血：无。

释义

■ 本路径推荐的麻醉方式为表面麻醉和局部麻醉，在消毒铺巾前已给予表面麻醉。局部麻醉包括球结膜下浸润麻醉、球后麻醉及球周麻醉，必要时可考虑前房使用适量利多卡因。全身麻醉不进入本路径。

■ 术中用聚维酮碘消毒皮肤，稀释液用于消毒结膜囊。

■ 视术中情况可能使用的药品还有：注射用芬太尼、乌拉地尔、肾上腺素、卡巴胆碱等。

■ 术中使用的耗材包括：眼内灌注液、注射器、受水袋、棉签、眼垫、手术贴膜、25 号平针头、烧灼止血器。

■ 术中必备的器械：包括有齿镊、穿刺刀、隧道刀、撕囊镊、晶状体核托板或圈套器、注吸针头、人工晶状体植入镊或平台镊、显微持针器、前部玻切头等。局部应用蛋白水解酶胰蛋白酶，有利于白内障摘除并减小眼部创伤。

■ 视术中情况，如果联合进行虹膜根切、张力环植入、玻璃体切除、视网膜光凝、增殖膜剥除、眼内注药、眼内填充、巩膜切开等操作，则退出本路径。

（九）术后住院恢复

1. 必须的复查项目：视力、眼压、裂隙灯检查、眼底检查等。
2. 术后用药：局部用抗菌药物+糖皮质激素滴眼液至手术后1个月，每日点药次数递减，酌情使用角膜营养药、非甾体滴眼液。

释义

■ 术后常规眼部检查能判断视力恢复不好的主要原因。如系角膜水肿，需待水肿消退后再做评价。如果屈光介质完全透明，视力仍不理想，应安排在住院期间或出院后做必要的眼底检查，如眼底照相、广角眼底照相、眼部超声、OCT等相关检查项目。

■ 根据术后眼部反应情况，调整用药种类和频次，长时间滴用激素类滴眼液时应注意监测眼压。

■ 鉴于2012年8月1日起施行《抗菌药物临床应用管理办法》（卫生部令第84号），本路径中抗菌药物使用应按照新的管理规范执行，本路径均不再全身（口服、静脉注射或肌内注射）使用抗菌药物滴眼液，原则上以局部使用抗菌药物预防感染。

■ 眼科用药主要采用抗菌滴眼液；其他用药如甾体激素滴眼液、非甾体滴眼液、散瞳剂。

（十）出院标准

1. 眼压正常。
2. 切口愈合好。
3. 无明显眼前节炎症反应。
4. 人工晶状体位置正常。

释义

■ 患者出院前应符合如上相关检查标准，若未达到如上标准或有眼内感染征象，应分析原因，并做相应处理。

■ 出现手术后并发症（前房积血、明显前房内炎性反应、术后高眼压未缓解、玻璃体炎性混浊、人工晶状体偏位），需较长时间观察和药物治疗者不进入本临床路径。

（十一）变异及原因分析

1. 术后角膜水肿明显，眼压高，眼前节反应较明显需用药观察，其住院时间相应延长。

2. 出现手术并发症（晶状体后囊破裂、玻璃体外溢、晶状体核脱入玻璃体腔等），需要手术处理者，退出临床路径。
3. 出现严重手术后并发症（人工晶状体位置异常、视网膜脱离、眼内炎），退出临床路径。
4. 第一诊断为老年性白内障（年龄相关性白内障），合并青光眼需行青白联合手术者，不进入临床路径。
5. 第一诊断为老年性白内障（年龄相关性白内障），合并糖尿病视网膜病变需同时行玻璃体视网膜手术者不进入临床路径。
6. 合并全身疾病住院期间需要继续治疗，退出临床路径。
7. 需全身麻醉者不进入临床路径。

释义

■ 变异是指：入选临床路径的患者，未能按路径流程完成医疗行为或未达到预期的医疗质量控制目标。这包含三方面情况：①按路径流程完成治疗，但出现非预期结果，可能需要后续进一步处理，如术中发生后囊破裂，放弃人工晶状体植入术、术后眼内炎等并发症。②按路径流程完成治疗，但超出了路径规定的时限或限定的费用，如实际住院日超出标准住院日要求，或未能在规定的手术日时间限定内实施手术等。对于这些患者，主管医师均应进行变异原因的分析，并在临床路径的表单中予以说明。③术中发现或发生其他情况需要改变术式，比如未植入人工晶状体、需要联合前部玻璃体切割手术。

五、白内障囊外摘除联合人工晶状体植入术临床路径给药方案

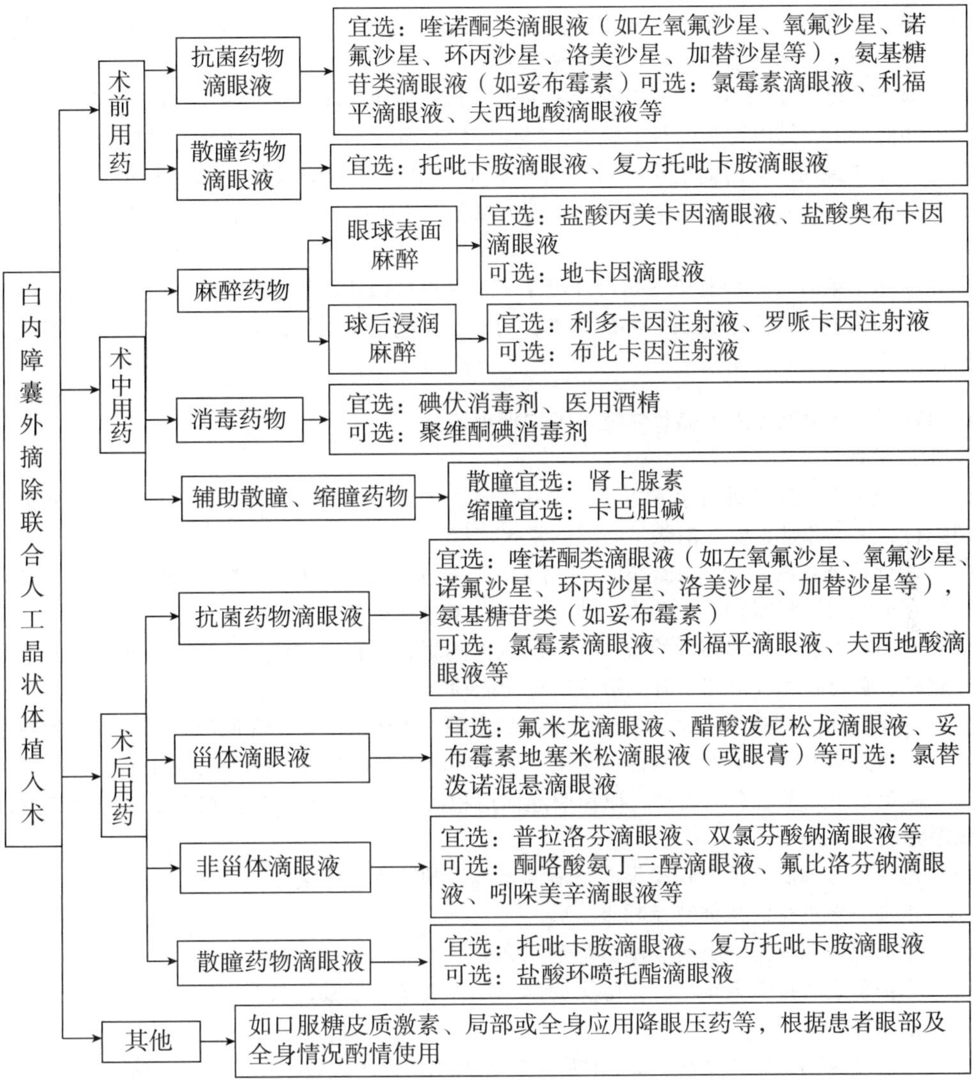

1. 用药选择：

（1）手术前应用广谱抗菌药物滴眼液 1～3 天，起到清洁结膜囊的作用。术前应用散瞳剂，方便眼底检查。个别患者对常用散瞳剂过敏，表现为眼红、眼痒等，可以试用盐酸环喷托酯滴眼液。

（2）手术中除了眼睑周围皮肤消毒外，还应当做结膜囊消毒，5%聚维酮碘消毒液可以起到有效的灭菌作用。

（3）手术后常规应用广谱抗菌药物、甾体、非甾体滴眼液，起到预防感染、控制炎症反应的作用。术后应用散瞳剂，不但方便眼底检查，也可以起到活动瞳孔、抑制炎症反应的作用。

（4）通常不需要静脉用药。

2. 药学提示：

（1）对于周边前房浅、晶状体膨隆等有青光眼素质的患者，或者既往有闭角型青光眼病史的患者，术前如使用散瞳剂，要注意诱发青光眼急性发作可能。

（2）术后甾体滴眼液不宜长期使用，因有导致激素性青光眼的可能。

3. 注意事项：

（1）术前应重视睑缘炎相关角膜结膜炎症（BKC）以及睑板腺功能障碍（MGD）等眼表疾病，有明确诱发术后感染风险者，建议术前干预处理。

（2）稀释浓度为1∶5000的肾上腺素辅助散大瞳孔。前房注射0.05～0.1ml，待瞳孔散大后，及时冲洗前房，排出剩余的肾上腺素，以免产生心血管不良反应，应有心电监护医师在场。

（3）手术结束时，有时需前房注射0.05～0.1ml卡巴胆碱收缩瞳孔，待瞳孔缩小至3mm以下时，应及时冲洗前房排出剩余的卡巴胆碱，以免药物吸收引起头痛、恶心、呕吐等全身不适反应。

（4）手术结束时，尽量避免在切口外侧结膜下注射抗菌药物等，防止药物经切口进入前房。

（5）白内障囊外摘除术为眼局部的手术，通常围术期手术眼局部滴眼即可，一般不需要静脉用抗菌药物。

六、白内障囊外摘除联合人工晶状体植入术护理规范

1. 术前护理：

（1）心理护理：简要讲解手术方法，告知患者白内障手术所需时间不长，但术中需要患者密切配合，这点非常重要。消除不必要的紧张情绪。

（2）术前检查：血常规、尿常规，肝肾常规、凝血功能（APTT+PT）、酶免四项（HbsAg，HIV，HCV，梅毒抗体）、心电图、泪道冲洗、X线检查等。

（3）专科检查：眼部超声波检查、人工晶状体测算、角膜内皮镜、角膜厚度测量、前节及眼底照相、必要时做电生理、对比敏感度等功能检查。

（4）注意预防上呼吸道感染，告知患者戒烟戒酒。术中应尽量避免咳嗽、打喷嚏，为防止咳嗽、喷嚏振动眼部，要教会患者有咳嗽、喷嚏冲动时张口呼吸，用舌尖顶住上腭，以缓解冲动，避免术中及术后突然震动，以免引起前房积血或切口裂开。如实在无法避免时应立即告知医师。

（5）术前遵医嘱滴抗菌药物滴眼液，清洁结膜囊预防术后感染。

（6）术前一天进行固视训练及呼吸试验。

（7）术前遵医嘱冲洗结膜囊，滴散瞳剂，充分散大瞳孔。

（8）术前嘱患者排空大小便，排除头面部炎症，更换病号服，取下义齿、手表、首饰等。

2. 术后护理：

（1）术后遵医嘱坐位2小时，2小时后无特殊要求，以平卧位不压迫术眼为宜。

（2）术后避免长时间弯腰低头，避免用力过度，避免剧烈运动。

（3）术后嘱患者不要弄湿、污染或自行拆开敷料，眼部有痒感或不适时不要用力闭眼或用手搔抓。

（4）部分患者术后仍有视物不清、轻度异物感、眼睑淤血属于正常现象。如出现眼痛、恶心、呕吐时不要紧张，立即通知医护人员。

（5）术后有眼红、畏光、流泪、持续性疼痛、分泌物增多等不适时，及时通知医护人员，给予早期处理。

（6）有糖尿病、高血压的患者，密切观察血糖、血压变化，提供相应的护理指导，如用药护理、饮食护理，指导患者自我监测血糖。

（7）术后2周至1个月内避免脏水或肥皂水进入术眼内。1个月内避免对术眼施加压力如揉眼，并预防外伤。

（8）术后遵医嘱合理用药，滴眼液时注意操作，动作轻柔，防止压迫眼球而导致眼内出血，并细心讲解药物作用。

七、白内障囊外摘除联合人工晶状体植入术营养治疗规范

饮食指导：

1. 疾病恢复期应选择含丰富维生素、蛋白质的饮食以增强体质，促进疾病的恢复食物，如瘦肉、鸡蛋、鱼类、新鲜蔬菜和水果，还应注意粗细粮的搭配。

2. 高血压、糖尿病患者参照治疗膳食指导进食。

八、白内障囊外摘除联合人工晶状体植入术健康宣教

1. 保持良好的心理状态，避免紧张激动的情绪，适当参加锻炼，增强自信心，愉快的心情有利于疾病的恢复。

2. 多食水果蔬菜、忌辛辣刺激食物。

3. 出院后常规 1 周复诊，若病情发生变化，应及时来院就诊，以免延误病情。

4. 要注意用眼卫生，坚持按时使用抗菌药物滴眼液，预防感染。

5. 适当休息，避免剧烈运动，勿碰伤术眼，以免引起植入的人工晶体移位，术眼出血等。

6. 保持大便通畅，有便秘时应用缓泻剂或开塞露通便，避免用力排便时使切口裂开，眼压增高，引起眼内出血，或人工晶状体脱位。

九、推荐表单

（一）医师表单

白内障囊外摘除联合人工晶状体植入术临床路径医师表单

适用对象：第一诊断为老年性白内障（ICD-10：H25）

行白内障囊外摘除联合人工晶状体植入术（IOL）［ICD-9-CM-3：（13.2-13.5）+13.71］

患者姓名：	性别：　年龄：　门诊号：	住院号：
住院日期：　年　月　日	出院日期：　年　月　日	标准住院日：5~7 天

日期	住院第 1 天	住院第 2~3 天 （手术日）	住院第 4~7 天 （出院日）
主要诊疗工作	□ 询问病史，完成体格检查及眼科专科的常规检查：视力（裸视和矫正视力），眼压，冲洗泪道，散瞳后检查眼前节、晶状体混浊程度及眼底检查 □ 住院医师书写病历 □ 上级医师查房，制订诊疗计划 □ 完成眼科特殊检查：显然验光，角膜曲率，眼 A、B 超，人工晶状体测算，角膜内皮检查等	□ 继续完成眼科特殊检查 □ 上级医师查房，完善术前评估 □ 完成术前小结、术前讨论 □ 签署手术知情同意书、高风险协议书、自费用品协议书 □ 行白内障囊外摘除联合人工晶状体植入术 □ 术者完成手术记录，住院医师完成术后病程 □ 上级医师术后查房，向患者及家属交代病情及术后注意事项	□ 上级医师查房 □ 观察视力、眼压、裂隙灯下观察角膜清晰度、前节反应、人工晶状体位置等 □ 术中如有后囊破裂等并发症，需重点观察人工晶状体位置 □ 评估术后视力、角膜、眼前节等恢复情况 □ 住院医师完成术后病程记录、出院小结、出院带药、出院证明 □ 上级医师决定出院时间 □ 向患者告知出院后促进术眼恢复的相关注意事项
重点医嘱	**长期医嘱** □ 眼科二级护理常规 □ 饮食（普通饮食/糖尿病饮食/其他） □ 手术眼点抗菌药物眼液 □ 针对全身病的常规用药 **临时医嘱** □ 术前胸透、心电图、血尿常规、血糖、常规生化等检查（尽可能入院前完成检查） □ 测眼压、裂隙灯、眼底检查 □ 显然验光，角膜曲率，眼 A、B 超，人工晶状体生物测量 □ 角膜内皮检查（必要时）、冲洗泪道	**长期医嘱（术后）** □ 眼科二级护理常规 □ 饮食（普通饮食/糖尿病饮食/其他） □ 抗菌药物、糖皮质激素滴眼液、眼膏 □ 非甾体滴眼液（必要时） □ 角膜营养滴眼液（必要时） □ 口服抗菌药物（必要时） □ 降眼压药物（必要时） □ 散瞳剂（必要时） □ 止血药（必要时） □ 测眼压 qd □ 裂隙灯 qd/bid □ 换药（术眼清洁）qd **临时医嘱** □ 局部麻醉或心电监测下白内障囊外摘除联合人工晶状体植入术 □ 术前 1 小时快速散瞳剂点术眼 4~6 次 □ 术前半小时广谱抗菌药物静脉滴入（必要时） □ 术前半小时止血剂、镇静剂肌内注射（必要时） □ 酌情全身使用降眼压药	**长期医嘱（术后）** □ 眼科术后二级护理常规 □ 饮食（普通饮食/糖尿病饮食/其他） □ 抗菌药物、糖皮质激素滴眼液、眼膏 □ 非甾体滴眼液（必要时） □ 角膜营养滴眼液（必要时） □ 散瞳剂（必要时） □ 降眼压药物（必要时） □ 止血药（必要时） □ 测眼压 qd □ 裂隙灯 qd/bid □ 换药（术眼清洁）qd **临时医嘱** □ 间接检眼镜检查（必要时） □ 显然验光或电脑验光 □ 出院医嘱：抗菌药物、糖皮质激素滴眼液（根据情况逐渐减量）、非甾体滴眼液、角膜营养药、降眼压药物（必要时）及定期门诊复查

续　表

日期	住院第 1 天	住院第 2~3 天 （手术日）	住院第 4~7 天 （出院日）
病情变异记录	□ 无　□ 有，原因： 1. 2.	□ 无　□ 有，原因： 1. 2.	□ 无　□ 有，原因： 1. 2.
医师签名			

（二）护士表单

白内障囊外摘除联合人工晶状体植入术临床路径护士表单

适用对象：第一诊断为老年性白内障（ICD-10：H25）
行白内障囊外摘除联合人工晶状体植入术（IOL）［ICD-9-CM-3：（13.2-13.5）+ 13.71］

患者姓名：	性别：　年龄：　门诊号：	住院号：
住院日期：　年　月　日	出院日期：　年　月　日	标准住院日：5~7 天

时间	住院第 1 天 （手术前）	住院第 2~3 天 （手术日）	住院第 4~7 天 （手术后和出院日）
健康宣教	□ 入院宣教 介绍主管医师、护士 介绍环境、设施 介绍住院注意事项 □ 疾病宣教 宣教疾病知识 护士与患者沟通 □ 术前宣教 术前准备及手术过程 告知准备物品、沐浴 告知术后饮食、活动及探视注意事项	□ 术后当日宣教 告知体位要求 告知饮食要求 告知疼痛注意事项 告知术后紧急呼叫方式 给予患者及家属心理支持 再次明确探视陪护须知 告知家属等候区位置	□ 术后宣教 告知体位要求、饮食要求 告知术后紧急呼叫方式 给予患者及家属心理支持 □ 出院宣教 复查时间 眼药使用方法与频率 活动休息 指导饮食 指导办理出院手续
护理处置	□ 核对患者姓名，佩戴腕带 □ 卫生处置：剪指（趾）甲、沐浴，头部清洁，更换病号服 □ 协助医师完成术前检查 □ 协助完成眼科特殊检查：B 超 □ 术前准备：剪睫毛、冲洗结膜囊	□ 送手术 摘除患者各种活动物品 核对患者资料及术中带药 填写手术交接单，签字确认 □ 接手术 核对患者姓名及资料，签字确认	□ 办理出院手续 □ 告知眼药作用及频率 □ 告知复查时间 □ 归还保存的物品
基础护理	□ 二级护理 □ 晨晚间护理 □ 患者安全管理	□ 二级护理 □ 晨晚间护理 □ 患者安全管理	□ 二级护理 □ 晨晚间护理 □ 患者安全管理
专科护理	□ 护理查体 □ 需要时，填写跌倒防范表 □ 需要时，请家属陪护 □ 遵医嘱抗菌药物滴眼液点术眼（4 次/日） □ 心理护理	□ 遵医嘱完成相关检查 □ 遵医嘱抗菌药物滴眼液点术眼（4 次/日） □ 术前遵医嘱给予散瞳药滴术眼 □ 心理护理	□ 病情观察注意眼压变化 □ 遵医嘱抗菌药物滴眼液点术眼（4 次/日） □ 心理护理

续　表

时间	住院第 1 天 （手术前）	住院第 2~3 天 （手术日）	住院第 4~7 天 （手术后和出院日）
重点医嘱	□ 详见医嘱执行单	□ 详见医嘱执行单	□ 详见医嘱执行单
病情变异记录	□ 无　□ 有，原因： 1. 2.	□ 无　□ 有，原因： 1. 2.	□ 无　□ 有，原因： 1. 2.
护士签名			

（三）患者（家属）表单

白内障囊外摘除联合人工晶状体植入术临床路径患者（家属）表单

适用对象：第一诊断为老年性白内障（ICD-10：H25）

行白内障囊外摘除联合人工晶状体植入术（IOL）[ICD-9-CM-3：（13.2-13.5）+13.71]

患者姓名：	性别： 年龄： 门诊号：	住院号：
住院日期： 年 月 日	出院日期： 年 月 日	标准住院日：5~7天

时间	住院第1天	住院第2~3天 （手术日）	住院第4~7天 （手术后）
医患配合	□ 配合询问病史、收集资料，请务必详细告知既往史、用药史、过敏史 □ 配合进行体格检查 □ 配合完善术前相关检查，如采血、留尿、心电图 □ 配合完善眼科特殊检查 □ 患者及家属听取病情，手术谈话、术前签字 □ 有任何不适请告知医师	□ 配合术前检查 □ 听取麻醉师的术前访视 □ 配合术前准备消毒铺巾 □ 配合医师手术 □ 术中回答医师询问 □ 有任何不适请告知医师	□ 配合术后检查：视力、眼压、裂隙灯、眼底镜 □ 配合评估手术效果 □ 配合术后处理换药 □ 接受出院前指导 □ 知道复查程序 □ 获取出院诊断书 □ 预约复诊日期 □ 有任何不明白请问医师
护患配合	□ 配合测量体温、脉搏、呼吸、血压、体重 □ 配合完成入院护理评估（简单询问病史、过敏史、用药史） □ 接受入院宣教（环境介绍、病室规定、订餐制度、贵重物品保管、病房探视陪住管理制度等） □ 自行沐浴，头部清洁，剪指（趾）甲，男患者剃须 □ 准备好必要用物，吸水管、纸巾等 □ 取下义齿、饰品等，贵重物品交家属保管 □ 有任何不适请告知护士	□ 清晨测量体温、脉搏、呼吸、 □ 配合手术室前核对，带药 □ 配合返回病房后核对，配合过病床，配合血压测量 □ 遵医嘱采取正确体位 □ 配合缓解疼痛 □ 执行探视及陪护 □ 有任何不适请告知护士	□ 接受出院宣教 □ 办理出院手续 □ 获取出院带药 □ 知道眼药频率、方法和眼药保存注意事项 □ 知道特殊体位的时间 □ 知道复印病历方法 □ 清点收拾个人物品
饮食	□ 普通饮食	□ 普通饮食	□ 普通饮食
排泄	□ 正常排尿便	□ 正常排尿便	□ 正常排尿便
活动	□ 正常活动	□ 正常活动	□ 正常活动

附：原表单（2011 年版）

白内障囊外摘除联合人工晶状体植入术临床路径表单

适用对象：第一诊断为老年性白内障（年龄相关性白内障）（ICD-10：H25.9）

行白内障囊外摘除联合人工晶状体植入术（ICD-9：13.59+13.71）

患者姓名：	性别：　年龄：　门诊号：	住院号：
住院日期：　年　月　日	出院日期：　年　月　日	标准住院日：5~7 天

日期	住院第 1 天	住院第 2~3 天 （手术日）	住院第 5~7 天 （出院日）
主要诊疗工作	□ 询问病史，完成体格检查及眼科专科的常规检查：视力（裸视和矫正视力）；眼压；冲洗泪道；散瞳后检查眼前节、晶状体混浊程度及眼底检查 □ 住院医师书写病历 □ 上级医师查房，制订诊疗计划 □ 完成眼科特殊检查：显然验光，角膜曲率，眼 A、B 超，人工晶状体测算、角膜内皮检查等	□ 继续完成眼科特殊检查 □ 上级医师查房，完善术前评估 □ 完成术前小结、术前讨论 □ 签署手术知情同意书、高风险协议书、自费用品协议书 □ 行白内障囊外摘除联合人工晶状体植入术，术者完成手术记录 □ 住院医师完成术后病程 □ 上级医师术后查房，向患者及家属交代病情及术后注意事项	□ 上级医师查房 □ 观察视力、眼压、裂隙灯下观察角膜清晰度、前节反应、人工晶状体位置等 □ 术中如有后囊破裂等并发症，需重点观察人工晶状体位置 □ 评估术后视力、角膜、眼前节等恢复情况 □ 住院医师完成术后病程记录、出院小结、出院带药、出院证明 □ 上级医师决定出院时间 □ 向患者告知出院后促进术眼恢复的相关注意事项
重点医嘱	**长期医嘱** □ 眼科二级护理常规 □ 饮食（普通饮食/糖尿病饮食/其他） □ 手术眼点抗菌药物滴眼液 □ 针对全身病的常规用药 **临时医嘱** □ 术前胸透、心电图、血尿常规、血糖、常规生化等检查（尽可能入院前完成检查） □ 冲洗泪道 □ 测眼压、裂隙灯、眼底检查 □ 显然验光 □ 角膜曲率，眼 A、B 超，人工晶状体生物测量 □ 角膜内皮检查（必要时）	**长期医嘱（术后）** □ 眼科二级护理常规 □ 饮食（普通饮食/糖尿病饮食/其他） □ 抗菌药物、糖皮质激素滴眼液、眼膏 □ 非甾体滴眼液（必要时） □ 角膜营养滴眼液（必要时） □ 口服抗菌药物（必要时） □ 降眼压药物（必要时） □ 止血药（必要时） □ 眼压 qd □ 裂隙灯 qd/bid □ 换药（术眼清洁）qd **临时医嘱** □ 局部麻醉或心电监测下白内障囊外摘除联合人工晶状体植入术 □ 术前 1 小时快速散瞳剂点术眼 4~6 次 □ 术前半小时广谱抗菌药物静脉滴入（必要时） □ 术前半小时止血剂、镇静剂肌内注射（必要时） □ 酌情全身使用降眼压药	**长期医嘱（术后）** □ 眼科术后二级护理常规 □ 饮食（普通饮食/糖尿病饮食/其他） □ 抗菌药物、糖皮质激素滴眼液、眼膏 □ 非甾体滴眼液（必要时） □ 角膜营养滴眼液（必要时） □ 散瞳剂（必要时） □ 降眼压药物（必要时） □ 止血药（必要时） □ 眼压 qd □ 裂隙灯 qd/bid □ 换药（术眼清洁）qd **临时医嘱** □ 间接检眼镜检查 □ 显然验光 □ 出院医嘱：抗菌药物、糖皮质激素滴眼液（抗菌药物、糖皮质激素滴眼液每周递减，用至术后 1 个月停药），非甾体滴眼液、角膜营养药，降眼压药物（必要时），定期门诊复查

续 表

日期	住院第 1 天	住院第 2~3 天 （手术日）	住院第 5~7 天 （出院日）
主要护理工作	□ 病区环境介绍，指导患者尽快适应病区环境 □ 入院护理评估、介绍责任护士、护士长、主管医师 □ 医院相关制度介绍 □ 执行长短期医嘱、生命体征监测 □ 饮食宣教，指导患者进食易消化吸收食物及多食用富含维生素的水果、蔬菜 □ 生活护理：①指导患者全身清洁［包括沐浴、头部清洁、剪指（趾）甲］；②告知患者保持大便通畅，有利于术后切口修复 □ 介绍相关疾病的护理知识 □ 介绍相关检查、治疗、用药等护理中应注意的问题 □ 完成入院第 1 天交班报告	□ 执行长短期医嘱、生命体征监测 □ 健康宣教：术前、术中注意事项 □ 完成术前交班报告 □ 执行术后长短期医嘱、生命体征监测 □ 健康宣教：告之患者白内障囊外摘除联合人工晶状体植入术的术后注意事项 □ 术后心理与生活护理 □ 完成手术当日交班报告 □ 观察动态病情变化，及时与医师沟通，执行医嘱	□ 执行术后长短期医嘱、生命体征监测、观察术眼情况 □ 健康宣教：告知患者术后及出院后相关注意事项 □ 术后心理与生活护理 □ 进行出院指导：生活指导、饮食指导、用药指导
病情变异记录	□ 无 □ 有，原因： 1. 2.	□ 无 □ 有，原因： 1. 2.	□ 无 □ 有，原因： 1. 2.
护士签名			
医师签名			

第十六章

无晶状体眼临床路径释义

【医疗质量控制指标】

指标一、诊断需结合症状、体征和辅助检查。

指标二、手术适应证选择符合无晶状体眼手术要求。

指标三、手术疗效达到预期目标。

指标四、抗菌药物使用符合规范。

指标五、住院时间符合路径实施要求。

一、无晶状体眼编码

1. 原编码：

疾病名称及编码：无晶状体眼（ICD-10：H27.000）

手术操作名称及编码：人工晶状体二期植入术（ICD-9-CM-3：13.72001）

2. 修改编码：

疾病名称及编码：无晶状体眼（ICD-10：H27.0）

手术操作名称及编码：人工晶状体二期植入术（ICD-9-CM-3：13.72）

二、临床路径检索方法

H27.0 伴 13.72

三、国家医疗保障疾病诊断相关分组（CHS-DRG）

MDCC　眼疾病及功能障碍

CW1　各种类型白内障

四、无晶状体眼临床路径标准住院流程

（一）适用对象

第一诊断为无晶状体眼（ICD-10：H27.000），行人工晶状体二期植入术（ICD-9-CM-3：13.72001）。

释义

■ 本路径适用对象为诊断为无晶状体眼的患者，并且屈光矫正（框架眼镜矫正或角膜接触镜矫正）视力有明显提高的患者。

■ 对于有严重的脉络膜病变、视网膜病变、黄斑部病变、角膜和虹膜严重损伤的患者，不进入本路径。

■ 先天性晶状体缺如、合并严重视神经病变、重度弱视，矫正视力无法提高的无晶状体眼的成人不进入该路径。

（二）诊断依据

根据《临床诊疗指南·眼科学分册》（中华医学会编著，人民卫生出版社，2006）：

1. 病史：既往行晶状体摘除术，视力不提高。
2. 体格检查：晶状体缺如。

释义

■ 既往行晶状体摘除术，视力不提高的患者需要详细检查。晶状体阙如是主要原因，但存在较多复杂情况。无晶状体眼患者，眼部检查需要关注角膜内皮细胞计数、虹膜瞳孔的形态和结构是否完整，这对于无晶状体眼二期人工晶状体植入的方式和人工晶状体的选择非常重要。同时，要详细检查眼底视网膜黄斑部及视神经的结构和功能，确保眼底无特殊病变。

■ 对于既往行晶状体摘除术，视力不提高者，要明确屈光矫正后的矫正视力是否可以达到较理想的结果，同时要了解对侧眼的裸眼视力和最佳屈光矫正视力，以期达到平衡。

（三）治疗方案的选择依据

根据《临床技术操作规范·眼科学分册》（中华医学会编著，人民军医出版社，2007）：

1. 诊断明确。
2. 征得患者及家属的同意。

释义

■ 明确无晶状体眼的原因：是否既往行晶状体摘除术、晶状体后囊膜破裂、外伤性无晶状体眼、前后节联合手术致无晶状体眼、晶状体脱位等。

■ 若合并眼底和视神经病变，矫正视力不佳者应该放弃二期人工晶状体植入术。

■ 无晶状体囊膜支撑的无晶状体眼，可以采用人工晶状体缝线固定、无缝线巩膜层间人工晶状体固定、虹膜夹持固定等。

（四）标准住院日

6天。

释义

■ 标准住院日是针对多数医院的现状制订，提倡缩短住院日，但人工晶状体缝线固定等多种固定术式，手术后眼部反应不同，可以适当调整住院时间。

■ 术前检查可在住院前完成。入院准备1~3天（周末2天除外），在第2~4天手术，术后恢复1~5天出院。如果术后第1天检查房水清亮，眼压正常，IOL位置正，无倾斜和移位，瞳孔圆，无其他并发症，可以观察数日并采取相应措施，稳定后再安排患者出院。

（五）进入路径标准

1. 第一诊断必须符合 ICD-10：H27.000 无晶状体眼疾病编码。
2. 当患者同时具有其他疾病诊断，如住院期间不需特殊处理也不影响第一诊断临床路径流程的实施时，可以进入路径。

释义

■ 需要全身麻醉手术的无晶状体眼患者不适用本路径。

■ 无晶状体眼、屈光矫正视力有明显提高的患者适用本路径。

■ 需要心电监护的无晶状体眼患者适用本路径。

■ 同时合并有青光眼，但用药控制良好，不需要抗青光眼手术的患者，可以进入本路径。

■ 同时患有糖尿病、高血压、冠心病等全身疾病，但在住院期间不需要特殊处理的患者，可以进入本路径。但如果因全身疾病控制不良，在住院期间需要其他科室医师协助处理的患者不进入本路径。

（六）术前准备（术前评估）

1~2 天。

必须的检查项目：
1. 眼部常规检查：视力、眼压、前房、晶状体、眼底。
2. 感染性疾病筛查（包括乙型肝炎、丙型肝炎、艾滋病、梅毒等）。
3. 心电图、胸透或胸部 X 线片。
4. 血常规、尿常规、凝血功能、血生化（包括肝肾功能、血糖）。
5. 眼科 A+B 超、角膜曲率、验光、角膜地形图、角膜内皮计数、人工晶状体测量。
6. 根据病情需要检查的项目：光学相干断层扫描、视野等。

释义

■ 必查项目在术前必须完成，其中眼部常规检查还应包括对瞳孔形状、晶状体囊膜（前后囊膜）形态和大小的检查，尤其应仔细检查晶状体囊膜情况，以便确定人工晶状体的植入和固定方式、人工晶状体的类型和度数的计算。

■ 术前的屈光矫正和眼后节的检查尤其重要，确保无其他严重合并症。

■ 内皮细胞计数很重要，对于无晶状体患者，由于外伤或者手术等原因内皮细胞均有丢失可能。

（七）术前用药

术前抗菌药物眼液，4~6 次/日，用药 2~3 天。

释义

■ 术前应选择穿透力强、广谱抗菌药物滴眼液。

■ 其他术前用药与白内障囊外摘除/超声乳化联合人工晶状体植入手术相同。

（八）手术日

入院第2~3天。

1. 麻醉方式：表面麻醉或球后/球周阻滞麻醉。
2. 手术方式：人工晶状体二期植入术。
3. 眼内植入物：人工晶状体。
4. 术中用耗品：黏弹剂、一次性手术刀、缩瞳剂、眼内灌注液或平衡液。
5. 手术用设备：显微镜、超声乳化仪。
6. 输血：无。

释义

■ 本路径推荐的麻醉方式为表面麻醉或球后/球周阻滞麻醉，全身麻醉不进入本路径。

■ 术中用耗品黏弹剂、一次性手术刀、人工晶状体固定缝线、缩瞳剂、眼内灌注液或平衡液。

■ 术前的消毒、冲洗泪道同白内障手术。

■ 根据晶状体囊膜的情况选择术式。晶状体后囊膜完整或缺损范围不大，可以晶状体囊袋内或睫状沟植入折叠型人工晶状体。

■ 晶状体囊膜缺损较大或者缺如，需要人工晶状体缝线固定。若为外伤性、玻璃体切割术后眼，为稳定手术中眼压，需要增加前房或后房灌注。

■ 视术中情况，如需要联合进行玻璃体视网膜手术和抗青光眼手术者，不进入本路径。

（九）术后住院恢复

3天。

必须复查的检查项目：

1. 眼部常规检查：视力、眼压、前房、晶状体、眼底。
2. 术后用药：抗菌药物+类固醇激素滴眼液+非甾体抗炎滴眼液+复方托吡卡胺滴眼液。

释义

■ 术后常规眼部检查（视力、眼压、前房、人工晶体位置、瞳孔形状、眼底），基本能够判断视力恢复情况的原因，对于视力恢复不佳患者需要待角膜或前房炎症消退后再进行评价。对于炎症反应较明显的可以适当延长局部用药时间。

■ 人工晶状体位置判断非常重要，是否居中，尤其缝线固定的人工晶状体偏位或倾斜，均会影响到矫正视力和视觉质量。同时，判断人工晶状体与瞳孔和虹膜的关系。

■ 眼压检测是人工晶状体缝线固定术后重要的检测指标，密切关注是否有切口渗漏和低眼压，并行相应处理。

■ 根据术后眼部反应情况，调整用药种类和频次，长时间滴用激素类滴眼液时应注意检测眼压。

■ 如果屈光介质完全透明，人工晶状体位置居中，人工晶状体度数计算无误，视力仍不理想，应安排在住院期间或出院后做必要的眼底检查、眼部超声、OCT和UBM等相关检查。

（十）出院标准（围绕一般情况、切口情况、第一诊断转归）

1. 手术后反应较轻，病情稳定。
2. 切口闭合好，前房形成。
3. 眼压正常，裂隙灯检查无明显异常，人工晶状体位正。

释义

■ 患者出院前应符合如上相关检查标准，若未达到如上标准或有眼内感染征象，应分析原因，并做相应处理。

■ 出现手术并发症（前房积血、明显前房内炎症反应、术后高眼压或持续低眼压未缓解、玻璃体炎性混浊、玻璃体视网膜出血、睫状体脉络膜脱离、人工晶状体偏位等），需较长时间观察和药物治疗者不进入本临床路径。

（十一）变异及原因分析

1. 术后角膜水肿明显、眼压高、眼前节反应较明显需用药观察，其住院时间相应延长。
2. 出现严重手术后并发症（人工晶状体位置异常、视网膜脱离、眼内炎），不进入路径。
3. 合并全身疾病、住院期间需要继续治疗，不进入路径。
4. 需全身麻醉者不进入路径。

释义

■ 按照无晶状体眼临床路径完成手术治疗，但出现非预期的结果，可能需要后期进一步处理，如人工晶状体偏位、倾斜、睫状体脱离、瞳孔夹持、视网膜脱离、术后眼内炎等并发症。

■ 按照路径流程完成手术，但超出路径规定的时限或限定的费用，应进行变异原因的分析，并在临床路径的表单中予以说明。

■ 术中发现或发生其他情况需要改变术式，如未植入人工晶状体、需要前后节联合手术等。

■ 要区别对待微小变异和重大变异。

五、无晶状体眼临床路径给药方案

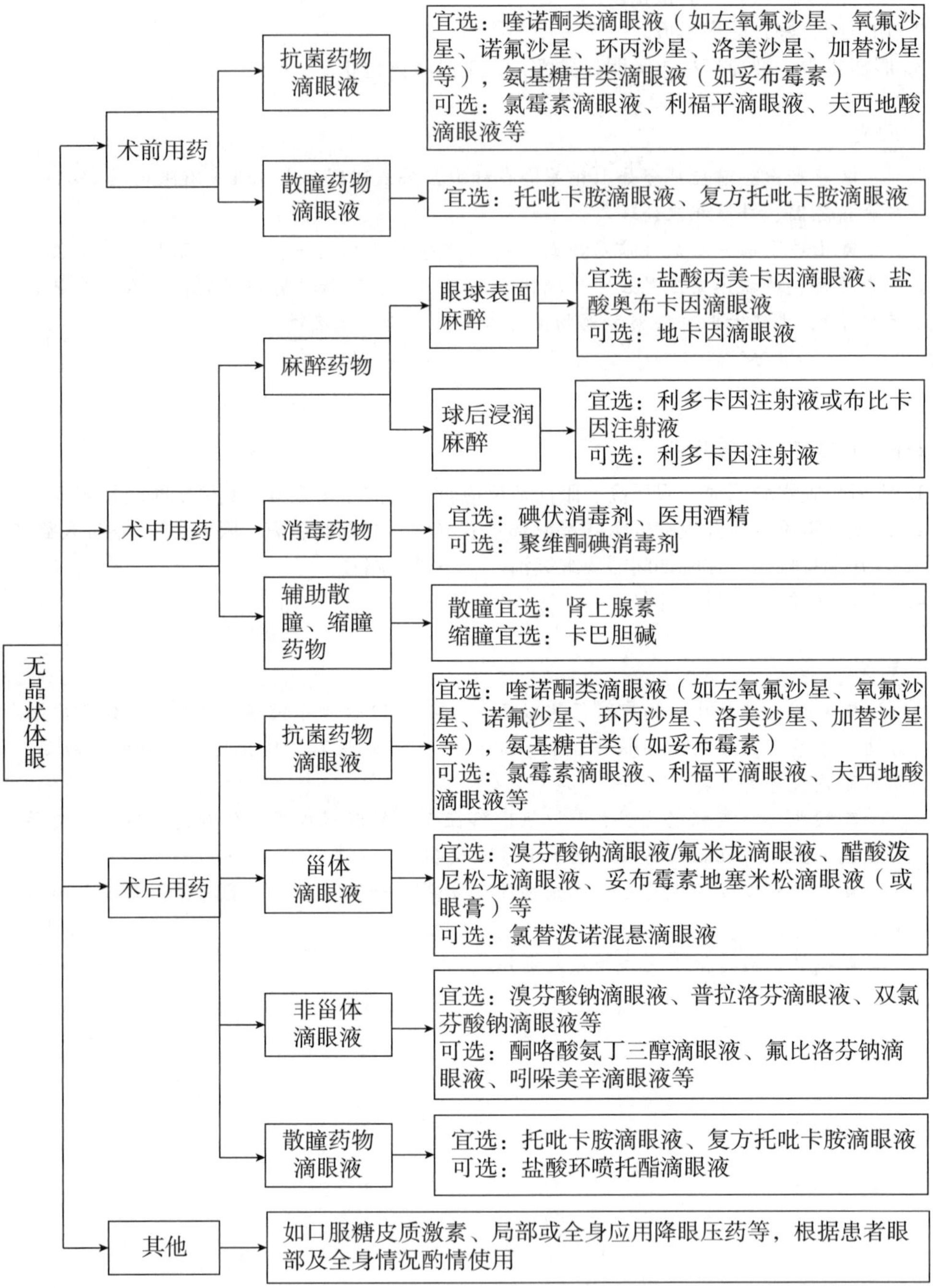

1. 用药选择：

（1）手术前应用广谱抗菌药物滴眼液 1~3 天，起到清洁结膜囊的作用。术前检影验光，评估患者屈光状态及视力情况，部分患者对常见的散瞳剂过敏，表现为眼红、眼痒等，可以试用盐酸环喷托酯滴眼液。小儿及青少年应在睫状肌麻痹的状态下检影验光。为便于住院后进行检查，也可在入院前完成屈光状态检查。

（2）手术中除了眼睑周围皮肤消毒外，还要注意结膜囊的消毒，除了术前冲洗结膜囊外，结膜囊应用5%聚维酮碘消毒液可以起到有效的灭菌作用。

（3）手术后常规应用广谱抗菌药物、甾体、非甾体滴眼液，起到预防感染、控制炎症反应的作用。必要时散瞳方便眼底检查，也可以起到活动瞳孔、防止瞳孔粘连、抑制炎症反应的目的，但要防止人工晶状体瞳孔夹持。

（4）儿童在局部麻醉下多不能配合手术，考虑全身麻醉下手术。

（5）通常不需要静脉给药。

2. 药学提示：

（1）术前有青光眼病史或青光眼眼部特征性改变的患者，术前不宜过早使用散瞳剂，二期人工晶状体植入时要考虑联合抗青光眼手术。

（2）术后糖皮质激素类滴眼液不宜长期使用，因有导致激素性青光眼的可能，使用前后监测眼压变化。

3. 注意事项：

（1）术中可以使用稀释浓度为1：5000的肾上腺素辅助散大瞳孔。前房注射0.05~0.1ml，待瞳孔散大后，及时冲洗前房，排除剩余的肾上腺素，以免产生心血管不良反应，应密切心电监护。

（2）手术结束时，根据植入的人工晶状体位置和瞳孔大小，有时需要前房注射0.05~0.1ml卡巴胆碱收缩瞳孔，待瞳孔缩小到3~4mm以下时，确保人工晶状体与虹膜正常的位置，应及时冲洗前房排出剩余的卡巴胆碱，以免药物吸收引起头痛、恶心、呕吐等全身不适反应。

（3）手术结束，根据手术复杂情况，可以结膜下注射抗菌药物，注射部位要远离切口，要避免有毒性药物经切口流入前房，造成药物对角膜等眼内组织的不良反应。

（4）常规二期人工晶状体植入，以局部点眼即可，一般不需要静脉使用抗菌药物，但对于高危人群（糖尿病患者、独眼患者、眼部情况复杂、手术时间久等）可以联合全身使用抗菌药物，糖皮质激素的使用时间需要适当延长，但要检测眼压。

六、无晶状体眼护理规范

1. 术前护理：

（1）心理护理：适当讲解手术过程及注意事项，增加患者对手术的理解，建立合理的疗效预期和风险考虑，情绪稳定接受手术治疗。

（2）术前遵医嘱滴抗菌药物滴眼液，冲洗泪道，清洁结膜囊预防术后感染。

（3）人工晶体二期植入和固定手术前充分散瞳。

（4）术前应用降眼压药，使眼压保持在适宜手术的范围内。

（5）避免着凉，以防感冒；术前禁止抽烟，以免刺激气管黏膜，增加分泌物，诱发咳嗽。

（6）术前做好个人清洁卫生，头部清洁、沐浴、剪指（趾）甲，换好干净内衣。

（7）手术当日不要穿套头衬、高领衬，穿对胸结扣的衣服，领口要松，以免术后穿脱衣服时碰伤术眼。

（8）术前训练患者能按要求向各方向转动眼球，以利于术中或术后观察和治疗。

（9）术前嘱患者排空大小便，取下义齿，手表、首饰等。

2. 术中护理：

（1）指导患者如何抑制咳痰和打喷嚏，即用舌尖顶压上腭或用手指压人中穴，以免术中及术后因突然震动引起出血或切口裂开。

（2）手术中需克服紧张情绪，精神放松，保持头、手、身体不动，有不适情况随时向医师示意说明。

（3）手术过程中根据医师的指导调整注视方向。

3. 术后护理：

(1) 人工晶体眼二期植入和固定术后取平卧位或者侧卧位，术后4~6小时，患者可适当下床活动，尽量避免低头、弯腰，谨防碰撞术眼，必要时戴保护眼罩，人工晶状体固定术后同一般术后护理。

(2) 密切观察患者有无术后高眼压或低眼压，一般发生在术后1~3天，如术眼疼痛加重，分泌物增多，视力突然明显下降等及时报告医师抢救治疗。

(3) 术后保持眼部敷料干燥清洁，防止碰撞。注意观察敷料有无渗血，眼垫、纱布有无松脱。

(4) 术后第二天术眼敷料打开后，遵医嘱给予抗菌药物滴眼液点术眼，注意手部卫生，点药时动作要轻柔，以免眼球受压。

(5) 术后注意保护手术眼，防止碰撞，不要用力挤眼、揉眼，洗脸时勿用力擦洗，避免污水进入手术眼。

(6) 术后避免去人多拥挤，烟尘刺激的公共场所。室外阳光强烈时，可佩戴墨镜。

七、无晶状体眼营养治疗规范

饮食指导：

1. 全身麻醉完全清醒后4~6小时进流质饮食。术后第二天可进普通饮食。局部麻醉可在返回病房后半小时进清淡易消化饮食。

2. 人工晶状体固定手术时间稍长，切口多，损伤多，愈合慢，应适当增加蛋白质和维生素的摄入量，如鸡蛋、豆制品，多吃新鲜水果蔬菜，以促进切口修复，多吃软食，易消化的食物，忌烟酒辛辣刺激的食物，忌用硬食，以防用力咀嚼，牵拉切口。

3. 注意营养摄入均衡，多食粗纤维食物。保持大便通畅，防止便秘，预防过度用力，使切口裂开。

八、无晶状体眼健康宣教

1. 出院指导：按要求严格规范使用滴眼液，防止细菌感染，滴用滴眼液时，清洁双手，用手轻拉下眼睑，滴用滴眼液时，滴眼液瓶口与眼球相距1~2cm，瓶口勿触及眼部及睫毛，每次仅需1~2滴，每种滴眼液之间间隔5分钟。

2. 忌烟酒及辛辣食物，多食水果蔬菜以及粗纤维的食物，防止便秘。

3. 术后1月内避免到人口密集、扬尘拥挤、烟尘刺激的公众场合，沐浴、洗脸时，勿将脏水流入眼内。

4. 保持充足的睡眠，看电视、看手机、读书均以眼睛不疲劳为标准。

5. 手术后眼花，轻度异物感，球结膜充血属正常现象。如发生明显眼痛、恶心、呕吐或视力突然下降，请立即与医师联系。

6. 伴有全身疾病如高血压，心脏病，肾病，糖尿病的患者出院后要继续治疗，控制症状发生。尤其是糖尿病患者，术后仍要很好地控制血糖，才能保证和巩固术后效果。

7. 手术后避免剧烈活动、负重及强光刺激。避免用力咳嗽、打喷嚏、弯腰提重物等，有便秘和咳嗽者宜用药物加以控制。

8. 出院后定期复查。一般在出院后1周、2周、3个月携带门诊病历复查；如有任何眼部不适如：眼红、肿、胀痛及视力下降等情况，请及时就诊。

9. 屈光不正的患者术后3个月验光，必要时配镜，调整看远或看近的视力，以达到最佳效果。

10. 先天性白内障患儿伴有屈光不正及弱视者，手术后需及时配镜及做弱视训练。

九、推荐表单

（一）医师表单

无晶状体眼临床路径医师表单

适用对象：第一诊断为无晶状体眼（ICD-10：H27.0）

行人工晶状体二期植入术（ICD-9-CM-3：13.72）

患者姓名：	性别：　　年龄：　　门诊号：	住院号：
住院日期：　　年　月　日	出院日期：　　年　月　日	标准住院日：5~7天

时间	住院第1天	住院第2~3天 （手术日）	住院第4~7天 （出院日）
主要诊疗工作	□ 询问病史，完成体格检查及眼科专科的常规检查：视力（裸视和矫正视力）；眼压；冲洗泪道；散瞳后检查眼前节、瞳孔大小，晶状体前后囊膜及眼底检查 □ 住院医师书写病历 □ 上级医师查房，制订诊疗计划 □ 完成眼科特殊检查：显然验光，角膜曲率，眼A+B超，人工晶状体测算，角膜内皮检查等	□ 继续完成眼科特殊检查 □ 上级医师查房，完善术前评估 □ 完成术前小结 □ 签署手术知情同意书、高风险协议书、自费用品协议书 □ 行无晶状体眼二期人工晶状体植入术（或二期人工晶状体缝线固定术/巩膜层间固定术） □ 术者完成手术记录，住院医师完成术后病程 □ 上级医师术后查房，向患者及家属交代病情及术后注意事项	□ 上级医师查房 □ 观察视力、眼压、裂隙灯下观察角膜清晰度、前节反应、瞳孔形态和大小、人工晶状体位置等 □ 评估术后视力、角膜、眼前节等恢复情况 □ 住院医师完成术后病程记录、出院小结、出院带药、出院证明 □ 上级医师决定出院时间 □ 向患者告知出院后促进术眼恢复的相关注意事项
重点医嘱	**长期医嘱** □ 眼科二级护理常规 □ 饮食（普通饮食/糖尿病饮食/其他） □ 手术眼点抗菌药物滴眼液 □ 针对全身病的常规用药 **临时医嘱** □ 术前胸透、心电图、血尿常规，血糖、常规生化等检查（尽可能入院前完成检查） □ 测眼压、裂隙灯、眼底检查 □ 显然验光，角膜曲率，眼A+B超，人工晶状体生物测量 □ 角膜内皮检查（必要时），冲洗泪道	**长期医嘱**（术后） □ 眼科二级护理常规 □ 饮食（普通饮食/糖尿病饮食/其他） □ 抗菌药物、糖皮质激素滴眼液、眼膏 □ 非甾体滴眼液（必要时） □ 角膜营养滴眼液（必要时） □ 口服抗菌药物（必要时） □ 降眼压药物（必要时） □ 止血药（必要时） □ 测眼压每日1次 □ 裂隙灯每日1次/每日2次 □ 换药（术眼清洁）每日1次 **临时医嘱** □ 局部麻醉或心电监测下二期人工晶状体植入术 □ 术前1小时快速散瞳剂点术眼4~6次 □ 术前半小时广谱抗菌药物静脉滴入（必要时） □ 术前半小时止血剂、镇静剂肌内注射（必要时） □ 酌情全身使用降眼压药	**长期医嘱**（术后） □ 眼科术后二级护理常规 □ 饮食（普通饮食/糖尿病饮食/其他） □ 抗菌药物、糖皮质激素滴眼液、眼膏 □ 非甾体滴眼液（必要时） □ 角膜营养滴眼液（必要时） □ 散瞳剂（必要时） □ 降眼压药物（必要时） □ 止血药（必要时） □ 测眼压每日1次 □ 裂隙灯每日1次/每日2次 □ 换药（术眼清洁）每日1次（必要时） **临时医嘱** □ 间接检眼镜检查（必要时） □ 显然验光或电脑验光 □ 出院医嘱：抗菌药物、糖皮质激素滴眼液（每周递减、至术后1个月停药）、非甾体滴眼液、角膜营养药、降眼压药物（必要时）及定期门诊复查

续 表

时间	住院第 1 天	住院第 2~3 天 （手术日）	住院第 4~7 天 （出院日）
病情变异记录	□ 无 □ 有，原因： 1. 2.	□ 无 □ 有，原因： 1. 2.	□ 无 □ 有，原因： 1. 2.
医师签名			

（二）护士表单

无晶状体眼临床路径护士表单

适用对象：第一诊断为无晶状体眼（ICD-10：H27.0）

行人工晶状体二期植入术（ICD-9-CM-3：13.72）

患者姓名：	性别： 年龄： 门诊号：	住院号：
住院日期： 年 月 日	出院日期： 年 月 日	标准住院日：5~7天

时间	住院第1天 （术前）	住院第2~3天 （手术日）	住院第4~7天 （术后和出院日）
健康宣教	□ 入院宣教 介绍主管医师、护士 介绍环境、设施 介绍住院注意事项 □ 疾病宣教 宣教疾病知识 护士与患者沟通 □ 术前宣教 术前准备及手术过程 告知准备物品、沐浴 告知术后饮食、活动及探视注意事项	□ 术后当日宣教 告知体位要求 告知饮食要求 告知疼痛注意事项 告知术后紧急呼叫方式 给予患者及家属心理支持 再次明确探视陪护须知 告知家属等候区位置	□ 术后宣教 告知体位要求、饮食要求 告知术后紧急呼叫方式 给予患者及家属心理支持 □ 出院宣教 复查时间 眼药使用方法与频率 活动休息 指导饮食 指导办理出院手续
护理处置	□ 核对患者姓名，佩戴腕带 □ 卫生处置：剪指（趾）甲、更换病号服，头部清洁、沐浴 □ 协助医师完成术前检查化验 □ 协助完成眼科特殊检查：B超 □ 术前准备：剪睫毛、冲洗结膜囊	□ 送手术 摘除患者各种活动物品 核对患者资料及术中带药 填写手术交接单，签字确认 □ 接手术 核对患者及资料，签字确认	□ 办理出院手续 告知眼药作用及频率 告知复查时间 归还保存的物品
基础护理	□ 二级护理 □ 晨晚间护理 □ 患者安全管理	□ 二级护理 □ 晨晚间护理 □ 患者安全管理	□ 二级护理 □ 晨晚间护理 □ 患者安全管理
专科护理	□ 护理查体 □ 需要时，填写跌倒防范表 □ 需要时，请家属陪护 □ 遵医嘱抗菌药物滴眼液点术眼（4次/日） □ 心理护理	□ 遵医嘱完成相关检查 □ 遵医嘱抗菌药物滴眼液点术眼（4次/日） □ 术前遵医嘱给予散瞳药滴眼 □ 心理护理	□ 病情观察，注意眼压变化 □ 遵医嘱抗菌药物滴眼液点术眼（4次/日） □ 心理护理
重点医嘱	□ 详见医嘱执行单	□ 详见医嘱执行单	□ 详见医嘱执行单
病情变异记录	□ 无 □ 有，原因： 1. 2.	□ 无 □ 有，原因： 1. 2.	□ 无 □ 有，原因： 1. 2.
护士签名			

（三）患者（家属）表单

无晶状体眼临床路径患者（家属）表单

适用对象：第一诊断为无晶状体眼（ICD-10：H27.0）

行人工晶状体二期植入术（ICD-9-CM-3：13.72）

患者姓名：	性别： 年龄： 门诊号：	住院号：
住院日期： 年 月 日	出院日期： 年 月 日	标准住院日：5~7天

时间	住院第1天	住院第2~3天 （手术日）	住院第4~7天 （术后）
医患配合	□ 配合询问病史、收集资料，请务必详细告知既往史、用药史、过敏史 □ 配合进行体格检查 □ 配合完善术前相关检查，如采血、留尿、心电图 □ 配合完善眼科特殊检查 □ 患者及家属听取病情，手术谈话、术前签字 □ 有任何不适请告知医师	□ 手术前了解手术及围术期相关治疗，协助患者缓解紧张情绪 □ 听取麻醉师的术前访视 □ 配合医护完成患者用药及治疗 □ 配合术前准备、消毒铺巾 □ 配合医师手术 □ 术中回答医师询问 □ 有任何不适请告知医师	□ 配合术后检查：视力、眼压、裂隙灯、眼底镜 □ 配合评估手术效果 □ 配合术后处理、换药 □ 接受出院前指导 □ 知道复查程序 □ 获取出院诊断书 □ 预约复诊日期 □ 有任何疑问请医师解答
护患配合	□ 配合测量体温、脉搏、呼吸、血压、体重 □ 配合完成入院护理评估（简单询问病史、过敏史、用药史） □ 接受入院宣教（环境介绍、病室规定、订餐制度、贵重物品保管、病房探视陪住管理制度等） □ 自行沐浴，头部清洁，剪指（趾）甲，男患者剃须 □ 准备好必要用物，吸水管、纸巾等 □ 取下义齿、饰品等，贵重物品交家属保管 □ 有任何不适请告知护士	□ 清晨测量体温、脉搏、呼吸 □ 配合手术室前核对，术中带药 □ 配合返回病房后核对，配合过病床，配合血压测量 □ 遵医嘱采取正确体位 □ 配合缓解疼痛 □ 执行探视及陪护 □ 有任何不适请告知护士	□ 接受出院宣教 □ 办理出院手续 □ 获取出院带药 □ 知道眼药使用频率、方法和眼药保存注意事项 □ 知道特殊体位的时间 □ 知道复印病历方法 □ 清点收拾个人物品
饮食	□ 普通饮食	□ 普通饮食	□ 普通饮食
排泄	□ 正常排尿便	□ 正常排尿便	□ 正常排尿便
活动	□ 正常活动	□ 正常活动	□ 正常活动

附：原表单（2016 年版）

无晶状体眼临床路径表单

适用对象：第一诊断为无晶状体眼（ICD-10：H27.000）
行人工晶状体二期植入术（ICD-9-CM-3：13.72001）

患者姓名：	**性别：　年龄：　门诊号：**	**住院号：**
住院日期：　年　月　日	**出院日期：　年　月　日**	**标准住院日：6 天**

时间	住院第 1 天	住院第 2 天	住院第 3 天 （手术日）
主要诊疗工作	□ 询问病史 □ 体格检查 □ 交代病情 □ 完成首次病程记录和住院病历	□ 核实各项检查结果正常 □ 上级医师查房与术前评估 □ 向患者及家属交代术前、术中和术后注意事项 □ 患者选择人工晶状体（IOL） □ 选择手术用黏弹剂 □ 签署手术知情同意书	□ 术前再次确认患者姓名、性别、年龄和手术眼别 □ 实施手术 □ 完成手术记录 □ 向患者及其家属交代术后注意事项
重点医嘱	**长期医嘱** □ 眼科二级或三级护理 □ 抗菌药物滴眼液点术眼（4 次/日） **临时医嘱** □ 血常规、尿常规 □ 感染性疾病筛查（包括乙型肝炎、丙型肝炎、艾滋病、梅毒等） □ 凝血功能检查 □ 心电图、X 线胸片 □ 眼科 A+B 超、角膜曲率 □ 眼电生理、验光 □ 角膜内皮、人工晶状体测量 □ 角膜地形图	**长期医嘱** □ 眼科二级或三级护理 □ 抗菌药物滴眼液点术眼（4 次/日） **临时医嘱** □ 明日在表面麻醉或球后/球周阻滞麻醉下行左/右眼人工晶状体植入手术 □ 术前 1 小时术眼滴复方托吡卡胺滴眼液散瞳 4 次 □ 术前 15 分钟术眼滴表面麻醉药 3 次	**长期医嘱** □ 眼科一级或二级护理 **临时医嘱** □ 根据病情需要制订
主要护理工作	□ 入院护理评估 □ 健康教育 □ 执行医嘱	□ 手术前物品准备 □ 手术前心理护理 □ 手术前患者准备 □ 执行医嘱	□ 随时观察患者情况 □ 术前冲洗结膜囊 □ 术后心理与基础护理 □ 执行医嘱 □ 术后健康教育
病情变异记录	□ 无　□ 有，原因： 1. 2.	□ 无 □ 有，原因： 1. 2.	□ 无　□ 有，原因： 1. 2.

护士签名	白班	小夜班	大夜班	白班	小夜班	大夜班	白班	小夜班	大夜班
医师签名									

<table>
<tr><th>时间</th><th colspan="3">住院第 4 天
（术后第 1 日）</th><th colspan="3">住院第 5 天
（术后第 2 日）</th><th colspan="3">住院第 6 天
（术后第 3 日）</th></tr>
<tr><td>主要诊疗工作</td><td colspan="3">□ 检查患者术眼
□ 上级医师查房，确定有无手术并发症
□ 更换敷料
□ 完成病程记录
□ 向患者及家属交代术后恢复情况</td><td colspan="3">□ 检查患者术眼
□ 上级医师查房，确定有无手术并发症
□ 更换敷料
□ 完成病程记录
□ 评估患者明日是否可以出院</td><td colspan="3">□ 上级医师查房，确定是否可以出院，若患者可以出院，则需完成出院记录
□ 通知出院处
□ 通知患者及其家属出院
□ 向患者交代出院后注意事项
□ 预约复诊日期
□ 出具诊断证明书</td></tr>
<tr><td>重点医嘱</td><td colspan="3">长期医嘱
□ 眼科一级或二级护理
□ 抗菌药物+类固醇激素滴眼液+非甾体滴眼液+复方托吡卡胺滴眼液
临时医嘱
□ 根据病情需要制订</td><td colspan="3">长期医嘱
□ 眼科三级护理
□ 抗菌药物+类固醇激素滴眼液+非甾体滴眼液+复方托吡卡胺滴眼液
临时医嘱
□ 根据病情需要制订</td><td colspan="3">长期医嘱
□ 眼科三级护理
□ 抗菌药物+类固醇激素滴眼液+非甾体滴眼液+复方托吡卡胺滴眼液
临时医嘱
□ 今日出院
□ 出院带药：抗菌药物+类固醇激素滴眼液，4 次/日，复方托吡卡胺滴眼液
□ 持续 3~4 周</td></tr>
<tr><td>主要护理工作</td><td colspan="3">□ 随时观察患者病情
□ 执行医嘱</td><td colspan="3">□ 随时观察患者病情
□ 执行医嘱</td><td colspan="3">□ 出院宣教
□ 如果患者可以出院，协助患者办理出院手续、交费等事项</td></tr>
<tr><td>病情变异记录</td><td colspan="3">□ 无 □ 有，原因：
1.
2.</td><td colspan="3">□ 无 □ 有，原因：
1.
2.</td><td colspan="3">□ 无 □ 有，原因：
1.
2.</td></tr>
<tr><td rowspan="2">护士签名</td><td>白班</td><td>小夜班</td><td>大夜班</td><td>白班</td><td>小夜班</td><td>大夜班</td><td>白班</td><td>小夜班</td><td>大夜班</td></tr>
<tr><td></td><td></td><td></td><td></td><td></td><td></td><td></td><td></td><td></td></tr>
<tr><td>医师签名</td><td colspan="3"></td><td colspan="3"></td><td colspan="3"></td></tr>
</table>

第十七章

单纯硅油填充取出临床路径释义

【医疗质量控制指标】

指标一、诊断需结合病史、原发病、症状、体征和辅助检查。

指标二、手术适应证选择必须是单纯玻璃体硅油取出术，不包括需要联合激光、增殖膜剥除等情况。

指标三、手术疗效达到预期目标。

指标四、抗菌药物使用符合规范。

指标五、住院时间符合路径实施要求。

一、单纯硅油填充取出编码

1. 原编码：

疾病名称及编码：单纯硅油填充眼（ICD-10：Z98.801）

2. 修改编码：

疾病名称及编码：取出眼内硅油（ICD-10：Z48.801）

眼科术后取出硅油（ICD-10：Z48.800x003）

手术操作名称及编码：玻璃体硅油取出术（ICD-9-CM-3：14.6x02）

二、临床路径检索方法

Z48.801/Z48.800x003 伴 14.6x02

三、国家医疗保障疾病诊断相关分组（CHS-DRG）

MDCC　眼疾病及功能障碍

CZ1　其他眼部疾患

四、单纯硅油填充取出临床路径标准住院流程

（一）适用对象

第一诊断为单纯硅油填充眼（ICD-10：Z98.801）。

1. 症状：硅油填充眼相关症状。

2. 体征：玻璃体切割术后硅油填充、视网膜贴伏良好符合硅油取出指征者及前房可见硅油乳化颗粒可伴有高眼压的患者。

3. 辅助检查：眼部B超：硅油填充眼，视网膜贴伏良好。

释义

■ 本路径适用对象为单纯硅油填充患者。

■ 眼部其他问题需要处理的，如并发性白内障、需要处理的青光眼、黄斑前膜、视网膜增殖条索、视网膜裂孔，不适合本路径。

■ 全身系统性疾病控制不良的，如高血压、糖尿病、心脑血管疾病，不适合本路径。

■ 全身麻醉患者不适合本路径。

（二）诊断依据

根据《临床诊疗指南·眼科学分册》（中华医学会编著，人民卫生出版社，2006），《临床技术操作规范·眼科学分册》（中华医学会编著，人民军医出版社，2007），《眼科临床指南（第3版）》（美国眼科学会编，人民卫生出版社，2018），《眼科学（8年制版）》（葛坚等主编，人民卫生出版社，2015）。

释义

■ 单纯硅油填充眼指行玻璃体切割术并充填硅油，未合并新发视网膜裂孔、视网膜脱离、视网膜增殖条索、黄斑前膜和并发性白内障。

■ 眼部B超：由于硅油对超声波的干扰，B超检查结果尤其眼轴仅供参考，最好采用光学生物检测法，如IOL-Master、Lenstar等。

（三）治疗方案的选择

根据《临床诊疗指南·眼科学分册》（中华医学会编著，人民卫生出版社，2007），《临床技术操作规范·眼科学分册》（中华医学会编著，人民军医出版社，2007），《眼科学（8年制版）》（葛坚等主编，人民卫生出版社，2015）：

符合以下手术指征者予以单纯硅油取出术。

1. 玻璃体切除并硅油填充术后2个月到半年左右，取出时限可依据眼部情况具体放宽。
2. 经散瞳眼底检查裂孔周围充分机化、瘢痕化，视网膜贴伏良好。
3. 硅油乳化严重、继发性难以控制的高眼压者。

释义

■ 硅油取出术的时限一般建议术后2个月到半年。因为增生性病变发展一般在3个月内达到稳定期，所以，对于复杂性玻璃体脱离、玻璃体无法切除干净的患者，建议硅油填充3个月后取出。

■ 儿童玻璃体切割术后增生活跃、葡萄膜炎和肿瘤切除术后眼内炎症反应重，需半年后取油。

■ 散瞳详细检查眼底发现视网膜裂孔者可予术前先行裂孔激光光凝治疗后取油。如果周边视网膜裂孔伴随局部视网膜脱离者，可先行巩膜外加压及经巩膜冷凝裂孔后观察4周取油。对于前部PVR或怀疑周边有细小裂孔的患者，可视严重程度先予行360°全周视网膜激光光凝2圈或者行巩膜环扎术后间隔1~4周取油。

■ 硅油乳化后将诱发炎症反应，进入前房造成角膜变性，进入前房角引起难以控制的高眼压。因此，一旦出现硅油乳化并进入前房，可于术后2个月取出。

（四）标准住院日

7~10天。

释义

■ 标准住院日是针对多数医院的现状制订，提倡尽量缩短住院日。

■ 单纯硅油眼入院后，术前检查术前准备1~3天，在入院第2~4天手术。术后恢复1~5天出院。

■ 单纯硅油取出术后正常情况下，术后1~3天即可出院，但是部分患者可能出现以下情况，需要延迟出院时间：低眼压、高眼压、无法解释的视力下降、玻璃体腔混浊严重和前房积血。

（五）进入路径标准

1. 第一诊断必须符合（ICD-10：Z98.801）玻璃体切除硅油充填状态。
2. 当患者同时具有其他疾病诊断，但在住院期间不需要特殊处理也不影响第一诊断的临床路径流程实施时，可以进入路径。
3. 存在控制稳定的全身系统性疾病，如高血压、糖尿病、心脑血管疾病。
4. 非全身麻醉患者。

释义

■ 本路径适用对象为单纯硅油填充患者。

■ 对于术前检查发现存在视网膜裂孔、视网膜未完全复位、视网膜增殖条索、黄斑前膜的患者不适用本路径。

■ 对于已行硅油取出术，术后视网膜脱离复发的二次取油患者，估计再次注油可能性较大者不适用本路径。

■ 合并并发性白内障，需联合白内障手术的患者不适用本路径。

■ 对于合并高眼压的患者，如术前药物控制较好，计划只行硅油填充取出术的患者可入路径。

■ 如果因合并其他控制不良的全身疾病，在住院期间需要其他科室医师会诊处理的患者不适用本路径。

■ 需要全身麻醉行硅油填充取出术的患者不适用本路径。

（六）术前准备（术前评估）

1~3天。

1. 入院常规检查项目：

（1）血常规、尿常规。

（2）肝肾功能、电解质、血糖，凝血功能，感染性疾病筛查（乙型肝炎、丙型肝炎、艾滋病、梅毒等）。

（3）心电图，X线胸片（儿童可不行）。

（4）眼部相关检查：验光、眼压、视野、OCT扫描、眼底照相。

2. 根据患者病情需要可选择行眼轴长度（A+B超检查）。

释义

■ 全身性检查属于术前常规检查，为了排除影响手术的禁忌证，确保手术安全。

■ 验光和矫正视力可以明确患者硅油眼下的屈光状态以及最佳矫正视力，便于术后对比和评估。

■ 硅油眼患者可能继发青光眼，对于眼压过低的患者，术后视网膜脱离的可能性大，需要慎重考虑是否行硅油取出术。

■ OCT 检查可以评估黄斑前膜、黄斑下液、黄斑水肿等会影响手术方式选择或手术后效果的因素。对于硅油取出术后发生不明原因视力下降的患者，可以前后对比黄斑区病变的改变情况，对寻找视力下降原因有益。

■ 由于硅油对超声波的干扰，A+B 超检查眼轴准确率低，有条件的医疗机构最好采用光学生物检测法，如 IOL-Master、Lenstar 等。

（七）预防性抗菌药物选择与使用时机

选用抗菌药物滴眼液，预防性用药时间：术前 1~3 天。

释义

■ 该手术为选择性 Ⅰ 类切口手术，不建议全身使用抗菌药物。宜选用广谱抗菌药物滴眼液滴眼，入院当日即开始使用，每日 4~6 次。

（八）手术日

入院第 2~4 天。

1. 麻醉方式：局部麻醉。

2. 手术中眼内填充物为单纯灌注液填充（水眼）、膨胀气体、无菌空气、硅油再次填充（若术中发现视网膜脱离需退出临床路径）。

3. 术中用药：利多卡因、罗哌卡因或布比卡因等局部麻醉药物、肾上腺素、庆大霉素针、地塞米松针、抗菌药物眼膏（金霉素、红霉素或妥布霉素地塞米松眼膏）、阿托品眼膏或阿托品眼用凝胶。

4. 术中用耗品 20 件眼科器械包、导光纤维、穿刺刀、8-0 或 7-0 可吸收巩膜缝线、20G 或 23G 或 25G 套管针。

释义

■ 本路径麻醉方式为局部麻醉，需要行全身麻醉者退出路径。

■ 术中填充物选择：对于单纯性的硅油取出术，术后灌注液填充即可。如果术中采用反复气液交换，以尽量清除干净残余硅油者，最后一次气液交换后可以视情况保留气体。术中发现视网膜裂孔或旧孔不完全封闭者可以考虑惰性气体充填。

■ 单纯硅油填充取出手术时间短，一般可不用罗哌卡因或布比卡因，但是视术前评估而定。

■ 术中用耗品根据使用的设备和手术方法不同有所不同。

(九)术后住院恢复

5~8天。

1. 术后需要复查的项目 视力(验光)、眼压、裂隙灯眼前节、眼底检查、根据患者病情变化选择检查项目。
2. 选择用药:
(1)抗菌药物滴眼液;抗炎滴眼液。
(2)降眼压药物。
(3)散瞳剂。

释义

■ 硅油取出术后必须每日关注矫正视力、眼压、裂隙灯眼前节、眼底检查。视力下降可以是术后早期炎症反应、角膜水肿等原因引起,也可能是由于血流灌注改变、有害性的可溶性生长因子及自由基释放影响到黄斑功能,造成难以恢复的永久性损伤。

■ 眼压检查对于硅油取出术患者尤为重要:高眼压和低眼压都是硅油取出术后常见的并发症。可以是一过性的,也可能是持续性的。如果出现低眼压,必须注意有没有切口漏或者脉络膜视网膜脱离。

■ 裂隙灯眼前节检查可以发现角膜水肿、前房硅油残留等并发症。

■ 眼底检查可以发现玻璃体腔混浊程度、视网膜复位情况等。

■ 抗菌药物使用:一般术后常规使用5~7天抗菌药物眼液。

■ 由于手术穿刺口经过睫状体平坦部,一般术后常规使用糖皮质激素和非甾体类抗炎药滴眼液减轻葡萄膜炎症反应。

■ 硅油取出术后高眼压多与手术刺激炎症反应、术中气体填充有关。

■ 使用散瞳剂目的为减轻术后睫状肌炎症反应。

(十)出院标准

1. 眼压正常范围、矫正视力基本达术前矫正视力。
2. 玻璃体腔无严重混浊,视网膜形态可辨、贴伏良好。
3. 巩膜穿刺口、结膜切口愈合好,无明显眼前节炎症反应。

释义

■ 一过性低眼压一般在1周左右恢复,部分患者持续性低眼压与睫状体的脱离、萎缩有关。高眼压多与手术刺激炎症反应、术中气体填充有关。持续性低眼压或高眼压均会对视功能造成严重后果,需要监测稳定方可出院。

■ 硅油取出术后视力明显低于术前矫正视力可能由于各种手术并发症、角膜水肿、眼前节炎症、黄斑水肿或玻璃体混浊等造成。另外,尚有一种无法解释的视力下降,临床表现为硅油取出术后视力下降,未发现引起视力下降的原因,多焦ERG提示黄斑功能不良,可能是黄斑中心凹视网膜中外层特异性损伤。可能与血流灌注改变、有害性的可溶性生长因子及自由基释放、钾钠钙等离子有关。

■ 硅油取出术后玻璃体腔混浊可能是由于硅油滴残留、非感染性炎症和感染性炎症造成。如果考虑非感染性炎症引起,予全身激素治疗;如为感染性炎症,则按眼内炎处理。

（十一）变异及原因分析

1. 存在需手术治疗的合并疾病，如白内障、青光眼。
2. 存在眼部活动性感染性疾病。
3. 出现严重并发症（脉络膜脱离、视网膜脱离、玻璃体积血、白内障加重、低眼压、高眼压、感染性眼内炎、角膜水肿及严重眼前节反应等）。
4. 需行全身麻醉手术者不进入路径。
5. 患者依从性差。

释义

■ 本路径适用对象为单纯硅油填充患者。对于需联合行白内障手术或需要处理的高眼压者不适合本路径。

■ 本手术为选择性手术，眼部活动性感染性疾病需要先行治疗后再择期手术。如入组后发现有慢性泪囊炎等感染性疾病者即为变异。

■ 单纯硅油取出术一般比较安全，术中或术后并发症包括脉络膜脱离、视网膜脱离、驱逐性出血、玻璃体积血、白内障加重、低眼压、高眼压、感染性眼内炎、角膜水肿及严重眼前节反应。如出现以上需要处理的并发症即为变异。

■ 术前检查发现需要处理的全身系统性疾病或者术后出现全身情况，如血压波动、血糖升高等，即为变异。

五、单纯硅油填充取出临床路径给药方案

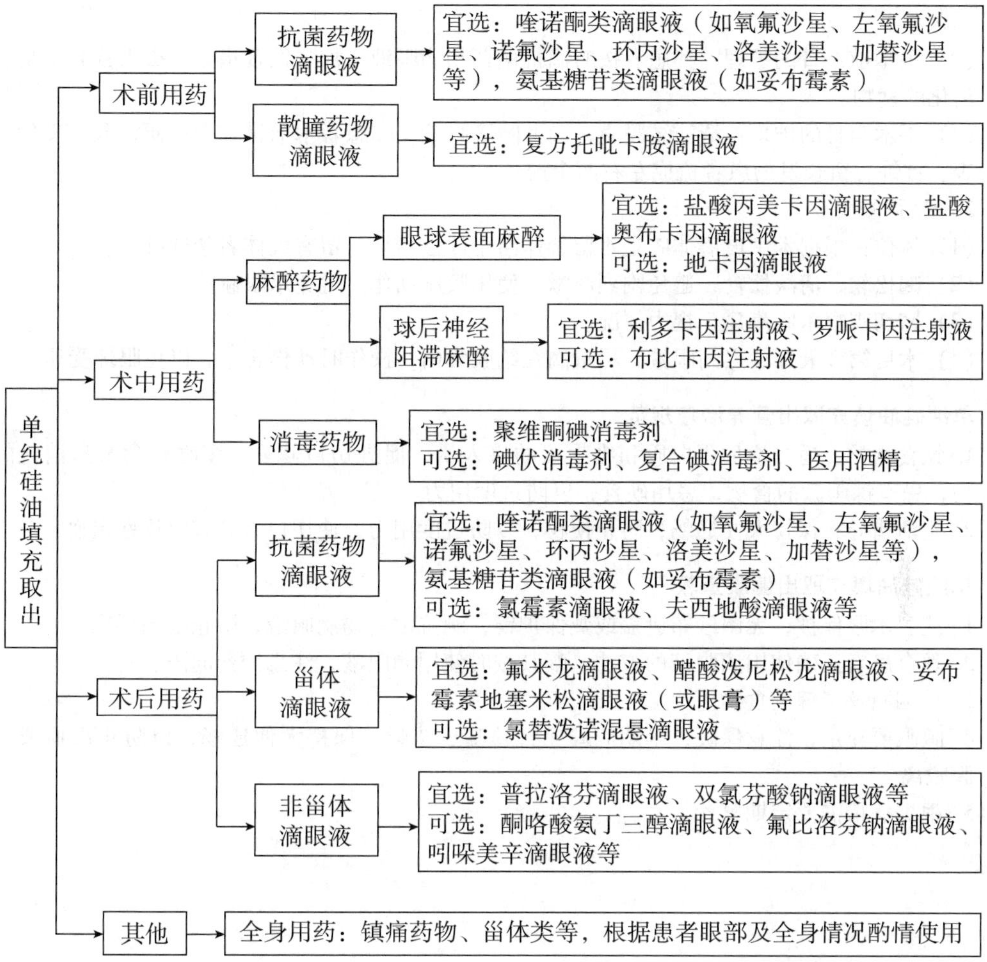

1. 用药选择：

（1）手术前应用广谱抗菌药物滴眼液 1~3 天，起到清洁结膜囊的作用。

（2）手术中除了眼睑周围皮肤消毒外，还要注意结膜囊的消毒，除了术前冲洗结膜囊外，结膜囊应用 5% 聚维酮碘消毒液可以起到有效的灭菌作用。

（3）手术后常规应用广谱抗菌药物、甾体、非甾体滴眼液，起到预防感染、控制炎症反应的作用。

（4）术后，部分患者会出现疼痛等不适症状，给予镇痛、非甾体抗炎等对症处理。

2. 药学提示：

术后糖皮质激素类滴眼液不宜长期使用，因有导致激素性青光眼的可能，使用前后应监测眼压变化。

3. 注意事项：

该手术为选择性 I 类切口手术，不建议全身使用抗菌药物。通常围术期眼局部点药即可，一般不需要静脉用抗菌药物等。

六、单纯硅油填充取出护理规范

1. 术前护理：

(1) 心理护理：因为患者已接受过硅油注入术，心理护理重点可以放在沟通解释两种手术的不同之处，消除患者的顾虑和紧张情绪。讲解手术过程和注意事项，增加患者对手术的理解。

(2) 手术前一日的护理：嘱患者按时滴抗菌药物滴眼液，加强饮食指导，摄入营养丰富、易消化的食物。

(3) 手术当日的护理：清洁结膜囊，滴散瞳滴眼液。嘱患者术前排空大小便，取下义齿、手表、首饰，留长发的患者梳成左右两个辫子。

2. 术后护理：

(1) 体位：根据术中玻璃体腔是否留气体给予体位指导。留有气体者禁仰卧位。

(2) 嘱松软、清淡饮食，避免剧烈咳嗽、使用腹压动作。避免术眼碰撞。

(3) 密切观察术眼疼痛、视力情况。

(4) 术后第2天开始点滴眼液，尽量滴在结膜囊内，操作时动作轻柔，以免眼球受压。

七、单纯硅油填充取出营养治疗规范

1. 饮食指导：适当增加蛋白质和维生素的摄入量，促进切口修复；多吃软食及易消化的食物，忌辛辣刺激的食物，忌用硬食，以防过度用力。

2. 生活指导：保持大便通畅，防止便秘，以防过度用力，使切口裂开或驱逐性出血。

八、单纯硅油填充取出健康宣教

1. 注意术眼保护，无菌纱布遮盖或戴保护镜，滴抗菌药物滴眼液，防止细菌感染。

2. 教会患者正确使用滴眼液的方法，嘱其按时使用滴眼液，注意用药间隔。

3. 忌烟酒及辛辣的食物。

4. 睡眠要充足，注意保暖，早期应避免打喷嚏、咳嗽，保持大便通畅，以防止出血或视网膜脱离。

5. 根据病情需要定期复诊。

九、推荐表单

（一）医师表单

单纯硅油填充取出临床路径医师表单

适用对象：第一诊断为取出眼内硅油（ICD-10：Z48.801）；眼科术后取出硅油（ICD-10：Z48.800x003）

行玻璃体硅油取出术（ICD-9-CM-3：14.6x02）

患者姓名：	性别：　年龄：　门诊号：	住院号：
住院日期：　年　月　日	出院日期：　年　月　日	标准住院日：7~10 天

时间	住院第 1 天	住院第 2 天	住院第 3 天
主要诊疗工作	□ 询问病史及体格检查，眼科常规检查：包括视力、眼压、裂隙灯眼前节、眼底检查、并完成病历书写 □ 开实验室检查单 □ 完成首次病程记录 □ 完成病历书写 □ 上级医师查房与术前评估 □ 初步确定手术方式和日期	□ 上级医师查房与术前评估 □ 视力、眼压、裂隙灯眼底检查 □ 三面镜周边视网膜评估 □ 完善术前检查和术前评估 □ 对侧眼检查	□ 术前检查结果确认 □ 排除手术禁忌证 □ 调整全身用药，控制血压、血糖等 □ 术前再次眼部检查评估 □ 向患者及其家属交代围术期注意事项 □ 根据检查结果，进行术前讨论，确定手术方案 □ 住院医师完成术前小结和术前讨论，上级医师查房记录等 □ 签署手术同意书、自费用品同意书
重点医嘱	**长期医嘱** □ 眼科二级护理常规 □ 饮食、陪护、测血压 □ 抗炎、抗感染、散瞳药物点术眼 **临时医嘱** □ 血常规、尿常规，血糖、肝肾功能，凝血功能，电解质、传染病筛查 □ 心电图，X 线胸片，细菌培养及药敏试验 □ 视力、验光、眼压、裂隙灯、眼底检查 □ 眼科特殊检查：OCT 扫描、眼底照相、视野、A+B 超	**长期医嘱** □ 眼科二级护理常规 □ 饮食、陪护、测血压 □ 抗炎、抗感染、散瞳药物点术眼 **临时医嘱** □ 视力、眼压、裂隙灯、眼底检查	**长期医嘱** □ 眼科二级护理常规 □ 饮食、陪护、测血压 □ 抗炎、抗感染、散瞳药物点术眼 **临时医嘱**（术前 1 日） □ 常规术前医嘱：冲洗泪道、结膜囊、剪睫毛、静脉留置针 □ 抗菌药物皮试（高危患者） □ 拟明日在局部麻醉下行左/右眼单纯硅油填充取出术 □ 术前散瞳 □ 术前镇静、止血药物
病情变异记录	□ 无　□ 有，原因： 1. 2.	□ 无　□ 有，原因： 1. 2.	□ 无　□ 有，原因： 1. 2.
医师签名			

时间	住院第 2~4 天 （手术日）	住院第 3~5 天 （术后第 1 日）
主要诊疗工作	□ 上级医师查房 □ 手术眼别标识 □ 手术前再次确认患者姓名、性别、年龄和准备手术的眼睛、手术方案 □ 完成既定方案手术 □ 术者完成手术记录、术后病程记录 □ 术后病情交代及术后注意事项	□ 上级医师查房 □ 视力、眼压、裂隙灯、眼底检查 □ 换药、包眼 □ 病程记录书写 □ 向患者及家属交代术后恢复情况
重点医嘱	**长期医嘱** □ 眼科术后二级护理常规 □ 饮食、陪护、测血压 □ 糖皮质激素、非甾体、抗感染、散瞳药物点术眼 □ 必要时营养神经、改善微循环药物、抗炎药物 **临时医嘱** □ 必要时使用止血药	**长期医嘱** □ 眼科术后二级护理常规 □ 饮食、陪护、测血压 □ 视力、眼压、裂隙灯、眼底检查 □ 糖皮质激素、非甾体、抗感染、散瞳药物点术眼 □ 必要时营养神经、改善微循环药物、抗炎药物 □ 眼部换药、包眼 **临时医嘱** □ 如高眼压：降眼压药物全身、局部应用 □ 必要时使用止血药
病情变异记录	□ 无 □ 有，原因： 1. 2.	□ 无 □ 有，原因： 1. 2.
医师签名		

时间	住院第 4~6 天 （术后第 2~3 日）	住院第 7~10 天 （出院日）
主要诊疗工作	□ 上级医师查房 □ 视力、眼压、裂隙灯、眼底检查 □ 换药、包眼 □ 病程记录书写	□ 上级医师查房 □ 视力、眼压、裂隙灯、眼底检查 □ 换药、包眼 □ 病程记录书写 □ 复查验光、OCT □ 根据手术切口、玻璃体腔、视网膜情况等决定术后出院时间 □ 完成出院志、病案首页、出院诊断证明书等病历材料 □ 向患者交代出院后的后续治疗及相关注意事项，如复诊时间等
重点医嘱	**长期医嘱** □ 眼科术后二级护理常规 □ 饮食、陪护、测血压 □ 视力、眼压、裂隙灯、眼底检查 □ 糖皮质激素、非甾体、抗感染、散瞳药物点术眼 □ 必要时营养神经、改善微循环药物、抗炎药物 □ 眼部换药、包眼 **临时医嘱** □ 如高眼压：降眼压药物全身、局部应用 □ 必要时使用止血药	**长期医嘱** □ 眼科术后二级护理常规 □ 饮食、陪护、测血压 □ 视力、眼压、裂隙灯、眼底检查 □ 糖皮质激素、非甾体、抗感染、散瞳药物点术眼 □ 必要时营养神经、改善微循环药物、抗炎药物 □ 眼部换药、包眼 **临时医嘱** □ 今日出院 □ 出院带药 □ 抗菌药物滴眼液 □ 非甾体滴眼液 □ 糖皮质激素滴眼液 □ 降眼压药物（必要时） □ 口服药物：营养神经、抗炎减轻水肿、改善微循环药物（必要时）
病情变异记录	□ 无　□ 有，原因： 1. 2.	□ 无　□ 有，原因： 1. 2.
医师签名		

（二）护士表单

单纯硅油填充取出临床路径护士表单

适用对象：第一诊断为取出眼内硅油（ICD-10：Z48.801）；眼科术后取出硅油（ICD-10：Z48.800x003）

行玻璃体硅油取出术（ICD-9-CM-3：14.6x02）

患者姓名：	性别：　　年龄：　　门诊号：	住院号：
住院日期：　　年　月　日	出院日期：　　年　月　日	标准住院日：7~10天

时间	住院第1天	住院第2天	住院第3天
健康宣教	□ 入院宣教 介绍主管医师、护士 介绍环境、设施 介绍住院注意事项	□ 术前宣教 主管护士与患者沟通，了解并指导心理应对	□ 术前宣教 宣教疾病知识、术前准备及手术过程 告知准备物品、沐浴 告知术后饮食、活动及探视注意事项 告知术后可能出现的情况及应对方式 □ 主管护士与患者沟通，了解并指导心理应对 □ 告知家属等候区位置
护理处置	□ 核对患者姓名，佩戴腕带 □ 建立入院护理病历 □ 卫生处置：剪指（趾）甲、沐浴，更换病号服 □ 未成年人需陪护1人	□ 协助医师完成术前检查	□ 协助医师完成术前检查 □ 术前准备 冲洗结膜囊 卫生处置：头部清洁、沐浴
基础护理	□ 二级护理 □ 晨晚间护理 □ 患者安全管理	□ 二级护理 □ 晨晚间护理 □ 患者安全管理	□ 二级护理 □ 晨晚间护理 □ 患者安全管理
专科护理	□ 护理查体 □ 需要时，填写跌倒及压疮防范表 □ 需要时，请家属陪护 □ 遵医嘱抗菌药物滴眼液点术眼（4次/日） □ 心理护理	□ 协助完成相关检查 □ 遵医嘱抗菌药物滴眼液点术眼（4次/日） □ 心理护理	□ 协助完成相关检查 □ 遵医嘱抗菌药物滴眼液点术眼（4次/日） □ 心理护理
重点医嘱	□ 详见医嘱执行单	□ 详见医嘱执行单	□ 详见医嘱执行单
病情变异记录	□ 无　□ 有，原因： 1. 2.	□ 无　□ 有，原因： 1. 2.	□ 无　□ 有，原因： 1. 2.
护士签名			

时间	住院第 2~4 天 （手术日）	住院第 3~5 天 （术后第 1 日）
健康宣教	□ 术后当日宣教 告知术后注意事项 告知术后饮食、活动及探视注意事项 告知术后可能出现情况的应对方式 □ 给予患者及家属心理支持 □ 再次明确探视陪护须知	□ 术后宣教 眼药作用及频率 饮食、活动指导 复查患者对术前宣教内容的掌握程度
护理处置	□ 送手术 摘除患者各种活动物品 核对患者资料及术中带药 填写手术交接单，签字确认 □ 接手术 核对患者及资料，签字确认	□ 协助完成相关检查
基础护理	□ 二级护理 □ 晨晚间护理 □ 患者安全管理	□ 二级护理 □ 晨晚间护理 □ 患者安全管理
专科护理	□ 病情观察，观察术眼情况变化 □ 测量患者 TPR 变化 □ 心理护理	□ 病情观察，观察术眼情况变化 □ 遵医嘱眼药治疗 □ 心理护理
重点医嘱	□ 详见医嘱执行单	□ 详见医嘱执行单
病情变异记录	□ 无　□ 有，原因： 1. 2.	□ 无　□ 有，原因： 1. 2.
护士签名		

时间	住院第 4~6 天 （术后第 2~3 日）	住院第 7~10 天 （出院日）
健康宣教	□ 术后宣教 眼药作用及频率 饮食、活动指导 复查患者对术前宣教内容的掌握程度	□ 出院宣教 复查时间 眼药使用方法与频率 活动休息 指导饮食 指导办理出院手续
护理处置	□ 协助完成相关检查	□ 办理出院手续
基础护理	□ 二级护理 □ 晨晚间护理 □ 患者安全管理	□ 二级护理 □ 晨晚间护理 □ 患者安全管理
专科护理	□ 病情观察，观察术眼情况变化 □ 遵医嘱眼药治疗 □ 心理护理	□ 病情观察，观察术眼情况变化 □ 遵医嘱眼药治疗 □ 心理护理
重点医嘱	□ 详见医嘱执行单	□ 详见医嘱执行单
病情变异记录	□ 无　□ 有，原因： 1. 2.	□ 无　□ 有，原因： 1. 2.
护士签名		

（三）患者（家属）表单

单纯硅油填充取出临床路径患者（家属）表单

适用对象：第一诊断为取出眼内硅油（ICD-10：Z48.801）；眼科术后取出硅油（ICD-10：Z48.800x003）

行玻璃体硅油取出术（ICD-9-CM-3：14.6x02）

患者姓名：	性别：　　年龄：　　门诊号：	住院号：
住院日期：　　年　月　日	出院日期：　　年　月　日	标准住院日：7~10 天

时间	住院第 1 天	住院第 2 天	住院第 3 天
医患配合	□ 配合询问病史、收集资料，请务必详细告知既往史、用药史、过敏史 □ 如服用抗凝剂，请明确告知 □ 配合进行体格检查 □ 有任何不适请告知医师	□ 配合进行相关检查 □ 有任何不适请告知医师	□ 配合完善术前相关检查，如采血、留尿、心电图、X 线胸片、眼科特殊检查：OCT、超声、眼底照相等 □ 医师与患者及家属介绍病情及手术谈话、术前签字
护患配合	□ 配合测量体温、脉搏、呼吸、血压、体重 1 次 □ 配合完成入院护理评估（简单询问病史、过敏史、用药史） □ 接受入院宣教（环境介绍、病室规定、订餐制度、贵重物品保管等） □ 有任何不适请告知护士	□ 配合测量体温、脉搏、呼吸、询问排便情况 1 次	□ 配合测量体温、脉搏、呼吸、询问排便情况 1 次 □ 接受术前宣教 □ 自行沐浴，加强头部清洁，剪指（趾）甲 □ 准备好必要用物，吸水管 □ 取下义齿、饰品等，贵重物品交家属保管
饮食	□ 普通饮食	□ 普通饮食	□ 普通饮食
排泄	□ 正常排尿便	□ 正常排尿便	□ 正常排尿便
活动	□ 正常活动	□ 正常活动	□ 正常活动

时间	住院第 2~4 天 （手术日）	住院第 3~5 天 （术后第 1 日）
医患配合	□ 配合评估手术效果 □ 有任何不适请告知医师	□ 配合检查眼部情况 □ 配合眼部切口换药
护患配合	□ 清晨测量体温、脉搏、呼吸、送手术室前，协助完成核对，带齐影像资料和术中带药 □ 返回病房后，协助完成核对，配合过病床，配合血压测量 □ 配合检查意识 □ 配合术后输液 □ 遵医嘱采取正确体位 □ 配合缓解疼痛 □ 有任何不适请告知护士	□ 配合定时测量体温、脉搏、呼吸、每日询问排便情况 □ 注意活动安全，避免坠床或跌倒 □ 配合执行探视及陪护
饮食	□ 普通饮食	□ 普通饮食
排泄	□ 正常排尿便 □ 避免便秘	□ 正常排尿便 □ 避免便秘
活动	□ 正常活动	□ 正常活动

时间	住院第 4~6 天 （术后第 2~3 日）	住院第 7~10 天 （出院日）
医患配合	□ 配合检查眼部情况 □ 配合眼部切口换药	□ 接受出院前指导 □ 知道复查程序 □ 获取出院诊断书 □ 预约复诊日期
护患配合	□ 配合定时测量体温、脉搏、呼吸、每日询问排便 □ 注意活动安全，避免坠床或跌倒 □ 配合执行探视及陪护	□ 接受出院宣教 □ 办理出院手续 □ 获取出院带药 □ 知道眼药频率、方法和眼药保存注意事项 □ 知道复印病历方法
饮食	□ 普通饮食	□ 普通饮食
排泄	□ 正常排尿便 □ 避免便秘	□ 正常排尿便 □ 避免便秘
活动	□ 正常活动	□ 正常活动

附：原表单（2016年版）

单纯硅油填充眼临床路径表单

适用对象：第一诊断为单纯硅油填充眼（ICD-Z98.801）：玻璃体切除硅油充填状态。玻璃体切割术后硅油填充眼患者，视网膜贴伏良好，符合硅油取出指征者

患者姓名：	性别： 年龄： 门诊号：	住院号：
住院日期： 年 月 日	出院日期： 年 月 日	标准住院日：7~10天

时间	住院第1天	住院第2天	住院第3天
主要诊疗工作	□ 询问病史及体格检查。眼科常规检查：包括视力、眼压、裂隙灯眼前节、眼底检查、并完成病历书写 □ 开实验室检查单 □ 上级医师查房与术前评估 □ 初步确定手术方式和日期	□ 上级医师查房 □ 视力、眼压、裂隙灯眼底检查 □ 三面镜周边视网膜评估 □ 完善术前检查和术前评估 □ 特殊眼部检查：验光、OCT扫描、眼底照相、视野、A+B超 □ 对侧眼检查	□ 术前检查结果确认 □ 排除手术禁忌证 □ 调整全身用药，控制血压、血糖等 □ 术前再次眼部检查评估 □ 住院医师完成术前小结和术前讨论，上级医师查房记录等 □ 签署手术同意书、自费用品同意书
重点医嘱	**长期医嘱** □ 眼科二级护理常规 □ 饮食、陪护、测血压 □ 抗炎、抗感染、散瞳药物点术眼 **临时医嘱** □ 血常规、尿常规，血糖、肝肾功能，凝血功能，电解质、传染病筛查 □ 心电图，X线胸片，抗菌药物用药培养 □ 视力、眼压、裂隙灯、眼底检查	**长期医嘱** □ 眼科二级护理常规 □ 饮食、陪护、测血压 □ 抗炎、抗感染、散瞳药物点术眼 **临时医嘱** □ 视力、眼压、裂隙灯、眼底检查 □ 验光、OCT扫描、眼底照相、视野、A+B超	**长期医嘱** □ 同前日 **临时医嘱**（术前1日） □ 常规术前医嘱：冲洗泪道、结膜囊、剪睫毛、静脉留置针 □ 抗菌药物皮试（高危患者） □ 术前散瞳 □ 术前镇静、止血药物
主要护理工作	□ 病区环境及医护人员介绍 □ 医院相关制度介绍 □ 入院评估 □ 执行医嘱 □ 饮食宣教 □ 观察生命体征 □ 介绍相关治疗、检查、用药等护理中应注意的问题 □ 体位介绍 □ 完成护理记录单书写	□ 指导患者尽快适应病区环境 □ 按医嘱执行护理治疗 □ 介绍有关疾病的护理知识 □ 介绍相关治疗、检查、用药等护理中应注意的问题 □ 饮食宣教 □ 观察生命体征 □ 完成护理记录单书写	□ 按医嘱执行护理治疗 □ 饮食宣教 □ 观察生命体征 □ 健康宣教：术前、术中注意事项 □ 执行手术前医嘱 □ 完成术前护理记录单书写
病情变异记录	□ 无 □ 有，原因： 1. 2.	□ 无 □ 有，原因： 1. 2.	□ 无 □ 有，原因： 1. 2.
护士签名			
医师签名			

时间	住院第 2~4 天* （手术日）	住院第 3~5 天 （术后第 1 日）
主要诊疗工作	□ 上级医师查房 □ 手术眼别标识 □ 完成既定方案手术 □ 术者完成手术记录、术后病程记录 □ 术后病情交代及术后注意事项	□ 上级医师查房 □ 视力、眼压、裂隙灯、眼底检查 □ 换药、包眼 □ 病程记录书写
重点医嘱	**长期医嘱** □ 眼科术后二级护理常规 □ 饮食、陪护、测血压 □ 抗炎、抗感染、散瞳药物点术眼 **临时医嘱** □ 止血 □ 抗炎药物应用	**长期医嘱** □ 眼科术后二级护理常规 □ 饮食、陪护、测血压 □ 全身预防性抗感染、止血、营养神经、改善微循环药物 □ 抗炎、抗感染、散瞳药物点术眼 □ 眼部换药、包眼 **临时医嘱** □ 抗炎、抗感染药物局部点眼 □ 如高眼压：降眼压药物全身、局部应用
主要护理工作	□ 健康宣教：术后注意事项 □ 执行术后医嘱 □ 完成手术当日护理记录单书写 □ 观察动态病情变化，执行医嘱 □ 介绍术后正确体位 □ 介绍相关治疗、检查、用药等护理中应注意的问题	□ 执行术后医嘱 □ 观察动态病情变化，执行医嘱 □ 健康宣教：手术后相关注意事项，介绍有关患者康复锻炼方法 □ 术后用药知识宣教 □ 监测患者生命体征变化、术眼情况变化 □ 完成术后第 1 日护理记录单
病情变异记录	□ 无 □ 有，原因： 1. 2.	□ 无 □ 有，原因： 1. 2.
护士签名		
医师签名		

*注：如入院前已按要求完成部分术前检查，则手术前准备时间可适当缩短。

时间	住院第 4~6 天 （术后第 2~3 日）	住院第 7~10 天 （出院日）
主要诊疗工作	□ 上级医师查房 □ 视力、眼压、裂隙灯、眼底检查 □ 换药、包眼 □ 病程记录书写	□ 上级医师查房 □ 视力、眼压、裂隙灯、眼底检查 □ 换药、包眼 □ 病程记录书写 □ 复查验光、OCT □ 根据手术切口、玻璃体腔、视网膜情况等决定术后出院时间 □ 完成出院志、病案首页、出院诊断证明书等病历材料 □ 向患者交代出院后的后续治疗及相关注意事项，如复诊时间等
重点医嘱	**长期医嘱** □ 眼科术后二级护理常规 □ 饮食、陪护、测血压 □ 全身预防性抗感染、止血、营养神经、改善微循环药物 □ 抗炎、抗感染、散瞳药物点术眼 □ 眼部换药、包眼 **临时医嘱** □ 抗炎、抗感染药物局部点术眼 □ 如高眼压：降眼压药物全身、局部应用	**长期医嘱** □ 出院带药 □ 抗菌药物滴眼液 □ 非甾体抗炎滴眼液 □ 或降眼压药物 □ 口服药物：营养神经、抗炎减轻水肿、改善微循环药物 □ 门诊随诊
主要护理工作	□ 执行术后医嘱 □ 观察动态病情变化，执行医嘱 □ 健康宣教：手术后相关注意事项，介绍有关患者康复锻炼方法 □ 术后用药知识宣教 □ 监测患者生命体征变化、术眼情况变化 □ 完成术后护理记录单	□ 执行术后医嘱、出院医嘱 □ 观察动态病情变化，执行医嘱 □ 进行出院指导：生活指导、饮食指导、用药指导 □ 监测患者生命体征变化、术眼情况变化 □ 完成术后相关护理记录单
病情变异记录	□ 无　□ 有，原因： 1. 2.	□ 无　□ 有，原因： 1. 2.
护士签名		
医师签名		

第十八章

难治性青光眼睫状体冷凝术临床路径释义

【医疗质量控制指标】

指标一、诊断需结合临床症状、体征和辅助检查结果。

指标二、手术适应证选择应符合青光眼绝对期或经其他抗青光眼治疗无效者。

指标三、手术步骤要规范。

指标四、手术疗效应达到预期目标。

指标五、术后抗菌药物、糖皮质激素滴眼液和降眼压滴眼液等使用应符合规范。

指标六、住院时间符合临床路径实施要求。

一、难治性青光眼睫状体冷凝术编码

疾病名称及编码：绝对期青光眼（ICD-10：H44.501）

手术操作名称及编码：睫状体冷凝术（ICD-9-CM-3：12.72）

二、临床路径检索方法

H44.501 伴 12.72

三、国家医疗保障疾病诊断相关分组（CHS-DRG）

MDCC　眼疾病及功能障碍

MCV1　各种类型青光眼

四、难治性青光眼睫状体冷凝术临床路径标准住院流程

（一）适用对象

第一诊断为青光眼绝对期（ICD-10：H44.501）或经其他抗青光眼治疗无效者，行睫状体冷凝术（ICD-9-CM-3：12.72）。

释义

■ 绝对期青光眼是指各种类型青光眼的终末期改变，患眼无光感且伴随/不伴随眼球组织的变性。

（二）诊断依据

根据《临床诊疗指南·眼科学分册》（中华医学会编著，人民卫生出版社，2006）：

1. 病史：有原发性或各种原因引起的继发性青光眼病史，多为青光眼晚期或绝对期，经其他抗青光眼治疗无效者。

2. 临床表现：长期高眼压，伴眼红、流泪、眼胀痛、头痛，视功能严重减退或丧失。

3. 辅助检查：B 超等。

（三）治疗方案的选择

根据《临床诊疗指南·眼科学分册》（中华医学会编著，人民卫生出版社，2007），符合以

以下条件者可选择行睫状体冷凝术：

1. 各种类型的青光眼晚期或绝对期，伴有严重高眼压不适症状，视功能减退显著，药物控制不佳，有积极要求手术保留眼球的愿望。

2. 多次滤过性抗青光眼手术后结膜广泛瘢痕，难以建立有效滤过通道者，或已历经睫状体光凝术、术后眼压再升高者。

释义

■ 外路激光睫状体光凝术正逐步取代外路睫状体冷凝术。对于视功能尚存的患者，外路睫状体冷凝术的目的是尽可能地延长视功能存续时间和缓解症状。对于已丧失视功能的患者，睫状体冷凝术的主要目的是降低眼压、缓解症状、保存眼球。如视功能已经丧失，但无明显自觉症状，如眼红、流泪、眼胀痛、头痛等，同时无威胁眼球完整性的因素存在，则可暂时观察，对症处理如镇痛、降眼压、抗炎、眼表保护。

（四）标准住院日

3~5 天。

释义

■ 如果条件允许，可以日间病房和门诊诊治。

（五）进入临床路径标准

1. 第一诊断必须符合 ICD-10：H44.501 青光眼绝对期疾病编码或经其他抗青光眼治疗无效者。

2. 当患者同时具有其他疾病诊断，但在住院期间不需要特殊处理，也不影响第一诊断的临床路径流程实施时，可以进入临床路径。

释义

■ 患者同时具有其他疾病影响第一诊断的临床路径流程实施时，均不适合进入本临床路径。

■ 需要入住 ICU 的患者，不适合进入本临床路径。

（六）术前准备

1 天。

1. 必须的检查项目：眼压、视功能、眼部超声（A+B 超）。

2. 根据患者病情可选择的检查项目：超声生物显微镜（UBM）、光相干断层扫描（OCT）。

释义

■ 部分检查可以在门诊完成。

■ 视功能损害严重或已丧失视功能者可不进行视野检查，屈光间质严重混浊者可不行 OCT 检查。

（七）选择用药

术前用药：

1. 局部滴用降眼压滴眼液，必要时全身使用降眼压药。
2. 术前使用抗菌药物滴眼液，酌情使用糖皮质激素或非甾体滴眼液。

（八）手术日

入院第 2~3 天。

1. 麻醉方式：球后阻滞麻醉或静脉全身麻醉。
2. 手术方式：睫状体冷凝术。
3. 手术内置物：无。
4. 术中用药：无。
5. 输血：无。

（九）术后住院恢复

1~3 天。

1. 必须复查的检查项目：眼压、裂隙灯、视功能。
2. 术后用药（推荐用药及剂量）：眼部抗菌药物滴眼液（或眼膏）、糖皮质激素滴眼液、非甾体滴眼液、阿托品滴眼液（或眼膏）、降眼压滴眼液，酌情加用角膜营养滴眼液、全身降眼压药、止血药、镇痛药。

释义

■ 手术前后可应用凝血酶，如注射用尖吻蝮蛇血凝酶，用来预防出血，避免或减少手术部位及手术后出血。

（十）出院标准

1. 症状较前缓解。
2. 眼压有所下降。
3. 眼内葡萄膜炎症反应减轻，无活动性出血。

释义

■ 如果出现并发症，是否需要继续住院处理，由主管医师具体决定。

（十一）变异及原因分析

1. 术后眼压控制不满意，需继续手术处理，其住院时间相应延长。

2. 出现手术并发症（前房积血不吸收等），需要手术处理者，转入相应路径。
3. 出现严重手术并发症（视网膜损伤），转入相应路径。
4. 合并全身疾病、住院期间需要继续治疗，转入相应路径。

释义

■ 微小变异：因为医院检查项目的局限性，不能按照要求完成检查；因为节假日不能按照要求完成检查；患者不愿配合完成相应检查，短期不愿按照要求出院随诊。

■ 重大变异：因基础疾病需要进一步诊断和治疗；因各种原因需要其他治疗措施；医院与患者或家属发生医疗纠纷，患者要求离院或转院；不愿按照要求出院随诊而导致入院时间明显延长。

六、难治性青光眼睫状体冷凝术临床路径给药方案

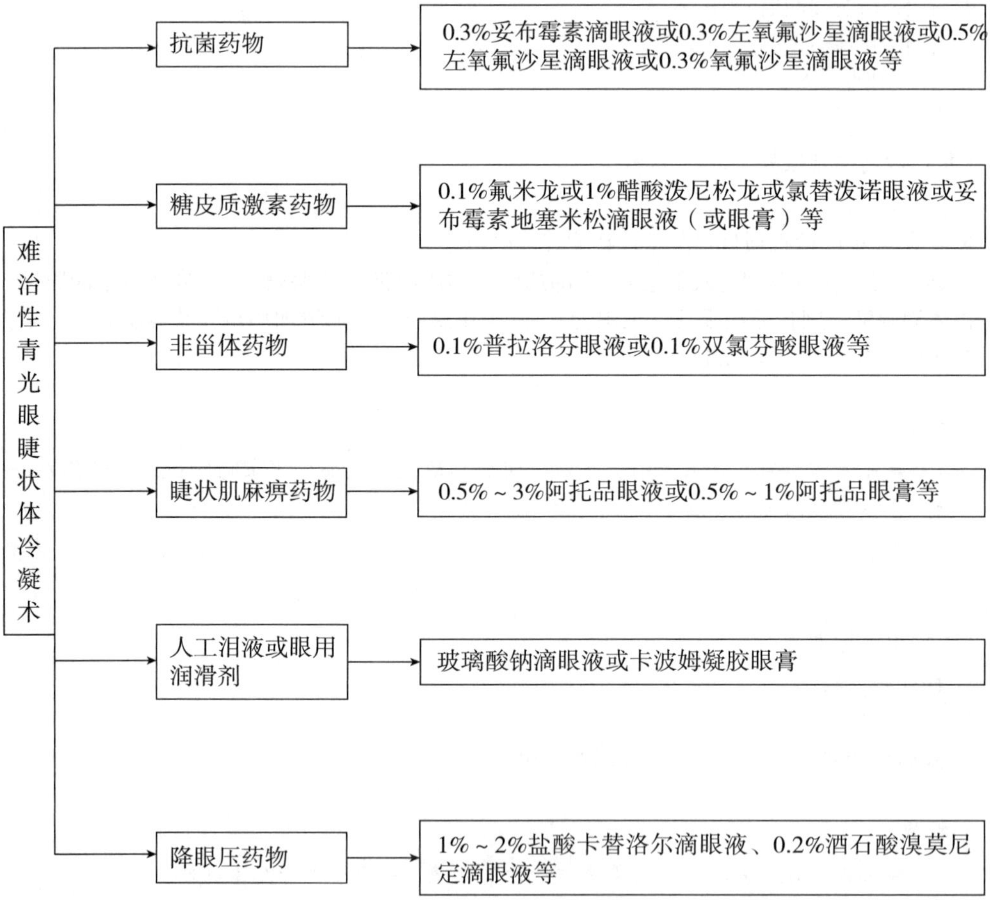

1. 用药选择：
（1）用药遵照抗炎、降眼压、镇痛、眼表保护的原则进行。
（2）术前采用局部及全身降眼压药物尽可能降低眼压，同时应用抗菌药物。根据眼部炎症情况酌情应用糖皮质激素或非甾体滴眼液抗炎。

（3）在尚存视功能的患者，术中如果行球后浸润阻滞麻醉，尤其需控制麻醉药物用量，以不超过 3ml 为宜，剂量过大容易导致残存视功能的一过性损害。麻醉药物注射位置需精准，以免损害视神经等重要解剖结构，并充分麻醉睫状神经节。尽可能联合使用速效及中长效局部麻醉药物，以获得术中及术后的良好镇痛。

（4）术后阿托品的应用非常必要，旨在麻痹睫状肌，缓解炎症及炎性疼痛。

2. 药学提示：

（1）降眼压药物应用需注意适应证及禁忌证。如马来酸噻吗洛尔的减慢心率、诱发哮喘等不良反应。

（2）角膜损伤达到较深层次时，局部应用糖皮质激素类或非甾体滴眼液需慎重，并需密切观察，以防角膜基质进一步溶解。

（3）术后阿托品的应用要严格核对眼别，并防止阿托品滴眼液流到对侧眼，尤其是对侧眼为高危房角的患者。

3. 注意事项：

睫状体冷凝术是为近绝对期及绝对期青光眼患者降低眼压、保留眼球的一种手术。手术目的主要为缓解症状、保留眼球，并不能改善视功能，术前需与患者及家属充分沟通。

六、难治性青光眼睫状体冷凝术护理规范

1. 术前护理：

（1）心理护理，适当讲解手术过程及注意事项，增加患者对手术的理解，建立合理的疗效预期和风险考虑，稳定患者情绪，接受手术治疗。

（2）术前遵医嘱滴抗菌药物滴眼液，清洁结膜囊预防术后感染。

（3）睫状体冷凝手术前晚、手术晨结膜囊冲洗。

（4）术前应用降眼压药物，使眼压保持在适宜手术的范围内。

（5）术前嘱患者排空大小便，取下义齿、手表、首饰等。

2. 术后护理：

（1）睫状体冷凝术后同一般术后护理，自由体位。

（2）密切观察眼压，前房是否有渗出物或出血，角膜是否有混浊，虹膜是否有萎缩，有无眼痛，术后早期一过性高眼压多发生在术后 6 小时，如术眼疼痛严重，可以给予镇静剂或作用较强的镇痛剂。

七、难治性青光眼睫状体冷凝术营养治疗规范

饮食指导：

1. 由于术后早期多数患者发生激烈的眼球疼痛，往往伴有恶心，甚至呕吐，所以建议患者少食多餐，多吃软食及易消化的食物，忌辛辣刺激的食物。

2. 保持大便通畅，防止便秘。

八、难治性青光眼睫状体冷凝术健康宣教

1. 出院指导：滴抗菌药物滴眼液，防止细菌感染。同时由于术后所有患者均发生不同程度的葡萄膜炎，术后可以常规应用皮质类固醇或非甾体抗炎药物。

2. 睫状体冷凝术后教会患者正确使用滴眼液的方法，嘱其按时吃药或点眼药外；眼部滴用糖皮质激素滴眼液及非甾体抗炎药滴眼液等。

3. 忌烟酒及辛辣的食物，因为辛辣食物可导致血管扩张眼部充血。

4. 睡眠要充足，注意保暖，保持大便通畅。

5. 根据病情需要定期复诊。

九、推荐表单

（一）医师表单

难治性青光眼睫状体冷凝术临床路径医师表单

适用对象：第一诊断为绝对期青光眼（ICD-10：H44.501）

行睫状体冷凝术（ICD-9-CM-3：12.72）

患者姓名：	性别：　　年龄：　　门诊号：	住院号：
住院日期：　　年　月　日	出院日期：　　年　月　日	标准住院日：3~5 天

日期	住院第 1 天	住院第 2~3 天 （手术日）	住院第 3~5 天 （出院日）
主要诊疗工作	□ 询问病史及查体 □ 上级医师查房 □ 完成眼科特殊检查：房角镜、A+ B 超、UBM、视野等 □ 完成病历书写	□ 完成眼科特殊检查 □ 上级医师查房，术前评估 □ 完成术前小结、术前讨论 □ 签署有关知情同意书 □ 麻醉科会诊（必要时）及术前准备 □ 行睫状体冷凝术 □ 上级医师术后查房，向患者及家属交代病情及术后注意事项 □ 完成手术记录、术后病程记录	□ 上级医师查房 □ 观察眼压、前房炎症反应、结膜水肿消退等情况 □ 术中有虹膜出血者观察出血吸收情况 □ 完成病程记录 □ 决定出院时间
重点医嘱	**长期医嘱** □ 眼科三级护理常规 □ 饮食（普通饮食/糖尿病饮食/其他） □ 抗菌药物滴眼液 □ 其他降眼压药物（必要时） **临时医嘱** □ 测眼压 □ 眼科 A+B 超 □ 前房角镜检查（必要时） □ 超声生物显微镜（必要时） □ 视野（必要时）	**长期医嘱（术后）** □ 眼科术后二级护理常规 □ 饮食（普通饮食/糖尿病饮食/其他） □ 抗菌药物、糖皮质激素滴眼液 □ 非甾体滴眼液（必要时） □ 其他降眼压药物（必要时） □ 全身止血药（必要时） □ 全身镇痛药（必要时） **临时医嘱** □ 局部麻醉或静脉全身麻醉下睫状体冷凝术 □ 术前冲洗结膜囊	**长期医嘱（术后）** □ 眼科术后二级护理常规 □ 饮食（普通饮食/糖尿病饮食/其他） □ 抗菌药物、糖皮质激素滴眼液 □ 非甾体滴眼液（必要时） □ 其他降眼压药物（必要时） □ 全身止血药（必要时） □ 全身镇痛药（必要时） **临时医嘱** □ 测眼压 **出院医嘱** □ 抗菌药物、糖皮质激素滴眼液及非甾体滴眼液（必要时，均用至术后 2~4 周停药），降眼压药物（必要时），定期门诊复查
病情变异记录	□ 无　□ 有，原因： 1. 2.	□ 无　□ 有，原因： 1. 2.	□ 无　□ 有，原因： 1. 2.
医师签名			

（二）护士表单

难治性青光眼睫状体冷凝术临床路径护士表单

适用对象：第一诊断为绝对期青光眼（ICD-10：H44.501）
　　　　　行睫状体冷凝术（ICD-9-CM-3：12.72）

患者姓名：	性别：　　年龄：　　门诊号：	住院号：
住院日期：　　年　月　日	出院日期：　　年　月　日	标准住院日：3~5 天

日期	住院第 1 天	住院第 2~3 天 （手术日）	住院第 3~5 天 （出院日）
健康宣教	□ 入院宣教（环境、规章制度、饮食、治疗、检查、用药、疾病护理等） □ 入院护理评估 □ 执行医嘱、生命体征监测	□ 健康宣教：术前、术中、术后注意事项 □ 术后心理与生活护理	□ 健康宣教：术后注意事项 □ 术后心理与生活护理 □ 出院指导：生活、饮食、用药等
护理处置	□ 核对患者姓名，佩戴腕带 □ 建立入院护理病历 □ 卫生处置：沐浴、更换病号服	□ 执行医嘱、生命体征监测、观察术眼情况	□ 执行术后医嘱、生命体征监测、观察术眼情况 □ 办理出院手续
基础护理	□ 二级护理 □ 留陪护 1 人 □ 患者安全管理	□ 二级护理 □ 留陪护 1 人 □ 患者安全管理	□ 二级护理 □ 留陪护 1 人 □ 患者安全管理
专科护理	□ 护理查体 □ 生命征及眼压检测 □ 需要时请家属陪护 □ 心理护理	□ 生命征及眼压检测 □ 遵医嘱完成相关检查 □ 心理护理 □ 必要时禁食、禁水 □ 遵医嘱正确给药 □ 指导患者配合手术 □ 提供并发症征象的依据	□ 病情观察：评估患者生命体征及眼压 □ 心理护理
重点医嘱	□ 详见医嘱执行单	□ 详见医嘱执行单	□ 详见医嘱执行单
病情变异记录	□ 无　□ 有，原因： 1. 2.	□ 无　□ 有，原因： 1. 2.	□ 无　□ 有，原因： 1. 2.
护士签名			

（三）患者（家属）表单

难治性青光眼睫状体冷凝术临床路径患者（家属）表单

适用对象：第一诊断为绝对期青光眼（ICD-10：H44.501）
行睫状体冷凝术（ICD-9-CM-3：12.72）

患者姓名：	性别：　　年龄：　　门诊号：	住院号：
住院日期：　　年　月　日	出院日期：　　年　月　日	标准住院日：3~5天

日期	住院第1天	住院第2~3天 （手术日）	住院第3~5天 （出院日）
医患配合	□ 配合询问病史、收集资料，请务必详细告知既往史、用药史、过敏史 □ 配合进行体格检查 □ 有任何不适告知医师	□ 配合完善相关检查，如视力、眼压、裂隙灯、眼底镜等 □ 医师向患者及家属交代术中配合要点及注意事项 □ 配合用药及治疗 □ 签署有关知情同意书 □ 接受麻醉科会诊（必要时）及术前准备 □ 配合进行睫状体冷凝术 □ 有任何不适告知医师	□ 接受出院前指导 □ 观察复查程序 □ 获取出院诊断书
护患配合	□ 配合测量体温、脉搏、呼吸、血压、体重 □ 配合进行测眼压、眼科A+B超、前房角镜检查（必要时）、超声生物显微镜（必要时）、视野（必要时） □ 配合完成入院护理评估单（简单询问病史、过敏史、用药史） □ 接受入院宣教（环境介绍、病室规定、订餐制度、贵重物品保管等） □ 有任何不适告知护士	□ 配合测量体温、脉搏、呼吸、血压 □ 接受相关术中术后宣教 □ 有任何不适告知护士 □ 接受输液、服药、滴眼及涂眼膏等治疗 □ 注意活动安全，避免坠床或跌倒 □ 配合执行探视及陪护 □ 接受疾病及用药等相关知识指导	□ 接受出院宣教 □ 办理出院手续 □ 获取出院带药 □ 指导服药方法、作用、注意事项 □ 知道复印病历方法
饮食	□ 普通饮食	□ 普通饮食	□ 普通饮食
排泄	□ 正常排尿便	□ 正常排尿便	□ 正常排尿便
活动	□ 适度活动	□ 适度活动	□ 适度活动

附：原表单（2011 年版）

难治性青光眼睫状体冷凝术临床路径表单

适用对象：第一诊断为青光眼绝对期（难治性青光眼）（ICD-10：H44.501）
　　　　　行睫状体冷凝术（ICD-9-CM-3：12.72）

患者姓名：	性别：　　年龄：　　门诊号：	住院号：
住院日期：　　年　月　日	出院日期：　　年　月　日	标准住院日：3~5 天

日期	住院第 1 天	住院第 2~3 天 （手术日）	住院第 3~5 天 （出院日）
主要诊疗工作	□ 询问病史及查体 □ 上级医师查房 □ 完成眼科特殊检查：房角镜、A + B 超、UBM、视野等 □ 完成病历书写	□ 完成眼科特殊检查 □ 上级医师查房，术前评估 □ 完成术前小结、术前讨论 □ 签署有关知情同意书 □ 麻醉科会诊（必要时）及术前准备 □ 行睫状体冷凝术 □ 上级医师术后查房，向患者及家属交代病情及术后注意事项 □ 完成手术记录、术后病程记录	□ 上级医师查房 □ 观察眼压、前房炎症反应、结膜水肿消退等情况 □ 术中有虹膜出血者观察出血吸收情况 □ 完成病程记录 □ 决定出院时间
重点医嘱	**长期医嘱** □ 眼科三级护理常规 □ 饮食（普通饮食/糖尿病饮食/其他） □ 抗菌药物滴眼液 □ 其他降眼压药物（必要时） **临时医嘱** □ 测眼压 □ 眼科 A+B 超 □ 前房角镜检查（必要时） □ 超声生物显微镜（必要时） □ 视野（必要时）	**长期医嘱（术后）** □ 眼科术后二级护理常规 □ 饮食（普通饮食/糖尿病饮食/其他） □ 抗菌药物、糖皮质激素滴眼液 □ 非甾体滴眼液（必要时） □ 其他降眼压药物（必要时） □ 全身止血药（必要时） □ 全身镇痛药（必要时） **临时医嘱** □ 局部麻醉或静脉全身麻醉下睫状体冷凝术 □ 术前冲洗结膜囊	**长期医嘱（术后）** □ 眼科术后二级护理常规 □ 饮食（普通饮食/糖尿病饮食/其他） □ 抗菌药物、糖皮质激素滴眼液 □ 非甾体滴眼液（必要时） □ 其他降眼压药物（必要时） □ 全身止血药（必要时） □ 全身镇痛药（必要时） **临时医嘱** □ 测眼压 **出院医嘱** □ 抗菌药物、糖皮质激素滴眼液及非甾体滴眼液（必要时，均用至术后2~4 周停药），降眼压药物（必要时），定期门诊复查

续 表

日期	住院第 1 天	住院第 2~3 天 （手术日）	住院第 3~5 天 （出院日）
主要护理工作	□ 入院宣教（环境、规章制度、饮食、治疗、检查、用药、疾病护理等） □ 入院护理评估 □ 执行医嘱、生命体征监测	□ 执行医嘱、生命体征监测、观察术眼情况 □ 健康宣教：术前、术中、术后注意事项 □ 术后心理与生活护理	□ 执行术后医嘱、生命体征监测、观察术眼情况 □ 健康宣教：术后注意事项 □ 术后心理与生活护理 □ 出院指导：生活、饮食、用药等
病情变异记录	□ 无 □ 有，原因： 1. 2.	□ 无 □ 有，原因： 1. 2.	□ 无 □ 有，原因： 1. 2.
护士签名			
医师签名			

第十九章

原发性闭角型青光眼临床路径释义

【医疗质量控制指标】

指标一、诊断需结合症状、体征和辅助检查。

■ 定义：原发性前房角关闭所导致的急性或慢性眼压升高，伴有或不伴有青光眼性视盘改变和视野损害。根据临床表现可将原发性闭角型青光眼分为急性和慢性两种类型。

■ 症状：①急性闭角型青光眼表现为眼痛、头痛，恶心、呕吐，视力下降等；②慢性闭角型青光眼表现为视力下降，视物范围缩小等。

■ 体征：①急性闭角型青光眼：眼压高，结膜充血，角膜水肿，角膜后色素 KP，前房浅，瞳孔散大固定，虹膜节段萎缩，青光眼斑，前房角关闭等；②慢性闭角型青光眼：眼压高，周边前房浅，房角为中等狭窄，有程度不同的虹膜周边前粘连，眼底有典型的青光眼性视盘改变，伴有不同程度的青光眼性视野缺损等。

■ 急性闭角型青光眼由于眼压急性升高压迫眼睫状神经末梢产生剧烈眼球胀痛，可放射至三叉神经区前额、眉弓、眼眶周围，甚至伴偏头痛；常伴有角膜水肿导致的雾视、虹视，迷走神经反射则引起出汗、恶心、呕吐和心动过缓，有时还会出现体温升高等。特别需要注意某些急性发作的患者头痛、恶心及呕吐明显，容易误诊为神经内科或者消化科疾病。

■ 急性闭角型青光眼诊断依据中比较重要的是急性发作的病史，以及体检发现眼压升高，角膜水肿，前房变浅，瞳孔散大固定，一些患者可出现青光眼斑以及虹膜血管闭塞导致的虹膜节段萎缩。如果角膜的透明度可行前房角检查，容易发现房角关闭（接触性或者粘连性）。另外需要注意除外某些继发因素如晶状体膨胀、晶状体脱位等导致的急性房角关闭。

■ 慢性闭角型青光眼由于房角粘连和眼压升高都是逐渐进展的，所以没有眼压急剧升高的相应症状，除了前房浅、房角窄以外，眼前段组织没有明显异常，不易引起患者的警觉，而视盘则在高眼压的持续作用下，渐渐萎缩，视野也随之发生进行性损害。本病往往只是在做常规眼科检查时，或于病程晚期患者感觉到有视野缺损时才被发现。

■ 慢性闭角型青光眼与开角型青光眼的病程相类似，鉴别主要依靠房角镜检查，后者虽同样具有眼压升高、视盘凹陷萎缩和视野缺损，但前房不浅，在眼压升高时房角也是开放的。

■ 分期：原发性闭角型青光眼按 ISGEO 分类系统分为可疑原发性房角关闭（PACS）、原发性房角关闭（PAC）、原发性闭角型青光眼（PACG）；按房角关闭机制分为单纯性瞳孔阻滞型、虹膜高褶型、睫状体前位型、晶状体位置异常型及脉络膜膨胀型，在我国近半数患者多种机制共存；按疾病过程的传统临床分类方法，原发性急性闭角型青光眼分为临床前期、先兆期、急性期、缓解期、慢性期、绝对期；原发性慢性闭角型青光眼分为早期、进展期、晚期和绝对期。完全失明的患眼为绝对期。

指标二、手术适应证选择符合小梁切除手术。

■ 小梁切除手术适应证：急性或慢性房角关闭、无白内障手术适应证且药物无法控制眼压或视神经损伤较重，经评估房角分离术不能有效降低眼压的患者，建议采取复合式小梁切除术。

指标三、手术疗效达到预期目标。

■ 症状明显缓解，眼压控制，术后前房形成良好且稳定，炎症反应轻微，结膜切口对合好，无感染征象，初步形成功能性滤过泡。

■ 病情稳定。

指标四、抗菌药物使用符合规范。

■ 按照《2015 年抗菌药物临床应用指导原则》（卫医发〔2015〕43 号）执行，根据患者病情合理使用抗菌药物。

■ 选用抗菌药物滴眼液，预防性用药时间可 1~3 天。

指标五、住院时间符合路径实施要求。

■ 标准住院日是根据目前多数医院的现状制定，提倡缩短住院日。根据患者的病情，术前准备 1~2 天或者急诊手术，术后观察眼压、前房形成、滤过泡及切口愈合情况 3~5 天。

■ 如上述各项情况良好的患者，可以适当提前出院，低于上述 4~7 天的住院日。

■ 如术后出现轻度浅前房等，用药观察后好转，仅在住院日数上有小的出入，并不影响纳入路径。

■ 如出现严重浅前房、睫状体脉络膜脱离、恶性青光眼、滤过泡渗漏需要保守或者手术处理，住院观察时间需要延长，属于变异情况。

一、原发性闭角型青光眼编码

1. 原编码：

疾病名称及编码：原发性闭角型青光眼（ICD-10：H40.2）

原发性急性闭角型青光眼（ICD-10：H40.201）

原发性慢性闭角型青光眼（ICD-10：H40.202）

手术操作名称及编码：小梁切除术（ICD-9-CM-3：12.64）

2. 修改编码：

疾病名称及编码：原发性闭角型青光眼（ICD-10：H40.2）

手术操作名称及编码：小梁切除术（ICD-9-CM-3：12.64）

二、临床路径检索方法

H40.2 伴 12.64

三、国家医疗保障疾病诊断相关分组（CHS-DRG）

MDCC　眼疾病及功能障碍

CV1　各种类型青光眼

四、原发性闭角型青光眼临床路径标准住院流程

（一）适用对象

第一诊断为原发性闭角型青光眼（H40.2）/原发性急性闭角型青光眼（H40.201）/原发性慢性闭角型青光眼（H40.202），行小梁切除术（ICD-9-CM-3：12.64）。

释义

■ 适用对象编码参见第一部分。

■ 本路径适用对象为临床诊断为原发性闭角型青光眼，眼压不能用常规药物控制或者不能遵医嘱用药，需行小梁切除术的患者。若合并白内障需晶状体摘除，或拟行其他抗青光眼手术，如房角粘连分离术的原发性闭角型青光眼患者，或拟行激光/手术周边虹膜切除术的原发性闭角型青光眼患者，均不进入该路径。

■ 原发性闭角型青光眼患者与继发性青光眼患者的临床表现有时相同，难以鉴别，有些继发因素在术前难以发现或明确，如在术中发现有晶状体半脱位、晶状体膨胀及恶性青光眼者不适用本路径。

■ 有些原发性闭角型青光眼患者在保守治疗或者采用小梁切除以外的其他治疗方式后可以控制眼压，这部分患者不适用本路径。

■ 如果因合并其他全身疾病影响手术的进行，在住院期间需要其他科室医师协助处理的患者不进入本路径。

■ 需要全身麻醉手术的原发闭角型青光眼患者不适用本路径。

（二）诊断依据

根据《原发性急性闭角型青光眼临床路径》（2009），《临床诊疗指南·眼科学分册》（中华医学会编著，人民卫生出版社，2006），《我国原发性青光眼诊断和治疗专家共识》（中华医学会眼科学分会，2014）及美国眼科学会 2011 版《原发性闭角型青光眼临床诊断治疗指南》：

1. 定义：原发性房角关闭所导致的急性或慢性眼压升高，伴有或不伴有青光眼性视盘改变和视野损害。根据临床表现可将原发性闭角型青光眼分为急性和慢性两种类型。

2. 筛查：建议针对高龄、具有浅前房、窄房角解剖特征的人群进行以医院为基础的机会性筛查。前期文献已证实房角镜检查和 UBM 检查的一致性在 80%~90%或以上，因此这两种方法均可用于闭角型青光眼的筛查，建议优先考虑用房角镜，有条件的医院建议用房角镜联合 UBM 检查。

3. 分期：原发性闭角型青光眼按 ISGEO 分类系统分为可疑原发性房角关闭（PACS）、原发性房角关闭（PAC）、原发性闭角型青光眼（PACG）；按房角关闭机制分类为瞳孔阻滞型、非瞳孔阻滞型和多种机制混合型；按疾病过程的传统临床分类方法，原发性急性闭角型青光眼分为临床前期、先兆期、急性期、缓解期、慢性期、绝对期；原发性慢性闭角型青光眼分为早期、进展期、晚期和绝对期。完全失明的患眼为绝对期。

释义

■ 依据《原发性闭角型青光眼临床路径释义》（2018），《我国原发性青光眼诊断和治疗专家共识》（中华医学会眼科学分会，2014），《中国原发性闭角型青光眼诊治方案专家共识（2019）》（中华医学会眼科学分会，2019）及《中国青光眼指南》（中华医学会眼科学分会，2020）。

■ 定义：原发性房角关闭所导致的急性或慢性眼压升高，伴有或不伴有青光眼性视盘改变和视野损害。根据临床表现可将原发性闭角型青光眼分为急性和慢性两种类型。

■ 分期：原发性闭角型青光眼按 ISGEO 分类系统分为可疑原发性房角关闭（PACS）、原发性房角关闭（PAC）、原发性闭角型青光眼（PACG）；按房角关闭机制分为单纯性瞳孔阻滞型、虹膜高褶型、睫状体前位型、晶状体位置异常型及脉络膜膨胀型，在我国近半数患者多种机制共存；按疾病过程的传统临床分类方法，原发性急性闭角型青光眼分为临床前期、先兆期、急性期、缓解期、慢性期、绝对期；原发性慢性闭角型青光眼分为早期、进展期、晚期和绝对期。完全失明的患眼为绝对期。

■ 症状：①急性闭角型青光眼表现为眼痛、头痛，恶心、呕吐，视力下降等；②慢性闭角型青光眼表现为视力下降，视物范围缩小等。

■ 体征：①急性闭角型青光眼：眼压高，结膜充血，角膜水肿，角膜后色素KP,，前房浅，瞳孔散大固定，虹膜节段萎缩，青光眼斑，前房角关闭等；②慢性闭角型青光眼：眼压高，周边前房浅，房角为中等狭窄，有程度不同的虹膜周边前粘连，眼底有典型的青光眼性视盘改变，伴有不同程度的青光眼性视野缺损等。

■ 急性闭角型青光眼由于眼压急性升高压迫眼睫状神经末梢产生剧烈眼球胀痛，可放射至三叉神经区前额、眉弓、眼眶周围，甚至伴偏头痛；常伴有角膜水肿导致的雾视、虹视，迷走神经反射则引起出汗、恶心、呕吐和心动过缓，有时还会出现体温升高等。特别需要注意某些急性发作的患者头痛、恶心及呕吐明显，容易误诊为神经内科或者消化科疾病。

■ 急性闭角型青光眼诊断依据中比较重要的是急性发作的病史，以及体检发现眼压升高，角膜水肿，前房变浅，瞳孔散大固定，一些患者可出现青光眼斑以及虹膜血管闭塞导致的虹膜节段萎缩。如果角膜的透明度可行前房角检查，容易发现房角关闭（接触性或者粘连性）。另外需要注意除外某些继发因素如晶状体膨胀、晶状体脱位等导致的急性房角关闭。

■ 慢性闭角型青光眼由于房角粘连和眼压升高都是逐渐进展的，所以没有眼压急剧升高的相应症状，除了前房浅，房角窄以外，眼前段组织没有明显异常，不易引起患者的警觉，而视盘则在高眼压的持续作用下，渐渐萎缩，视野也随之发生进行性损害。本病往往只是在做常规眼科检查时，或于病程晚期患者感觉到有视野缺损时才被发现。

■ 慢性闭角型青光眼与开角型青光眼的病程相类似，鉴别主要依靠房角镜检查，后者虽同样具有眼压升高、视盘凹陷萎缩和视野缺损，但前房不浅，在眼压升高时房角也是开放的。

（三）治疗方案的选择

1. 小梁切除术：房角关闭超过1/2圆周。

2. 激光/手术周边虹膜切开/切除术：房角关闭小于1/2圆周，无青光眼性视神经损害。

原发性闭角型青光眼的手术治疗原则：

1. 周边虹膜切除术的适应证：急性或慢性前房角关闭、前房角粘连闭合范围累计< 180°、无视盘改变和视野损害，有虹膜膨隆者，可选择激光或手术方式行周边虹膜切开或切除术。

2. 滤过性手术的适应证：急性或慢性前房角关闭、前房角粘连闭合范围累计> 180°、药物无法控制的眼压或视神经损伤较重者，应选择滤过性手术，推荐小梁切除术。

3. 对于房角关闭> 180°，但仍有部分开放区，眼压升高，施行滤过性手术可能具有严重并发症风险的患者，可采取激光周边虹膜切开术；术后眼压仍高的患者可采用药物补充治疗。

4. 急性发作时，应给予局部和全身降眼压药物治疗，迅速降低眼压。若眼压无法控制或无下降趋势，可在手术前进行前房穿刺术以降低眼压。

5. 原发性急性或慢性闭角型青光眼尚无任何青光眼体征的对侧眼，存在前房角关闭的可能时，应采用激光或手术方式行预防性周边虹膜切开或切除术。如存在高褶虹膜因素，可进行激光周边虹膜成形术。

6. 滤过性手术联合白内障手术的手术指征：符合滤过性手术指征的白内障患者，白内障手术与否参照白内障手术适应证。

7. 单纯白内障手术的指征：符合白内障手术指征又需要做虹膜周边切除术或是高褶虹膜的青光眼患者可采用单纯白内障摘除术来治疗。

释义

■ 小梁切除手术适应证：急性或慢性房角关闭、无白内障手术适应证且药物无法控制眼压或视神经损伤较重，经评估房角分离术不能有效降低眼压的患者，建议采取复合式小梁切除术。

■ 原发性闭角型青光眼合并白内障的治疗建议首选白内障摘除联合人工晶状体植入术，同时在房角镜下行房角分离术，但不属于本路径的范畴。术后观察眼压情况：①眼压水平正常者，继续随诊观察；②眼压下降效果不佳者，联合局部使用降眼压药物；③联合局部使用降眼压药物效果仍不佳者，建议行复合式小梁切除术或青光眼引流装置植入术。

■ 原发性闭角型青光眼伴透明晶状体的治疗：①激光周边虹膜切开术预防房角关闭。以静态房角镜下 2 个或多个象限色素小梁网不可见（即 ISGEO 分类法中的可疑 PAC）作为激光周边虹膜切开术的治疗指征。而在以医院为基础的机会性筛查中，因筛查成本相对较低、治疗可及，可结合患者的年龄、家族史、随访的可及性掌握激光周边虹膜切开术的指征，但不属于本路径的范畴。②对于前房角关闭、眼压升高、有瞳孔阻滞因素但不伴有视神经损伤的患者，可首选激光或手术方式行周边虹膜切开术或切除术；若患者同时存在非瞳孔阻滞因素，应联合行激光周边虹膜成形术，但不属于本路径的范畴。③对于激光周边虹膜切开术后眼压仍然升高且出现视神经损伤的患者，可先给予降眼压药物治疗，暂不行滤过性抗青光眼手术；若眼压仍不可控制或视神经损伤仍然进展，再考虑手术治疗。④对于上述联合降眼压药物治疗效果不佳、经评估房角分离术不能有效降低眼压的患者，建议采取复合式小梁切除术。⑤透明晶状体摘除术的选择：证据显示摘除透明晶状体可有效治疗 PAC 及早期 PACG。鉴于我国不同地域社会经济发展不平衡，各地眼科机构技术成熟程度、设备配置水平不同，患者之间意愿与需求存在差异，须根据患者意愿或以上各方条件谨慎采用透明晶状体摘除术治疗闭角型青光眼，但不属于本路径的范畴。⑥对于急性闭角型青光眼发作期、角膜水肿影响行上述治疗的患者，可先行前房穿刺术降低眼压，为进一步行周边虹膜切开术或切除术创造条件，但不属于本路径的范畴。

（四）进入路径标准

1. 第一诊断必须符合原发性闭角型青光眼（H40.2）/原发性急性闭角型青光眼（H40.201）/原发性慢性闭角型青光眼（H40.202）。

2. 当患者同时具有其他疾病诊断，但在门诊随诊或住院期间不需要特殊处理也不影响第一诊断的临床路径流程实施时，可以进入路径。

释义

■ 第一诊断必须符合原发性闭角型青光眼（H40.2）/原发性急性闭角型青光眼（H40.201）/原发性慢性闭角型青光眼（H40.202），且符合小梁切除手术适应证。

■ 对于慢性闭角型青光眼患者必须有眼压高，周边前房浅，房角狭窄，有程度不同的虹膜周边前粘连，眼底有典型的青光眼性视盘凹陷，伴有不同程度的青光眼性视野缺损，除外继发性的房角粘连因素。

■ 对于慢性闭角型青光眼患者必须有眼压高，周边前房浅，房角狭窄，有程度不同的虹膜周边前粘连，眼底有典型的青光眼性视盘改变，伴有不同程度的青光眼性视野缺损，除外继发性的房角粘连因素。

■ 假如患者合并白内障或者眼底病等其他疾病，如果住院期间不需要针对这些疾病进行治疗，可以进入本路径。

（五）检查项目

1. 必须的检查项目：眼部常规检查：视力、眼压、前房、晶状体、视盘情况，前房角镜检查。
2. 根据病情选择 A 超和 B 超、UBM、视野。
3. 如果有条件，应行 A 超检查测量眼轴长度或采用光学法（如 IOC Master 等）以发现小眼球的患者，需要特别注意手术风险及并发症。B 超为非必须选择的检查项目，但当眼底情况看不清时，术前应行 B 超检查。UBM 是房角检查的重要手段，尤其在角膜水肿不能缓解的情况下，可以提供房角关闭的范围和程度。如果是缓解期，角膜透明，可以做视野检查评估视神经损伤情况，为评估术后视力预后提供参考依据。

释义

■ 视力、眼压测量结果和眼前段情况需要准确记录在病历中。如果角膜水肿，通过药物或者前房穿刺降低眼压无法促使角膜恢复透明，不能看清视盘和房角情况，可以不做眼底检查和房角镜检查。有条件可以安排 UBM 检查房角情况。

■ 如果有条件，应行 A 超检查测量眼轴长度或采用光学法（如 IOL Master、Lenstar 等）以发现小眼球的患者，需要特别注意手术风险及并发症。B 超为非必须选择的检查项目，但当眼底情况看不清时，术前应行 B 超检查以排除晶状体和眼后段潜在病变。UBM 是房角检查的重要手段，尤其在角膜水肿不能缓解的情况下，可以提供房角关闭的范围和程度，以及睫状体和晶状体、前部玻璃体的状况。如果是缓解期，角膜透明，前节 OCT 是角膜、房角检查的重要手段，可以在非接触的情况下，提供房角关闭的范围和程度。可以做视野检查、眼底照相、OCT 评估视神经损伤情况，为评估视力预后以及术后随访提供参考依据。

（六）预防性抗菌药物选择与使用时机

1. 按照《2015 年抗菌药物临床应用指导原则》（卫医发〔2015〕43 号）执行，根据患者病情合理使用抗菌药物。
2. 选用抗菌药物滴眼液，预防性用药时间可 1～3 天。

释义

■ 术前1~3天应根据当地当年发布的细菌药物敏感性选用相应广谱的抗菌药物滴眼液，每日3~6次。如果是急诊手术，术前频滴抗菌药物滴眼液6次。同时应冲洗泪道，除外泪囊炎。对于合并有急性结膜炎的患者，使用局部抗菌药物的时间应延长，直到炎症完全消退后1周方可手术，以预防术后感染。

（七）手术治疗

1. 麻醉方式：局部麻醉或表面麻醉。
2. 术中固定物：无。
3. 术中用药：麻醉常规用药。

释义

■ 建议手术日为入院第1~3天。

■ 本路径规定的麻醉方式为局部麻醉，不包括全身麻醉。提倡结膜下浸润麻醉，尽量避免或减少球后麻醉，以减少相应麻醉并发症。

■ 术中麻醉药包括利多卡因、布比卡因等局部麻醉药，以及盐酸奥布卡因滴眼液等。根据患者具体病情可以使用缩瞳剂，以及减少术后滤过通道瘢痕化的抗代谢药物，如丝裂霉素、氟尿嘧啶及其他可以减少瘢痕化的药物。

（八）出院标准

1. 症状明显缓解，眼压控制。
2. 病情稳定。

释义

■ 大多数患者术后眼压恢复正常或者轻度偏低，如果术后前房形成良好且稳定，炎症反应轻微，结膜切口对合好，无感染征象，初步形成功能性滤过泡，可以安排出院，门诊随诊观察。

■ 患者有轻度的脉络膜脱离和睫状体脱离，但前房形成尚好，眼压稳定或偏低者也可以出院观察。

（九）标准住院日

5~7天。

释义

■ 如果患者条件允许，住院时间可以低于上述住院天数。如术后出现轻度浅前房等，用药观察后好转，仅在住院日数上有小的出入，并不影响纳入路径。

■ 标准住院日是根据目前多数医院的现状制定，提倡缩短住院日。根据患者的病情，术前准备1~2天或者急诊手术，术后观察眼压、前房形成、滤过泡及切口愈合情况3~5天。上述各项情况良好的患者，可以适当提前出院，低于上述4~7天的住院日。

■ 如果出现严重浅前房、睫状体脉络膜脱离、恶性青光眼、滤过泡渗漏需要保守或者手术处理，住院观察时间需要延长，属于变异情况。

（十）变异及原因分析

1. 患者术前存在持续性眼压高或眼轴短，真性小眼球等因素，容易出现恶性青光眼或脉络膜脱离等并发症，术后可能出现前房形成迟缓，需药物治疗甚至手术处理，导致住院时间相应延长。
2. 出现手术并发症，如结膜切口愈合不良、滤过泡渗漏、前房形成迟缓、脉络膜渗漏、驱逐性脉络膜出血等，转入相应路径。
3. 第一诊断为原发性闭角型青光眼，又合并老年性白内障，需行“青白联合”手术者，不进入临床路径。
4. 需行全身麻醉手术者不进入本路径。

释义

■ 变异是指入选临床路径的患者未能按路径流程完成医疗行为或未达到预期的医疗质量控制目标。包括以下方面：①按路径流程完成治疗，但超出了路径规定的时限或限定的费用也属于变异，如患者突然感冒等原因，实际住院日超出标准住院日要求，或未能在规定的手术日时间限定内实施手术等；②不能按路径流程完成治疗，患者需要中途退出路径。如治疗过程中出现恶性青光眼、结膜切口愈合不良、滤过泡渗漏、前房形成迟缓、脉络膜渗漏、驱逐性脉络膜出血等严重并发症，需要转入其他路径进行治疗等；③第一诊断为原发性急性闭角型青光眼，又合并老年性白内障或者其他眼部病变，需行联合手术者，不进入路径；④对于种种原因不能耐受局麻手术而需行全身麻醉手术者不进入本路径；⑤合并较重的全身疾病，如糖尿病、高血压、肾衰竭等疾病，血压血糖短时间内难以控制者，不进入本临床路径，需要转入其他路径进行治疗等。

■ 出现变异的情况后，主管医师要认真分析原因，并在临床路径表单中说明。

五、原发性闭角型青光眼临床路径给药方案

- 急性闭角型青光眼
  - 术前用药
    - 抗菌药物滴眼液
      - 宜选：喹诺酮类滴眼液（如氧氟沙星、左氧氟沙星、诺氟沙星、环丙沙星、洛美沙星、加替沙星等）、氨基糖苷类滴眼液（如妥布霉素）
      - 可选：氯霉素滴眼液、利福平滴眼液、夫西地酸滴眼液等
    - 降眼压药物
      - 宜选：1%硝酸毛果芸香碱、2%硝酸毛果芸香碱、20%甘露醇注射液、异山梨醇口服液、马来酸噻吗洛尔、盐酸卡替洛尔、酒石酸溴莫尼定、布林佐胺、醋甲唑胺片
      - 可选：盐酸左旋布诺洛尔 、盐酸倍他洛尔
  - 术中用药
    - 麻醉药物
      - 眼球表面麻醉
        - 宜选：盐酸丙美卡因滴眼液、盐酸奥布卡因滴眼液
        - 可选：地卡因滴眼液
      - 球后浸润麻醉
        - 宜选：利多卡因注射液、罗哌卡因注射液
        - 可选：布比卡因注射液
    - 消毒药物
      - 宜选：碘伏消毒剂、医用酒精
      - 可选：聚维酮碘消毒剂
  - 术后用药
    - 抗菌药物滴眼液
      - 宜选：喹诺酮类滴眼液（如氧氟沙星、左氧氟沙星、诺氟沙星、环丙沙星、洛美沙星、加替沙星等），氨基糖苷类（如妥布霉素）
      - 可选：氯霉素滴眼液、利福平滴眼液、夫西地酸滴眼液等
    - 甾体类滴眼液（或眼膏）
      - 宜选：氟米龙滴眼液、醋酸泼尼松龙滴眼液、妥布霉素地塞米松滴眼液（或眼膏）等
      - 可选：氯替泼诺混悬滴眼液
    - 非甾体类滴眼液
      - 宜选：普拉洛芬滴眼液、双氯芬酸钠滴眼液等
      - 可选：酮咯酸氨丁三醇滴眼液、氟比洛芬钠滴眼液、吲哚美辛滴眼液等
    - 散瞳药物滴眼液（或眼膏）
      - 宜选：托吡卡胺滴眼液、复方托吡卡胺滴眼液、阿托品眼用凝胶（或眼膏）
      - 可选：盐酸环喷托脂滴眼液
  - 其他
    - 如口服糖皮质激素、局部或全身应用降眼压药等，根据患者眼部及全身情况酌情使用

1. 用药选择：

（1）手术前应用广谱抗菌药物滴眼液1~3天，起到清洁结膜囊的作用。

（2）术前可使用醋甲唑胺片，异山梨醇口服液或静脉注射20%甘露醇注射液降低眼压，方便手术操作。

（3）手术中除了眼睑周围皮肤消毒外，还要注意结膜囊的消毒，除了术前冲洗结膜囊外，结膜囊应用5%聚维酮碘消毒液可以起到有效的灭菌作用。

（4）手术后常规应用广谱抗菌药物、糖皮质激素和/或非甾体滴眼液，起到预防感染、控制炎症反应的作用。术后根据病情应用睫状肌麻痹剂，如托吡卡胺或阿托品等，也可以起到促进前房形成、抑制炎症反应的作用。酌情选择是否应用口服糖皮质激素。

2. 药学提示：

（1）对于肾功能不全等全身状况欠佳的患者，或者既往有闭角型青光眼病史的患者，短时间大剂量的静脉注射需要慎重，避免诱发青光眼急性发作。

（2）术后糖皮质激素类滴眼液不宜长期使用。

（3）非选择性β受体阻断剂，如马来酸噻吗洛尔、盐酸卡替洛尔等因阻断β_1受体，使心率减慢，又因会阻断β_2受体，使支气管平滑肌收缩，不宜用于有心脏传导阻滞、心动过缓、窦房结病变、支气管哮喘和呼吸道阻塞性疾病的患者。

（4）对于肝肾功能差的老年患者，使用20%甘露醇注射液等全身降压药物时要谨慎。

3. 注意事项：

单纯小梁切除手术，为眼局部的手术，通常围术期眼局部滴药即可，一般不需要静脉用抗菌药物等。

六、原发性闭角型青光眼护理规范

1. 术前护理：

（1）心理护理，适当讲解手术过程及注意事项，增加患者对手术的理解，建立合理的疗效预期和风险考虑，情绪稳定接受手术治疗。

（2）术前遵医嘱滴抗菌药物滴眼液，清洁结膜囊预防术后感染。

（3）术前应用降眼压药物，尽量使眼压保持在适宜手术的范围内。

（4）术前嘱患者排空大小便。

（5）患者术日禁止化妆，进入手术室禁止携带首饰等贵重物品。

2. 术后护理：

（1）注意观察病情，如术眼分泌物性状、刺激症状及全身反应、心理变化等。

（2）若患者突然出现眼痛、头痛加剧、出现发热等异常情况，可能是眼内出血、眼压升高、眼内感染等，应及时报告医师并配合处理。

（3）控制咳嗽、打喷嚏、呕吐。

（4）嘱患者不用力挤眼、揉眼，保持大便通畅，防止便秘，不用力排便，避免大声说笑。

（5）术后第2天开始点眼药，尽量滴在结膜上，操作时动作要轻柔，以免眼球受压。

七、原发性闭角型青光眼营养治疗规范

1. 多进食高蛋白、高维生素、易消化清淡食物，以提高机体抵抗力，促进切口愈合；避免进食辛辣刺激性食物。

2. 高血压、糖尿病、心脏病患者需严格遵守饮食要求。

八、原发性闭角型青光眼健康宣教

1. 注意用眼卫生，保持个人卫生，勤洗手，脸盆、毛巾等生活用具专人专用，术后至少二周避免头部清洁、沐浴，避免污水进入眼内引起感染。

2. 保护术眼，注意休息，术后短期避免重体力劳动、剧烈运动，不能用力揉眼或碰撞，以防止浅前房的发生，促进眼部恢复。
3. 保持良好的营养状况，睡眠要充足，注意保暖，早期应避免打喷嚏、咳嗽，保持大便通畅，以防止缝线脱落及浅前房的发生。
4. 避免长时间看电视，避免受强光刺激。
5. 教会患者正确使用滴眼液（或眼膏）的方法，指导患者术后按医嘱应用滴眼液（或眼膏），保持眼部清洁，注意使用滴眼液（或眼膏）前先清洁双手，勿揉压眼球。
6. 青光眼是终身疾病，嘱患者需长期随访，定期复查。

九、推荐表单

（一）医师表单

原发性闭角型青光眼临床路径医师表单

适用对象：第一诊断为原发性闭角型青光眼（ICD-10：H40.2）

行小梁切除术（ICD-9-CM-3：12.64）

患者姓名：	性别： 年龄： 门诊号：	住院号：
住院日期： 年 月 日	出院日期： 年 月 日	标准住院日：4~7 天

时间	住院第 1 天	住院第 1~2 天	住院第 1~3 天 （手术日）
主要诊疗工作	□ 询问病史及体格检查 □ 完成病历书写 □ 开实验室检查单 □ 上级医师查房与术前评估 □ 药物处理高眼压 □ 初步确定手术方式和日期 □ 眼科特殊检查：前房角镜检查、A+B 超、UBM、视野检查、眼前节 OCT、眼底照相	□ 上级医师查房 □ 完善术前检查和术前评估 □ 住院医师完成术前小结、术前讨论、上级医师查房记录等 □ 向患者及家属交代病情，签署手术同意书、自费用品协议书	□ 手术：眼压控制正常下尽快进行手术治疗 □ 术者完成手术记录 □ 住院医完成术后病程 □ 上级医师查房 □ 向患者及家属交代病情及术后注意事项
重点医嘱	**长期医嘱** □ 眼科三级护理常规 □ 饮食 □ 抗菌药物滴眼液 □ 高渗剂降眼压（甘露醇或甘油盐水） □ 碳酸酐酶抑制剂（醋甲唑胺、布林佐胺滴眼液） □ β 受体阻断剂 □ α 受体激动剂 □ 缩瞳剂 **临时医嘱** □ 血常规、尿常规 □ 肝肾常规，凝血功能，感染性疾病筛查，心电图，X 线胸片 □ 眼科 A+B 超、UBM、视野、眼前节 OCT、眼底照相（必要时） □ 眼压控制不满意，必要时采取紧急降压措施	**长期医嘱** □ 同第 1 天 **临时医嘱** □ 常规准备明日在局部麻醉下行小梁切除术 □ 剪眼睫毛冲洗眼结膜囊 □ 术前 1 小时肌内注射止血针（必要时） □ 术前晚口服镇静药（必要时）	**长期医嘱** □ 眼科术后二级护理常规 □ 饮食 □ 抗菌药物+激素滴眼液 □ 非甾体抗炎药滴眼液（必要时） □ 散瞳剂（必要时） □ 口服抗菌药物（必要时） □ 口服肾上腺糖皮质激素（必要时） □ 口服非甾体抗炎药（必要时） □ 口服止血药（必要时） **临时医嘱** □ 今日在局部麻醉下行小梁切除术
病情变异记录	□ 无 □ 有，原因： 1. 2.	□ 无 □ 有，原因： 1. 2.	□ 无 □ 有，原因： 1. 2.
医师签名			

时间	住院第 2~4 天 （术后第 1 日）	住院第 3~5 天 （术后第 2 日）	住院第 4~7 天 （术后第 3~4 日，出院日）
主要诊疗工作	□ 上级医师查房 □ 注意眼压、切口、滤过泡、前房等情况 □ 住院医师完成常规病历书写	□ 上级医师查房 □ 注意眼压、切口、滤过泡、前房等情况 □ 住院医师完成常规病历书写 □ 如果出现浅前房、脉络膜脱离或恶性青光眼，及时进行相应处理	□ 上级医师查房 □ 注意眼压、切口、滤过泡、前房等情况 □ 根据术后切口、前房、滤过泡情况决定术后出院时间 □ 完成出院志、病案首页、出院诊断证明书等病历资料 □ 向患者交代出院后的后续治疗及相关注意事项，如复诊时间等
重点医嘱	**长期医嘱** □ 同术后当日 **临时医嘱** □ 如果滤过强、前房浅，必要时包扎、散瞳	**长期医嘱** □ 根据并发症情况给予相应治疗 □ 恶性青光眼：高渗剂，阿托品，醋甲唑胺，眼局部抗炎治疗，口服激素（必要时） □ 脉络膜脱离：阿托品或复方托吡卡胺，眼局部抗炎治疗，口服激素（必要时） **临时医嘱** □ 出现并发症：局部注射 □ 如果滤过强、前房浅，可佩戴治疗用绷带镜、包扎	**长期医嘱** □ 出院带药 抗菌药物+激素滴眼液 必要时非甾体抗炎药 必要时睫状肌麻痹剂 □ 门诊随诊
病情变异记录	□ 无　□ 有，原因： 1. 2.	□ 无　□ 有，原因： 1. 2.	□ 无　□ 有，原因： 1. 2.
医师签名			

（二）护士表单

原发性闭角型青光眼临床路径护士表单

适用对象：第一诊断为原发性闭角型青光眼（ICD-10：H40.2）

行小梁切除术（ICD-9-CM-3：12.64）

患者姓名：	性别： 年龄： 门诊号：	住院号：
住院日期： 年 月 日	出院日期： 年 月 日	标准住院日：4~7 天

时间	住院第 1 天	住院第 1~2 天	住院第 1~3 天 （手术当日）
健康宣教	□ 入院宣教 介绍主管医师、护士 介绍环境、设施 介绍住院注意事项	□ 术前宣教 宣教疾病知识、术前准备及手术过程 告知准备物品、沐浴 告知术后饮食、活动及探视注意事项 告知术后可能出现的情况及应对方式 □ 主管护士与患者沟通，了解并指导心理应对 □ 告知家属等候区位置	□ 术后当日宣教 告知术后注意事项 告知饮食、体位要求 告知术后可能出现情况的应对方式 □ 给予患者及家属心理支持 □ 再次明确探视陪护须知
护理处置	□ 核对患者姓名，佩戴腕带 □ 建立入院护理病历 □ 卫生处置：剪指（趾）甲、沐浴，更换病号服 □ 年龄<12 岁或>80 岁、双眼视力低于 0.05 需陪护 1 人	□ 协助医师完成术前检查，协助完成相关专科检查：前房角镜检查、UBM，视野检查 □ 卫生处置：头部清洁、沐浴 □ 剪睫毛、冲洗结膜囊	□ 送手术 摘除患者各种活动物品 核对患者资料及术中带药 填写手术交接单，签字确认 □ 接手术 核对患者及资料，签字确认
基础护理	□ 三级护理 □ 晨晚间护理 □ 患者安全管理	□ 三级护理 □ 晨晚间护理 □ 患者安全管理	□ 二级护理 □ 晨晚间护理 □ 患者安全管理
专科护理	□ 护理查体 □ 需要时，填写跌倒及压疮防范表 □ 需要时，请家属陪护 □ 遵医嘱抗菌药物滴眼液点术眼 □ 心理护理	□ 遵医嘱抗菌药物滴眼液点术眼 □ 心理护理	□ 病情观察，观察术眼情况变化 □ 测量患者 TPR 变化 □ 术前遵医嘱给药 □ 心理护理
重点医嘱	□ 详见医嘱执行单	□ 详见医嘱执行单	□ 详见医嘱执行单
护士签名			

时间	住院第 2~4 天 （术后第 1 日）	住院第 3~5 天 （术后第 2 日）	住院第 4~7 天 （术后第 3~4 日，出院日）
健康宣教	□ 术后宣教 眼药的作用及使用频率 饮食、活动指导 复查患者对术前宣教内容的掌握程度	□ 术后宣教 眼药的作用及使用频率 饮食、活动指导	□ 出院宣教 复查时间 眼药使用方法与频率 活动休息 指导饮食 指导办理出院手续
护理处置	□ 协助完成眼部相关检查	□ 协助完成眼部相关检查	□ 办理出院手续
基础护理	□ 二级护理 □ 晨晚间护理 □ 患者安全管理	□ 二级护理 □ 晨晚间护理 □ 患者安全管理	□ 二级护理 □ 晨晚间护理 □ 患者安全管理
专科护理	□ 病情观察，观察术眼情况变化，注意眼压、切口、滤过泡等情况 □ 遵医嘱眼药治疗 □ 心理护理	□ 病情观察，观察术眼情况变化，注意眼压、切口、滤过泡等情况 □ 遵医嘱眼药治疗 □ 心理护理	□ 病情观察，观察术眼情况变化，注意眼压、切口、滤过泡等情况 □ 遵医嘱眼药治疗 □ 心理护理
重点医嘱	□ 详见医嘱执行单	□ 详见医嘱执行单	□ 详见医嘱执行单
病情变异记录	□ 无　□ 有，原因： 1. 2.	□ 无　□ 有，原因： 1. 2.	□ 无　□ 有，原因： 1. 2.
护士签名			

（三）患者（家属）表单

原发性闭角型青光眼临床路径患者（家属）表单

适用对象：第一诊断为原发性闭角型青光眼（ICD-10：H40.2）

行小梁切除术（ICD-9-CM-3：12.64）

患者姓名：	性别：　年龄：　门诊号：	住院号：
住院日期：　年　月　日	出院日期：　年　月　日	标准住院日：4~7天

时间	入　院	手术前	手术当天
医患配合	□ 配合询问病史、收集资料，请务必详细告知既往史、用药史、过敏史 □ 如服用抗凝剂，请明确告知 □ 配合进行体格检查 □ 有任何不适请告知医师	□ 配合完善术前相关检查，如采血、留尿、心电图、X线胸片；眼科特殊检查：前房角镜检查、UBM，视野检查 □ 麻醉师与患者进行术前访视	□ 配合评估手术效果 □ 有任何不适请告知医师
护患配合	□ 配合测量体温、脉搏、呼吸、血压、体重1次 □ 配合完成入院护理评估（简单询问病史、过敏史、用药史） □ 接受入院宣教（环境介绍、病室规定、订餐制度、贵重物品保管等） □ 有任何不适请告知护士	□ 配合测量体温、脉搏、呼吸、询问排便情况1次 □ 接受术前宣教 □ 自行沐浴，加强头部清洁，剪指（趾）甲，男患者剃须 □ 准备好必要用物，吸水管 □ 取下义齿、饰品等，贵重物品交家属保管	□ 清晨测量体温、脉搏、呼吸 □ 送手术室前，协助完成核对，带齐影像资料和术中带药 □ 返回病房后，协助完成核对，配合过病床，配合血压测量 □ 遵医嘱采取正确体位 □ 配合缓解疼痛 □ 有任何不适请告知护士
饮食	□ 普通饮食	□ 普通饮食	□ 普通饮食
排泄	□ 正常排尿便	□ 正常排尿便	□ 正常排尿便
活动	□ 正常活动	□ 正常活动	□ 平卧休息2~3小时后正常活动

时间	手术后	出　院
医患配合	□ 配合检查眼部情况：眼压、切口、滤过泡、前房等情况 □ 配合眼部切口换药	□ 接受出院前指导 □ 知道复查程序 □ 获取出院诊断书 □ 预约复诊日期
护患配合	□ 配合定时测量体温、脉搏、呼吸、每日询问排便情况 □ 注意活动安全，避免坠床或跌倒 □ 配合执行探视及陪护 □ 必要时，需掌握治疗用绷带镜佩戴及护理方法	□ 接受出院宣教 □ 办理出院手续 □ 获取出院带药 □ 知道眼药频率、方法和眼药保存注意事项 □ 知道复印病历方法
饮食	□ 普通饮食	□ 普通饮食
排泄	□ 正常排尿便 □ 避免便秘	□ 正常排尿便 □ 避免便秘
活动	□ 适度活动，避免疲劳	□ 适度活动，避免疲劳

附：原表单（2010年版）

原发性急性闭角型青光眼临床路径表单

适用对象：第一诊断为原发性急性闭角型青光眼（ICD-10：H40.203）
行小梁切除术（ICD-9-CM-3：12.64）

患者姓名：	性别：　年龄：　门诊号：	住院号：
住院日期：　年　月　日	出院日期：　年　月　日	标准住院日：5~7天

时间	住院第1天	住院第1~2天	住院第2~3天（手术日）
主要诊疗工作	□ 询问病史及体格检查 □ 完成病历书写 □ 开实验室检查单 □ 上级医师查房与术前评估 □ 药物处理高眼压 □ 初步确定手术方式和日期 □ 眼科特殊检查：前房角镜检查、A+B超、UBM、视野检查	□ 上级医师查房 □ 完善术前检查和术前评估 □ 住院医师完成术前小结、术前讨论、上级医师查房记录等 □ 向患者及家属交代病情，签署手术同意书、自费用品协议书	□ 手术：眼压控制正常下，尽快进行手术治疗 □ 术者完成手术记录 □ 住院医完成术后病程 □ 上级医师查房 □ 向患者及家属交代病情及术后注意事项
重点医嘱	**长期医嘱** □ 眼科二级护理常规 □ 饮食 □ 抗菌药物滴眼液 □ 高渗剂降眼压（甘露醇或甘油盐水） □ 口服碳酸酐酶抑制剂（醋甲唑胺） □ β受体阻断剂 □ α受体激动剂 □ 缩瞳剂 **临时医嘱** □ 血常规、尿常规 □ 肝肾常规，凝血功能，感染性疾病筛查，心电图，X线胸片 □ 眼科A+B超、UBM、视野（必要时） □ 眼压控制不满意，必要时前房穿刺	**长期医嘱** □ 同第1天 **临时医嘱** □ 常规准备明日在局部麻醉下行小梁切除术 □ 备皮洗眼 □ 术前1小时肌内注射止血针 □ 术前晚口服镇静药（必要时）	**长期医嘱** □ 眼科术后二级护理常规 □ 普通饮食 □ 抗菌药物+激素滴眼液 □ 非甾体抗炎滴眼液 □ 散瞳剂（必要时） □ 口服抗菌药物 □ 口服肾上腺糖皮质激素（必要时） □ 口服非甾体抗炎药（必要时） □ 口服止血药 **临时医嘱** □ 今日在局部麻醉下行小梁切除术

续　表

时间	住院第 1 天	住院第 1~2 天	住院第 2~3 天 （手术日）
主要护理工作	□ 病区环境介绍 □ 入院护理评估、介绍主管医护人员 □ 医院相关制度介绍 □ 饮食宣教、生命体征监测 □ 介绍相关治疗、检查、用药等应注意的问题 □ 心理与生活护理 □ 执行医嘱，完成护理记录单	□ 指导患者熟悉病区环境 □ 执行医嘱 □ 介绍有关疾病的护理知识 □ 介绍相关治疗、检查、用药等护理中应注意的问题 □ 宣教：围术期注意事项 □ 执行手术前医嘱 □ 完成术前护理记录单书写	□ 健康宣教：术后注意事项 □ 术后心理与生活护理 □ 执行术后医嘱 □ 完成手术当日护理记录单书写 □ 观察动态病情变化，及时与医师沟通，执行医嘱 □ 介绍相关治疗、检查、用药等护理中应注意的问题
病情变异记录	□ 无　□ 有，原因： 1. 2.	□ 无　□ 有，原因： 1. 2.	□ 无　□ 有，原因： 1. 2.
护士签名			
医师签名			

时间	住院第 3~4 天 (术后第 1 日)	住院第 4~5 天 (术后第 2 日)	住院第 5~7 天 (术后第 3~4 日，出院日)
主要诊疗工作	□ 上级医师查房 □ 注意眼压、切口、滤过泡、前房等情况 □ 住院医师完成常规病历书写	□ 上级医师查房 □ 注意眼压、切口、滤过泡、前房等情况 □ 住院医师完成常规病历书写 □ 如果出现浅前房、脉络膜脱离或恶性青光眼，及时进行相应处理	□ 上级医师查房 □ 注意眼压、切口、滤过泡、前房等情况 □ 根据术后切口、前房、滤过泡情况决定术后出院时间 □ 完成出院志、病案首页、出院诊断证明书等病历资料 □ 向患者交代出院后的后续治疗及相关注意事项，如复诊时间等
重点医嘱	**长期医嘱** □ 同术后当日 **临时医嘱** □ 如果滤过强、前房浅，必要时包扎、散瞳	**长期医嘱** □ 根据并发症情况给予相应治疗 □ 恶性青光眼：高渗剂，阿托品散瞳，复方托吡卡胺散瞳，口服激素，醋甲唑胺，眼局部抗炎治疗 □ 脉络膜脱离：阿托品散瞳，复方托吡卡胺散瞳，口服激素，眼局部抗炎治疗 **临时医嘱** □ 出现并发症：局部注射 □ 如果滤过强，前房浅，包扎	**长期医嘱** □ 出院带药 □ 抗菌药物+激素滴眼液 □ 非甾体抗炎滴眼液 □ 必要时散瞳剂 □ 门诊随诊
主要护理工作	□ 执行术后医嘱 □ 健康宣教：手术后相关注意事项，介绍有关康复锻炼方法 □ 术后用药知识宣教 □ 监测患者生命体征变化、术眼情况变化 □ 术后心理与生活护理 □ 完成术后护理记录单	□ 执行术后医嘱 □ 健康宣教：手术后相关注意事项，介绍有关康复锻炼方法 □ 术后用药知识宣教 □ 监测患者生命体征变化、术眼情况变化 □ 术后心理与生活护理 □ 完成术后护理记录单	□ 执行术后医嘱、出院医嘱 □ 进行出院指导：生活指导、饮食指导、用药指导 □ 监测患者生命体征变化、术眼情况变化 □ 完成术后及出院护理记录单
病情变异记录	□ 无 □ 有，原因： 1. 2.	□ 无 □ 有，原因： 1. 2.	□ 无 □ 有，原因： 1. 2.
护士签名			
医师签名			

第二十章

急性虹膜睫状体炎临床路径释义

【医疗质量控制指标】

指标一、诊断需结合症状、体征和辅助检查。

指标二、如能找到病因者应针对病因治疗。

指标三、激素及免疫抑制剂使用符合规范。

一、急性虹膜睫状体炎编码

1. 原编码：

疾病名称及编码：急性虹膜睫状体炎（ICD-10：H20.004）

2. 修改编码：

疾病名称及编码：急性虹膜睫状体炎（ICD-10：H20.0）

二、临床路径检索方法

H20.0

三、国家医疗保障疾病诊断相关分组（CHS-DRG）

MDCC　眼疾病及功能障碍

CZ1　其他眼部疾患

四、急性虹膜睫状体炎临床路径标准住院流程

（一）适用对象

第一诊断为急性虹膜睫状体炎（ICD-10：H20.004），特别是伴有前房纤维素性渗出或前房积脓的重症患者。

释义

■ 急性虹膜睫状体炎（acute iridocyclitis）是前葡萄膜炎的一种，主要累及虹膜和睫状体，炎症反应部位主要在前房和前部玻璃体。

■ 本路径的适用对象包括临床上所见的特发性急性虹膜睫状体炎以及系统性疾病（如强直性脊柱炎、银屑病性关节炎、反应性关节炎和炎症性肠道疾病等）所伴发的急性前葡萄膜炎。

（二）诊断依据

根据《临床诊疗指南·眼科学分册》（中华医学会编著，人民卫生出版社，2006）：

1. 症状：眼红、眼痛、畏光、流泪、视物模糊或视力下降。

2. 体征：球结膜睫状充血或混合充血，大量灰白色尘状角膜后沉着物（KP），前房闪辉，房水炎症细胞，前房纤维素性渗出，前房积脓，瞳孔缩小或不规则，虹膜后粘连，少数患者出现反应性视盘水肿或黄斑水肿。

释义

■ 急性虹膜睫状体炎包括特发性、自身免疫性、风湿性疾病所伴发的葡萄膜炎等。因此，在做出诊断时应明确病因和类型。

■ 详细的病史询问对急性虹膜睫状体炎的类型判断、治疗和预后判断均有重要意义，应注意询问骶髂关节疼痛、关节红肿、尿道炎、消化道异常、银屑病以及皮肤病变等，以确定是否伴有强直性脊柱炎等系统性疾病。

■ 一些急性虹膜睫状体炎患者可以伴有反应性视盘水肿、反应性黄斑囊样水肿，这些患者仍适用这一路径。中间葡萄膜炎和部分后葡萄膜炎可以表现出一定程度的前房反应，如灰白色尘状或羊脂状角膜后沉着物（KP）、前房闪辉、房水炎症细胞等。应注意详细检查，加以区别，避免误诊。此外，全葡萄膜炎也有前葡萄膜炎类似的前房反应，不应将全葡萄膜炎纳入。

（三）治疗方案的选择

根据《临床诊疗指南·眼科学分册》（中华医学会编著，人民卫生出版社，2006）：

1. 抗炎：糖皮质激素滴眼液滴眼。
2. 散瞳：拉开和预防虹膜后粘连，滴用睫状肌麻痹剂。
3. 对于出现反应性视盘水肿或黄斑水肿者，可短期给予糖皮质激素口服治疗。

释义

■ 急性虹膜睫状体炎的治疗原则：第一个原则是立即散瞳以预防虹膜后粘连的发生，入院后即应迅速给予散瞳治疗。散瞳药物的选择应根据前房炎症程度而定；第二个原则是迅速抗炎治疗以防止眼组织破坏，预防并发症的发生，抗炎药物选择时应根据前房炎症程度和是否出现反应性视盘水肿或黄斑水肿来判断，单纯前房炎症反应可给予糖皮质激素滴眼液点眼治疗，有关非甾体抗炎药滴眼剂的应用尚需进一步研究；伴有反应性视盘水肿或黄斑水肿时，可短期给予小剂量糖皮质激素口服或静脉用药。局部抗炎治疗药物的频次也应根据前房炎症反应的程度来决定。

（四）标准住院日

5~7 天。

释义

■ 视患者炎症消退情况，如果条件允许，住院时间可以低于上述住院天数。

（五）进入临床路径标准

1. 第一诊断必须符合 ICD-10：H20.004 急性虹膜睫状体炎疾病编码，特别是伴有威胁视功能的体征，如前房纤维素性渗出、前房积脓、新出现的广泛虹膜后粘连、反应性视盘水肿或黄斑水肿。

2. 当患者同时具有其他疾病诊断，但在住院期间不需要特殊处理，也不影响第一诊断的临床路径流程实施时，可以进入本临床路径。

释义

■ 患者同时具有其他疾病影响第一诊断的临床路径流程实施时均不适合进入本临床路径。

■ 系统性疾病伴有的急性虹膜睫状体炎症，需要全身治疗时，不适合进入本临床路径。

■ 感染性虹膜睫状体炎不适合进入本临床路径。

（六）住院期间检查项目

1. 眼部检查：视力、眼压、裂隙灯检查、眼底检查。
2. 辅助检查：不是所有患者均需要做辅助检查，根据眼部炎症及视功能情况，可选择眼底光学相关断层扫描（OCT）、UBM、眼部B超、眼底荧光血管造影。
3. 全身检查：HLA-B27、ESR、CRP、RPR、ANA；对于需要短期应用口服糖皮质激素者，应该查血常规、肝肾功能、X线胸片。对于拟诊强直性脊柱炎者，可以做骶髂关节X线片或CT检查。

释义

■ 部分检查可以在门诊完成。

■ 为排除感染性前葡萄膜炎，部分疑似患者应根据情况完善梅毒、结核的相关检查，如梅毒血清学检查、X线胸片、γ-干扰素释放试验等。

■ 对于拟诊强直性脊柱炎者，根据情况可以行骶髂关节X线片、MRI或CT检查。

■ 根据病情部分检查可以不进行。

（七）治疗方案与药物选择

1. 抗炎：应用糖皮质激素。
（1）1%醋酸泼尼松龙滴眼液：根据炎症情况，可以qh或q2h滴眼。
（2）曲安奈德或地塞米松结膜下注射：适用于前房大量纤维素性渗出患者，且既往眼表滴用糖皮质激素无眼压升高病史。
（3）周身应用糖皮质激素：急性虹膜睫状体炎一般不需要周身应用糖皮质激素。但是，若出现反应性视盘水肿或黄斑水肿，可以口服泼尼松30~40mg/d，一般不超过2周。
（4）非甾体抗炎药滴眼液的应用：可用于辅助抗炎，常用药物为双氯芬酸钠滴眼液或普拉洛芬滴眼液，但是要注意多种药物眼表应用的角膜毒性。
2. 散瞳：
（1）1%阿托品凝胶滴眼：2~3次/天，适用于发病初期和严重炎症，特别是伴有前房纤维素性渗出、前房积脓或出现虹膜后粘连者。
（2）强力散瞳剂结膜下注射：适用于新鲜的但难以用1%阿托品滴眼拉开的虹膜后粘连，1%阿托品、1%可卡因、0.1%肾上腺素等量混合，取0.1~0.2ml结膜下注射。

(3) 复方托吡卡胺滴眼：适用于眼痛、畏光症状明显好转，前房纤维素性渗出或积脓基本吸收，虹膜后粘连已经被拉开者。

(八) 出院标准

1. 患者眼痛、畏光等眼部刺激症状好转。
2. 前房炎症得到控制，前房纤维素性渗出或前房积脓基本吸收。
3. 新出现的虹膜后粘连已经被拉开。

释义

■ 如果出现并发症，是否需要继续住院治疗，由主管医师具体决定。

(九) 变异及原因分析

1. 全葡萄膜炎，需要长期周身应用糖皮质激素/免疫抑制剂。
2. 感染性葡萄膜炎。
3. 伴有全身疾病且需要周身药物治疗者。

释义

■ 微小变异：因为医院检验项目的时效性，不能按照要求按时完成检查；因节假日不能按照要求完成检查；患者不愿意配合进行相应检查，短期不能按照要求出院随诊。

■ 重大变异：患者病情演变，需要进一步诊断和治疗；患者系统性疾病需要全身药物治疗或使用免疫抑制剂等；患者确诊为中间葡萄膜炎或全葡萄膜炎，需要长期全身应用糖皮质激素/免疫抑制剂；不愿意按照要求出院随诊而导致入院时间明显延长。

五、急性虹膜睫状体炎临床路径给药方案

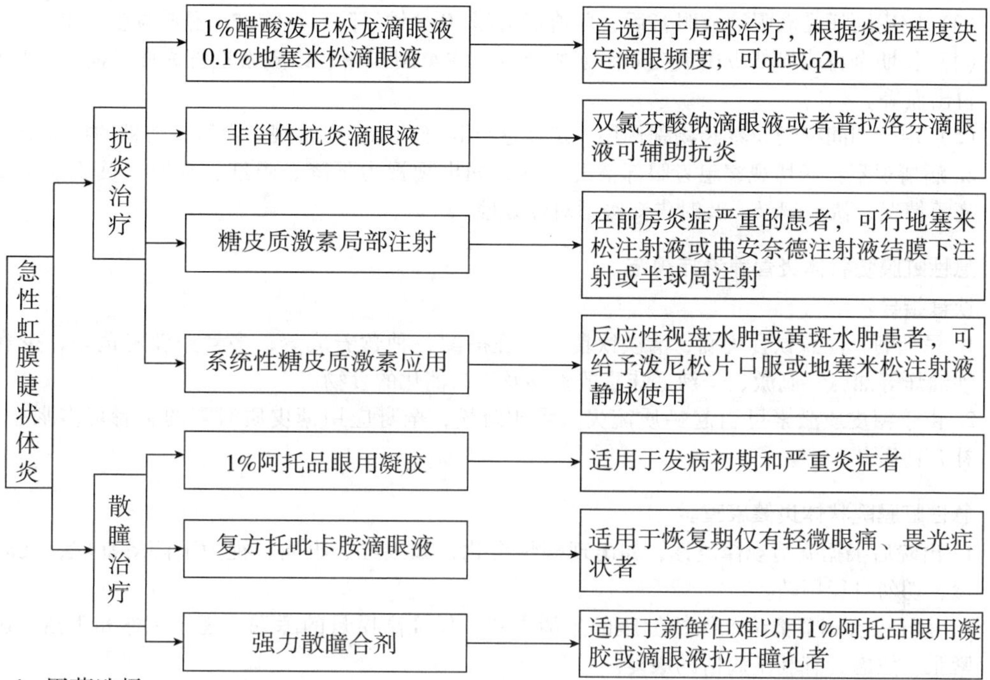

1. 用药选择：

（1）抗炎药物的选择：

1）1%醋酸泼尼松龙滴眼液或0.1%地塞米松滴眼液：根据炎症情况，可以qh或q2h滴眼。

2）地塞米松结膜下注射：适用于前房大量纤维素性渗出、角膜病变不适宜进行频繁点眼，且既往用糖皮质激素无眼压升高病史者。

3）全身应用糖皮质激素：急性虹膜睫状体炎一般不需要全身应用糖皮质激素。但若出现反应性视盘水肿、黄斑水肿或有严重前房炎症者，可以口服泼尼松30mg/d，一般不超过2周。

4）非甾体抗炎药滴眼液的应用：可能对炎症消退有一定的辅助作用，使用时要注意多种药物应用的角膜毒性。

（2）散瞳药物的选择：

1）1%阿托品凝胶滴眼：2~3次/天，适用于发病初期和严重炎症者，特别是伴有前房纤维素性渗出、前房积脓或出现新鲜虹膜后粘连者。

2）强力散瞳剂结膜下注射：适用于新鲜的但难以用1%阿托品滴眼拉开的虹膜后粘连，1%阿托品、1%可卡因、0.1%肾上腺素等量混合，取0.1~0.2ml结膜下注射。

3）复方托吡卡胺滴眼：适用于患者眼痛、畏光症状明显好转，前房纤维素性渗出或积脓基本吸收，虹膜后粘连已经被拉开仍有前房炎症者。

2. 药学提示：

阿托品眼用凝胶可能产生皮肤、黏膜干燥，发热，面部潮红，心动过速等现象。少数患者出现眼睑发痒、红肿及结膜充血等过敏现象，应立即停药。有闭角型青光眼病史者和前列腺肥大者应禁用。

3. 注意事项：

糖皮质激素结膜下注射用于角膜上皮损伤或经点眼治疗效果不佳者，一般不宜反复注射。

六、急性虹膜睫状体炎护理规范

1. 用药护理：

(1) 应用各种药物前，认真讲解药物的作用、反应、副作用及注意事项。

(2) 指导患者正确应用滴眼液方法。

(3) 应用阿托品滴眼液或眼膏后，压迫泪囊部 10 分钟，防止药物进入鼻腔发生中毒。

(4) 长期全身或局部应用糖皮质激素的患者需注意副作用，如激素性青光眼、向心性肥胖、胃出血等。

(5) 用药期间密切观察药物副作用，定期进行肝肾功能、血常规、血压及血糖的检查。

2. 病情观察：密切观察患者眼部情况变化，如出现视力下降、眼红、眼痛、眼部胀痛及头痛等情况，认真记录，及时告知医师对症处理。

七、急性虹膜睫状体炎营养治疗规范

饮食指导：

1. 忌烟酒，注意饮食均衡，清淡饮食，合理搭配各种营养成分，多食用新鲜蔬果，少食煎炒油炸等油腻、刺激、辛辣、味重的食物及不易消化的食物。

2. 由于糖皮质激素可引起钙质流失、骨质疏松，全身应用糖皮质激素的患者可多喝牛奶，补充钙质。

八、急性虹膜睫状体炎健康宣教

1. 出院后根据病情规律复诊，如出现病情变化，如眼红、眼痛、视力下降等症状，及时就诊，切勿自行用药。

2. 指导患者调节情绪，保持健康的生活方式，保证高质量的睡眠，规律工作和生活，避免紧张、焦虑，有利于病情的康复。

3. 对于视力较差的患者，生活中应格外注意防止摔倒。

4. 对患者做好心理疏导，帮助患者了解和认识疾病，提高患者的眼部健康保护意识。

九、推荐表单

（一）医师表单

急性虹膜睫状体炎临床路径医师表单（适用于重症患者）

适用对象：第一诊断为急性虹膜睫状体炎（ICD-10：H20.0）

患者姓名：	性别：　　年龄：　　门诊号：	住院号：
住院日期：　　年　月　日	出院日期：　　年　月　日	标准住院日：5~7天

日期	住院第1~3天	住院第4~7天
主要诊疗工作	□ 询问病史，完成体格检查及眼科专科的常规检查：视力（裸视和矫正视力）、眼压、散瞳眼前节、晶状体、玻璃体、眼底检查 □ 住院医师书写病历 □ 完善相关实验室检查 □ 上级医师查房，指导诊疗计划 □ 观察前房炎症消退情况、虹膜粘连及瞳孔散大情况 □ 上级医师查房，给予进一步治疗意见 □ 追踪检查结果，若有异常，行相关疾病的辅助检查，必要时请相关科室会诊 □ 住院医师完成病程记录	□ 上级医师查房 □ 检查视力、眼压，裂隙灯下观察前房炎症消退情况、虹膜粘连及瞳孔散大情况 □ 检查眼底 □ 若视力不佳、眼底黄斑中心凹光反射不清，行OCT检查，必要时行FA检查 □ 住院医师完成病程记录 □ 上级医师查房，评估患者是否可以出院、决定出院时间 □ 住院医师完成病程记录、出院小结、出院带药、出院证明 □ 向患者告知出院后遵医嘱用药，按时复查
重点医嘱	**长期医嘱** □ 眼科二级护理常规 □ 饮食（普通饮食/糖尿病饮食/其他） □ 1%醋酸泼尼松龙滴眼：qh或q2h □ 1%阿托品凝胶滴眼：bid或tid □ 角膜上皮保护剂滴眼（必要时） **临时医嘱** □ 测眼压、裂隙灯、眼底 □ 血常规、HLA-B27、ESR、CRP、RPR □ 强力散瞳剂结膜下注射（必要时） □ 地塞米松或曲安奈德结膜下注射（必要时）	**长期医嘱** □ 眼科二级护理常规 □ 饮食（普通饮食/糖尿病饮食/其他） □ 复方托吡卡胺滴眼：bid或tid □ 1%醋酸泼尼松龙滴眼：q2h □ 1%阿托品凝胶滴眼：bid或tid □ 非甾体滴眼液 □ 角膜上皮保护剂滴眼（必要时） □ 泼尼松口服（必要时） **临时医嘱** □ 测视力、眼压、裂隙灯、眼底 □ 散瞳验光 □ OCT（必要时） □ FA（必要时） □ 检查肝肾功能、血糖、X线胸片（必要时） **出院医嘱** □ 1%醋酸泼尼松龙滴眼：6~8次/天，逐渐减量 □ 非甾体滴眼液滴眼：4次/天 □ 复方托吡卡胺滴眼：2次/天 □ 角膜上皮保护剂滴眼（必要时） □ 泼尼松口服，按医嘱减量（必要时） □ 门诊复查
病情变异记录	□ 无　□ 有，原因： 1. 2.	□ 无　□ 有，原因： 1. 2.
医师签名		

（二）护士表单

急性虹膜睫状体炎临床路径护士表单（适用于重症患者）

适用对象：第一诊断为急性虹膜睫状体炎（ICD-10：H20.0）

患者姓名：	性别：　年龄：　门诊号：	住院号：
住院日期：　年　月　日	出院日期：　年　月　日	标准住院日：5~7天

时间	住院第1~2天	住院第3~5天	住院第6~7天
健康宣教	□ 介绍主管医师、护士 □ 介绍环境、设施 □ 介绍住院注意事项 □ 向患者宣教戒烟、戒酒的重要性，减少二手烟的吸入 □ 滴眼液、眼膏治疗方法宣教	□ 指导患者正确使用滴眼液和眼膏 □ 主管护士与患者沟通，了解并指导心理应对 □ 宣教疾病知识、用药知识及特殊检查操作过程	□ 康复和锻炼 □ 定时复查 □ 出院带药服用方法 □ 饮食休息等注意事项指导
护理处置	□ 核对患者姓名，佩戴腕带 □ 建立入院护理病历 □ 卫生处置：剪指（趾）甲、沐浴、更换病号服	□ 随时观察患者病情变化 □ 协助医师完成各项检查	□ 办理出院手续 □ 书写出院小结
基础护理	□ 二级护理 □ 晨晚间护理 □ 患者安全管理	□ 二级护理 □ 晨晚间护理 □ 患者安全管理	□ 二级护理 □ 晨晚间护理 □ 患者安全管理
专科护理	□ 护理查体 □ 填写跌倒防范表（必要时） □ 需要时请家属陪伴 □ 心理护理	□ 护理查体 □ 协助患者滴眼液、眼膏治疗 □ 遵医嘱完成相关检查 □ 遵医嘱正确给药 □ 心理护理 □ 提供并发症征象的依据	
重点医嘱	□ 详见医嘱执行单	□ 详见医嘱执行单	□ 详见医嘱执行单
病情变异记录	□ 无　□ 有，原因： 1. 2.	□ 无　□ 有，原因： 1. 2.	□ 无　□ 有，原因： 1. 2.
护士签名			

（三）患者（家属）表单

急性虹膜睫状体炎临床路径患者（家属）表单（适用于重症患者）

适用对象：第一诊断为急性虹膜睫状体炎（ICD-10：H20.0）

患者姓名：	性别：　　年龄：　　门诊号：	住院号：
住院日期：　　年　月　日	出院日期：　　年　月　日	标准住院日：5~7天

时间	住院当天	住院第2~5天	住院第6~7天
医患配合	□ 配合询问病史、收集资料，请务必详细告知既往史、用药史、过敏史 □ 配合进行体格检查 □ 有任何不适告知医师	□ 配合完善相关检查，如采血、留尿、心电图、X线胸片等 □ 医师向患者及家属介绍病情，如有异常检查结果需进一步检查 □ 配合用药及治疗 □ 配合医师调整用药 □ 有任何不适告知医师	□ 接受出院前指导 □ 知道复查程序 □ 获取出院诊断书
护患配合	□ 配合测量体温、脉搏、呼吸、血压、体重 □ 配合完成入院护理评估单（简单询问病史、过敏史、用药史） □ 接受入院宣教（环境介绍、病室规定、订餐制度、贵重物品保管等） □ 有任何不适告知护士	□ 配合测量体温、脉搏、呼吸，询问每日排便情况 □ 接受相关化验检查宣教，正确留取标本，配合检查 □ 有任何不适告知护士 □ 接受输液、服药治疗 □ 注意活动安全，避免跌倒 □ 配合执行探视及陪伴 □ 接受疾病及用药等相关知识指导	□ 接受出院宣教 □ 办理出院手续 □ 获取出院带药 □ 知道服药方法、作用、注意事项 □ 知道复印病历方法
饮食	□ 普通饮食	□ 普通饮食	□ 普通饮食
排泄	□ 正常排尿便	□ 正常排尿便	□ 正常排尿便
活动	□ 适度活动	□ 适度活动	□ 适度活动

附：原表单（2011年版）

急性虹膜睫状体炎临床路径表单（适用于重症患者）

适用对象：第一诊断为急性虹膜睫状体炎（ICD-10：H20.004）

患者姓名：	性别： 年龄： 门诊号：	住院号：
住院日期： 年 月 日	出院日期： 年 月 日	标准住院日：5~7天

日期	住院第1天	住院第2~3天
主要诊疗工作	□ 询问病史，完成体格检查及眼科专科的常规检查，视力（裸视和矫正视力）、眼压、散瞳眼前节、晶状体、玻璃体、眼底检查 □ 住院医师书写病历 □ 完善相关实验室检查 □ 上级医师查房，指导诊疗计划	□ 观察前房炎症消退情况、虹膜粘连及瞳孔散大情况 □ 上级医师查房，给予进一步治疗意见，如结膜下注射强力散瞳剂和/或糖皮质激素 □ 追踪血液检查结果，若有异常，行相关疾病的辅助检查，必要时请相关科室会诊 □ 住院医师完成病程记录
重点医嘱	**长期医嘱** □ 眼科二级护理常规 □ 饮食（普通饮食/糖尿病饮食/其他） □ 1%醋酸泼尼松龙滴眼：qh或q2h □ 1%阿托品凝胶滴眼：bid或tid **临时医嘱** □ 测眼压、裂隙灯、眼底 □ 血常规、HLA-B27、ESR、CRP、RPR	**长期医嘱** □ 眼科二级护理常规 □ 饮食（普通饮食/糖尿病饮食/其他） □ 1%醋酸泼尼松龙滴眼：qh或q2h □ 1%阿托品凝胶滴眼：bid或tid □ 角膜上皮保护剂滴眼（必要时） **临时医嘱** □ 强力散瞳剂结膜下注射（必要时） □ 地塞米松或曲安奈德结膜下注射（必要时）
主要护理工作	□ 病区环境介绍，指导患者尽快适应病区环境 □ 入院护理评估，介绍责任护士、护士长、主管医师 □ 医院相关制度介绍 □ 执行长短期医嘱、生命体征监测 □ 饮食宣教，指导患者进食易消化吸收食物及多食用富含维生素的水果、蔬菜 □ 介绍有关疾病的护理知识 □ 介绍相关治疗、检查、用药等护理中应注意的问题 □ 完成入院第1天交班报告	□ 执行长短期医嘱，监测生命体征 □ 健康宣教 □ 观察动态病情变化，及时与医师沟通，执行医嘱
病情变异记录	□ 无 □ 有，原因： 1. 2.	□ 无 □ 有，原因： 1. 2.
护士签名		
医师签名		

日期	住院第 4~5 天	住院第 6~7 天 （出院日）
主要诊疗工作	□ 上级医师查房 □ 检查视力、眼压，裂隙灯下观察前房炎症消退情况、虹膜粘连及瞳孔散大情况 □ 检查眼底 □ 若视力不佳、眼底黄斑中心凹光反射不清，行 OCT 检查，必要时行 FA 检查 □ 若发现黄斑水肿，行肝肾功能、血糖、X 线胸片检查后，口服泼尼松 30~40mg/d □ 住院医师完成病程记录	□ 检查视力、眼压，裂隙灯下观察前房炎症消退情况、虹膜粘连及瞳孔散大情况 □ 检查眼底 □ 上级医师查房，评估患者是否可以出院 □ 住院医师完成病程记录、出院小结、出院带药、出院证明 □ 决定出院时间 □ 向患者告知出院后遵医嘱用药，按时复查
重点医嘱	**长期医嘱** □ 眼科二级护理常规 □ 饮食（普通饮食/糖尿病饮食/其他） □ 1%醋酸泼尼松龙滴眼：q2h □ 1%阿托品凝胶滴眼：bid 或 tid □ 非甾体滴眼液 □ 角膜上皮保护剂滴眼（必要时） □ 泼尼松口服（必要时） **临时医嘱** □ 测视力、眼压、裂隙灯、眼底 □ 散瞳验光 □ OCT（必要时） □ FA（必要时） □ 检查肝肾功能、血糖、X 线胸片（必要时）	**长期医嘱** □ 眼科二级护理常规 □ 饮食（普通饮食/糖尿病饮食/其他） □ 1%醋酸泼尼松龙滴眼：q2h □ 复方托吡卡胺滴眼：bid 或 tid □ 非甾体滴眼液 □ 角膜上皮保护剂滴眼（必要时） □ 泼尼松口服（必要时） **临时医嘱** □ 测视力、眼压、裂隙灯、眼底 **出院医嘱** □ 1%醋酸泼尼松龙滴眼：6~8 次/天，逐渐减量 □ 非甾体眼水滴眼：4 次/天 □ 复方托吡卡胺滴眼：2 次/天 □ 角膜上皮保护剂滴眼（必要时） □ 泼尼松口服，按医嘱减量（必要时） □ 门诊复查
主要护理工作	□ 执行长短期医嘱、生命体征监测 □ 观察动态病情变化，及时与医师沟通，执行医嘱	□ 执行长短期医嘱、生命体征监测 □ 健康宣教：出院注意事项
病情变异记录	□ 无 □ 有，原因： 1. 2.	□ 无 □ 有，原因： 1. 2.
护士签名		
医师签名		

第二十一章

增生性糖尿病视网膜病变临床路径释义

【医疗质量控制指标】

指标一、诊断需结合症状、体征和辅助检查。

指标二、手术适应证选择符合增生性糖尿病视网膜病变。

指标三、手术疗效达到预期目标。

指标四、抗菌药物使用符合规范。

指标五、住院时间符合路径实施要求。

一、增生性糖尿病视网膜病变编码

1. 原编码：

疾病名称及编码：增生性糖尿病视网膜病变（ICD-10：E11.301+）

手术操作名称及编码：玻璃体切割术（ICD-9-CM-3：14.74001）

2. 修改编码：

疾病名称及编码：1 型糖尿病增生性视网膜病变（ICD-10：E10.301+H36.0＊）

2 型糖尿病增生性视网膜病变（ICD-10：E11.301+H36.0＊）

手术操作名称及编码：去除玻璃体，前入路（ICD-9-CM-3：14.71）

玻璃体的其他去除法（ICD-9-CM-3：14.72）

经前入路的机械性玻璃体切割术（ICD-9-CM-3：14.73）

其他机械性玻璃体切割术，后入路（ICD-9-CM-3：14.74）

二、临床路径检索方法

（E10.301/E11.301）伴（14.71/14.72/14.73/14.74）

三、国家医疗保障疾病诊断相关分组（CHS-DRG）

MDCC　眼疾病及功能障碍

CX1　其他疾患引起眼部病变

四、增生性糖尿病视网膜病变临床路径标准住院流程

（一）适用对象

第一诊断为增生性糖尿病视网膜病变（ICD-10：E11.301+），行玻璃体切割术（ICD-9-CM-3：14.74001）。

释义

■ 本路径适用对象为诊断为增生性糖尿病视网膜病变的患者。糖尿病视网膜病变是一种病程较长的、糖尿病患者几乎都会出现的、不同程度的视网膜疾病，而增生性糖尿病视网膜病变（proliferative diabetic retinopathy，PDR），是对视力损伤最为严重的一种病变类型，其特征是视网膜缺血引起视网膜内表面发生新生血管。视盘

新生血管（new vessels at the optic disc，NVD）和视网膜其他区域的新生血管（new vessels elsewhere in the retina，NVE）均有出血的倾向，可导致玻璃体积血。这些新生血管可以发生纤维化并收缩，类似的纤维增生可以导致视网膜前膜形成、玻璃体牵拉条索、视网膜裂孔、牵拉性或孔源性视网膜脱离。非糖尿病患者，由于高血压、高血脂、外伤等引起的玻璃体积血，牵拉性视网膜脱离等，不能诊断为增生性糖尿病视网膜病变，不适用本路径。

（二）诊断依据

根据《临床诊疗指南·眼科学分册》（中华医学会编著，人民卫生出版社，2006），《临床技术操作规范·眼科学分册》（中华医学会编著，人民军医出版社，2007），《眼科临床指南》（美国眼科学会编，中华医学会眼科学分会编译，人民卫生出版社，2010）：

1. 症状：视力下降、视物变形、视物遮挡感等。
2. 体征：眼底检查可见视网膜新生血管，玻璃体积血、混浊机化，视网膜前出血、牵拉性视网膜脱离等。
3. 辅助检查：眼部B超提示玻璃体积血、视网膜脱离等。

释义

■ 玻璃体检查：

1. 可用直接检眼镜、间接检眼镜、裂隙灯显微镜联合前置镜或接触镜进行检查。

2. 如需详细检查，应当在散大瞳孔后进行。

3. 直接检眼镜检查时，一般先用+8D～+10D的镜片，检查距离受检眼10～20cm。正常情况下，光线经瞳孔射入眼内后，瞳孔区呈橘红色反光。检查时嘱受检者上、下、左、右转动眼球数次后，立即停止眼球转动，并注视前方。如在瞳孔区红色反光中有黑影呈飘动状，且其移动方向与眼球转动方向相反，表明屈光间质混浊部位位于玻璃体。

4. 裂隙灯显微镜检查：常规行裂隙灯显微镜检查时，将裂隙灯光源与显微镜之间的夹角尽量变小、光源裂隙尽量调窄，便可获得较为清晰的玻璃体光学切面；若要观察后2/3玻璃体，需借助前置镜或三面镜，可获得满意的检查结果。

5. 注意玻璃体有无混浊、液化、积血、后脱离，并注意玻璃体病变的形态及其与视网膜和晶状体位置的相互关系。

增生性糖尿病视网膜病变的患者玻璃体检查可见玻璃体积血、混浊机化。

■ 视网膜的检查：

1. 可用直接或间接检眼镜进行检查。如需详细检查，特别检查周边部眼底时，需散瞳后检查，或借助于前置镜、三面镜、检影镜，在裂隙灯显微镜下进行检查。

2. 检查顺序为先后极部、再周边部。

3. 注意观察视盘大小、形态、色泽、盘沿和凹陷；视网膜血管粗细、形态、颜色、管壁反光、动静脉比例及相互关系；黄斑部有无水肿、渗出、出血、瘢痕、色素改变和中心凹反光是否存在等；视网膜有无渗出、出血、色素改变或脱离等。

增生性糖尿病视网膜病变的患者视网膜检查可见视网膜前出血、牵拉性视网膜脱离等。

■ B超检查：

1. 适应证：

(1) 屈光间质混浊欲了解内眼情况者。

(2) 眼球内及眼眶内肿瘤。

(3) 眼外伤及眼内异物的探查及定位。

(4) 各种原因所致眼球突出或可疑眼眶病变者。

(5) 彩色多普勒超声可探测病变内，进行眼和眶部血流动力学研究。

(6) 眼球活体结构生物测量。

2. 操作方法及程序：

(1) 患者平卧位。

(2) 嘱患者轻闭眼，眼睑皮肤涂耦合剂。

(3) 将探头置于眼睑上，或已滴用表面麻醉药的球结膜上。

(4) 沿角膜缘各时钟位，分别对眼球、眼眶进行横切、纵切扫描，最后进行轴切扫描。

(5) 发现病变后要采用特殊方法进行检查，如实性占位病变要显示其位置、形状、边界、范围、内回声、声衰减等，对眼眶病变要观察视神经、眼外肌、眼上静脉等，从多个角度、多个层面观察病变，以便获得一个三维印象。

(6) 对于眼球突出而未发现占位性病变者，应观察眼外肌、视神经、球后脂肪垫和眼上静脉。

(7) 检查眼球赤道部前的眼内病变时，需嘱受检者眼球转向与探头相反方向，以便观察眼球周边部。

(8) 检查眼球赤道部前的眶内或眼睑病变时，可用探头直接接触病变表面的皮肤。

增生性糖尿病视网膜病变的患者B超通常提示玻璃体积血、视网膜脱离等改变。

■ 糖尿病病史：原发或继发性血糖升高。

（三）治疗方案的选择

根据《临床诊疗指南·眼科学分册》（中华医学会编著，人民卫生出版社，2006），《临床技术操作规范·眼科学分册》（中华医学会编著，人民军医出版社，2007）。

1. 行玻璃体切割术指征：

(1) 玻璃体积血不吸收，超过1~3个月。

(2) 视网膜前增殖膜形成。

(3) 牵拉性视网膜脱离。

2. 手术方式：

(1) 根据术中眼底情况，可联合视网膜激光光凝术、视网膜前膜切除术、视网膜复位术、复杂玻璃体视网膜手术、玻璃体腔硅油注入术/注气术、玻璃体腔注药术等。

(2) 如合并白内障，可联合白内障摘除术、人工晶状体植入术或人工晶状体悬吊术等。

释义

■ 在增生性糖尿病视网膜病变患者中玻璃体积血不吸收，超过1~3个月，无法施行激光光凝治疗；或者尽管接受了广泛的全视网膜光凝，但仍然存在视网膜前增殖膜形成、牵拉性视网膜脱离等严重病变。需要进行玻璃体切割术。

■ 术中根据眼底情况，若有视网膜前增殖膜则予以剥离，解除对视网膜牵拉，可行视网膜前膜切除术，若有视网膜脱离，可行玻璃体气/液交换或重水充填，排出视网膜下液体，联合视网膜激光光凝术，最后视病情需要行玻璃体填充膨胀气体或硅油。如玻璃体积血或有虹膜红变或黄斑水肿等，可行玻璃体腔注射抗 VEGF 药物或激素类药物。

■ 如合并白内障，可行白内障超声乳化摘除术联合人工晶状体植入术。如晶状体悬韧带断裂、脱位，需行人工晶状体悬吊术。

（四）标准住院日

7~10 天。

释义

■ 标准住院日是推荐的最低要求，提倡缩短住院日。增生性糖尿病视网膜病变患者，需提前入院观测血糖水平，完善 B 超、眼底血管造影、OCT 等术前检查。通常手术日为入院第 3~4 天，如手术无严重并发症，术后眼压控制佳，无复发性出血等，恢复 3~5 天可予出院。

（五）进入路径标准

1. 第一诊断必须符合（ICD-10：E11.301+）：增生性糖尿病视网膜病变编码。
2. 当患者同时具有其他疾病诊断，但在住院期间不需要特殊处理也不影响第一诊断的临床路径流程实施时，可以进入本路径。
3. 需行全身麻醉手术者不进入本路径。

释义

■ 本路径适用对象为临床诊断为增生性糖尿病视网膜病变的患者。如继发于其他眼病的玻璃体积血及牵拉性视网膜脱离，如高血压、外伤、高度近视等也建议行玻璃体切割术，但不进入本路径；如患者不能耐受局部麻醉手术，需要全身麻醉，也不能进入本路径。当患者同时具有其他疾病诊断，但在住院期间不需要特殊处理也不影响第一诊断的临床路径流程实施时，可以进入本路径。

（六）术前准备（术前评估）

1~3 天。

1. 入院常规检查项目：

（1）血常规、尿常规。
（2）肝肾功能、血脂、血糖，凝血功能，感染性疾病筛查（如乙型肝炎、丙型肝炎、艾滋病、梅毒等）。
（3）心电图，X线胸片。
（4）眼科A+B超。
（5）监测血糖、血压。
2. 根据患者病情需要可选择行糖化血红蛋白检查、角膜内皮细胞计数、眼部彩超、眼底照相、OCT及FFA等检查。
3. 完善对侧眼检查，必要时给予对侧眼视网膜激光光凝治疗。
4. 根据病情需要，必要时应用改善微循环药物和/或营养神经药物治疗。

释义

■ 心电图、血常规、尿常规、凝血和生化检查、传染源筛查等是常规检查，每个进入路径的患者均需完成。肝肾功能、血糖、凝血功能、心电图、X线胸片主要是评估有无基础疾病，关系到围术期的特殊处理，可能会影响到住院时间、费用以及治疗预后。传染性疾病的筛查主要用于排除可能的传染源，如乙型肝炎、丙型肝炎、艾滋病、梅毒等，这些患者的手术操作需要特殊处理。为缩短患者术前等待时间，检查项目可以在患者入院前于门诊完成。由于患者患有糖尿病，入院后要监测血糖、血压。如血糖控制不佳，需要行糖化血红蛋白检查。

■ 术前准备常规检查眼压、泪道、眼前节及眼底；还需角膜内皮细胞计数、眼部彩超、眼底照相、OCT及FFA等检查，如晶状体混浊、玻璃体积血较重时，不能窥见眼底，则只能行眼部彩超检查。

■ 由于糖尿病性视网膜病变患者多为双眼发病，需要完善对侧眼的眼前节、眼底、眼底照相、OCT及FFA检查，必要时给予对侧眼视网膜激光光凝治疗。同时联合应用改善微循环药物和/或营养神经药物治疗。

（七）预防性抗菌药物选择与使用时机

选用抗菌药物滴眼液，术前预防性用药时间可1~3天。

释义

■ 鉴于2012年8月1日起施行《抗菌药物临床应用管理办法》（卫生部令第84号），路径中抗菌药物使用应按照新的管理规范执行，路径均不再全身（口服、静脉注射或肌内注射）使用抗菌药物，原则上以局部使用抗菌药物预防感染。

（八）手术日

入院第3~4天。
1. 麻醉方式：神经阻滞麻醉，必要时联合神经安定镇痛药物。
2. 眼内植入物：硅油、膨胀性气体、人工晶状体。
3. 术中用药：利多卡因、罗哌卡因或布比卡因等。
4. 术中用耗品：玻切头、黏弹剂、一次性手术刀、眼内灌注液、显微手术缝线、重水。

释义

■ 麻醉方式为神经阻滞麻醉，麻醉用药为利多卡因、罗哌卡因或布比卡因等，必要时联合神经安定镇痛药物。视病情需要行玻璃体填充膨胀气体或硅油。如合并白内障，可行白内障超声乳化摘除术联合人工晶状体植入术。

■ 术中用耗品：玻切头进行玻璃体切除，应用黏弹剂保护角膜内皮，一次性手术刀保持切口密闭，眼内灌注液维持眼内压平衡，使用更接近眼内生理环境的灌注液，同时考虑其对眼组织的保护作用，可选复方电解质眼内冲洗液等。显微手术缝线缝合切口，重水排除网膜下液体，帮助视网膜复位。

（九）术后住院恢复

3~6 天。

1. 术后需要复查的项目：视力、眼压、结膜切口、眼前节、视网膜相关检查，根据患者病情变化选择检查项目。

2. 选择用药：

（1）抗菌药物滴眼液。

（2）糖皮质激素滴眼液或非甾体激素滴眼液。

（3）散瞳剂。

（4）根据病情需要，必要时应用改善微循环药物和/或营养神经药物治疗。

释义

■ 视力、眼压、结膜切口、眼前节、视网膜是术后评价手术效果的主要指标。根据患者病情变化选择 OCT、眼底彩照等特殊检查。术后常规使用局部抗菌药物，如喹诺酮类或氨基糖苷类滴眼液。通常还使用非甾体抗炎药或糖皮质激素滴眼液、散瞳剂以减轻术后炎症、水肿，同时方便眼底检查。根据病情需要，应用改善微循环和/或营养神经治疗，如口服甲钴胺、羟苯磺酸钙；局部应用小牛血去蛋白提取物（眼用凝胶/滴眼液）等防治糖尿病性角膜病变。

（十）出院标准

1. 眼压正常范围。

2. 无活动性出血、视网膜复位。

3. 切口愈合好。

释义

■ 手术后眼压一直在正常范围内，无活动性出血等严重并发症，视网膜复位、切口愈合好的患者，可以考虑出院。出院后继续使用抗菌药物滴眼液和非甾体抗炎药或糖皮质激素滴眼液，根据眼内填充硅油或长效气体决定是否需要继续低头位，定期随访，根据恢复情况及时调整用药。

（十一）变异及原因分析

1. 术前实验室检查异常，或血糖、血压控制不良，需要复查相关检查，或调整血糖、血压，导致住院时间延长。
2. 出现眼部（如结膜炎）或全身感染者。
3. 出现严重并发症（新生血管性青光眼、脉络膜驱逐性出血，眼内炎等）。
4. 患者其他原因。

释义

■ 术前实验室检查异常，或血糖、血压控制不良，住院后需要复查相关检查，或调整血糖、血压，导致住院时间延长。

■ 住院后患者出现眼部（如结膜炎）或全身感染等不宜手术疾病，需要等病情好转后才可手术治疗。

■ 如手术后出现严重并发症（新生血管性青光眼、脉络膜驱逐性出血，眼内炎等），或因其他原因，可能需要住院观察，导致住院时间延长。

五、增生性糖尿病视网膜病变临床路径给药方案

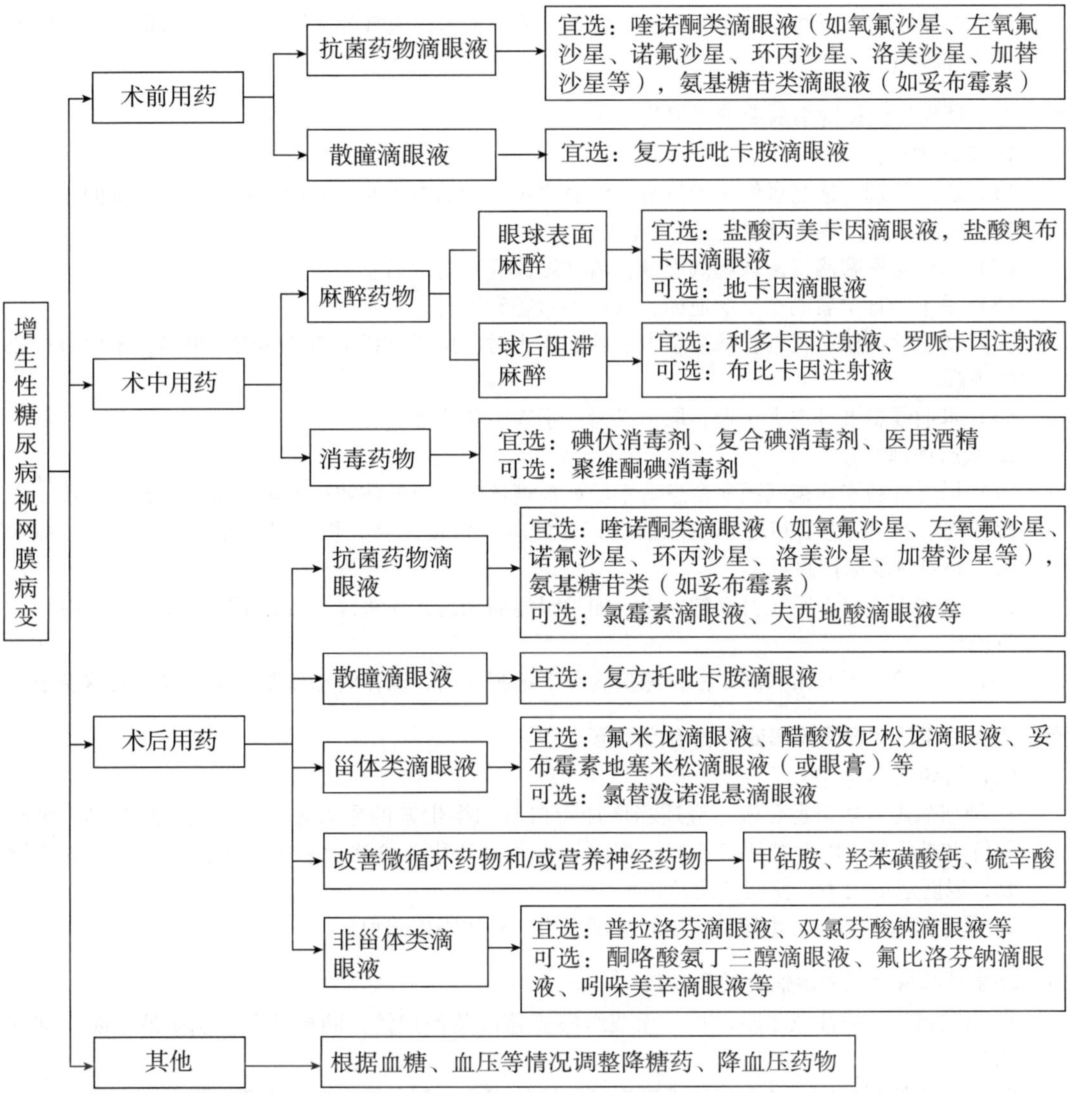

1. 用药选择：

（1）手术前应用广谱抗菌药物滴眼液 1~3 天，起到清洁结膜囊的作用。手术前 1 小时滴用散瞳滴眼液扩大瞳孔，利于手术中眼底视野的暴露。

（2）手术中除了眼睑周围皮肤消毒外，还要注意结膜囊的消毒，除了术前冲洗结膜囊外，结膜囊应用 5%聚维酮碘消毒液可以起到有效的灭菌作用。

（3）手术后常规应用广谱抗菌药物、甾体、非甾体、散瞳类滴眼液，起到预防感染、控制炎症反应、扩大瞳孔的作用。

（4）根据中医辨证，进行清热润燥、益气养阴、滋阴健脾治疗。

（5）应用微循环药物和/或营养神经药物，起到改善眼底循环、营养神经的作用。

2. 药学提示：

术后糖皮质激素类滴眼液不宜长期使用，因有导致激素性青光眼的可能，使用前后监测眼压变化。

3. 注意事项：

增生性糖尿病性视网膜病变的手术，为眼局部的手术，通常围术期眼局部点药即可，一般不需要静脉用抗菌药物等。

六、增生性糖尿病视网膜病变护理规范

1. 术前护理：

（1）心理护理，适当讲解手术过程及注意事项，增加患者对手术的理解，建立合理的疗效预期和风险考虑，情绪稳定接受手术治疗。

（2）术前遵医嘱滴抗菌药物滴眼液，清洁结膜囊预防术后感染。

（3）手术当日早晨测试空腹血糖，保证手术顺利进行。

（4）增生性糖尿病视网膜病变患者手术前半小时应用复方托吡卡胺滴眼液散瞳，术中进行眼底观察。

（5）术前嘱患者排空大小便，取下义齿、手表、首饰等。

2. 术后护理：

（1）增生性糖尿病视网膜病变患者术后如玻璃体内填充气体或硅油采用低头位或俯卧位，麻醉苏醒后 6 小时患者可适当下床活动，尽量避免弯腰，提重物，用力等动作，谨防碰撞术眼，必要时戴保护眼罩。

（2）密切观察有无眼压升高的发生，如术眼疼痛加重，伴头痛，视力下降，及时报告医师进行治疗。

（3）术后第 2 天开始滴滴眼液，尽量滴在下结膜囊内，操作时动作要轻柔，以免眼球受压。

七、增生性糖尿病视网膜病变营养治疗规范

饮食指导：

1. 糖尿病患者切口愈合慢，应适当增加蛋白质和维生素的摄入量，如鸡蛋、豆制品，多吃新鲜水果蔬菜，以促进切口修复；多吃软食及易消化的食物，忌辛辣刺激的食物，忌用硬食，以防过度用力，使切口裂开。

2. 保持大便通畅，防止便秘，以防过度用力，再次眼内出血。

八、增生性糖尿病视网膜病变健康宣教

1. 出院指导：应注意术眼保护，无菌纱布遮盖或戴保护镜，滴抗菌药物滴眼液，防止细菌感染。

2. 玻璃体切割术后，教会患者正确滴滴眼液的方法，嘱其按时吃药及滴滴眼液。

3. 术后 1 个月要复查眼部造影，根据病情及时进行补充激光治疗

4. 忌烟酒及辛辣的食物，控制血糖、血压、血脂。

5. 睡眠要充足，注意保暖，早期应避免打喷嚏、咳嗽，保持大便通畅，以防止再次出血。

6. 注意用眼卫生，尽量少看电视，避免强光刺激，阅读时间不超过 1 小时。出院后要避免和传染病患者接触，尽量少去公共场所。

7. 根据病情需要定期复诊。

九、推荐表单

（一）医师表单

增生性糖尿病视网膜病变临床路径医师表单

适用对象：第一诊断为1型糖尿病增生性视网膜病变（ICD-10：E10.301+H36.0＊）；2型糖尿病增生性视网膜病变（ICD-10：E11.301+H36.0＊）
行去除玻璃体，前入路（ICD-9-CM-3：14.71）；玻璃体的其他去除法（ICD-9-CM-3：14.72）；经前入路的机械性玻璃体切割术（ICD-9-CM-3：14.73）；其他机械性玻璃体切割术，后入路（ICD-9-CM-3：14.74）

患者姓名：	**性别：　　年龄：　　门诊号：**	**住院号：**
住院日期：　　年　月　日	**出院日期：**　　年　月　日	**标准住院日：7~10天**

时间	住院第1天	住院第2天	住院第2~3天
主要诊疗工作	□ 询问病史及体格检查，包括裂隙灯、三面镜和眼底镜检查 □ 完成病历书写 □ 开实验室检查单 □ 上级医师查房与术前评估 □ 初步确定手术方式和日期 □ 术眼抗菌药物滴眼液清洁结膜囊 □ 开始监测血糖、血压	□ 上级医师查房 □ 完善术前检查和术前评估 □ 术眼完成眼科特殊检查：A+B超等 □ 如有必要，完成相关检查：如彩超、角膜内皮细胞计数、FFA、OCT等 □ 对侧眼检查并制订治疗方案 □ 裂隙灯和眼底镜检查 □ 术眼抗菌药物滴眼液清洁结膜囊	□ 必要时请相关科室会诊 □ 必要时调整全身用药，控制血压、血糖等 □ 裂隙灯和眼底镜检查 □ 住院医师完成术前小结和术前讨论，上级医师查房记录等 □ 签署手术同意书、自费用品协议书 □ 抗菌药物滴眼液清洁结膜囊
重点医嘱	**长期医嘱** □ 眼科二级护理常规 □ 糖尿病饮食 □ 抗菌药物滴眼液 □ 监测血糖 □ 监测血压 □ 必要时使用改善微循环和/或营养神经药物治疗 **临时医嘱** □ 血常规、尿常规，血糖，血脂，肝肾功能，凝血功能，感染性疾病筛查 □ 心电图，X线胸片 □ 眼科A+B超 □ 眼底照相、彩超、角膜内皮细胞计数（必要时）	**长期医嘱** □ 眼科二级护理常规 □ 糖尿病饮食 □ 抗菌药物滴眼液 □ 监测血糖 □ 监测血压 □ 必要时使用改善微循环和/或营养神经药物治疗 **临时医嘱** □ FFA，OCT（必要时） □ 对侧眼视网膜激光光凝治疗（必要时）	**长期医嘱** □ 同第1天 **临时医嘱**（术前1日） □ 常规准备明日在局部麻醉下行玻璃体切割术 □ 术前洗眼、剪睫毛、冲洗泪道、结膜囊 □ 术前1小时充分散瞳 □ 术前口服镇静药 □ 术前30分钟肌内注射止血、镇静药
病情变异记录	□ 无　□ 有，原因： 1. 2.	□ 无　□ 有，原因： 1. 2.	□ 无　□ 有，原因： 1. 2.
医师签名			

时间	住院第 3~4 天* （手术日）	住院第 4~5 天 （术后第 1 日）
主要诊疗工作	□ 手术：有手术指征、无手术禁忌可手术治疗 □ 术者完成手术记录 □ 住院医师完成术后病程 □ 上级医师查房 □ 向患者及家属交代病情及术后注意事项	□ 上级医师查房 □ 裂隙灯和眼底镜检查 □ 注意眼压、切口、眼前节、玻璃体、视网膜情况 □ 住院医师完成常规病历书写
重点医嘱	**长期医嘱** □ 眼科二级护理常规 □ 糖尿病饮食 □ 抗菌药物滴眼液 □ 散瞳剂 □ 监测血糖 □ 监测血压 □ 静脉滴注止血药物 □ 眼部换药	**长期医嘱** □ 同手术当日 **临时医嘱** □ 如眼压增高，应用降眼压药物 □ 如炎症反应重，结膜下注射激素、抗菌药物
病情变异记录	□ 无 □ 有，原因： 1. 2.	□ 无 □ 有，原因： 1. 2.
医师签名		

*注：如入院前已按要求完成部分术前检查，则手术前准备时间可适当缩短。

时间	住院第5~7天 （术后第2~4日）	住院第7~10天 （术后第4~6日，出院日）
主要诊疗工作	□ 上级医师查房 □ 裂隙灯和眼底镜检查 □ 注意眼压、切口、眼前节、玻璃体、视网膜 □ 住院医师完成常规病历书写 □ 如果眼压增高，则进行相应处理 □ 观察患者有无活动性出血 □ 观察视网膜是否复位	□ 上级医师查房 □ 裂隙灯和眼底镜检查 □ 注意眼压、切口、眼前节、玻璃体、视网膜 □ 住院医师完成常规病历书写 □ 根据术后切口、玻璃体腔、视网膜情况，并发症是否控制等决定术后出院时间 □ 完成出院志、病案首页、出院诊断证明书等病历材料 □ 向患者交代出院后的后续治疗及相关注意事项，如复诊时间等
重点医嘱	**长期医嘱** □ 眼科二级护理常规 □ 糖尿病饮食 □ 抗菌药物滴眼液 □ 监测血糖 □ 监测血压 □ 必要时使用改善微循环和/或营养神经药物治疗 □ 眼部换药 **临时医嘱** □ 根据并发症情况给予相应治疗 □ 如眼压增高，应用降眼压药物 □ 如炎症反应重，结膜下注射激素、抗菌药物 □ 散瞳查眼底观察视网膜是否复位	**长期医嘱** □ 眼科二级护理常规 □ 糖尿病饮食 □ 抗菌药物滴眼液 □ 监测血糖 □ 监测血压 □ 必要时使用改善微循环和/或营养神经药物治疗 □ 眼部换药 □ 今日出院 **临时医嘱** □ 出院带药 □ 抗菌药物滴眼液 □ 甾体激素滴眼液 □ 非甾体抗炎滴眼液 □ 改善微循环药物
病情变异记录	□ 无 □ 有，原因： 1. 2.	□ 无 □ 有，原因： 1. 2.
医师签名		

（二）护士表单

增生性糖尿病视网膜病变临床路径护士表单

适用对象：第一诊断为1型糖尿病增生性视网膜病变（ICD-10：E10.301+H36.0＊）；2型糖尿病增生性视网膜病变（ICD-10：E11.301+H36.0＊）

行去除玻璃体，前入路（ICD-9-CM-3：14.71）；玻璃体的其他去除法（ICD-9-CM-3：14.72）；经前入路的机械性玻璃体切割术（ICD-9-CM-3：14.73）；其他机械性玻璃体切割术，后入路（ICD-9-CM-3：14.74）

患者姓名：	性别：　年龄：　门诊号：	住院号：
住院日期：　年　月　日	出院日期：　年　月　日	标准住院日：7~10天

时间	住院第1天	住院第2天	住院第2~3天
健康宣教	□ 入院宣教 □ 介绍主管医师、护士 □ 介绍环境、设施 □ 介绍住院注意事项 □ 糖尿病饮食	□ 指导患者尽快适应病区环境 □ 宣教疾病知识、术前准备及手术过程 □ 告知准备物品 □ 糖尿病饮食 □ 告知术后可能出现的情况及应对方式 □ 主管护士与患者沟通，了解并指导心理应对	□ 对玻璃体切割术患者术前宣教 □ 术前准备及手术过程 □ 告知准备物品、沐浴 □ 告知术后饮食、活动及探视注意事项 □ 告知术后可能出现的情况及应对方式 □ 主管护士与患者沟通，了解并指导心理应对 □ 告知家属等候区位置
护理处置	□ 核对患者姓名，佩戴腕带 □ 建立入院护理病历 □ 卫生处置：剪指（趾）甲、沐浴，更换病号服 □ 心理护理	□ 协助完成术前血常规、尿常规检查 □ 根据患者病情需要可选择行糖化血红蛋白检查 □ 监测血糖、血压，眼底、眼压检查，根据需要进行肝肾功能是、凝血功能、心电图、X线胸片检查	□ 术前准备 □ 卫生处置：头部清洁、沐浴
基础护理	□ 眼科二级护理常规 □ 监测血糖 □ 监测血压 □ 心电图、血常规、尿常规、凝血及生化检查 □ 晨晚间护理 □ 患者安全管理	□ 眼科二级护理常规 □ 监测血糖 □ 监测血压 □ 晨晚间护理 □ 患者安全管理	□ 眼科二级护理常规 □ 监测血糖 □ 监测血压 □ 晨晚间护理 □ 患者安全管理
专科护理	□ 患者改善微循环药物服用情况 □ 喹诺酮类或氨基糖苷类滴眼液（4次/日） □ 介绍眼底照相、眼科A+B超、内皮细胞计数等检查的注意事项 □ 完成护理记录单书写	□ 喹诺酮类或氨基糖苷类滴眼液（4次/日） □ 介绍FFA、OCT等检查的注意事项 □ 对侧眼行视网膜激光光凝术患者护理 □ 完成护理记录单书写	□ 患者术前洗眼、剪睫毛 □ 冲洗结膜囊、泪道 □ 术前予以患者口服镇静药 □ 完成护理记录单书写

续　表

时间	住院第 1 天	住院第 2 天	住院第 2~3 天
重点医嘱	□ 详见医嘱执行单	□ 详见医嘱执行单	□ 详见医嘱执行单
病情变异记录	□ 无　□ 有，原因： 1. 2.	□ 无　□ 有，原因： 1. 2.	□ 无　□ 有，原因： 1. 2.
护士签名			

时间	住院第3~4天* （手术日）	住院第4~5天 （术后第1日）
健康宣教	□ 告知术后眼部注意事项 □ 告知术后饮食、活动及探视注意事项 □ 告知术后可能出现情况的应对方式 □ 给予患者及家属心理支持 □ 介绍术后正确体位	□ 术后宣教 □ 眼药作用及频率 □ 饮食、活动指导 □ 检查患者对术前宣教内容的掌握程度
护理处置	□ 送手术 摘除患者各种活动物品 核对患者资料及术中带药 填写手术交接单，签字确认 □ 接手术 核对患者及资料，签字确认	□ 执行术后医嘱 □ 观察动态病情变化，执行医嘱 □ 关注患者体位是否正确
基础护理	□ 眼科二级护理 □ 晨晚间护理 □ 监测血压 □ 监测血糖 □ 完成手术当日护理记录单书写	□ 眼科二级护理 □ 晨晚间护理 □ 监测血压 □ 监测血糖 □ 完成术后1日护理记录单
专科护理	□ 术前30分钟肌内注射止血 □ 观察术眼情况变化 □ 测量患者TPR变化 □ 关注患者体位是否正确	□ 眼部换药 □ 观察患者术眼情况变化 □ 抗菌药物滴眼液、甾体激素滴眼液滴眼 □ 关注患者体位是否正确
重点医嘱	□ 详见医嘱执行单	□ 详见医嘱执行单
病情变异记录	□ 无 □ 有，原因： 1. 2.	□ 无 □ 有，原因： 1. 2.
护士签名		

* 注：如入院前已按要求完成部分术前检查，则手术前准备时间可适当缩短。

时间	住院第 5~7 天 （术后第 2~4 日）	住院第 7~10 天 （术后第 4~6 日，出院日）
健康宣教	□ 术后宣教 □ 眼药作用及频率 □ 饮食、活动指导 □ 复查患者对术前宣教内容的掌握程度	□ 出院宣教 □ 嘱患者按时复查 □ 活动休息 □ 糖尿病饮食 □ 指导办理出院手续
护理处置	□ 病情观察 □ 遵医嘱滴眼液滴眼 □ 遵医嘱提醒需口服改善微循环、营养神经药物患者按时服药 □ 眼部换药	□ 监测眼压 □ 观察动态病情变化，执行医嘱 □ 监测患者生命体征变化、术眼情况变化
基础护理	□ 眼科二级护理 □ 晨晚间护理 □ 监测血压 □ 监测血糖 □ 完成术后护理记录单	□ 眼科二级护理 □ 晨晚间护理 □ 监测血压 □ 监测血糖 □ 完成术后相关护理记录单
专科护理	□ 眼部换药 □ 观察患者术眼情况变化 □ 抗菌药物滴眼液、甾体激素滴眼液滴术眼 □ 关注患者体位是否正确	□ 眼部换药 □ 抗菌药物滴眼液、甾体激素滴眼液滴术眼 □ 关注患者体位是否正确 □ 交代复诊时间 □ 进行出院指导：生活指导、饮食指导、用药指导
重点医嘱	□ 详见医嘱执行单	□ 详见医嘱执行单
病情变异记录	□ 无　□ 有，原因： 1. 2.	□ 无　□ 有，原因： 1. 2.
护士签名		

（三）患者（家属）表单

增生性糖尿病视网膜病变临床路径患者（家属）表单

适用对象：第一诊断为 1 型糖尿病增生性视网膜病变（ICD-10：E10.301+H36.0＊）；2 型糖尿病增生性视网膜病变（ICD-10：E11.301+H36.0＊）
行去除玻璃体，前入路（ICD-9-CM-3：14.71）；玻璃体的其他去除法（ICD-9-CM-3：14.72）；经前入路的机械性玻璃体切割术（ICD-9-CM-3：14.73）；其他机械性玻璃体切割术，后入路（ICD-9-CM-3：14.74）

患者姓名：	性别：　　年龄：　　门诊号：	住院号：
住院日期：　　年　月　日	出院日期：　　年　月　日	标准住院日：7~10 天

时间	住院第 1 天	住院第 2 天	住院第 2~3 天
医患配合	□ 配合询问病史、收集资料，详细告知既往史、用药史、过敏史 □ 配合进行眼部裂隙灯、三面镜和眼底镜检查 □ 有任何不适告知医师 □ 开始监测血糖、血压 □ 抗菌药物滴眼液清洁结膜囊	□ 配合完善术前相关检查，如采血、留尿、心电图、X 线胸片、糖尿病眼病特殊检查：眼压，泪道眼前节及眼底。另外还需角膜内皮细胞数，眼部彩超，眼底照相，OCT，FFA 等检查 □ 抗菌药物滴眼液清洁结膜囊	□ 配合评估手术效果 □ 有任何不适请告知医师 □ 协同家属知晓手术注意事项，完成术前签字 □ 抗菌药物滴眼液清洁结膜囊
护患配合	□ 配合测量体温、脉搏、呼吸、血压、体重 1 次 □ 配合完成入院护理评估（简单询问病史、过敏史、用药史） □ 接受入院宣教（环境介绍、病室规定、订餐制度、贵重物品保管等） □ 有任何不适请告知护士	□ 配合测量体温、脉搏、呼吸、询问排便情况 1 次 □ 接受有关疾病的护理知识 □ 学习相关治疗、检查、用药等护理中应注意的问题	□ 配合测量体温、脉搏、呼吸、询问排便情况 1 次 □ 接受术前宣教 □ 自行沐浴，加强头部清洁，剪指（趾）甲 □ 准备好必要用物，吸水管 □ 取下义齿、饰品等，贵重物品交家属保管
饮食	□ 糖尿病饮食	□ 糖尿病饮食	□ 糖尿病饮食
排泄	□ 正常排尿便	□ 正常排尿便	□ 正常排尿便
活动	□ 正常活动	□ 正常活动	□ 正常活动

时间	住院第3~4天 （手术日）	住院第4~5天 （术后第1日）
医患配合	□ 配合评估手术效果 □ 配合医师完成手术 □ 有任何不适请告知医师	□ 配合医师进行裂隙灯和眼底镜检查 □ 配合进行眼压等特殊检查 □ 有任何不适请告知医师
护患配合	□ 清晨测量体温、脉搏、呼吸、送手术室前，协助完成核对，带齐影像资料和术中带药 □ 返回病房后，协助完成核对，配合过病床，配合血压测量，血糖检查 □ 配合术后滴眼液滴眼及口服药规范服用 □ 遵医嘱采取低头位 □ 配合缓解疼痛 □ 有任何不适请告知护士	□ 配合定时测量体温、脉搏、呼吸、每日询问排便情况 □ 注意活动安全，避免坠床或跌倒 □ 配合执行探视及陪伴 □ 监测血糖、血压 □ 有任何不适请告知护士
饮食	□ 糖尿病饮食	□ 糖尿病饮食
排泄	□ 正常排尿便 □ 避免便秘	□ 正常排尿便 □ 避免便秘
活动	□ 正常活动	□ 正常活动

时间	住院第5~7天 （术后第2~4日）	住院第7~10天 （术后第4~6日，出院日）
医患配合	□ 配合医师进行裂隙灯和眼底镜检查 □ 配合进行眼压等特殊检查 □ 眼部有任何不适请告知医师	□ 接受出院前指导 □ 知道复查程序 □ 获取出院诊断书 □ 预约复诊日期
护患配合	□ 配合执行术后医嘱 □ 配合定时测量体温、脉搏、呼吸、每日询问排便情况 □ 注意活动安全，避免坠床或跌倒 □ 配合执行探视及陪伴 □ 监测血糖、血压 □ 继续保持低头位 □ 有任何不适请告知护士	□ 接受出院宣教 □ 注意糖尿病饮食 □ 办理出院手续 □ 获取出院带药 □ 知道眼药频率、方法和眼药保存注意事项 □ 知道复印病历方法
饮食	□ 糖尿病饮食	□ 糖尿病饮食
排泄	□ 正常排尿便 □ 避免便秘	□ 正常排尿便 □ 避免便秘
活动	□ 正常活动	□ 正常活动

附：原表单（2016年版）

增生性糖尿病视网膜病变临床路径表单

适用对象：第一诊断为增生性糖尿病视网膜病变（ICD-10：E11.301+）
行玻璃体切割术（ICD-9-CM-3：14.74001）

患者姓名：	性别：　年龄：　门诊号：	住院号：
住院日期：　年　月　日	出院日期：　年　月　日	标准住院日：7~10天

时间	住院第1天	住院第2天	住院第2~3天
主要诊疗工作	□ 询问病史及体格检查，包括裂隙灯、三面镜和眼底镜检查 □ 完成病历书写 □ 开实验室检查单 □ 上级医师查房与术前评估 □ 初步确定手术方式和日期 □ 术眼抗菌药物滴眼液清洁结膜囊 □ 开始监测血糖、血压	□ 上级医师查房 □ 完善术前检查和术前评估 □ 术眼完成眼科特殊检查：A+B超等 □ 如有必要，完成相关检查：如彩超、角膜内皮细胞计数、FFA、OCT等 □ 对侧眼检查并制订治疗方案 □ 裂隙灯和眼底镜检查 □ 术眼抗菌药物滴眼液清洁结膜囊	□ 必要时请相关科室会诊 □ 必要时调整全身用药，控制血压、血糖等 □ 裂隙灯和眼底镜检查 □ 住院医师完成术前小结和术前讨论，上级医师查房记录等 □ 签署手术同意书、自费用品协议书 □ 抗菌药物滴眼液清洁结膜囊
重点医嘱	**长期医嘱** □ 眼科二级护理常规 □ 糖尿病饮食 □ 抗菌药物滴眼液 □ 监测血糖 □ 监测血压 □ 必要时使用改善微循环和/或营养神经药物治疗 **临时医嘱** □ 血常规、尿常规，血糖、血脂、肝肾功能，凝血功能，感染性疾病筛查 □ 心电图，X线胸片 □ 眼科A+B超 □ 眼底像、彩超、角膜内皮细胞计数（必要时）	**长期医嘱** □ 眼科二级护理常规 □ 糖尿病饮食 □ 抗菌药物滴眼液 □ 监测血糖 □ 监测血压 □ 必要时使用改善微循环和/或营养神经药物治疗 **临时医嘱** □ FFA，OCT（必要时） □ 对侧眼视网膜激光光凝治疗（必要时）	**长期医嘱** □ 同第1日 **临时医嘱**（术前1日） □ 常规准备明日在局部麻醉下行玻璃体切割术 □ 术前洗眼、剪睫毛、冲洗泪道、结膜囊 □ 术前1小时充分散瞳 □ 术前口服镇静药 □ 术前30分钟肌内注射止血、镇静药
主要护理工作	□ 病区环境及医护人员介绍 □ 医院相关制度介绍 □ 入院评估 □ 执行医嘱 □ 饮食宣教 □ 观察生命体征 □ 介绍相关治疗、检查、用药等护理中应注意的问题 □ 体位介绍 □ 完成护理记录单书写	□ 指导患者尽快适应病区环境 □ 按医嘱执行护理治疗 □ 介绍有关疾病的护理知识 □ 介绍相关治疗、检查、用药等护理中应注意的问题 □ 饮食宣教 □ 观察生命体征 □ 完成护理记录单书写	□ 按医嘱执行护理治疗 □ 饮食宣教 □ 观察生命体征 □ 健康宣教：术前、术中注意事项 □ 执行手术前医嘱 □ 完成术前护理记录单书写

续　表

时间	住院第 1 天	住院第 2 天	住院第 2~3 天
病情变异记录	□ 无　□ 有，原因： 1. 2.	□ 无　□ 有，原因： 1. 2.	□ 无　□ 有，原因： 1. 2.
护士签名			
医师签名			

时间	住院第 3~4 天* （手术日）	住院第 4~5 天 （术后第 1 日）
主要诊疗工作	□ 手术：有手术指征，无手术禁忌可手术治疗 □ 术者完成手术记录 □ 住院医师完成术后病程 □ 上级医师查房 □ 向患者及家属交代病情及术后注意事项	□ 上级医师查房 □ 裂隙灯和眼底镜检查 □ 注意眼压，切口，眼前节、玻璃体、视网膜情况 □ 住院医师完成常规病历书写
重点医嘱	**长期医嘱** □ 眼科二级护理常规 □ 糖尿病饮食 □ 抗菌药物滴眼液 □ 散瞳剂 □ 监测血糖 □ 监测血压 □ 静脉滴注止血药物 □ 眼部换药	**长期医嘱** □ 同术后当日 **临时医嘱** □ 如眼压增高，应用降眼压药物 □ 如炎症反应重，结膜下注射激素、抗菌药物
主要护理工作	□ 健康宣教：术后注意事项 □ 执行术后医嘱 □ 完成手术当日护理记录单书写 □ 观察动态病情变化，执行医嘱 □ 介绍术后正确体位 □ 介绍相关治疗、检查、用药等护理中应注意的问题	□ 执行术后医嘱 □ 观察动态病情变化，执行医嘱 □ 健康宣教：手术后相关注意事项 □ 术后用药知识宣教 □ 监测患者生命体征变化、术眼情况变化 □ 完成术后第 1 日护理记录单
病情变异记录	□ 无　□ 有，原因： 1. 2.	□ 无　□ 有，原因： 1. 2.
护士签名		
医师签名		

*注：如入院前已按要求完成部分术前检查，则手术前准备时间可适当缩短。

时间	住院第 5~7 天 （术后第 2~4 日）	住院第 7~10 天 （术后第 4~6 日，出院日）
主要诊疗工作	□ 上级医师查房 □ 裂隙灯和眼底镜检查 □ 注意眼压、切口、眼前节、玻璃体、视网膜 □ 住院医师完成常规病历书写 □ 如果眼压增高，则进行相应处理	□ 上级医师查房 □ 裂隙灯和眼底镜检查 □ 注意眼压、切口、眼前节、玻璃体、视网膜 □ 住院医师完成常规病历书写 □ 根据术后切口、玻璃体腔、视网膜情况，并发症是否控制等决定术后出院时间 □ 完成出院志、病案首页、出院诊断证明书等病历材料 □ 向患者交代出院后的后续治疗及相关注意事项，如复诊时间等
重点医嘱	**长期医嘱** □ 眼科二级护理常规 □ 糖尿病饮食 □ 抗菌药物滴眼液 □ 监测血糖 □ 监测血压 □ 必要时使用改善微循环和/或营养神经药物治疗 □ 眼部换药 **临时医嘱** □ 根据并发症情况给予相应治疗 □ 如眼压增高，应用降眼压药物 □ 如炎症反应重，结膜下注射激素、抗菌药物	**长期医嘱** □ 眼科二级护理常规 □ 糖尿病饮食 □ 抗菌药物滴眼液 □ 监测血糖 □ 监测血压 □ 必要时使用改善微循环和/或营养神经药物治疗 □ 眼部换药 □ 今日出院 **临时医嘱** □ 出院带药 □ 抗菌药物滴眼液 □ 甾体激素滴眼液 □ 非甾体抗炎滴眼液 □ 改善微循环药物
主要护理工作	□ 执行术后医嘱 □ 观察动态病情变化，执行医嘱 □ 健康宣教：手术后相关注意事项，介绍有关患者康复锻炼方法 □ 术后用药知识宣教 □ 监测患者生命体征变化、术眼情况变化 □ 完成术后护理记录单	□ 执行术后医嘱、出院医嘱 □ 观察动态病情变化，执行医嘱 □ 进行出院指导：生活指导、饮食指导、用药指导 □ 监测患者生命体征变化、术眼情况变化 □ 完成术后相关护理记录单
病情变异记录	□ 无 □ 有，原因： 1. 2.	□ 无 □ 有，原因： 1. 2.
护士签名		
医师签名		

第二十二章

视网膜中央静脉阻塞临床路径释义

【医疗质量控制指标】

指标一、诊断需结合症状、体征和辅助检查。

指标二、手术适应证选择符合玻璃体腔药物注射术。

指标三、抗菌药物使用符合规范。

指标四、住院时间符合路径实施要求。

一、视网膜中央静脉阻塞编码

1. 原编码：

疾病名称及编码：视网膜中央静脉阻塞（ICD-10：H34.803）

手术名称及编码：玻璃体腔注药术（ICD-9-CM-3：14.79004）

2. 修改编码：

疾病名称及编码：视网膜中央静脉阻塞（ICD-10：H34.803）

手术名称及编码：玻璃体腔药物注射术（ICD-9-CM-3：14.7903）

二、临床路径检索方法

H34.803 伴 14.7903

三、国家医疗保障疾病诊断相关分组（CHS-DRG）

MDCC　眼疾病及功能障碍

CS1　眼的神经及血管疾患

四、视网膜中央静脉阻塞临床路径标准住院流程

（一）适用对象

第一诊断为视网膜中央静脉阻塞（ICD-10：H34.803），特别是缺血型、出血型或完全型阻塞，伴黄斑水肿者，需行玻璃体腔注药术（ICD-9-CM-3：14.79004）。

释义

■ 本路径适用对象为第一诊断为视网膜中央静脉阻塞（central retinal vein occlusion，CRVO）的患者，临床表现为缺血型或非缺血型伴有黄斑水肿者，需行玻璃体腔药物注射术（ICD-9-CM-3：14.7903）。根据病变程度和眼底荧光素血管造影（fundus fluorescence angiography，FFA）的特征，CRVO 可分为非缺血型、缺血型两种类型，此外通过光相干断层扫描（optical coherence tomography，OCT）和光相干断层扫描血管成像（angio-optical coherence tomography，OCTA）也可以分别显示黄斑水肿程度和病变区血管灌注情况。非缺血型 CRVO 视网膜出血与水肿较轻，通常起始视力较缺血型 CRVO 好，视网膜灌注较好；缺血型 CRVO 眼底出血较重、视网膜水肿严重，起始视力较差，晚期可发生视网膜和/或虹膜新生血管，导致新生血管

性青光眼，两种类型的CRVO均可出现黄斑水肿，需行玻璃体腔注药消除黄斑水肿和抗新生血管性并发症，出现黄斑水肿的CRVO适用本路径。第一诊断为视网膜中央静脉阻塞的任何类型CRVO，如出现黄斑水肿或眼底新生血管的，可进入本路径。

（二）诊断依据

根据《临床诊疗指南·眼科学分册》（中华医学会编著，人民卫生出版社，2006），即典型的眼底改变，同时结合荧光素眼底血管造影（FFA）检查结果及临床表现可以确定诊断：

1. 症状：患者视物模糊、视力明显减退，严重者视力降至手动，或某一部分视野缺损有暗点，伴或不伴视物变形。

2. 典型眼底改变：视盘多有高度水肿充血，边界模糊并可被出血掩盖，晚期可无视盘水肿，或有新生血管形成。视网膜动脉管径正常，静脉迂曲扩张，沿着视网膜4支静脉有大量或中等量大小不等的线状、火焰状出血，部分被组织水肿及出血掩盖。黄斑部放射状皱褶，呈星芒状斑或囊样水肿，视网膜有轻度水肿。

3. FFA结果：完全性阻塞型在病程之初，造影早期可因视网膜有大量出血病灶，使脉络膜及视网膜荧光被掩盖，在未被掩盖处则可见充盈迟缓的动静脉；造影后期，静脉管壁及其附近组织染色而呈弥漫性强荧光；黄斑可呈花瓣状荧光素渗漏。病程晚期，出现无灌注区。

释义

■ 根据典型的眼底改变，同时结合FFA和/或OCT，OCTA检查结果及临床表现确定诊断。

■ 症状：患者主要症状表现为视物模糊和不同程度（取决于病灶部位与病变程度）突然性、无痛的视力下降，严重者视力可降至数指或手动，或某一部分视野缺损有暗点，伴或不伴视物变形。应进行裸眼视力、最佳矫正视力检查。可伴有高血压、动脉硬化、糖尿病等原发疾病的全身症状。

■ 眼底检查与改变：先采用直、间接检眼镜对眼底进行检查，眼底存在大范围出血的患者，可初步判断为CRVO。再行眼底照相、黄斑部OCT及FFA。注意观察：视网膜是否出血、渗出、水肿；视盘形状与边界，以判断是否存在水肿、炎症；视网膜血管管径大小、颜色、动静脉比例（正常2∶3）、静脉是否出现充盈迟滞、迂曲扩张以及沿视网膜分支静脉走行的出血，黄斑部分可呈星芒状斑或囊样水肿。严重缺血可出现视网膜棉絮斑。

■ 黄斑水肿的影像学表现：OCT检查有典型黄斑区视网膜增厚或出现液性囊腔；FFA显示FFA晚期黄斑区荧光染色或出现花瓣状荧光素沉积。

■ OCT显示黄斑水肿表现为黄斑中心凹明显隆起，外丛状层和内丛状层之间出现囊腔，神经上皮层浆液性脱离可见脱离区呈低或无反射暗区，其下方为高反射视网膜色素上皮层，视网膜浅层出血在视网膜内表层呈高反射光带，深层出血表现为视网膜内高反射光带，同时遮挡深层组织的反射。

■ FFA：FFA 是帮助判断 CRVO 分型、判别视网膜新生血管的主要方法，通常采用荧光素钠 500mg（10%，5ml）静脉注射，观察血管充盈各期的显影情况，造影前应先做皮肤过敏试验。造影早期可出现视网膜动静脉的充盈迟缓，静脉期可出现静脉血管壁及周围组织的弥漫性强荧光及黄斑血管的荧光素渗漏。非缺血型 CRVO 主要表现为毛细血管扩张导致荧光素渗漏，一般不出现或少量无灌注区。缺血型 CRVO 在病变早期 FFA 多有毛细血管的无灌注区，晚期在无灌注区出现新生血管，并可伴有出血渗漏。

■ 鉴别诊断：

1. 视网膜血管炎：可伴发视盘血管炎症，可引起非缺血性 CRVO，与非缺血型 CRVO 的临床表现相似。血管炎性的 CRVO 患者多为年轻男性，视力预后较好。在治疗上，采用糖皮质激素抗炎，如果反应好，可确诊为视盘血管炎。

2. 高血压性视网膜病变：当高血压视网膜病变引起视盘水肿时，临床表现与 CRVO 相似。但 CRVO 很少双眼发病，而高血压性视网膜病变通常双眼发病，同时眼底有动脉硬化的表现，动脉呈铜丝或银丝样改变，动静脉交叉压迹明显。

（三）治疗方案的选择依据

根据《临床技术操作规范·眼科学分册》（中华医学会编著，人民军医出版社，2007）：

1. 诊断明确。
2. 病情需要。
3. 征得患者及家属的同意。

释义

■ 诊断根据不同的静脉阻塞部位导致不同程度的视力下降，结合检眼镜、眼底照相下受累部位视网膜静脉的迂曲扩张、变形，视网膜出血水肿，伴或不伴黄斑水肿，以及 FFA 下缺血无灌注、荧光素渗出、出血等征象确定。黄斑部 OCT 帮助判断黄斑水肿程度。综合所有检查结果，根据眼底无灌注的严重程度及黄斑水肿、眼底新生血管的有无，判断病情。

■ 缺血、完全阻塞型 CRVO 视力预后不良。该病主要以预防及治疗黄斑水肿及眼新生血管并发症为主，故应根据眼底病变程度决定是否行玻璃体腔内注药。

■ 玻璃体腔注射抗血管内皮生长因子（vascular endothelial growth factor，VEGF）药物、糖皮质激素是治疗视网膜血管疾病的有效方法。在行该技术前，应对患者眼部状况行全面评估，并签署患者知情同意书，充分沟通病情、视力预后，履行医师告知与患者同意的过程。保证患者充分理解注射操作的意义，按照医嘱配合完成注射全过程。

（四）标准住院日

1~6 天。

释义

■ 标准住院日是推荐的最低要求，提倡缩短住院日。通常手术日为入院第 1~2 天，如手术无严重并发症，术后恢复 1~3 天可予出院。

（五）进入路径标准

1. 第一诊断必须符合 ICD-10：H34.803 视网膜中央静脉阻塞疾病编码。
2. 当患者同时具有其他疾病诊断，如住院期间不需特殊处理也不影响第一诊断临床路径流程的实施时，可以进入路径。

释义

■ 本路径适用对象为临床诊断为视网膜中央静脉阻塞的患者，根据眼底病变程度决定是否行玻璃体腔内注药治疗。因该病通常继发于高血压、动脉硬化、糖尿病等全身系统性疾病，如原发疾病症状明显，则应先治疗原发病，不进入本路径；患者同时具有其他疾病影响第一诊断的临床路径流程实施时均不适合进入临床路径。如原发病症状不明显，住院期间不需特殊治疗或处理，对 CRVO 的诊疗流程也不影响，可进入本路径。

（六）术前准备（术前评估）

1~2 天。

必须的检查项目：

1. 检查裸眼视力及最佳矫正视力、眼压、眼底、泪道。
2. 感染性疾病筛查（包括乙型肝炎、丙型肝炎、艾滋病、梅毒等）。
3. 心电图。
4. 血常规、尿常规、凝血功能、血生化（包括肝肾功能、血脂、血糖）。
5. 眼科检查黄斑部 OCT、荧光素眼底血管造影、眼底照相。
6. 中青年患者排查血管炎性相关因素。
7. 其他根据病情需要而定：胸部 X 线片、颈部血管彩超、眼底激光治疗等。

释义

■ 血常规、尿常规、凝血功能和血生化检查（包括肝肾功能、血脂、血糖）、感染性疾病筛查、血压、胸部 X 线片和心电图等是术前全身常规检查，每个进入路径的患者均需完成，肝肾功能，血糖、凝血功能、心电图、主要是评估有无基础疾病，关系到围术期的特殊处理，可能会影响到住院时间、费用以及治疗预后。感染性疾病的筛查主要用于排除可能的传染源，如乙型肝炎、丙型肝炎、艾滋病、梅毒等，这些患者的手术操作需要特殊处理。为缩短患者术前等待时间，检查项目可以在患者入院前于门诊完成。

■ 术前准备常规专科检查：检查视功能（裸眼视力、最佳矫正视力）、眼压、泪道、眼前节及眼底；还需行黄斑部 OCT、荧光素眼底血管造影术（FFA）和眼底照相明确视网膜血管、黄斑、视盘等受累情况。

■ 根据患者病情可选择的检查项目：①眼部 B 型超声及视野检查；②中青年患者排查血管炎性相关因素；③其他根据病情需要而定：颈部血管彩超、眼底激光治疗等。

■ 以上部分检查可以在门诊完成，如有结膜炎等眼前节炎症，痊愈后再择期行玻璃腔体内注药术。完善术前检查，可疑其他病变的相关科室会诊。

■ 确诊为 CRVO 的中青年患者（40 岁以下），即青年型 CRVO，多与血管炎性有关，因此需排查血管炎性相关因素。

■ 颈部血管彩超是针对有高脂血症、高血压、糖尿病等基础疾病的患者，了解颈动脉血管是否狭窄、斑块形成以及血流动力学情况，掌握血管阻塞的严重程度。眼底激光治疗主要目的在于减少缺血区视网膜的需氧量，并增加色素上皮的氧弥散能力，防止新生血管的产生，从而预防与阻止反复出血及新生血管性青光眼等的发生。

（七）术前用药

1. 术前抗菌药物眼药，4 次/日，用药 1~3 天。
2. 根据病情需要必要时应用抗炎、活血化瘀和/或营养神经药物。

释义

■ 按照《抗菌药物临床应用管理办法》，采取局部使用抗菌药物预防感染。预防性用药时间可 1~3 天。

■ 根据病情需要使用活血化瘀类中药如注射用血塞通等以改善微循环，也可酌情使用营养神经药物。

（八）手术日

入院第 1~3 天。

1. 麻醉方式：表面麻醉或球后/球周阻滞麻醉，必要时联合神经阻滞麻醉。
2. 手术方式：玻璃体腔注药术。
3. 眼内注射药物：抗新生血管药物和/或糖皮质激素。
4. 术中用耗品：一次性注射器。
5. 手术用设备：必要时使用显微镜、眼科手术显微器械。
6. 输血：无。

释义

■ 玻璃体腔注药术消毒包应备有遮眼的眼垫、开睑器、角尺（两脚规）、消毒棉棍（棉签）、1 个小杯子（放置无菌生理盐水）、注射针头、注射器等。

■ 一般采用表面麻醉，术前 15 分钟滴盐酸奥布卡因眼液每隔 5 分钟 1 次，共 3 次；或采取球后/球周阻滞麻醉，必要时进行心电监护。

■ 注射操作过程：玻璃体腔注药术前向患者交代注视方向、固定眼位等事项。打开玻璃体腔注药术消毒包，贴一次性无菌贴膜，上开睑器，嘱患者朝注射部位对侧的方向注视，使用镊子或眼球固定器固定眼球，规尺标记注射点（应避开水平子午线），有晶状体眼距角膜缘3.5~4.0mm，无晶状体或IOL眼、远视眼可距角膜缘3.0~3.5mm。注射部位最好选择颞上或颞下象限。注射针先倾斜后垂直缓慢刺入巩膜，针尖朝向眼球中心（避免伤及晶状体），避免接触睑缘。刺入深度至少为6mm，缓慢而小心地注入全部药物。药物推注后，缓慢抽出注射针，使用无菌棉签按压注射部位，防止药物反流。检查患者是否有光感。结膜囊内滴入广谱抗菌药物眼膏后包扎术眼。

（九）术后住院恢复

1~3天。

必须复查的检查项目：

1. 裂隙灯检查。
2. 眼底检查。
3. 视力。
4. 眼压。
5. 术后眼部用药：抗菌药物+类固醇激素+非甾体抗炎眼药。
6. 根据病情需要必要时应用抗炎、活血化瘀和/或营养神经药物。

释义

■ 视力、裂隙灯、眼底和眼压检查是术后评价手术稳定性的主要指标。术后需告知患者，若出现以下症状应立即向主治医师报告：眼部疼痛或不适、眼红加重、畏光、出现浮游体（飞蚊症）或视力下降。

■ 术后用药原则：术后常规使用抗菌药物、类固醇激素及非甾体抗炎眼药，预防感染，减少炎症反应。术后给予患者抗菌药物滴眼液，每天3~4次，共3天。根据病情需要使用活血化瘀类中药如注射用血塞通等以改善微循环，也可酌情使用营养神经药物。

（十）出院标准（围绕一般情况、切口情况、第一诊断转归）

1. 手术后反应较轻，病情稳定。
2. 切口闭合好，无感染征象。
3. 眼底检查无明显改变。
4. 眼压正常，裂隙灯检查无明显异常。

释义

■ 手术后反应较轻，病情稳定，切口闭合好，无感染征象，眼压正常稳定，未出现严重并发症，眼底无明显改变，裂隙灯检查正常，可以考虑出院。

■ 如果术后出现并发症，如眼压持续增加，视网膜脱离或撕裂、晶状体损伤、感染性眼内炎等，由主管医师决定患者是否需要继续住院处理。

（十一）变异及原因分析

1. 等待术前检验结果。
2. 术后炎症反应或并发症。
3. 需进行全身病相关治疗。
4. 患者其他原因。

释义

■ 入院后患者出现特殊情况，如患眼出现急性感染性结膜炎，角膜炎及眼内炎等急性感染性眼部症状和体征；或术前检查异常、血糖高、血压高、感冒发热等不宜手术情况，需先治疗原发疾病，待病情稳定后才可进行手术，导致住院时间的延长。

■ 术后出现眼压升高的情况，应及时处理与观察，导致住院时间延长。如出现眼底出血、视网膜脱离或撕裂、晶状体损伤、感染性眼内炎等较为严重的并发症，需要及时观察、治疗或行二次手术，则应退出本路径。

五、视网膜中央静脉阻塞临床路径给药方案

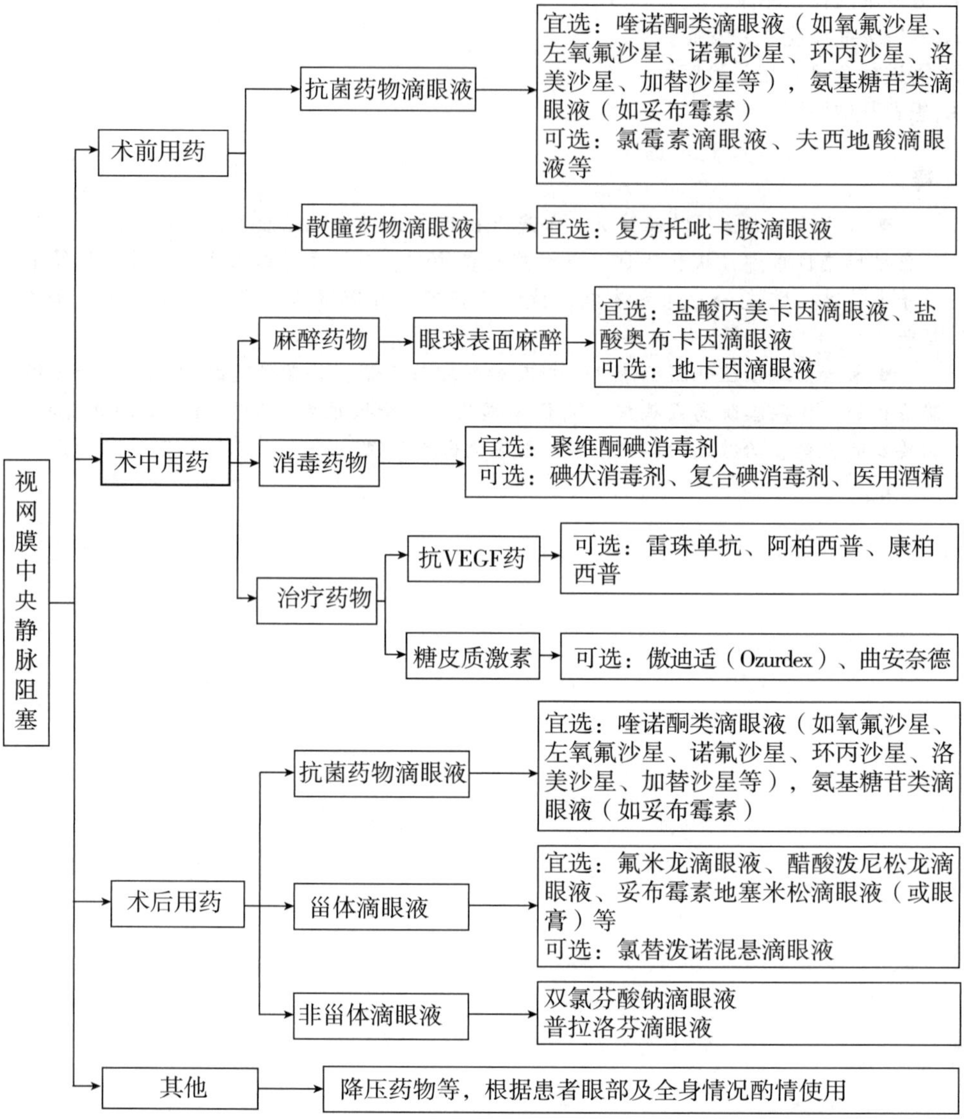

1. 用药选择：

（1）手术前应用广谱抗菌药物滴眼液 1~3 天，每天 3~4 次，起到清洁结膜囊的作用。术前眼底检查，评估眼底病变严重情况，部分患者对常见的散瞳剂过敏，表现为眼红、眼痒等，可以试用盐酸环喷托酯滴眼液。为便于住院后进行检查，也可在入院前完成眼底检查。

（2）手术中除了眼睑周围皮肤消毒外，还要注意结膜囊的消毒，除了术前冲洗结膜囊外，结膜囊应用 5%聚维酮碘消毒液可以起到有效的灭菌作用。

（3）手术后常规应用广谱抗菌药物、甾体、非甾体滴眼液，起到预防感染、控制炎症反应的作用。

（4）术中治疗性药物应注意注射部位、角度与深度。抗 VEGF 药物起到了抑制血管内皮生长因子的作用，预防及抑制新生血管的产生。糖皮质激素能够稳定血-视网膜屏障，抑制血管内皮生长因子，减轻炎症，缓解黄斑区血管渗漏，治疗黄斑水肿。

2. 药学提示：

注射前如需散瞳，需注意引起闭角型青光眼的可能；术后糖皮质激素类滴眼液不宜长期使用，因有导致激素性青光眼的可能，使用前后监测眼压变化。

3. 注意事项：

玻璃体腔内注药为眼局部的手术，通常围术期及术后局部点广谱抗菌药物滴眼即可，一般不需要静脉用抗菌药物等。

六、视网膜中央静脉阻塞护理规范

1. 术前护理：

（1）心理护理：由于患者视力差，情绪比较低落，有的患者因担心术后效果不理想，往往表现出焦虑，烦躁，恐惧等心理，适当讲解手术过程及注意事项，增加患者对手术的理解，建立合理的疗效预期和风险考虑，情绪稳定接受手术治疗。

（2）眼位、头位训练：告知患者眼位头位的训练是取得较好手术疗效的可靠保证，是降低手术风险的重要措施。训练方法如下：患者平卧于床头，全身放松，护士手持目标物（彩球、光源）要求患者按照目标物上、下、左、右移动的方向进行眼球转动及固视训练，达到要求后撤离目标物，再使用语言指令进行眼球转动及固视训练。

（3）术前遵医嘱滴抗菌药物滴眼液，清洁结膜囊预防术后感染。

（4）对聚维酮碘过敏的患者：极少，碘过敏或者聚维酮碘皮肤试验阳性都不一定说明患者对聚维酮碘有超敏反应，且皮肤表面多余的聚维酮碘可以在注射后用生理盐水拭去以减小不适感，故不应因为“患者过敏”就不按照操作流程使用聚维酮碘。

2. 术后护理：

（1）术后勿揉术眼以及术眼勿进水，治疗后可引起短暂的视觉障碍，可能影响驾驶或机械操作的能力，出现这些症状的患者在这些暂时性的视觉障碍副作用症状消失前不能驾驶或进行机械操作。

（2）术后密切观察有无高眼压的情况发生，一般发生在术后 1 天内，如术眼疼痛加重，分泌物增多，视力突然明显下降、流泪，角膜上出现白色排斥线、混浊、水肿等，及时报告医师积极处理。

（3）术后第 2 天开始滴滴眼液，尽量滴在结膜上，操作时动作要轻柔，以免眼球受压。

七、视网膜中央静脉阻塞营养治疗规范

饮食指导：

1. 手术早晨可少量清淡饮食，禁流食。

2. 术后清淡易消化饮食，少量多次饮水。

八、视网膜中央静脉阻塞健康宣教

1. 出院指导：玻璃体腔药物注射术后，应注意术眼保护，无菌纱布遮盖或戴保护镜，滴抗菌药物滴眼液，防止细菌感染。

2. 玻璃体腔药物注射术后，教会患者正确滴滴眼液的方法，嘱其按时点眼药。

3. 术后 2 周内注意用眼卫生，尽量少看电视，避免强光刺激，阅读时间不超过 1 小时。出院后要避免和传染病患者接触，尽量少去公共场所。

4. 告知患者急诊联系方式，如果注射过程中无特殊事件发生出院前无需特殊预防处理，但要行患者教育不要揉眼球并学会辨别眼内炎、视网膜脱离及眼内出血的症状。比如眼红、眼部持续性剧烈疼痛、失去光感、视力变差或者失去部分/全部中央/周边视野。

5. 根据病情需要定期复诊。

九、推荐表单

（一）医师表单

视网膜中央静脉阻塞临床路径医师表单

适用对象：第一诊断为视网膜中央静脉阻塞（ICD-10：H34.803）

行玻璃体腔注射术（ICD-9-CM-3：14.7903）

患者姓名：	性别：　　年龄：　　门诊号：	住院号：
住院日期：　　年　月　日	出院日期：　　年　月　日	标准住院日：1~6 天

时间	住院第 1 天	住院第 2 天	住院第 1~3 天 （手术日）
主要诊疗工作	□ 询问病史 □ 体格检查 □ 交代病情 □ 完成首次病程记录和住院病历	□ 核实各项检查结果正常 □ 上级医师查房与术前评估 □ 向患者及家属交代术前、术中和术后注意事项 □ 签署手术知情同意书及自费用品协议书	□ 术前再次确认患者姓名、性别、年龄和手术眼别 □ 实施手术 □ 完成手术记录 □ 向患者及其家属交代术后注意事项
重点医嘱	**长期医嘱** □ 眼科二级或三级护理 □ 抗菌药物眼药点术眼（4 次/日） □ 必要时应用活血化瘀和/或营养神经药物 **临时医嘱** □ 血常规、尿常规 □ 感染性疾病筛查 □ 血生化检查 □ 凝血功能检查 □ 心电图、胸部 X 线片 □ 黄斑 OCT、荧光素眼底血管造影、眼底照相 □ 必要时行免疫学相关检查 □ 必要时行眼底激光治疗	**长期医嘱** □ 眼科二级或三级护理 □ 抗菌药物滴眼液点术眼（4 次/日） □ 必要时应用活血化瘀和/或营养神经药物 **临时医嘱**（术前 1 天） □ 拟于明日在表面麻醉行左/右眼玻璃体腔注药手术 □ 必要时术前 30 分钟术眼滴散瞳眼药 2 次（浅前房患者不散瞳） □ 术前 5 分钟术眼滴表面麻醉药 3 次	**长期医嘱** □ 眼科二级或三级护理 □ 抗菌药物滴眼液+类固醇激素+非甾体抗炎滴眼液点术眼 □ 必要时应用活血化瘀和/或营养神经药物 **临时医嘱** □ 预防性抗菌药物使用 □ 根据病情需要制订（眼压高患者加用降眼压药物控制眼压）
病情变异记录	□ 无　□ 有，原因： 1. 2.	□ 无　□ 有，原因： 1. 2.	□ 无　□ 有，原因： 1. 2.
医师签名			

时间	住院第 1~4 天 （术后第 1 日）	住院第 2~5 天 （术后第 2 日）	住院第 2~6 天 （出院日）
主要诊疗工作	□ 检查患者术眼 □ 上级医师查房，确定有无手术并发症 □ 完成病程记录 □ 向患者及家属交代术后恢复情况	□ 检查患者术眼 □ 上级医师查房，确定有无手术并发症 □ 完成病程记录 □ 评估患者何时可以出院	□ 上级医师查房，确定是否可以出院，若患者可以出院，则需完成出院记录 □ 通知出院处 □ 通知患者及其家属出院 □ 向患者交代出院后注意事项并书写出院须知 □ 预约复诊日期 □ 出具诊断证明书及出院证明书
重点医嘱	**长期医嘱** □ 眼科二级或三级护理 □ 抗菌药物滴眼液+类固醇激素+非甾体抗炎滴眼液点术眼 □ 必要时应用活血化瘀和/或营养神经药物 **临时医嘱** □ 根据病情需要制订	**长期医嘱** □ 眼科二级或三级护理 □ 抗菌药物滴眼液+类固醇激素+非甾体抗炎滴眼液点术眼 □ 必要时应用活血化瘀和/或营养神经药物 **临时医嘱** □ 根据病情需要制订	**长期医嘱** □ 眼科二级或三级护理 □ 抗菌药物滴眼液+类固醇激素+非甾体抗炎滴眼液点术眼 □ 必要时应用活血化瘀和/或营养神经药物 □ 今日出院 **临时医嘱** □ 出院带药：根据病情需要制订
病情变异记录	□ 无　□ 有，原因： 1. 2.	□ 无　□ 有，原因： 1. 2.	□ 无　□ 有，原因： 1. 2.
医师签名			

（二）护士表单

视网膜中央静脉阻塞临床路径护士表单

适用对象：第一诊断为视网膜中央静脉阻塞（ICD-10：H34.803）

行玻璃体腔注射术（ICD-9-CM-3：14.7903）

患者姓名：	性别： 年龄： 门诊号：	住院号：
住院日期： 年 月 日	出院日期： 年 月 日	标准住院日：1~6天

时间	住院第1天	住院第2天	住院第1~3天（手术日）
健康宣教	□ 入院宣教 介绍主管医师、护士 介绍环境、设施 介绍住院注意事项	□ 术前宣教 宣教疾病知识、术前准备及手术过程 告知准备物品、沐浴 告知术后饮食、活动及探视注意事项 告知术后可能出现的情况及应对方式 主管护士与患者沟通，了解并指导心理应对 告知家属等候区位置	□ 术后当日宣教 告知术后注意事项 告知术后饮食、活动及探视注意事项 告知术后可能出现情况的应对方式 给予患者及家属心理支持 再次明确探视陪伴须知
护理处理	□ 核对患者姓名，佩戴腕带并建立入院护理病历 □ 卫生处置：剪指（趾）甲、沐浴，更换病号服	□ 协助医师完成术前检查 □ 卫生处置：头部清洁、沐浴	□ 术前冲洗结膜囊、泪道 □ 送手术 摘除患者各种活动物品 核对患者资料及术中带药 填写手术交接单，签字确认 □ 接手术 核对患者及资料，签字确认
基础护理	□ 三级护理 □ 晨晚间护理 □ 患者安全管理	□ 三级护理 □ 晨晚间护理 □ 患者安全管理	□ 二级护理 □ 晨晚间护理 □ 患者安全管理
专科护理	□ 护理查体 □ 需要时，填写跌倒及压疮防范表 □ 需要时，请家属陪伴 □ 遵医嘱抗菌药物滴眼液点术眼（4次/日） □ 心理护理	□ 协助完成相关检查 □ 遵医嘱抗菌药物滴眼液点术眼（4次/日） □ 心理护理	□ 病情观察，术眼情况变化观察 □ 术后心理与基础护理 □ 术后健康教育
重点医嘱	□ 详见医嘱执行单	□ 详见医嘱执行单	□ 详见医嘱执行单
病情变异记录	□ 无 □ 有，原因： 1. 2.	□ 无 □ 有，原因： 1. 2.	□ 无 □ 有，原因： 1. 2.
护士签名			

时间	住院第 1~4 天 （术后第 1 日）	住院第 2~5 天 （术后第 2 日）	住院第 2~6 天 （出院日）
健康宣教	□ 术后宣教眼药作用及频率，饮食、活动指导 □ 复查患者对术前宣教内容的掌握程度	□ 复查患者对宣教内容的掌握程度 □ 复查眼药使用情况	□ 出院宣教：复查时间、眼药使用方法与频率、活动休息 □ 指导饮食 □ 指导办理出院手续
护理处理	□ 协助完成相关检查	□ 协助完成相关检查	□ 办理出院手续
基础护理	□ 二级护理 □ 晨晚间护理 □ 患者安全管理	□ 二级护理 □ 晨晚间护理 □ 患者安全管理	□ 二级护理 □ 晨晚间护理 □ 患者安全管理
专科护理	□ 病情观察，观察术眼情况变化 □ 遵医嘱眼药治疗 □ 心理护理	□ 病情观察，观察术眼情况变化 □ 遵医嘱眼药治疗 □ 心理护理	□ 病情观察，观察术眼情况变化 □ 遵医嘱眼药治疗 □ 心理护理
重点医嘱	□ 详见医嘱执行单	□ 详见医嘱执行单	□ 详见医嘱执行单
病情变异记录	□ 无 □ 有，原因： 1. 2.	□ 无 □ 有，原因： 1. 2.	□ 无 □ 有，原因： 1. 2.
护士签名			

（三）患者（家属）表单

视网膜中央静脉阻塞临床路径患者（家属）表单

适用对象：第一诊断为视网膜中央静脉阻塞（ICD-10：H34.803）
行玻璃体腔注射术（ICD-9-CM-3：14.7903）

患者姓名：	性别：　年龄：　门诊号：	住院号：
住院日期：　年　月　日	出院日期：　年　月　日	标准住院日：1~6天

时间	住院第1天	住院第2天	住院第1~3天（手术日）
医患配合	□ 配合询问病史、收集资料，请务必详细告知既往史、用药史、过敏史 □ 如服用抗凝剂，请明确告知 □ 配合进行体格检查 □ 有任何不适请告知医师	□ 配合完善术前相关检查，如采血、留尿、心电图；眼科特殊检查：黄斑OCT、FFA、眼底照相等 □ 医师与患者及家属介绍病情及手术谈话、术前签字 □ 麻醉师与患者进行术前访视	□ 配合评估手术效果 □ 有任何不适请告知医师
护患配合	□ 配合测量体温、脉搏、呼吸、血压、体重1次 □ 配合完成入院护理评估（简单询问病史、过敏史、用药史） □ 接受入院宣教（环境介绍、病室规定、订餐制度、贵重物品保管等） □ 有任何不适请告知护士	□ 配合测量体温、脉搏、呼吸 □ 接受术前宣教 □ 自行沐浴，加强头部清洁，剪指（趾）甲 □ 准备好必要用物 □ 取下饰品等贵重物品交家属保管	□ 清晨测量体温、脉搏、呼吸、送手术室前，协助完成核对，带齐影像资料和术中带药 □ 返回病房后，协助完成核对，配合过病床，配合血压测量 □ 配合检查意识 □ 遵医嘱采取正确体位 □ 配合缓解疼痛 □ 有任何不适请告知护士
饮食	□ 普通饮食	□ 普通饮食	□ 普通饮食
排泄	□ 正常排尿便	□ 正常排尿便	□ 正常排尿便
活动	□ 正常活动，避免激烈运动	□ 正常活动，避免激烈运动	□ 正常活动，避免激烈运动

时间	住院第 1~4 天 （术后第 1 日）	住院第 2~5 日 （术后第 2 日）	住院第 2~6 日 （出院日）
医患配合	□ 配合检查眼部情况 □ 配合使用眼药	□ 配合检查眼部情况 □ 配合使用眼药	□ 接受出院前指导 □ 知道复查程序 □ 获取出院诊断书 □ 预约复诊日期
护患配合	□ 配合定时测量体温、脉搏、呼吸，避免坠床或跌倒 □ 配合执行探视及陪护	□ 配合定时测量体温、脉搏、呼吸，避免坠床或跌倒 □ 配合执行探视及陪伴	□ 接受出院宣教 □ 办理出院手续 □ 获取出院带药 □ 知道眼药用药频率、方法和眼药保存注意事项 □ 知道复印病历方法
饮食	□ 普通饮食	□ 普通饮食	□ 普通饮食
排泄	□ 正常排尿便	□ 正常排尿便	□ 正常排尿便
活动	□ 正常活动，避免激烈运动	□ 正常活动，避免激烈运动	□ 正常活动，避免激烈运动

附：原表单（2016年版）

视网膜中央静脉阻塞临床路径表单

适用对象：第一诊断为视网膜中央静脉阻塞（ICD-10：H34.803）
行玻璃体腔注射术（ICD-9-CM-3：14.79004）

患者姓名：	性别：　　年龄：　　门诊号：	住院号：
住院日期：　　年　月　日	出院日期：　　年　月　日	标准住院日：1~6天

<table>
<tr><th>时间</th><th colspan="3">住院第1天</th><th colspan="3">住院第2天</th><th colspan="3">住院第1~3天
（手术日）</th></tr>
<tr><td>主要诊疗工作</td><td colspan="3">□ 询问病史
□ 体格检查
□ 交代病情
□ 完成首次病程记录和住院病历</td><td colspan="3">□ 核实各项检查结果正常
□ 上级医师查房与术前评估
□ 向患者及家属交代术前、术中和术后注意事项
□ 签署手术知情同意书及自费用品协议书</td><td colspan="3">□ 术前再次确认患者姓名、性别、年龄和手术眼别
□ 实施手术
□ 完成手术记录
□ 向患者及其家属交代术后注意事项</td></tr>
<tr><td>重点医嘱</td><td colspan="3">长期医嘱
□ 眼科二级或三级护理
□ 抗菌药物滴眼液点术眼（4次/日）
□ 必要时应用活血化瘀和/或营养神经药物
临时医嘱
□ 血常规、尿常规
□ 感染性疾病筛查
□ 血生化检查
□ 凝血功能检查
□ 心电图
□ 黄斑OCT、荧光素眼底血管造影、眼底照相
□ 必要时行免疫学相关检查
□ 必要时行眼底激光治疗</td><td colspan="3">长期医嘱
□ 眼科二级或三级护理
□ 抗菌药物滴眼液点术眼（4次/日）
□ 必要时应用活血化瘀和/或营养神经药物
临时医嘱（术前1天）
□ 拟于明日在表面麻醉行左/右眼玻璃体腔注药手术
□ 必要时术前30分钟术眼滴散瞳眼药2次（浅前房患者不散瞳）
□ 术前5分钟术眼滴表面麻醉药3次</td><td colspan="3">长期医嘱
□ 眼科二级或三级护理
□ 抗菌药物滴眼液+类固醇激素+非甾体抗炎滴眼液点术眼
□ 必要时应用活血化瘀和/或营养神经药物
临时医嘱
□ 预防性抗菌药物使用
□ 根据病情需要制订（眼压高患者加用降眼压药物控制眼压）</td></tr>
<tr><td>主要护理工作</td><td colspan="3">□ 健康教育
□ 执行医嘱</td><td colspan="3">□ 手术前物品准备
□ 手术前心理护理
□ 手术前患者准备
□ 执行医嘱</td><td colspan="3">□ 随时观察患者情况
□ 术前冲洗结膜囊、泪道
□ 术后心理与基础护理
□ 执行医嘱
□ 术后健康教育</td></tr>
<tr><td>病情变异记录</td><td colspan="3">□ 无　□ 有，原因：
1.
2.</td><td colspan="3">□ 无　□ 有，原因：
1.
2.</td><td colspan="3">□ 无　□ 有，原因：
1.
2.</td></tr>
<tr><td rowspan="2">护士签名</td><td>白班</td><td>小夜班</td><td>大夜班</td><td>白班</td><td>小夜班</td><td>大夜班</td><td>白班</td><td>小夜班</td><td>大夜班</td></tr>
<tr><td></td><td></td><td></td><td></td><td></td><td></td><td></td><td></td><td></td></tr>
<tr><td>医师签名</td><td colspan="3"></td><td colspan="3"></td><td colspan="3"></td></tr>
</table>

时间	住院第 1~4 天 （术后第 1 日）	住院第 2~5 天 （术后第 2 日）	住院第 2~6 天 （出院日）
主要诊疗工作	□ 检查患者术眼 □ 上级医师查房，确定有无手术并发症 □ 完成病程记录 □ 向患者及家属交代术后恢复情况	□ 检查患者术眼 □ 上级医师查房，确定有无手术并发症 □ 完成病程记录 □ 评估患者何时可以出院	□ 上级医师查房，确定是否可以出院，若患者可以出院，则需完成出院记录 □ 通知出院处 □ 通知患者及其家属出院 □ 向患者交代出院后注意事项并书写出院须知 □ 预约复诊日期 □ 出具诊断证明书及出院证明书
重点医嘱	**长期医嘱** □ 眼科二级或三级护理 □ 抗菌药物+类固醇激素+非甾体抗炎滴眼液点术眼 □ 必要时应用活血化瘀和/或营养神经药物 **临时医嘱** □ 根据病情需要制订	**长期医嘱** □ 眼科二级或三级护理 □ 抗菌药物+类固醇激素+非甾体抗炎滴眼液点术眼 □ 必要时应用活血化瘀和/或营养神经药物 **临时医嘱** □ 根据病情需要制订	**长期医嘱** □ 眼科二级或三级护理 □ 抗菌药物+类固醇激素+非甾体抗炎滴眼液点术眼 □ 必要时应用活血化瘀和/或营养神经药物 □ 今日出院 **临时医嘱** □ 出院带药：根据病情需要制订
主要护理工作	□ 随时观察患者病情 □ 执行医嘱	□ 随时观察患者病情 □ 执行医嘱	□ 出院宣教 □ 如果患者可以出院，协助患者办理出院手续、交费等事项
病情变异记录	□ 无 □ 有，原因： 1. 2.	□ 无 □ 有，原因： 1. 2.	□ 无 □ 有，原因： 1. 2.
护士签名	白班 小夜班 大夜班	白班 小夜班 大夜班	白班 小夜班 大夜班
医师签名			

第二十三章

黄斑水肿临床路径释义

【医疗质量控制指标】

指标一、诊断需结合症状、体征和辅助检查。

指标二、手术适应证选择符合黄斑水肿。

指标三、手术疗效达到预期目标。

指标四、抗菌药物使用符合规范。

指标五、住院时间符合路径实施要求。

一、黄斑水肿编码

1. 原编码：

疾病名称及编码：黄斑水肿（ICD-10：H35.804）

2. 修改编码：

疾病名称及编码：黄斑水肿（ICD-10：H35.804）

手术名称及编码：行玻璃体腔注药术（ICD-9-CM-3：14.7903）

二、临床路径检索方法

H35.804 伴 14.7903

三、国家医疗保障疾病诊断相关分组（CHS-DRG）

MCZ1　其他眼部疾患

DCC　眼疾病及功能障碍

四、黄斑水肿临床路径标准住院流程

（一）适用对象

第一诊断为黄斑水肿（ICD-10：H35.804）。

视网膜中央或分支静脉阻塞、糖尿病视网膜病变所致黄斑水肿患者，存在相对应的显著视力下降，合并的眼部疾病仅需玻璃体腔注射药物治疗的患者。

释义

■ 本路径适用对象为黄斑水肿需进行玻璃体腔注射药物患者，包括视网膜中央或分支静脉阻塞、糖尿病视网膜病变所致黄斑水肿，而其他病变引起的黄斑水肿不适用本路径，无相对应的显著视力下降患者不适用本路径，合并的眼部疾病无需玻璃体腔注药患者不适用本路径。

（二）诊断依据

根据《临床诊疗指南·眼科学分册》（中华医学会编著，人民卫生出版社，2006），《临床技术操作规范·眼科学分册》（中华医学会编著，人民军医出版社，2007），《眼科临床指南》

（美国眼科学会编，人民卫生出版社，2010），《眼科学（8年制版）》（人民卫生出版社，2015）：

1. 症状：视力下降、视物遮挡感。
2. 体征：后极部视网膜硬性渗出、黄斑区视网膜水肿增厚、可伴有火焰状、点、片状视网膜出血、视网膜新生血管等。
3. 辅助检查：OCT 黄斑扫描、眼底血管造影示：视网膜黄斑水肿，血管渗漏。

释义

■ 视网膜静脉阻塞是临床常见的视网膜血管疾病，分为中央静脉阻塞和分支静脉阻塞，症状多为不同程度的视力障碍。视网膜中央静脉阻塞可见视网膜大量出血，多呈火焰状或片状浓厚出血，后极部较多，大血管旁有多少不等的棉绒斑，视盘及附近视网膜水肿，静脉高度迂曲扩张；视网膜分支静脉阻塞多见于视网膜颞侧分支，沿阻塞血管分布区视网膜火焰状出血，该支静脉较其他支明显扩张迂曲。黄斑水肿是视网膜静脉阻塞最常见的并发症，也是本病视力降低的主要原因之一。中央静脉阻塞黄斑水肿的发病率为40%~66%，分支静脉阻塞为30%~62%。黄斑水肿发生的时间根据病情轻重而有不同，病情严重者发生较早。

■ 糖尿病性黄斑水肿：糖尿病视网膜病变早期无自觉症状，病变累及黄斑后有不同程度的视力减退，可分为非增生期和增生期。糖尿病性黄斑水肿指由于糖尿病引起的黄斑中心凹1个视盘直径范围内的细胞外液积聚所致的视网膜增厚或硬性渗出沉积。美国早期治疗糖尿病性视网膜病变研究小组（early treatment diabetic retinopathy study，ETDRS）所定义的有临床意义的黄斑水肿需具备以下一项或一项以上：①视网膜水肿增厚在距黄斑中心500μm范围内；②硬性渗出位于距黄斑中心500μm范围内，并伴有邻近视网膜增厚；③距黄斑中心1PD范围内≥1PD大小的视网膜增厚或者其他病变。

■ OCT 黄斑扫描：该方法可提供高分辨率的黄斑中心凹成像，对检测黄斑水肿、玻璃体视网膜界面改变、视网膜神经上皮层脱离、视网膜下积液和其他形式的黄斑病变非常有帮助。此外，临床实践中，治疗方案的制订大多依赖于患者最佳矫正视力和OCT检查结果，包括是否重复注射抗血管内皮细胞生长因子（anti-VEGF）、是否更换治疗药物、启动激光治疗、玻璃体切割术等。

■ 荧光血管造影常用于评估血管阻塞范围、缺血程度和黄斑水肿的类型（缺血型或非缺血型）。其还可以定位微血管瘤渗漏、毛细血管无灌注区域、区分侧支血管。

（三）治疗方案的选择

根据《临床诊疗指南·眼科学分册》（中华医学会编著，人民卫生出版社，2006），《临床技术操作规范·眼科学分册》（中华医学会编著，人民军医出版社，2007），《眼科学（8年制版）》（人民卫生出版社，2015）：

符合手术指征者，行玻璃体腔注药术（ICD-9-CM-3：14.79004）。

1. 经 OCT 黄斑扫描证实的由视网膜静脉阻塞、糖尿病视网膜病变引起的黄斑水肿。
2. 除玻璃体腔注射外，住院期间，无需其他手术治疗者。

释义

■ 首先由OCT黄斑扫描确认存在黄斑水肿，并排除由于其他原因引起的黄斑病变，如老年性黄斑变性、息肉状脉络膜血管病变，中心性浆液性视网膜脉络膜病变等黄斑部病变，患者眼底表现有明确的视网膜静脉阻塞的眼底征象或存在糖尿病性视网膜病变。

■ 入院治疗目的只为进行玻璃体腔药物注射，不进行白内障、青光眼或玻璃体切割术等其他手术治疗。

（四）标准住院日

3~6天。

释义

■ 标准住院日为推荐的最低标准，提倡缩短住院日，全身情况良好的可在门诊进行相关术前检查，可日间手术24小时出院。

（五）进入路径标准

1. 第一诊断必须符合（ICD-10：H35.804）黄斑水肿。
2. 当患者同时具有其他疾病诊断，但在住院期间不需要特殊处理也不影响第一诊断的临床路径流程实施时，可以进入路径。如视网膜静脉阻塞、糖尿病视网膜病变。
3. 存在控制稳定的全身系统性疾病：如高血压、糖尿病、心脑血管疾病等。

释义

■ 本路径适用对象为视网膜静脉阻塞或糖尿病视网膜病变合并的黄斑水肿患者，住院期间仅需行眼内药物注射的患者，进入本路径。

■ 患者如存在高血压、糖尿病、心脑血管疾病等全身系统性疾病，病情需控制稳定，入院期间不需要治疗，可进入本路径。

（六）住院期间检查项目

入院后第1~2天。

1. 必须的检查项目：

（1）血常规、尿常规。

（2）肝肾功能、电解质、血糖，凝血功能，感染性疾病筛查（如乙型肝炎、丙型肝炎、艾滋病、梅毒等）及抗菌药物应用所需检查。

（3）心电图，X线胸片（儿童可不行）。

（4）眼部相关检查：视功能检查、眼压、泪道、OCT黄斑扫描、眼底照相。

2. 根据患者病情需要可选择行眼底荧光血管造影。

释义

■ 心电图、血常规、尿常规、凝血和生化检查，感染性疾病筛查（如乙型肝炎、丙型肝炎、艾滋病、梅毒等）是常规检查，每个进入路径的患者均需完成。肝肾功能、血糖、凝血功能、心电图、X 线胸片主要是评估有无基础疾病，关系到围术期有无特殊处理，可能会影响到住院时间、费用以及治疗预后。传染性疾病的筛查主要用于排除可能的传染源，如乙型肝炎、丙型肝炎、梅毒、艾滋病等，这些患者的手术操作需要特殊处理。为缩短患者术前准备时间，检查项目可以入院前在门诊完成。

■ 术前常规检查：视力、验光、眼压、泪道、眼前节和眼底检查、OCT 黄斑扫描和眼底照相等，根据患者情况选择是否进行荧光血管造影。

（七）手术日

入院第 2 天。

1. 麻醉方式：表面麻醉。
2. 术中用药：表面麻醉滴眼液、抗菌药物眼膏。
4. 术中用耗品：眼科注药包、抗 VEGF 制剂或糖皮质激素制剂。

释义

■ 术中用药：表面麻醉滴眼液、5%聚维酮碘溶液、生理盐水溶液、抗菌药物滴眼液（或眼膏）。

■ 术中用耗品：眼科注药包（包括规尺、角膜显微镊、开睑器等）、抗 VEGF 制剂或糖皮质激素制剂。

■ 患者如为儿童，则需全身麻醉，但该类疾病儿童发病率极低，主要为成人患者，眼部表面麻醉即可。

■ 玻璃体腔注药前，需用 5%聚维酮碘溶液滴入结膜囊内作用 90 秒，之后用大量生理盐水溶液冲洗结膜囊。

■ 手术操作结束，结膜囊内需要滴入抗菌药物滴眼液或涂抗菌药物眼膏。

■术前根据患者情况确定术中使用抗 VEGF 药物或糖皮质激素。

（八）术后住院恢复观察

1~3 天。

1. 术后需要复查的项目：视力、眼压，裂隙灯眼前节、眼底检查，根据患者病情变化选择检查项目。
2. 选择用药：

（1）抗菌药物：按照《2015 年抗菌药物临床应用指导原则》（卫医发〔2015〕43 号）执行，结合患者病情合理使用抗菌药物，用药时间为 1~3 天。

（2）抗菌药物滴眼液；喹诺酮类或氨基糖苷类滴眼液。

（3）降眼压药物。

（4）散瞳剂。

释义

■ 术后使用局部抗菌药物滴眼液预防感染，术后可能出现短期眼压升高，可能使用降眼压药物，术后需要检查眼底，需要使用散瞳剂。

（九）预防性抗菌药物选择与使用时机

1. 按照《2015年抗菌药物临床应用指导原则》（卫医发〔2015〕43号）执行，根据患者病情合理使用抗菌药物。
2. 选用抗菌药物滴眼液，预防性用药时间：术前1~3天。

释义

■ 鉴于《2015年抗菌药物临床应用指导原则》路径均不再全身使用（口服、肌内注射或静脉注射）使用抗菌药物，原则上以局部使用抗菌药物预防感染。

（十）出院标准

1. 眼压正常范围、视力基本恢复至术前矫正视力。
2. 玻璃体腔无严重混浊，视网膜形态可辨、贴伏良好。
3. 结膜、巩膜穿刺口愈合好。

释义

■ 手术后眼压正常，无感染迹象，无严重并发症及合并症可以考虑出院，出院后继续使用抗菌药物眼液预防感染，要定期随访，根据恢复情况及时调整用药。

（十一）变异及原因分析

1. 术后视网膜脱离。
2. 玻璃体积血混浊。
3. 存在需手术治疗的合并疾病，如白内障、青光眼。
4. 存在眼部活动性感染性疾病。
5. 出现严重并发症（脉络膜、视网膜脱离、白内障加重、低眼压、高眼压、感染性眼内炎等）。
6. 需行全身麻醉手术者不进入路径。
7. 患者依从性差。

释义

■ 住院后患者出现特殊情况，如感冒、发热、血糖升高、血压升高等不宜手术的状况，需要等病情好转后再进行手术。

■ 住院后患者出现眼部活动性感染性疾病，不宜手术，需要等疾病痊愈后再进行手术。

■ 术后患者出现脉络膜、视网膜脱离、白内障加重、低眼压、高眼压、感染性眼内炎等严重并发症，需再次手术治疗或住院观察，延长住院时间。

■ 入院后由于白内障、青光眼等，需行其他手术治疗。

■ 患者依从性差，出院后无法遵医嘱用药预防感染，术后延长观察时间。

■ 微小变异：因为医院检验项目的及时性，不能按照要求完成检查；因为节假日不能按照要求完成检查；患者短期不愿按照要求出院随访。

■ 重大变异：出现因手术源性的感染需要进一步抢救治疗，医院与患者或家属发生医疗纠纷，患者要求离院或转院；不愿按照要求出院随访而导致住院时间明显延长。

五、黄斑水肿临床路径给药方案

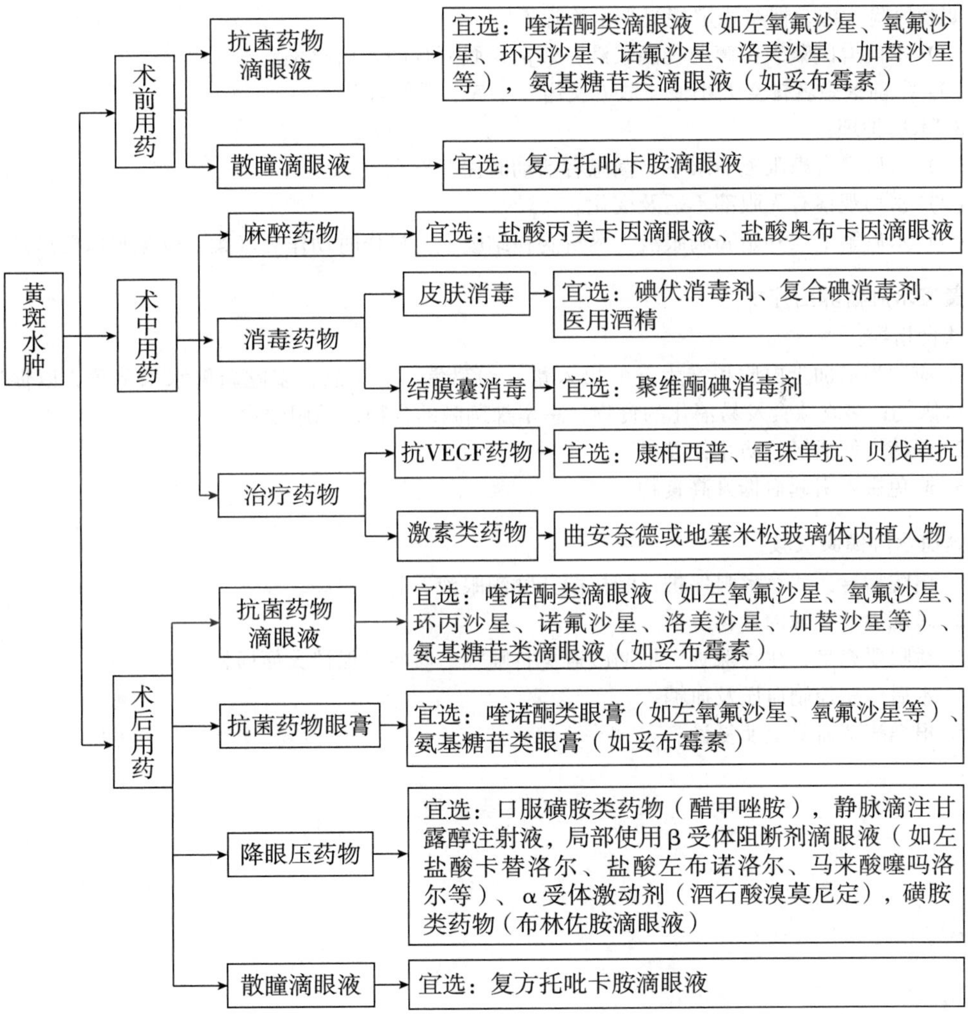

1. 用药选择：

（1）术前预防性应用广谱抗菌药物1~3天，左氧氟沙星、妥布霉素滴眼液均可。

（2）手术中除了眼睑皮肤消毒之后，还需用5%的聚维酮碘消毒结膜囊，起到有效的灭菌作用。

（3）术后给予广谱抗菌药物滴眼液或眼膏预防感染。

2. 药学提示：

玻璃体腔内药物注射后可能出现暂时性眼压升高，可给予醋甲唑胺口服，注意询问患者是否有磺胺药物过敏。

3. 注意事项：

（1）选择激素类药物眼内注射治疗时，要警惕激素可能引起的眼压升高及白内障加重。

（2）玻璃体腔内药物注射为眼局部的手术，围术期仅眼部局部点药即可，不需要全身用药。

六、黄斑水肿护理规范

1. 术前护理：

（1）心理护理，适当讲解手术过程及注意事项，增加患者对手术的理解，建立合理的疗效预期和风险考虑，情绪稳定接受手术治疗。

（2）术前遵医嘱滴抗菌药物滴眼液，清洁结膜囊预防术后感染。

（3）术前嘱患者排空大小便，取下义齿、手表、首饰等。

2. 术后护理：

（1）术后患者患眼覆盖眼罩，嘱患者活动时注意安全。

（2）密切观察有无眼部不适及变化。

（3）术后第2天开始滴滴眼液，尽量滴在结膜上，操作时动作要轻柔，以免眼球受压。

七、黄斑水肿营养治疗规范

饮食指导：

1. 应适当增加蛋白质和维生素的摄入量，如鸡蛋、豆制品，多吃新鲜水果蔬菜，以促进切口修复；多吃软食及易消化的食物，忌辛辣刺激的食物，忌用硬食。
2. 保持大便通畅，防止便秘。
3. 避免摄入引起血糖升高食物。

八、黄斑水肿健康宣教

1. 出院指导：注意术眼保护，滴抗菌药物滴眼液，防止感染。
2. 忌烟酒及辛辣的食物。
3. 睡眠要充足，注意保暖，早期应避免打喷嚏、咳嗽，保持大便通畅。
4. 术后注意控制血压及血糖。
5. 根据病情需要定期复诊。

九、推荐表单

（一）医师表单

黄斑水肿临床路径医师表单

适用对象：第一诊断为黄斑水肿（ICD-10：H35.804）。视网膜中央或分支静脉阻塞、糖尿病视网膜病变所致黄斑水肿患者，存在相对应的显著视力下降，合并的眼部疾病仅需玻璃体腔注射药物治疗（ICD-9-CM-3：14.7903）的患者

患者姓名：	性别：　　年龄：　　门诊号：	住院号：
住院日期：　　年　月　日	出院日期：　　年　月　日	标准住院日：3~6 天

时间	住院第 1 天	住院第 2 天
主要诊疗工作	□ 询问病史及体格检查，眼科常规检查：包括视力、眼压、裂隙灯眼前节、眼底检查、并完成病历书写 □ 开实验室检查单 □ 上级医师查房与术前评估 □ 初步确定手术方式和日期 □ 常规术前准备	□ 上级医师查房 □ 术前检查结果确认 □ 特殊眼部检查：验光、OCT 扫描、眼底照相、眼底荧光血管造影 □ 调整全身用药，控制血压、血糖等 □ 签署手术同意书
重点医嘱	**长期医嘱** □ 眼科二级护理常规 □ 饮食、陪护、测血压 □ 抗炎、抗感染、散瞳药物点术眼 **临时医嘱** □ 血常规、尿常规，血糖、肝肾功能，凝血功能，电解质、传染病筛查 □ 心电图，X 线胸片、细菌培养及药敏试验 □ 视力、眼压、裂隙灯、眼底检查	**长期医嘱** □ 眼科二级护理常规 □ 饮食、陪护、测血压 □ 抗炎、抗感染、散瞳药物点术眼 **临时医嘱** □ 常规术前医嘱：冲洗泪道、结膜囊、剪睫毛、静脉留置针 □ 抗菌药物皮试 □ 术前散瞳 □ 术前镇静、止血药物
病情变异记录	□ 无　□ 有，原因： 1. 2.	□ 无　□ 有，原因： 1. 2.
医师签名		

时间	住院第 3 天 （手术日）	住院第 4~6 天
主要诊疗工作	□ 上级医师查房 □ 术前检查结果确认 □ 排除手术禁忌证 □ 视力、眼压、裂隙灯眼底检查 □ 完善术前检查和术前评估 □ 手术眼别标识	□ 上级医师查房 □ 视力、眼压、裂隙灯、眼底检查 □ 病程记录书写 □ 完成出院志、病案首页、出院诊断证明书等病历材料 □ 向患者交代出院后的后续治疗及相关注意事项，如复诊时间等
重点医嘱	**长期医嘱** □ 眼科术后二级护理常规 □ 饮食、陪护、测血压 □ 抗炎、抗感染、散瞳药物点术眼 **临时医嘱** □ 全身预防性抗感染、止血、改善微循环药物 □ 抗炎药物应用	**长期医嘱** □ 出院带药 抗菌药物滴眼液 非甾体抗炎滴眼液或降眼压药物 口服药物：营养神经、抗炎减轻水肿、改善微循环药物 □ 门诊随诊
病情变异记录	□ 无 □ 有，原因： 1. 2.	□ 无 □ 有，原因： 1. 2.
护士签名		

（二）护士表单

黄斑水肿临床路径护士表单

适用对象：第一诊断为黄斑水肿（ICD-10：H35.804）。视网膜中央或分支静脉阻塞、糖尿病视网膜病变所致黄斑水肿患者，存在相对应的显著视力下降，合并的眼部疾病仅需玻璃体腔注射药物治疗（ICD-9-CM-3：14.7903）的患者

患者姓名：	性别：　　年龄：　　门诊号：	住院号：
住院日期：　　年　月　日	出院日期：　　年　月　日	标准住院日：3~6天

时间	住院第1天	住院第2天
健康宣教	□ 介绍主管医师、护士 □ 介绍环境、设施 □ 上介绍注意事项 □ 向患者宣传戒烟、戒酒重要性 □ 饮食宣教 □ 介绍相关治疗、检查、用药等护理中应注意的问题	□ 主管护士与患者沟通，了解并指导心理应对 □ 宣教疾病知识，用药知识及手术操作流程 □ 告知手术前后饮食、活动及探视注意事项及应对方式
护理处理	□ 核对患者姓名，佩戴腕带 □ 建立入院护理病历 □ 卫生处理：剪指（趾）甲、沐浴、更换病号服	□ 随时观察患者病情变化 □ 协助医师进行各项检查 □ 抗炎、抗感染药物点术眼 □ 遵医嘱进行术前准备：冲洗泪道、结膜囊
基础护理	□ 二级护理 □ 晨晚间护理 □ 患者安全管理	□ 二级护理 □ 晨晚间护理 □ 患者安全管理
专科护理	□ 护理查体 □ 心率、呼吸及血压测量 □ 抗炎、抗感染药物点眼	□ 指导患者尽快适应病区环境 □ 遵医嘱执行护理治疗 □ 遵医嘱正确给药并饮食宣教 □ 完成护理记录单书写
重点医嘱	□ 详见医嘱执行单	□ 详见医嘱执行单
病情变异记录	□ 无　□ 有，原因： 1. 2.	□ 无　□ 有，原因： 1. 2.
护士签名		

时间	住院第 3 天 （手术日）	住院第 4~6 天
健康宣教	□ 健康宣教：术后注意事项 □ 介绍术后正确体位 □ 介绍相关治疗、检查、用药等护理中应注意的问题	□ 进行出院指导：生活指导、饮食指导、用药指导 □ 遵医嘱向患者交代出院后的后续治疗及相关注意事项，如复诊时间等
护理处理	□ 执行术后医嘱 □ 完成手术当日护理记录单书写	□ 办理出院手续 □ 书写出院小结
基础护理	□ 一级护理 □ 晨晚间护理 □ 患者安全管理	□ 一级护理 □ 晨晚间护理 □ 患者安全管理
专科护理	□ 协助医师并进行手术眼别标识 □ 观察动态病情变化，执行医嘱	□ 执行术后医嘱、出院医嘱 □ 观察动态病情变化，执行医嘱 □ 监测患者生命体征变化、术眼情况变化 □ 完成术后相关护理记录单
重点医嘱	□ 详见医嘱执行单	□ 详见医嘱执行单
病情变异记录	□ 无 □ 有，原因： 1. 2.	□ 无 □ 有，原因： 1. 2.
护士签名		

（三）患者（家属）表单

黄斑水肿临床路径患者（家属）表单

适用对象：第一诊断为黄斑水肿（ICD-10：H35.804）。视网膜中央或分支静脉阻塞、糖尿病视网膜病变所致黄斑水肿患者，存在相对应的显著视力下降，合并的眼部疾病仅需玻璃体腔注射药物治疗（ICD-9-CM-3：14.7903）的患者

患者姓名：	性别： 年龄： 门诊号：	住院号：
住院日期： 年 月 日	出院日期： 年 月 日	标准住院日：3~6 天

时间	入院当日	住院第 2 天
医患配合	□ 配合询问病史、收集资料，请务必详细告知既往史、用药史、过敏史 □ 配合进行体格检查 □ 有任何不适告知医师	□ 配合完善相关检查，如实验室检查、心电图、X 线胸片、眼部检查等 □ 医师向患者及家属交代病情 □ 配合签署手术知情同意书 □ 配合用药及治疗 □ 有任何不适告知医师
护患配合	□ 配合测量体温、呼吸、脉搏、血压、体重 □ 配合完成入院护理评估单（简单询问既往史、用药史、过敏史） □ 接受入院教育（环境介绍、病室规定、订餐制度、贵重物品保管等） □ 有任何不适告知护士	□ 配合测量体温、呼吸、脉搏、血压，询问每日排便情况 □ 接受相关实验室检查宣教，正确留取标本，配合检查 □ 接受抗炎、抗感染药物点术眼 □ 配合进行术前准备：冲洗泪道、结膜囊 □ 有任何不适告知护士 □ 注意活动安全，避免坠床或跌倒 □ 配合执行探视及陪护 □ 接受疾病及用药相关知识指导
饮食	□ 普通饮食	□ 普通饮食
排泄	□ 正常排尿便	□ 正常排尿便
活动	□ 适度活动	□ 适度活动

时间	住院第3天 （手术日）	住院第4~6天 （出院日）
医患配合	□ 配合进行手术治疗 □ 有任何不适告知医师	□ 接受出院前指导 □ 知道复查流程 □ 获取出院诊断书
护患配合	□ 配合护士进行术后护理 □ 有任何不适告知护士 □ 注意活动安全，避免坠床或跌倒 □ 配合执行探视及陪伴	□ 接受出院宣教 □ 办理出院手续 □ 获取出院带药 □ 知道用药方法、作用，注意事项 □ 知道复印病历方法
饮食	□ 普通饮食	□ 普通饮食
排泄	□ 正常排尿便	□ 正常排尿便
活动	□ 适度活动	□ 适度活动

附：原表单（2016 年版）

黄斑水肿临床路径表单

适用对象：第一诊断为黄斑水肿（ICD-10：H35.804）。视网膜中央或分支静脉阻塞、糖尿病视网膜病变所致黄斑水肿患者，存在相对应的显著视力下降，合并的眼部疾病无需玻璃体腔注射药物之外的其他治疗的患者

患者姓名：	性别： 年龄： 门诊号：	住院号：
住院日期： 年 月 日	出院日期： 年 月 日	标准住院日：3~6 天

时间	住院第 1 天	住院第 2 天
主要诊疗工作	□ 询问病史及体格检查，眼科常规检查：包括视力、眼压、裂隙灯眼前节、眼底检查并完成病历书写 □ 开实验室检查单 □ 上级医师查房与术前评估 □ 初步确定手术方式和日期 □ 常规术前准备	□ 上级医师查房 □ 术前检查结果确认 □ 特殊眼部检查：验光、OCT 扫描、眼底照相、眼底荧光血管造影 □ 调整全身用药，控制血压、血糖等 □ 签署手术同意书
重点医嘱	**长期医嘱** □ 眼科二级护理常规 □ 饮食、陪护、测血压 □ 抗炎、抗感染、散瞳药物点术眼 **临时医嘱** □ 血常规、尿常规，血糖、肝肾功能，凝血功能，电解质、传染病筛查 □ 心电图，X 线胸片、细菌培养及药敏试验 □ 视力、眼压、裂隙灯、眼底检查	**长期医嘱** □ 眼科二级护理常规 □ 饮食、陪护、测血压 □ 抗炎、抗感染、散瞳药物点术眼 **临时医嘱** □ 常规术前医嘱：冲洗泪道、结膜囊、剪睫毛、静脉留置针 □ 抗菌药物皮试 □ 术前散瞳 □ 术前镇静、止血药物
主要护理工作	□ 病区环境及医护人员介绍 □ 医院相关制度介绍 □ 入院评估 □ 执行医嘱 □ 饮食宣教 □ 观察生命体征 □ 介绍相关治疗、检查、用药等护理中应注意的问题 □ 体位介绍 □ 完成护理记录单书写	□ 指导患者尽快适应病区环境 □ 按医嘱执行护理治疗 □ 介绍有关疾病的护理知识 □ 介绍相关治疗、检查、用药等护理中应注意的问题 □ 饮食宣教 □ 观察生命体征 □ 完成护理记录单书写
病情变异记录	□ 无 □ 有，原因： 1. 2.	□ 无 □ 有，原因： 1. 2.
护士签名		
医师签名		

时间	住院第3天 （手术日）	住院第4~6天
主要诊疗工作	□ 上级医师查房 □ 术前检查结果确认 □ 排除手术禁忌证 □ 视力、眼压、裂隙灯眼底检查 □ 完善术前检查和术前评估 □ 手术眼别标识	□ 上级医师查房 □ 视力、眼压、裂隙灯、眼底检查 □ 病程记录书写 □ 完成出院志、病案首页、出院诊断证明书等病历材料 □ 向患者交代出院后的后续治疗及相关注意事项，如复诊时间等
重点医嘱	**长期医嘱** □ 眼科术后二级护理常规 □ 饮食、陪护、测血压 □ 抗炎、抗感染、散瞳药物点术眼 **临时医嘱** □ 全身预防性抗感染、止血、改善微循环药物 □ 抗炎药物应用	**长期医嘱** □ 出院带药 抗菌药物滴眼液 非甾体抗炎滴眼液或降眼压药物 口服药物：营养神经、抗炎减轻水肿、改善微循环药物 □ 门诊随诊
主要护理工作	□ 健康宣教：术后注意事项 □ 执行术后医嘱 □ 完成手术当日护理记录单书写 □ 观察动态病情变化，执行医嘱 □ 介绍术后正确体位 □ 介绍相关治疗、检查、用药等护理中应注意的问题	□ 执行术后医嘱、出院医嘱 □ 观察动态病情变化，执行医嘱 □ 进行出院指导：生活指导、饮食指导、用药指导 □ 监测患者生命体征变化、术眼情况变化 □ 完成术后相关护理记录单
病情变异记录	□ 无 □ 有，原因： 1. 2.	□ 无 □ 有，原因： 1. 2.
护士签名		
医师签名		

第二十四章

黄斑前膜临床路径释义

【医疗质量控制指标】

指标一、诊断需结合症状、体征和辅助检查。

指标二、手术适应证选择符合穿后入路玻璃体切割术。

指标三、手术疗效达到预期目标。

指标四、抗菌药物使用符合规范。

指标五、住院时间符合路径实施要求。

一、黄斑前膜编码

1. 原编码：

疾病名称及编码：黄斑前膜（ICD-10：H35.304）

手术名称及编码：后入路玻璃体切割联合黄斑前膜剥除术（ICD-9-CM-3：14.741）

2. 修改编码：

疾病名称及编码：黄斑前膜（ICD-10：H35.306）

手术名称及编码：后入路玻璃体切割联合黄斑前膜剥除术（ICD-9-CM-3：14.74）

二、临床路径检索方法

H35.306 伴 14.74

三、国家医疗保障疾病诊断相关分组（CHS-DRG）

MDCC　眼疾病及功能障碍

CZ1　其他眼部疾患

四、黄斑前膜临床路径标准住院流程

（一）适用对象

第一诊断为特发性或继发性黄斑前膜（ICD-10：H35.304），行后入路玻璃体切割（ICD-9-CM-3：14.741）联合黄斑前膜剥除术。

释义

■ 本路径适用对象为诊断为特发性或继发性黄斑前膜的患者。特发性黄斑前膜是一种与年龄相关的增生性疾病，表现为黄斑部视网膜前膜形成及其收缩导致的继发性改变。继发性黄斑前膜可继发于孔源性视网膜脱离及其复位手术后，也可继发于视网膜血管病、炎症或外伤等。

■ 本路径适用于行后入路玻璃体切割联合黄斑前膜剥除术的黄斑前膜患者。联合前节白内障手术或其他视网膜复位等手术者则不进入此路径。

（二）诊断依据

根据《临床诊疗指南·眼科学分册》（中华医学会编著，人民卫生出版社，2006），《临床技术操作规范·眼科学分册》（中华医学会编著，人民军医出版社，2007）：

1. 症状：视物变形，大部分患者有不同程度的视力下降。

2. 体征：眼底检查可见随着膜的增厚反光增强，从透明的玻璃纸样反光发展为视网膜皱褶，直至灰白色膜状物，视网膜血管受牵引，走行扭曲变形。

释义

■ 黄斑前膜的常见症状有视力下降和视物变形。疾病早期可无症状。当黄斑前膜影响到黄斑中心凹时可出现视力改变，通常为轻度或中度视力下降。当出现黄斑部水肿皱褶时，可引起明显的视力下降或视物变形，Amsler 方格表可查出视物变形。

■ 黄斑前膜的眼部改变主要在眼底黄斑部。在疾病早期，黄斑前膜为一层透明的膜性组织，表现为后极部视网膜玻璃纸样反光。当黄斑前膜组织增厚、收缩时，可牵引视网膜使其表面形成皱褶。可见视盘颞侧血管弓的小血管变形、扭曲，甚至血管弓向心性收缩。如果增厚的黄斑前膜不完整，可形成假性黄斑裂孔。

■ 如为继发性黄斑前膜，还可有相应原发疾病的眼底表现，如糖尿病视网膜病变眼底改变等。

（三）治疗方案的选择

根据《临床诊疗指南·眼科学分册》（中华医学会编著，人民卫生出版社，2006），《临床技术操作规范·眼科学分册》（中华医学会编著，人民军医出版社，2007）：

玻璃体切割联合黄斑前膜剥除术指征：视物变形明显或视力进行性下降。

释义

■ 黄斑前膜导致患者视物变形明显影响日常生活或视力进行性下降并有手术意愿者，可行黄斑前膜剥除术。

（四）标准住院日

4~6 天。

释义

■ 标准住院日为推荐最低标准。患者入院后，1~2 天内完成常规手术前检查，并且滴用抗菌药物滴眼液。入院后第 2~3 天可以安排手术。手术后观察 1~2 天，没有严重术后反应，眼内压正常，可以安排出院。总住院时间不超过 6 天符合本路径要求。

（五）进入路径标准

1. 第一诊断必须符合 ICD-10：H35.304 黄斑前膜疾病编码。

2. 当患者同时具有其他疾病诊断，但在住院期间不需要特殊处理也不影响第一诊断的临床路径流程实施时，可以进入本路径。

释义

■ 第一诊断必须符合黄斑前膜的诊断。

■ 当患者同时具有其他疾病诊断，但在住院期间不需要特殊处理也不影响第一诊断的临床路径流程实施时，可以进入本路径。

■ 同时具有糖尿病、高血压等全身疾病，但在住院期间不需要特殊处理的患者，可以进入本路径。

■ 同时具有白内障但不需要行白内障摘除的患者可以进入本路径。

■ 在采用玻璃体切割术的同时，需要联合使用视网膜光凝、玻璃体腔注药、白内障摘除、青光眼手术的患者不适用本路径。

（六）术前准备（术前评估）

1~3 天。

1. 必须的检查项目：

（1）血常规，尿常规。

（2）肝肾功能、血糖，凝血功能，感染性疾病筛查（如乙型肝炎、丙型肝炎、艾滋病、梅毒等）。

（3）心电图，X 线胸片。

（4）专科检查：视力、眼内压、眼底检查、眼科 OCT。

2. 根据患者病情需要可选择行显然验光、眼底照相、FFA 或 mfERG 等检查。

释义

■ 必查项目每个进入路径的患者均需完成，相关人员应认真分析检查结果，以便及时发现异常情况并采取对应处理。

■ 为缩短患者术前等待时间，检查项目可以在患者入院前于门诊完成。

■ 进行眼底检查、眼科 OCT 以明确黄斑前膜情况。

■ 通过显然验光明确患者的最佳矫正视力。眼底照相可用于记录术前黄斑前膜的情况。

■ FFA 检查能清晰地显示黄斑区毛细血管拱环的形态，病变小血管的变形、扭曲现象，以及来自病变区域的异常荧光。继发性黄斑前膜者 FFA 还可显示脉络膜视网膜炎症、视网膜血管阻塞、糖尿病视网膜病变等异常血管荧光。

（七）预防性抗菌药物选择与使用时机

1. 按照《抗菌药物临床应用指导原则》（卫医发〔2015〕43 号）执行，根据患者病情合理使用抗菌药物。

2. 选用抗菌药物滴眼液，4~6 次/天，预防性用药时间可 1~3 天。

释义

■ 术前2~3天应选用广谱的抗菌药物滴眼液，每日4~6次。同时应冲洗泪道，除外泪囊炎。对于合并有急性结膜炎的患者，使用局部抗菌药物的时间应延长，直到炎症完全消退后1周方可手术，以预防术后感染。

（八）手术日

入院第2~4天。

1. 麻醉方式：局部麻醉，可行局部麻醉联合神经安定镇痛。
2. 手术内植入物：无。
3. 术中用药：利多卡因、罗哌卡因或布比卡因。
4. 术中用耗品：玻璃体切割头、光导纤维、末端夹持镊、吲哚菁绿（根据术中情况决定是否使用）、缝线（视巩膜穿刺口大小及是否渗漏决定是否缝合）。
5. 术中用设备：显微镜、玻璃体切割机。

释义

■ 本路径推荐的麻醉方式为局部麻醉，儿童或者不能耐受局部麻醉手术的成人患者可采用全身麻醉，但不进入本路径。

■ 术中用药还有聚维酮碘消毒液。

■ 手术中无植入物。

■ 视术中情况可能联合进行视网膜光凝、白内障摘除、眼内注药、眼内填充等操作，如果发生以上情况则不进入本路径。

（九）术后住院恢复

2~4天。

1. 术后需要复查的项目：视力、眼内压、眼前节、视网膜相关检查，根据患者病情变化选择检查项目。
2. 选择用药：

（1）抗菌药物：按照《抗菌药物临床应用指导原则》（卫医发〔2015〕43号）执行，结合患者病情合理使用抗菌药物，用药时间为1~2天。

（2）抗菌药物滴眼液。

（3）甾体激素滴眼液。

（4）散瞳剂。

释义

■ 术后需要复查的项目：视力、眼内压、眼前节、视网膜相关检查，根据患者病情变化选择眼部超声、OCT等相关检查。

■ 原则上以局部点用抗菌药物眼液预防感染，不全身使用抗菌药物。眼部用药为抗菌药物滴眼液、甾体激素滴眼液和散瞳剂。其他用药如非甾体滴眼液。

（十）出院标准

1. 术后反应轻，病情稳定。
2. 裂隙灯检查无明显异常，眼底检查无明显视网膜出血或玻璃体积血。
3. 眼内压正常范围。

释义

■ 患者出院前应符合如上相关检查标准，若未达到以上标准或者有眼内感染征象，应分析原因，并做出相应的处理方案。

■ 出现手术后并发症（玻璃体积血、脉络膜脱离、术后持续高眼内压）等需要较长时间观察和药物治疗者不进入本路径。

（十一）变异及原因分析

1. 术前评估出现眼部（如结膜炎）或全身感染（感冒等）者，不进入路径。
2. 黄斑前膜合并黄斑裂孔者不进入路径。
3. 已行玻璃体切割术的继发性黄斑前膜不进入路径。
4. 术中出现医源性视网膜裂孔行视网膜裂孔激光和/或玻璃体内填充术者转入相应路径。
5. 出现严重手术并发症（脉络膜驱逐性出血、巩膜穿孔、严重玻璃体积血、眼内炎等），转入相应路径。
6. 需行全身麻醉手术者不进入路径。

释义

■ 变异是指入选临床路径的患者未能按照路径流程完成医疗行为或未达到预期的医疗质量控制目标。住院后患者出现特殊情况，如感冒、发热等不宜手术的疾病，需要等病情好转后才可手术治疗。术中出现手术并发症者，需要转入相应路径。

五、黄斑前膜临床路径给药方案

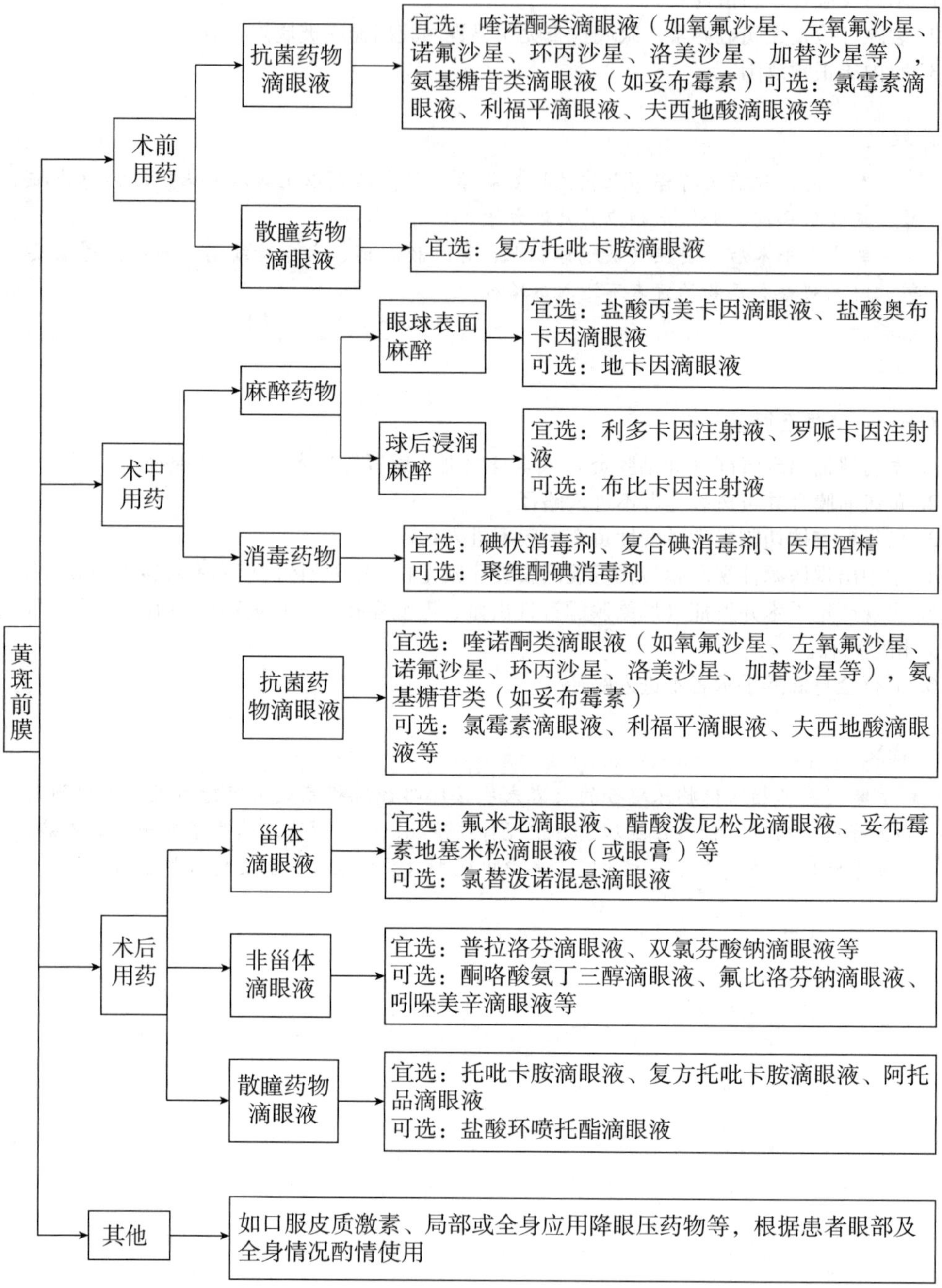

1. 用药选择：

（1）手术前应用广谱抗菌药物滴眼液 1~3 天，起到清洁结膜囊的作用。术前应用散瞳剂，方便眼底检查。部分患者对常见的散瞳剂过敏，表现为眼红、眼痒等，可以试用盐酸环喷托酯滴眼液。

（2）手术中除了眼睑周围皮肤消毒外，还要注意结膜囊的消毒，除了术前冲洗结膜囊外，结膜囊应用 5%聚维酮碘消毒液可以起到有效的灭菌作用。

（3）手术后常规应用广谱抗菌药物、甾体、非甾体滴眼液，起到预防感染、控制炎症反应的作用。术后应用散瞳剂，不但方便眼底检查，也可以起到活动瞳孔、抑制炎症反应的作用。

（4）通常不需要静脉用药。

2. 药学提示：

术后甾体糖皮质激素类滴眼液不宜长期使用，因有导致激素性青光眼的可能，使用前后监测眼压变化。

3. 注意事项：

单纯黄斑前膜手术，为眼局部的手术，通常围术期眼局部点药即可，一般不需要静脉用抗菌药物等。

六、黄斑前膜护理规范

1. 术前护理：

（1）心理护理，适当讲解手术过程及注意事项，增加患者对手术的理解，建立合理的疗效预期和风险考虑，情绪稳定接受手术治疗。

（2）术前遵医嘱滴抗菌药物滴眼液，清洁结膜囊预防术后感染。

（3）术前 1 小时应使用散瞳滴眼液，使瞳孔尽量散大以方便手术的进行。

（4）术前嘱患者排空大小便，取下义齿、手表、首饰等。

2. 术后护理：

（1）后入路玻璃体切割联合黄斑前膜剥除术后需俯卧位或者侧卧位，需根据医嘱告知和提醒患者体位要求，尽量避免大幅度的活动，谨防碰撞术眼，必要时戴保护眼罩。

（2）密切观察有无术后高眼压的发生，一般发生在术后 1~3 天以内，如术眼疼痛加重，眼球胀痛伴头痛，及时报告医师予以对症治疗。

（3）术后第 1 天开始点患眼局部使用滴眼液，主要为散瞳药物、抗感染药物和类固醇类药物。尽量滴在结膜上，操作时动作要轻柔，以免眼球受压。

七、黄斑前膜营养治疗规范

饮食指导：

1. 术后忌辛辣刺激的食物，忌用硬食，以防过度用力，使切口裂开。可适当增加蛋白质和维生素的摄入量，如鸡蛋、豆制品，多吃新鲜水果蔬菜，以促进切口修复。

2. 保持大便通畅，防止便秘，以防过度用力，使切口裂开。

八、黄斑前膜健康宣教

1. 出院指导：注意术眼保护，无菌纱布遮盖或戴保护镜，滴抗菌药物滴眼液，防止细菌感染。避免剧烈运动，触碰到眼球。

2. 教会患者或者家属正确使用滴眼液的方法，告知药物的使用频次和间隔时间。

3. 忌烟酒及辛辣的食物，因为辛辣食物可导致血管扩张眼部充血，常易引起排斥反应。

4. 睡眠要充足，注意保暖，早期应避免打喷嚏、咳嗽，保持大便通畅。

5. 注意用眼卫生，防止病菌及污染水源入眼。出院后要避免和传染病患者接触，尽量少去公共场所。

6. 根据病情需要定期复诊。

九、推荐表单

（一）医师表单

黄斑前膜临床路径医师表单

适用对象：第一诊断为黄斑前膜（ICD-10：H35.306）

行后入路玻璃体切割联合黄斑前膜剥除术（ICD-9-CM-3：14.74）

患者姓名：	**性别：　　年龄：　　门诊号：**	**住院号：**
住院日期：　　年　月　日	**出院日期：**　　年　月　日	**标准住院日：4~6天**

时间	住院第1天	住院第2~3天	住院第2~4天 （手术日）
主要诊疗工作	□ 询问病史与体格检查，包括视力、眼内压、裂隙灯和眼底检查 □ 冲洗泪道 □ 完成病历书写 □ 开实验室检查单 □ 初步确定手术方式和日期 □ 术眼抗菌药物滴眼液滴眼 □ 术前散瞳剂滴眼	□ 视力、眼内压、裂隙灯和眼底检查 □ 上级医师查房 □ 完善术前检查和术前评估 □ 如有必要，完成相关检查，如OCT、眼底照相、FFA或mfERG等 □ 术眼抗菌药物滴眼液 □ 术眼散瞳剂滴眼 □ 术前准备，如剪睫毛、冲洗结膜囊等	□ 手术前再次确认患者姓名、性别、年龄和准备手术的眼睛、手术方案 □ 手术：有手术适应证、无手术禁忌 □ 术者完成手术记录 □ 住院医师完成手术日病程记录 □ 向患者及其家属交代手术后注意事项
重点医嘱	**长期医嘱** □ 眼科二级或三级护理常规 □ 饮食 □ 抗菌药物滴眼液点术眼 □ 散瞳剂 **临时医嘱** □ 血常规、尿常规，肝肾功能，感染性疾病筛查，凝血功能 □ 心电图、X线胸片 □ OCT □ 必要时行眼底照相、FFA、眼B超等	**长期医嘱** □ 眼科二级或三级护理常规 □ 饮食 □ 抗菌药物滴眼液点术眼 □ 散瞳剂 **临时医嘱** □ 拟明日在局部麻醉下行左/右眼玻璃体切割联合黄斑前膜剥除术 □ 冲洗结膜囊、备皮 □ 术前1小时充分散瞳 □ 术前口服镇静药（必要时）	**长期医嘱** □ 眼科术后一级或二级护理 □ 饮食 □ 眼部换药 qd □ 抗菌药物滴眼液 □ 甾体抗炎药 □ 散瞳剂 **临时医嘱** □ 根据病情需要下达
病情变异记录	□ 无　□ 有，原因： 1. 2.	□ 无　□ 有，原因： 1. 2.	□ 无　□ 有，原因： 1. 2.
医师签名			

时间	住院第 3~5 天 （术后第 1~2 日）	住院第 4~6 天 （出院日）
主要诊疗工作	□ 上级医师查房 □ 患者有无疼痛等不适主诉 □ 视力、眼内压、裂隙灯和眼底检查 □ 如有眼压高，控制眼内压 □ 完成常规病历书写	□ 上级医师查房 □ 患者有无疼痛等不适主诉 □ 视力、眼内压、裂隙灯和眼底检查 □ 如有眼内压高，控制眼内压 □ 根据术后切口、玻璃体腔、视网膜情况，并发症是否控制等决定术后出院时间 □ 完成常规病历书写
重点医嘱	**长期医嘱** □ 眼科术后二级护理常规 □ 饮食 □ 抗菌药物滴眼液点术眼 □ 散瞳剂 □ 激素类滴眼液 **临时医嘱** □ 眼压增高：甘露醇输液、局部降眼压滴眼液 □ 炎症反应重：激素类眼药球后或结膜下注射	**临时医嘱** □ 今日出院 □ 出院用药 抗菌药物滴眼液 甾体抗炎药 非甾体抗炎药 散瞳剂 □ 门诊随诊
病情变异记录	□ 无 □ 有，原因： 1. 2.	□ 无 □ 有，原因： 1. 2.
医师签名		

（二）护士表单

黄斑前膜临床路径护士表单

适用对象：第一诊断为黄斑前膜（ICD-10：H35.306）

行后入路玻璃体切割联合黄斑前膜剥除术（ICD-9-CM-3：14.74）

患者姓名：	**性别：　　年龄：　　门诊号：**	**住院号：**
住院日期：　　年　月　日	**出院日期：**　　年　月　日	**标准住院日：4~6 天**

时间	住院第 1 天	住院第 2~3 天	住院第 2~4 天 （手术日）
健康宣教	□ 入院宣教 介绍主管医师、护士 介绍环境、设施 介绍住院注意事项	□ 术前宣教 宣教疾病知识、术前准备及手术过程 告知准备物品、沐浴 告知术后饮食、活动及探视注意事项 告知术后可能出现的情况及应对方式 □ 主管护士与患者沟通，了解并指导心理应对 □ 告知家属等候区位置	□ 术后当日宣教 告知术后注意事项 告知术后饮食、活动及探视注意事项 告知术后可能出现情况的应对方式 给予患者及家属心理支持 再次明确探视陪伴须知
护理处置	□ 核对患者姓名，佩戴腕带 □ 建立入院护理病历 □ 卫生处置：剪指（趾）甲、沐浴，更换病号服	□ 协助医师完成术前检查 □ 术前准备 剪睫毛、冲洗结膜囊 卫生处置：头部清洁、沐浴	□ 送手术 摘除患者各种活动物品 核对患者资料及术中带药 填写手术交接单，签字确认 □ 接手术 核对患者及资料，签字确认
基础护理	□ 三级护理 □ 晨晚间护理 □ 患者安全管理	□ 三级护理 □ 晨晚间护理 □ 患者安全管理	□ 二级护理 □ 晨晚间护理 □ 患者安全管理
专科护理	□ 护理查体 □ 需要时，填写跌倒及压疮防范表 □ 需要时，请家属陪伴 □ 遵医嘱抗菌药物滴眼液点术眼（4 次/日） □ 心理护理	□ 协助完成相关检查 □ 遵医嘱抗菌药物滴眼液点术眼（4 次/日） □ 心理护理	□ 病情观察，观察术眼情况变化 □ 测量患者 TPR 变化 □ 术前遵医嘱给予散瞳剂滴眼 □ 术后协助患者正确体位 □ 心理护理
重点医嘱	□ 详见医嘱执行单	□ 详见医嘱执行单	□ 详见医嘱执行单
病情变异记录	□ 无　□ 有，原因： 1. 2.	□ 无　□ 有，原因： 1. 2.	□ 无　□ 有，原因： 1. 2.
护士签名			

时间	住院第 3~5 天 （术后第 1~2 日）	住院第 4~6 天 （出院日）
健康宣教	□ 术后宣教 眼药作用及频率 饮食、活动指导 复查患者对术前宣教内容的掌握程度 疾病恢复期注意事项	□ 出院宣教 复查时间 眼药使用方法与频率 活动休息 指导饮食 指导办理出院手续
护理处置	□ 遵医嘱协助完成相关检查	□ 办理出院手续
基础护理	□ 二级护理 □ 晨晚间护理 □ 协助或指导活动 □ 患者安全管理	□ 二级护理 □ 晨晚间护理 □ 患者安全管理
专科护理	□ 病情观察，观察术眼情况变化 □ 协助患者正确体位 □ 遵医嘱眼药治疗 □ 心理护理	□ 病情观察 □ 遵医嘱眼药治疗 □ 心理护理
重点医嘱	□ 详见医嘱执行单	□ 详见医嘱执行单
病情变异记录	□ 无　□ 有，原因： 1. 2.	□ 无　□ 有，原因： 1. 2.
护士签名		

（三）患者（家属）表单

黄斑前膜临床路径患者（家属）表单

适用对象：第一诊断为黄斑前膜（ICD-10：H35.306）

行后入路玻璃体切割联合黄斑前膜剥除术（ICD-9-CM-3：14.74）

患者姓名：	性别： 年龄： 门诊号：	住院号：
住院日期： 年 月 日	出院日期： 年 月 日	标准住院日：4~6 天

时间	住院第 1 天	住院第 2~3 天	住院第 2~4 天（手术日）
医患配合	□ 配合询问病史、收集资料，请务必详细告知既往史、用药史、过敏史 □ 如服用抗凝剂，请明确告知 □ 配合进行体格检查 □ 有任何不适请告知医师	□ 配合完善术前相关检查，如采血、留尿、心电图、X 线胸片、眼科特殊检查等 □ 医师与患者及家属介绍病情及手术谈话、术前签字 □ 麻醉师与患者进行术前访视	□ 配合评估手术效果 □ 有任何不适请告知医师
护患配合	□ 配合测量体温、脉搏、呼吸、血压、体重 1 次 □ 配合完成入院护理评估（简单询问病史、过敏史、用药史） □ 接受入院宣教（环境介绍、病室规定、订餐制度、贵重物品保管等） □ 有任何不适请告知护士	□ 配合测量体温、脉搏、呼吸、询问排便情况 □ 接受术前宣教 □ 自行沐浴，加强头部清洁，剪指（趾）甲 □ 准备好必要用物，吸水管 □ 取下义齿、饰品等，贵重物品交家属保管	□ 清晨测量体温、脉搏、呼吸、送手术室前，协助完成核对，带齐影像资料和术中带药 □ 返回病房后，协助完成核对，配合过病床，配合血压测量 □ 遵医嘱采取正确体位 □ 配合缓解疼痛 □ 有任何不适请告知护士
饮食	□ 普通饮食	□ 普通饮食	□ 普通饮食
排泄	□ 正常排尿便	□ 正常排尿便	□ 正常排尿便
活动	□ 正常活动	□ 正常活动	□ 全身麻醉完全清醒后可正常活动

时间	住院第 3~5 天 （术后第 1~2 日）	住院第 4~6 天 （出院日）
医患配合	□ 配合检查眼部情况 □ 配合眼部切口换药	□ 接受出院前指导 □ 指导复查程序 □ 获取出院诊断书 □ 预约复诊日期
护患配合	□ 配合定时测量体温、脉搏、呼吸、每日询问排便情况 □ 注意活动安全，避免坠床或跌倒 □ 配合执行探视及陪伴	□ 接受出院宣教 □ 办理出院手续 □ 获取出院带药 □ 知道眼药频率、方法和眼药保存注意事项 □ 知道特殊体位时间 □ 知道复印病历方法
饮食	□ 普通饮食	□ 普通饮食
排泄	□ 正常排尿便 □ 避免便秘	□ 正常排尿便 □ 避免便秘
活动	□ 正常活动	□ 正常活动

附：原表单（2016年版）

黄斑前膜临床路径表单

适用对象：第一诊断为特发性或继发性黄斑前膜（ICD-10：H35.304）

行后入路玻璃体切割（ICD-9-CM-3：14.741）联合黄斑前膜剥除术

患者姓名：	**性别：　　年龄：　　门诊号：**	**住院号：**
住院日期：　　年　月　日	**出院日期：**　　年　月　日	**标准住院日：4~6天**

时间	住院第1天	住院第2天	住院第3天
主要诊疗工作	□询问病史及体格检查，包括裂隙灯、三面镜和间接检眼镜检查 □完成病历书写 □开实验室检查单 □上级医师查房与术前评估 □初步确定手术方式和日期 □术眼抗菌药物滴眼液清洁结膜囊	□上级医师查房 □完善术前检查和术前评估 □术眼完成眼科特殊检查：OCT □如有必要，完成相关检查：如FFA、ERG等 □对侧眼检查并制订治疗方案 □裂隙灯和间接检眼镜检查 □术眼抗菌药物滴眼液清洁结膜囊	□完成必要的相关科室会诊 □调整全身用药，控制血压、血糖等 □裂隙灯和间接检眼镜检查 □住院医师完成术前小结和术前讨论，上级医师查房记录等 □签署手术同意书、自费用品协议书 □抗菌药物滴眼液清洁结膜囊
重点医嘱	**长期医嘱** □眼科二级护理常规 □饮食 □抗菌药物滴眼液 □散瞳剂 **临时医嘱** □血常规、尿常规，血糖、肝肾功能，凝血功能，感染性疾病筛查 □心电图，X线胸片 □OCT □眼底照相、FFA、ERG（必要时）	**长期医嘱** □眼科二级护理常规 □饮食 □抗菌药物滴眼液 □散瞳剂 **临时医嘱** □FFA、ERG（必要时）	**长期医嘱** □同第1天 **临时医嘱**（术前1日） □常规准备明日在局部麻醉下行玻璃体切割、黄斑前膜剥除术 □术前洗眼、备皮 □术前1小时充分散瞳 □术前口服镇静药 □非糖尿病患者术前5%葡萄糖注射液或5%氯化钠葡萄糖注射液输液 □糖尿病患者术前复方山梨醇输液
主要护理工作	□病区环境及医护人员介绍 □医院相关制度介绍 □入院评估 □执行医嘱 □饮食宣教 □观察生命体征 □介绍相关治疗、检查、用药等护理中应注意的问题 □体位介绍 □完成护理记录单书写	□指导患者尽快适应病区环境 □按医嘱执行护理治疗 □介绍有关疾病的护理知识 □介绍相关治疗、检查、用药等护理中应注意的问题 □饮食宣教 □观察生命体征 □完成护理记录单书写	□按医嘱执行护理治疗 □饮食宣教 □观察生命体征 □健康宣教：术前、术中注意事项 □执行手术前医嘱 □完成术前护理记录单书写

续 表

时间	住院第 1 天	住院第 2 天	住院第 3 天
病情变异记录	□无 □有，原因： 1. 2.	□无 □有，原因： 1. 2.	□无 □有，原因： 1. 2.
护士签名			
医师签名			

时间	住院第 2~4 天* （手术日）	住院第 3~5 天 （术后第 1 日）	住院第 4~6 天 （出院日）
主要诊疗工作	□ 手术：有手术指征、无手术禁忌可手术治疗 □ 术者完成手术记录 □ 住院医师完成术后病程 □ 上级医师查房 □ 向患者及家属交代病情及术后注意事项	□ 上级医师查房 □ 裂隙灯和间接检眼镜检查 □ 注意眼压，切口，玻璃体、视网膜 □ 住院医师完成常规病历书写	□ 上级医师查房 □ 裂隙灯和间接检眼镜检查 □ 注意眼压、前房反应、玻璃体、视网膜 □ 住院医师完成常规病历书写 □ 如果眼压增高则进行相应处理 □ 根据前房反应、玻璃体腔、视网膜情况，并发症是否控制等决定术后出院时间 □ 完成出院志、病案首页、出院诊断证明书等病历材料 □ 向患者交代出院后的后续治疗及相关注意事项，如复诊时间等
重点医嘱	**长期医嘱** □ 眼科术后二级护理常规 □ 饮食 □ 抗菌药物滴眼液 □ 激素滴眼液 □ 散瞳剂	**长期医嘱** □ 同术后当日 □ 眼部换药 qid □ 根据并发症情况给予相应治疗 □ 眼压增高：芷酸左布诺洛尔、酒石酸溴莫尼定、布林佐胺、醋甲唑胺 □ 玻璃体混浊：碘制剂 **临时医嘱** □ 如眼压高，应用降眼压药物 □ 如炎症反应重，结膜下或球旁注射糖皮质激素	**长期医嘱** □ 出院带药 抗菌药物滴眼液 甾体激素滴眼液 散瞳剂 □ 门诊随诊
主要护理工作	□ 健康宣教：术后注意事项 □ 执行术后医嘱 □ 完成手术当日护理记录单书写 □ 观察动态病情变化，执行医嘱 □ 介绍术后正确体位 □ 介绍相关治疗、检查、用药等护理中应注意的问题	□ 执行术后医嘱 □ 观察动态病情变化，执行医嘱 □ 健康宣教：手术后相关注意事项，介绍有关患者康复锻炼方法 □ 术后用药知识宣教 □ 监测患者生命体征变化、术眼情况变化 □ 完成术后第 1 日护理记录单	□ 执行术后医嘱、出院医嘱 □ 观察动态病情变化，执行医嘱 □ 进行出院指导：生活指导、饮食指导、用药指导 □ 监测患者生命体征变化、术眼情况变化 □ 完成术后相关护理记录单
病情变异记录	□ 无 □ 有，原因： 1. 2.	□ 无 □ 有，原因： 1. 2.	□ 无 □ 有，原因： 1. 2.
护士签名			
医师签名			

*注：如入院前已按要求完成部分术前检查，则手术前准备时间可适当缩短。

第二十五章

特发性黄斑裂孔临床路径释义

【医疗质量控制指标】

指标一、诊断需结合症状、体征和辅助检查。

指标二、手术适应证选择符合特发性黄斑裂孔玻璃体视网膜手术。

指标三、手术疗效达到预期目标。

指标四、抗菌药物使用符合规范。

指标五、住院时间符合路径实施要求。

一、特发性黄斑裂孔编码

1. 原编码：

疾病名称及编码：特发性黄斑裂孔（ICD-10：H35.303）

2. 修改编码：

疾病名称及编码：特发性黄斑裂孔（ICD-10：H35.303）

手术名称及编码：后入路玻璃体切割术（ICD-9-CM-3：14.7401）

内界膜剥离术（ICD-9-CM-3：14.2900x004）

黄斑裂孔填塞术（ICD-9-CM-3：14.3901）

玻璃体气液交换术（ICD-9-CM-3：14.7905）

玻璃体气液交换，视网膜复位术（ICD-9-CM-3：14.5904）

玻璃体腔注气，视网膜复位术（ICD-9-CM-3：14.5903）

玻璃体硅油置入术，用于视网膜再附着（ICD-9-CM-3：14.5902）

二、临床路径检索方法

H35.303 伴（14.71/14.72）

三、国家医疗保障疾病诊断相关分组（CHS-DRG）

DCC　眼疾病及功能障碍

MCZ1　其他眼部疾患

四、特发性黄斑裂孔临床路径标准住院流程

（一）适用对象

第一诊断为特发性黄斑裂孔（ICD-10：H35.303），不伴有周边视网膜裂孔或视网膜脱离者，矫正视力在0.5以下或因该疾病所致视觉质量显著下降影响双眼视功能，需行玻璃体切割、内界膜剥除、眼内填充术患者。

释义

■ 第一诊断为特发性黄斑裂孔（ICD-10：H35.303），具有显著视觉质量下降症状、需行玻璃体切割术治疗的患者。

■ 此处特发性黄斑裂孔（macular hole）是指无明显原因可查的黄斑区视网膜组织的全层缺损，伴或不伴玻璃体牵拉。

（二）诊断依据

根据《临床诊疗指南·眼科学分册》（中华医学会编著，人民卫生出版社，2006），《临床技术操作规范·眼科学分册》（中华医学会编著，人民军医出版社，2007），《眼科临床指南》（美国眼科学会编，2013）《眼科学（8年制版）》（人民卫生出版社，2015）：

1. 症状：视力下降或伴视物变形。
2. 体征：眼底检查可见黄斑裂孔、反光增强呈金箔样改变，视网膜皱褶、玻璃纸样改变。
3. 辅助检查：OCT扫描检查示黄斑裂孔。

释义

■ 症状：视力下降，伴或不伴视物变形、视物遮挡。

■ 体征：眼底检查可见黄斑区边界清楚的圆形或卵圆形视网膜缺损，呈暗红色，周边可伴有反光增强的金箔样或玻璃纸样改变及视网膜皱褶等。

■ 辅助检查：OCT扫描示：黄斑中心凹处全层视网膜裂孔，孔缘可伴有水肿及膜样高反射条带等。

■ 上述诊断依据为判断特发性黄斑裂孔，还需结合患者的性别、年龄、有否致病原因来诊断特发性黄斑裂孔。

■ 特发性裂孔根据临床观察分为四期（Gass分期）：Ⅰ期：又分为ⅠA、ⅠB期，为黄斑裂孔前期。ⅠA期：患者可有轻度视力下降及视物变形，裂隙灯检查无明确的玻璃体后脱离，可见黄斑中心凹凹陷变平，可见到100~200μm直径的黄白小点；ⅠB期：黄白小点扩大形成200~350μm的黄色小环，小环中央变薄显红，中心凹更平。Ⅰ期黄斑裂孔，眼底荧光血管造影可为正常，亦可有透见荧光。Ⅱ期：黄斑中央或边缘有小的全层裂孔。眼底荧光血管造影，孔中央透见荧光，荧光比Ⅰ期时强。Ⅲ期：Ⅱ期裂孔扩大，中心凹处玻璃体脱离，裂孔有或无盖膜，荧光造影透见荧光。Ⅳ期：全层裂孔合并玻璃体后脱离，眼底荧光造影有透见荧光。

（三）治疗方案的选择

根据《临床诊疗指南·眼科学分册》（中华医学会编著，人民卫生出版社，2006），《临床技术操作规范·眼科学分册》（中华医学会编著，人民军医出版社，2007），《眼科学（8年制版）》（人民卫生出版社，2015）：

符合手术指证者，予以玻璃体切除、内界膜剥除、眼内填充术（ICD-9-CM-3：14.74001）：

1. 经散瞳眼底检查和OCT黄斑扫描证实的特发性黄斑裂孔。
2. 不合并视网膜脱离或周边视网膜裂孔及多发变性区。

释义

■ 手术指征：中等至较大的Ⅲ～Ⅳ期裂孔，伴有视力降低或视物变形，视力下降至0.05～0.3，考虑手术；在视力0.3～0.5患者，引起症状的、小而明确的全层Ⅱ期、Ⅲ期黄斑裂孔，可以考虑手术。

（四）标准住院日

4～6天。

释义

■ 标准住院日为3～7，为推荐的最低要求，提倡缩短住院日。如果患者条件允许，住院时间可以低于上述住院天数。

（五）进入路径标准

1. 第一诊断必须符合（ICD-10：H35.303）特发性黄斑裂孔。
2. 当患者同时具有其他疾病诊断，但在住院期间不需要特殊处理也不影响第一诊断的临床路径流程实施时，可以进入路径。
3. 存在控制稳定的全身系统性疾病，如高血压、糖尿病、心脑血管疾病。
4、非全身麻醉患者。

（六）术前准备（术前评估）

1～3天。

1. 必须的检查项目：
（1）血常规、尿常规。
（2）肝肾功能、电解质、血糖，凝血功能，感染性疾病筛查（如乙型肝炎、丙型肝炎、艾滋病、梅毒等）及抗菌药物应用所需检查。
（3）心电图，X线胸片（儿童可不行）。
（4）眼部相关检查：诊断性验光、眼压、视野、OCT扫描、眼底照相、VEP。
2. 根据患者病情需要可选择行眼轴长度（A超+B超检查）。

释义

■ 必须的全身检查项目包括：①血常规、尿常规；②生化全项，凝血功能，感染性疾病筛查（如乙型肝炎、丙型肝炎、艾滋病、梅毒等）及抗菌药物应用所需检查；③心电图，X线胸片。主要用于评估患者全身状况，关系到围术期的特殊处理，可能影响住院时间、费用以及治疗预后。传染性疾病的筛查主要用于排除可能的传染源如乙型肝炎、丙型肝炎、艾滋病、梅毒、结核等。这些患者的手术操作需要特殊处理。为缩短患者术前等待时间，检查项目可在患者入院前于门诊完成。14岁以下少年儿童需行儿科会诊，40岁以上患者及合并全身疾病者常规行内科会诊或专科会诊，若门诊未完成、住院后再行会诊，可能延后手术时间、延长住院时间。

■ 必须的眼部检查项目包括：①诊断性验光、眼压；②泪道冲洗；③OCT 扫描、眼底照相、眼部超声。主要用于评估患者眼部基本情况、特发性黄斑裂孔进展程度以及患者视功能受损程度。存在视物遮挡症状的患者可行视野检查明确遮挡范围，需联合白内障手术者需行角膜内皮镜检查明确角膜内皮状态，疑合并其他眼底疾病者可能需行荧光素眼底血管造影检查以明确诊断。

■ 根据患者病情需要选择性进行的眼部检查：视野、角膜内皮镜、荧光素眼底血管造影等。

（七）预防性抗菌药物选择与使用时机

1. 按照《2015 年抗菌药物临床应用指导原则》（卫医发〔2015〕43 号）执行，根据患者病情合理使用抗菌药物。
2. 选用抗菌药物滴眼液，预防性用药时间：术前 1~3 天。

释义

■ 鉴于 2012 年 8 月 1 日起施行《抗菌药物临床应用管理办法》（卫生部令第 84 号），路径中抗菌药物使用应按照新的管理规范执行，路径均不再全身（口服、静脉注射或肌内注射）使用抗菌药物，原则上以局部使用抗菌药物预防感染。

（八）手术日

入院第 2~4 天。
1. 麻醉方式：局部麻醉，可行局部麻醉联合凯芬、地佐辛镇痛。
2. 手术中眼内填充物：单纯灌注液填充（水眼）、惰性气体填充或硅油填充。
3. 术中用药：利多卡因、罗哌卡因或布比卡因局部麻醉药物、肾上腺素、庆大霉素针、地塞米松针、抗菌药物眼膏（红霉素或妥布霉素地塞米松眼膏）、阿托品眼膏。
4. 术中用耗品：玻璃体切割器械套包、导光纤维、巩膜穿刺刀、8-0 可吸收巩膜缝线、黏弹剂、惰性气体、内界膜染色制剂、内界膜镊。

释义

■ 麻醉方式：局部麻醉，利多卡因、罗哌卡因神经节阻滞麻醉，必要时可联合凯芬、地佐辛镇痛。

■ 术中用耗品：玻璃体切割器械套包、导光纤维、套管式巩膜穿刺针、8-0 可吸收巩膜缝线、黏弹剂、玻璃体后皮质染色制剂、内界膜染色制剂、内界膜镊、笛针、眼内激光、眼内电凝纤维。

■ 术中用药：利多卡因、罗哌卡因或布比卡因局部麻醉药物、肾上腺素、庆大霉素针、地塞米松针、抗菌及抗炎药物眼膏（红霉素眼膏、妥布霉素地塞米松眼膏）、阿托品眼膏。

■ 手术中眼内填充物：灌注液、无菌空气、惰性气体或硅油。

■ 麻醉药品如有过敏的患者，需要抢救或更换麻醉方式会导致住院时间延长。

■ 术中可能发现周边视网膜裂孔、变性区，或产生医源性视网膜裂孔，需行眼内激光光凝处理，产生费用；术中行玻璃体后脱离时可能产生出血点，需行眼内电凝止血，产生费用。

■ 手术眼内填充后需要患者配合体位，如身体条件不能耐受或不配合会导致住院时间延长；手术眼内填充可能会导致术后眼压升高，眼压升高可以造成视神经损害、影响视力，控制眼压会导致住院时间延长。

（九）术后住院恢复

入院第4~6天。

1. 术后需要复查的项目：视力、眼压、裂隙灯眼前节、眼底检查、根据患者病情变化选择检查项目。

2. 选择用药：

（1）抗菌药物：按照《2015年抗菌药物临床应用指导原则》（卫医发〔2015〕43号）执行，结合患者病情合理使用抗菌药物，用药时间为1~2天。

（2）抗菌药物滴眼液；抗炎滴眼液。

（3）降眼压药物。

（4）散瞳剂。

释义

■ 推荐术后住院恢复时间为入院第3~7天。

■ 术后检查项目：视力，眼压，裂隙灯眼前节、眼底检查，间接检眼镜眼底检查；根据患者病情变化选择检查项目。视力、眼压、眼前节、眼底检查是术后评价手术效果的主要指标和方法。

■ 术后用药：常规使用局部抗菌药物预防感染，使用非甾体抗炎药或糖皮质激素滴眼液以减轻术后炎症反应，使用散瞳剂防止术后炎症反应造成瞳孔粘连且方便眼底检查。

■ 术后体位及眼位：患者术后保持面部向下平行地面体位，可使黄斑区处于高点，有利于气体和硅油的顶压，促进裂孔的愈合，同时减少填充物与晶状体的直接接触。如患者因全身或局部疾病（如颈椎病、肥胖等）不能按要求保持面部向下平行地面体位，则可每30分钟至2小时，更换体位。由于无菌空气存留时间较短，术后前3天保持体位及眼位尤为重要。

（十）出院标准

1. 眼压正常范围。

2. 眼前节安静，周边视网膜平伏。

3. 巩膜穿刺口、结膜切口愈合好。

释义

■患者一般情况良好，术后眼压稳定于正常范围内，眼部无明显炎症反应，眼底视网膜在位（黄斑裂孔检查视眼内填充情况而定），结膜、巩膜穿刺口愈合好，无切口渗漏及切口感染，无需要继续住院处理的并发症和/或合并症。可以考虑出院。出院后继续使用术后眼局部用药；注意监测眼压，保持术后体位，定期随访，根据恢复情况及时调整用药。

（十一）变异及原因分析

1. 存在较严重的周边视网膜变性区、裂孔。
2. 伴视网膜脱离。
3. 存在需手术治疗的合并疾病，如白内障、青光眼。
4. 存在眼部活动性感染性疾病。
5. 出现严重并发症（视网膜脱离、脉络膜驱逐性出血，玻璃体积血，眼内炎、难控制性高眼压等）：退出路径。
6. 需行全身麻醉手术者不进入路径。
7. 患者依从性差。

释义

■ 存在较严重的周边视网膜变性区、裂孔。

■ 伴不累及黄斑区的限局性视网膜脱离。

■ 存在需手术治疗的眼部合并疾病，如白内障、青光眼。

■ 存在眼部活动性感染性疾病，或存在切口感染、切口愈合不良或渗漏等。

■ 出现严重并发症（视网膜脱离、脉络膜驱逐性出血，玻璃体积血，眼内炎、难控制性高眼压等）者退出路径。

■ 需行全身麻醉手术者，依从性差者不进入路径。

■ 微小变异：因为客观检查存在的局限性和其他基础疾病的突发性，患者具有其他疾病需要特殊处理，从而影响第一诊断；因为医院检查项目的时效性，不能按照要求完成检查；因为节假日不能按照要求完成检查；患者不愿配合完成相应检查，短期不愿按照要求出院随诊。

■ 重大变异：因基础疾病需要进一步诊断和治疗；因各种原因需要其他治疗措施；医院与患者或家属发生医疗纠纷，患者要求离院或转院；不愿按照要求出院随诊而导致住院时间明显延长。

五、特发性黄斑裂孔临床路径给药方案

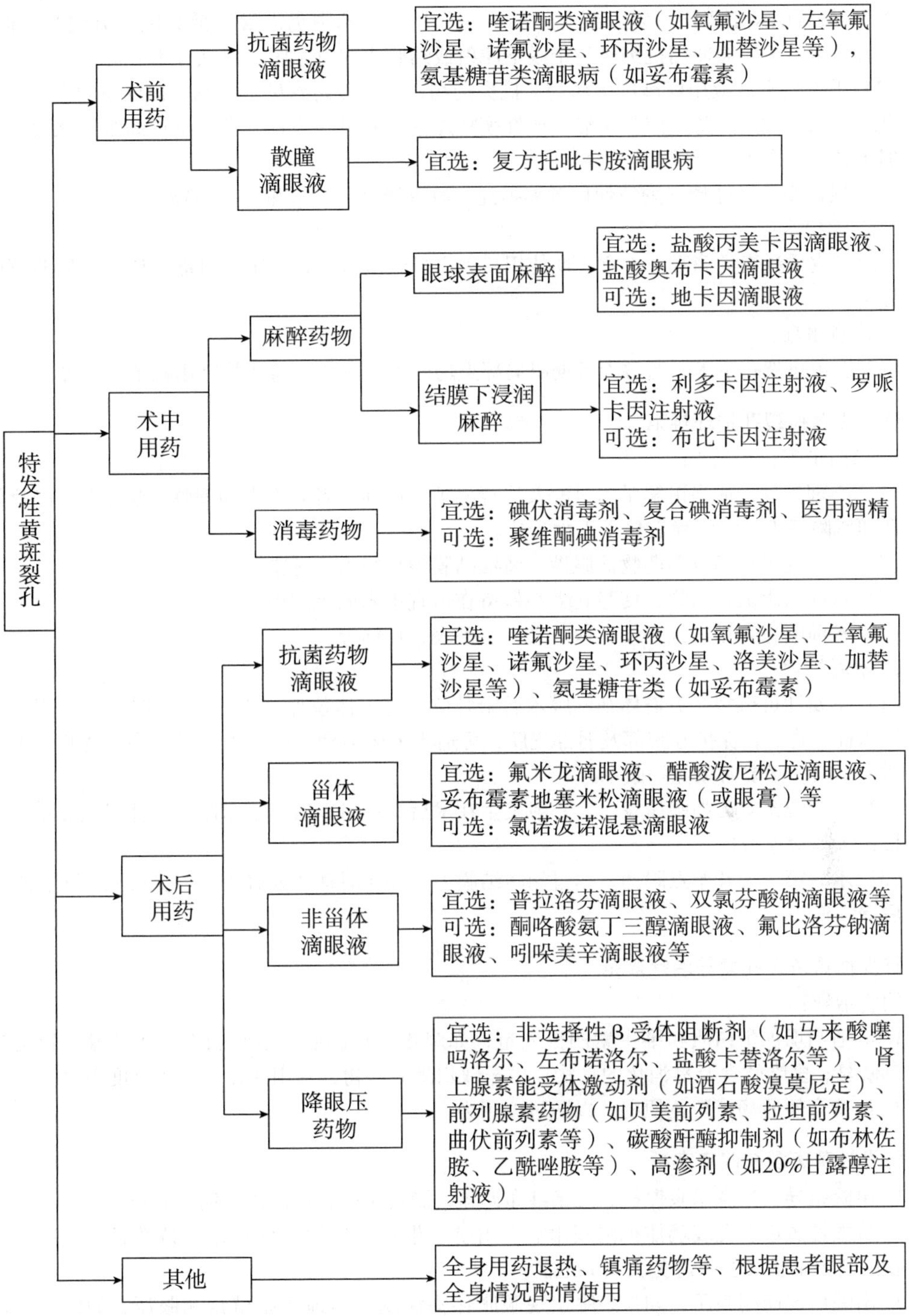

1. 用药选择：

（1）手术前应用广谱抗菌药物滴眼液 1～3 天，起到清洁结膜囊的作用。术前应用散瞳剂，防止前节炎症造成虹膜粘连且方便眼底检查，部分患者对常见散瞳剂过敏，表现为眼红、眼痒等，可更换散瞳剂种类、术前临时应用。

（2）局部麻醉下手术，患者如有明显不适感，可静脉应用神经镇静镇痛药物。手术中除了眼睑周围皮肤消毒外，还要注意睫毛根部和结膜囊的消毒，除了术前冲洗结膜囊外，结膜囊应用5%聚维酮碘消毒液可以起到有效的灭菌作用。手术中仍需继续散大瞳孔方便观察眼底、施行手术。术闭需使用抗炎药物结膜下注射或结膜囊内点术眼，以减轻术后炎症反应。

（3）手术后常规应用广谱抗菌药物、抗炎药物，起到预防感染、控制炎症反应的作用。同时继续使用散瞳剂，防止前节炎症造成虹膜粘连且方便眼底检查。术后出现高眼压状况，需根据患者情况合理选择降眼压药物。

（4）根据患者具体情况酌情使用营养神经、改善微循环、解热镇痛药物等。

2. 药学提示：

术后糖皮质激素类滴眼液不宜长期使用，因有导致激素性青光眼的可能，使用前后监测眼压变化。

3. 注意事项：

特发性黄斑裂孔手术，通常围术期眼局部点药即可，一般不需要静脉用抗菌药物等。

六、特发性黄斑裂孔护理规范

1. 术前护理：

（1）心理护理，适当讲解手术过程及注意事项，增加患者对手术的理解，建立合理的疗效预期和风险考虑，情绪稳定接受手术治疗。

（2）术前遵医嘱滴抗菌药物滴眼液，清洁结膜囊预防术后感染。

（3）术前应用散瞳药物，使瞳孔大小保持在适宜手术的范围内。

（4）术前嘱患者排空大小便，取下义齿、手表、首饰等。

2. 术后护理：

（1）特发性黄斑裂孔玻璃体视网膜术后俯卧位，每天体位保持大于16小时，可应用眼科术后趴枕等物品，保护好胸部及肘部皮肤，可适当下床活动，活动中尽量低头、弯腰，但谨防碰撞术眼，必要时戴保护眼罩。

（2）密切观察有无高眼压发生，一般发生在术后2小时以后，如术眼疼痛伴眼胀加重，及时报告医师检查治疗。

（3）术后第1天开始点眼药，尽量滴在结膜上，操作时动作要轻柔，以免眼球受压，点完药后继续低头。

七、特发性黄斑裂孔营养治疗规范

饮食指导：

1. 应适当增加蛋白质和维生素的摄入量，如鸡蛋、豆制品，多吃新鲜水果蔬菜，以促进切口修复；多吃软食及易消化的食物，忌辛辣刺激的食物，忌用硬食，以防过度用力。

2. 保持大便通畅，防止便秘，以防过度用力。

八、特发性黄斑裂孔健康宣教

1. 出院指导：注意术眼保护，无菌纱布遮盖，滴抗菌药物滴眼液，防止感染。

2. 特发性黄斑裂孔玻璃体视网膜术后，出院后根据病情继续保持俯卧位数日，气体完全吸收前避免乘坐飞机，避免去高原地区。

3. 出院后定期测眼压，如果患眼出现眼胀伴头痛及时当地医院就诊测眼压，如眼压升高及时处理。

4. 教会患者正确使用滴眼液的方法。

5. 根据病情需要定期复诊。

九、推荐表单

（一）医师表单

特发性黄斑裂孔临床路径医师表单

适用对象：第一诊断为特发性黄斑裂孔（ICD-10：H35.303）
行后入路玻璃体切割术（ICD-9-CM-3：14.7401）；内界膜剥离术（ICD-9-CM-3：41.2900x004）；黄斑裂孔填塞术（ICD-9-CM-3：14.3901）；玻璃体气液交换术（ICD-9-CM-3：14.7905）；玻璃体气液交换，视网膜复位术（ICD-9-CM-3：14.5904）；玻璃体腔注气，视网膜复位术（ICD-9-CM-3：14.5903）；玻璃体硅油置入术，用于视网膜再附着（ICD-9-CM-3：14.5902）

患者姓名：	性别：　年龄：　门诊号：	住院号：
住院日期：　年　月　日	出院日期：　年　月　日	标准住院日：3~7 天

时间	住院第 1 天 （入院日）	住院第 1~3 天 （术前日）	住院第 2~4 天 （手术日）
主要诊疗工作	□ 询问病史及体格检查；眼科常规检查，包括视力、眼压、裂隙灯眼前节、眼底检查；完成病历书写 □ 开具全身及眼部检查 □ 上级医师查房与术前评估 □ 初步确定手术方式和日期	□ 上级医师查房 □ 视力、眼压、裂隙灯眼前节、眼底检查；病历书写 □ 完善术前检查和术前评估 □ 术前检查结果确认 □ 排除手术禁忌证 □ 调整全身用药，控制血压、血糖等 □ 住院医师完成术前小结和术前讨论，上级医师查房记录等 □ 签署手术同意书、自费用品同意书	□ 上级医师查房 □ 手术眼别标识 □ 完成既定方案手术 □ 术者完成手术记录、术后病程记录 □ 术后病情交代及术后注意事项
重点医嘱	**长期医嘱** □ 眼科三级护理常规 □ 饮食、陪护、监测血压血糖等 □ 裂隙灯眼前节检查、非接触眼压测量 □ 抗感染、散瞳药物点术眼 □ 患者自备全身疾病药物 **临时医嘱** □ 血常规、尿常规，生化全项，凝血功能，传染病筛查 □ 心电图，X 线胸片，细菌培养及药敏试验 □ 眼部超声、眼底照相、OCT 检查、诊断性验光、泪道冲洗	**长期医嘱** □ 眼科三级护理常规 □ 饮食、陪护、监测血压血糖等 □ 裂隙灯眼前节检查、非接触眼压测量 □ 抗感染、散瞳药物点术眼 □ 患者自备全身疾病药物 **临时医嘱** □ 常规术前医嘱：结膜囊冲洗、静脉留置针 □ 抗菌药物皮试 □ 术前散瞳 □ 术前镇静、止血药物	**长期医嘱** □ 眼科术后二级护理常规 □ 饮食、陪护、监测血压血糖等 □ 裂隙灯眼前节检查、非接触眼压测量 □ 抗感染、抗炎、降眼压、散瞳药物点术眼 □ 患者自备全身疾病药物 □ 术后体位 **临时医嘱** □ 抗感染、抗炎、降眼压、散瞳药物应用
病情变异记录	□ 无　☑有，原因： 1. 2.	□ 无　□ 有，原因： 1. 2.	□ 无　□ 有，原因： 1. 2.
医师签名			

时间	住院第 3~6 天 （术后日）	住院第 4~7 天 （出院日）
主要诊疗工作	□ 上级医师查房 □ 视力、眼压、裂隙灯、眼底检查 □ 换药、包眼 □ 病程记录书写	□ 上级医师查房 □ 视力、眼压、裂隙灯、眼底检查 □ 换药、包眼 □ 病程记录书写 □ 根据术后切口、玻璃体腔、视网膜情况，并发症是否控制等决定术后出院时间 □ 完成出院志、病案首页、出院诊断证明书等病历材料 □ 向患者交代出院后的后续治疗及相关注意事项，如复诊时间等
重点医嘱	**长期医嘱** □ 眼科术后二级护理常规 □ 饮食、陪护、监测血压、血糖等 □ 裂隙灯眼前节检查、非接触眼压测量 □ 抗感染、抗炎、降眼压、散瞳药物点术眼 □ 患者自备全身疾病药物 □ 术后体位 □ 眼部换药、包眼 **临时医嘱** □ 抗炎、抗感染药物局部点术眼 □ 如高眼压：降眼压药物全身、局部应用	**长期医嘱** □ 出院带药 抗菌药物滴眼液 非甾体抗炎滴眼液 降眼压药物 散瞳剂 口服药物：营养神经、抗炎减轻水肿、改善微循环药物 □ 体位要求 □ 门诊随诊
病情变异记录	□ 无 □ 有，原因： 1. 2.	□ 无 □ 有，原因： 1. 2.
医师签名		

（二）护士表单

特发性黄斑裂孔临床路径护士表单

适用对象：第一诊断为特发性黄斑裂孔（ICD-10：H35.303）

行后入路玻璃体切割术（ICD-9-CM-3：14.7401）；内界膜剥离术（ICD-9-CM-3：41.2900x004）；黄斑裂孔填塞术（ICD-9-CM-3：14.3901）；玻璃体气液交换术（ICD-9-CM-3：14.7905）；玻璃体气液交换，视网膜复位术（ICD-9-CM-3：14.5904）；玻璃体腔注气，视网膜复位术（ICD-9-CM-3：14.5903）；玻璃体硅油置入术，用于视网膜再附着（ICD-9-CM-3：14.5902）

患者姓名：	性别：　　年龄：　　门诊号：	住院号：
住院日期：　　年　月　日	出院日期：　　年　月　日	标准住院日：3~7 天

时间	住院第 1 天 （入院日）	住院第 1~3 天 （术前日）	住院第 2~4 天 （手术日）
健康宣教	□ 入院宣教 介绍主管医师、护士 介绍环境、设施 介绍住院注意事项	□ 术前宣教 宣教疾病知识、术前准备及手术过程 告知准备物品、沐浴 告知手术后饮食、活动及探视注意事项及应对方式 □ 主管护士与患者沟通，了解指导心理应对 □ 告知家属等候区位置	□ 手术当日宣教 告知术后注意事项 告知术后饮食、活动及探视注意事项 告知术后可能出现的情况的应对方式 □ 给予患者及家属心理支持 □ 再次明确探视陪伴须知
护理处置	□ 核对患者姓名，佩戴腕带 □ 建立入院护理病历 □ 卫生处置：剪指（趾）甲、沐浴、更换病号服 □ 未成年人需陪护 1 人 协助医师完成各项检查	□ 协助医师完成各项检查化验 □ 术前准备 禁食、禁水 冲洗结膜囊 卫生处置：头部清洁、沐浴	□ 送手术 摘除患者各种活动物品 核对患者资料及术中带药 填写手术交接单，签字确认 □ 接手术 核对患者及资料，签字确认
基础护理	□ 三级护理 □ 晨晚间护理 □ 患者安全管理	□ 三级护理 □ 晨晚间护理 □ 患者安全管理	□ 二级护理 □ 晨晚间护理 □ 患者安全管理
专科护理	□ 护理查体 □ 需要时，填写跌倒及压疮防范表 □ 需要时请家属陪护 □ 遵医嘱抗菌药物滴眼液点术眼 □ 心理护理	□ 协助完成相关检查 □ 遵医嘱抗菌药物滴眼液点术眼 □ 心理护理	□ 病情观察，观察术眼情况变化 □ 术后体位护理 □ 心理护理
病情变异记录	□ 无　□ 有，原因： 1. 2.	□ 无　□ 有，原因： 1. 2.	□ 无　□ 有，原因： 1. 2.
护士签名			

时间	住院第 3~6 天 （术后日）	住院第 4~7 天 （出院日）
健康宣教	□ 术后宣教 眼药的作用及频率 术后高眼压的症状及处理 术后正确体位的重要性 饮食、活动指导 复查患者对术前宣教内容的掌握程度	□ 出院宣教 复查时间 眼药使用方法及频率 眼压的检测 术后体位的保持 活动休息出院手续 指导饮食 指导办理
护理处置	□ 协助完成相关检查	□ 办理出院手续
基础护理	□ 二级护理 □ 晨晚间护理 □ 患者安全管理	□ 二级护理 □ 晨晚间护理 □ 患者安全管理
专科护理	□ 病情观察，观察术眼情况变化 □ 遵医嘱眼药治疗 □ 心理护理	□ 病情观察 □ 遵医嘱眼药治疗 □ 心理护理
病情变异记录	□ 无 □ 有，原因： 1. 2.	□ 无 □ 有，原因： 1. 2.
护士签名		

（三）患者（家属）表单

特发性黄斑裂孔临床路径患者（家属）表单

适用对象：第一诊断为特发性黄斑裂孔（ICD-10：H35.303）

行后入路玻璃体切割术（ICD-9-CM-3：14.7401）；内界膜剥离术（ICD-9-CM-3：41.2900x004）；黄斑裂孔填塞术（ICD-9-CM-3：14.3901）；玻璃体气液交换术（ICD-9-CM-3：14.7905）；玻璃体气液交换，视网膜复位术（ICD-9-CM-3：14.5904）；玻璃体腔注气，视网膜复位术（ICD-9-CM-3：14.5903）；玻璃体硅油置入术，用于视网膜再附着（ICD-9-CM-3：14.5902）

患者姓名：	**性别：　　年龄：　　门诊号：**	**住院号：**
住院日期：　　年　月　日	**出院日期：**　　年　月　日	**标准住院日：3~7天**

时间	入　院	手术前	手术当天
医患配合	□ 配合询问病史、收集资料，请务必详细告知既往史、用药史、过敏史 □ 配合进行体格检查 □ 如服用抗凝剂，请明确告知 □ 有任何不适告知医师	□ 配合完成术前各项检查，如采血、留尿、心电图、X线胸片、OCT、眼部超声等 □ 医师向患者介绍病情，术前谈话及手术签字 □ 有任何不适告知医师	□ 配合评估手术效果 □ 有任何不适告知医师
护患配合	□ 配合测量体温、脉搏、呼吸、血压、血糖、体重 □ 配合完成入院护理评估单（简单询问病史、过敏史、用药史） □ 接受入院宣教（环境介绍、病室规定、订餐制度、贵重物品保管制度等） □ 接受相关实验室检查宣教，正确留取标本，配合检查 □ 有任何不适告知护士	□ 配合测量体温、脉搏、呼吸、血压 □ 接受术前宣教 □ 自行沐浴，加强头部整洁，剪指（趾）甲 □ 准备好必要物品 □ 取下义齿、饰品等，贵重物品交家属保管	□ 清晨测量体温、脉搏、呼吸、血压 □ 送手术前，协助完成核对，带齐影响资料和术中带药 □ 返回病房后，协助完成核对 □ 配合过病床，配合血压测量 □ 遵医嘱采取正确体位 □ 配合缓解疼痛 □ 有任何不适告知护士
饮食	□ 普通饮食	□ 普通饮食	□ 普通饮食
排泄	□ 正常排尿便	□ 正常排尿便	□ 正常排尿便
活动	□ 适度活动	□ 适度活动	□ 适度活动

时间	手术后	出 院
医患配合	□ 配合检查眼部情况 □ 配合眼部术后换药	□ 接受出院前指导 □ 知道复查程序 □ 获取出院诊断书 □ 预约复诊日期
护患配合	□ 配合测量体温、脉搏、呼吸、血压等 □ 注意活动安全，避免坠床或跌倒 □ 配合执行探视及陪护	□ 接受出院宣教 □ 办理出院手续 □ 获取出院带药 □ 知道眼药频率、方法和眼药保存注意事项 □ 知道复印病历方法
饮食	□ 普通饮食	□ 普通饮食
排泄	□ 正常排尿便	□ 正常排尿便
活动	□ 适度活动	□ 适度活动

附：原表单（2016 年版）

特发性黄斑裂孔临床路径表单

适用对象：第一诊断为特发性黄斑裂孔（ICD-10：H35.303）。不伴有周边视网膜裂孔或视网膜脱离者，矫正视力在 0.5 以下或因该疾病所致视觉质量显著下降影响双眼视功能，需行玻璃体切除、内界膜剥除、眼内填充术患者

患者姓名：	性别：　　年龄：　　门诊号：	住院号：	
住院日期：　　年　月　日	出院日期：　　年　月　日	标准住院日：4~6 天	

时间	住院第 1 天	住院第 2 天	住院第 3 天
主要诊疗工作	□ 询问病史及体格检查，眼科常规检查：包括视力、眼压、裂隙灯眼前节、眼底检查、并完成病历书写 □ 开实验室检查单 □ 上级医师查房与术前评估 □ 初步确定手术方式和日期	□ 上级医师查房 □ 视力、眼压、裂隙灯眼底检查 □ 三面镜或 OPTOS 周边视网膜评估 □ 完善术前检查和术前评估 □ 特殊眼部检查：视野、OCT 扫描、眼底照相、视觉电生理（多焦 ERG） □ 对侧眼检查	□ 术前检查结果确认 □ 排除手术禁忌证 □ 调整全身用药，控制血压、血糖等 □ 术前再次眼部检查评估 □ 住院医师完成术前小结和术前讨论，上级医师查房记录等 □ 签署手术同意书、自费用品同意书
重点医嘱	**长期医嘱** □ 眼科二级护理常规 □ 饮食、陪护、测血压 □ 抗炎、抗感染、散瞳药物点术眼 **临时医嘱** □ 血常规、尿常规，血糖、肝肾功能，凝血功能，电解质、传染病筛查 □ 心电图，X 线胸片、细菌培养及药敏试验 □ 视力、眼压、裂隙灯、眼底检查	**长期医嘱** □ 眼科二级护理常规 □ 饮食、陪护、测血压 □ 抗炎、抗感染、散瞳药物点术眼 **临时医嘱：** □ 视力、眼压、裂隙灯、眼底检查 □ 视野、眼底照相、OCT 检查 □ 眼轴长度、多焦 ERG	**长期医嘱** 同前日 **临时医嘱**（术前 1 日） □ 常规术前医嘱：冲洗泪道、结膜囊、静脉留置针 □ 抗菌药物皮试 □ 术前散瞳 □ 术前镇静、止血药物
主要护理工作	□ 病区环境及医护人员介绍 □ 医院相关制度介绍 □ 入院评估 □ 执行医嘱 □ 饮食宣教 □ 观察生命体征 □ 介绍相关治疗、检查、用药等护理中应注意的问题 □ 体位介绍 □ 完成护理记录单书写	□ 指导患者尽快适应病区环境 □ 按医嘱执行护理治疗 □ 介绍有关疾病的护理知识 □ 介绍相关治疗、检查、用药等护理中应注意的问题 □ 饮食宣教 □ 观察生命体征 □ 完成护理记录单书写	□ 按医嘱执行护理治疗 □ 饮食宣教 □ 观察生命体征 □ 健康宣教：术前、术中注意事项 □ 执行手术前医嘱 □ 完成术前护理记录单书写

续 表

时间	住院第1天	住院第2天	住院第3天
病情变异记录	□无 □有，原因： 1. 2.	□无 □有，原因： 1. 2.	□无 □有，原因： 1. 2.
护士签名			
医师签名			

时间	住院第 2~4 天* （手术日）	住院第 3~5 天 （术后第 1 日）	住院第 4~6 天 （出院日）
主要诊疗工作	□ 上级医师查房 □ 手术眼别标识 □ 完成既定方案手术 □ 术者完成手术记录、术后病程记录 □ 术后病情交代及术后注意事项	□ 上级医师查房 □ 视力、眼压、裂隙灯、眼底检查 □ 换药、包眼 □ 病程记录书写	□ 上级医师查房 □ 视力、眼压、裂隙灯、眼底检查 □ 换药、包眼 □ 病程记录书写 □ 复查验光、OCT □ 根据术后切口、玻璃体腔、视网膜情况，并发症是否控制等决定术后出院时间 □ 完成出院志、病案首页、出院诊断证明书等病历材料 □ 向患者交代出院后的后续治疗及相关注意事项，如复诊时间等
重点医嘱	**长期医嘱** □ 眼科术后二级护理常规 □ 饮食、陪护、测血压 □ 抗炎、抗感染、散瞳剂点术眼 **临时医嘱** □ 全身预防性抗感染、止血 □ 抗炎药物应用	**长期医嘱** □ 眼科术后二级护理常规 □ 饮食、陪护、测血压 □ 全身预防性抗感染、止血、改善微循环、营养神经药物 □ 抗炎、抗感染、散瞳剂点术眼 □ 眼部换药、包眼 **临时医嘱** □ 抗炎、抗感染药物局部点术眼 □ 如高眼压：降眼压药物全身、局部应用	**长期医嘱** □ 出院带药 □ 抗菌药物滴眼液 □ 非甾体抗炎滴眼液或降眼压药物 □ 口服药物：营养神经、抗炎减轻水肿、改善微循环药物 □ 门诊随诊
主要护理工作	□ 健康宣教：术后注意事项 □ 执行术后医嘱 □ 完成手术当日护理记录单书写 □ 观察动态病情变化，执行医嘱 □ 介绍术后正确体位 □ 介绍相关治疗、检查、用药等护理中应注意的问题	□ 执行术后医嘱 □ 观察动态病情变化，执行医嘱 □ 健康宣教：手术后相关注意事项，介绍有关患者康复锻炼方法 □ 术后用药知识宣教 □ 监测患者生命体征变化、术眼情况变化 □ 完成术后 1 日护理记录单	□ 执行术后医嘱、出院医嘱 □ 观察动态病情变化，执行医嘱 □ 进行出院指导：生活指导、饮食指导、用药指导 □ 监测患者生命体征变化、术眼情况变化 □ 完成术后相关护理记录单
病情变异记录	□ 无 □ 有，原因： 1. 2.	□ 无 □ 有，原因： 1. 2.	□ 无 □ 有，原因： 1. 2.
护士签名			
医师签名			

*注：如入院前已按要求完成部分术前检查，则手术前准备时间可适当缩短。

第二十六章

老年性渗出性黄斑变性临床路径释义

【医疗质量控制指标】

指标一、诊断需结合症状、体征和辅助检查，包括视力，眼底照相，OCT，眼底荧光素血管造影或血管 OCT。

指标二、手术适应证选择符合老年性渗出性黄斑变性诊断并具备活动性病灶。

指标三、手术疗效达到预期目标。

指标四、抗菌药物使用符合规范。

指标五、住院时间符合路径实施要求。

一、老年性渗出性黄斑变性编码

1. 原编码：

疾病名称及编码：老年性渗出性黄斑变性（ICD-10：H35.305）

手术操作名称及编码：玻璃体腔注药术（ICD-9-CM-3：14.79004）

2. 修改编码：

疾病名称及编码：老年性渗出性黄斑变性（ICD-10：H35.305）

手术操作名称及编码：玻璃体腔注药术（ICD-9-CM-3：14.7903）

二、临床路径检索方法

H35.305 伴 14.7903

三、国家医疗保障疾病诊断相关分组（CHS-DRG）

MDCC　眼疾病及功能障碍

CZ1　其他眼部疾患

四、老年性黄斑变性临床路径标准住院流程

（一）适用对象

第一诊断为老年性渗出性黄斑变性（或称老年性湿性黄斑变性）（ICD-10：H35.305），行玻璃体腔注药术（ICD-9-CM-3：14.79004）。

释义

■ 老年性黄斑变性是指由多种因素诱发的与年龄相关的一种黄斑疾病，其共同特点是黄斑部视网膜及其下的视网膜色素上皮和脉络膜发生的变性性病变，导致患者视功能障碍，中心视力进行性下降。

■ 老年性黄斑变性根据其临床和病理表现分为干性和湿性两型，湿性即为老年性渗出性黄斑变性，以黄斑区脉络膜和/或视网膜新生血管膜、出血、渗出、纤维瘢痕形成为主要临床表现，此型因对黄斑区视网膜和脉络膜结构破坏严重且恶化迅速，往往导致患者中心视力急剧下降。

■ 玻璃体腔注药术是眼科疾病的治疗方法之一，指经由睫状体平坦部，将药物或其他缓释装置注入眼内，以起到治疗眼内疾病的作用。此种方法不受血眼屏障的限制、直接到达患部或邻近部位，可以在提高疗效的同时降低全身用药的不良反应。但是玻璃体腔注药术也存在一定风险，与之相关的不良反应有暂时性眼压升高、结膜下出血、玻璃体积血、视网膜脱离、眼内炎等。

（二）诊断依据

根据《临床诊疗指南·眼科学分册》（中华医学会编著，人民卫生出版社，2006）：

1. 症状：双眼可先后发病，视力下降迅速，视物变形，中心或周边视野出现暗点。
2. 眼底改变：黄斑部玻璃膜疣融合，黄斑区新生血管，视网膜神经上皮及/或色素上皮有浆液及/或出血性脱离，视网膜下出血、渗出，晚期形成机化瘢痕。

释义

■ 视物变形是指患者从事近距离活动如阅读或工作时，患眼难以清晰视物，存在直线变弯曲或图像扭曲变形的现象。

■ 玻璃膜疣是视网膜色素上皮细胞内不能被排出的异常代谢产物堆积而成的一种非细胞结构。在 Bruch 膜上形成大小不等黄白色隆起。

■ 黄斑区新生血管（macular neovascularization，MNV）是在病理状态影响下，来自脉络膜病理性增殖血管突破 Bruch 膜，在 Bruch 膜与视网膜色素上皮之间或神经视网膜与视网膜色素上皮之间或位于视网膜色素上皮与脉络膜之间形成的新生血管增殖膜；或来自黄斑区视网膜的新生血管向外层视网膜延伸与脉络膜来源的新生血管吻合形成的新生血管增殖膜。

（三）治疗方案的选择依据

根据《临床技术操作规范·眼科学分册》（中华医学会 编著，人民军医出版社，2007）：

1. 诊断明确。
2. 征得患者及家属的同意。

释义

■ 玻璃体腔注药是针对存在活动性病灶的老年性渗出性黄斑变性的治疗方案，所谓活动性病灶，包括近期视力下降>5 个字母；眼底可见新发生的视网膜/视网膜下出血；或光学相干断层扫描显示新发或持续存在的视网膜内/视网膜下积液/出血；或眼底血管造影提示新发生的 MNV，或持续渗漏荧光素的病灶。对于静止的或者已经形成瘢痕，且无新发出血或渗出的病灶，不是使用玻璃体腔注药的适应证。

（四）标准住院日

1~6 天。

（五）进入路径标准

1. 第一诊断必须符合 ICD-10：H35.305 老年性渗出性黄斑变性疾病编码。
2. 当患者同时具有其他疾病诊断，如住院期间不需特殊处理也不影响第一诊断临床路径流程的实施时，可以进入路径。

释义

■ 当患者同时具有其他疾病时，如老年性白内障（年龄相关性白内障）、在住院期间不需要特殊处理，则可进入本路径。但是如患有同时治疗会影响第一诊断的临床路径流程实施的疾患，不进入本临床路径。

（六）术前准备（术前评估）

1~2 天。

必须的检查项目：

1. 检查裸眼视力及最佳矫正视力、眼压、眼底、泪道。
2. 感染性疾病筛查（包括乙型肝炎、丙型肝炎、艾滋病、梅毒等）。
3. 心电图。
4. 血常规、尿常规、凝血功能、血生化（包括肝肾功能、血脂、血糖等）。
5. 眼科检查：黄斑部 OCT、荧光素眼底血管造影。
6. 其他：根据病情需要而定，如胸部 X 线片、颈部血管彩超等。

释义

■ 部分检查可以在门诊完成。

■ 因为玻璃体腔注射治疗老年性渗出性黄斑变性是一个反复多次治疗过程，除术前视力、最佳矫正视力、眼压、眼底、泪道检查、黄斑区 OCT 外，其他检查并非在每次治疗前都必须完成。如患者患有严重的肾脏疾患或过敏性疾病，不能进行荧光素眼底血管造影，可用 OCT 或血管 OCT 替代。

■ 在已有的大样本临床试验中发现：目前用于玻璃体腔注射的抗新生血管类生物制剂存在发生血管栓塞事件的风险，因此在进行治疗前，需详细收集患者血压、既往心脑血管意外史以及其他全身疾病史。

（七）术前用药

1. 术前抗菌药物滴眼液，4 次/日，用药 1~3 天。
2. 根据病情需要必要时应用活血化瘀和/或营养神经药物。

释义

■ 常规每次玻璃体腔注药术的时间间隔为至少 4 周。每次注射前 1~3 天可局部使用广谱抗菌药物滴眼液。

■ 如果患者伴有较为严重的视网膜下或视网膜色素上皮下出血，可给予活血化瘀药物如血塞通软胶囊（每粒含三七总皂苷 60mg），溶栓、降低血液黏度、改善眼底微循环，或给予维生素 B_{12} 等营养神经药物。

（八）手术日

入院第 1~3 天。

1. 麻醉方式：表面麻醉或球后/球周阻滞麻醉，必要时联合神经阻滞麻醉。
2. 手术方式：玻璃体腔注药术。
3. 眼内注射药物：抗新生血管药物和/或糖皮质激素。
4. 术中用耗品：一次性注射器。
5. 手术用设备：必要时使用显微镜、眼科手术显微器械。
6. 输血：无。

释义

■ 通常表面麻醉足以缓解注射时患者所能感觉到的疼痛，而且对于玻璃体腔注射，球后/球周阻滞麻醉的效果与表面麻醉相当。

■ 注射前，在进行了充分的眼周皮肤消毒后，还建议使用 5%聚维酮碘消毒结膜囊（60~90 秒），聚维酮碘可以减少结膜囊内细菌分布，降低眼内炎风险。

■ 注射部位的选择是玻璃体腔注药治疗的关键，在角巩膜缘后 3~3.5mm（非人工晶状体眼）或 3.5~4mm（人工晶状体眼）进针。避免选择 3 点和 9 点时钟位，因为此处血管分布较多。此外，对于已经进行了多次注射的患者，还应该避免选择相同部位进针。

■ 如果是双眼同时注射，需要分开准备两只眼的消毒、药物和注射器，以减少污染或其他并发症的发生。

（九）术后住院恢复

2~3 天。

必须复查的检查项目：①裂隙灯检查；②眼底检查；③视力；④眼压。

术后眼部用药：抗菌药物+类固醇激素+非甾体抗炎眼药。

根据病情需要必要时应用活血化瘀和/或营养神经药物。

释义

■ 玻璃体腔注射术后，暂时性眼压升高较为常见，通常在术后 30~60 分钟缓解，这与注射药物的剂量有关。因此，无需也不建议在注射前行前房放液或使用降眼压药物。

■ 青光眼患者在进行玻璃体腔注射术后，眼压升高的持续时间较非青光眼患者更长，故此，需密切关注眼压的变化。

■ 术后的抗菌药物眼液推荐使用第四代氟喹诺酮类眼液。

■ 术后眼底出血或玻璃体积血时，可应用血塞通类活血化瘀药物，如血塞通软胶囊（每粒含三七总皂苷 60mg），促进出血部位吸收。

（十）出院标准（围绕一般情况、切口情况、第一诊断转归）

1. 手术后反应较轻，病情稳定。
2. 切口闭合好，无感染征象。
3. 眼底检查无明显改变。
4. 眼压正常，裂隙灯检查无明显异常。

释义

■ 感染征象是指 KP、前房炎性细胞、前房积脓，或玻璃体团状或絮状混浊，以致影响对眼底的观察。

■ 眼底检查包括视盘的颜色、有无血管搏动、视网膜动脉和黄斑的颜色、玻璃体细胞以及是否存在新发的玻璃体积血、视网膜裂孔或视网膜色素上皮撕裂。

（十一）有无变异及原因分析

1. 等待术前检验结果。
2. 术后炎症反应或并发症。
3. 患者其他原因。

释义

■ 入院后患者出现特殊情况，如患眼出现急性感染性结膜炎，角膜炎及眼内炎等急性感染性眼部症状和体征；或术前检查异常、血糖高、血压高、感冒发热等不宜手术情况，需先治疗原发疾病，待病情稳定后才可进行手术，导致住院时间的延长。

■ 玻璃体腔注射相关性眼内炎包括炎症性和感染性，两者表现极为相似，一旦发生，需立即行抽取玻璃体液进行培养和药敏试验，如确诊为感染性眼内炎，则立即行玻璃体腔内抗菌药物注射（万古霉素 1mg/0.1ml 和头孢他啶 2.25mg/0.1ml），必要时行玻璃体切割手术。炎症性眼内炎是一种严重的无菌性炎症反应，通常较感染性眼内炎发生得更早（术后 1 天内），可局部给予皮质类固醇治疗缓解。

五、老年性渗出性黄斑变性临床路径给药方案

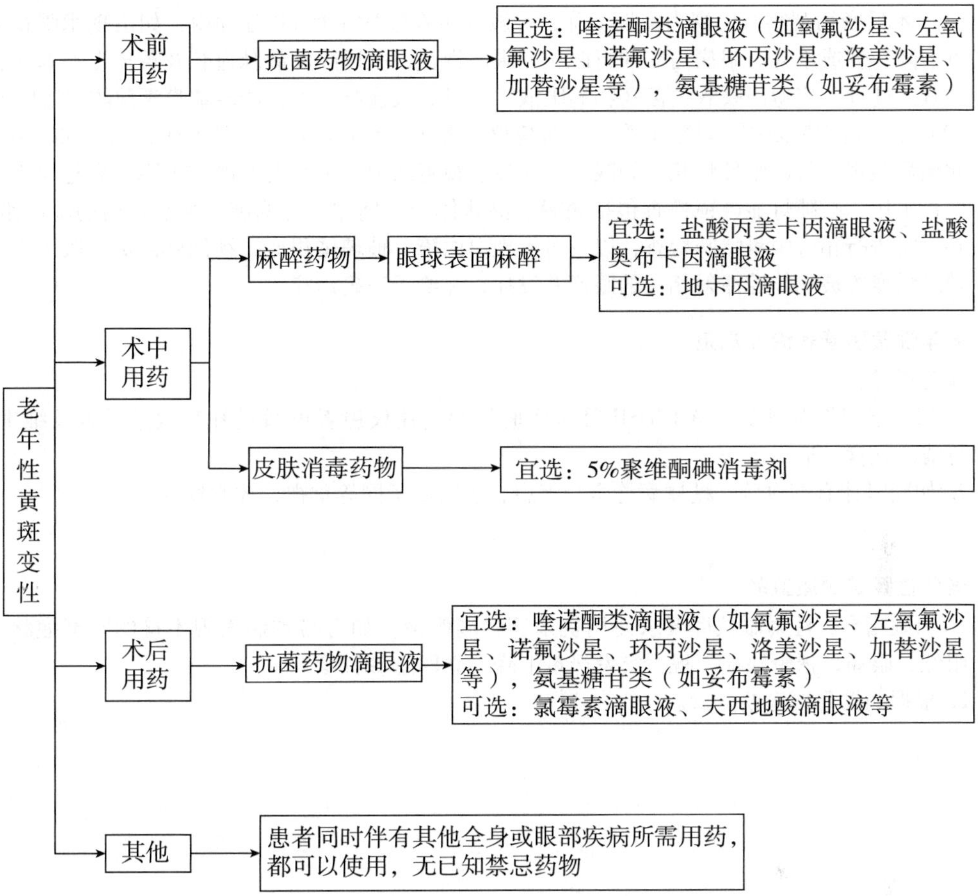

1. 用药选择：

（1）手术前应用广谱抗菌药物滴眼液 1~3 天，起到清洁结膜囊的作用。

（2）手术中除了眼睑周围皮肤消毒外，还要注意结膜囊的消毒，结膜囊应用 5%聚维酮碘消毒液可以起到有效的灭菌作用。

（3）手术后常规应用广谱抗菌药物，起到预防感染的作用。

2. 药学提示：

术后不常规使用也不宜使用糖皮质激素类滴眼液，因有导致激素性青光眼，掩盖眼内炎早期症状的可能。

3. 注意事项：

玻璃体腔注药术完成时，需立即关注患者的眼压，若眼压明显升高，患者可以表现为术眼的视力急剧下降、眼痛、眼胀甚至头痛。当患者出现如上症状时，需立即测量眼压，解除高眼压，如前房穿刺放液、给予降眼压眼液或静脉给予脱水药物如甘露醇等。

六、老年性黄斑护理规范

1. 术前护理：

（1）心理护理，适当讲解手术过程及注意事项，增加患者对手术的理解，建立合理的疗效预期和风险考虑，情绪稳定接受手术治疗。

（2）术前遵医嘱滴抗菌药物滴眼液，每日 3 次连续 3 天，清洁结膜囊预防术后感染。

（3）术前嘱患者取下义齿、手表、首饰等。

2. 术后护理：

（1）术后密切观察有无视力突发下降，一般发生在注射术后 30 分钟内，如出现术眼视力严重下降，伴或不伴有眼痛需立即行眼压、眼底视盘，视网膜动静脉血管及黄斑形态和颜色的检查。此外，应遵医嘱滴抗菌药物滴眼液，每日 3 次连续 3 天，清洁结膜囊预防术后感染。

（2）术后需定期复查视功能改变，通常建议患者每月复查治疗后病情变化，如果同时出现与此疾病表现不符的眼部症状，如眼红、眼痛、视野缺损、视力突发严重下降，需建议患者立即行眼压，裂隙灯显微镜检查包括角膜、晶状体、玻璃体、视网膜、视盘在内的眼部组织，必要时进行相应眼科特殊检查，以及时发现白内障、玻璃体积血、视网膜脱离、眼内炎、视神经病变等玻璃体腔注射相关的眼部并发症，并给予正确治疗。

七、老年性黄斑营养治疗规范

饮食指导：

1. 根据老年性黄斑变性 AREDSII 临床实验结果，建议患者可适量补充微量元素及维生素，行清淡饮食，适当运动。

2. 如同时伴有高血压、糖尿病等全身疾患，也需给予同等重视，控制饮食。

八、老年性黄斑健康宣教

1. 出院指导：注射眼按照要求使用抗菌药物滴眼液，如有与本病表现不符的眼部症状，如眼红、眼痛、视野缺损、视力突发严重下降，立即急诊就诊。

2. 根据病情需要定期复诊。

九、推荐表单

（一）医师表单

老年性渗出性黄斑变性临床路径医师表单

适用对象：第一诊断为老年性渗出性黄斑变性（ICD-10：H35.305）
行玻璃体腔注药术（ICD-9-CM-3：14.7903）

患者姓名：	性别： 年龄： 门诊号：	住院号：
住院日期： 年 月 日	出院日期： 年 月 日	标准住院日：1~6 天

时间	住院第 1 天	住院第 1~2 天	住院第 1~3 天（手术日）
主要诊疗工作	□ 询问病史 □ 体格检查 □ 交代病情 □ 完成首次病程记录和住院病历	□ 核实各项检查结果正常 □ 上级医师查房术前评估 □ 向患者及家属交代术前、术中和术后注意事项 □ 签署手术知情同意书及自费用品协议书	□ 术前再次确认患者姓名、性别、年龄和手术眼别 □ 实施手术 □ 完成手术记录 □ 向患者及其家属交代术后注意事项
重点医嘱	**长期医嘱** □ 眼科二级或三级护理 □ 抗菌药物滴眼液点术眼（3~4 次/日） □ 必要时应用活血化瘀和/或营养神经药物 **临时医嘱** □ 血常规、尿常规 □ 感染性疾病筛查（包括乙型肝炎、丙型肝炎、艾滋病、梅毒） □ 血生化检查 □ 凝血功能检查 □ 心电图 □ 黄斑 OCT、荧光素眼底血管造影	**长期医嘱** □ 眼科二级或三级护理 □ 抗菌药物滴眼液点术眼（3~4 次/日） □ 必要时应用活血化瘀和/或营养神经药物 **临时医嘱**（术前 1 天） □ 拟于明日在表面麻醉下行左/右眼玻璃体腔注药术 □ 术前 5 分钟术眼滴表面麻醉药 3 次	**长期医嘱** □ 眼科二级或三级护理 □ 抗菌药物滴眼液 □ 必要时应用活血化瘀和/或营养神经药物 **临时医嘱** □ 预防性抗菌药物使用 □ 根据病情需要制订（眼压高患者加用降眼压药物控制眼压）
主要护理工作	□ 入院护理评估 □ 健康教育 □ 执行医嘱	□ 手术前物品准备 □ 手术前心理护理 □ 手术前患者准备 □ 执行医嘱	□ 随时观察患者情况 □ 术前冲洗结膜囊、泪道 □ 术后心理与基础护理 □ 执行医嘱 □ 术后健康教育
病情变异记录	□ 无 □ 有，原因： 1. 2.	□ 无 □ 有，原因： 1. 2.	□ 无 □ 有，原因： 1. 2.
医师签名			

时间	住院第 2~4 天 （术后第 1 日）	住院第 3~5 天 （术后第 2 日）	住院第 1~6 天 （出院日）
主要诊疗工作	□ 检查患者术眼 □ 上级医师查房，确定有无手术并发症 □ 完成病程记录 □ 向患者及家属交代术后恢复情况	□ 检查患者术眼 □ 上级医师查房，确定有无手术并发症 □ 完成病程记录 □ 评估患者何时可以出院	□ 上级医师查房，确定是否可以出院，若患者可以出院，则需完成出院记录 □ 通知出院处 □ 通知患者及其家属出院 □ 向患者交代出院后注意事项并书写出院须知 □ 预约复诊日期 □ 出具诊断证明书及出院证明书
重点医嘱	**长期医嘱** □ 眼科二级或三级护理 □ 抗菌药物滴眼液 □ 必要时应用活血化瘀和/或营养神经药物 **临时医嘱** □ 根据病情需要制订	**长期医嘱** □ 眼科二级或三级护理 □ 抗菌药物滴眼液 □ 必要时应用活血化瘀和/或营养神经药物 **临时医嘱** □ 根据病情需要制订	**长期医嘱** □ 眼科二级或三级护理 □ 抗菌药物滴眼液 □ 必要时应用活血化瘀和/或营养神经药物 □ 今日出院 **临时医嘱** □ 出院带药：根据病情需要制订
病情变异记录	□ 无 □ 有，原因： 1. 2.	□ 无 □ 有，原因： 1. 2.	□ 无 □ 有，原因： 1. 2.
医师签名			

（二）护士表单

老年性渗出性黄斑变性临床路径表单

适用对象：第一诊断为老年性渗出性黄斑变性（ICD-10：H35.305）
行玻璃体腔注药术（ICD-9-CM-3：14.7903）

患者姓名：	性别：　　年龄：　　门诊号：	住院号：
住院日期：　　年　月　日	出院日期：　　年　月　日	标准住院日：1~6 天

时间	住院第 1 天	住院第 1~2 天	住院第 2~3 天 （手术日）
健康宣教	□ 入院宣教 介绍主管医师、护士 介绍环境、设施 介绍住院注意事项	□ 术前宣教 宣教疾病知识、术前准备及手术过程 告知准备物品、沐浴 告知术后饮食、活动及探视注意事项 告知术后可能出现的情况及应对方式 主管护士与患者沟通，了解并指导心理应对 告知家属等候区位置	□ 术后当日宣教 告知术后注意事项 告知术后饮食、活动及探视注意事项 告知术后可能出现情况的应对方式 给予患者及家属心理支持 再次明确探视陪护须知
护理处置	□ 核对患者姓名，佩戴腕带 □ 建立入院护理病历 □ 卫生处置：剪指（趾）甲、沐浴，更换病号服 □ 未成年人需陪护 1 人	□ 协助医师完成术前检查化验 □ 术前准备 冲洗结膜囊 卫生处置：头部清洁、沐浴	□ 送手术 摘除患者各种活动物品 核对患者资料及术中带药 填写手术交接单，签字确认 □ 接手术 核对患者及资料，签字确认
基础护理	□ 三级护理 □ 晨晚间护理 □ 患者安全管理	□ 三级护理 □ 晨晚间护理 □ 患者安全管理	□ 二级护理 □ 晨晚间护理 □ 患者安全管理
专科护理	□ 护理查体 □ 需要时，填写跌倒及压疮防范表 □ 需要时，请家属陪伴 □ 遵医嘱抗菌药物滴眼液点术眼（3~4 次/日） □ 心理护理	□ 协助完成相关检查 □ 遵医嘱抗菌药物滴眼液点术眼（3~4 次/日） □ 心理护理	□ 病情观察，观察术眼情况变化 □ 测量患者 TPR 变化 □ 心理护理
重点医嘱	□ 详见医嘱执行单	□ 详见医嘱执行单	□ 详见医嘱执行单
病情变异记录	□ 无　□ 有，原因： 1. 2.	□ 无　□ 有，原因： 1. 2.	□ 无　□ 有，原因： 1. 2.
护士签名			

时间	住院第 3~4 天 （术后第 1 日）	住院第 4~5 天 （术后第 2 日）	住院第 4~5 天 （出院日）
健康宣教	□ 术后宣教 眼药作用及频率 饮食、活动指导 复查患者对术前宣教内容的掌握程度	□ 术后宣教 眼药作用及频率 饮食、活动指导 复查患者对术前宣教内容的掌握程度	□ 出院宣教 复查时间 眼药使用方法与频率 活动休息 指导饮食 指导办理出院手续
护理处置	□ 协助完成相关检查	□ 协助完成相关检查	□ 办理出院手续
基础护理	□ 二级护理 □ 晨晚间护理 □ 患者安全管理	□ 二级护理 □ 晨晚间护理 □ 患者安全管理	□ 二级护理 □ 晨晚间护理 □ 患者安全管理
专科护理	□ 病情观察，观察术眼情况变化 □ 遵医嘱眼药治疗 □ 心理护理	□ 病情观察 □ 遵医嘱眼药治疗 □ 心理护理	□ 病情观察 □ 遵医嘱眼药治疗 □ 心理护理
重点医嘱	□ 详见医嘱执行单	□ 详见医嘱执行单	□ 详见医嘱执行单
病情变异记录	□ 无　□ 有，原因： 1. 2.	□ 无　□ 有，原因： 1. 2.	□ 无　□ 有，原因： 1. 2.
护士签名			

（三）患者（家属）表单

老年性渗出性黄斑变性临床路径患者（家属）表单

适用对象：第一诊断为老年性渗出性黄斑变性（ICD-10：H35.305）
行玻璃体腔注药术（ICD-9-CM-3：14.7903）

患者姓名：	性别：　年龄：　门诊号：	住院号：
住院日期：　年　月　日	出院日期：　年　月　日	标准住院日：1~6天

时间	入 院	手术前	手术当天
医患配合	□ 配合询问病史、收集资料，请务必详细告知既往史、用药史、过敏史 □ 如服用抗凝剂，请明确告知 □ 配合进行体格检查 □ 有任何不适请告知医师	□ 配合完善术前相关检查，如采血、留尿、心电图；眼科特殊检查：视力、眼底照相、黄斑 OCT、荧光素眼底血管造影等 □ 医师向患者及家属介绍病情及手术谈话、术前签字	□ 配合评估手术效果 □ 有任何不适请告知医师
护患配合	□ 配合测量体温、脉搏、呼吸、血压、体重1次 □ 配合完成入院护理评估（简单询问病史、过敏史、用药史） □ 接受入院宣教（环境介绍、病室规定、订餐制度、贵重物品保管等） □ 有任何不适请告知护士	□ 配合测量体温、脉搏、呼吸、询问排便情况1次 □ 接受术前宣教 □ 自行沐浴，加强头部清洁，剪指（趾）甲 □ 准备好必要用物，吸水管 □ 取下义齿、饰品等，贵重物品交家属保管	□ 清晨测量体温、脉搏、呼吸、送手术室前，协助完成核对 □ 返回病房后，协助完成核对，配合过病床，配合血压测量 □ 配合检查意识 □ 配合术后输液 □ 遵医嘱采取正确体位 □ 有任何不适请告知护士
饮食	□ 普通饮食	□ 普通饮食	□ 普通饮食
排泄	□ 正常排尿便	□ 正常排尿便	□ 正常排尿便
活动	□ 正常活动	□ 正常活动	□ 正常活动

时间	手术后第1天	手术后第2天	出 院
医患配合	□ 配合检查眼部情况	□ 配合检查眼部情况	□ 接受出院前指导 □ 知道复查程序 □ 获取出院诊断书 □ 预约复诊日期
护患配合	□ 配合定时测量体温、脉搏、呼吸、每日询问排便情况 □ 注意活动安全，避免坠床或跌倒 □ 配合执行探视及陪护	□ 配合定时测量体温、脉搏、呼吸、每日询问排便情况 □ 注意活动安全，避免坠床或跌倒 □ 配合执行探视及陪护	□ 接受出院宣教 □ 办理出院手续 □ 获取出院带药 □ 知道眼药用药频率、方法和眼药保存注意事项 □ 知道复印病历方法
饮食	□ 普通饮食	□ 普通饮食	□ 普通饮食
排泄	□ 正常排尿便 □ 避免便秘	□ 正常排尿便 □ 避免便秘	□ 正常排尿便 □ 避免便秘
活动	□ 正常活动	□ 正常活动	□ 正常活动

附：原表单（2016年版）

老年性黄斑变性临床路径表单

适用对象：第一诊断为老年性渗出性黄斑变性（ICD-10：H35.305）
　　　　　行玻璃体腔注药术（ICD-9-CM-3：14.79004）

患者姓名：	性别：　年龄：　门诊号：		住院号：
住院日期：　年　月　日	出院日期：　年　月　日		标准住院日：1~6天

时间	住院第1天	住院第1~2天	住院第1~3天 （手术日）
主要诊疗工作	□ 询问病史 □ 体格检查 □ 交代病情 □ 完成首次病程记录和住院病历	□ 核实各项检查结果正常 □ 上级医师查房与术前评估 □ 向患者及家属交代术前、术中和术后注意事项 □ 签署手术知情同意书及自费用品协议书	□ 术前再次确认患者姓名、性别、年龄和手术眼别 □ 实施手术 □ 完成手术记录 □ 向患者及其家属交代术后注意事项
重点医嘱	**长期医嘱** □ 眼科二级或三级护理 □ 抗菌药物滴眼液点术眼（4~8次/日） □ 必要时应用活血化瘀和/或营养神经药物 **临时医嘱** □ 血常规、尿常规 □ 感染性疾病筛查（包括乙型肝炎、丙型肝炎、艾滋病、梅毒） □ 血生化检查 □ 凝血功能检查 □ 心电图 □ 黄斑OCT、荧光素眼底血管造影	**长期医嘱** □ 眼科二级或三级护理 □ 抗菌药物滴眼液点术眼（4~8次/日） □ 必要时应用活血化瘀和/或营养神经药物 **临时医嘱**（术前1天） □ 拟于明日在表面麻醉下行左/右眼玻璃体腔注药术 □ 必要时术前30分钟术眼滴散瞳药2次（浅前房患者不散瞳） □ 术前5分钟术眼滴表面麻醉药3次	**长期医嘱** □ 眼科二级或三级护理 □ 抗菌药物滴眼液+类固醇激素+非甾体抗炎滴眼液点术眼 □ 必要时应用活血化瘀和/或营养神经药物 **临时医嘱** □ 预防性抗菌药物使用 □ 根据病情需要制定（眼压高患者加用降眼压药物控制眼压）
主要护理工作	□ 入院护理评估 □ 健康教育 □ 执行医嘱	□ 手术前物品准备 □ 手术前心理护理 □ 手术前患者准备 □ 执行医嘱	□ 随时观察患者情况 □ 术前冲洗结膜囊、泪道 □ 术后心理与基础护理 □ 执行医嘱 □ 术后健康教育
病情变异记录	□ 无　□ 有，原因： 1. 2.	□ 无　□ 有，原因： 1. 2.	□ 无　□ 有，原因： 1. 2.

护士签名	白班	小夜班	大夜班	白班	小夜班	大夜班	白班	小夜班	大夜班

医师签名			

<table>
<tr><td>时间</td><td colspan="3">住院第 1~4 天
（术后第 1 日）</td><td colspan="3">住院第 1~5 天
（术后第 2 日）</td><td colspan="3">住院第 1~6 天
（出院日）</td></tr>
<tr><td>主要诊疗工作</td><td colspan="3">□ 检查患者术眼
□ 上级医师查房，确定有无手术并发症
□ 完成病程记录
□ 向患者及家属交代术后恢复情况</td><td colspan="3">□ 检查患者术眼
□ 上级医师查房，确定有无手术并发症
□ 完成病程记录
□ 评估患者何时可以出院</td><td colspan="3">□ 上级医师查房，确定是否可以出院，若患者可以出院，则需完成出院记录
□ 通知出院处
□ 通知患者及其家属出院
□ 向患者交代出院后注意事项并书写出院须知
□ 预约复诊日期
□ 出具诊断证明书及出院证明书</td></tr>
<tr><td>重点医嘱</td><td colspan="3">长期医嘱
□ 眼科二级或三级护理
□ 抗菌药物滴眼液+类固醇激素+非甾体抗炎滴眼液点术眼
□ 必要时应用活血化瘀和/或营养神经药物
临时医嘱
□ 根据病情需要制订</td><td colspan="3">长期医嘱
□ 眼科二级或三级护理
□ 抗菌药物滴眼液+类固醇激素+非甾体抗炎滴眼液点术眼
□ 必要时应用活血化瘀和/或营养神经药物
临时医嘱
□ 根据病情需要制订</td><td colspan="3">长期医嘱
□ 眼科二级或三级护理
□ 抗菌药物滴眼液+类固醇激素+非甾体抗炎滴眼液点术眼
□ 必要时应用活血化瘀和/或营养神经药物
□ 今日出院
临时医嘱
□ 出院带药：根据病情需要制订</td></tr>
<tr><td>主要护理工作</td><td colspan="3">□ 随时观察患者病情
□ 执行医嘱</td><td colspan="3">□ 随时观察患者病情
□ 执行医嘱</td><td colspan="3">□ 出院宣教
□ 如果患者可以出院，协助患者办理出院手续、交费等事项</td></tr>
<tr><td>病情变异记录</td><td colspan="3">□ 无　□ 有，原因：
1.
2.</td><td colspan="3">□ 无　□ 有，原因：
1.
2.</td><td colspan="3">□ 无　□ 有，原因：
1.
2.</td></tr>
<tr><td rowspan="2">护士签名</td><td>白班</td><td>小夜班</td><td>大夜班</td><td>白班</td><td>小夜班</td><td>大夜班</td><td>白班</td><td>小夜班</td><td>大夜班</td></tr>
<tr><td></td><td></td><td></td><td></td><td></td><td></td><td></td><td></td><td></td></tr>
<tr><td>医师签名</td><td colspan="3"></td><td colspan="3"></td><td colspan="3"></td></tr>
</table>

第二十七章

单纯性孔源性视网膜脱离临床路径释义

【医疗质量控制指标】

指标一、诊断需结合症状、体征和辅助检查。

指标二、手术适应证选择符合巩膜扣带术。

指标三、手术疗效达到预期目标。

指标四、抗菌药物使用符合规范。

指标五、住院时间符合路径实施要求。

一、单纯性孔源性视网膜脱离编码

疾病名称及编码：单纯性孔源性视网膜脱离（ICD-10：H33.001）

手术名称及编码：环扎加压术；环扎术；巩膜外加压术（ICD-9-CM-3：14.4）

二、临床路径检索方法

H33.001 伴 14.4

三、国家医疗保障疾病诊断相关分组（CHS-DRG）

MDCC　眼疾病及功能障碍

CZ1　其他眼部疾患

四、单纯性孔源性视网膜脱离临床路径标准住院流程

（一）适用对象

第一诊断为单纯性孔源性视网膜脱离（ICD-10：H33.001），行视网膜脱离复位巩膜扣带术 ICD-9-CM-3：14.4（环扎加压术；环扎术；巩膜外加压术）。

释义

■ 本路径适用对象为单纯性孔源性视网膜脱离，不包括伴有严重 PVR 的孔源性视网膜脱离，也不包括牵拉性和渗出性视网膜脱离。

■ 本路径适用于位于赤道部以前的视网膜裂孔引起的视网膜脱离，对于后极部视网膜裂孔如黄斑裂孔等引起的单纯性孔源性视网膜脱离，应采用玻璃体切割术，不适用本路径。对于复杂多发视网膜裂孔或者巨大裂孔者，不适用本路径，应采用玻璃体切割术。对于合并有脉络膜脱离者，也不适用本路径，应采用玻璃体切割术。

■ 本路径不适用合并有明显屈光间质混浊如白内障、玻璃体积血影响术中观察和定位裂孔的病例。

■ 单纯性孔源性视网膜脱离的治疗方法有数种选择，如玻璃体切割术等，本路径针对的是视网膜脱离复位术中的巩膜扣带术，其他治疗方式见另外的路径指南。

（二）诊断依据

根据《临床诊疗指南·眼科学分册》（中华医学会编著，人民卫生出版社，2006），《临床技术操作规范·眼科学分册》（中华医学会编著，人民军医出版社，2007），《眼科临床指南》（美国眼科学会编，中华医学会眼科学分会编译，人民卫生出版社，2013）：

1. 症状：视力突然下降伴视物遮挡。
2. 体征：眼底检查可见脱离的视网膜及视网膜裂孔。

释义

■ 根据《临床诊疗指南·眼科学分册》（中华医学会编著，人民卫生出版社，2006），《临床技术操作规范·眼科学分册》（中华医学会编著，人民军医出版社，2007）。

■ 单纯性孔源性视网膜脱离患者症状可表现为与脱离范围相对应的视野缺损、视物遮挡，但中心视力可正常。当视网膜脱离范围累及黄斑时，视力可明显下降。也有少数患者视网膜脱离位于周边部，无明显症状，于常规散瞳检查时发现。

■ 散瞳眼底检查可见视网膜灰白色隆起，并可见视网膜裂孔，玻璃体视网膜增殖牵拉并不明显。

（三）治疗方案的选择

根据《临床诊疗指南·眼科学分册》（中华医学会编著，人民卫生出版社，2006），《临床技术操作规范·眼科学分册》（中华医学会编著，人民军医出版社，2007）：

视网膜脱离复位巩膜扣带术指征：

1. 视网膜脱离不合并严重的增生性玻璃体视网膜病变。
2. 视网膜脱离不合并后极部视网膜裂孔。
3. 视网膜脱离不伴有玻璃体视网膜牵引。
4. 视网膜脱离不合并脉络膜脱离。

释义

■ 单纯性孔源性视网膜脱离使用巩膜扣带术治疗的患者，应不合并严重增生的玻璃体视网膜病变，不合并后极部视网膜裂孔，不合并严重脉络膜脱离，不合并多发视网膜裂孔，不合并巨大裂孔。

（四）标准住院日

9~14 天。

释义

■ 如果患者条件允许，住院时间可以低于上述住院天数。

（五）进入路径标准

1. 第一诊断必须符合单纯性孔源性视网膜脱离疾病编码（ICD-10：H33.001）。

2. 当患者同时具有其他疾病诊断，但在住院期间不需要特殊处理也不影响第一诊断的临床路径流程实施时，可以进入路径。

释义

■ 患者同时具有其他疾病影响第一诊断的临床路径流程实施时均不适合进入临床路径。

■ 单纯性孔源性视网膜脱离裂孔位于赤道部以前，不伴有严重 PVR，且不合并脉络膜脱离，不合并明显屈光间质混浊影响手术观察和操作，不是巨大裂孔者。

■ 不能耐受局部麻醉手术，或眼心反射明显者，需全身麻醉手术。

■ 患者同时具有其他全身或眼部疾病，如糖尿病、高血压、屈光不正等，住院期间不需要特殊处理，可以进入本路径。

（六）术前准备（术前评估）

1~3 天。

1. 必须的检查项目：

（1）血常规、尿常规。

（2）肝肾功能、血糖、凝血功能，感染性疾病筛查（乙型肝炎、丙型肝炎、艾滋病、梅毒等）。

（3）心电图，胸部 X 线片。

（4）眼部 B 超。

2. 根据患者病情需要可选择行眼底照相、光学相干断层扫描技术（OCT）及荧光素眼底血管造影术（FFA）等检查。

释义

■ 部分检查可在门诊完成。

■ 根据病情部分检查可以不进行。

■ 必查项目是确保手术治疗安全、有效开展的基础，在术前必须完成。相关人员应认真分析检查结果，以便及时发现异常情况并采取对应处理。

■ 眼部 B 超或彩色多普勒超声和眼底照相以确认视网膜脱离。若可疑周边部视网膜裂孔合并黄斑裂孔时可行 OCT 检查。若怀疑合并视网膜其他病变时，可行 FFA 检查。

（七）预防性抗菌药物选择与使用时机

1. 按照《2015 年抗菌药物临床应用指导原则》（卫医发〔2015〕43 号）执行，根据患者病情合理使用抗菌药物。

2. 选用抗菌药物滴眼液，局部预防性用药时间可 1~3 天。

释义

■ 通常围术期眼局部点药即可，一般不需要全身用抗菌药物等。

■ 术前2~3天应选用广谱的抗菌药物滴眼液，每日4~6次。同时应冲洗泪道，除外泪囊炎。对于合并有急性结膜炎的患者，使用局部抗菌药物的时间应延长，直到炎症完全消退后1~2周方可手术，以预防术后感染。

（八）手术日

入院第4~5天。

1. 聚维酮碘消毒。
2. 麻醉方式：局部麻醉，可行局部麻醉联合神经镇静镇痛。
3. 手术内固定物：硅胶或硅海绵。
4. 术中用药：利多卡因、罗哌卡因或布比卡因。
5. 术中用耗品：巩膜缝线、冷凝用气、消毒气体等。

释义

■ 结膜囊的消毒，除术前冲洗结膜囊外，应用5%聚维酮碘消毒液可起到灭菌作用。

■ 本路径推荐的麻醉方式为局部麻醉。年幼患者或对疼痛敏感患者使用全身麻醉时，应退出本路径。

■ 术中根据情况可巩膜扣带术联合玻璃体腔注气，冷凝以利于视网膜复位。

■ 术中用耗品还有球结膜缝线、肌肉牵引线、注射器、受水袋、棉签、眼垫、手术贴膜、尖刀片、空气过滤器、定位点标记笔等。

（九）术后住院恢复

5~14天。

1. 术后需要复查的项目：视力、眼压、结膜切口、眼前节、视网膜相关检查，根据患者病情变化选择检查项目。
2. 选择用药：

（1）抗菌药物：按照《2015年抗菌药物临床应用指导原则》（卫医发〔2015〕43号）执行，结合患者病情合理使用抗菌药物，用药时间为：术前及术后预防用药不超过24小时。

（2）抗菌药物滴眼液。

（3）糖皮质激素滴眼液。

（4）散瞳剂。

释义

■ 术后根据患者视网膜复位情况除了常规眼底镜观察外，必要时可辅助超声、OCT等相关检查项目。

■ 鉴于2012年8月1日起施行《抗菌药物临床应用管理办法》（卫生部令第84号），路径中抗菌药物使用应按照新的管理规范执行，路径均不再全身（口服、静脉注射或肌内注射）使用抗菌药物，原则上以局部使用抗菌药物预防感染。

■ 术后根据眼部反应情况调整用药，激素类滴眼液要注意观察眼压。

■ 眼科用药主要采用抗菌药物滴眼液。其他用药如皮质类固醇激素类滴眼液、非甾体固醇类滴眼液、散瞳剂。

（十）出院标准

1. 眼压正常范围。
2. 裂孔封闭，视网膜复位。
3. 切口愈合好。

释义

■ 患者出院前应符合如上相关检查标准，若未达到如上标准或有眼内感染征象，应分析原因，并做出相应处理。

■ 如果出现并发症，是否需要继续住院处理，由主管医师具体决定。

（十一）变异及原因分析

1. 术前评估为严重的增殖性玻璃体视网膜病变、巨大裂孔、多发裂孔、后部视网膜裂孔、视网膜存在玻璃体牵引需行玻璃体切割术、屈光间质混浊影响手术，出现眼部（如结膜炎）或全身感染（感冒等）者，不进入路径。
2. 黄斑裂孔性视网膜脱离，或同时合并黄斑裂孔者不进入路径。
3. 复发性、牵拉性或渗出性视网膜脱离者，不进入路径。
4. 伴严重玻璃体积血、脉络膜脱离、先天性脉络膜缺损、脉络膜脱离等眼部异常，不进入路径。
5. 出现严重手术并发症（脉络膜驱逐性出血、巩膜穿孔、严重玻璃体积血、眼内炎等），转入相应路径。
6. 需行全身麻醉手术者不进入路径。

释义

■ 变异是指入选临床路径的患者未能按路径流程完成医疗行为或未达到预期的医疗质量控制目标。这包含三方面情况：①按路径流程完成治疗，但出现非预期结果，可能需要后续进一步处理。如出现脉络膜驱逐性出血等严重并发症。②按路径流程完成治疗，但超出了路径规定的时限或限定的费用。如实际住院日超出标准住院日要求，或未能在规定的手术日时间限定内实施手术等。对于这些患者，主管医师均应进行变异原因的分析，并在临床路径的表单中予以说明。③术中发现或发生其他情况需要改变术式为玻璃体切割术，如术中放液中玻璃体积血，严重者需要行玻璃体切割术，术中发现多个裂孔，巩膜扣带术不能复位视网膜者，也需要行玻璃体切割术等。

五、单纯性孔源性视网膜脱离临床路径给药方案

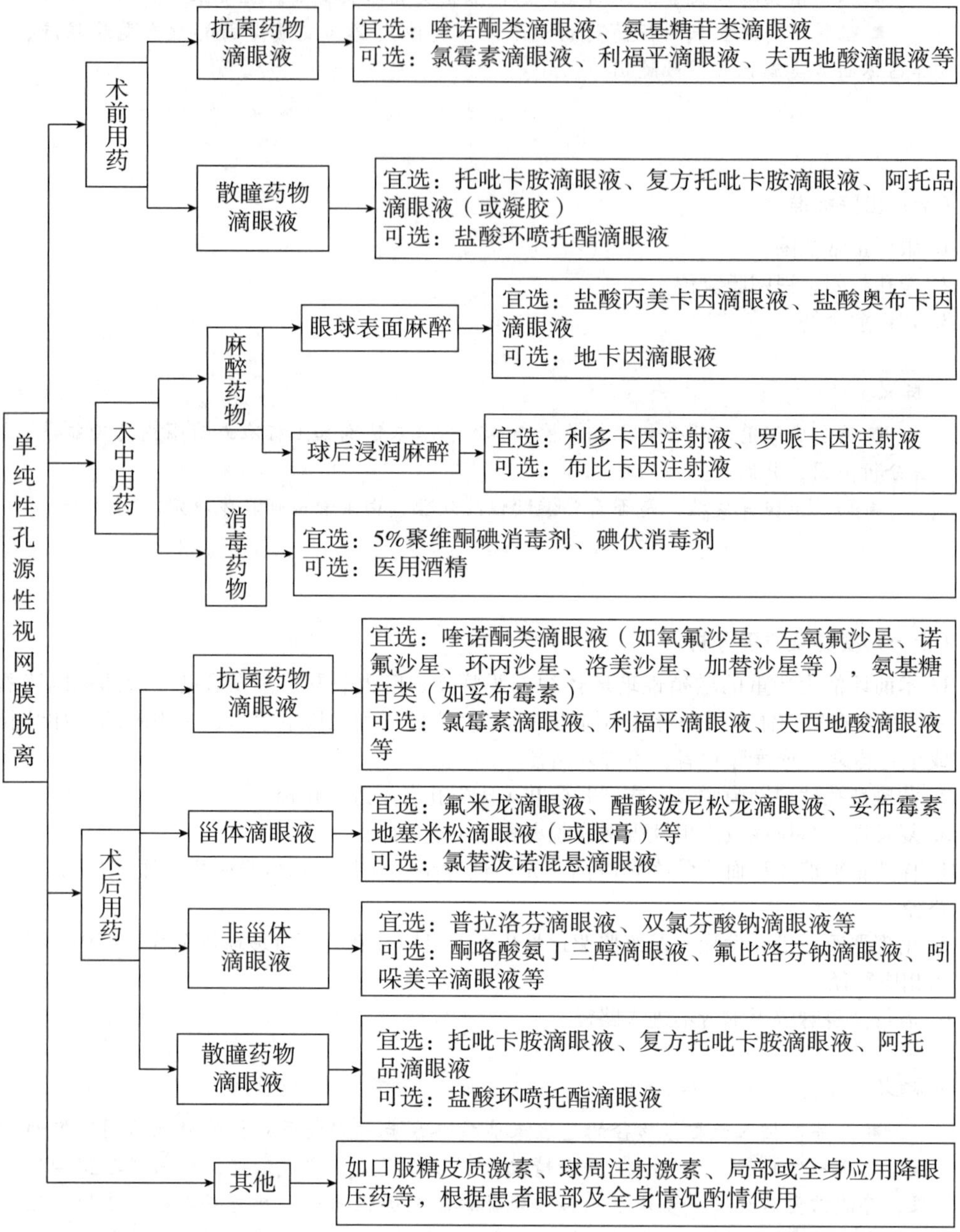

1. 用药选择：

（1）手术前应用广谱抗菌药物滴眼液 1～3 天，起到清洁结膜囊的作用。术前应用散瞳剂，方便眼底检查。部分患者对常见的散瞳剂过敏，表现为眼红、眼痒等，可以试用盐酸环喷托酯滴眼液。

（2）手术中除了眼睑周围皮肤消毒外，还要注意结膜囊的消毒，除了术前冲洗结膜囊外，结膜囊应用 5%聚维酮碘消毒液可以起到有效的灭菌作用。

（3）手术后常规应用广谱抗菌药物、甾体、非甾体滴眼液，起到预防感染、控制炎症反应的作用。术后应用散瞳剂，不但方便眼底检查，也可以起到活动瞳孔、抑制炎症反应的作用。

酌情选择是否应用口服糖皮质激素。

（4）通常不需要静脉用药。

2. 药学提示：

（1）对于周边前房浅、晶状体膨隆等有青光眼素质的患者，或者既往有闭角型青光眼病史的患者，使用散瞳剂需要慎重，避免诱发青光眼急性发作。

（2）术后甾体滴眼液不宜长期使用，需监测眼压，因有导致激素性青光眼的可能。

3. 注意事项：

孔源性视网膜脱离复位手术，为眼局部的手术，通常围术期眼局部点药即可，一般不需要全身用抗菌药物等。

六、单纯性孔源性视网膜脱离护理规范

1. 术前护理：

（1）心理护理，适当讲解手术过程及注意事项，增加患者对手术的理解，建立合理的疗效预期和风险考虑，情绪稳定接受手术治疗。

（2）术前遵医嘱滴抗菌药物滴眼液，清洁结膜囊预防术后感染。

（3）手术前散瞳药，术中观察视网膜。

（4）术前嘱患者排空大小便，取下义齿、手表、首饰等。

2. 术后护理：

（1）术中注入膨胀气体患者，术后需监测光感。

（2）术后根据医嘱，协助患者正确体位。

（3）术后第 2 天开始滴滴眼液，尽量滴在结膜上，操作时动作要轻柔，以免眼球受压。

七、单纯性孔源性视网膜脱离营养治疗规范

饮食指导：

1. 应适当增加蛋白质和维生素的摄入量，如鸡蛋、豆制品，多吃新鲜水果蔬菜。

2. 保持大便通畅，防止便秘，以防过度用力。

八、单纯性孔源性视网膜脱离健康宣教

1. 出院指导：应注意术眼保护，佩戴小孔眼镜。

2. 教会患者正确使用滴眼液的方法，嘱其按时点眼药。

3. 注意对侧眼（非术眼）的自查。

4. 睡眠要充足，保持大便通畅，避免剧烈运动，防止用力过度。

5. 根据病情需要定期复诊。

九、推荐表单

（一）医师表单

单纯性孔源性视网膜脱离临床路径医师表单

适用对象：第一诊断为单纯性孔源性视网膜脱离（ICD-10：H33.001）
行环扎加压术；环扎术；巩膜外加压术（ICD-9-CM-3：14.4）

患者姓名：	性别：　年龄：　门诊号：	住院号：
住院日期：　年　月　日	出院日期：　年　月　日	标准住院日：9~14 天

时间	住院第 1 天*	住院第 2 天*	住院第 3 天* （术前 1 日）
主要诊疗工作	□ 询问病史及体格检查，包括裂隙灯、三面镜和间接检眼镜检查 □ 完成病历书写 □ 开实验室检查单 □ 上级医师查房与术前评估 □ 初步确定手术方式和日期 □ 术眼抗菌药物滴眼液清洁结膜囊	□ 上级医师查房 □ 完善术前检查和术前评估 □ 术眼完成眼科特殊检查：A+B 超 □ 如有必要，完成相关检查：如 FFA、OCT 等 □ 对侧眼检查并制订治疗方案 □ 裂隙灯和间接检眼镜检查 □ 术眼抗菌药物滴眼液清洁结膜囊	□ 完成必要的相关科室会诊 □ 调整全身用药，控制血压、血糖等 □ 裂隙灯和间接检眼镜检查 □ 住院医师完成术前小结和术前讨论，上级医师查房记录等 □ 签署手术同意书、自费用品协议书 □ 抗菌药物滴眼液清洁结膜囊
重点医嘱	**长期医嘱** □ 眼科二级护理常规 □ 饮食 □ 抗菌药物滴眼液 □ 散瞳剂 **临时医嘱** □ 血常规、尿常规，血糖、肝功能、肾功能，凝血功能，感染性疾病筛查 □ 心电图，胸部 X 线片 □ 眼 B 超 □ 眼底照相（必要时）	**长期医嘱** □ 眼科二级护理常规 □ 饮食 □ 抗菌药物滴眼液 □ 散瞳剂 **临时医嘱** □ FFA、OCT（必要时）	**临时医嘱** □ 常规准备明日在局部麻醉下行视网膜脱离复位巩膜扣带术 □ 术前洗眼、备皮 □ 术前 1 小时充分散瞳 □ 术前口服镇静药 □ 术前 1 小时给予止血药
病情变异记录	□ 无　□ 有，原因： 1. 2.	□ 无　□ 有，原因： 1. 2.	□ 无　□ 有，原因： 1. 2.
医师签名			

时间	住院第4~5天 (手术日)	住院第5~6天 (术后第1日)
主要诊疗工作	□ 手术：有手术指征，无手术禁忌可手术治疗 □ 术者完成手术记录 □ 住院医师完成术后病历书写 □ 上级医师查房 □ 向患者及家属交代病情及术后注意事项	□ 上级医师查房 □ 裂隙灯和间接检眼镜检查 □ 注意眼压，手术切口、玻璃体、视网膜 □ 住院医师完成常规病历书写
重点医嘱	**长期医嘱** □ 眼科术后二级护理常规 □ 饮食 □ 抗菌药物滴眼液 □ 激素滴眼液 □ 散瞳剂	**长期医嘱** □ 同术后当日 □ 眼部换药，每天1次 **临时医嘱** □ 如眼压高，应用降眼压药物 □ 如炎症反应重，可使用糖皮质激素
病情变异记录	□ 无　□ 有，原因： 1. 2.	□ 无　□ 有，原因： 1. 2.
医师签名		

注：如入院前已按要求完成部分术前检查，则手术前准备时间可适当缩短。

时间	住院第 6~8 天 （术后第 2~3 日）	住院第 9~14 天 （出院日）
主要诊疗工作	□ 上级医师查房 □ 裂隙灯和间接检眼镜检查 □ 注意眼压、手术切口、玻璃体、视网膜 □ 住院医师完成常规病历书写 □ 如果眼压增高，或玻璃体混浊则进行相应处理	□ 上级医师查房 □ 裂隙灯和间接检眼镜检查 □ 注意眼压、切口、玻璃体、视网膜 □ 住院医师完成常规病历书写 □ 根据术后切口、玻璃体腔、视网膜情况，并发症是否控制等决定术后出院时间 □ 完成出院记录、病案首页、出院诊断证明书等病历材料 □ 向患者交代出院后的后续治疗及相关注意事项，如复诊时间等
重点医嘱	**长期医嘱** □ 同术后当日 □ 根据并发症情况给予相应治疗 □ 眼压增高：噻吗洛尔、酒石酸溴莫尼定、醋甲唑胺 □ 玻璃体混浊：碘制剂 **临时医嘱** □ 炎症反应：局部抗炎治疗	**长期医嘱** □ 出院带药 □ 抗菌药物滴眼液 □ 激素滴眼液 □ 非甾体抗炎滴眼液 □ 散瞳剂 □ 门诊随诊
病情变异记录	□ 无 □ 有，原因： 1. 2.	□ 无 □ 有，原因： 1. 2.
医师签名		

（二）护士表单

单纯性孔源性视网膜脱离临床路径护士表单

适用对象：第一诊断为单纯性孔源性视网膜脱离（ICD-10：H33.001）
　　　　　行环扎加压术；环扎术；巩膜外加压术（ICD-9-CM-3：14.4）

患者姓名：	性别：　　年龄：　　门诊号：	住院号：
住院日期：　　年　月　日	出院日期：　　年　月　日	标准住院日：9~14 天

时间	住院第 1 天	住院第 2 天	住院第 3 天 （术前 1 日）
健康宣教	□ 入院宣教 介绍主管医师、护士 介绍环境、设施 介绍住院注意事项	□ 疾病宣教 宣教疾病知识 主管护士与患者沟通，了解并指导心理应对	□ 术前宣教 术前准备及手术过程 告知准备物品、沐浴 告知术后饮食、活动及探视注意事项 告知术后可能出现的情况及应对方式 告知家属等候区位置
护理处置	□ 核对患者姓名，佩戴腕带 □ 建立入院护理病历 □ 卫生处置：剪指（趾）甲、沐浴，更换病号服	□ 协助医师完成术前检查；协助完成眼科特殊检查：A+B 超。如有必要，协助完成相关检查，如 FFA、OCT 等 □ 术前准备 剪睫毛、冲洗结膜囊	□ 卫生处置：头部清洁、沐浴
基础护理	□ 二级护理 □ 晨晚间护理 □ 患者安全管理	□ 二级护理 □ 晨晚间护理 □ 患者安全管理	□ 二级护理 □ 晨晚间护理 □ 患者安全管理
专科护理	□ 护理查体 □ 需要时，填写跌倒及压疮防范表 □ 需要时，请家属陪伴 □ 遵医嘱抗菌药物滴眼液点术眼（4 次/日） □ 心理护理	□ 遵医嘱完成相关检查 □ 遵医嘱抗菌药物滴眼液点术眼（4 次/日） □ 心理护理	□ 病情观察 □ 遵医嘱抗菌药物滴眼液点术眼（4 次/日） □ 心理护理
重点医嘱	□ 详见医嘱执行单	□ 详见医嘱执行单	□ 详见医嘱执行单
病情变异记录	□ 无　□ 有，原因： 1. 2.	□ 无　□ 有，原因： 1. 2.	□ 无　□ 有，原因： 1. 2.
护士签名			

时间	住院第4~5天 （手术日）	住院第5~6天 （术后第1日）
健康宣教	□ 术后当日宣教 告知体位要求，俯卧位患者解释理由 告知饮食要求 告知疼痛注意事项 告知术后可能出现情况的应对方式 □ 给予患者及家属心理支持 □ 再次明确探视陪伴须知	□ 术后宣教 眼药作用及频率 饮食、体位活动指导 复查患者对术前宣教内容的掌握程度
护理处置	□ 送手术 摘除患者各种活动物品 核对患者资料及术中带药 填写手术交接单，签字确认 □ 接手术 核对患者及资料，签字确认	□ 协助完成眼部相关检查
基础护理	□ 二级护理 □ 晨晚间护理 □ 协助或指导活动 □ 患者安全管理	□ 二级护理 □ 晨晚间护理 □ 协助或指导活动 □ 患者安全管理
专科护理	□ 病情观察，观察术眼情况变化 □ 测量患者 TPR 变化 □ 术前遵医嘱给予散瞳剂滴眼 □ 术后协助患者的正确体位 □ 心理护理	□ 病情观察，观察术眼情况变化 □ 协助患者正确体位 □ 遵医嘱眼药治疗 □ 心理护理
重点医嘱	□ 详见医嘱执行单	□ 详见医嘱执行单
病情变异记录	□ 无 □ 有，原因： 1. 2.	□ 无 □ 有，原因： 1. 2.
护士签名		

时间	住院第 6~8 天 （术后第 2~3 日）	住院第 9~14 天 （出院日）
健康宣教	□ 术后宣教 药物作用及频率 饮食、活动指导 复查患者对术前宣教内容的掌握程度 疾病恢复期注意事项 下床活动注意事项	□ 出院宣教 复查时间 眼药使用方法与频率 活动休息 指导饮食 指导办理出院手续
护理处置	□ 遵医嘱完成相关检查	□ 办理出院手续
基础护理	□ 二级护理 □ 晨晚间护理 □ 患者安全管理	□ 二级护理 □ 晨晚间护理 □ 患者安全管理
专科护理	□ 病情观察，观察术眼情况变化 □ 协助患者正确体位 □ 遵医嘱眼药治疗 □ 心理护理	□ 观察术眼情况 □ 遵医嘱眼药治疗 □ 心理护理
重点医嘱	□ 详见医嘱执行单	□ 详见医嘱执行单
病情变异记录	□ 无　□ 有，原因： 1. 2.	□ 无　□ 有，原因： 1. 2.
护士签名		

（三）患者（家属）表单

单纯性孔源性视网膜脱离临床路径患者（家属）表单

适用对象：第一诊断为单纯性孔源性视网膜脱离（ICD-10：H33.001）
行环扎加压术；环扎术；巩膜外加压术（ICD-9-CM-3：14.4）

患者姓名：	性别： 年龄： 门诊号：	住院号：
住院日期： 年 月 日	出院日期： 年 月 日	标准住院日：9~14天

时间	住院第1天	住院第2~3天	住院第4~5天 （手术日）
医患配合	□ 配合询问病史、收集资料，请务必详细告知既往史、用药史、过敏史 □ 如服用抗凝剂，请明确告知 □ 配合进行体格检查 □ 有任何不适请告知医师	□ 配合完善术前相关检查，如采血、留尿、心电图 □ 配合完善眼科特殊检查：A+B超。如有必要，协助完成相关检查，如FFA、OCT等 □ 医师与患者及家属介绍病情及手术谈话、术前签字 □ 麻醉师与患者进行术前访视	□ 配合评估手术效果 □ 有任何不适请告知医师
护患配合	□ 配合测量体温、脉搏、呼吸、血压、体重1次 □ 配合完成入院护理评估（简单询问病史、过敏史、用药史） □ 接受入院宣教（环境介绍、病室规定、订餐制度、贵重物品保管、病房探视陪住管理制度等） □ 有任何不适请告知护士	□ 配合测量体温、脉搏、呼吸、询问排便情况1次 □ 接受术前宣教 □ 自行沐浴，加强头部清洁，剪指（趾）甲，男患者剃须 □ 准备好必要用物，吸水管、纸巾等 □ 取下义齿、饰品等，贵重物品交家属保管	□ 清晨测量体温、脉搏、呼吸、送手术室前，协助完成核对，带齐影像资料和术中带药 □ 返回病房后，协助完成核对，配合过病床，配合血压测量 □ 遵医嘱协助患者采取正确体位 □ 配合缓解疼痛 □ 有任何不适请告知护士
饮食	□ 普通饮食	□ 普通饮食	□ 普通饮食
排泄	□ 正常排尿便	□ 正常排尿便	□ 正常排尿便
活动	□ 正常活动	□ 正常活动	□ 卧床休息后根据体位要求活动

时间	住院第 5~8 天 （术后第 1~3 日）	住院 9~14 天 （出院日）
医患配合	□ 配合检查眼部情况 □ 配合眼部切口换药	□ 接受出院前指导 □ 知道复查程序 □ 获取出院诊断书 □ 预约复诊日期
护患配合	□ 配合定时测量体温、脉搏、呼吸、每日询问排便情况 □ 注意活动安全，避免坠床或跌倒 □ 配合执行探视及陪护	□ 接受出院宣教 □ 办理出院手续 □ 获取出院带药 □ 知道眼药用药频率、方法和眼药保存注意事项 □ 知道特殊体位的时间 □ 知道复印病历方法
饮食	□ 普通饮食	□ 普通饮食
排泄	□ 正常排尿便 □ 避免便秘	□ 正常排尿便 □ 避免便秘
活动	□ 适度活动，避免疲劳	□ 适度活动，避免疲劳

附：原表单（2016年版）

单纯性孔源性视网膜脱离临床路径表单

适用对象：第一诊断为单纯性孔源性视网膜脱离（ICD-10：H33.001）

行视网膜脱离复位巩膜扣带术（ICD-9-CM-3：14.4）

患者姓名：	性别： 年龄： 门诊号：	住院号：
住院日期： 年 月 日	出院日期： 年 月 日	标准住院日：9~14天

时间	住院第1天	住院第2天	住院第3天
主要诊疗工作	□ 询问病史及体格检查，包括裂隙灯、三面镜和间接检眼镜检查 □ 完成病历书写 □ 开实验室检查单 □ 上级医师查房与术前评估 □ 初步确定手术方式和日期 □ 术眼抗菌药物滴眼液清洁结膜囊	□ 上级医师查房 □ 完善术前检查和术前评估 □ 术眼完成眼科特殊检查：A+B超 □ 如有必要，完成相关检查：如FFA、OCT等 □ 对侧眼检查并制订治疗方案 □ 裂隙灯和间接检眼镜检查 □ 术眼抗菌药物滴眼液清洁结膜囊	□ 完成必要的相关科室会诊 □ 调整全身用药，控制血压、血糖等 □ 裂隙灯和间接检眼镜检查 □ 住院医师完成术前小结和术前讨论，上级医师查房记录等 □ 签署手术同意书、自费用品协议书 □ 抗菌药物滴眼液清洁结膜囊
重点医嘱	**长期医嘱** □ 眼科二级护理常规 □ 饮食 □ 抗菌药物滴眼液 □ 散瞳剂 **临时医嘱** □ 血常规、尿常规，血糖、肝功能、肾功能，凝血功能，感染性疾病筛查 □ 心电图，胸部X线片 □ 眼部B超 □ 眼底照相（必要时）	**长期医嘱** □ 眼科二级护理常规 □ 饮食 □ 抗菌药物滴眼液 □ 散瞳剂 **临时医嘱** □ FFA、OCT（必要时）	**临时医嘱**（术前1日） □ 常规准备明日在局部麻醉下行视网膜脱离复位巩膜扣带术 □ 术前洗眼、备皮 □ 术前1小时充分散瞳 □ 术前口服镇静药 □ 术前1小时给予止血药
主要护理工作	□ 病区环境及医护人员介绍 □ 医院相关制度介绍 □ 入院评估 □ 执行医嘱 □ 饮食宣教 □ 观察生命体征 □ 介绍相关治疗、检查、用药等护理中应注意的问题 □ 体位介绍 □ 完成护理记录单书写	□ 指导患者尽快适应病区环境 □ 按医嘱执行护理治疗 □ 介绍有关疾病的护理知识 □ 介绍相关治疗、检查、用药等护理中应注意的问题 □ 饮食宣教 □ 观察生命体征 □ 完成护理记录单书写	□ 按医嘱执行护理治疗 □ 饮食宣教 □ 观察生命体征 □ 健康宣教：术前、术中注意事项 □ 执行手术前医嘱 □ 完成术前护理记录单书写

续　表

时间	住院第 1 天	住院第 2 天	住院第 3 天
病情变异记录	□ 无　□ 有，原因： 1. 2.	□ 无　□ 有，原因： 1. 2.	□ 无　□ 有，原因： 1. 2.
护士签名			
医师签名			

时间	住院第4~5天* （手术日）	住院第5~6天 （术后第1日）
主要诊疗工作	□ 手术：有手术指征，无手术禁忌可手术治疗 □ 术者完成手术记录 □ 住院医师完成术后病历书写 □ 上级医师查房 □ 向患者及家属交代病情及术后注意事项	□ 上级医师查房 □ 裂隙灯和间接检眼镜检查 □ 注意眼压，手术切口、玻璃体、视网膜 □ 住院医师完成常规病历书写
重点医嘱	**长期医嘱** □ 眼科术后二级护理常规 □ 饮食 □ 抗菌药物滴眼液 □ 激素滴眼液 □ 散瞳剂	**长期医嘱** □ 同术后当日 □ 眼部换药，每天1次 **临时医嘱** □ 如眼压高，应用降眼压药物 □ 如炎症反应重，可使用糖皮质激素
主要护理工作	□ 健康宣教：术后注意事项 □ 执行术后医嘱 □ 完成手术当日护理记录单书写 □ 观察动态病情变化，执行医嘱 □ 介绍术后正确体位 □ 介绍相关治疗、检查、用药等护理中应注意的问题	□ 执行术后医嘱 □ 观察动态病情变化，执行医嘱 □ 健康宣教：手术后相关注意事项，介绍有关患者康复锻炼方法 □ 术后用药知识宣教 □ 监测患者生命体征变化、术眼情况变化 □ 完成术后第1日护理记录单
病情变异记录	□ 无 □ 有，原因： 1. 2.	□ 无 □ 有，原因： 1. 2.
护士签名		
医师签名		

*注：如入院前已按要求完成部分术前检查，则手术前准备时间可适当缩短。

时间	住院第 6~8 天 （术后第 2~3 日）	住院第 9~14 天 （出院日）
主要诊疗工作	□ 上级医师查房 □ 裂隙灯和间接检眼镜检查 □ 注意眼压、手术切口、玻璃体、视网膜 □ 住院医师完成常规病历书写 □ 如果眼压增高，或玻璃体混浊则进行相应处理	□ 上级医师查房 □ 裂隙灯和间接检眼镜检查 □ 注意眼压、切口、玻璃体、视网膜 □ 住院医师完成常规病历书写 □ 根据术后切口、玻璃体腔、视网膜情况，并发症是否控制等决定术后出院时间 □ 完成出院记录、病案首页、出院诊断证明书等病历材料 □ 向患者交代出院后的后续治疗及相关注意事项，如复诊时间等
重点医嘱	**长期医嘱** □ 同术后当日 □ 根据并发症情况给予相应治疗 □ 眼压增高：噻吗洛尔、酒石酸溴莫尼定、醋甲唑胺 □ 玻璃体混浊：碘制剂 **临时医嘱** □ 炎症反应：局部抗炎治疗	**长期医嘱** □ 出院带药 □ 抗菌药物滴眼液 □ 糖皮质激素滴眼液 □ 非甾体抗炎滴眼液 □ 散瞳剂 □ 门诊随诊
主要护理工作	□ 执行术后医嘱 □ 观察动态病情变化，执行医嘱 □ 健康宣教：手术后相关注意事项，介绍有关患者康复锻炼方法 □ 术后用药知识宣教 □ 监测患者生命体征变化、术眼情况变化 □ 完成术后护理记录单	□ 执行术后医嘱、出院医嘱 □ 观察动态病情变化，执行医嘱 □ 进行出院指导：生活指导、饮食指导、用药指导 □ 监测患者生命体征变化、术眼情况变化 □ 完成术后相关护理记录单
病情变异记录	□ 无　□ 有，原因： 1. 2.	□ 无　□ 有，原因： 1. 2.
护士签名		
医师签名		

第二十八章

外伤性视神经病变临床路径释义

【医疗质量控制指标】

指标一、诊断需结合症状、体征和辅助检查。

指标二、激素使用符合规范。

指标三、住院时间符合路径实施要求。

一、外伤性视神经病变编码

1. 原编码：

疾病名称及编码：外伤性视神经病变（ICD-10：S04.000）

2. 修改编码：

疾病名称及编码：外伤性视神经病变（ICD-10：S04.0）

二、临床路径检索方法

S04.0

三、国家医疗保障疾病诊断相关分组（CHS-DRG）

MDCC　眼疾病及功能障碍

CS1　眼的神经及血管疾患

四、外伤性视神经病变临床路径标准住院流程

（一）适用对象

第一诊断为视神经挫伤（ICD-10：S04.000）需入院药物治疗的患者。

释义

■ 本路径适用对象为短期内外伤引起的单纯外伤性视神经病变。颅脑复合伤等其他原因引起的视路其他位置的损伤、外伤引起的视网膜损伤以及屈光介质的混浊不适合本路径。

（二）诊断依据

根据《临床诊疗指南·眼科学分册》（中华医学会编著，人民卫生出版社，2006）：

1. 明确的头面部外伤史。
2. 伤后明显视力障碍。
3. 传入性瞳孔障碍。
4. 眼眶 CT 示视神经管附近无明显压迫。
5. 视觉诱发电位异常。

释义

■ 头面部外伤以眉弓外侧区域的损伤为主，眉中处的外伤常导致视交叉损伤，不适合本路径。患者必须接受视野检查，排除高级视路损伤与健眼损伤的可能。瞳孔检查对鉴别诊断亦有较大意义，外伤伴有虹膜挫伤患者可能出现瞳孔固定，不一定有相对性传入性瞳孔障碍。而伪盲患者的瞳孔对光反射会比较灵敏，F-VEP 对伪盲的鉴别也有十分重要的意义。

（三）治疗方案的选择

根据《临床诊疗指南·眼科学分册》（中华医学会编著，人民卫生出版社，2006）：

1. 大剂量糖皮质激素治疗。
2. 改善微循环治疗。
3. 保护视神经治疗。

释义

■ 大剂量糖皮质激素冲击治疗，需注意患者的受伤时间。如果受伤时间超过 7 天，不建议使用激素。激素使用前需详细询问全身病史，排除胃溃疡、精神疾病等病史，使用过程密切观察病情变化，避免并发症的发生。同时预防性使用补钾、补钙、抑制胃酸等处理。若患者外伤后视力下降严重，同时眼眶高清 CT 检查显示有明显的视神经管骨折，在条件和技术成熟的医疗机构，在排除全身禁忌的前提下，可实行视神经管减压术治疗。

（四）标准住院日

10~14 天。

释义

■ 一般激素冲击治疗为 5~7 天，后续时间可根据病情适当缩减住院时间。

（五）进入路径标准

1. 第一诊断必须符合外伤性视神经病变疾病编码。
2. 当患者同时具有其他疾病诊断，但在住院期间不需要特殊处理，也不影响第一诊断的临床路径流程实施时，可以进入路径。

释义

■ 本路径适用于单纯的视神经损伤患者，外伤性视神经病变伴有颅脑损伤、视网膜损伤患者不适合本路径。

（六）住院期间检查项目

1. 眼部检查：视力、矫正视力、眼压、裂隙灯检查、眼底检查。
2. 辅助检查：完善相关辅助检查。
（1）入院常规检查项目：血常规、尿常规、肝肾功能、电解质、胸部X线检查、心电图。
（2）视野、视觉电生理检查。
（3）眼眶CT。
（4）全身大剂量激素应用后的监测：血糖、血压、血常规、肝肾功能及电解质。

释义

■ 血常规、尿常规、肝肾功能、电解质、胸部X线检查、心电图、超声心动图，视力、矫正视力、眼压、裂隙灯检查、眼底检查等为入院常规检查项目，必须完成。

■ 全身大剂量激素应用前后必须监测血糖、血压、血常规、感染筛查、肝肾功能及电解质等，以避免并发症的发生。

■ 治疗前需查颅脑CT、眼眶CT、眼眶MRI，排除颅脑损伤、排除视神经管骨折以及明确眼眶、鼻窦外伤的情况。

■ 视野检查有助于定位视路损伤的位置。

（七）治疗方案与药物选择

1. 抗炎治疗：给予糖皮质激素。
2. 改善微循环治疗：给予全身及局部扩血管及改善微循环药物。
3. 保护视神经治疗：给予营养神经类药物。
4. 对症支持治疗：激素应用时补钙、护胃、补钾等药物。

释义

■ 糖皮质激素一般采用短效激素，比如甲泼尼龙等。目前剂量按照成人1000mg冲击治疗2天后改500mg冲击治疗3天后直接停药。同时注意激素的并发症，一般采用质子泵抑制剂静脉给药，同时补钾、补钙、补维生素D。营养神经以及改善微循环药，采用常规用药。若患者符合手术适应证且排除了禁忌证后拟行手术治疗，目前术式有经颅视神经减压术、内镜下经鼻视神经减压手术（ETOCD）等选择；其中，ETOCD手术拥有径路直接、术野清晰、微创、减压充分等优点，目前一般选择ETOCD术式。

（八）出院标准

1. 患者患眼视力提高。
2. 视野改善。
3. 视觉电生理检查改善。

释义

■ 激素冲击治疗疗程结束，未出现相应并发症，视力、视野改善与否均可出院。

（九）变异及原因分析

1. 合并全身性疾病且需要转科或长期药物治疗者。
2. 患者自身因素。
3. 合并其他眼部疾病需进行手术治疗者不入路径。

释义

■ 患者如果伴有后视路损伤或者颅脑外伤者，需转神经科进一步治疗。

■ 患者激素冲击治疗过程中出现相应并发症者，需及时处理，严重并发症如胃穿孔等需转科、转院治疗。

五、外伤性视神经病变临床路径给药方案

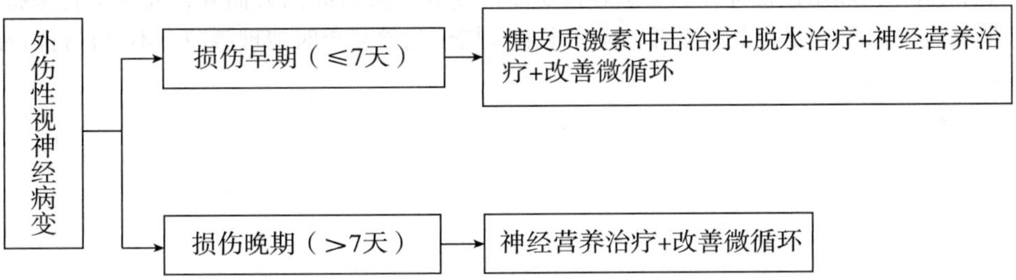

1. 用药选择：
（1）糖皮质激素一般采用短效激素，如甲泼尼龙等。
（2）脱水治疗给予20%甘露醇快速静脉滴注，对于外伤性视神经病变急性期起到脱水消肿作用。
（3）改善微循环治疗给予全身及局部扩血管及改善微循环药物治疗。
（4）保护视神经治疗给予B族维生素等神经营养类药物。
（5）对症支持治疗同时注意激素的并发症，一般采用质子泵抑制剂静脉给药，同时补钾、补钙、补维生素D。
（6）对手术患者，可于术中在蝶窦腔中注射神经生长因子或糖皮质激素。
2. 药学提示：
大剂量糖皮质激素治疗可能引起激素相关性并发症，如电解质紊乱、消化道溃疡、血压升高、血糖增高、失眠等，需要关注并预防。
3. 注意事项：
大剂量糖皮质激素冲击治疗，需注意患者的受伤时间。如果受伤时间超过7天，不建议使用激素。

六、外伤性视神经病变护理规范

1. 心理护理，适当讲解疾病的发病原因，治疗效果；增加患者对治疗过程的理解，建立合理的疗效预期和风险考虑。
2. 遵医嘱，在规范时间使用糖皮质激素冲击治疗。
3. 在激素冲击治疗期间，观察患者有无低钾、胃溃疡、高血压、高血糖等副作用，若存在，及时告知主管医师并做干预。
4. 眼部及全身各处创面注意消毒、护理。

5. 术后患者，应该注意观察鼻部失血量，若超过正常术后出血量，告知主管医师并做干预。

七、外伤性视神经病变营养治疗规范

饮食指导：

1. 外伤性视神经病变往往全身多处受伤，失血较多，情况较差，应适当增加蛋白质和维生素的摄入量，如鸡蛋、豆制品，多吃新鲜水果蔬菜，以促进切口修复。
2. 多吃软食及易消化的食物，忌辛辣刺激的食物。

八、外伤性视神经病变健康宣教

1. 忌烟酒及辛辣的食物，因为外伤患者全身各处存在炎症反应，可能导致头痛等不适，辛辣食物可加重症状。
2. 睡眠要充足，注意保暖。
3. 糖皮质激素使用期间，可能出现失眠等症状，一般待激素停用后会消失。
4. 术后患者，术后常有少量渗血，为正常现象；同时注意不能擤鼻子，以免造成鼻腔出血。
5. 出院指导：外伤性视神经病变患者视功能恢复效果及时间因人而异，鼓励患者坚持用药，定期复查，积极治疗。手术患者，应在术后2周于门诊复查时清理鼻腔，不可自行清理。

九、推荐表单

（一）医师表单

外伤性视神经病变临床路径医师表单

适用对象：第一诊断为外伤性视神经病变（ICD-10：S04.0），需要住院药物治疗的患者

患者姓名：	性别：　年龄：　门诊号：	住院号：
住院日期：　年　月　日	出院日期：　年　月　日	标准住院日：10~14 天

时间	住院第 1 天	住院第 2~5 天	住院第 6~14 天
主要诊疗工作	□ 询问病史 □ 体格检查 □ 交代病情 □ 完成首次病程记录和住院病历 □ 签署大剂量激素使用知情同意书	□ 核实各项检查结果正常 □ 上级医师查房评估病情与患者沟通 □ 完成必要的相关科室会诊	□ 上级医师查房，确定病情归转，若患者可以出院，则需完成出院记录 □ 通知患者及其家属出院 □ 向患者交代出院后注意事项并书写出院须知 □ 预约复诊日期 □ 出具诊断证明书及出院证明书
重点医嘱	**长期医嘱** □ 眼科二级或三级护理 □ 监测血压 □ 监测血糖 □ 应用改善微循环、活血化瘀类药物 □ 应用营养神经药物 □ 排除禁忌后，糖皮质激素药物应用 □ 使用激素时，联合护胃、补钾、补钙治疗 **临时医嘱** □ 血常规、尿常规 □ 血生化检查 □ 心电图 □ 眼部辅助检查 □ 相关影像学检查	**长期医嘱** □ 眼科二级或三级护理 □ 监测血压 □ 监测血糖 □ 应用改善微循环、活血化瘀类药物 □ 应用营养神经药物 □ 糖皮质激素药物应用 □ 联合护胃、补钾、补钙治疗 **临时医嘱** □ 根据病情需要制订（加用降眼压、降血压、降血糖、降血脂等相关治疗）	**长期医嘱** □ 眼科二级或三级护理 □ 监测血压 □ 监测血糖 □ 应用改善微循环、活血化瘀类药物 □ 应用营养神经药物 □ 糖皮质激素药物应用（激素使用不超过 7 天） □ 联合护胃、补钾、补钙治疗 □ 今日出院 **临时医嘱** □ 根据病情需要制订 □ 必要时复查相关眼科及全身辅助检查 □ 出院带药：根据病情需要制订
病情变异记录	□ 无　□ 有，原因： 1. 2.	□ 无　□ 有，原因： 1. 2.	□ 无　□ 有，原因： 1. 2.
医师签名			

（二）护士表单

外伤性视神经病变临床路径护士表单

适用对象：第一诊断为外伤性视神经病变（ICD-10：S04.0），需要住院药物治疗的患者

患者姓名：	性别：　年龄：　门诊号：	住院号：
住院日期：　年　月　日	出院日期：　年　月　日	标准住院日：10~14 天

时间	住院第 1 天	住院第 2~5 天	住院第 6~14 天
健康宣教	□ 入院宣教 介绍主管医师、护士 介绍病区环境 介绍住院注意事项	□ 病情宣教 □ 激素冲击治疗相关注意事项宣教 □ 饮食与活动宣教 □ 告知患者探视时间	□ 病情宣教 □ 激素冲击治疗的宣教 □ 复查时间 □ 出院注意事项宣教
护理处置	□ 核对患者姓名，佩戴腕带 □ 建立入院护理病历 □ 卫生处置：剪指（趾）甲、沐浴、更换病号服 □ 未成年患者需陪护 1 人	□ 协助医师完成检查	□ 协助办理出院
基础护理	□ 三级护理 □ 晨晚间护理 □ 患者安全管理	□ 三级护理 □ 晨晚间护理 □ 患者安全管理	□ 三级护理 □ 晨晚间护理 □ 患者安全管理
专科护理	□ 护理查体 □ 需要时，填写跌倒以及压疮防范表 □ 需要时请家属陪同 □ 心理护理	□ 协助完成相关检查 □ 遵医嘱按时激素冲击治疗 □ 观察血糖、血压等 □ 心理护理	□ 观察病情变化 □ 遵医嘱执行 □ 心理护理
重点医嘱	□ 详见医嘱执行单	□ 详见医嘱执行单	□ 详见医嘱执行单
病情变异记录	□ 无　□ 有，原因： 1. 2.	□ 无　□ 有，原因： 1. 2.	□ 无　□ 有，原因： 1. 2.
护士签名			

（三）患者（家属）表单

外伤性视神经病变临床路径患者（家属）表单

适用对象：第一诊断为外伤性视神经病变（ICD-10：S04.0），需要住院药物治疗的患者

患者姓名：	性别：　　年龄：　　门诊号：	住院号：
住院日期：　年　月　日	出院日期：　年　月　日	标准住院日：10~14 天

时间	入　院	住院期间	出　院
医患配合	□ 配合询问病史、收集资料，请务必详细告知既往史、用药史、过敏史 □ 配合进行体格检查 □ 有任何不适请告知医师	□ 配合完成相关检查 □ 医师与患者或家属沟通病情，告知激素的相关使用风险 □ 告知相关的注意事项	□ 接受出院前指导 □ 知道复查流程 □ 获取出院小结、诊断证明书 □ 预约复诊时间
护患配合	□ 配合测量体温、脉搏、呼吸、血压、体重 1 次 □ 配合完成入院护理评估 □ 接受入院宣教 □ 有任何不适请告知护士	□ 配合相关生命体征的检测，如血压、体温、心率等 □ 配合血糖等检测 □ 注意活动安全 □ 配合执行探视与陪伴制度	□ 接受出院宣教 □ 办理出院手续 □ 获取出院带药 □ 知道用药方法 □ 知道复印病历方法
饮食	□ 普通饮食	□ 普通饮食	□ 普通饮食
排便	□ 正常排尿便	□ 正常排尿便	□ 正常排尿便
活动	□ 正常活动	□ 正常活动	□ 正常活动

附：原表单（2016年版）

外伤性视神经病变临床路径表单

适用对象：第一诊断为外伤性视神经病变，需要住院药物治疗的患者

患者姓名：	性别： 年龄： 门诊号：	住院号：
住院日期： 年 月 日	出院日期： 年 月 日	标准住院日：10~14天

时间	住院第1天	住院第2~5天	住院第6~14天
主要诊疗工作	□ 询问病史 □ 体格检查 □ 交代病情 □ 完成首次病程记录和住院病历	□ 核实各项检查结果正常 □ 上级医师查房评估病情与患者沟通 □ 完成必要的相关科室会诊	□ 上级医师查房，确定病情转归。若患者可以出院，则需完成出院记录 □ 通知患者及其家属出院 □ 向患者交代出院后注意事项并书写出院须知 □ 预约复诊日期 □ 出具诊断证明书及出院证明书
重点医嘱	**长期医嘱** □ 眼科二级或三级护理 □ 监测血压 □ 必要时监测血糖 □ 应用改善微循环、活血化瘀类药物 □ 应用营养神经药物 □ 排除禁忌后，糖皮质激素药物应用 **临时医嘱** □ 血常规、尿常规 □ 血生化检查 □ 心电图 □ 眼部辅助检查 □ 相关影像学检查	**长期医嘱** □ 眼科二级或三级护理 □ 必要时监测血压 □ 必要时监测血糖 □ 应用改善微循环、活血化瘀类药物 □ 应用营养神经药物 □ 糖皮质激素药物应用 **临时医嘱** □ 根据病情需要制订（加用降眼压、降血压、降血糖、降血脂等相关治疗） □ 糖皮质激素药物应用及补钙、护胃、补钾药物应用	**长期医嘱** □ 眼科二级或三级护理 □ 必要时监测血压 □ 必要时监测血糖 □ 应用改善微循环、活血化瘀类药物 □ 应用营养神经药物 □ 糖皮质激素药物应用 □ 今日出院 **临时医嘱** □ 根据病情需要制订 □ 必要时复查相关眼科及全身辅助检查 □ 出院带药：根据病情需要制订
主要护理工作	□ 入院护理评估 □ 病区环境及医护人员介绍 □ 医院相关制度介绍 □ 入院评估 □ 执行医嘱 □ 饮食宣教 □ 观察生命体征 □ 介绍相关治疗、检查、用药等护理中应注意的问题 □ 完成护理记录单书写	□ 指导患者尽快适应病区环境 □ 按医嘱执行护理治疗 □ 介绍有关疾病的护理知识 □ 介绍相关治疗、检查、用药等护理中应注意的问题 □ 饮食宣教 □ 观察生命体征 □ 完成护理记录单书写	□ 按医嘱执行护理治疗 □ 观察生命体征 □ 心理与基础护理 □ 如果患者可以出院，出院宣教，协助患者办理出院手续、交费等事项

续　表

时间	住院第 1 天			住院第 2~5 天			住院第 6~14 天		
病情变异记录	□ 无　□ 有，原因： 1. 2.			□ 无　□ 有，原因： 1. 2.			□ 无　□ 有，原因： 1. 2.		
护士签名	白班	小夜班	大夜班	白班	小夜班	大夜班	白班	小夜班	大夜班
医师签名									

第二十九章

缺血性视神经病变临床路径释义

【医疗质量控制指标】

指标一、诊断需结合症状、体征和辅助检查。

指标二、治疗效果达到预期目标。

指标三、激素使用符合规范。

指标四、改善微循环、营养神经等辅助治疗符合规范。

指标五、住院时间符合路径实施要求。

一、缺血性视神经病变编码

疾病名称及编码：缺血性视神经病变（ICD-10：H47.004）

二、临床路径检索方法

H47.004

三、国家医疗保障疾病诊断相关分组（CHS-DRG）

MDCC　眼疾病及功能障碍

CS1　眼的神经及血管疾患

四、缺血性视神经病变临床路径标准住院流程

（一）适用对象

第一诊断为缺血性视神经病变（ICD-10：H47.004），包括非动脉炎前部缺血性视神经病变者（NAION），特别是视力突然下降者。

释义

■ 缺血性视神经病变分为前部缺血性视神经病变和后部缺血性视神经病变，其中前部缺血性视神经病变又分为非动脉炎前部缺血性视神经病变和巨细胞动脉炎性前部缺血性视神经病变。

■ 非动脉炎前部缺血性视神经病变和巨细胞动脉炎性前部缺血性视神经病变的发病机制并不相同，所以治疗方法也不同。非动脉炎性前部缺血性视神经病变临床较为常见，主要是由于睫状后短动脉灌注不足造成的。本路径主要适用于非动脉炎性前部缺血性视神经病变。

（二）诊断依据

根据《临床诊疗指南·眼科学分册》（中华医学会编著，人民卫生出版社，2006）：

1. 视力突然下降，不伴颞动脉区变粗压痛者。
2. 典型视野改变：视野缺损常与生理盲点相连，其缺损大约占视野的 1 个象限或一半范围。
3. 可伴有眼部不适感觉，但无眼球转动痛。

4. 有发病诱因如情绪波动、精神紧张、外伤等。
5. 视盘呈水肿状，早期视盘水肿轻度呈淡红或呈灰白色，多局限于视盘某一象限，同时可伴有视盘周围出血；视网膜血管一般无异常，如有高血压、动脉硬化等可出现相应变化。
6. 眼底荧光血管造影 视盘呈低荧光或荧光充盈缓慢或不充盈呈缺损。
7. 排除炎性视神经病变以及颅内占位性病变等。

释义

■ 本病好发于中老年人，小视杯和小的杯盘比（也称高危视盘）可能是其发病的重要危险因素；其他危险因素包括高血压、糖尿病、高脂血症、夜间低血压、睡眠呼吸暂停综合征、血液黏度增加、急性失血、眼压增高、视盘玻璃疣、磷酸二脂酶5抑制剂等。

■ 非动脉炎性前部缺血性视神经病变为供应视盘筛板前区及筛板区的睫状后血管的小分支急性灌注不足，致使视盘发生局部的梗死，所以在眼底可观察到视盘区域性或者扇形水肿。在临床上以突然视力减退、视盘水肿及特征性视野缺损（与生理盲点相连的绕过中心注视点的象限盲）为主要特征。

■ 非动脉炎性前部缺血性视神经病变有时临床症状不明显，容易误诊为其他视神经疾病，所以建议检查C-反应蛋白和红细胞沉降率排除巨细胞动脉炎性视神经病变，磁共振平扫+增强扫描无视神经长T2和T1强化，并且排除颅内和眶内占位性病变。

（三）治疗方案的选择

根据《临床诊疗指南·眼科学分册》（中华医学会编著，人民卫生出版社，2006）：
1. 针对病因治疗。
2. 改善微循环治疗。
3. 保护视神经治疗。

释义

■ 非动脉炎性前部缺血性视神经病变的治疗原则：第一原则是控制发病的高危因素，仔细检查患者是否存在糖尿病、高血压和高血脂等全身疾病，根据病情酌情进行治疗；第二原则是减轻视盘水肿，改善局部缺血。对于有视盘明显水肿的患者可给予口服80mg醋酸泼尼松片或等效剂量甲泼尼龙片或者注射用甲泼尼龙琥珀酸钠80mg静脉滴注给药，同时给予改善微循环、抗氧化和营养视神经药物治疗，如复方樟柳碱、前列地尔或者银杏叶提取物注射液等改善眼底微循环和眼底组织的代谢，甲钴胺、维生素B_{12}等促进神经组织的修复。

（四）标准住院日

10~14天。

释义

■ 视患者视盘水肿消退和视野改善情况而定，如果条件允许，住院时间可以低于上述住院天数。

（五）进入路径标准

1. 第一诊断必须符合ICD-10：H20.004缺血性视神经病变疾病编码，特别是视力明显下降，或一眼既往因缺血性视神经病变致视神经萎缩、另一眼近期出现视力下降或典型视野损害者。
2. 当患者同时具有其他疾病诊断，但在住院期间不需要特殊处理，也不影响第一诊断的临床路径流程实施时，可以进入路径。

释义

■ 患者同时具有其他疾病，影响第一诊断的临床路径流程实施时，均不适合进入临床路径。

■ 系统性疾病所致前部缺血性视神经病变，需要全身治疗时，不适合进入临床路径。

■ 巨细胞动脉炎性前部缺血性视神经病变和后部缺血性视神经病变，不适合进入临床路径。

（六）住院期间检查项目

1. 眼部检查：视力、矫正视力、眼压、裂隙灯检查、眼底检查。
2. 辅助检查：完善相关辅助检查。
（1）根据已有眼部辅助检查及视功能情况，选择眼底荧光血管造影、视野、视盘区光学相关断层扫描（OCT）、视觉电生理等。
（2）病因排查：进一步行实验室、影像学等相关辅助检查以排查相关疾病。
（3）对于需要应用口服糖皮质激素者，进一步对患者进行相关检查评估。

释义

■ 部分检查可以在门诊完成。

■ 根据已有眼部辅助检查及视功能情况，选择眼底荧光血管造影、视野、视盘区及黄斑区光学相关断层扫描（OCT）、视觉电生理等。

■ 影像学（首选眼眶磁共振平扫+增强扫描）等相关辅助检查以排查相关疾病。

■ 为排除感染性视神经病变，患者应进行梅毒、结核和HIV的血清学检查，必要时不仅需进行X线胸片检查，还需胸部CT检查。

■ 为排除动脉炎及其他风湿结缔组织病引起的眼部血管病变，建议进行相关风湿免疫学检查。

■ 为排除视神经炎、颅脑及眼眶占位性病变，建议进行磁共振增强扫描。

■ 对于拟使用糖皮质激素治疗的患者，可口服或静脉给予，在使用前应做排除激素禁忌证的检查。

■ 根据病情，部分检查可以不进行。

（七）治疗方案与药物选择

1. 针对病因治疗：高血压、动脉硬化、心血管疾病为常见的原因，根据病情及内科会诊意见调控血压、降血脂等，特别是不能用导致夜间血压太低的药物。
2. 发病 2 周内，可考虑全身应用糖皮质激素治疗。
3. 改善微循环治疗：给予全身及局部扩血管及改善微循环药物治疗。
4. 保护视神经治疗：给予营养神经类药物。
5. 对症支持治疗：激素应用时补钙、护胃、补钾等药物。

释义

■ 针对病因治疗高血压、糖尿病、高脂血症等常见的病因，根据病情及内科会诊意见调控血压、血糖、降血脂等，特别是不能用导致夜间血压太低的药物。

■ 发病 2 周内，可考虑静脉或者口服糖皮质激素治疗。

（八）出院标准

患者患眼视力平稳、略提高或视野略改善。

释义

■ 如果出现病情加重或者其他并发症，是否需要住院治疗，由主管医师具体而定。

（九）变异及原因分析

1. 合并全身性疾病且需要专科或长期药物治疗者。
2. 脑部血管性病变等所致缺血性病变者。
3. 患者自身因素。

释义

■ 微小变异：因为医院检查的时间局限性，不能按照要求完成检查；因节假日不能按照要求完成检查；患者不愿意配合完成相应检查，短期不能按照要求出院随诊。

■ 重大变异：患者病情演变，需要进一步诊断和治疗；患者全身疾病恶化或出现其他更加严重的并发症需要其他手术治疗；患者查出脑血管异常，需要进一步全脑血管造影检查或者神经介入治疗；检查发现眼眶、视神经的占位性疾病需要进一步治疗，不愿意按照要求出院随诊而导致入院时间明显延长。

五、缺血性视神经病变临床路径给药方案

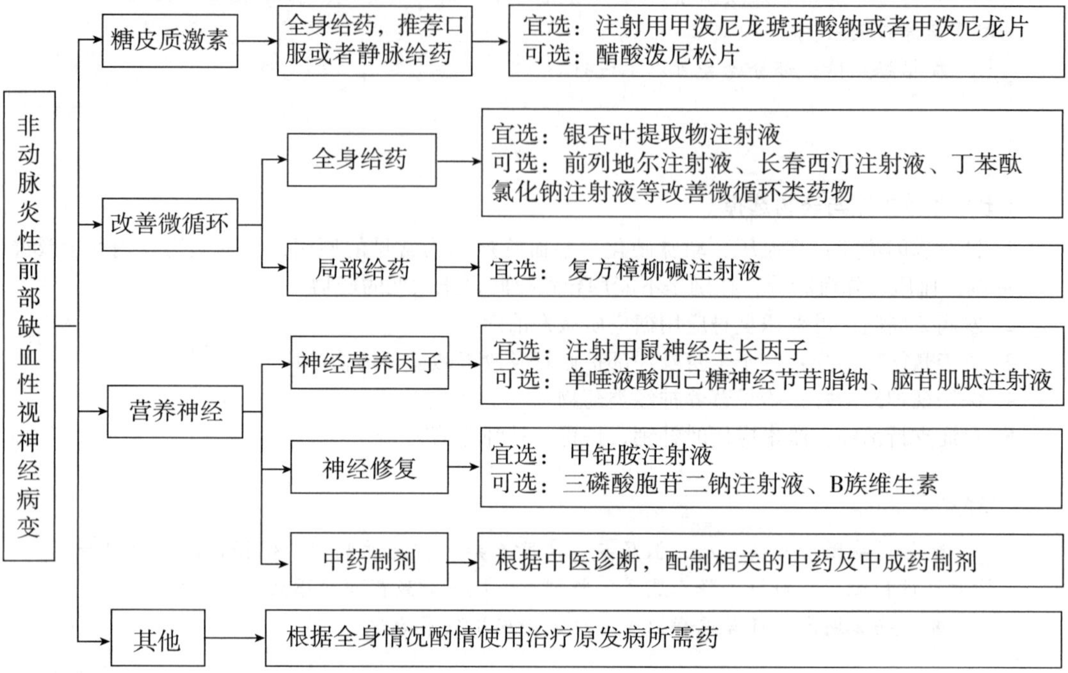

1. 用药选择：

（1）糖皮质激素的选择：

1）全身用药：当视盘水肿较重，病程在2周以内，根据病情的具体情况给予口服糖皮质激素治疗。推荐口服80mg醋酸泼尼松片或等效剂量甲泼尼龙片，或者注射用甲泼尼龙琥珀酸钠80mg静脉滴注。

2）静脉给药疗程：不超过7天，后改为口服给药。

3）口服用药疗程：激素快速减量，疗程通常不超过1个月。

（2）改善微循环药物选择：

1）全身使用：适用于所有NAION的患者，可酌情选择药物进行使用，如银杏叶提取物注射液、长春西汀和依达拉奉等。

2）局部用药：当有全身输液禁忌证的患者可使用局部用药，但是于低血压、颈动脉低灌注或眼部低灌注的患者不宜使用。复方樟柳碱注射液使用方法：患侧颞浅动脉旁皮下注射，1日1次，每次2ml（1支），14次为1个疗程，据病情需要可注射2~4个疗程。注射用胞磷胆碱钠肌苷，用于眼球后注射，注射前用2ml灭菌生理盐水溶解药物1支（300mg）。每次注射1支，隔日注射1次，40天为1个疗程。

（3）营养神经药物选择：

1）神经营养因子和神经修复类药物建议联合应用，建议使用方法为：甲钴胺注射液成人1次0.5mg，每日1次，1周3次，肌内注射或静脉注射。鼠神经生长因子注射液可用2ml注射用水溶解，肌内注射。每天1次，每次1支，4周为1个疗程，根据病情轻重可遵医嘱多疗程连续给药。

2）中医药可以作为视神经萎缩期的主要用药及选择，也可以作为急性期的辅助治疗。

2. 药学提示：

糖皮质激素不宜长期使用，仅作为急性期使用，因有导致激素性青光眼、白内障、股骨头坏

死、精神疾病和消化道大出血等并发症的风险。应在使用激素的同时，给予补钙、护胃、补钾等药物。

3. 注意事项：

在 NAION 患者中激素建议采用口服或者静脉滴注给药（80mg）方式，不提倡玻璃体腔内注射曲安奈德、大剂量静脉注射甲泼尼龙琥珀酸钠等治疗。控制全身疾病及其他危险因素，强调要防控夜间低血压的发生，尤其对于血压位于正常低限的患者以及不规范用药（如夜间用药、用药过多等）易出现医源性低血压的高血压患者。

六、缺血性视神经病变护理规范

1. 入院时：向患者介绍病房及科室环境、主治医师、责任护士、住院相关事项等，消除患者的疑虑，使患者充分信任护理人员，建立良好的护患关系。全面评估患者病情严重程度、营养状态、心理情绪等，根据患者的性格特点及情绪状态给予相应的心理疏导。

2. 住院期间药物护理：①在应用糖皮质激素类药物之前，了解其有无过敏史、血糖情况、有无消化道溃疡病史。服用糖皮质激素同时给予患者预防性服用补钙、补钾及护胃等药物，监测血压和血糖。观察患者情绪和精神变化，预防意外发生，对于伴有失眠患者，及时告知医师必要时给予镇静安眠药物。②应用营养神经、改善微循环类药物及时密切观察用药情况、不良反应及患者及家属心理情况，发现问题及时对症处理并给予相应指导。

3. 住院期间特殊检查护理：NAION 患者在入院后进行相关检查时，向患者宣教检查配合注意事项，确保检查准确性。

4. 出院时：指导患者出院后科学饮食，遵医嘱用药及注意事项，定期复查，日常监测药物可能出现的不良反应。

七、缺血性视神经病变营养治疗规范

饮食指导：

1. 限制高盐、高糖、高脂等类型食物的摄入，控制体重、减肥。

2. 服用激素期间，注意补钾、补钙，防止低血钾、股骨头坏死等的发生。

3. 鼓励患者多食富含维生素、钙、钾类食物，保持大便通畅。

八、缺血性视神经病变健康宣教

1. 出院指导：针对性给予相关药物知识宣教指导，保持良好的心态，睡眠要充足。

2. 药物知识宣教：应用糖皮质激素患者，正确讲解激素的作用与不良反应及预防措施，教会患者观察大便颜色，告知患者加强口腔黏膜的观察，注意有无白斑或溃疡的发生，观察有无牙龈出血等；对于院外激素继续服药患者强调激素严格遵医嘱服药，定期复查调整用药。

3. 疾病预防知识宣教：对于原发有高血压、糖尿病、高脂血症等全身疾病的患者，告知患者严格控制血糖、血压、血脂，适时找相关科室医师会诊调整用药。

4. 保持健康的生活方式，注意戒烟、限酒，避免熬夜等不良生活习惯。

5. 根据病情需要定期复诊，不适随诊。

九、推荐表单

（一）医师表单

非动脉炎性前部缺血性视神经病变临床路径医师表单

适用对象：第一诊断为缺血性视神经病变（ICD-10：H47.004）

患者姓名：	性别：　年龄：　门诊号：	住院号：	
住院日期：　年　月　日	出院日期：　年　月　日	标准住院日：10~14 天	

时间	住院第 1 天	住院第 2~5 天	住院第 6~14 天
主要诊疗工作	□ 询问病史 □ 体格检查 □ 交代病情 □ 完成首次病程记录和住院病历	□ 核实各项检查结果正常 □ 上级医师查房评估病情与患者沟通 □ 完成必要的相关科室会诊 □ 调整全身用药，控制血压、血糖等	□ 上级医师查房，确定病情转归，若患者可以出院，则需完成出院记录 □ 通知患者及其家属出院 □ 向患者交代出院后注意事项并书写出院须知 □ 预约复诊日期 □ 出具诊断证明书及出院证明书
重点医嘱	**长期医嘱** □ 眼科二级或三级护理 □ 监测血压 □ 必要时监测血糖 □ 应用改善微循环、活血化瘀类药物 □ 应用营养神经药物 □ 必要时糖皮质激素药物应用 **临时医嘱** □ 血常规、尿常规 □ 血生化检查 □ 心电图 □ 感染性疾病筛查 □ 免疫学相关检查 □ 眼部辅助检查 □ 相关影像学检查	**长期医嘱** □ 眼科二级或三级护理 □ 监测血压 □ 必要时监测血糖 □ 应用改善微循环、活血化瘀类药物 □ 应用营养神经药物 □ 必要时糖皮质激素药物应用 **临时医嘱** □ 根据病情需要制订（加用降血压、降血糖、降血脂等相关治疗） □ 必要时糖皮质激素药物应用及补钙、护胃、补钾药物应用	**长期医嘱** □ 眼科二级或三级护理 □ 监测血压 □ 必要时监测血糖 □ 应用改善微循环、活血化瘀类药物 □ 应用营养神经药物 □ 必要时糖皮质激素药物应用 □ 今日出院 **临时医嘱** □ 根据病情需要制订 □ 必要时复查相关眼科及全身辅助检查 □ 出院带药：根据病情需要制订
病情变异记录	□ 无　□ 有，原因： 1. 2.	□ 无　□ 有，原因： 1. 2.	□ 无　□ 有，原因： 1. 2.
医师签名			

（二）护士表单

非动脉炎性前部缺血性视神经病变临床路径护士表单

适用对象：第一诊断为缺血性视神经病变（ICD-10：H47.004）

患者姓名：	性别： 年龄： 门诊号：	住院号：
住院日期： 年 月 日	出院日期： 年 月 日	标准住院日：10~14 天

时间	住院第 1 天	住院第 2~5 天	住院第 6~14 天
健康宣教	□ 入院宣教 介绍主管医师、护士 介绍环境、设施 介绍住院注意事项及规章制度 向患者宣教戒烟、限酒的重要性，医院内禁止吸烟 □ 根据风险评估结果进行相应防范措施宣教	□ 指导患者输液时的注意事项 □ 责任护士与患者沟通，了解并指导心理应对 □ 宣教疾病知识、用药知识及特殊检查的操作过程 □ 观察药物不良反应及注意事项 □饮食指导 □根据病情实时动态进行风险评估并结果进行相应防范措施宣教	□ 根据病情进展，针对性给予相关药物知识宣教指导 □ 护眼康复和训练 □ 定时复查 □ 出院带药服用方法 □ 饮食休息等注意事项指导
护理处置	□ 核对患者姓名，佩戴腕带 □ 建立入院护理病历 □ 卫生处置：更换病号服 □ 未成年人需陪护 1 人	□ 随时观察患者病情变化 □ 协助医师完成各项实验室检查	□ 办理出院手续 □ 书写出院小结
基础护理	□ 二级或三级护理 □ 晨晚间护理 □ 患者安全管理	□ 二级或三级护理 □ 晨晚间护理 □ 患者安全管理	□ 二级或三级护理 □ 晨晚间护理 □ 患者安全管理
专科护理	□ 护理查体 □ 需要时，填写跌倒及压疮防范表 □ 需要时，请家属陪护 □ 心理护理	□ 护理查体 □ 需要时，填写跌倒及压疮防范表 □ 需要时，请家属陪护 □ 心理护理	□ 护理查体 □ 需要时，填写跌倒及压疮防范表 □ 需要时，请家属陪护 □ 心理护理
重点医嘱	□ 详见医嘱执行单	□ 详见医嘱执行单	□ 详见医嘱执行单
病情变异记录	□ 无 □ 有，原因： 1. 2.	□ 无 □ 有，原因： 1. 2.	□ 无 □ 有，原因： 1. 2.
护士签名			

（三）患者（家属）表单

非动脉炎性前部缺血性视神经病变临床路径患者（家属）表单

适用对象：第一诊断为缺血性视神经病变（ICD-10：H47.004）

患者姓名：	性别： 年龄： 门诊号：	住院号：
住院日期： 年 月 日	出院日期： 年 月 日	标准住院日：10~14 天

时间	住院第 1 天	住院第 2~5 天	住院第 6~14 天
医患配合	□ 配合询问病史、收集资料，请务必详细告知既往史、用药史、过敏史 □ 配合进行体格检查 □ 有任何不适请告知医师	□ 配合完善入院相关检查，如采血、留尿、心电图、X 线胸片、眼科特殊检查、磁共振成像、颈部超声等检查 □ 医师向患者及家属介绍病情，如有异常检查结果需进一步检查 □ 配合医师用药及治疗 □ 配合医师调整用药 □ 有任何不适告知医师	□ 接受出院前指导 □ 知道复查程序 □ 获取出院诊断书
护患配合	□ 配合测量体温、脉搏、呼吸、血压、体重 1 次 □ 配合完成入院护理评估（简单询问病史、过敏史、用药史） □ 接受入院宣教（环境介绍、病室规定、订餐制度、贵重物品保管等） □ 有任何不适请告知护士	□ 配合测量体温、脉搏、呼吸、询问排便情况 1 次 □ 接受相关实验室检查宣教，正确留取标本，配合检查 □ 有任何不适告知护士 □ 接受输液、服药治疗 □ 注意活动安全，避免跌倒 □ 配合执行探视及陪护 □ 接受疾病及用药等相关知识指导	□ 接受出院宣教 □ 办理出院手续 □ 获取出院带药 □ 知道服药方法、作用、注意事项 □ 知道复印病历方法
饮食	□ 普通饮食、糖尿病饮食、低脂饮食	□ 普通饮食、糖尿病饮食、低脂饮食	□ 普通饮食、糖尿病饮食、低脂饮食
排泄	□ 正常排尿便	□ 正常排尿便	□ 正常排尿便
活动	□ 适度活动	□ 适度活动	□ 适度活动

附：原表单（2016年版）

缺血性视神经病变临床路径表单

适用对象：第一诊断为缺血性视神经病变（ICD-10：H47.004）

患者姓名：	**性别：　　年龄：　　门诊号：**	**住院号：**
住院日期：　　年　月　日	**出院日期：**　　年　月　日	**标准住院日：10~14天**

时间	住院第1天	住院第2~5天	住院第6~14天
主要诊疗工作	□ 询问病史 □ 体格检查 □ 交代病情 □ 完成首次病程记录和住院病历	□ 核实各项检查结果正常 □ 上级医师查房评估病情与患者沟通 □ 完成必要的相关科室会诊 □ 调整全身用药，控制血压、血糖等	□ 上级医师查房，确定病情转归，若患者可以出院，则需完成出院记录 □ 通知患者及其家属出院 □ 向患者交代出院后注意事项并书写出院须知 □ 预约复诊日期 □ 出具诊断证明书及出院证明书
重点医嘱	**长期医嘱** □ 眼科二级或三级护理 □ 监测血压 □ 必要时监测血糖 □ 应用改善微循环、活血化瘀类药物 □ 应用营养神经药物 □ 必要时糖皮质激素药物应用 **临时医嘱** □ 血常规、尿常规 □ 血生化检查 □ 心电图 □ 感染性疾病筛查 □ 免疫学相关检查 □ 眼部辅助检查 □ 相关影像学检查	**长期医嘱** □ 眼科二级或三级护理 □ 监测血压 □ 必要时监测血糖 □ 应用改善微循环、活血化瘀类药物 □ 应用营养神经药物 □ 必要时糖皮质激素药物应用 **临时医嘱** □ 根据病情需要制订（加用降眼压、降血压、降血糖、降血脂等相关治疗） □ 必要时糖皮质激素药物应用及补钙、护胃、补钾药物应用	**长期医嘱** □ 眼科二级或三级护理 □ 监测血压 □ 必要时监测血糖 □ 应用改善微循环、活血化瘀类药物 □ 应用营养神经药物 □ 必要时糖皮质激素药物应用 □ 今日出院 **临时医嘱** □ 根据病情需要制订 □ 必要时复查相关眼科及全身辅助检查 □ 出院带药：根据病情需要制订
主要护理工作	□ 入院护理评估 □ 病区环境及医护人员介绍 □ 医院相关制度介绍 □ 入院评估 □ 执行医嘱 □ 饮食宣教 □ 观察生命体征 □ 介绍相关治疗、检查、用药等护理中应注意的问题 □ 完成护理记录单书写	□ 指导患者尽快适应病区环境 □ 按医嘱执行护理治疗 □ 介绍有关疾病的护理知识 □ 介绍相关治疗、检查、用药等护理中应注意的问题 □ 饮食宣教 □ 观察生命体征 □ 完成护理记录单书写	□ 按医嘱执行护理治疗 □ 观察生命体征 □ 心理与基础护理 □ 如果患者可以出院，做出院宣教，协助患者办理出院手续、交费等事项

续 表

时间	住院第1天			住院第2~5天			住院第6~14天		
病情变异记录	□无 □有，原因： 1. 2.			□无 □有，原因： 1. 2.			□无 □有，原因： 1. 2.		
护士签名	白班	小夜班	大夜班	白班	小夜班	大夜班	白班	小夜班	大夜班
医师签名									

第三十章

部分调节性内斜视临床路径释义

【医疗质量控制指标】

指标一、诊断需结合症状、体征和辅助检查。

指标二、手术适应证选择符合部分调节性内斜视矫正术。

指标三、手术疗效达到预期目标。

指标四、抗菌药物使用符合规范。

指标五、住院时间符合路径实施要求。

一、部分调节性内斜视编码

1. 原编码：

疾病名称及编码：部分调节性内斜视（ICD-10：H50.001）

手术操作名称及编码：斜视矫正术（ICD-9-CM-3：15.9）

2. 修改编码：

疾病名称及编码：部分调节性内斜视（ICD-10：H50.001）

手术操作名称及编码：斜视矫正术（ICD-9-CM-3：15.1/15.2/15.3/15.4/15.5）

二、临床路径检索方法

H50.001 伴（15.1/15.2/15.3/15.4/15.5）

三、国家医疗保障疾病诊断相关分组（CHS-DRG）

DCC　眼疾病及功能障碍

MCS1　眼的神经及血管疾患

四、部分调节性内斜视临床路径标准住院流程

（一）适用对象

第一诊断为部分调节性内斜视（ICD-10：H50.001），行斜视矫正术（ICD-9-CM-3：15.9）。

释义

■ 本路径适用对象为诊断为部分调节性内斜视的患者。部分调节性内斜视是大脑中枢在形成双眼视觉反射过程中遇到障碍所导致的病变，而神经和肌肉正常，眼球各方向运动一致，第一、第二斜视角相同；不包括A-V型斜视；全矫戴镜后内斜视度数减小，但仍有内斜视。屈光调节性内斜视因不能手术治疗，不适用本路径。如有限制因素或神经支配异常等请参考其他临床路径。隐性斜视因不需手术治疗，不进入本路径。

（二）诊断依据

根据《临床诊疗指南·眼科学分册》（中华医学会编著，人民卫生出版社，2006）：

1. 发病年龄、病程特点。

2. 相关眼部检查；屈光状态检查；戴镜去调节之后，三棱镜遮盖法测量斜视度；眼球运动检查；双眼视功能检查等。

释义

■ 屈光状态检查：儿童及青少年应在睫状肌麻痹的状态下检影验光。对于12岁以下部分调节性内斜视的儿童首次验光或复发后再次验光必须用1%阿托品眼膏涂眼，以麻痹睫状肌消除调节，戴镜去调节指的是戴镜去除调节因素对斜视角的影响，如部分调节性内斜视，首先应散瞳验光，然后全矫配镜，戴镜半年后剩余内斜度数再行手术矫治。12~40岁的青少年和成人可选用2%的后马托品或0.5%托吡卡胺散瞳验光，待瞳孔恢复常态后，再进行复验，对于有屈光不正的应及时配镜。有条件者，麻痹睫状肌验光也可选用环戊酮。

■ 三棱镜遮盖法是斜视手术前后常用的测量斜视角度的方法，适合于能交替注视的患者。让患者分别注视33cm和6m的目标，将三棱镜以尖端与斜视方向一致放在斜视眼前，逐渐增加度数直至遮盖-去遮盖时眼球运动静止，这时的三棱镜度数即为客观斜视度数。部分调节性内斜视者需要分别检查戴镜和裸眼内斜视角度。如果单眼视力差不能注视者则采用三棱镜角膜映光法（Krimsky）：嘱双眼注视33cm处光点，置三棱镜于注视眼前方，逐渐增加度数，并观察偏斜眼的角膜反光点。何时由颞侧或鼻侧移至中央，所得的三棱镜度数即为斜视度。

■ 双眼视功能：部分调节性内斜视好发于婴幼儿，对患儿的主要影响是双眼单视功能的破坏，眼球各个方向运动不受限制，斜视角不随注视眼及注视方向而改变。双眼视功能检查包括：同视机检查、立体视功能检查、Bagolini线状镜、Worth四点灯检查等。双眼视功能检查并不是必查项目，但对患者术前双眼视功能和术后恢复情况的评估有帮助。

（三）治疗方案的选择

根据《临床技术操作规范·眼科学分册》（中华医学会编著，人民军医出版社，2007）：

1. 诊断明确。

2. 屈光检查与矫正：强调首次或复发必需阿托品散瞳验光，有屈光不正者，需戴镜矫正视力；有弱视者观察眼位同时治疗弱视。

3. 远视性屈光不正者全部矫正，戴镜观察6个月，斜视部分改善，残余度数$<15^{\Delta}$，可佩戴三棱镜矫正；如残余斜视的度数$\geqslant 15^{\Delta}$。需重复睫状肌麻痹状态下检影验光，以防额外的远视性屈光不正没有被发现；如远视性屈光不正的度数正确，可实施斜视矫正术。

释义

■ 首先排除麻痹性、限制性斜视等非共同性斜视。因部分患儿合并弱视，经过弱视治疗后，绝大多数（6岁前弱视治疗成功率可达90%以上）患儿视力提高，相应的斜视度数也会发生改变，因此术前尽可能将弱视治疗至双眼均可注视视标，或双眼视力接近。

■ 屈光检查与矫正强调首次或复发必需阿托品散瞳验光。远视性屈光不正者全部矫正，戴镜观察6个月，斜视部分改善，残余度数＜15^{Δ}，可佩戴三棱镜矫正；如残余斜视的度数≥15^{Δ}，需重复睫状肌麻痹状态下检影验光，以防额外的远视性屈光不正没有被发现；如远视性屈光不正的度数正确，可实施斜视矫正术。

■ 大部分屈光性调节性内斜视患者由远视性屈光不正引起，通过戴镜矫正屈光不正可消除调节性因素，是非手术治疗的主要方法。部分调节性内斜视通过手术只解决非调节部分，调节部分仍需戴镜治疗。部分调节性内斜视的斜度≤15^{Δ}的患者如有症状可采用三棱镜等治疗方式。

■ 有弱视者观察眼位同时治疗弱视。

（四）标准住院日

≤5天。

释义

■ 标准住院日是推荐的最低要求，提倡缩短住院日。儿童需全身麻醉下手术，需提前入院行术前准备及麻醉科会诊，通常手术日为入院第2~3天，如手术无严重并发症，术后恢复1~3天可予出院。成年患者全身情况良好者，可门诊手术治疗或日间手术24小时出院。

（五）进入路径标准

1. 第一诊断必须符合部分调节性内斜视（ICD-10：H50.001）疾病编码。
2. 当患者同时具有其他疾病诊断，但在住院期间不需要特殊处理也不影响第一诊断的临床路径流程实施时，可以进入路径。

释义

■ 本路径适用对象为临床诊断为部分调节性内斜视的患者。如斜视继发于其他眼病，建议先治疗原发病，不进入本路径；如原发病不能或难以治疗，仅为矫正眼位，可也进入本路径。合并全身疾病但住院期间不需要特殊处理，并且可耐受手术的患者，也可以进入本路径。

（六）住院期间检查项目

必须的检查项目：
1. 血常规、尿常规。
2. 肝肾功能，电解质，凝血功能，感染性疾病筛查（乙型肝炎、丙型肝炎、艾滋病、梅毒等）。
3. 心电图、X线胸片。
4. 视力、眼前后节、眼位、眼球运动、眼压、泪道。

5. 屈光检查：散瞳（显然）验光。
6. 主导眼、三棱镜检查、同视机双眼视觉检查与眼底照相等。

释义

■ 心电图、血常规、尿常规、凝血和生化检查、传染源筛查等是常规检查，每个进入路径的患者均需完成，肝肾功能、血糖、凝血功能、心电图、X 线胸片主要是评估有无基础疾病，关系到围术期的特殊处理，可能会影响到住院时间、费用以及治疗预后。传染性疾病的筛查主要用于排除可能的传染源如乙型肝炎、丙型肝炎、艾滋病、梅毒等，这些患者的手术操作需要特殊处理。为缩短患者术前等待时间，检查项目可以在患者入院前于门诊完成。

■ 术前准备常规检查眼压、眼前节及眼底；还需行视功能（远近视力、最佳矫正视力）、眼位、眼球运动检查。同视机、立体视、Bagolini 线状镜、Worth 四点灯及 Hess 屏检查可评估术前双眼视功能及术后的恢复情况，可选择性进行检查。其中，同视机检查和立体视检查临床上较常用，而最接近生理状态的双眼视功能评估手段是 Bagolini 线状镜。

■ 人类在视物时，双眼所起的作用常不同，其中一眼往往在一定程度上占优势，成为定位、引起融合的主要负担者，此眼称为主导眼。主导眼测定常采用卡片法。将中心带有直径 2. 5cm 小孔的边长 25cm 卡片放在眼前 15cm 处，通过小孔观察 3m 远处直径 2. 5cm 的点。令患者闭左眼，如仍能看到视标，则主导是右眼。若看不到这点，则主导眼是左眼。

■ 测量斜视度常采用三棱镜加交替遮盖法。如单眼或双眼视力差，不能注视视标，则采用三棱镜角膜映光法估算斜视度数。

（七）治疗方案与药物选择

1. 选用局部抗菌药物滴眼液，预防性用药时间可 1~2 天。
2. 斜视矫正术（手术日为入院后 2~3 天）：
（1）麻醉方式：局部麻醉或全身麻醉。
（2）眼内植入物：无。
（3）术中用耗品：缝线。
3. 术后处理（术后恢复 1~2 天）：
（1）术后用药：局部抗菌药物滴眼液，酌情使用非甾体滴眼液。
（2）术后需要复查的项目：视力，眼前后节，眼位、眼球运动（酌情）。

释义

■ 鉴于 2012 年 8 月 1 日起施行《抗菌药物临床应用管理办法》（卫生部令第 84 号），路径中抗菌药物使用应按照新的管理规范执行，路径均不再全身（口服、静脉注射或肌内注射）使用抗菌药物，原则上以局部使用抗菌药物预防感染。选用局部抗菌药物滴眼液，预防性用药时间可 1~3 天。

■ 麻醉方式包括局部麻醉和全身麻醉，儿童或者不能耐受局部麻醉手术的成人患者可采用全身麻醉，也可行局部麻醉联合神经安定镇痛麻醉。此类手术为外眼手术，不使用眼内植入物。缝线为术中唯一耗品，用以缝合肌肉及结膜。

■ 眼位、眼球运动、视力、前节检查是术后评价手术效果的主要指标。术后常规使用局部抗菌药物，儿童多用氨基糖苷类滴眼液。通常还使用非甾体或糖皮质激素滴眼液，以减轻术后炎症、水肿。

（八）出院标准

1. 手术后眼位正位或明显改善，病情稳定。
2. 切口对合齐，缝线在位，无感染征象。
3. 没有需要住院处理的并发症和/或合并症。

释义

■ 手术后眼位基本矫正，切口无感染，无严重并发症或合并症的患者，可以考虑出院。出院后继续使用抗菌药物滴眼液，非甾体或糖皮质激素滴眼液，要定期随访，根据恢复情况及时调整用药。

（九）变异及原因分析

1. 术前实验室检查异常，需要复查相关检查，导致住院时间延长。
2. 术中出现严重手术并发症（眼球穿通、肌肉滑脱等），导致住院时间延长。
3. 术后炎症反应或并发症（切口愈合不良等）需要进一步处理，导致住院时间延长。

释义

■ 住院后患者出现特殊情况，如感冒、发热等不宜手术疾病，需要等病情好转后才可手术治疗。

■ 在固定肌肉时，缝针意外穿通眼球壁，可能造成视网膜裂孔以及出血，这种情况需行巩膜外冷冻术或眼底激光光凝术封闭视网膜裂孔。手术中因为肌肉固定不牢固，术后再次出现异常眼位，可能系肌肉滑脱所致，需再次手术治疗。

■ 如手术创伤严重，感染，或出现结膜切口裂开，患者对药物或缝线过敏，致组织水肿严重等情况，可能需要住院观察，导致住院时间延长。

五、部分调节性内斜视临床路径给药方案

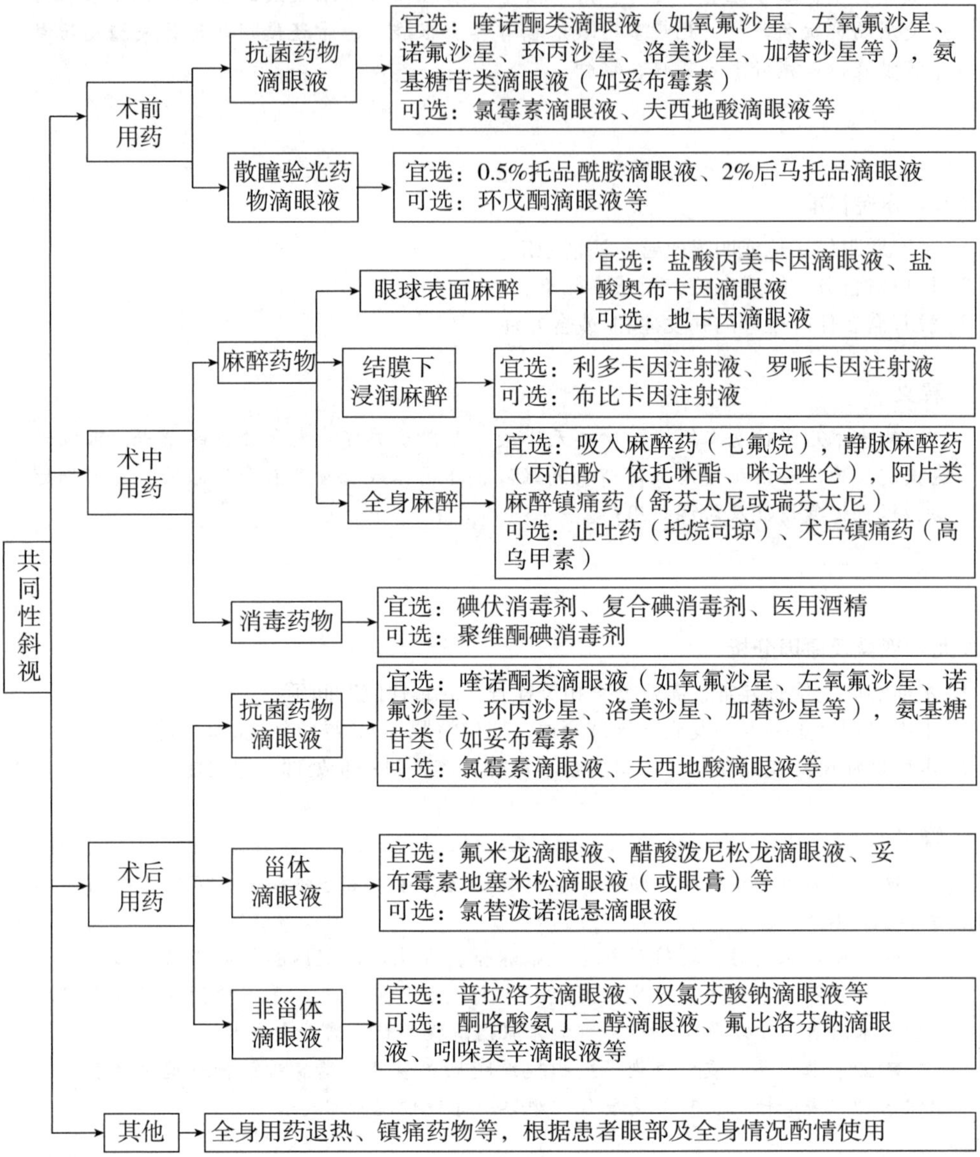

1. 用药选择：

（1）手术前应用广谱抗菌药物滴眼液1~3天，起到清洁结膜囊的作用。术前检影验光，评估患者屈光状态及视力情况，部分患者对常见的散瞳剂过敏，表现为眼红、眼痒等，可以试用盐酸环喷托酯滴眼液。儿童及青少年应在睫状肌麻痹的状态下检影验光。为便于住院后进行检查，也可在入院前完成屈光状态检查。

（2）手术中除了眼睑周围皮肤消毒外，还要注意结膜囊的消毒，除了术前冲洗结膜囊外，结膜囊应用5%聚维酮碘消毒液可以起到有效的灭菌作用。

（3）手术后常规应用广谱抗菌药物、甾体、非甾体滴眼液，起到预防感染、控制炎症反应的作用。

（4）儿童在局部麻醉下多不能配合手术，考虑全身麻醉下手术；成人在局部麻醉下行手术，牵拉眼外肌时患者明显不适感，可静脉应用神经镇静镇痛药物。

（5）全身麻醉术后，部分患者会出现发热、呕吐等不适症状，给予退热、止吐等对症处理。

2. 药学提示：

术后糖皮质激素类滴眼液不宜长期使用，因有导致激素性青光眼的可能，使用前后监测眼压变化。

3. 注意事项：

斜视矫正手术，为眼局部的手术，通常围术期眼局部点药即可，一般不需要静脉用抗菌药物等。

六、部分调节性内斜视护理规范

1. 术前护理：

（1）心理护理，适当讲解手术过程及注意事项，增加患者对手术的理解，建立合理的疗效预期和风险考虑，情绪稳定接受手术治疗。

（2）术前遵医嘱滴抗菌药物滴眼液，清洁结膜囊预防术后感染。

（3）术前嘱患者排空大小便，取下义齿、手表、首饰等。

2. 术后护理：

（1）部分调节性内斜视患者大多采用全身麻醉，术后应去枕平卧位，观察呼吸平稳以防误吸等，麻醉苏醒后 3~4 小时患者可适当下床活动。

（2）密切观察辅料有无渗血渗出等，若有，及时报告医师。

（3）术后第 1 天开始点眼药水，尽量滴在结膜上，操作时动作要轻柔，以免眼球受压。

七、部分调节性内斜视营养治疗规范

饮食指导：

1. 部分调节性内斜视手术患者，切口多为微创，对全身影响小，正常饮食即可，也可以多吃新鲜水果蔬菜，多吃软食及易消化的食物，忌辛辣刺激的食物，忌用硬食，以防过度用力，使切口裂开。

2. 保持大便通畅，防止便秘，以防过度用力，使切口裂开。

八、部分调节性内斜视健康宣教

1. 出院指导：部分调节性内斜视术后近期一般为轻度欠矫，遵医嘱继续戴原度数眼镜或者调整度数，应注意术眼保护，滴抗菌药物滴眼液，防止细菌感染，一般术后 1 周，1 个月，3 个月随访复查。

2. 部分调节性内斜视患者术后，应教会家属或者患者正确使用滴眼液的方法，嘱其按时点眼药 2 周左右。

3. 忌烟酒及辛辣的食物，因为辛辣食物可导致血管扩张眼部充血。

4. 术后 2 周内避免剧烈活动，尽可能少用电子产品，尽量少去公共场所。

九、推荐表单

（一）医师表单

部分调节性内斜视临床路径医师表单

适用对象：第一诊断为部分调节性内斜视（ICD-10：H50.001）
行斜视矫正术（ICD-9-CM-3：15.1-15.5）

患者姓名：	性别：　　年龄：　　门诊号：	住院号：
住院日期：　　年　月　日	出院日期：　　年　月　日	标准住院日：≤5 天

时间	住院第 1 天	住院第 1~2 天
主要诊疗工作	□ 询问病史与体格检查，包括裂隙灯、眼底及斜视专科检查 □ 完成首次病程记录 □ 完成病历书写 □ 开实验室检查单 □ 上级医师查房 □ 初步确定手术方式和日期	□ 上级医师查房与手术前评估 □ 向患者及其家属交代围术期注意事项 □ 继续完善术前检查和专科特殊检查，术前评估 □ 进一步鉴别诊断，除外 A-V 征、垂直斜视以及其他非共同性斜视 □ 根据检查结果，进行术前讨论，确定手术方案 □ 住院医师完成术前小结和术前讨论，上级医师查房记录等病历书写 □ 签署手术知情同意书
重点医嘱	**长期医嘱** □ 眼科二级或三级护理 □ 饮食 □ 抗菌药物滴眼液点双眼 tid 或 qid □ 未成年人需陪护 1 人 **临时医嘱** □ 血常规、尿常规，肝肾功能，感染性疾病筛查，凝血功能 □ 心电图、X 线胸片 □ 眼科特殊检查：三棱镜检查眼位、眼球运动检查、双眼视觉检查、眼底照相等	**长期医嘱** □ 眼科二级或三级护理 □ 饮食 □ 抗菌药物滴眼液点双眼 tid 或 qid □ 未成年人需陪护 1 人 **临时医嘱** □ 拟明日在局部麻醉或全身麻醉下行左/右眼共同性斜视矫正术 □ 全身麻醉患者术前禁食、禁水 □ 局部麻醉+镇静或镇痛药（必要时）
病情变异记录	□ 无　□ 有，原因： 1. 2.	□ 无　□ 有，原因： 1. 2.
医师签名		

时间	住院第 2~3 天 （手术日）	住院第 3~4 天 （术后第 1 日）	住院第 4~5 天 （术后第 2 日，出院日）
主要诊疗工作	□ 手术前再次确认患者姓名、性别、年龄和准备手术的眼睛、手术方案 □ 手术：有手术适应证、无手术禁忌 □ 完成手术记录 □ 完成手术日病程记录 □ 向患者及其家属交代术后注意事项	□ 检查患者，注意眼位、切口、眼球运动、前节等情况，注意观察体温、血压等全身情况 □ 上级医师查房，确定有无手术并发症 □ 为患者换药 □ 完成术后病程记录 □ 向患者及家属交代术后恢复情况	□ 上级医师查房，进行手术及切口评估，确定有无手术并发症和切口愈合不良情况，确定今日出院 □ 完成出院记录等 □ 通知出院处 □ 通知患者及其家属出院 □ 向患者交代出院后注意事项 □ 预约复诊日期 □ 将出院记录副本及诊断证明交给患者
重点医嘱	**长期医嘱** □ 眼科一级或二级护理 □ 饮食 □ 抗菌药物滴眼液 □ 非甾体抗炎药 □ 甾体激素滴眼液 □ 口服抗菌药物 □ 未成年人需陪护 1 人 **临时医嘱** □ 根据病情需要下达	**长期医嘱** □ 眼科二级护理 □ 抗菌药物滴眼液 □ 甾体激素滴眼液 □ 非甾体抗炎药 □ 口服抗菌药物 **临时医嘱** □ 换药、止吐等，根据病情需要下达	**长期医嘱** □ 眼科二级护理 □ 抗菌药物滴眼液 □ 甾体激素滴眼液 □ 非甾体抗炎药 □ 口服抗菌药物 **临时医嘱** □ 今日出院 □ 出院用药：抗菌药物滴眼液 3~4 次/日，持续 2~3 周
病情变异记录	□ 无　□ 有，原因： 1. 2.	□ 无　□ 有，原因： 1. 2.	□ 无　□ 有，原因： 1. 2.
医师签名			

（二）护士表单

部分调节性内斜视临床路径护士表单

适用对象：第一诊断为部分调节性内斜视（ICD-10：H50.001）
行斜视矫正术（ICD-9-CM-3：15.1-15.5）

患者姓名：	性别：　　年龄：　　门诊号：	住院号：
住院日期：　　年　月　日	出院日期：　　年　月　日	标准住院日：≤5天

时间	住院第1天	住院第1~2天	住院第2~3天 （手术日）
健康宣教	□ 入院宣教 介绍主管医师、护士 介绍环境、设施 介绍住院注意事项	□ 术前宣教 宣教疾病知识、术前准备及手术过程 告知准备物品、沐浴 告知术后饮食、活动及探视注意事项 告知术后可能出现的情况及应对方式 □ 主管护士与患者沟通，了解并指导心理应对 □ 告知家属等候区位置	□ 术后当日宣教 告知术后注意事项 告知术后饮食、活动及探视注意事项 告知术后可能出现情况的应对方式 □ 给予患者及家属心理支持 □ 再次明确探视陪伴须知
护理处置	□ 核对患者姓名，佩戴腕带 □ 建立入院护理病历 □ 卫生处置：剪指（趾）甲、沐浴，更换病号服 □ 未成年人需陪护1人	□ 协助医师完成术前检查化验 □ 术前准备 未成年者禁食、禁水 卫生处置：头部清洁、沐浴	□ 送手术 摘除患者各种活动物品 核对患者资料及带药 填写手术交接单，签字确认 □ 接手术 核对患者及资料，签字确认
基础护理	□ 三级护理 □ 晨晚间护理 □ 患者安全管理	□ 三级护理 □ 晨晚间护理 □ 患者安全管理	□ 二级护理 □ 晨晚间护理 □ 患者安全管理
专科护理	□ 护理查体 □ 需要时，填写跌倒及压疮防范表 □ 需要时，请家属陪护 □ 遵医嘱抗菌药物滴眼液点双眼（3~4次/日） □ 心理护理	□ 协助完成相关检查 □ 遵医嘱抗菌药物滴眼液点双眼（3~4次/日） □ 心理护理	□ 病情观察，观察术眼情况变化 □ 测量患者TPR变化 □ 全身麻醉患者遵医嘱予静脉补液 □ 心理护理
重点医嘱	□ 详见医嘱执行单	□ 详见医嘱执行单	□ 详见医嘱执行单
病情变异记录	□ 无　□ 有，原因： 1. 2.	□ 无　□ 有，原因： 1. 2.	□ 无　□ 有，原因： 1. 2.
护士签名			

时间	住院第 3~4 天 （术后第 1~2 日）	住院第 4~5 天 （出院日）
健康宣教	□ 术后宣教 眼药作用及频率 饮食、活动指导 复查患者对术前宣教内容的掌握程度	□ 出院宣教 复查时间 眼药使用方法与频率 活动休息 指导饮食 指导办理出院手续
护理处置	□ 协助完成相关检查	□ 办理出院手续
基础护理	□ 二级护理 □ 晨晚间护理 □ 患者安全管理	□ 二级护理 □ 晨晚间护理 □ 患者安全管理
专科护理	□ 病情观察，观察术眼情况变化 □ 遵医嘱眼药治疗 □ 心理护理	□ 病情观察 □ 遵医嘱眼药治疗 □ 心理护理
重点医嘱	□ 详见医嘱执行单	□ 详见医嘱执行单
病情变异记录	□ 无　□ 有，原因： 1. 2.	□ 无　□ 有，原因： 1. 2.
护士签名		

（三）患者（家属）表单

部分调节性内斜视临床路径患者（家属）表单

适用对象：第一诊断为部分调节性内斜视（ICD-10：H50.001）

行斜视矫正术（ICD-9-CM-3：15.1-15.5）

患者姓名：	**性别：　　年龄：　　门诊号：**	**住院号：**
住院日期：　　年　月　日	**出院日期：**　　年　月　日	**标准住院日：≤5 天**

时间	入　院	手术前	手术当天
医患配合	□ 配合询问病史、收集资料，请务必详细告知既往史、用药史、过敏史 □ 如服用抗凝剂，请明确告知 □ 配合进行体格检查 □ 有任何不适请告知医师	□ 配合完善术前相关检查，如采血、留尿、心电图、X 线胸片。眼科特殊检查：三棱镜检查眼位、眼球运动检查、双眼视觉检查、眼底照相等 □ 医师与患者及家属介绍病情及手术谈话、术前签字 □ 麻醉师与患者进行术前访视	□ 配合评估手术效果 □ 有任何不适请告知医师
护患配合	□ 配合测量体温、脉搏、呼吸、血压、体重 1 次 □ 配合完成入院护理评估（简单询问病史、过敏史、用药史） □ 接受入院宣教（环境介绍、病室规定、订餐制度、贵重物品保管等） □ 有任何不适请告知护士	□ 配合测量体温、脉搏、呼吸、询问排便情况 1 次 □ 接受术前宣教 □ 自行沐浴，加强头部清洁，剪指（趾）甲 □ 准备好必要用物，吸水管 □ 取下义齿、饰品等，贵重物品交家属保管	□ 清晨测量体温、脉搏、呼吸、送手术室前，协助完成核对，带齐影像资料和术中带药 □ 返回病房后，协助完成核对，配合过病床，配合血压测量 □ 配合检查意识 □ 配合术后输液 □ 遵医嘱采取正确体位 □ 配合缓解疼痛 □ 有任何不适请告知护士
饮食	□ 普通饮食	□ 全身麻醉者术前 12 小时禁食、禁水 □ 局部麻醉+镇静（必要时）可普通饮食	□ 全身麻醉者麻醉清醒前禁食、禁水 □ 全身麻醉者麻醉清醒后，根据医嘱试饮水，无恶心呕吐进少量流食
排泄	□ 正常排尿便	□ 正常排尿便	□ 正常排尿便
活动	□ 正常活动	□ 正常活动	□ 全身麻醉完全清醒后可正常活动

时间	手术后	出 院
医患配合	□ 配合检查眼部情况 □ 配合眼部切口换药	□ 接受出院前指导 □ 知道复查程序 □ 获取出院诊断书 □ 预约复诊日期
护患配合	□ 配合定时测量体温、脉搏、呼吸、每日询问排便情况 □ 注意活动安全，避免坠床或跌倒 □ 配合执行探视及陪护	□ 接受出院宣教 □ 办理出院手续 □ 获取出院带药 □ 知道眼药用药频率、方法和眼药保存注意事项 □ 知道复印病历方法
饮食	□ 普通饮食	□ 普通饮食
排泄	□ 正常排尿便 □ 避免便秘	□ 正常排尿便 □ 避免便秘
活动	□ 正常活动	□ 正常活动

附：原表单（2016年版）

部分调节性内斜视临床路径表单

适用对象：第一诊断为共同性斜视（ICD-10：H50.0-H50.4）

行共同性斜视矫正术（ICD-9-CM-3：15.1-15.5）

患者姓名：	性别：　年龄：　门诊号：	住院号：
住院日期：　年　月　日	出院日期：　年　月　日	标准住院日：≤5天

时间	住院第1天	住院第1~2天
主要诊疗工作	□ 询问病史与体格检查 □ 完成首次病程记录 □ 完成病历书写 □ 开实验室检查单 □ 上级医师查房 □ 初步确定手术方式和日期	□ 上级医师查房与手术前评估 □ 向患者及其家属交代围术期注意事项 □ 继续完成眼科特殊检查 □ 进一步鉴别诊断，除外A-V征、垂直斜视以及其他非共同性斜视 □ 根据检查结果，进行术前讨论，确定手术方案 □ 住院医师完成术前小结和术前讨论，上级医师查房记录等病历书写 □ 签署手术知情同意书
重点医嘱	**长期医嘱** □ 眼科三级护理 □ 饮食 □ 抗菌药物滴眼液点双眼 qid □ 未成年人需陪护1人 **临时医嘱** □ 血常规、尿常规，肝肾功能，电解质，感染性疾病筛查，凝血功能 □ 心电图、X线胸片 □ 眼肌学检查：主导眼、三棱镜遮盖法检查原在位及各个诊断眼位上的斜视度、双眼视觉检查、立体视觉检查、眼外肌功能检查等	**长期医嘱** □ 眼科三级护理 □ 饮食 □ 抗菌药物滴眼液点双眼 qid □ 未成年人需陪护1人 **临时医嘱** □ 拟明日在局部麻醉或全身麻醉下行左/右眼内斜视矫正术 □ 备皮、洗眼 □ 全身麻醉患者术前禁食、禁水 □ 局部麻醉+镇静（必要时）
主要护理工作	□ 病区环境及医护人员介绍 □ 入院护理评估 □ 医院相关制度介绍 □ 执行医嘱 □ 饮食宣教、生命体征监测 □ 介绍相关治疗、检查、用药等护理中应注意的问题 □ 完成护理记录单书写	□ 手术前物品准备、心理护理 □ 手术前准备（沐浴、更衣） □ 按医嘱执行护理治疗 □ 介绍有关疾病的护理知识 □ 介绍相关治疗、检查、用药等护理中应注意的问题 □ 健康宣教：术前/术中注意事项 □ 完成术前护理记录单书写 □ 提醒患者禁食、禁水
病情变异记录	□ 无　□ 有，原因： 1. 2.	□ 无　□ 有，原因： 1. 2.
护士签名		
医师签名		

时间	住院第 2~3 天 （手术日）	住院第 3~4 天 （术后第 1 日）	住院第 4~5 天 （术后第 2 日，出院日）
主要诊疗工作	□ 手术前再次确认患者姓名、性别、年龄和准备手术的眼睛、手术方案 □ 手术 □ 完成手术记录 □ 完成手术日病程记录 □ 向患者及其家属交代术后注意事项	□ 检查患者，注意观察体温、血压等全身情况，检查视力、眼前后节、切口、眼位、眼球运动等情况 □ 上级医师查房，确定有无手术并发症 □ 为患者换药 □ 完成术后病程记录 □ 向患者及家属交代术后恢复情况	□ 上级医师查房，进行手术及切口评估，确定有无手术并发症和切口愈合不良情况，确定今日出院 □ 完成出院记录等 □ 通知出院处 □ 通知患者及其家属出院 □ 向患者交代出院后注意事项 □ 预约复诊日期 □ 将出院记录副本及诊断证明交给患者
重点医嘱	**长期医嘱** □ 眼科一级或二级护理 □ 饮食 □ 未成年人需陪护 1 人 **临时医嘱** □ 根据病情需要下达	**长期医嘱** □ 眼科三级护理 □ 抗菌药物滴眼液点术眼 qid □ 非甾体抗炎药滴眼液点术眼 qid **临时医嘱** □ 换药等，根据病情需要下达	**长期医嘱** □ 眼科三级护理 □ 抗菌药物滴眼液点术眼 qid □ 非甾体抗炎药滴眼液点术眼 qid **临时医嘱** □ 今日出院 □ 出院用药：抗菌药物滴眼液、非甾体抗炎药滴眼液 4 次/日，持续 2~3 周
主要护理工作	□ 健康宣教：术后注意事项 □ 术后心理与生活护理 □ 执行术后医嘱 □ 完成手术当日护理记录单 □ 观察动态病情变化，及时与医师沟通，执行医嘱 □ 介绍相关治疗、检查、用药等护理中注意的问题	□ 执行术后医嘱 □ 健康宣教：术后相关注意事项 □ 介绍有关患者康复锻炼方法 □ 术后用药知识宣教 □ 监测患者生命体征变化、术眼情况变化 □ 术后心理与生活护理 □ 完成术后第 1 日护理记录单	□ 执行术后医嘱、出院医嘱 □ 出院宣教：生活指导、饮食指导、用药指导 □ 协助患者办理出院手续、交费等事项 □ 完成术后第 2 日及出院护理记录单
病情变异记录	□ 无　□ 有，原因： 1. 2.	□ 无　□ 有，原因： 1. 2.	□ 无　□ 有，原因： 1. 2.
护士签名			
医师签名			

第三十一章

共同性内斜视临床路径释义

【医疗质量控制指标】

指标一、诊断需结合症状、体征和辅助检查。

指标二、手术适应证选择符合共同性内斜视矫正术。

指标三、手术疗效达到预期目标。

指标四、抗菌药物使用符合规范。

指标五、住院时间符合路径实施要求

一、共同性内斜视编码

1. 原编码：

疾病名称及编码：共同性内斜视（ICD-10：H50.002）

手术操作名称及编码：斜视矫正术（ICD-9-CM-3：15.9）

2. 修改编码：

疾病名称及编码：共同性内斜视（ICD-10：H50.0）

手术操作名称及编码：斜视矫正术（ICD-9-CM-3：15.1/15.2/15.3/15.4/15.5）

二、临床路径检索方法

H50.0 伴（15.1/15.2/15.3/15.4/15.5）

三、国家医疗保障疾病诊断相关分组（CHS-DRG）

MDCC　眼疾病及功能障碍

CS1　眼的神经及血管疾患

四、共同性内斜视临床路径标准住院流程

（一）适用对象

第一诊断为共同性内斜视（ICD-10：H50.002），行斜视矫正术（ICD-9-CM-3：15.9）。

释义

■ 本路径适用对象为诊断为共同性内斜视的患者。共同性内斜视是大脑中枢在形成双眼视觉反射过程中遇到障碍所导致的病变；而神经和肌肉正常，眼球各方向运动一致，第一、第二斜视角相同；不包括A-V型斜视；屈光调节性内斜视因不能手术治疗，不适用本路径。如有限制因素或神经支配异常等请参考其他临床路径。隐性斜视因不需手术治疗，不进入本路径。急性发作的共同性内斜视需排除中枢神经系统病变，且观察6个月，斜视度稳定后，需手术治疗的可进入本路径。

（二）诊断依据

根据《临床诊疗指南·眼科学分册》（中华医学会编著，人民卫生出版社，2006）：

1. 发病年龄、病程特点。
2. 相关眼部检查：屈光状态检查；戴镜去调节之后，三棱镜遮盖法测量斜视度；眼球运动检查；双眼视功能检查等。

释义

■ 屈光状态检查：小儿及青少年应在睫状肌麻痹的状态下检影验光。对于12岁以下儿童验光前必须用1%阿托品眼膏涂眼，每日3次连续用药3~5天，以麻痹睫状肌消除调节，戴镜去调节指的是戴镜去除调节因素对斜视角的影响，如部分调节性内视，首先应散瞳验光，然后全矫配镜，戴镜半年后剩余内斜度数再行手术矫治。12~40岁的青少年和成人可选用2%的后马托品或0.5%托吡卡胺散瞳验光，待瞳孔恢复常态后，再进行复验，对于有屈光不正的应及时配镜。有条件者，麻痹睫状肌验光也可选用环戊酮。

■ 三棱镜遮盖法是斜视手术前后常用的测量斜视角度的方法，适合于能交替注视的患者。让患儿分别注视33cm和6m的目标，将三棱镜以尖端与斜视方向一致放在斜视眼前，逐渐增加度数直至遮盖-去遮盖时眼球运动静止，这时的三棱镜度数即为客观斜视度数。如果单眼视力差不能注视者则采用三棱镜角膜映光法（Krimsky）：嘱双眼注视33cm处光点，置三棱镜于注视眼前方，逐渐增加度数，并观察偏斜眼的角膜反光点。何时由颞侧或鼻侧移至中央，所得的三棱镜度数即为斜视度。对于部分调节性内斜视患者，患者需坚持戴镜确保去调节后，通过三棱镜遮盖法检查患者戴镜后斜视度。

■ 双眼视功能：共同性内斜视好发于婴幼儿，一旦发病，很快即为恒定性，对患儿的主要影响是双眼单视功能的破坏，眼球各个方向运动不受限制，斜视角不随注视眼及注视方向而改变。双眼视功能检查包括：同视机检查、立体视功能检查、Bagolini线状镜、Worth四点灯检查屏等。双眼视功能检查并不是必查项目，但对患者术前双眼视功能和术后恢复情况的评估有帮助。

（三）治疗方案的选择

根据《临床技术操作规范·眼科学分册》（中华医学会编著，人民军医出版社，2007）：
1. 诊断明确。
2. 屈光检查与矫正：强调必需阿托品散瞳验光，有屈光不正者，需戴镜矫正视力；有弱视者观察眼位同时治疗弱视。
3. 远视性屈光不正者全部矫正，戴镜观察6个月。戴镜后眼位完全改善者考虑屈光调节性内斜视，定期验光调整眼镜，以不出现斜视和保持最佳矫正视力为原则。
4. 戴镜至少6个月后斜视无改善或部分改善，斜视的斜度$<15^{\Delta}$，可佩戴三棱镜矫正；斜视的斜度$\geq 15^{\Delta}$实施斜视矫正术。

释义

■ 首先排除麻痹性、限制性等非共同性内斜视。因部分患儿合并弱视，经过弱视治疗后，绝大多数患儿视力提高，相应的斜视度数也会发生改变，因此术前尽可能将弱视治疗至视力接近。对于6~12岁斜视伴弱视或斜视性弱视的患儿，可考虑在弱视常规治疗方案的基础上，加用低含量规格左旋多巴类药品改善视觉对比敏感度，提高视力。大部分屈光性调节性内斜视患者由远视性屈光不正引起，通过戴镜矫正屈光不正可消除调节性因素，是非手术治疗的主要方法。共同性内斜视的斜视度≤15$^{\triangle}$的患者如有症状可采用三棱镜等治疗方式。

（四）标准住院日

≤5天。

释义

■ 标准住院日是推荐的最低要求，提倡缩短住院日。儿童需全身麻醉下手术，需提前入院行术前准备及麻醉科会诊，通常手术日为入院第2~3天，如手术无严重并发症，术后恢复1~3天可予出院。成年患者全身情况良好者，可门诊手术治疗或日间手术24小时出院。

（五）进入路径标准

1. 第一诊断必须符合共同性内斜视（ICD-10：H50.002）疾病编码。
2. 当患者同时具有其他疾病诊断，但在住院期间不需要特殊处理也不影响第一诊断的临床路径流程实施时，可以进入路径。

释义

■ 本路径适用对象为临床诊断为共同性内斜视的患者。如继发于其他眼病，建议先治疗原发病，不进入本路径；如原发病不能或难以治疗，仅为矫正眼位，也可进入本路径。合并全身疾病但住院期间不需要特殊处理，并且可耐受手术的患者，也可以进入本路径。

（六）住院期间检查项目

必须的检查项目：
1. 血常规、尿常规。
2. 肝肾功能、电解质，凝血功能，感染性疾病筛查（乙型肝炎、丙型肝炎、艾滋病、梅毒等）。
3. 心电图、X线胸片。
4. 视力、眼前后节、眼位、眼球运动、眼压、泪道。
5. 屈光检查：散瞳（显然）验光。

6. 主导眼、三棱镜检查、同视机双眼视觉检查与眼底照相等。

释义

■ 心电图、血常规、尿常规、凝血和生化检查、传染源筛查等是常规检查，每个进入路径的患者均需完成，肝肾功能、血糖、凝血功能、心电图、X线胸片主要是评估有无基础疾病，关系到围术期的特殊处理，可能会影响到住院时间、费用以及治疗预后。传染性疾病的筛查主要用于排除可能的传染源如乙型肝炎、丙型肝炎、艾滋病、梅毒等，这些患者的手术操作需要特殊处理。为缩短患者术前等待时间，检查项目可以在患者入院前于门诊完成。

■ 术前准备常规检查眼压、泪道、眼前节及眼底；还需行视功能（远近视力、最佳矫正视力）、眼位、眼球运动检查；眼外肌功能检查。同视机、立体视、Bagolini线状镜、Worth四点灯及Hess屏检查可评估术前双眼视功能及术后的恢复情况，可选择性进行检查。其中，同视机检查和立体视检查临床上较常用，而最接近生理状态的双眼视功能评估手段是Bagolini线状镜。

■ 人类在视物时，双眼所起的作用常不同，其中一眼往往在一定程度上占优势，成为定位、引起融合的主要负担者，此眼称为主导眼。主导眼测定常采用卡片法。将中心带有直径2.5cm小孔的边长25cm卡片放在眼前15cm处，通过小孔观察3m远处直径2.5cm的点。令患者闭左眼，如仍能看到视标，则主导是右眼。若看不到这点，则主导眼是左眼。

■ 测量斜视度采用三棱镜加交替遮盖法。如单眼或双眼视力差，不能注视视标，则采用角膜映光三棱镜估算斜视度数。

（七）治疗方案与药物选择

1. 选用局部抗菌药物滴眼液，预防性用药时间可1~2天。
2. 斜视矫正术（手术日为入院后2~3天）：
（1）麻醉方式：局部麻醉或全身麻醉。
（2）眼内植入物：无。
（3）术中用耗品：缝线。
3. 术后处理（术后恢复1~2天）：
（1）术后用药：局部抗菌药物滴眼液，酌情使用非甾体滴眼液。
（2）术后需要复查的项目：视力，眼前后节，眼位、眼球运动（酌情）。

释义

■ 鉴于2012年8月1日起施行《抗菌药物临床应用管理办法》（卫生部令第84号），路径中抗菌药物使用应按照新的管理规范执行，路径均不再全身（口服、静脉注射或肌内注射）使用抗菌药物，原则上以局部使用抗菌药物预防感染。

■ 麻醉方式包括局部麻醉和全身麻醉，儿童或者不能耐受局部麻醉手术的成人患者可采用全身麻醉，也可行局部麻醉联合神经安定镇痛麻醉。此类手术为外眼手术，不使用眼内植入物。缝线为术中唯一耗品，用以缝合肌肉及结膜。

■ 术中应用肾上腺素稀释液棉片置于结膜囊内，可以有效收缩血管，减少术中出血，使手术野更加清晰。

■ 眼位、眼球运动、视力、前节检查是术后评价手术效果的主要指标。术后常规使用局部抗菌药物，儿童多用氨基糖苷类滴眼液。通常还使用非甾体抗炎药或糖皮质激素滴眼液，以减轻术后炎症、水肿。

■ 对于术后反应重，出现发热、头晕、恶心、呕吐、进食困难的患者可在内科医师指导下合理用药。

（八）出院标准

1. 手术后眼位正位或明显改善，病情稳定。
2. 切口对合齐，缝线在位，无感染征象。
3. 没有需要住院处理的并发症和/或合并症。

释义

■ 手术后眼位基本矫正，切口无感染，无严重并发症或合并症的患者，可以考虑出院。出院后继续使用抗菌药物滴眼剂或合并使用糖皮质激素滴眼液，要定期随访，根据恢复情况及时调整用药。

（九）变异及原因分析

1. 术前实验室检查异常，需要复查相关检查，导致住院时间延长。
2. 术中出现严重手术并发症（眼球穿通、肌肉滑脱等），导致住院时间延长。
3. 术后炎症反应或并发症（切口愈合不良等）需要进一步处理，导致住院时间延长。

释义

■ 住院后患者出现特殊情况，如感冒、发热等不宜手术的疾病，需要等病情好转后才可手术治疗。

■ 在固定肌肉时，缝线意外穿通眼球壁，可能造成视网膜裂孔以及出血，这种情况需行巩膜外冷冻术或眼底激光光凝术封闭视网膜裂孔。手术中因为肌肉固定不牢固，术后再次出现异常眼位，可能系肌肉滑脱所致，需再次手术治疗。

■ 如手术创伤严重、感染，或出现结膜切口裂开、患者对药物或缝线过敏，致组织水肿严重等情况，可能需要住院观察，导致住院时间延长。

■ 术中出现严重手术并发症（眼球穿通、肌肉滑脱、角膜上皮损伤等），导致住院时间延长。

五、共同性内斜视临床路径给药方案

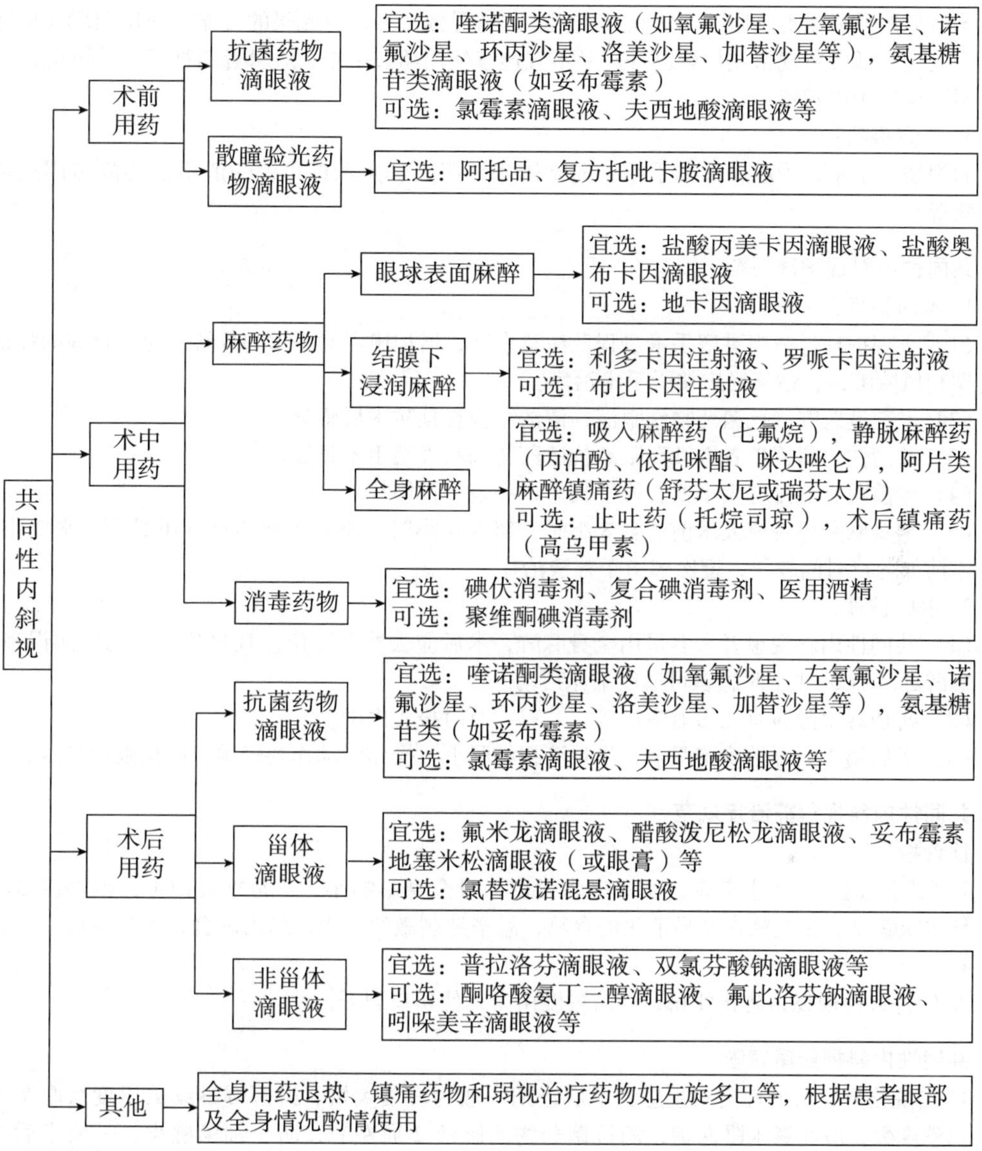

1. 用药选择：

（1）手术前应用广谱抗菌药物滴眼液 1~3 天，起到清洁结膜囊的作用。术前检影验光，评估患者屈光状态及视力情况，部分患者对常见的散瞳剂过敏，表现为眼红、眼痒等，可以试用盐酸环喷托酯滴眼液。小儿及青少年应在睫状肌麻痹的状态下检影验光。为便于住院后进行检查，也可在入院前完成屈光状态检查。

（2）手术中除了眼睑周围皮肤消毒外，还要注意结膜囊的消毒，除了术前冲洗结膜囊外，结膜囊应用 5% 聚维酮碘消毒液可以起到有效的灭菌作用。

（3）手术后常规应用广谱抗菌药物、甾体、非甾体滴眼液，起到预防感染、控制炎症反应的作用。

（4）儿童在局部麻醉下多不能配合手术，考虑全身麻醉下手术；成人在局部麻醉下行手术，牵拉眼外肌时患者明显不适感，可静脉应用神经安定镇痛药物或选择全身麻醉。

（5）全身麻醉术后，部分患者会出现发热、呕吐等不适症状，给予退热、止吐等对症处理。

2. 药学提示：

术后糖皮质激素类滴眼液不宜长期使用，因有导致激素性青光眼的可能，使用前后应监测眼压变化。低含量规格左旋多巴等药品不宜连续使用超过1年，对患者的神经系统可能出现的不良反应予以观察。

3. 注意事项：

斜视矫正手术，为眼局部的手术，通常围术期眼局部点药即可，一般不需要静脉用抗菌药物等。

六、共同性内斜视护理规范

1. 术前护理：

（1）心理护理，适当讲解手术过程及注意事项，增加患者对手术的理解，建立合理的疗效预期和风险考虑，情绪稳定接受手术治疗。

（2）术前遵医嘱滴抗菌药物滴眼液，清洁结膜囊预防术后感染。

（3）共同性内斜视患者继续双眼点抗菌药物滴眼液至手术日晨。

（4）术前嘱患者排空大小便，取下义齿、手表、首饰等。

（5）全身麻醉患者成人术前禁食8小时，禁水4小时，小儿术前禁食6小时，禁水2小时，术前如等待时间较长，遵医嘱给予补液治疗

2. 术后护理：

（1）共同性内斜视患者大多采用全身麻醉，术后应去枕平卧位，观察呼吸平稳以防误吸等，麻醉苏醒后3~4小时患者可适度下床活动。

（2）密切观察敷料有无渗血渗出等，若有，及时报告医师。

（3）术后第1天开始滴滴眼液，尽量滴在结膜上，操作时动作要轻柔，以免眼球受压。

七、共同性内斜视营养治疗规范

饮食指导：

1. 共同性内斜视手术患者，切口多为微创，对全身影响小，正常饮食即可，也可以多吃新鲜水果蔬菜；多吃软食及易消化的食物，忌辛辣刺激的食物，忌用硬食，以防过度用力，使切口裂开。

2. 保持大便通畅，防止便秘，以防过度用力，使切口裂开。

八、共同性内斜视健康宣教

1. 出院指导：共同性内斜视患者术后近期一般为轻度欠矫，遵医嘱继续戴原度数眼镜或者调整度数，应注意术眼保护，滴抗菌药物滴眼液2周左右，防止细菌感染，一般术后1个周，1个月，3个月随访复查。

2. 忌烟酒及辛辣的食物，因为辛辣食物可导致血管扩张眼部充血，常易引起排斥反应。

3. 睡眠要充足，注意保暖，早期应避免打喷嚏、咳嗽，保持大便通畅，以防止缝线脱落。

4. 术后半年内要注意保护术眼，外出或睡觉时要戴保护眼罩。注意用眼卫生，尽量少看电视，避免强光刺激，阅读时间不超过1小时。出院后要避免和传染病患者接触，尽量少去公共场所。

5. 根据病情需要定期复诊。

九、推荐表单

（一）医师表单

共同性内斜视临床路径医师表单

适用对象：第一诊断为共同性内斜视（ICD-10：H50.0）

行斜视矫正术（ICD-9-CM-3：15.1-15.5）

患者姓名：	性别：　年龄：　门诊号：		住院号：
住院日期：　年　月　日	出院日期：　年　月　日		标准住院日：≤5天

时间	住院第1天	住院第1~2天
主要诊疗工作	□ 询问病史与体格检查，包括裂隙灯显微镜、眼底及斜视专科检查 □ 完成首次病程记录 □ 完成病历书写 □ 开实验室检查单 □ 上级医师查房 □ 初步确定手术方式和日期	□ 上级医师查房与手术前评估 □ 向患者及其家属交代围术期注意事项 □ 继续完善术前检查和专科特殊检查，术前评估 □ 进一步鉴别诊断，除外A-V征、垂直斜视以及其他非共同性斜视 □ 根据检查结果，进行术前讨论，确定手术方案 □ 住院医师完成术前小结和术前讨论，上级医师查房记录等病历书写 □ 签署手术知情同意书
重点医嘱	**长期医嘱** □ 眼科二级或三级护理 □ 饮食 □ 抗菌药物滴眼液点术眼 qid □ 未成年人需陪护1人 **临时医嘱** □ 血常规、尿常规，肝肾功能，感染性疾病筛查，凝血功能 □ 心电图、X线胸片 □ 眼科特殊检查：主导眼、三棱镜遮盖法检查原在位及各个诊断眼位上的斜视度、同视机检查、双眼视觉检查、立体视觉检查、眼外肌功能检查、眼底照相等	**长期医嘱** □ 眼科二级或三级护理 □ 饮食 □ 抗菌药物滴眼液点术眼 qid □ 未成年人需陪护1人 **临时医嘱** □ 拟明日在局部麻醉或全身麻醉下行左/右眼共同性斜视矫正术 □ 备皮、洗眼 □ 全身麻醉患者术前禁食、禁水 □ 局部麻醉+镇静或镇痛药（必要时）
病情变异记录	□ 无　□ 有，原因： 1. 2.	□ 无　□ 有，原因： 1. 2.
医师签名		

时间	住院第2~3天 (手术日)	住院第3~4天 (术后第1日)	住院第4~5天 (术后第2日，出院日)
主要诊疗工作	□ 手术前再次确认患者姓名、性别、年龄和准备手术的眼别、手术方案 □ 手术：有手术适应证、无手术禁忌 □ 完成手术记录 □ 完成手术日病程记录 □ 向患者及其家属交代术后注意事项	□ 检查患者，注意眼位、切口、眼球运动、前节等情况，注意观察体温、血压等全身情况 □ 上级医师查房，确定有无手术并发症 □ 为患者换药 □ 完成术后病程记录 □ 向患者及家属交代术后恢复情况	□ 上级医师查房，进行手术及切口评估，确定有无手术并发症和切口愈合不良情况，确定今日出院 □ 完成出院记录等 □ 通知出院处 □ 通知患者及其家属出院 □ 向患者交代出院后注意事项 □ 预约复诊日期 □ 将出院记录副本及诊断证明交给患者
重点医嘱	**长期医嘱** □ 眼科一级或二级护理 □ 饮食 □ 抗菌药物滴眼液 □ 非甾体抗炎药 □ 甾体抗炎药 □ 口服抗菌药物 □ 未成年人需陪护1人 **临时医嘱** □ 根据病情需要下达	**长期医嘱** □ 眼科二级护理 □ 抗菌药物滴眼液 qid □ 甾体激素滴眼液 □ 非甾体抗炎药 □ 口服抗菌药物 **临时医嘱** □ 换药、止吐等，根据病情需要下达	**长期医嘱** □ 眼科二级护理 □ 抗菌药物滴眼液 qid □ 甾体激素滴眼液 □ 非甾体抗炎药 □ 口服抗菌药物 **临时医嘱** □ 今日出院 □ 出院用药：抗菌药物滴眼液4次/日，持续2~3周
病情变异记录	□ 无 □ 有，原因： 1. 2.	□ 无 □ 有，原因： 1. 2.	□ 无 □ 有，原因： 1. 2.
医师签名			

（二）护士表单

共同性内斜视临床路径护士表单

适用对象：第一诊断为共同性内斜视（ICD-10：H50.0）
行斜视矫正术（ICD-9-CM-3：15.1-15.5）

患者姓名：	**性别：　　年龄：　　门诊号：**	**住院号：**
住院日期：　　年　月　日	**出院日期：**　　年　月　日	**标准住院日：≤5天**

时间	住院第1天	住院第1~2天	住院第2~3天 （手术日）
健康宣教	□ 入院宣教 介绍主管医师、护士 介绍环境、设施 介绍住院注意事项	□ 术前宣教 宣教疾病知识、术前准备及手术过程 告知准备物品、沐浴 告知术后饮食、活动及探视注意事项 告知术后可能出现的情况及应对方式 □ 主管护士与患者沟通，了解并指导心理应对 □ 告知家属等候区位置	□ 术后当日宣教 告知术后注意事项 告知术后饮食、活动及探视注意事项 告知术后可能出现情况的应对方式 □ 给予患者及家属心理支持 □ 再次明确探视陪伴须知
护理处置	□ 核对患者姓名，佩戴腕带 □ 建立入院护理病历 □ 卫生处置：剪指（趾）甲、沐浴，更换病号服 □ 未成年人需陪护1人	□ 协助医师完成术前检查化验 □ 术前准备 未成年者禁食、禁水 冲洗结膜囊 卫生处置：头部清洁、沐浴	□ 送手术 摘除患者各种活动物品 核对患者资料及带药 填写手术交接单，签字确认 □ 接手术 核对患者及资料，签字确认
基础护理	□ 三级护理 □ 晨晚间护理 □ 患者安全管理	□ 三级护理 □ 晨晚间护理 □ 患者安全管理	□ 二级护理 □ 晨晚间护理 □ 患者安全管理
专科护理	□ 护理查体 □ 需要时，填写跌倒及压疮防范表 □ 需要时，请家属陪伴 □ 遵医嘱抗菌药物滴眼液点术眼（4次/日） □ 心理护理	□ 协助完成相关检查 □ 遵医嘱抗菌药物滴眼液点术眼（4次/日） □ 心理护理	□ 病情观察，观察术眼情况变化 □ 测量患者TPR变化 □ 全身麻醉患者遵医嘱予静脉补液 □ 心理护理
重点医嘱	□ 详见医嘱执行单	□ 详见医嘱执行单	□ 详见医嘱执行单
病情变异记录	□ 无　□ 有，原因： 1. 2.	□ 无　□ 有，原因： 1. 2.	□ 无　□ 有，原因： 1. 2.
护士签名			

时间	住院第3~4天 (术后第1~2日)	住院第4~5天 (出院日)
健康宣教	□ 术后宣教 眼药作用及频率 饮食、活动指导 复查患者对术前宣教内容的掌握程度	□ 出院宣教 复查时间 眼药使用方法与频率 活动休息 指导饮食 指导办理出院手续
护理处置	□ 协助完成相关检查	□ 办理出院手续
基础护理	□ 二级护理 □ 晨晚间护理 □ 患者安全管理	□ 二级护理 □ 晨晚间护理 □ 患者安全管理
专科护理	□ 病情观察，观察术眼情况变化 □ 遵医嘱眼药治疗 □ 心理护理	□ 病情观察 □ 遵医嘱眼药治疗 □ 心理护理
重点医嘱	□ 详见医嘱执行单	□ 详见医嘱执行单
病情变异记录	□ 无 □ 有，原因： 1. 2.	□ 无 □ 有，原因： 1. 2.
护士签名		

（三）患者（家属）表单

共同性内斜视临床路径患者（家属）表单

适用对象：第一诊断为共同性内斜视（ICD-10：H50.0）
　　　　　行斜视矫正术（ICD-9-CM-3：15.1-15.5）

患者姓名：	性别：　　年龄：　　门诊号：	住院号：
住院日期：　　年　　月　　日	出院日期：　　年　　月　　日	标准住院日：≤5 天

时间	入　院	手术前	手术当天
医患配合	□ 配合询问病史、收集资料，请务必详细告知既往史、用药史、过敏史 □ 如服用抗凝剂，请明确告知 □ 配合进行体格检查 □ 有任何不适请告知医师	□ 配合完善术前相关检查，如采血、留尿、心电图、X 线胸片；眼科特殊检查：主导眼、三棱镜遮盖法检查原在位及各个诊断眼位上的斜视度、双眼视觉检查、同视机检查、立体视觉检查、眼外肌功能检查等 □ 医师与患者及家属介绍病情及手术谈话、术前签字 □ 麻醉师与患者进行术前访视	□ 配合评估手术效果 □ 有任何不适请告知医师
护患配合	□ 配合测量体温、脉搏、呼吸、血压、体重 1 次 □ 配合完成入院护理评估（简单询问病史、过敏史、用药史） □ 接受入院宣教（环境介绍、病室规定、订餐制度、贵重物品保管等） □ 有任何不适请告知护士	□ 配合测量体温、脉搏、呼吸、询问排便情况 1 次 □ 接受术前宣教 □ 自行沐浴，加强头部清洁，剪指（趾）甲 □ 准备好必要用物，吸水管 □ 取下义齿、饰品等，贵重物品交家属保管	□ 清晨测量体温、脉搏、呼吸，送手术室前，协助完成核对，带齐影像资料和术中带药 □ 返回病房后，协助完成核对，配合过病床，配合血压测量 □ 配合检查意识 □ 配合术后输液 □ 遵医嘱采取正确体位 □ 配合缓解疼痛 □ 有任何不适请告知护士
饮食	□ 普通饮食	□ 全身麻醉者术前 12 小时禁食、禁水 □ 局部麻醉+镇静（必要时）可普通饮食	□ 全身麻醉者麻醉清醒前禁食、禁水 □ 全身麻醉者麻醉清醒后，根据医嘱试饮水，无恶心呕吐进少量流食
排泄	□ 正常排尿便	□ 正常排尿便	□ 正常排尿便
活动	□ 正常活动	□ 正常活动	□ 全身麻醉完全清醒后可正常活动

时间	手术后	出 院
医患配合	□ 配合检查眼部情况 □ 配合眼部切口换药	□ 接受出院前指导 □ 知道复查程序 □ 获取出院诊断书 □ 预约复诊日期
护患配合	□ 配合定时测量体温、脉搏、呼吸、每日询问排便 □ 注意活动安全，避免坠床或跌倒 □ 配合执行探视及陪伴	□ 接受出院宣教 □ 办理出院手续 □ 获取出院带药 □ 知道眼药用药频率、方法和眼药保存注意事项 □ 知道复印病历方法
饮食	□ 普通饮食	□ 普通饮食
排泄	□ 正常排尿便 □ 避免便秘	□ 正常排尿便 □ 避免便秘
活动	□ 正常活动	□ 正常活动

附：原表单（2016年版）

共同性内斜视临床路径表单

适用对象：第一诊断为共同性斜视（ICD-10：H50.0-H50.4）

行共同性斜视矫正术（ICD-9-CM-3：15.1-15.5）

患者姓名：	性别： 年龄： 门诊号：	住院号：
住院日期： 年 月 日	出院日期： 年 月 日	标准住院日：≤5天

时间	住院第1天	住院第1~2天
主要诊疗工作	□ 询问病史与体格检查 □ 完成首次病程记录 □ 完成病历书写 □ 开实验室检查单 □ 上级医师查房 □ 初步确定手术方式和日期	□ 上级医师查房与手术前评估 □ 向患者及其家属交代围术期注意事项 □ 继续完成眼科特殊检查 □ 进一步鉴别诊断，除外A-V征、垂直斜视以及其他非共同性斜视 □ 根据检查结果，进行术前讨论，确定手术方案 □ 住院医师完成术前小结和术前讨论，上级医师查房记录等病历书写 □ 签署手术知情同意书
重点医嘱	**长期医嘱** □ 眼科三级护理 □ 饮食 □ 抗菌药物滴眼液点双眼 qid □ 未成年人需陪护1人 **临时医嘱** □ 血常规、尿常规，肝肾功能、电解质，感染性疾病筛查，凝血功能 □ 心电图、X线胸片 □ 眼肌学检查：主导眼、三棱镜遮盖法检查原在位及各个诊断眼位上的斜视度、双眼视觉检查、立体视觉检查、眼外肌功能检查等	**长期医嘱** □ 眼科三级护理 □ 饮食 □ 抗菌药物滴眼液点双眼 qid □ 未成年人需陪护1人 **临时医嘱** □ 拟明日在局部麻醉或全身麻醉下行左/右眼内斜视矫正术 □ 备皮、洗眼 □ 全身麻醉患者术前禁食、禁水 □ 局部麻醉+镇静（必要时）
主要护理工作	□ 病区环境及医护人员介绍 □ 入院护理评估 □ 医院相关制度介绍 □ 执行医嘱 □ 饮食宣教、生命体征监测 □ 介绍相关治疗、检查、用药等护理中应注意的问题 □ 完成护理记录单书写	□ 手术前物品准备、心理护理 □ 手术前准备（沐浴、更衣） □ 按医嘱执行护理治疗 □ 介绍有关疾病的护理知识 □ 介绍相关治疗、检查、用药等护理中应注意的问题 □ 健康宣教：术前/术中注意事项 □ 完成术前护理记录单书写 □ 提醒患者禁食、禁水
病情变异记录	□ 无 □ 有，原因： 1. 2.	□ 无 □ 有，原因： 1. 2.
护士签名		
医师签名		

时间	住院第 2~3 天 （手术日）	住院第 3~4 天 （术后第 1 日）	住院第 4~5 天 （术后第 2 日，出院日）
主要诊疗工作	□ 手术前再次确认患者姓名、性别、年龄和准备手术的眼睛、手术方案 □ 手术 □ 完成手术记录 □ 完成手术日病程记录 □ 向患者及其家属交代术后注意事项	□ 检查患者，注意观察体温、血压等全身情况，检查视力、眼前后节、切口、眼位、眼球运动等情况 □ 上级医师查房，确定有无手术并发症 □ 为患者换药 □ 完成术后病程记录 □ 向患者及家属交代术后恢复情况	□ 上级医师查房，进行手术及切口评估，确定有无手术并发症和切口愈合不良情况，确定今日出院 □ 完成出院记录等 □ 通知出院处 □ 通知患者及其家属出院 □ 向患者交代出院后注意事项 □ 预约复诊日期 □ 将出院记录副本及诊断证明交给患者
重点医嘱	**长期医嘱** □ 眼科一级或二级护理 □ 饮食 □ 未成年人需陪护 1 人 **临时医嘱** □ 根据病情需要下达	**长期医嘱** □ 眼科三级护理 □ 抗菌药物滴眼液点术眼 qid □ 非甾体抗炎滴眼液点术眼 qid **临时医嘱** □ 换药等，根据病情需要下达	**长期医嘱** □ 眼科三级护理 □ 抗菌药物滴眼液点术眼 qid □ 非甾体抗炎滴眼液点术眼 qid **临时医嘱** □ 今日出院 □ 出院用药：抗菌药物滴眼液、非甾体抗炎滴眼液，4 次/日，持续 2~3 周
主要护理工作	□ 健康宣教：术后注意事项 □ 术后心理与生活护理 □ 执行术后医嘱 □ 完成手术当日护理记录单 □ 观察动态病情变化，及时与医师沟通，执行医嘱 □ 介绍相关治疗、检查、用药等护理中注意的问题	□ 执行术后医嘱 □ 健康宣教：术后相关注意事项 □ 介绍有关患者康复锻炼方法 □ 术后用药知识宣教 □ 监测患者生命体征变化、术眼情况变化 □ 术后心理与生活护理 □ 完成术后 1 日护理记录单	□ 执行术后医嘱、出院医嘱 □ 出院宣教：生活指导、饮食指导、用药指导 □ 协助患者办理出院手续、交费等事项 □ 完成术后 2 日及出院护理记录单
病情变异记录	□ 无 □ 有，原因： 1. 2.	□ 无 □ 有，原因： 1. 2.	□ 无 □ 有，原因： 1. 2.
护士签名			
医师签名			

第三十二章

共同性外斜视临床路径释义

【医疗质量控制指标】

指标一、诊断需结合发病年龄、病程特点和相关眼部检查。

指标二、手术适应证选择符合斜视矫正术。

指标三、手术疗效达到预期目标。

指标四、抗菌药物、甾体和非甾体药物使用符合规范。

指标五、住院时间符合路径实施要求。

一、共同性外斜视编码

1. 原编码：

疾病名称及编码：散开性共同性斜视（ICD-10：H50.102）

手术操作名称及编码：斜视矫正术（ICD-9-CM-3：15.9）

2. 修改编码：

疾病名称及编码：散开性共同性斜视：（ICD-10：H50.1）

手术操作名称及编码：斜视矫正术（ICD-9-CM-3：15.1/15.2/15.3/15.4/15.5）

二、临床路径检索方法

H50.1 伴（15.1/15.2/15.3/15.4/15.5）

三、国家医疗保障疾病诊断相关分组（CHS-DRG）

MDCC　眼疾病及功能障碍

CS1　眼的神经及血管疾患

四、共同性外斜视临床路径标准住院流程

（一）适用对象

第一诊断为共同性外斜视（ICD-10：H50.102），行斜视矫正术（ICD-9-CM-3：15.9）。

释义

■ 本路径适用对象为诊断为共同性外斜视的患者，不包括先天性外斜视、继发性外斜视和非共同性外斜视。首先患者发病年龄应大于1岁。患者如果有内斜视手术史，可能为继发性斜视；需询问患者发生斜视之前是否有外伤史及脑部疾病或其他神经系统疾病病史，以排除神经性或限制性外斜视。在诊断之前应进行双眼屈光、眼前节及眼底的全面检查，以排除知觉性外斜视的可能。共同性外斜视是大脑中枢在形成双眼视觉反射过程中遇到障碍所导致的病变，而神经和肌肉正常，眼球各方向运动一致，第一、第二斜视角相同。包括间歇性外斜视及恒定性外斜视。间歇性外斜视是幼年发病，外隐斜和外显斜交替出现，精神不集中或遮盖一只眼时可诱发显

性外斜视。包括基本型，视远与视近的斜视度数相近；分开过强型，看远斜视度数大于看近，遮盖一只眼 30~60 分钟后，看远斜视度数仍大于看近；集合不足型，看近斜视度数大于看远（≥15$^{\Delta}$）；类似分开过强型，与基本型相似，但遮盖一只眼 30~60 分钟后，看近斜视度数增大，与看远相近或更大。恒定性外斜视是指无间歇性，眼位始终处于显性外斜视的斜视类型。

（二）诊断依据

根据《临床诊疗指南·眼科学分册》（中华医学会编著，人民卫生出版社，2006）：

1. 发病年龄、病程特点。
2. 相关眼部检查：屈光状态、三棱镜遮盖法测量斜视度、眼球运动检查和同视机双眼视功能检查等。

释义

■ 发病年龄大于 1 岁。外显斜视出现次数增多，除看远出现外显斜，看近也出现外显斜，或双眼视功能明显下降者。

■ 屈光状态检查：小儿及青少年应在睫状肌麻痹状态下检影验光。儿童验光前必须用 1%阿托品眼膏涂眼，每日 3 次用 3 天或每日 2 次用 5 天，以麻痹睫状肌消除调节，戴镜去调节指的是戴镜去除调节因素对斜视度的影响，12~40 岁的青少年和成人可选用 2%后马托品或 0.5%托吡卡胺散瞳验光，待瞳孔恢复常态后再进行复验，伴有屈光不正者及时配镜。有条件者，麻痹睫状肌验光也可选用环戊通。对于视力正常的共同性外斜视儿童，术前仍需睫状肌麻痹状态下检影验光，防止高度远视患者出现调节因素影响斜视度的准确检查。

■ 三棱镜遮盖法是斜视手术前后常用的测量斜视度的方法，适合于能交替注视的患者。嘱患者分别注视 33cm 和 6m 的目标，间歇性外斜视需单眼遮盖 30~60 分钟后检查外斜视角度，并注意注视远处（阳光下或窗外）时斜视度数的变化，特别需注意是否伴有垂直分离性斜视。伴有垂直分离性斜视者可排除在外，不属于共同性外斜视。

■ 双眼视功能：共同性外斜视可早期发病，对患儿的主要影响是双眼视功能的破坏，眼球各个方向运动不受限制，斜视角不随注视眼及注视方向而改变。双眼视功能检查包括：同视机检查、立体视功能检查、Bagolini 线状镜、Worth 四点灯检查等。双眼视功能检查并不是必查项目，但对患者术前双眼视功能和术后恢复情况的评估有帮助。

■ 眼球运动检查：嘱患者注视笔灯或视标，分别注视 9 个方位，并同时进行交替遮盖试验，了解眼球运动情况。内转时，内转眼鼻侧瞳孔缘到达上下泪小点连线；外转时，外转眼角膜到达外眦，不露巩膜；上转时，角膜下缘到达内外眦连线；下转时，角膜上缘到达内外眦连线。伴有屈光不正的患者需行戴镜及不戴镜眼位检查。

（三）治疗方案的选择

根据《临床技术操作规范·眼科学分册》（中华医学会编著，人民军医出版社，2007）：

1. 诊断明确。

2. 有屈光不正者，需戴镜矫正视力。有弱视者先治疗弱视。
3. 若斜视度＜15^{Δ}，可佩戴三棱镜矫正；斜视度≥15^{Δ}，行斜视矫正术。

释义

■ 首先排除因麻痹性、限制性等因素所致的非共同性斜视，再根据发病年龄排除先天性外斜视。因部分患儿合并弱视，经过弱视治疗后，绝大多数患儿视力提高，其外斜视度也会发生相应改变，对于6~12岁斜视伴弱视或斜视性弱视的患儿，可考虑在弱视常规治疗方案基础上，加用低含量规格左旋多巴类药物改善视觉对比敏感度，提高视力。因此术前应首先治疗弱视，待双眼能够交替注视或双眼视力接近时再行手术治疗，这样不仅可以提高患者的双眼视觉，还可以促进术后眼位的稳定。

（四）标准住院日

≤5天。

释义

■ 标准住院日是推荐的最低要求，提倡缩短住院日。儿童需全身麻醉下手术，需提前入院行术前准备及麻醉科会诊，通常手术日为入院第2~3天，如手术无严重并发症，术后恢复1~3天可予出院。成年患者全身情况良好者，可门诊手术或日间手术24小时出院。

（五）进入路径标准

1. 第一诊断必须符合（ICD-10：H50.102）共同性外斜视疾病编码。
2. 当患者同时具有其他疾病诊断，但在住院期间不需要特殊处理也不影响第一诊断的临床路径流程实施时，可以进入路径。

释义

■ 本路径适用对象为临床诊断为共同性外斜视的患者。如共同性斜视合并其他眼病，建议先治疗其他眼病，不进入本路径；如合并的其他眼病不能或难以治疗，或无需治疗，或需长期治疗不影响本次斜视治疗，可也进入本路径。合并全身疾病但住院期间不需要特殊处理，并且可耐受手术的患者，也可以进入本路径。

（六）住院期间检查项目

必须的检查项目：
1. 血常规、尿常规。
2. 肝肾功能、电解质、凝血功能、感染性疾病筛查（乙型肝炎、丙型肝炎、艾滋病、梅毒等）。
3. 心电图、X线胸片。
4. 视力、眼前后节、眼位、眼球运动、眼压、泪道。

5. 屈光检查 散瞳（显然）验光。
6. 主导眼、三棱镜检查、同视机、双眼视功能检查与眼底照相等。

释义

■ 心电图、血常规、尿常规、凝血和生化检查、传染源筛查等是常规检查，每个进入路径的患者均需完成，肝肾功能、血糖、凝血功能、心电图、X 线胸片主要是评估有无基础疾病，关系到围术期的特殊处理，可能会影响到住院时间、费用以及治疗预后。传染性疾病的筛查主要用于排除可能的传染源如乙型肝炎、丙型肝炎、艾滋病、梅毒等，这些患者的手术操作需要特殊处理。为缩短患者术前等待时间，检查项目可以在患者入院前于门诊完成。

■ 术前准备常规检查眼压、泪道、眼前节及眼底；还需行视功能（远近视力、最佳矫正视力）、眼位、眼球运动检查；眼外肌功能检查。同视机、近立体视、Bagolini 线状镜、Worth 四点灯及 Hess 屏检查可评估术前双眼视功能及术后的恢复情况，可选择性进行检查。其中，同视机检查和立体视检查临床上较常用。而最接近生理状态的双眼视功能评估手段是 Bagolini 线状镜。

■ 人类在视物时，双眼所起作用稍有差异，其中一眼往往在一定程度上占优势，成为定位、引起融合的主要负担者，此眼称为主导眼。主导眼测定常采用卡洞法。将中心带有直径 2.5cm 小孔的边长 25cm 卡片放在眼前 15cm 处，通过小孔观察 3m 远处直径 2.5cm 的点。令患者闭左眼，如仍能看到视标，则主导眼是右眼。若看不到这点，则主导眼是左眼。

■ 测量斜视度采用三棱镜加交替遮盖法。如单眼或双眼视力差，不能注视视标，则采用 Krimsky 法估算斜视度数。

■ 眼底照相可以帮助排除旋转性斜视及明显的眼底疾病。

（七）治疗方案与药物选择

1. 选用局部抗菌药物滴眼液，预防性用药时间可 1~2 天。
2. 斜视矫正术（手术日为入院后 2~3 天）：
（1）麻醉方式：局部麻醉或全身麻醉。
（2）眼内植入物：无。
（3）术中用耗品：缝线。
3. 术后处理（术后恢复 1~2 天）：
（1）术后用药：局部抗菌药物滴眼液，酌情使用非甾体滴眼液。
（2）术后需要复查的项目：视力，眼前后节，眼位、眼球运动（酌情）。

释义

■ 麻醉方式包括局部麻醉和全身麻醉，儿童或者不能耐受局部麻醉手术的成人患者可采用全身麻醉，也可行局部麻醉联合神经安定镇痛治疗。此类手术为外眼手术，不使用眼内植入物。缝线为术中唯一耗品，用以缝合肌肉及结膜。

■ 眼位、眼球运动是术后评价手术效果的主要指标。参见“（二）诊断依据”及“（七）治疗方案与药物选择”释义。术后常规使用局部抗菌药物，儿童多用氨基糖苷类滴眼液。通常还使用非甾体抗炎药或糖皮质激素滴眼液，以减轻术后炎症、水肿。

（八）出院标准

1. 手术后眼位正位或明显改善，病情稳定。
2. 切口对合齐，缝线在位，无感染征象。
3. 没有需要住院处理的并发症和/或合并症。

释义

■ 手术后眼位大致正位，切口无感染，无严重并发症或合并症的患者，可以考虑出院。出院后继续使用抗菌药物滴眼液或合并使用糖皮质激素滴眼液，要定期随访，根据恢复情况及时调整用药。

（九）变异及原因分析

1. 术前实验室检查异常，需要复查相关检查，导致住院时间延长。
2. 术中出现严重手术并发症（眼球穿通、肌肉滑脱等），导致住院时间延长。
3. 术后炎症反应或并发症（切口愈合不良等）需要进一步处理，导致住院时间延长。

释义

■ 住院后患者出现特殊情况，如感冒、发热等不宜手术的疾病，需要等病情好转后才可手术治疗。住院期间发现其他全身疾病如血糖、血压高、心电图明显异常，影响手术进行或切口愈合，需要等病情稳定后才能手术治疗。

■ 在缝线固定肌肉时，意外穿通眼球壁，可能造成视网膜裂孔以及出血，这种情况需行巩膜外冷冻术或眼底激光光凝术封闭视网膜裂孔。手术中因为肌肉滑脱，术后再次出现眼位异常，需再次手术治疗。

■ 如手术创伤严重、感染，或出现结膜切口裂开、患者对药物或缝线过敏，致组织水肿严重等情况，可能需要住院观察，导致住院时间延长。

五、共同性外斜视临床路径给药方案

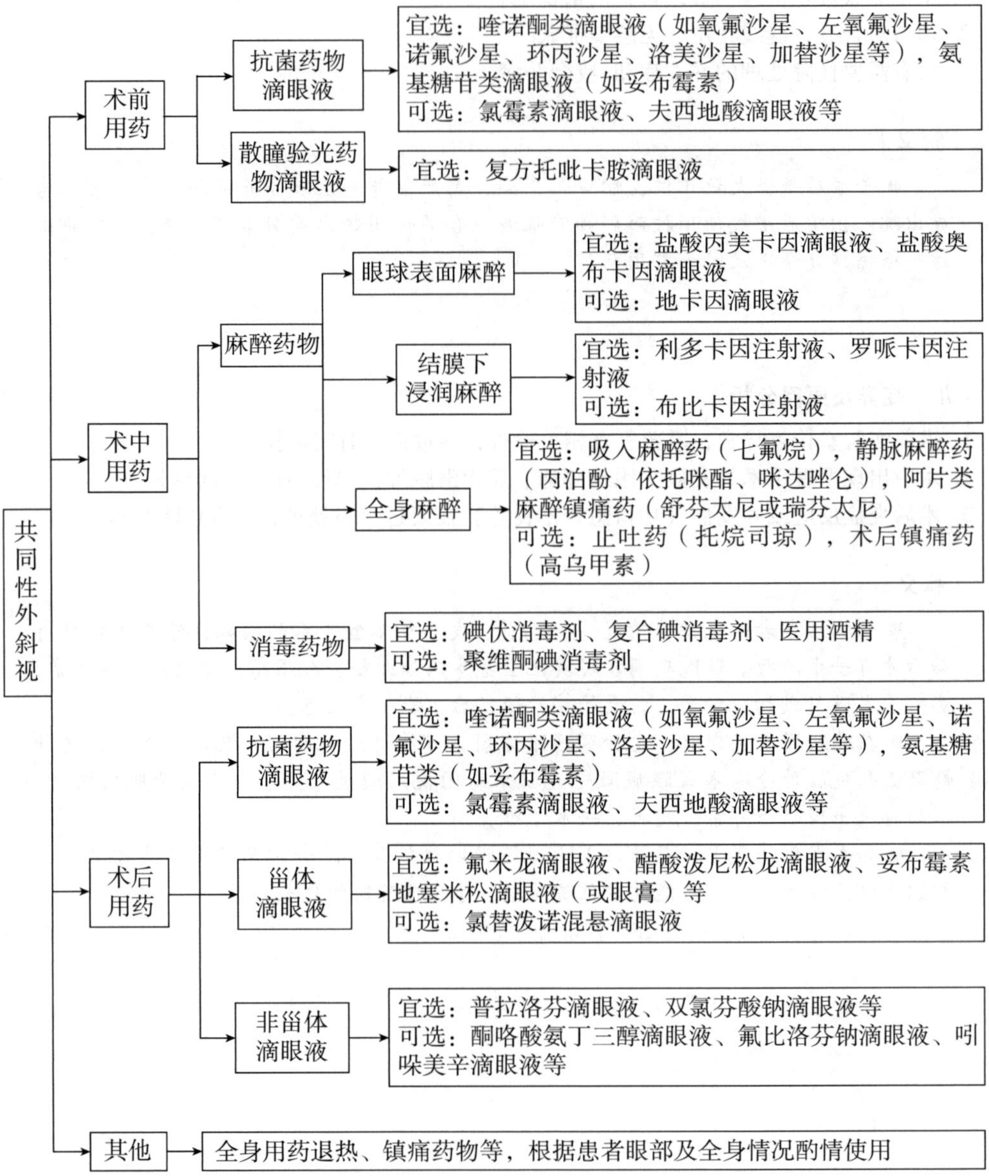

1. 用药选择：

（1）手术前应用广谱抗菌药物滴眼液1~3天，起到清洁结膜囊的作用。术前检影验光，评估患者屈光状态及视力情况，部分患者对常见的散瞳剂过敏，表现为眼红、眼痒等，可以试用盐酸环喷托酯滴眼液。小儿及青少年应在睫状肌麻痹的状态下检影验光。为便于住院后进行检查，也可在入院前完成屈光状态检查。

（2）手术中除了眼睑周围皮肤消毒外，还要注意结膜囊的消毒，除了术前冲洗结膜囊外，结膜囊应用5%聚维酮碘消毒液可以起到有效的灭菌作用。

（3）术中应用肾上腺素稀释液棉片置于结膜囊内，可以有效收缩血管，减少术中出血，使手术野更加清晰。

（4）手术后常规应用广谱抗菌药物、甾体或非甾体滴眼液，起到预防感染、控制减轻炎症反应的作用。

（5）儿童在局部麻醉下多不能很好地配合手术，考虑全身麻醉下手术；成人在局部麻醉下行手术，牵拉眼外肌时患者明显不适感，甚至有心搏骤停的可能，可静脉应用神经镇静镇痛药物，仍无法良好配合的，也可以考虑全身麻醉下手术。

（6）全身麻醉后，部分患者会出现发热、呕吐等不适症状，给予退热、止吐等对症处理。

2. 药学提示：

术后糖皮质激素滴眼液不宜长期使用，因有导致激素性青光眼的可能，使用前后应监测眼压变化。

3. 注意事项：

斜视矫正手术，为眼局部的手术，通常围术期眼局部点药即可，一般不需要静脉用抗菌药物等。

六、共同性外斜视护理规范

1. 术前护理：

（1）眼部准备：术前遵医嘱滴抗菌药物滴眼液，必要时冲洗结膜囊，能有效预防术中及术后感染。手术当日核对眼别及眼部标记，确认无误。

（2）全身准备：术前控制好血压、血糖，按时服药日常用药。术前一日洗头沐浴，更换手术衣裤，做好清洁卫生工作，避免受凉感冒。全身麻醉患者成人术前禁食 8 小时，禁水 4 小时，小儿术前禁食 6 小时，禁水 2 小时，术前如等待时间较长，遵医嘱给予补液治疗；局部麻醉患者正常饮食。

（3）检查准备：协助完成术前各项检查，包括入院常规检查及眼肌专科检查的配合宣教，如术前常规血液、心电图、X 线胸片检查和眼部专科检查，如验光、眼球运动检查、斜视检查组套等。

（4）心理护理：建立良好的护患关系，帮助患者尽快适应环境，能配合检查及治疗，减轻焦虑及恐惧感。告知患者手术时间、名称及麻醉方式，适当讲解手术流程及注意事项，增加患者及家属对手术的理解，建立合理的疗效预期和风险考虑，情绪稳定接受手术治疗。保证充足的睡眠。

（5）手术交接护理：术前嘱患者排空大小便，取下义齿、手表、首饰等，术晨监测血压及体温情况，与手术室做好手术患者交接。

2. 术后护理：

（1）术后常规护理：做好手术患者的交接工作，全身麻醉患者术后平卧位或者侧卧位 2～4 小时，如有恶心、呕吐现象，头偏一侧，以防窒息，严重者遵医嘱给予止吐药物；遵医嘱给予吸氧、心电监护等；4~6 小时经评估后由少量饮水逐渐过渡至正常饮食（儿童可根据情况缩短 1～2 小时），6 小时后患者可适当下床活动。局部麻醉患者注意保护术眼，正常饮食、活动。

（2）病情观察：严密观察患者病情及全身情况，如监测生命体征等，了解患者有无不适表现，执行术后医嘱。

（3）专科情况观察：观察术眼有无出血、水肿、疼痛、分泌物等眼部不适，有无复视现象并做好解释。

（4）保护术眼：术眼一般不包扎，指导患者不要用力挤眼、揉眼、压眼，洗脸、洗头、沐浴避免眼内进水，谨防碰撞术眼；术后根据医嘱，行眼部视功能训练，以巩固和提高视功能。

（5）用药护理：术后第 2 天开始遵医嘱使用滴眼液，指导患者正确使用滴眼液的方法，操作时动作要轻柔，以免眼球受压。

（6）出院护理：做好出院宣教，指导患者出院流程，协助办理出院手续。

七、共同性外斜视营养治疗规范

1. 多吃软食及易消化的食物，忌辛辣刺激的食物，忌用硬食，以防过度用力致使切口渗血。

2. 保持大便通畅，防止便秘，以防过度用力致使切口渗血。

八、共同性外斜视健康宣教

1. 出院指导：应注意术眼保护，无菌纱布遮盖或戴保护镜，遵医嘱滴抗菌药物、甾体或非甾体滴眼液，预防感染、控制减轻炎症反应。

2. 教会患者正确使用滴眼液的方法，操作时动作要轻柔，以免眼球受压。

3. 指导患者不要用力挤眼、揉眼、压眼，洗脸、头部清洁、沐浴避免眼内进水，谨防碰撞术眼；术后根据医嘱，行眼部视功能训练，以巩固和提高视功能。

4. 根据病情需要定期复诊。

九、推荐表单

（一）医师表单

共同性外斜视临床路径医师表单

适用对象：第一诊断为共同性外斜视（ICD-10：H50.1）
行斜视矫正术（ICD-9-CM-3：15.1-15.5）

患者姓名：	性别：　年龄：　门诊号：	住院号：
住院日期：　年　月　日	出院日期：　年　月　日	标准住院日：≤5 天

时间	住院第 1 天	住院第 1~2 天
主要诊疗工作	□ 询问病史与体格检查，包括裂隙灯显微镜、眼底及斜视专科检查 □ 完成首次病程记录 □ 完成病历书写 □ 开实验室检查单 □ 上级医师查房 □ 初步确定手术方式和日期	□ 上级医师查房与手术前评估 □ 向患者及其家属交代围术期注意事项 □ 继续完善术前检查和专科特殊检查，术前评估 □ 进一步鉴别诊断，除外 A-V 征、垂直斜视以及其他非共同性斜视 □ 根据检查结果，进行术前讨论，确定手术方案 □ 住院医师完成术前小结和术前讨论，上级医师查房记录等病历书写 □ 签署手术知情同意书
重点医嘱	**长期医嘱** □ 眼科二级或三级护理 □ 饮食 □ 抗菌药物滴眼液点术眼 qid □ 未成年人需陪护 1 人 **临时医嘱** □ 血常规、尿常规，肝肾功能，感染性疾病筛查，凝血功能 □ 心电图、X 线胸片 □ 斜视专科检查：主导眼、三棱镜遮盖法检查原在位及各诊断眼位的斜视度、同视机检查、双眼视觉检查、立体视觉检查、眼外肌功能检查、眼底照相等	**长期医嘱** □ 眼科二级或三级护理 □ 饮食 □ 抗菌药物滴眼液点术眼 qid □ 未成年人需陪护 1 人 **临时医嘱** □ 拟明日在局部麻醉或全身麻醉下行左/右眼共同性斜视矫正术 □ 备皮、洗眼 □ 全身麻醉患者术前禁食、禁水 □ 局部麻醉+镇静或镇痛药（必要时）
病情变异记录	□ 无　□ 有，原因： 1. 2.	□ 无　□ 有，原因： 1. 2.
医师签名		

时间	住院第2~3天 （手术日）	住院第3~4天 （术后第1日）	住院第4~5天 （术后第2日，出院日）
主要诊疗工作	□ 手术前再次确认患者姓名、性别、年龄和准备手术的眼睛、手术方案 □ 手术：有手术适应证、无手术禁忌 □ 完成手术记录 □ 完成手术日病程记录 □ 向患者及其家属交代术后注意事项	□ 检查患者，注意眼位、切口、眼球运动、前节等情况，注意观察体温、血压等全身情况 □ 上级医师查房，确定有无手术并发症 □ 为患者换药 □ 完成术后病程记录 □ 向患者及家属交代术后恢复情况	□ 上级医师查房，进行手术及切口评估，确定有无手术并发症和切口愈合不良情况，确定今日出院 □ 完成出院记录等 □ 通知出院处 □ 通知患者及其家属出院 □ 向患者交代出院后注意事项 □ 预约复诊日期 □ 将出院记录副本及诊断证明交给患者
重点医嘱	**长期医嘱** □ 眼科一级或二级护理 □ 饮食 □ 抗菌药物滴眼液 □ 非甾体抗炎药 □ 甾体抗炎药 □ 口服抗菌药物 □ 未成年人需陪护1人 **临时医嘱** □ 根据病情需要下达	**长期医嘱** □ 眼科二级护理 □ 抗菌药物滴眼液 qid □ 甾体激素滴眼液 □ 非甾体抗炎药 □ 口服抗菌药物 **临时医嘱** □ 换药、止吐等，根据病情需要下达	**长期医嘱** □ 眼科二级护理 □ 抗菌药物滴眼液 qid □ 甾体激素滴眼液 □ 非甾体抗炎药 □ 口服抗菌药物 **临时医嘱** □ 今日出院 □ 出院用药：抗菌药物滴眼液，4次/日，持续2~3周
病情变异记录	□ 无 □ 有，原因： 1. 2.	□ 无 □ 有，原因： 1. 2.	□ 无 □ 有，原因： 1. 2.
医师签名			

（二）护士表单

共同性外斜视临床路径护士表单

适用对象：第一诊断为共同性外斜视（ICD-10：H50.1）

行斜视矫正术（ICD-9-CM-3：15.1-15.5）

患者姓名：	**性别：　　年龄：　　门诊号：**	**住院号：**
住院日期：　　年　月　日	**出院日期：**　　年　月　日	**标准住院日：≤5 天**

时间	住院第 1 天	住院第 1~2 天	住院第 2~3 天 （手术日）
健康宣教	□ 入院宣教 介绍主管医师、护士 介绍环境、设施 介绍住院注意事项	□ 术前宣教 宣教疾病知识、术前准备及手术过程 告知准备物品、沐浴 告知术后饮食、活动及探视注意事项 告知术后可能出现的情况及应对方式 主管护士与患者沟通，了解并指导心理应对 告知家属等候区位置	□ 术后当日宣教 告知术后注意事项 告知术后饮食、活动及探视注意事项 告知术后可能出现情况的应对方式 □ 给予患者及家属心理支持 □ 再次明确探视陪伴须知
护理处置	□ 核对患者姓名，佩戴腕带 □ 建立入院护理病历 □ 卫生处置：剪指（趾）甲、沐浴，更换病号服 □ 未成年人需陪护 1 人	□ 协助医师完成术前检查 □ 术前准备 未成年者禁食、禁水 冲洗结膜囊 卫生处置：头部清洁、沐浴	□ 送手术 摘除患者各种活动物品 核对患者资料及带药 填写手术交接单，签字确认 □ 接手术 核对患者及资料，签字确认
基础护理	□ 三级护理 □ 晨晚间护理 □ 患者安全管理	□ 三级护理 □ 晨晚间护理 □ 患者安全管理	□ 二级护理 □ 晨晚间护理 □ 患者安全管理
专科护理	□ 护理查体 □ 需要时，填写跌倒及压疮防范表 □ 需要时，请家属陪护 □ 遵医嘱抗菌药物滴眼液点术眼（4 次/日） □ 心理护理	□ 协助完成相关检查 □ 遵医嘱抗菌药物滴眼液点术眼（4 次/日） □ 心理护理	□ 病情观察，观察术眼情况变化 □ 测量患者 TPR 变化 □ 全身麻醉患者遵医嘱予静脉补液 □ 心理护理
重点医嘱	□ 详见医嘱执行单	□ 详见医嘱执行单	□ 详见医嘱执行单
病情变异记录	□ 无　□ 有，原因： 1. 2.	□ 无　□ 有，原因： 1. 2.	□ 无　□ 有，原因： 1. 2.
护士签名			

时间	住院第 3~4 天 （术后第 1~2 日）	住院第 4~5 天 （出院日）
健康宣教	□ 术后宣教 眼药作用及频率 饮食、活动指导 复查患者对术前宣教内容的掌握程度	□ 出院宣教 复查时间 眼药使用方法与频率 活动休息 指导饮食 指导办理出院手续
护理处置	□ 协助完成相关检查	□ 办理出院手续
基础护理	□ 二级护理 □ 晨晚间护理 □ 患者安全管理	□ 二级护理 □ 晨晚间护理 □ 患者安全管理
专科护理	□ 病情观察，观察术眼情况变化 □ 遵医嘱眼药治疗 □ 心理护理	□ 病情观察 □ 遵医嘱眼药治疗 □ 心理护理
重点医嘱	□ 详见医嘱执行单	□ 详见医嘱执行单
病情变异记录	□ 无 □ 有，原因： 1. 2.	□ 无 □ 有，原因： 1. 2.
护士签名		

（三）患者（家属）表单

共同性斜视临床路径患者（家属）表单

适用对象：第一诊断为共同性外斜视（ICD-10：H50.1）

行斜视矫正术（ICD-9-CM-3：15.1-15.5）

患者姓名：	性别：　　年龄：　　门诊号：	住院号：
住院日期：　　年　月　日	出院日期：　　年　月　日	标准住院日：≤5 天

时间	入　院	手术前	手术当天
医患配合	□ 配合询问病史、收集资料，请务必详细告知既往史、用药史、过敏史 □ 如服用抗凝剂，请明确告知 □ 配合进行体格检查 □ 有任何不适请告知医师	□ 配合完善术前相关检查，如采血、留尿、心电图、X 线胸片；眼科特殊检查：主导眼、三棱镜遮盖法检查原在位及各个诊断眼位上的斜视度、双眼视觉检查、同视机检查、立体视觉检查、眼外肌功能检查等 □ 医师与患者及家属介绍病情及手术谈话、术前签字 □ 麻醉师与患者进行术前访视	□ 配合评估手术效果 □ 有任何不适请告知医师
护患配合	□ 配合测量体温、脉搏、呼吸、血压、体重 1 次 □ 配合完成入院护理评估（简单询问病史、过敏史、用药史） □ 接受入院宣教（环境介绍、病室规定、订餐制度、贵重物品保管等） □ 有任何不适请告知护士	□ 配合测量体温、脉搏、呼吸、询问排便情况 1 次 □ 接受术前宣教 □ 自行沐浴，加强头部清洁，剪指（趾）甲 □ 准备好必要用物，吸水管 □ 取下义齿、饰品等，贵重物品交家属保管	□ 清晨测量体温、脉搏、呼吸、送手术室前，协助完成核对，带齐影像资料和术中带药 □ 返回病房后，协助完成核对，配合过病床，配合血压测量 □ 配合检查意识 □ 配合术后输液 □ 遵医嘱采取正确体位 □ 配合缓解疼痛 □ 有任何不适请告知护士
饮食	□ 普通饮食	□ 全身麻醉者术前 12 小时禁食、禁水 □ 局部麻醉+镇静（必要时）可普通饮食	□ 全身麻醉者麻醉清醒前禁食、禁水 □ 全身麻醉者麻醉清醒后，根据医嘱试饮水，无恶心呕吐可进少量流食
排泄	□ 正常排尿便	□ 正常排尿便	□ 正常排尿便
活动	□ 正常活动	□ 正常活动	□ 全身麻醉完全清醒后可正常活动

时间	手术后	出 院
医患配合	□ 配合检查眼部情况 □ 配合眼部切口换药	□ 接受出院前指导 □ 知道复查程序 □ 获取出院诊断书 □ 预约复诊日期
护患配合	□ 配合定时测量体温、脉搏、呼吸、每日询问排便情况 □ 注意活动安全，避免坠床或跌倒 □ 配合执行探视及陪护	□ 接受出院宣教 □ 办理出院手续 □ 获取出院带药 □ 知道眼药用药频率、方法和眼药保存注意事项 □ 知道复印病历方法
饮食	□ 普通饮食	□ 普通饮食
排泄	□ 正常排尿便 □ 避免便秘	□ 正常排尿便 □ 避免便秘
活动	□ 正常活动	□ 正常活动

附：原表单（2016 年版）

共同性外斜视临床路径表单

适用对象：第一诊断为共同性外斜视（ICD-10：H50.102）
行斜视矫正术（ICD-9-CM-3：15.9）

患者姓名：	性别：　　年龄：　　门诊号：	住院号：
住院日期：　　年　月　日	出院日期：　　年　月　日	标准住院日：≤5 天

时间	住院第 1 天	住院第 1~2 天
主要诊疗工作	□ 询问病史与体格检查 □ 完成首次病程记录 □ 完成病历书写 □ 开实验室检查单 □ 上级医师查房 □ 初步确定手术方式和日期	□ 上级医师查房与手术前评估 □ 向患者及其家属交代围术期注意事项 □ 继续完成眼科特殊检查 □ 进一步鉴别诊断，除外 A-V 征、垂直斜视以及其他非共同性斜视 □ 根据检查结果，进行术前讨论，确定手术方案 □ 住院医师完成术前小结和术前讨论，上级医师查房记录等病历书写 □ 签署手术知情同意书
重点医嘱	**长期医嘱** □ 眼科三级护理 □ 饮食 □ 抗菌药物滴眼液点双眼 qid □ 未成年人需陪护 1 人 **临时医嘱** □ 血常规、尿常规，肝肾功能、电解质，感染性疾病筛查，凝血功能 □ 心电图、X 线胸片 □ 眼肌学检查：主导眼、三棱镜遮盖法检查斜视度、双眼视觉检查、立体视觉检查、眼外肌功能检查等	**长期医嘱** □ 眼科三级护理 □ 饮食 □ 抗菌药物滴眼液点双眼 qid □ 未成年人需陪护 1 人 **临时医嘱** □ 拟明日在局部麻醉或全身麻醉下行左/右眼外斜视矫正术 □ 备皮、洗眼 □ 全身麻醉患者术前禁食、禁水 □ 局部麻醉+镇静（必要时）
主要护理工作	□ 病区环境及医护人员介绍 □ 入院护理评估 □ 医院相关制度介绍 □ 执行医嘱 □ 饮食宣教、生命体征监测 □ 介绍相关治疗、检查、用药等护理中应注意的问题 □ 完成护理记录单书写	□ 手术前物品准备、心理护理 □ 手术前准备（沐浴、更衣） □ 按医嘱执行护理治疗 □ 介绍有关疾病的护理知识 □ 介绍相关治疗、检查、用药等护理中应注意的问题 □ 健康宣教：术前/术中注意事项 □ 完成术前护理记录单书写 □ 提醒患者禁食、禁水
病情变异记录	□ 无　□ 有，原因： 1. 2.	□ 无　□ 有，原因： 1. 2.
护士签名		
医师签名		

时间	住院第 2~3 天 （手术日）	住院第 3~4 天 （术后第 1 日）	住院第 4~5 天 （术后第 2 日，出院日）
主要诊疗工作	□ 手术前再次确认患者姓名、性别、年龄和准备术眼、手术方案 □ 手术 □ 完成手术记录 □ 完成手术日病程记录 □ 向患者及其家属交代术后注意事项	□ 检查患者，注意观察体温、血压等全身情况，检查视力、眼前后节、切口、眼位、眼球运动等情况 □ 上级医师查房，确定有无手术并发症 □ 为患者换药 □ 完成术后病程记录 □ 向患者及家属交代术后恢复情况	□ 上级医师查房，进行手术及切口评估，确定有无手术并发症和切口愈合不良情况，确定今日出院 □ 完成出院记录等 □ 通知出院处 □ 通知患者及其家属出院 □ 向患者交代出院后注意事项 □ 预约复诊日期 □ 将出院记录副本及诊断证明交给患者
重点医嘱	**长期医嘱** □ 眼科一级或二级护理 □ 饮食 □ 未成年人需陪护 1 人 **临时医嘱** □ 根据病情需要下达	**长期医嘱** □ 眼科三级护理 □ 抗菌药物滴眼液点术眼 qid □ 非甾体抗炎滴眼液点术眼 qid **临时医嘱** □ 换药等，根据病情需要下达	**长期医嘱** □ 眼科三级护理 □ 抗菌药物滴眼液点术眼 qid □ 非甾体抗炎滴眼液点术眼 qid **临时医嘱** □ 今日出院 □ 出院用药：抗菌药物滴眼液、非甾体抗炎滴眼液 4 次/日，持续 2~3 周
主要护理工作	□ 健康宣教：术后注意事项 □ 术后心理与生活护理 □ 执行术后医嘱 □ 完成手术当日护理记录单 □ 观察动态病情变化，及时与医师沟通，执行医嘱 □ 介绍相关治疗、检查、用药等护理中注意的问题	□ 执行术后医嘱 □ 健康宣教：手术后相关注意事项 □ 介绍有关患者康复锻炼方法 □ 术后用药知识宣教 □ 监测患者生命体征变化、术眼情况变化 □ 术后心理与生活护理 □ 完成术后第 1 日护理记录单	□ 执行术后医嘱、出院医嘱 □ 出院宣教：生活指导、饮食指导、用药指导 □ 协助患者办理出院手续、交费等事项 □ 完成术后第 2 日及出院护理记录单
病情变异记录	□ 无 □ 有，原因： 1. 2.	□ 无 □ 有，原因： 1. 2.	□ 无 □ 有，原因： 1. 2.
护士签名			
医师签名			

第三十三章

外斜V征临床路径释义

【医疗质量控制指标】

指标一、诊断需结合发病年龄、病程特点和相关眼部检查。

指标二、手术适应证选择符合斜视矫正术。

指标三、手术疗效达到预期目标。

指标四、抗菌药物、甾体和非甾体药物使用符合规范。

指标五、住院时间符合路径实施要求。

一、外斜V征编码

1. 原编码：

疾病名称及编码：外斜V征（ICD-10：H50.801）

手术操作名称及编码：斜视矫正术（ICD-9-CM-3：15.9）

2. 修改编码：

疾病名称及编码：外斜V征（ICD-10：H50.801）

手术操作名称及编码：斜视矫正术（ICD-9-CM-3：15.1/15.2/15.3/15.4/15.5）

二、临床路径检索方法

H50.801 伴（15.1/15.2/15.3/15.4/15.5）

三、国家医疗保障疾病诊断相关分组（CHS-DRG）

MDCC　眼疾病及功能障碍

CS1　眼的神经及血管疾患

四、外斜V征临床路径标准住院流程

（一）适用对象

第一诊断为外斜视V征（ICD-10：H50.801），行斜视矫正术（ICD-9-CM-3：15.9）。

释义

■ 水平斜视存在垂直方向上的非共同性，向上注视比向下注视时的外斜视度数 $\geq 15^{\Delta}$，临床常见的病因为下斜肌功能亢进。需排除各种原因引起的上斜肌麻痹性疾病，排除集合原因所造成的假性V征。

（二）诊断依据

根据《临床诊疗指南·眼科学分册》（中华医学会编著，人民卫生出版社，2006）：

1. 发病年龄、病程特点。

2. 相关眼部检查

（1）屈光状态检查。

（2）戴镜去除调节之后，三棱镜加遮盖法测量斜视度：第一眼位的斜视度≥15$^{\Delta}$、上转 25$^{\Delta}$ 注视时斜视度变大，下转 25$^{\Delta}$ 注视时斜视度变小，且二者相差≥15$^{\Delta}$。

（3）眼球运动检查：常有双眼下斜肌亢进。

（4）双眼视功能检查等。

释义

■ 屈光状态检查：儿童青少年应在睫状肌麻痹状态下检影验光，待瞳孔恢复常态后，再进行复验，屈光不正者应及时配镜。根据患者年龄，睫状肌麻痹药物可选用1%阿托品、1%环戊酮、0.5%~1%托吡卡胺。

■ 三棱镜加遮盖法是斜视手术前后常用的测量斜视角度的方法，适合于能交替注视的患者。外斜视V征主要通过患者注视5m远视标，眼球上转25$^{\Delta}$时的外斜视度数大于下转25$^{\Delta}$，且斜视度差异≥15$^{\Delta}$。屈光不正的患者需矫正后检查，采取下颌上抬及下颌内收25$^{\Delta}$的方法看远处调节视标，以排除集合造成的假性V征。

■ 双眼视功能检查包括：Bagolini 线状镜、Worth 四点灯、同视机、立体视功能检查等。双眼视功能检查可对患者术前和术后的双眼视功能状况进行评估。

■ 眼球运动检查：包括单眼运动（duction）和双眼运动（version）检查。双眼运动检查是检查受检者向9个方位注视时两眼配偶肌的运动情况，又称诊断眼位，检查时患者注视调节性视标或笔灯，并进行交替遮盖试验，以了解双眼眼球运动情况。检查单眼运动时，遮盖受检者一只眼，嘱其另一眼作追随运动，使眼球尽量转动，以检查眼球向内、向外、向上、向下4个方向转动时的最大转动范围。内转时，内转眼瞳孔鼻侧缘到达上下泪小点连线；外转时，外转眼角膜到达外眦，不露巩膜；上转时，角膜下缘到达内外眦连线；下转时，角膜上缘到达内外眦连线。伴有屈光不正的患者需行戴镜及不戴镜眼位检查。检查第三眼位注视时，内转眼可见伴明显上转，为下斜肌亢进的主要表现。

（三）治疗方案的选择

根据《临床技术操作规范·眼科学分册》（中华医学会编著，人民军医出版社，2007）：

1. 诊断明确。
2. 有屈光不正者，需戴镜矫正视力。
3. 双眼下斜肌亢进者行下斜肌减弱术，无下斜肌亢进者行直肌附着点上下移位术。

释义

■ 大部分外斜视V征的患者存在下斜肌亢进，这是引起V征的主要病因，故在外斜视手术同时，需行下斜肌减弱术；也有少部分V征患者不伴有下斜肌亢进，而是由于向上注视时外直肌功能过强、向下注视时内直肌功能过强引起，故可考虑行外直肌向上移动1/2肌腹、内直肌向下移动1/2肌腹的手术方法。

（四）标准住院日

≤5天。

释义

■ 标准住院日是推荐的最低要求，提倡缩短住院日。儿童需全身麻醉下手术，需提前入院行术前准备及麻醉科会诊，通常手术日为入院第 2~3 天，如手术无严重并发症，术后恢复 1~3 天可予出院。成年患者全身情况良好者，可门诊手术或日间手术 24 小时出院。

（五）进入路径标准

1. 第一诊断必须符合外斜 V 征（ICD-10：H50.801）疾病编码。
2. 当患者同时具有其他疾病诊断，但在住院期间不需要特殊处理也不影响第一诊断的临床路径流程实施时，可以进入路径。

释义

■ 本路径适用对象为临床诊断为外斜 V 征的患者。如外斜 V 征继发于其他眼病，建议先治疗原发病，不进入本路径；如原发病不能或难以治疗，或无需治疗，或需长期治疗不影响本次斜视治疗，仅为矫正眼位，可也进入本路径。合并全身疾病但住院期间不需要特殊处理，并且可耐受手术的患者，也可以进入本路径。

（六）住院期间检查项目

必须的检查项目：
1. 血常规、尿常规。
2. 肝肾功能、电解质、凝血功能、感染性疾病筛查（乙型肝炎、丙型肝炎、艾滋病、梅毒等）。
3. 心电图、X 线胸片。
4. 视力、眼前、后节、眼位、眼球运动、眼压、泪道。
5. 屈光检查：散瞳（显然）验光。
6. 主导眼、三棱镜定量检查、同视机和双眼视觉检查、眼底照相等。

释义

■ 心电图、血常规、尿常规、凝血和生化检查、感染性疾病筛查等是常规检查，每个进入路径的患者均需完成，肝肾功能、血糖、凝血功能、心电图、X 线胸片主要是评估有无基础疾病，关系到围术期的特殊处理，可能会影响到住院时间、费用以及治疗预后。传染性疾病的筛查主要用于排除可能的传染源如乙型肝炎、丙型肝炎、艾滋病、梅毒等，这些患者的手术操作需要特殊处理。为缩短患者术前等待时间，检查项目可以在患者入院前于门诊完成。

■ 术前准备常规检查眼压、泪道、眼前节及眼底；还需行视功能（远近视力、最佳矫正视力）、眼位、眼球运动检查；眼外肌功能检查。同视机、近立体视、Bagolini线状镜、Worth 四点灯及 Hess 屏检查可评估术前双眼视功能及术后的恢复情况，可选择性进行检查。其中，同视机检查和立体视检查临床上较常用。而最接近生理状态的双眼视功能评估手段是 Bagolini 线状镜。

■ 人类在视物时，双眼所起作用稍有差异，其中一眼往往在一定程度上占优势，成为定位、引起融合的主要负担者，此眼称为主导眼。主导眼测定常采用卡洞法。将中心带有直径 2.5cm 小孔的边长 25cm 卡片放在眼前 15cm 处，通过小孔观察 3m 远处直径 2.5cm 的点。令患者闭左眼，如仍能看到视标，则主导眼是右眼。若看不到这点，则主导眼是左眼。

■ 眼底照相可以帮助诊断是否存在旋转斜视及排除明显的眼底疾病。

（七）治疗方案与药物选择

1. 选用局部抗菌药物滴眼液，预防性用药时间可 1~2 天。
2. 斜视矫正术（手术日为入院后 2~3 天）：
（1）麻醉方式：局部麻醉或全身麻醉。
（2）眼内植入物：无。
（3）术中用耗品：缝线。
3. 术后处理（术后恢复 1~2 天）：
（1）术后用药：局部抗菌药物滴眼液，酌情使用非甾体滴眼液。
（2）术后需要复查的项目：视力，眼前、后节，眼位、眼球运动（酌情）。

释义

■ 麻醉方式包括局部麻醉和全身麻醉，儿童或者不能耐受局部麻醉手术的成人患者可采用全身麻醉，也可行局部麻醉联合神经安定镇痛治疗。此类手术为外眼手术，不使用眼内植入物。缝线为术中唯一耗品，用以缝合肌肉及结膜。

■ 眼位、眼球运动是术后评价手术效果的主要指标。参见“（七）治疗方案与药物选择”。术后常规使用局部抗菌药物，儿童多用氨基糖苷类滴眼剂。通常还使用非甾体抗炎药或糖皮质激素滴眼剂，以减轻术后炎症、水肿。

（八）出院标准

1. 手术后眼位正位或明显改善，上下注视 V 征改善，病情稳定。
2. 切口对合齐，缝线在位，无感染征象。
3. 没有需要住院处理的并发症和/或合并症。

释义

■ 手术后眼位大致正位，切口无感染，无严重并发症或合并症的患者，可以考虑出院。出院后继续使用抗菌药物滴眼液或合并使用糖皮质激素滴眼液，要定期随访，根据恢复情况及时调整用药。

（九）变异及原因分析

1. 术前化验检查异常，需要复查相关检查，导致住院时间延长。

2. 术中出现严重手术并发症（眼球穿通、肌肉滑脱等），导致住院时间延长。
3. 术后炎症反应或并发症（切口愈合不良等）需要进一步处理，导致住院时间延长。

释义

■ 住院后患者出现特殊情况，如感冒、发热等不宜手术的疾病，需要等病情好转后才可手术治疗。住院期间发现其他全身疾病，如血糖、血压高、心电图明显异常等，影响手术进行或切口愈合，需要等病情稳定后才能手术治疗。

■ 在缝线固定肌肉时，意外穿通眼球壁，可能造成视网膜裂孔以及出血，这种情况需行巩膜外冷冻术或眼底激光光凝术封闭视网膜裂孔。手术中由于肌肉滑脱，术后出现眼位异常，需再次手术治疗。

■ 如手术创伤严重、感染，或出现结膜切口裂开、患者对药物或缝线过敏，致组织水肿严重等情况，可能需要住院观察，导致住院时间延长。

五、外斜V征临床路径给药方案

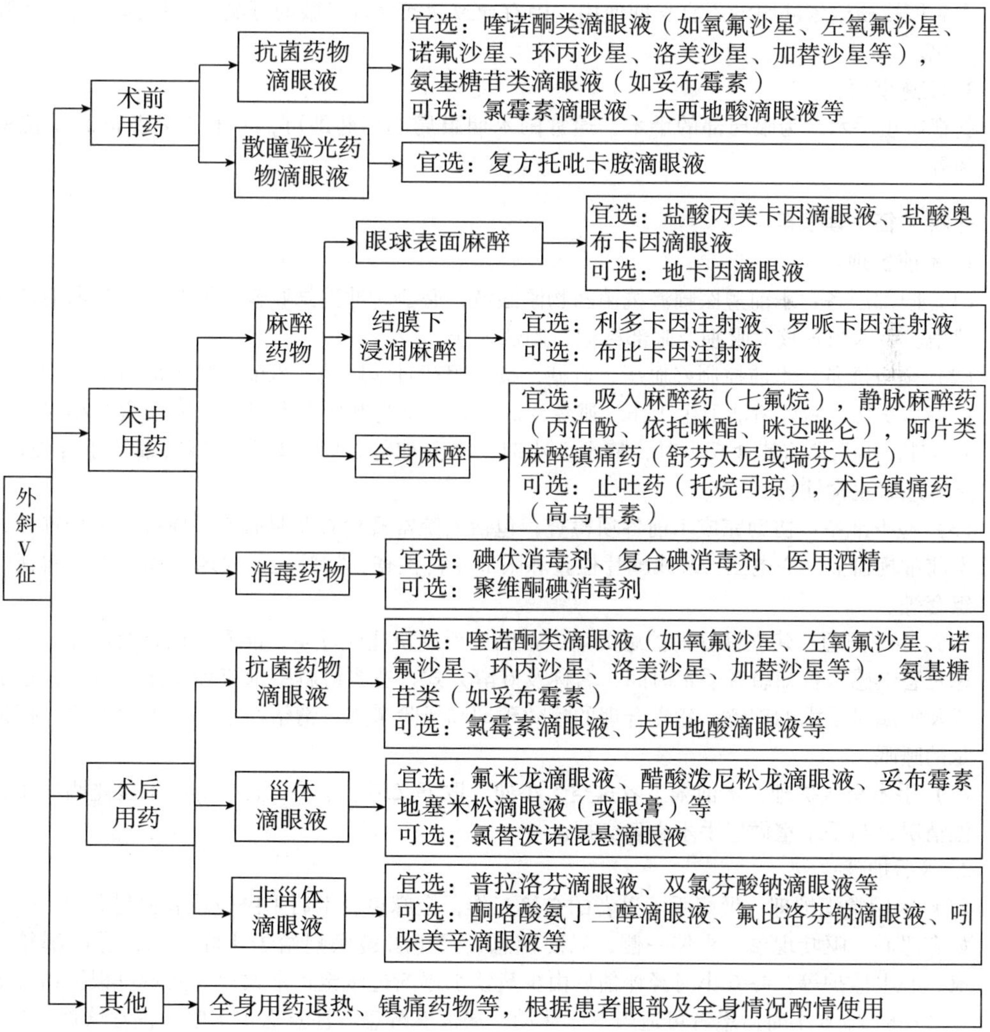

1. 用药选择：

（1）手术前应用广谱抗菌药物滴眼液1~3天，起到清洁结膜囊的作用。术前检影验光，评估患者屈光状态及视力情况，部分患者对常见的散瞳剂过敏，表现为眼红、眼痒等，可以试用盐酸环喷托酯滴眼液。小儿及青少年应在睫状肌麻痹的状态下检影验光。为便于住院后进行检查，也可在入院前完成屈光状态检查。

（2）手术中除了眼睑周围皮肤消毒外，还要注意结膜囊的消毒，除了术前冲洗结膜囊外，结膜囊应用5%聚维酮碘消毒液可以起到有效的灭菌作用。

（3）术中应用肾上腺素稀释液棉片置于结膜囊内，可以有效收缩血管，减少术中出血、使手术野更加清晰。

（4）手术后常规应用广谱抗菌药物、甾体或非甾体滴眼液，起到预防感染、控制减轻炎症反应的作用。

（5）儿童在局部麻醉下多不能很好地配合手术，考虑全身麻醉下手术；成人在局部麻醉下行手术，牵拉眼外肌时患者明显不适感，甚至有心搏骤停的可能，可静脉应用神经安定镇痛药物，仍无法良好配合的，也可以考虑全身麻醉下手术。

（6）全身麻醉后，部分患者会出现发热、呕吐等不适症状，给予退热、止吐等对症处理。

2. 药学提示：

术后糖皮质激素滴眼液不宜长期使用，因有导致激素性青光眼的可能，使用前后应监测眼压变化。

3. 注意事项：

斜视矫正手术，为眼局部的手术，通常围术期眼局部用药即可，一般不需要静脉用抗菌药物等。

六、外斜V征护理规范

1. 术前护理：

（1）眼部准备：术前遵医嘱滴抗菌药物滴眼液，必要时冲洗结膜囊，能有效预防术中及术后感染。手术当日核对眼别及眼部标记，确认无误。

（2）全身准备：术前控制好血压、血糖，按时服药日常用药。术前一日头部情况、沐浴，更换手术衣裤，做好清洁卫生工作，避免受凉感冒。全身麻醉患者成人术前禁食8小时，禁水4小时，小儿术前禁食6小时，禁水2小时，术前如等待时间较长，遵医嘱给予补液治疗；局麻患者正常饮食。

（3）检查准备：协助完成术前各项检查，包括入院常规检查及眼肌专科检查的配合宣教，如术前常规血液、心电图、X线胸片检查和眼部专科检查，如验光、眼球运动检查、斜视检查组套等。

（4）心理护理：建立良好的护患关系，帮助患者尽快适应环境，能配合检查及治疗，减轻焦虑及恐惧感。告知患者手术时间、名称及麻醉方式，适当讲解手术流程及注意事项，增加患者及家属对手术的理解，建立合理的疗效预期和风险考虑，情绪稳定接受手术治疗。保证充足的睡眠。

（5）手术交接护理：术前嘱患者排空大小便，取下义齿、手表、首饰等，术晨监测血压及体温情况，与手术室做好手术患者交接。

2. 术后护理：

（1）术后常规护理：做好手术患者的交接工作，全麻患者术后平卧位或者侧卧位2~4小时，如有恶心、呕吐现象，头偏一侧，以防窒息，严重者遵医嘱给予止吐药物；遵医嘱给予吸氧、心电监护等；4~6小时经评估后由少量饮水逐渐过渡至正常饮食（儿童可根据情况缩短1~2小时），6小时后患者可适当下床活动。局部麻醉患者注意保护术眼，正常饮食、活动。

（2）病情观察：严密观察患者病情及全身情况，如监测生命体征等，了解患者有无不适表现，执行术后医嘱。

（3）专科情况观察：观察术眼有无出血、水肿、疼痛、分泌物等眼部不适，有无复视现象并做好解释。

（4）保护术眼：术眼一般不包扎，指导患者不要用力挤眼、揉眼、压眼，洗脸、头部清洁、沐浴避免眼内进水，谨防碰撞术眼；术后根据医嘱，行眼部视功能训练，以巩固和提高视功能。

（5）用药护理：术后第 2 天开始遵医嘱使用滴眼液，指导患者正确使用滴眼液的方法，操作时动作要轻柔，以免眼球受压。

（6）出院护理：做好出院宣教，指导患者出院流程，协助办理出院手续。

七、外斜 V 征营养治疗规范

1. 多吃软食及易消化的食物，忌辛辣刺激的食物，忌用硬食，以防过度用力致使切口渗血。
2. 保持大便通畅，防止便秘，以防过度用力致使切口渗血。

八、外斜 V 征健康宣教

1. 出院指导：应注意术眼保护，无菌纱布遮盖或戴保护镜，遵医嘱滴抗菌药物、甾体或非甾体滴眼液，预防感染、控制减轻炎症反应。
2. 教会患者正确使用滴眼液的方法，操作时动作要轻柔，以免眼球受压。
3. 指导患者不要用力挤眼、揉眼、压眼，洗脸、头部清洁、沐浴避免眼内进水，谨防碰撞术眼；术后根据医嘱，行眼部视功能训练，以巩固和提高视功能。
4. 根据病情需要定期复诊。

九、推荐表单

（一）医师表单

外斜V征临床路径医师表单

适用对象：第一诊断为外斜V征（ICD-10：H50.801）
行斜视矫正术（ICD-9-CM-3：15.1-15.5）

患者姓名：	**性别：　　年龄：　　门诊号：**	**住院号：**
住院日期：　　年　月　日	**出院日期：**　　年　月　日	**标准住院日：≤5天**

时间	住院第1天	住院第1~2天
主要诊疗工作	□ 询问病史与体格检查，包括裂隙灯、眼底及斜视专科检查 □ 完成首次病程记录 □ 完成病历书写 □ 开实验室检查单 □ 上级医师查房 □ 初步确定手术方式和日期	□ 上级医师查房与手术前评估 □ 向患者及其家属交代围术期注意事项 □ 继续完善术前检查和专科检查，术前评估 □ 进一步鉴别诊断，排除垂直斜视以及其他非共同性斜视 □ 根据检查结果，组织术前讨论，确定手术方案 □ 住院医师完成术前小结和术前讨论、上级医师查房记录等病历书写 □ 签署手术知情同意书
重点医嘱	**长期医嘱** □ 眼科二级或三级护理 □ 饮食 □ 抗菌药物滴眼液点术眼 qid □ 未成年人需陪护1人 **临时医嘱** □ 血常规、尿常规，肝肾功能，感染性疾病筛查，凝血功能 □ 心电图、X线胸片 □ 斜视专科检查：主导眼、三棱镜遮盖法定量检查原在位及各个诊断眼位的斜视度、同视机检查、双眼视觉检查、立体视觉检查、眼外肌功能检查、眼底照相等	**长期医嘱** □ 眼科二级或三级护理 □ 饮食 □ 抗菌药物滴眼液点术眼 qid □ 未成年人需陪护1人 **临时医嘱** □ 拟明日在局部麻醉或全身麻醉下行左/右眼斜视矫正术 □ 备皮、洗眼 □ 全身麻醉患者术前禁食、禁水 □ 局部麻醉+镇静或镇痛药（必要时）
病情变异记录	□ 无　□ 有，原因： 1. 2.	□ 无　□ 有，原因： 1. 2.
医师签名		

时间	住院第 2~3 天 （手术日）	住院第 3~4 天 （术后第 1 日）	住院第 4~5 天 （术后第 2 日，出院日）
主要诊疗工作	□ 手术前再次确认患者姓名、性别、年龄和准备手术的眼、手术方案 □ 手术：有手术适应证、无手术禁忌 □ 完成手术记录 □ 完成手术日病程记录 □ 向患者及其家属交代术后注意事项	□ 检查患者，注意眼位、切口、眼球运动、眼前节等情况，注意观察体温、血压等全身情况 □ 上级医师查房，确定有无手术并发症 □ 为患者换药 □ 完成术后病程记录 □ 向患者及家属交代术后恢复情况	□ 上级医师查房，进行手术及切口评估，确定有无手术并发症和切口愈合不良情况，确定今日出院 □ 完成出院记录等 □ 通知出院处 □ 通知患者及其家属出院 □ 向患者交代出院后注意事项 □ 预约复诊日期 □ 将出院记录副本及诊断证明交给患者
重点医嘱	**长期医嘱** □ 眼科一级或二级护理 □ 饮食 □ 抗菌药物滴眼液 □ 非甾体抗炎药 □ 甾体抗炎药 □ 口服抗菌药物 □ 未成年人需陪护 1 人 **临时医嘱** □ 根据病情需要下达	**长期医嘱** □ 眼科二级护理 □ 抗菌药物滴眼液 qid □ 甾体激素滴眼液 □ 非甾体抗炎药 □ 口服抗菌药物 **临时医嘱** □ 换药、止吐等，根据病情需要下达	**长期医嘱** □ 眼科二级护理 □ 抗菌药物滴眼液 qid □ 甾体激素滴眼液 □ 非甾体抗炎药 □ 口服抗菌药物 **临时医嘱** □ 今日出院 □ 出院用药：抗菌药物滴眼液，4 次/日，持续 2~3 周
病情变异记录	□ 无　□ 有，原因： 1. 2.	□ 无　□ 有，原因： 1. 2.	□ 无　□ 有，原因： 1. 2.
医师签名			

（二）护士表单

外斜V征临床路径护士表单

适用对象：第一诊断为外斜V征（ICD-10：H50.801）
行斜视矫正术（ICD-9-CM-3：15.1-15.5）

患者姓名：	性别： 年龄： 门诊号：	住院号：
住院日期： 年 月 日	出院日期： 年 月 日	标准住院日：≤5天

时间	住院第1天	住院第1~2天	住院第2~3天 （手术日）
健康宣教	□ 入院宣教 介绍主管医师、护士 介绍环境、设施 介绍住院注意事项	□ 术前宣教 宣教疾病知识、术前准备及手术过程 告知准备物品、沐浴 告知术后饮食、活动及探视注意事项 告知术后可能出现的情况及应对方式 □ 主管护士与患者沟通，了解并指导心理应对 □ 告知家属等候区位置	□ 术后当日宣教 告知术后注意事项 告知术后饮食、活动及探视注意事项 告知术后可能出现情况的应对方式 □ 给予患者及家属心理支持 □ 再次明确探视陪伴须知
护理处置	□ 核对患者姓名，佩戴腕带 □ 建立入院护理病历 □ 卫生处置：剪指（趾）甲、沐浴，更换病号服 □ 未成年人需陪护1人	□ 协助医师完成术前检查 □ 术前准备 未成年者禁食、禁水 冲洗结膜囊 卫生处置：头部清洁、沐浴	□ 送手术 摘除患者各种活动物品 核对患者资料及术中带药 填写手术交接单，签字确认 □ 接手术 核对患者及资料，签字确认
基础护理	□ 三级护理 □ 晨晚间护理 □ 患者安全管理	□ 三级护理 □ 晨晚间护理 □ 患者安全管理	□ 二级护理 □ 晨晚间护理 □ 患者安全管理
专科护理	□ 护理查体 □ 需要时，填写跌倒及压疮防范表 □ 需要时，请家属陪伴 □ 遵医嘱抗菌药物滴眼液点术眼（4次/日） □ 心理护理	□ 协助完成相关检查 □ 遵医嘱抗菌药物滴眼液点术眼（4次/日） □ 心理护理	□ 病情观察，观察术眼情况变化 □ 测量患者TPR变化 □ 全身麻醉患者遵医嘱予静脉补液 □ 心理护理
重点医嘱	□ 详见医嘱执行单	□ 详见医嘱执行单	□ 详见医嘱执行单
病情变异记录	□ 无 □ 有，原因： 1. 2.	□ 无 □ 有，原因： 1. 2.	□ 无 □ 有，原因： 1. 2.
护士签名			

时间	住院第 3~4 天 （术后第 1~2 日）	住院第 4~5 天 （出院日）
健康宣教	□ 术后宣教 眼药作用及频率 饮食、活动指导 复查患者对术前宣教内容的掌握程度	□ 出院宣教 复查时间 眼药使用方法与频率 活动休息 指导饮食 指导办理出院手续
护理处置	□ 协助完成相关检查	□ 办理出院手续
基础护理	□ 二级护理 □ 晨晚间护理 □ 患者安全管理	□ 二级护理 □ 晨晚间护理 □ 患者安全管理
专科护理	□ 病情观察，观察术眼情况变化 □ 遵医嘱眼药治疗 □ 心理护理	□ 病情观察 □ 遵医嘱眼药治疗 □ 心理护理
重点医嘱	□ 详见医嘱执行单	□ 详见医嘱执行单
病情变异记录	□ 无 □ 有，原因： 1. 2.	□ 无 □ 有，原因： 1. 2.
护士签名		

（三）患者（家属）表单

外斜V征临床路径患者（家属）表单

适用对象：第一诊断为外斜V征（ICD-10：H50.801）
行斜视矫正术（ICD-9-CM-3：15.1-15.5）

患者姓名：	性别： 年龄： 门诊号：	住院号：
住院日期： 年 月 日	出院日期： 年 月 日	标准住院日：≤5天

时间	入 院	手术前	手术当天
医患配合	□ 配合询问病史、收集资料，请务必详细告知既往史、用药史、过敏史 □ 如服用抗凝剂，请明确告知 □ 配合进行体格检查 □ 有任何不适请告知医师	□ 配合完善术前相关检查，如采血、留尿、心电图、X线胸片 □ 眼科特殊检查：主导眼、三棱镜遮盖法检查原在位及各诊断眼位的斜视度、双眼视觉检查、同视机检查、立体视觉检查、眼外肌功能检查等 □ 医师与患者及家属介绍病情及手术谈话、术前签字 □ 麻醉师与患者进行术前访视	□ 配合评估手术效果 □ 有任何不适请告知医师
护患配合	□ 配合测量体温、脉搏、呼吸、血压、体重1次 □ 配合完成入院护理评估（简单询问病史、过敏史、用药史） □ 接受入院宣教（环境介绍、病室规定、订餐制度、贵重物品保管等） □ 有任何不适请告知护士	□ 配合测量体温、脉搏、呼吸、询问排便情况1次 □ 接受术前宣教 □ 自行沐浴，加强头部清洁，剪指（趾）甲 □ 准备好必要用物，吸水管 □ 取下义齿、饰品等，贵重物品交家属保管	□ 清晨测量体温、脉搏、呼吸、送手术室前，协助完成核对，带齐影像资料和术中带药 □ 返回病房后，协助完成核对，配合过病床，配合血压测量 □ 配合检查意识 □ 配合术后输液 □ 遵医嘱采取正确体位 □ 配合缓解疼痛 □ 有任何不适请告知护士
饮食	□ 普通饮食	□ 全身麻醉者术前12小时禁食、禁水 □ 局部麻醉+镇静（必要时）可普通饮食	□ 全身麻醉者麻醉清醒前禁食、禁水 □ 全身麻醉者麻醉清醒后，根据医嘱试饮水，无恶心、呕吐进少量流食
排泄	□ 正常排尿便	□ 正常排尿便	□ 正常排尿便
活动	□ 正常活动	□ 正常活动	□ 全身麻醉完全清醒后可正常活动

时间	手术后	出 院
医患配合	□ 配合检查眼部情况 □ 配合眼部切口换药	□ 接受出院前指导 □ 知道复查程序 □ 获取出院诊断书 □ 预约复诊日期
护患配合	□ 配合定时测量体温、脉搏、呼吸、每日询问排便情况 □ 注意活动安全，避免坠床或跌倒 □ 配合执行探视及陪伴	□ 接受出院宣教 □ 办理出院手续 □ 获取出院带药 □ 知道眼药用药频率、方法和眼药保存注意事项 □ 知道复印病历方法
饮食	□ 普通饮食	□ 普通饮食
排泄	□ 正常排尿便 □ 避免便秘	□ 正常排尿便 □ 避免便秘
活动	□ 正常活动	□ 正常活动

附：原表单（2016年版）

外斜V征临床路径表单

适用对象：第一诊断为外斜V征（ICD-10：H50.801）

行斜视矫正术（ICD-9-CM-3：15.9）

患者姓名：	性别：　　年龄：　　门诊号：	住院号：
住院日期：　　年　月　日	出院日期：　　年　月　日	标准住院日：≤5天

时间	住院第1天	住院第1~2天
主要诊疗工作	□ 询问病史与体格检查 □ 完成首次病程记录 □ 完成病历书写 □ 开实验室检查单 □ 上级医师查房 □ 初步确定手术方式和日期	□ 上级医师查房与手术前评估 □ 向患者及其家属交代围术期注意事项 □ 继续完成眼科特殊检查 □ 进一步鉴别诊断，除外垂直斜视以及其他非共同性斜视 □ 根据检查结果，进行术前讨论，确定手术方案 □ 住院医师完成术前小结和术前讨论，上级医师查房记录等病历书写 □ 签署手术知情同意书
重点医嘱	**长期医嘱** □ 眼科三级护理 □ 饮食 □ 抗菌药物滴眼液点双眼 qid □ 未成年人需陪护1人 **临时医嘱** □ 血常规、尿常规，肝肾功能，电解质，感染性疾病筛查，凝血功能 □ 心电图、X线胸片 □ 眼肌学检查：主导眼、三棱镜遮盖法检查原在位及各个诊断眼位上的斜视度、双眼视觉检查、立体视觉检查、眼外肌功能检查等	**长期医嘱** □ 眼科三级护理 □ 饮食 □ 抗菌药物滴眼液点双眼 qid □ 未成年人需陪护1人 **临时医嘱** □ 拟明日在局部麻醉或全身麻醉下行左/右眼外斜视矫正术 □ 备皮、洗眼 □ 全身麻醉患者术前禁食、禁水 □ 局部麻醉+镇静（必要时）
主要护理工作	□ 病区环境及医护人员介绍 □ 入院护理评估 □ 医院相关制度介绍 □ 执行医嘱 □ 饮食宣教、生命体征监测 □ 介绍相关治疗、检查、用药等护理中应注意的问题 □ 完成护理记录单书写	□ 手术前物品准备、心理护理 □ 手术前准备（沐浴、更衣） □ 按医嘱执行护理治疗 □ 介绍有关疾病的护理知识 □ 介绍相关治疗、检查、用药等护理中应注意的问题 □ 健康宣教：术前/术中注意事项 □ 完成术前护理记录单书写 □ 提醒患者禁食、禁水
病情变异记录	□ 无　□ 有，原因： 1. 2.	□ 无　□ 有，原因： 1. 2.
护士签名		
医师签名		

时间	住院第 2~3 天 （手术日）	住院第 3~4 天 （术后第 1 日）	住院第 4~5 天 （术后第 2 日，出院日）
主要诊疗工作	□ 手术前再次确认患者姓名、性别、年龄和准备手术的眼睛、手术方案 □ 手术 □ 完成手术记录 □ 完成手术日病程记录 □ 向患者及其家属交代术后注意事项	□ 检查患者，注意观察体温、血压等全身情况，检查视力、眼前后节、切口、眼位、眼球运动等情况 □ 上级医师查房，确定有无手术并发症 □ 为患者换药 □ 完成术后病程记录 □ 向患者及家属交代术后恢复情况	□ 上级医师查房，进行手术及切口评估，确定有无手术并发症和切口愈合不良情况，确定今日出院 □ 完成出院记录等 □ 通知出院处 □ 通知患者及其家属出院 □ 向患者交代出院后注意事项 □ 预约复诊日期 □ 将出院记录副本及诊断证明交给患者
重点医嘱	**长期医嘱** □ 眼科一级或二级护理 □ 饮食 □ 未成年人需陪护 1 人 **临时医嘱** □ 根据病情需要下达	**长期医嘱** □ 眼科三级护理 □ 抗菌药物滴眼液点术眼 qid □ 非甾体抗炎滴眼液点术眼 qid **临时医嘱** □ 换药等，根据病情需要下达	**长期医嘱** □ 眼科三级护理 □ 抗菌药物滴眼液点术眼 qid □ 非甾体抗炎滴眼液点术眼 qid **临时医嘱** □ 今日出院 □ 出院用药：抗菌药物滴眼液、非甾体抗炎滴眼液，4 次/日，持续 2~3 周
主要护理工作	□ 健康宣教：术后注意事项 □ 术后心理与生活护理 □ 执行术后医嘱 □ 完成手术当日护理记录单 □ 观察动态病情变化，及时与医师沟通，执行医嘱 □ 介绍相关治疗、检查、用药等护理中注意的问题	□ 执行术后医嘱 □ 健康宣教：术后相关注意事项 □ 介绍有关患者康复锻炼方法 □ 术后用药知识宣教 □ 监测患者生命体征变化、术眼情况变化 □ 术后心理与生活护理 □ 完成术后第 1 日护理记录单	□ 执行术后医嘱、出院医嘱 □ 出院宣教：生活指导、饮食指导、用药指导 □ 协助患者办理出院手续、交费等事项 □ 完成术后第 2 日及出院护理记录单
病情变异记录	□ 无　□ 有，原因： 1. 2.	□ 无　□ 有，原因： 1. 2.	□ 无　□ 有，原因： 1. 2.
护士签名			
医师签名			

第三十四章

麻痹性斜视临床路径释义

【医疗质量控制指标】

指标一、诊断首先需明确病因，必要时进行其他学科会诊。

指标二、治疗首先以处理原发病为主。

指标三、手术时机应在病情稳定期。

指标四、手术疗效达到预期目的。

指标五、抗菌药物使用符合规范。

指标六、住院时间符合路径实施要求。

一、麻痹性斜视编码

1. 原编码：

疾病名称及编码：麻痹性斜视（ICD-10：H4900）

手术名称及编码：斜视矫正术（ICD-9-CM-3：15.9）

2. 修改编码：

疾病名称及编码：麻痹性斜视（ICD-10：H49）

手术名称及编码：斜视矫正术（ICD-9-CM-3：15.1/15.2/15.3/15.4/15.5）

二、临床路径检索方法

H49 伴（15.1/15.2/15.3/15.4/15.5）

三、国家医疗保障疾病诊断相关分组（CHS-DRG）

MDCC　眼疾病及功能障碍

CS1　眼的神经及血管疾患

四、麻痹性斜视临床路径标准住院流程

（一）适用对象

第一诊断为麻痹性斜视（ICD-10：H49.900），行斜视矫正术（ICD-9-CM-3：15.9）。

释义

■ 第一诊断为麻痹性斜视（ICD-10：H49），行斜视矫正术（ICD-9-CM-3：15.1/15.2/15.3/15.4/15.5）。

■ 麻痹性斜视是由于神经核、神经或眼外肌本身器质性病变引起的单条或多条眼外肌部分或完全性麻痹所致的眼位偏斜，其偏斜大小在不同注视方向和距离有所不同，并伴有不同程度的眼球运动障碍。根据麻痹性斜视发生的时间，通常将其分为先天性与后天性两种。出生或生后早期发生者常与先天发育异常、产伤或生后疾病有关，后天性主要与炎症、肿瘤、高血压、内分泌代谢性疾病、神经系统疾病、肌病或外伤等有关。

（二）诊断依据

根据《临床诊疗指南·眼科学分册》（中华医学会编著，人民卫生出版社，2006）：

1. 发病年龄、病程特点。

2. 相关眼部检查：屈光状态检查；代偿头位检查；斜视度检查；眼球运动检查；Hess 屏检查；复视像检查；双眼视功能检查；牵拉试验检查等。

释义

■ 屈光状态检查：小儿及青少年应在睫状肌麻痹状态下检影验光。睫状肌麻痹剂可根据患者年龄和检查目的使用1%阿托品、1%环戊酮或1%托吡卡胺以消除调节因素的影响。成人亦可采用电脑验光加主观试镜矫正屈光不正。

■ 代偿头位检查：代偿头位检查对于眼外肌麻痹引起的非共同性斜视至关重要，患者采取代偿头位是为了减轻复视、维持双眼单视功能。代偿头位主要表现形式包括面部左转或右转、下颌内收或上抬、头向左肩或右肩倾斜。如果排除了机械性限制或眼球震颤引起的代偿头位，面部左转或右转提示水平肌的麻痹（外展神经麻痹、动眼神经麻痹、外伤所致水平直肌离断或斜视手术中水平直肌滑脱以及中枢性病变引起的水平注视麻痹）；下颌内收或上抬提示垂直肌或斜肌的麻痹（单眼上转不足会出现下颌上抬，单眼下转不足会出现下颌内收）；头向左肩或右肩倾斜提示斜肌或垂直肌的麻痹（如临床较为常见的头向左肩倾斜提示右眼上斜肌麻痹、头向右肩倾斜提示左眼上斜肌麻痹）。

■ 斜视度检查：检查者必须考虑到原发性偏斜（第一斜视角）和继发性偏斜（第二斜视角）。第一斜视角是指用健眼注视时所测得的麻痹眼的偏斜度，若以麻痹眼注视所测得的健眼的偏斜度称为第二斜视角。麻痹性斜视时第二斜视角大于第一斜视角。在行三棱镜交替遮盖试验时，患者必定会使用眼前未加三棱镜的一只眼为注视眼，眼前加三棱镜的一只眼为非注视眼。因此，将三棱镜放在眼球转动受限的一眼前时，测量的斜视度数为第一斜视角；而将三棱镜放在健眼前时，测量的斜视度数为第二斜视角。还应注意各方向注视时斜视度的差异。

■ 眼球运动检查：眼球运动受限是麻痹性斜视的主要体征之一，主要表现为眼球向麻痹肌肉作用方向转动时出现完全或不完全的运动障碍。斜视度因注视方向而不同，向麻痹肌作用方向注视时，斜视度最大。检查麻痹性斜视时，检查者不但要采用调节性视标检查受检者注视9个方位时的双眼配偶肌的运动情况（诊断眼位），还要遮盖受检者一只眼，嘱其另一眼作追随运动，使眼球尽量转动，以检查单眼向内、向外、向上、向下4个方向的最大转动范围。在有条件的医院可以进行Hess屏检查以评估眼外肌功能。

■ 复视像检查：红色滤光片试验是检查麻痹性斜视患者复视像常用的方法。将一红玻璃片放在患者一眼前，让患者注视一个手电筒光源。双眼正位并具有正常视网膜对应者会看到一个粉红色的灯光（红灯与白灯融合为一点）。具有正常视网膜对应的麻痹性内斜视患者看到的红灯与放置红玻璃片的眼在同一侧，即为同侧性复视；而具有正常视网膜对应的麻痹性外斜视患者看到的红灯位于放置红玻璃片眼的对侧，即为交叉性复视。当眼球向麻痹肌作用方向转动时复视像距离加大。用三棱镜中和斜视角后复视会随之消失。

■ 双眼视功能检查：Worth 四点灯、Bagolini 线状镜、同视机和立体视功能检查可评估患者术前双眼视功能及术后的恢复情况，可选择性进行。术前临床常用 Bagolini 线状镜检查麻痹性斜视患者的视网膜对应和复视情况。采用 Bagolini 线状镜检查时，将 Bagolini 线状镜放在患者眼前，令其双眼注视 6m 远处的光源，具有正常双眼单视功能者看到两条线条呈“X”交叉，并看到灯光位于“X”交叉的中心。具有正常视网膜对应的麻痹性内斜视和外斜视患者看到两个灯光，并且两条线条的上下端长度不对称。

■ 牵拉试验检查：首先采用被动牵拉试验排除限制性眼球运动障碍；然后采用主动牵拉试验鉴别眼外肌完全麻痹或部分麻痹，以评估眼外肌的功能。主动牵拉试验的方法为：在表面麻醉下，检查者用有齿镊子夹住麻痹肌作用方向对侧的角巩膜缘处球结膜，嘱患者向麻痹肌的作用方向注视，检查者感受眼球转动的力量。若检查者感到镊子被牵动说明该肌肉有部分功能存在，并可以与健眼进行比较。因该试验需要患者合作，一般仅用于成人。

■ 此外，还应做颅脑和眼眶影像学检查。

（三）治疗方案的选择

根据《临床技术操作规范·眼科学分册》（中华医学会编著，人民军医出版社，2007）：

1. 诊断明确。
2. 有屈光不正者，需戴镜矫正视力。
3. 先天性麻痹性斜视手术治疗。后天继发性麻痹性斜视，病情稳定半年以上后手术治疗。
4. 当斜视度稳定，且水平斜视的斜度≥15^{Δ}、垂直斜视的斜度≥10^{Δ}予斜视矫正术；斜视度较小时可佩戴三棱镜矫正。

释义

■ 麻痹性斜视与共同性斜视的主要鉴别点在于有无眼球运动障碍。存在屈光不正者应佩戴合适的矫正眼镜。先天性麻痹性斜视在确诊之后应尽早手术，以矫正斜视和代偿头位，保护双眼视功能。后天性麻痹性斜视患者在确定诊疗方案前，需要进行详细的神经科检查以及内科疾病的筛查，查明病因，治疗原发病，同时应用营养神经的药物促进神经肌肉功能的恢复，一般保守治疗半年以上方可考虑手术。在保守治疗过程中不能耐受复视的患者可佩戴三棱镜或行单眼遮盖治疗。当斜视度稳定，且水平斜视的斜度≥15^{Δ}、垂直斜视的斜度≥10^{Δ}予斜视矫正术；斜视度较小时可佩戴三棱镜治疗。

（四）标准住院日

≤5 天。

释义

■ 标准住院日是推荐的最低要求，提倡缩短住院日。儿童需在全身麻醉下手术，需提前入院行术前准备及麻醉科会诊，通常手术日为入院第 2~3 天，术后 1~2 天可以出院。在已开展日间手术的医院，儿童术前准备及麻醉科会诊可于门诊完成，行日间手术，术后观察 6~8 小时即可出院。成年患者全身情况良好者，可行门诊手术或日间手术 24 小时出院。

（五）进入临床路径标准

1. 第一诊断必须符合麻痹性斜视（ICD-10：H49.900）疾病编码。
2. 当患者同时具有其他疾病诊断，但在住院期间不需要特殊处理也不影响第一诊断的临床路径流程实施时，可以进入路径。

释义

■ 本路径适用对象为临床诊断为麻痹性斜视的患者。如麻痹性斜视继发于其他疾病且需要先治疗原发病者，不进入本路径；如原发病已确诊，暂时不能或难以治疗，全身情况稳定且可以耐受眼部手术，本次入院仅为矫正眼位，也可进入本路径。

（六）住院期间检查项目：

必须的检查项目：
1. 血常规、尿常规。
2. 肝肾功能、电解质，凝血功能，感染性疾病筛查（乙型肝炎、丙型肝炎、艾滋病、梅毒等）。
3. 心电图、X 线胸片。
4. 视力、眼前、后节、眼位、眼球运动、眼内压、泪道。
5. 屈光检查：散瞳（显然）验光。
6. 代偿头位、斜视度、眼球运动、复视像、双眼视功能、牵拉试验、Hess 屏检查等。

释义

■ 心电图、血常规、尿常规、凝血和生化检查、传染病筛查等是常规检查，每个进入路径的患者均需完成。肝肾功能、凝血功能、心电图、X 线胸片主要是评估有无基础疾病，关系到围术期的特殊处理，可能会影响到住院时间、费用以及治疗预后。传染病筛查主要用于排除可能的传染源，如乙型肝炎、丙型肝炎、艾滋病、梅毒等，这些患者的手术操作需要特殊处理。为缩短患者术前等待时间，检查项目可以在患者入院前在门诊完成。

■ 术前准备常规检查眼内压、泪道、眼前节及眼底；还需行矫正视力和眼外肌专科检查。代偿头位检查提供了麻痹性斜视患者的基本信息；眼位检查时应分别测量健眼注视（第一斜视角）和麻痹眼注视（第二斜视角）的斜视度；眼球运动检查不但要检查诊断眼位时双眼配偶肌的运动情况，还要进行单眼运动检查；采用红色滤光片试验进行复视像检查时，首先应鉴定患者为同侧性复视抑或交叉性复视，然后鉴定在哪个方向上复视像距离最大（麻痹肌作用方向）；采用被动牵拉试验以排除限制性眼球运动障碍，采用主动牵拉试验以鉴别眼外肌完全身麻醉痹或部分麻痹，以评估眼外肌的功能。

（七）治疗方案与药物选择

1. 选用局部抗菌药物滴眼液，预防性用药时间可1~2天。
2. 斜视矫正术（手术日为入院后2~3天）：
（1）麻醉方式：局部麻醉或全身麻醉。
（2）眼内植入物：无。
（3）术中用耗品：缝线。
3. 术后处理（术后恢复1~2天）：
（1）术后用药：局部抗菌药物滴眼液，酌情使用非甾体滴眼液。
（2）术后需要复查的项目：视力，眼前、后节，眼位、眼球运动（酌情）。

释义

■ 根据《2015年抗菌药物临床应用指导原则》，路径中均不再应用全身抗菌药物，以局部使用抗菌药物滴眼液点眼为主。

■ 麻醉方式包括局部麻醉和全身麻醉。儿童及不能耐受局部麻醉手术的成人患者可行全身麻醉。此类手术为外眼手术，不使用眼内植入物，缝线为唯一耗品，用以缝合肌肉及结膜。

■ 术后局部应用抗菌药物滴眼液点眼，局部反应较重的患者可加用非甾体抗炎眼液或皮质激素滴眼剂。

■ 视力、眼前、后节、眼位是术后评价手术效果的主要指标。部分麻痹性斜视患者术后眼球运动可无明显改善。

（八）出院标准

1. 手术后眼位正位或明显改善，病情稳定。
2. 切口对合齐，缝线在位，无感染征象。
3. 没有需要住院处理的并发症和/或合并症。

释义

■ 手术后眼位基本矫正或明显改善，切口对合好、无感染，无并发症或合并症的患者，可以考虑出院。出院后继续应用抗菌药物滴眼液或联合应用非甾体抗炎滴眼液或皮质激素滴眼液，门诊定期随访，调整用药。

（九）变异及原因分析

1. 术前实验室检查异常，需要复查相关检查，导致住院时间延长。

2. 术中出现严重手术并发症（眼球穿通、肌肉滑脱等），导致住院时间延长。
3. 术后炎症反应或并发症（切口愈合不良等）需要进一步处理，导致住院时间延长。

释义

■ 住院后患者出现特殊情况，如感冒、发热、检查结果提示患有不宜手术的疾病，或全身情况出现不稳定、不能耐受手术的变化，需要其他治疗，等病情好转后才可实施眼部手术。

■ 在固定肌肉时，缝线意外穿通眼球壁，可能造成视网膜裂孔及出血，需行眼底激光光凝术或巩膜外冷冻术封闭视网膜裂孔。手术中因为肌肉固定不牢固，术后再次出现异常眼位，可能系肌肉滑脱所致，需再次手术治疗。

■ 如手术创伤严重、感染，或出现结膜切口裂开、患者对药物或缝线过敏，致组织水肿严重等情况，可能需要住院观察，导致住院时间延长。

五、麻痹性斜视临床路径给药方案

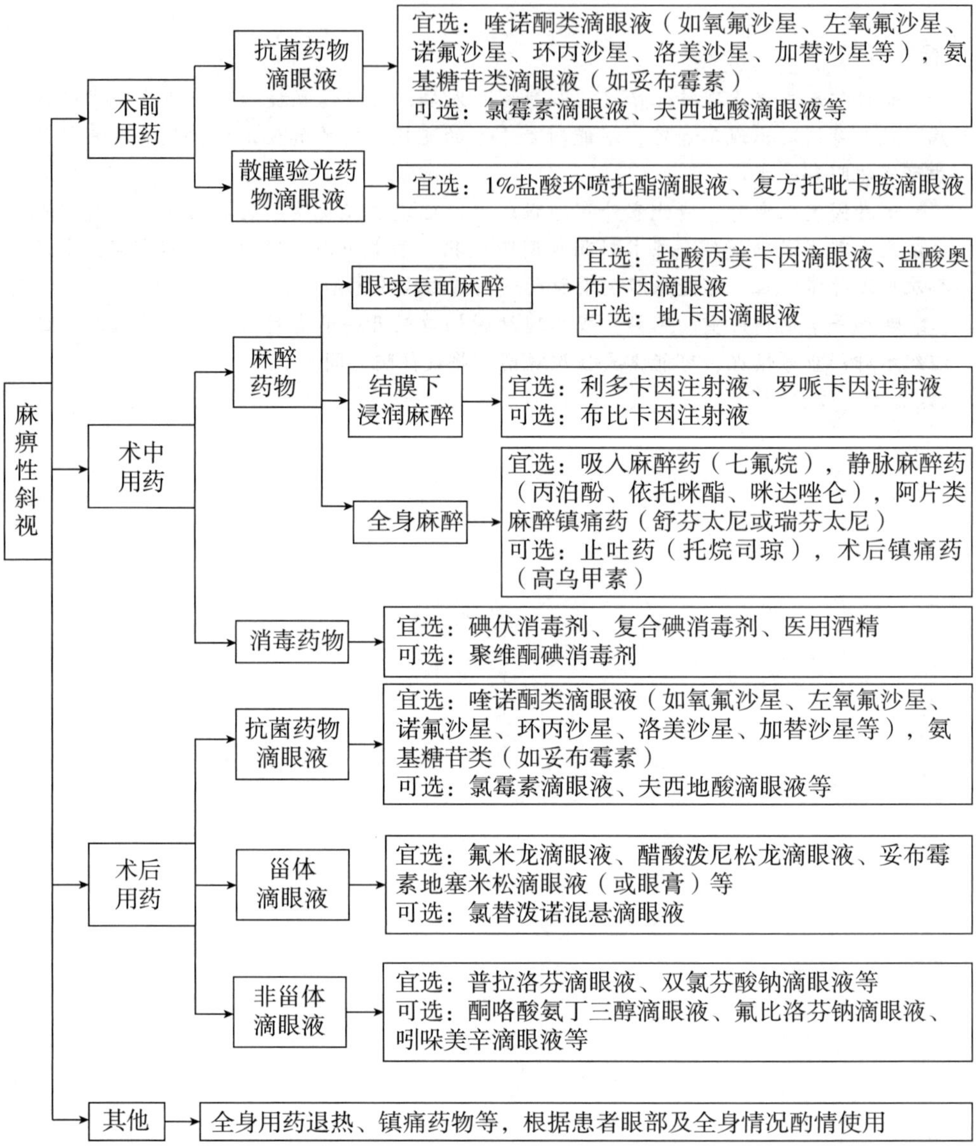

1. 用药选择：

（1）手术前应用广谱抗菌药物滴眼液1~3天，起到清洁结膜囊的作用。术前检影验光，评估患者屈光状态及视力情况。小儿及青少年应在睫状肌麻痹的状态下检影验光，常用1%盐酸环喷托酯滴眼液或复方托吡卡胺滴眼液。睫状肌麻痹药物有一定不良反应通常表现为眼红、眼痒、皮肤潮红等。为便于住院后进行斜视度检查，可在入院前完成屈光状态检查。

（2）手术中除了眼睑周围皮肤消毒外，还要注意结膜囊的消毒，除了术前冲洗结膜囊外，结膜囊应用5%聚维酮碘消毒液可以起到有效的灭菌作用。

（3）手术后常规应用广谱抗菌药物、甾体、非甾体滴眼液，起到预防感染、控制炎症反应的作用。

（4）儿童在局部麻醉下多不能配合手术，考虑全身麻醉下手术；成人在局部麻醉下行手术，牵拉眼外肌时患者明显不适感，可静脉应用神经镇静镇痛药物。

（5）全身麻醉术后，部分患者会出现发热、呕吐等不适症状，给予退热、止吐等对症处理。

2. 药学提示：

术后糖皮质激素类滴眼液不宜长期使用，因有导致激素性青光眼的可能，使用前后应监测眼压变化。

3. 注意事项：

斜视矫正手术为外眼手术，通常在围术期眼局部点药即可，一般不需要静脉用抗菌药物等。

六、麻痹性斜视护理规范

1. 术前护理：

（1）术前宣教，讲解手术基本过程，增加患者对手术的理解和配合度。告知全身麻醉患者术毕纱布遮盖术眼，避免患者苏醒后的恐惧和紧张。

（2）术前准备：协助患者完成各项术前检查，遵医嘱滴抗菌药物滴眼液预防术后感染。

（3）饮食准备：术前嘱全身麻醉患者按时禁食、禁水，嘱局部麻醉患者清淡饮食，切勿过饱。

（4）生活准备：术前嘱患者保证充足的休息，避免面部化妆和涂指甲油，勿佩戴首饰进入手术室。

2. 术后护理：

（1）全身麻醉患者术后需密切观察生命体征以及有无麻醉药物反应，在麻醉苏醒后 6 小时可适当下床活动，逐步恢复进水进食；局部麻醉患者术后需评估疼痛情况，以及有无恶心、呕吐等眼心反射情况，及时与麻醉师或者医师联系。

（2）对于年幼患儿，安抚患儿情绪，减少哭闹，有利于减轻术后切口反应。

（3）眼部护理：观察术后眼位、眼球运动和复视情况，观察结膜切口对合、结膜充血和水肿情况。

（4）术后第 2 天开始规范按时点滴眼液，注意眼部清洁卫生，避免剧烈运动和揉眼。

七、麻痹性斜视营养治疗规范

饮食指导：

1. 斜视术后宜多食蔬菜，适当饮水，忌辛辣刺激的食物，忌烟酒。

2. 保持大便通畅，防止便秘，以防过度用力，使切口裂开或者出血。

八、麻痹性斜视健康宣教

1. 出院指导：按时按量使用滴眼液或眼膏，注意术眼清洁与卫生，避免用力揉眼，1 月内避免剧烈运动和游泳。

2. 正确使用滴眼液的方法：教会患者或者家属正确使用滴眼液的方法，保持瓶口干净卫生，避免二次污染。

3. 饮食和生活指导：忌烟酒及辛辣的食物，保证充分的休息和睡眠，避免长时间过度用眼。

4. 遵医嘱告知按时复诊。

九、推荐表单

（一）医师表单

麻痹性斜视临床路径医师表单

适用对象：第一诊断为麻痹性斜视（ICD-10：H49）
行斜视矫正术（ICD-9-CM-3：15.1-15.5）

患者姓名：	性别：　　年龄：　　门诊号：	住院号：
住院日期：　　年　月　日	出院日期：　　年　月　日	标准住院日：≤5天

时间	住院第1天	住院第1~2天
主要诊疗工作	□ 询问病史与体格检查 □ 完成首次病程记录 □ 完成病历书写 □ 开实验室检查单 □ 上级医师查房 □ 初步确定手术方式和日期	□ 上级医师查房与手术前评估 □ 向患者及其家属交代围术期注意事项 □ 继续完成术前检查及眼科特殊检查，术前评估 □ 进一步鉴别诊断，除外共同性斜视、限制性斜视 □ 根据检查结果，进行术前讨论，确定手术方案 □ 住院医师完成术前小结和术前讨论，上级医师查房记录等病历书写 □ 签署手术知情同意书
重点医嘱	**长期医嘱** □ 眼科二级或三级护理 □ 饮食 □ 抗菌药物滴眼液点双眼 qid □ 未成年人需陪护1人 **临时医嘱** □ 血常规、尿常规，肝肾功能，电解质，感染性疾病筛查，凝血功能 □ 心电图、X线胸片 □ 眼科特殊检查：视力、眼前后节、眼位、眼球运动、眼压、泪道；屈光检查：散瞳（显然）验光；代偿头位、斜视度、眼球运动、复视像、双眼视功能、牵拉试验、Hess屏检查等	**长期医嘱** □ 眼科二级或三级护理 □ 饮食 □ 抗菌药物滴眼液点双眼 qid □ 未成年人需陪护1人 **临时医嘱** □ 拟明日在局部麻醉或全身麻醉下行左/右眼麻痹性斜视矫正术 □ 备皮、洗眼 □ 全身麻醉患者术前禁食、禁水 □ 局部麻醉+镇静或镇痛药（必要时）
病情变异记录	□ 无　□ 有，原因： 1. 2.	□ 无　□ 有，原因： 1. 2.
医师签名		

时间	住院第 2~3 天 （手术日）	住院第 3~4 天 （术后第 1 日）	住院第 4~5 天 （术后第 2 日，出院日）
主要诊疗工作	□ 手术前再次确认患者姓名、性别、年龄和准备手术的眼睛、手术方案 □ 手术：有手术适应证、无禁忌 □ 完成手术记录 □ 完成手术日病程记录 □ 向患者及其家属交代术后注意事项	□ 检查患者，注意观察体温、血压等全身情况，检查视力、眼前后节、切口、眼位、眼球运动等情况 □ 上级医师查房，确定有无手术并发症 □ 为患者换药 □ 完成术后病程记录 □ 向患者及家属交代术后恢复情况	□ 上级医师查房，进行手术及切口评估，确定有无手术并发症和切口愈合不良情况，确定今日出院 □ 完成出院记录等 □ 通知出院处 □ 通知患者及其家属出院 □ 向患者交代出院后注意事项 □ 预约复诊日期 □ 将出院记录副本及诊断证明交给患者
重点医嘱	**长期医嘱** □ 眼科一级或二级护理 □ 饮食 □ 抗菌药物滴眼液 □ 非甾体抗炎药 □ 未成年人需陪护 1 人 **临时医嘱** □ 根据病情需要下达	**长期医嘱** □ 眼科二级或三级护理 □ 抗菌药物滴眼液点术眼 qid □ 非甾体抗炎药或皮质激素滴眼液点术眼 qid **临时医嘱** □ 换药等，根据病情需要下达	**长期医嘱** □ 眼科二级或三级护理 □ 抗菌药物滴眼液点术眼 qid □ 非甾体抗炎药或皮质激素滴眼液点术眼 qid **临时医嘱** □ 今日出院 □ 出院用药：抗菌药物滴眼液、非甾体抗炎滴眼液，4 次/日，持续 2~3 周，必要时加用皮质激素滴眼液
病情变异记录	□ 无　□ 有，原因： 1. 2.	□ 无　□ 有，原因： 1. 2.	□ 无　□ 有，原因： 1. 2.
医师签名			

（二）护士表单

麻痹性斜视临床路径护士表单

适用对象：第一诊断为麻痹性斜视（ICD-10：H49）
行斜视矫正术（ICD-9-CM-3：15.1-15.5）

患者姓名：	性别： 年龄： 门诊号：	住院号：
住院日期： 年 月 日	出院日期： 年 月 日	标准住院日：≤5 天

时间	住院第 1 天	住院第 1~2 天
健康宣教	□ 入院宣教 介绍主管医师、护士 介绍环境、设施 介绍住院注意事项	□ 术前宣教 宣教疾病知识、术前准备及手术过程 告知准备物品、淋浴 告知手术前后饮食、活动及探视注意事项 告知术后可能出现的情况及应对方式 主管护士与患者沟通，了解并指导心理应对
护理处置	□ 核对患者姓名，佩戴腕带 □ 入院护理评估，建立入院护理病历 □ 卫生处置：剪指（趾）甲、沐浴、更换病号服 □ 未成年人需陪护 1 人	□ 协助医师完成术前检查化验 □ 术前准备 全身麻醉患者禁食、禁水 冲洗结膜囊 卫生处置：头部清洁、沐浴等
基础护理	□ 眼科三级护理 □ 晨晚间护理 □ 患者安全管理	□ 眼科三级护理 □ 晨晚间护理 □ 患者安全管理
专科护理	□ 护理查体，生命体征监测记录 □ 需要时，填写跌倒及压疮防范表 □ 需要时请家属陪护 □ 抗菌药物滴眼液点术眼 qid □ 心理护理	□ 协助完成相关检查 □ 抗菌药物滴眼液点术眼 qid □ 心理护理
病情变异记录	□ 无 □ 有，原因： 1. 2.	□ 无 □ 有，原因： 1. 2.
护士签名		

时间	住院第 2~3 天 （手术日）	住院第 3~4 天 （术后第 1 日）	住院第 4~5 天 （术后第 2 日，出院日）
健康宣教	□ 术后当日宣教 术后注意事项 术后饮食、活动及探视等注意事项 告知术后可能出现的情况及应对方式 □ 给予患者及家属心理支持 □ 再次明确探视陪伴须知	□ 术后宣教 眼药作用及频率 饮食、活动指导 复查患者对术前宣教内容的掌握程度	□ 出院宣教：生活指导、饮食指导、用药指导 □ 出院后复诊安排、复诊时间预约等
护理处置	□ 送手术 摘除患者各种活动物品 核对患者资料及术中带药 填写手术交接单，签字确认 □ 接手术 核对患者及资料，签字确认	□ 协助完成相关检查	□ 执行术后医嘱、出院医嘱 □ 协助患者办理出院手续、交费等事项 □ 完成术后第 2 日及出院护理记录单
基础护理	□ 眼科三级护理 □ 晨晚间护理 □ 患者安全管理	□ 眼科三级护理 □ 晨晚间护理 □ 患者安全管理	□ 眼科三级护理 □ 晨晚间护理 □ 患者安全管理
专科护理	□ 病情观察，观察术眼情况变化 □ 测量患者 TPR 变化 □ 全身麻醉患者遵医嘱给予静脉补液 □ 心理护理	□ 病情观察，观察术眼情况变化 □ 遵医嘱眼药治疗 □ 心理护理	□ 病情观察 □ 遵医嘱眼药治疗 □ 心理护理
病情变异记录	□ 无　□ 有，原因： 1. 2.	□ 无　□ 有，原因： 1. 2.	□ 无　□ 有，原因： 1. 2.
护士签名			

（三）患者（家属）表单

麻痹性斜视临床路径患者（家属）表单

适用对象：第一诊断为麻痹性斜视（ICD-10：H49）
行斜视矫正术（ICD-9-CM-3：15.1-15.5）

患者姓名：	性别：　　年龄：　　门诊号：	住院号：
住院日期：　　年　月　日	出院日期：　　年　月　日	标准住院日：≤5天

时间	住院第1天	住院第1~2天
医患配合	□ 配合询问病史、收集资料，请务必详细告知既往史、用药史、过敏史 □ 如服用抗凝剂，请明确告知 □ 配合进行体格检查 □ 有任何不适告知医师	□ 配合完善相关检查，如采血，留尿、心电图、X线胸片、眼科特殊检查 □ 配合医师完成术前介绍病情及手术谈话，签署手术同意书 □ 配合麻醉医师术前访视
护患配合	□ 配合测量体温、脉搏、呼吸、血压、体重1次 □ 配合完成入院护理评估单（简单询问病史、过敏史、用药史） □ 接受入院宣教（环境、主管医师、病房规定等） □ 有任何不适告知护士	□ 配合测量体温、脉搏、呼吸，询问排便情况1次 □ 接受术前宣教 □ 自行沐浴，加强头部清洁，剪指（趾）甲 □ 准备好必要用品 □ 取下义齿、饰品等，贵重物品交家属保管
饮食	□ 普通饮食，婴幼儿母乳喂养或混合喂养	□ 全身麻醉患者术前12小时禁食、禁水 □ 局部麻醉患者可普通饮食
排泄	□ 正常排尿便	□ 正常排尿便
活动	□ 正常活动	□ 正常活动

时间	住院第 2~3 天 （手术日）	住院第 3~4 天 （术后第 1 日）	住院第 4~5 天 （术后第 2 日，出院日）
医患配合	□ 配合评估手术效果 □ 术前术后有任何不适及时告知医师	□ 配合术后查房，配合检查视力、眼前后节、切口、眼位、眼球运动等情况 □ 配合接受换药	□ 接受出院前指导 □ 知道复查程序 □ 获取出院诊断书 □ 预约复诊日期
护患配合	□ 清晨测量体温、脉搏、呼吸，送手术室前，协助完成核对，带齐影像资料及术中用药 □ 返回病房后，协助完成核对，配合血压测量 □ 配合检查意识 □ 配合术后输液 □ 遵医嘱采取正确体位 □ 配合缓解疼痛 □ 有任何不适请告知护士	□ 配合测量体温、脉搏、呼吸，询问每日排便情况 □ 注意活动安全，避免坠床或丢到 □ 配合执行探视及陪伴	□ 接受出院宣教 □ 办理出院手续 □ 获取出院带药 □ 知道服药方法、作用、注意事项 □ 知道复印病历方法
饮食	□ 全身麻醉者清醒前禁食、禁水 □ 全身麻醉者清醒后，根据医嘱试饮水，无恶心、呕吐逐渐进少量流食	□ 普通饮食，婴幼儿母乳喂养或混合喂养	□ 普通饮食，婴幼儿母乳喂养或混合喂养
排泄	□ 正常排尿便	□ 正常排尿便	□ 正常排尿便
活动	□ 全身麻醉完全清醒后可正常活动	□ 正常活动	□ 正常活动

附：原表单（2016年版）

麻痹性斜视临床路径表单

适用对象：第一诊断为麻痹性斜视（ICD-10：H49.900）

行斜视矫正术（ICD-9-CM-3：15.9）

患者姓名：	性别：　年龄：　门诊号：		住院号：
住院日期：　年　月　日	出院日期：　年　月　日		标准住院日：≤5天

时间	住院第1天	住院第1~2天
主要诊疗工作	□ 询问病史与体格检查 □ 完成首次病程记录 □ 完成病历书写 □ 开实验室检查单 □ 上级医师查房 □ 初步确定手术方式和日期	□ 上级医师查房与手术前评估 □ 向患者及其家属交代围术期注意事项 □ 继续完成眼科特殊检查 □ 根据检查结果，进行术前讨论，确定手术方案 □ 住院医师完成术前小结和术前讨论，上级医师查房记录等病历书写 □ 签署手术知情同意书
重点医嘱	**长期医嘱** □ 眼科三级护理 □ 饮食 □ 抗菌药物滴眼液点双眼 qid □ 未成年人需陪护1人 **临时医嘱** □ 血常规、尿常规，肝肾功能、电解质，感染性疾病筛查，凝血功能 □ 心电图、X线胸片 □ 眼肌学检查：主导眼、三棱镜遮盖法检查原在位及各个诊断眼位上的斜视度、双眼视觉检查、立体视觉检查、眼外肌功能检查等	**长期医嘱** □ 眼科三级护理 □ 饮食 □ 抗菌药物滴眼液点双眼 qid □ 未成年人需陪护1人 **临时医嘱** □ 拟明日在局部麻醉或全身麻醉下行左/右眼斜视矫正术 □ 备皮、洗眼 □ 全身麻醉患者术前禁食、禁水 □ 局部麻醉+镇静（必要时）
主要护理工作	□ 病区环境及医护人员介绍 □ 入院护理评估 □ 医院相关制度介绍 □ 执行医嘱 □ 饮食宣教、生命体征监测 □ 介绍相关治疗、检查、用药等护理中应注意的问题 □ 完成护理记录单书写	□ 手术前物品准备、心理护理 □ 手术前准备（沐浴、更衣） □ 按医嘱执行护理治疗 □ 介绍有关疾病的护理知识 □ 介绍相关治疗、检查、用药等护理中应注意的问题 □ 健康宣教：术前/术中注意事项 □ 完成术前护理记录单书写 □ 提醒患者禁食、禁水
病情变异记录	□ 无　□ 有，原因： 1. 2.	□ 无　□ 有，原因： 1. 2.
护士签名		
医师签名		

时间	住院第 2~3 天 （手术日）	住院第 3~4 天 （术后第 1 日）	住院第 4~5 天 （术后第 2 日，出院日）
主要诊疗工作	□ 手术前再次确认患者姓名、性别、年龄和准备手术的眼睛、手术方案 □ 手术 □ 完成手术记录 □ 完成手术日病程记录 □ 向患者及其家属交代术后注意事项	□ 检查患者，注意观察体温、血压等全身情况，检查视力、眼前后节、切口、眼位、眼球运动等情况。 □ 上级医师查房，确定有无手术并发症 □ 为患者换药 □ 完成术后病程记录 □ 向患者及家属交代术后恢复情况	□ 上级医师查房，进行手术及切口评估，确定有无手术并发症和切口愈合不良情况，确定今日出院 □ 完成出院记录等 □ 通知出院处 □ 通知患者及其家属出院 □ 向患者交代出院后注意事项 □ 预约复诊日期 □ 将出院记录副本及诊断证明交给患者
重点医嘱	**长期医嘱** □ 眼科一级或二级护理 □ 饮食 □ 未成年人需陪护 1 人 **临时医嘱** □ 根据病情需要下达	**长期医嘱** □ 眼科三级护理 □ 抗菌药物滴眼液点术眼 qid □ 非甾体抗炎滴眼液点术眼 qid **临时医嘱** □ 换药等，根据病情需要下达	**长期医嘱** □ 眼科三级护理 □ 抗菌药物滴眼液点术眼 qid □ 非甾体抗炎滴眼液点术眼 qid **临时医嘱** □ 今日出院 □ 出院用药：抗菌药物滴眼液、非甾体抗炎滴眼液，4 次/日，持续 2~3 周
主要护理工作	□ 健康宣教：术后注意事项 □ 术后心理与生活护理 □ 执行术后医嘱 □ 完成手术当日护理记录单 □ 观察动态病情变化，及时与医师沟通，执行医嘱 □ 介绍相关治疗、检查、用药等护理中注意的问题	□ 执行术后医嘱 □ 健康宣教：手术后相关注意事项 □ 介绍有关患者康复锻炼方法 □ 术后用药知识宣教 □ 监测患者生命体征变化、术眼情况变化 □ 术后心理与生活护理 □ 完成术后第 1 日护理记录单	□ 执行术后医嘱、出院医嘱 □ 出院宣教：生活指导、饮食指导、用药指导 □ 协助患者办理出院手续、交费等事项 □ 完成术后第 2 日及出院护理记录单
病情变异记录	□ 无　□ 有，原因： 1. 2.	□ 无　□ 有，原因： 1. 2.	□ 无　□ 有，原因： 1. 2.
护士签名			
医师签名			

第三十五章

垂直分离性偏斜临床路径释义

【医疗质量控制指标】

指标一、诊断需结合症状、体征和辅助检查。

指标二、手术适应证为垂直分离性偏斜明显、症状较重的患者。

指标三、手术疗效达到预期目标。

指标四、抗菌药物使用符合规范。

指标五、住院时间符合路径实施要求。

一、垂直分离性偏斜编码

1. 原编码：

疾病名称及编码：垂直分离性偏斜（ICD-10：H50.402）

手术操作名称及编码：斜视矫正术（ICD-9-CM-3：15.9）

2. 修改编码：

疾病名称及编码：垂直分离性偏斜（ICD-10：H50.402）

手术操作名称及编码：斜视矫正术（ICD-9-CM-3：15.1/15.2/15.3/15.4/15.5）

二、临床路径检索方法

H50.402 伴（15.1/15.2/15.3/15.4/15.5）

三、国家医疗保障疾病诊断相关分组（CHS-DRG）

MDCC　眼疾病及功能障碍

CS1　眼的神经及血管疾患

四、垂直分离性偏斜临床路径标准住院流程

（一）适用对象

第一诊断为垂直分离性偏斜（ICD-10：H50.402），行斜视矫正术（ICD-9-CM-3：15.9）。

释义

■ 本路径适用对象为垂直分离性偏斜明显、需要手术的患者。垂直斜视度小，不影响外观的患者，无需手术，不进入本路径。Helveston 综合征（垂直分离性偏斜+A 型外斜视+上斜肌亢进），因为第一诊断不同，不适用本路径。

（二）诊断依据

根据《临床诊疗指南·眼科学分册》（中华医学会编著，人民卫生出版社，2006）：

1. 发病特点。

2. 相关眼部检查　眼位、眼球运动检查；双眼视功能检查等。

释义

■ 垂直分离性偏斜是一种与 Hering 法则相矛盾的垂直眼球运动异常，双眼交替遮盖时，被遮盖眼交替上斜视。常合并眼球震颤或其他斜视，病因不明。

■ 患者疲劳或注意力分散时或遮盖一眼时，被遮眼上斜视伴有外旋，去遮盖后伴有内旋回到原在位。通常双眼发病，但不对称，斜视度不稳定；看远时患眼上飘明显；被遮盖眼高位，但另一眼不表现为低位；50%有隐性眼颤；Bielschowsky 现象(+)；被遮盖眼在原在位、内转位、外转位均表现为上斜视（与下斜肌亢进鉴别，下斜肌亢进只在内转位时上转明显）；23%~35%有头位：头偏向垂直眼位低的眼侧；多见下斜肌亢进；50%~90%患者合并先天性内斜视；可以表现为 Helveston 综合征：垂直分离性偏斜+A 型外斜视+上斜肌亢进；视功能：主动抑制，无复视，少有弱视。

（三）治疗方案的选择

根据《临床技术操作规范·眼科学分册》（中华医学会编著，人民军医出版社，2007）：

1. 诊断明确。
2. 有屈光不正者，需戴镜矫正视力。
3. 自发上飘明显，垂直斜视度≥10^{Δ}，行手术治疗。
4. 下斜肌亢进者，行下斜肌后徙转位术；下斜肌无明显亢进者，行同侧上直肌超长量后徙术或者联合上直肌后固定术。
5. 合并水平斜视患者，同时行水平斜视矫正术。

释义

■ 如果有弱视，早期治疗。对于程度轻、不影响外观的患者，无需手术。对于需要手术的患者，术前一定和患者及其家属明确解释：因为垂直分离性偏斜是一种特殊斜视，手术只能减轻症状，不能治愈。

（四）标准住院日

≤5 天。

释义

■ 标准住院日是推荐的最低要求，提倡缩短住院日或者日间手术。

（五）进入路径标准

1. 第一诊断必须符合垂直分离性偏斜（ICD-10：H50.402）疾病编码。
2. 当患者同时具有其他疾病诊断，需要/不需要同时手术，但在住院期间不影响第一诊断的临床路径流程实施时，也可以进入路径。

释义

■ 如果患者同时合并水平斜视，而且水平斜视度≥15$^{\Delta}$，需要同时手术，可以将水平斜视作为第二诊断，也可以进入路径。

（六）住院期间检查项目

必须的检查项目：

1. 血常规、尿常规。
2. 肝肾功能，电解质，凝血功能，感染性疾病筛查（乙型肝炎、丙型肝炎、艾滋病、梅毒等）。
3. 心电图、X 线胸片。
4. 视力、眼前后节、眼位、眼球运动、眼压、泪道。
5. 屈光检查：散瞳（显然）验光。
6. 主导眼、三棱镜检查、同视机双眼视觉检查与眼底照相等。

释义

■ 以上项目为所有斜视手术住院患者必查项目。如果是日间手术，全部在入院前完成。

（七）治疗方案与药物选择

1. 选用局部抗菌药物滴眼液，预防性用药时间可 1~2 天。
2. 斜视矫正术（手术日为入院后 2~3 天）：

（1）麻醉方式：局部麻醉或全身麻醉。

（2）眼内植入物：无。

（3）术中用耗品：缝线。

3. 术后处理（术后恢复 1~2 天）：

（1）术后用药：局部抗菌药物滴眼液，酌情使用非甾体滴眼液，以减轻术后水肿、炎症。

（2）术后需要复查的项目：视力，眼前后节，眼位、眼球运动（酌情）。

释义

■ 目前多数医师采用显微镜下微创斜视手术，穹隆部球结膜切口小，所以球结膜切口可以缝合，也可以不缝合。

（八）出院标准

1. 手术后眼位正位或明显改善，患眼上飘消失或减轻，病情稳定。
2. 切口对合齐，无缝线/缝线在位，无感染征象。
3. 没有需要住院处理的并发症和/或合并症。

释义

■ 术后需要继续使用抗菌药物滴眼液，或者合并使用非甾体滴眼液，需定期随访，根据恢复情况及时调整用药。

（九）变异及原因分析

1. 术前实验室检查异常，需要复查相关检查，导致住院时间延长。
2. 术中出现严重手术并发症（眼球穿通、肌肉滑脱等），导致住院时间延长。
3. 术后炎症反应或并发症（切口愈合不良等）需要进一步处理，导致住院时间延长。

释义

■ 患者住院期间发生特殊情况，如感冒、发热等不宜手术的疾病，需要等待病情好转后手术。

■ 在固定肌肉时，缝线意外穿透眼球壁，可能造成视网膜出血或者裂孔，需行眼底激光光凝术或者巩膜外冷冻术。

■ 如果手术后患者反应重，导致眼局部球结膜水肿；或者术后感染、球结膜切口裂开，均需要住院观察，导致住院时间延长。

五、垂直分离性偏斜视临床路径给药方案

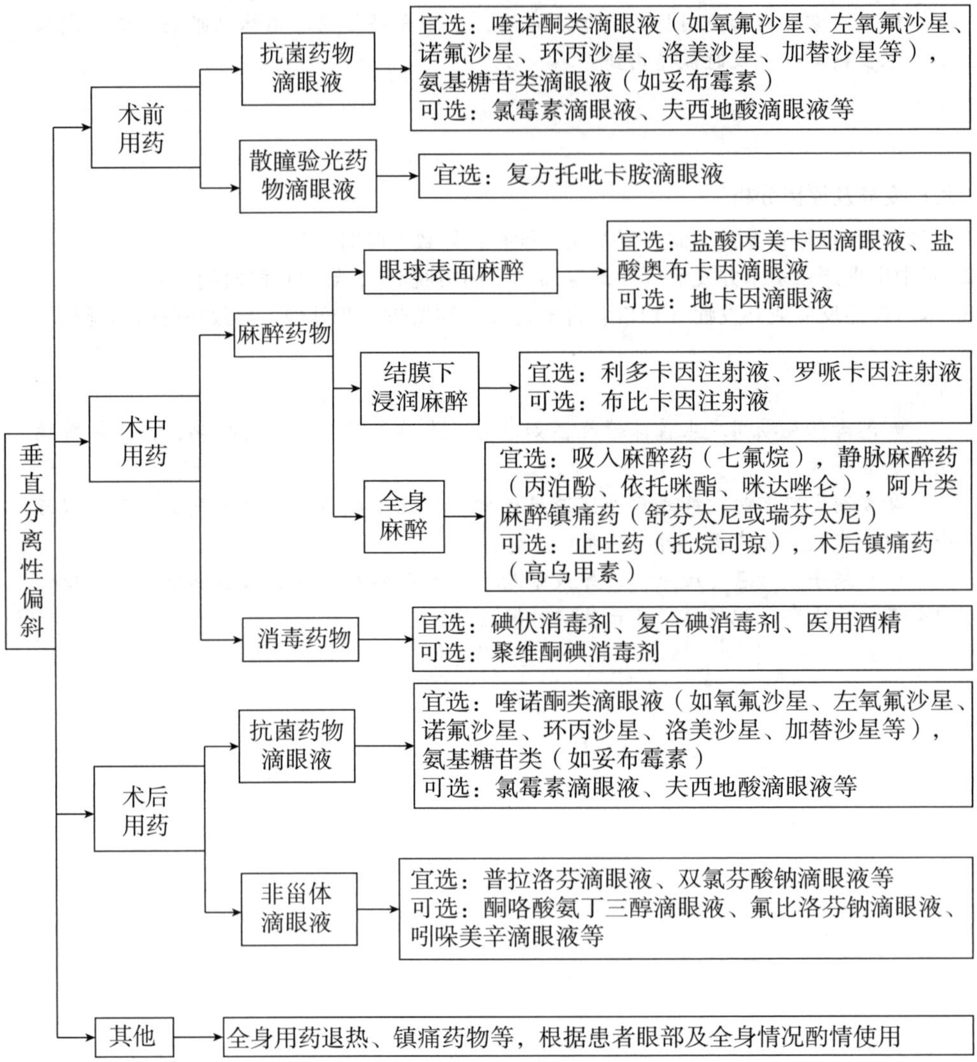

1. 用药选择：

（1）手术前应用广谱抗菌药物滴眼液 1~3 天，起到清洁结膜囊的作用。术前检影验光，评估患者屈光状态及视力情况，部分患者对常见的散瞳剂过敏，表现为眼红、眼痒等，可以试用盐酸环喷托酯滴眼液。小儿及青少年应在睫状肌麻痹的状态下检影验光。为便于住院后进行检查，也可在入院前完成屈光状态检查。

（2）手术中除了眼睑周围皮肤消毒外，还要注意结膜囊的消毒，除了术前冲洗结膜囊外，结膜囊应用 5%聚维酮碘消毒液可以起到有效的灭菌作用。

（3）手术后常规应用广谱抗菌药物、非甾体滴眼液，起到预防感染、控制炎症反应的作用。

（4）儿童在局部麻醉下多不能配合手术，考虑全身麻醉下手术；成人在局部麻醉下行手术，牵拉眼外肌时患者明显不适感，可静脉应用神经镇静镇痛药物。

（5）全身麻醉术后，部分患者会出现发热、呕吐等不适症状，给予退热、止吐等对症处理。

2. 药学提示：

斜视手术非内眼手术，术后一般不使用糖皮质激素类滴眼液，因有导致激素性青光眼的可能。

3. 注意事项：

斜视矫正手术，为眼局部的手术，通常围术期眼局部点药即可，一般不需要静脉用抗菌药物等。

六、垂直分离性偏斜护理规范

1. 术前护理：

（1）心理护理，给患者进行疾病科普，适当讲解手术过程及注意事项，增加患者对疾病和手术的理解，建立合理的疗效预期和风险考虑，情绪稳定接受手术治疗。

（2）术前严密观察患者全身情况，有无感冒咳嗽等，术前严密观察患者眼部自觉症状，如有不适，及时通知主管医师。

（3）术前遵医嘱滴抗菌药物滴眼液，清洁结膜囊预防术后感染。

（4）嘱患者术前禁饮食 6 小时（包括局部麻醉及全身麻醉的患者，局部麻醉的患者术前禁饮食，若术中无法配合手术，可临时改为全身麻醉手术）。

（5）术前嘱患者排空大小便，取下义齿、手表、首饰等。

2. 术后护理：

（1）指导患者适当时机下床活动，以防长期卧床导致术后第 2 天换药时患者头晕症状加重。

（2）术后遵医嘱冷敷术眼，减轻患者疼痛。

（3）术后观察绷带、敷料是否干燥、有无移位、松脱，观察渗出液的性质、程度，保持敷料清洁，若有异常，及时报告主管医师做对应处置。

（4）评估患者的疼痛程度，操作时动作轻柔，指导患者闭目，减少眼球转动以减轻不适，必要时遵医嘱使用镇痛药物。

（5）患者出现恶心呕吐等不适，及时清除呕吐物，并报告医师，必要时遵医嘱使用止吐药物。

（6）术后第 2 天遵医嘱使用眼药水，操作时动作要轻柔，以防牵拉下眼睑过度致穹隆部结膜切口开裂。

（7）术后嘱患者避免剧烈运动，防止碰撞术眼，出现结膜切口开裂或肌肉滑脱等并发症。

七、垂直分离性偏斜营养治疗规范

饮食指导：

1. 行斜视矫正的患者，可适当增加蛋白质和维生素的摄入量，如鸡蛋、豆制品，多吃新鲜水果蔬菜，以促进切口修复；多吃软食及易消化的食物，忌辛辣刺激的食物，忌用硬食，以防过度用力，使切口裂开。

2. 保持大便通畅，防止便秘，以防过度用力，使切口裂开。

八、垂直分离性偏斜健康宣教

1. 患者手术缝线为可吸收缝线，无需拆除，但术后部分患者会出现眼磨、异物感等不适症状，属正常现象。

2. 出院指导：通常术后 2 周复查，这段时间应注意术眼保护，滴抗菌药物滴眼液，防止细菌感染，要避免和传染病患者接触，尽量少去公共场所，生活中应避免脏水、异物进入眼睛，患儿需家长监督防止用手揉眼。

3. 睡眠要充足，注意保暖，早期应避免打喷嚏、咳嗽，保持大便通畅，禁忌剧烈运动，以防止肌肉滑脱。

4. 斜视术后，教会患者正确使用滴眼液的方法，嘱其按时点眼药。

5. 术后应注意用眼卫生，避免强光刺激，避免过度用眼。

6. 根据病情需要定期复诊，不适随诊。

九、推荐表单

（一）医师表单

垂直分离性偏斜临床路径医师表单

适用对象：第一诊断为垂直分离性偏斜（ICD-10：H50.402）
行斜视矫正术（ICD-9-CM-3：15.1-15.5）

患者姓名：	**性别：　　年龄：　　门诊号：**	**住院号：**
住院日期：　　年　月　日	**出院日期：**　　年　月　日	**标准住院日：≤5 天**

时间	住院第 1 天	住院第 1~2 天
主要诊疗工作	□ 询问病史与体格检查 □ 完成首次病程记录 □ 完成病历书写 □ 开实验室检查单 □ 上级医师查房 □ 初步确定手术方式和日期	□ 上级医师查房与手术前评估 □ 向患者及其家属交代围术期注意事项 □ 继续完成眼科特殊检查 □ 进一步鉴别诊断，除外 Helveston 综合征、A-V 征及其他非共同性斜视 □ 根据检查结果，进行术前讨论，确定手术方案 □ 住院医师完成术前小结和术前讨论，上级医师查房记录等病历书写 □ 签署手术知情同意书
重点医嘱	**长期医嘱** □ 眼科三级护理 □ 饮食 □ 抗菌药物滴眼液点双眼 qid □ 未成年人需陪护 1 人 **临时医嘱** □ 血常规、尿常规，肝肾功能，血清葡萄糖，感染性疾病筛查，凝血功能 □ 心电图、X 线胸片 □ 眼肌学检查：主导眼、三棱镜遮盖法检查原在位及各个诊断眼位上的斜视度、双眼视觉检查、立体视觉检查、眼外肌功能检查等	**长期医嘱** □ 眼科三级护理 □ 饮食 □ 抗菌药物滴眼液点双眼 qid □ 未成年人需陪护 1 人 **临时医嘱** □ 拟明日在局部麻醉或全身麻醉下行左/右眼斜视矫正术 □ 备皮、洗眼 □ 全身麻醉患者术前禁食、禁水 □ 局部麻醉+镇静（必要时）
主要护理工作	□ 病区环境及医护人员介绍 □ 入院护理评估 □ 医院相关制度介绍 □ 执行医嘱 □ 饮食宣教、生命体征监测 □ 介绍相关治疗、检查、用药等护理中应注意的问题 □ 完成护理记录单书写	□ 手术前物品准备、心理护理 □ 手术前准备（沐浴、更衣） □ 按医嘱执行护理治疗 □ 介绍有关疾病的护理知识 □ 介绍相关治疗、检查、用药等护理中应注意的问题 □ 健康宣教：术前术中注意事项 □ 完成术前护理记录单书写 □ 提醒患者禁食、禁水

续 表

时间	住院第 1 天	住院第 1~2 天
病情变异记录	□ 无 □ 有，原因： 1. 2.	□ 无 □ 有，原因： 1. 2.
护士签名		
医师签名		

时间	住院第 2~3 天 （手术日）	住院第 3~4 天 （术后第 1 日）	住院第 4~5 天 （术后第 2 日，出院日）
主要诊疗工作	□ 手术前再次确认患者姓名、性别、年龄和准备手术的眼睛、手术方案 □ 手术 □ 完成手术记录 □ 完成手术日病程记录 □ 向患者及其家属交代术后注意事项	□ 检查患者，注意观察体温、血压等全身情况，检查视力、眼前后节、切口、眼位、眼球运动等情况 □ 上级医师查房，确定有无手术并发症 □ 为患者换药 □ 完成术后病程记录 □ 向患者及家属交代术后恢复情况	□ 上级医师查房，进行手术及切口评估，确定有无手术并发症和切口愈合不良情况，确定今日出院 □ 完成出院记录等 □ 通知出院处 □ 通知患者及其家属出院 □ 向患者交代出院后注意事项 □ 预约复诊日期 □ 将出院记录副本及诊断证明交给患者
重点医嘱	**长期医嘱** □ 眼科一级或二级护理 □ 饮食 □ 未成年人需陪护 1 人 **临时医嘱** □ 根据病情需要下达	**长期医嘱** □ 眼科三级护理 □ 抗菌药物滴眼液点术眼 qid □ 非甾体抗炎滴眼液点术眼 qid **临时医嘱** □ 换药等，根据病情需要下达	**长期医嘱** □ 眼科三级护理 □ 抗菌药物滴眼液点术眼 qid □ 非甾体抗炎滴眼液点术眼 qid **临时医嘱** □ 今日出院 □ 出院用药：抗菌药物滴眼液、非甾体抗炎滴眼液，4 次/日，持续 2~3 周
主要护理工作	□ 健康宣教：术后注意事项 □ 术后心理与生活护理 □ 执行术后医嘱 □ 完成手术当日护理记录单 □ 观察动态病情变化，及时与医师沟通，执行医嘱 □ 介绍相关治疗、检查、用药等护理中注意的问题	□ 执行术后医嘱 □ 健康宣教：手术后相关注意事项 □ 介绍有关患者康复锻炼方法 □ 术后用药知识宣教 □ 监测患者生命体征变化、术眼情况变化 □ 术后心理与生活护理 □ 完成术后第 1 日护理记录单	□ 执行术后医嘱、出院医嘱 □ 出院宣教：生活指导、饮食指导、用药指导 □ 协助患者办理出院手续、交费等事项 □ 完成术后第 2 日及出院护理记录单
病情变异记录	□ 无　□ 有，原因： 1. 2.	□ 无　□ 有，原因： 1. 2.	□ 无　□ 有，原因： 1. 2.
护士签名			
医师签名			

（二）护士表单

垂直分离性偏斜临床路径护士表单

适用对象：第一诊断为垂直分离性偏斜（ICD-10：H50.402）
　　　　　行斜视矫正术（ICD-9-CM-3：15.1-15.5）

患者姓名：	性别：　年龄：　门诊号：	住院号：
住院日期：　年　月　日	出院日期：　年　月　日	标准住院日：≤5 天

时间	住院第 1~2 天	住院第 2~3 天 （围术期）	住院第 3~5 天
健康宣教	□ 介绍主管医师、责任护士 □ 介绍环境、设施 □ 介绍住院注意事项 □ 向患者宣教戒烟、戒酒的重要性，医院内禁止吸烟	□ 责任护士与患者沟通，了解并指导心理应对 □ 告知手术前后饮食、活动及探视注意事项及应对方式	□ 康复和锻炼 □ 饮食休息运动等事项指导 □ 正确指导患者出院用药 □ 遵医嘱定时复查
护理处置	□ 核对患者姓名，佩戴腕带 □ 建立入院护理病历 □ 卫生处置：指导患者剪指（趾）甲、沐浴、更换病号服	□ 密切观察患者病情变化 □ 遵医嘱正确用药 □ 协助医师完善术前各项检查 □ 术前准备 □ 做好术后病情观察	□ 办理出院手续 □ 书写出院小结
基础护理	□ 三级护理 □ 晨晚间护理 □ 患者安全管理	□ 二级护理 □ 晚间护理 □ 患者安全管理	□ 二级护理 □ 晨晚间护理 □ 患者安全管理
专科护理	□ 指导患者正确点眼及用眼卫生 □ 宣教疾病知识、用药知识及特殊检查操作过程 □ 生命体征监测 □ 需要时填写跌倒及压疮防范表 □ 需要时请家属陪伴 □ 心理护理	□ 生命体征监测 □ 心理护理 □ 遵医嘱正确给药 □ 指导患者眼部病情不适观察	□ 生命体征监测 □ 正确执行医嘱，观察术眼病情变化 □ 术后心理和生活护理，告知患者避免眼部外伤
重点医嘱	□ 详见医嘱执行单	□ 详见医嘱执行单	□ 详见医嘱执行单
病情变异记录	□ 无　□ 有，原因： 1. 2.	□ 无　□ 有，原因： 1. 2.	□ 无　□ 有，原因： 1. 2.
护士签名			

（三）患者（家属）表单

垂直分离性偏斜临床路径患者（家属）表单

适用对象：第一诊断为垂直分离性偏斜（ICD-10：H50.402）

行斜视矫正术（ICD-9-CM-3：15.1-15.5）

患者姓名：	性别： 年龄： 门诊号：	住院号：
住院日期： 年 月 日	出院日期： 年 月 日	标准住院日：≤5 天

时间	住院第 1~2 天	住院第 2~3 天 （围术期）	住院第 3~5 天
医患配合	□ 配合询问病史、收集资料，请务必详细告知既往史、用药史、过敏史 □ 配合进行体格和眼科检查 □ 配合完善相关检查 □ 有任何不适告知医师	□ 手术前了解手术及围术期相关治疗，缓解紧张情绪 □ 配合用药及治疗 □ 有任何不适告知医师	□ 接受出院前指导 □ 知道复查程序 □ 获取出院诊断书
护患配合	□ 配合测量体温、脉搏、呼吸、血压、血氧饱和度、体重 □ 配合完成入院护理评估单（简单询问病史、过敏史、用药史） □ 接受入院宣教（环境介绍、病室规定、订餐制度、贵重物品保管等） □ 有任何不适告知护士	□ 配合测量体温、脉搏、呼吸，询问每日排便情况 □ 接受相关实验室检查宣教，正确留取标本，配合检查 □ 有任何不适告知护士 □ 接受疾病及用药等相关知识指导，接受输液、服药治疗 □ 注意活动安全，避免坠床或跌倒 □ 配合执行探视及陪护制度	□ 接受出院宣教 □ 办理出院手续 □ 获取出院带药 □ 指导服药方法、作用、注意事项 □ 知道复印病历方法
饮食	□ 普通饮食	□ 普通饮食	□ 普通饮食
排泄	□ 正常排尿便	□ 正常排尿便	□ 正常排尿便
活动	□ 适度活动	□ 适度活动	□ 适度活动

附：原表单（2016年版）

垂直分离性偏斜临床路径表单

适用对象：第一诊断为垂直分离性偏斜（ICD-10：H50.402）

行斜视矫正术（ICD-9-CM-3：15.9）

患者姓名：	性别： 年龄： 门诊号：	住院号：
住院日期： 年 月 日	出院日期： 年 月 日	标准住院日：≤5天

时间	住院第1天	住院第1~2天
主要诊疗工作	□ 询问病史与体格检查 □ 完成首次病程记录 □ 完成病历书写 □ 开实验室检查单 □ 上级医师查房 □ 初步确定手术方式和日期	□ 上级医师查房与手术前评估 □ 向患者及其家属交代围术期注意事项 □ 继续完成眼科特殊检查 □ 进一步鉴别诊断，除外A-V征、垂直斜视以及其他非共同性斜视 □ 根据检查结果，进行术前讨论，确定手术方案 □ 住院医师完成术前小结和术前讨论，上级医师查房记录等病历书写 □ 签署手术知情同意书
重点医嘱	**长期医嘱** □ 眼科三级护理 □ 饮食 □ 抗菌药物滴眼液点双眼qid □ 未成年人需陪护1人 **临时医嘱** □ 血常规、尿常规，肝肾功能，电解质，感染性疾病筛查，凝血功能 □ 心电图、X线胸片 □ 眼肌学检查：主导眼、三棱镜遮盖法检查原在位及各个诊断眼位上的斜视度、双眼视觉检查、立体视觉检查、眼外肌功能检查等	**长期医嘱** □ 眼科三级护理 □ 饮食 □ 抗菌药物滴眼液点双眼qid □ 未成年人需陪护1人 **临时医嘱** □ 拟明日在局部麻醉或全身麻醉下行左/右眼斜视矫正术 □ 备皮、洗眼 □ 全身麻醉患者术前禁食、禁水 □ 局部麻醉+镇静（必要时）
主要护理工作	□ 病区环境及医护人员介绍 □ 入院护理评估 □ 医院相关制度介绍 □ 执行医嘱 □ 饮食宣教、生命体征监测 □ 介绍相关治疗、检查、用药等护理中应注意的问题 □ 完成护理记录单书写	□ 手术前物品准备、心理护理 □ 手术前准备（沐浴、更衣） □ 按医嘱执行护理治疗 □ 介绍有关疾病的护理知识 □ 介绍相关治疗、检查、用药等护理中应注意的问题 □ 健康宣教：术前/术中注意事项 □ 完成术前护理记录单书写 □ 提醒患者禁食、禁水
病情变异记录	□ 无 □ 有，原因： 1. 2.	□ 无 □ 有，原因： 1. 2.
护士签名		
医师签名		

时间	住院第 2~3 天 （手术日）	住院第 3~4 天 （术后第 1 日）	住院第 4~5 天 （术后第 2 日，出院日）
主要诊疗工作	□ 手术前再次确认患者姓名、性别、年龄和准备术眼、手术方案 □ 手术 □ 完成手术记录 □ 完成手术日病程记录 □ 向患者及其家属交代术后注意事项	□ 检查患者，注意观察体温、血压等全身情况，检查视力、眼前后节、切口、眼位、眼球运动等情况 □ 上级医师查房，确定有无手术并发症 □ 为患者换药 □ 完成术后病程记录 □ 向患者及家属交代术后恢复情况	□ 上级医师查房，进行手术及切口评估，确定有无手术并发症和切口愈合不良情况，确定今日出院 □ 完成出院记录等 □ 通知出院处 □ 通知患者及其家属出院 □ 向患者交代出院后注意事项 □ 预约复诊日期 □ 将出院记录副本及诊断证明交给患者
重点医嘱	**长期医嘱** □ 眼科一级或二级护理 □ 饮食 □ 未成年人需陪护 1 人 **临时医嘱** □ 根据病情需要下达	**长期医嘱** □ 眼科三级护理 □ 抗菌药物滴眼液点术眼 qid □ 非甾体抗炎滴眼液点术眼 qid **临时医嘱** □ 换药等，根据病情需要下达	**长期医嘱** □ 眼科三级护理 □ 抗菌药物滴眼液点术眼 qid □ 非甾体抗炎滴眼液点术眼 qid **临时医嘱** □ 今日出院 □ 出院用药：抗菌药物滴眼液、非甾体抗炎滴眼液 4 次/日，持续 2~3 周
主要护理工作	□ 健康宣教：术后注意事项 □ 术后心理与生活护理 □ 执行术后医嘱 □ 完成手术当日护理记录单 □ 观察动态病情变化，及时与医师沟通，执行医嘱 □ 介绍相关治疗、检查、用药等护理中注意的问题	□ 执行术后医嘱 □ 健康宣教：手术后相关注意事项 □ 介绍有关患者康复锻炼方法 □ 术后用药知识宣教 □ 监测患者生命体征变化、术眼情况变化 □ 术后心理与生活护理 □ 完成术后第 1 日护理记录单	□ 执行术后医嘱、出院医嘱 □ 出院宣教：生活指导、饮食指导、用药指导 □ 协助患者办理出院手续、交费等事项 □ 完成术后第 2 日及出院护理记录单
病情变异记录	□ 无 □ 有，原因： 1. 2.	□ 无 □ 有，原因： 1. 2.	□ 无 □ 有，原因： 1. 2.
护士签名			
医师签名			

第三十六章

眼眶爆裂性骨折临床路径释义

【医疗质量控制指标】

指标一、诊断需结合症状、体征和辅助检查。

指标二、手术适应证选择符合眼眶爆裂性骨折修复术。

指标三、手术疗效达到预期目标。

指标四、抗菌药物使用符合规范。

指标五、住院时间符合路径实施要求。

一、眼眶爆裂性骨折编码

1. 原编码：

疾病名称及编码：眼眶爆裂性骨折（ICD-10：H02.4，Q10.10）

手术操作名称及编码：眼眶爆裂性骨折修复术（ICD-9-CM-3：08.3）

2. 修改编码：

疾病名称及编码：开放性眶骨骨折（ICD-10：S02.811）

眶骨骨折（ICD-10：S02.801）

手术操作名称及编码：眶骨骨折闭合复位（ICD-9-CM-3：76.7801）

眶骨骨折切开复位（ICD-9-CM-3：76.7902）

眶骨骨折切开复位内固定（ICD-9-CM-3：76.7903）

内镜下眶壁骨折整复术（ICD-9-CM-3：76.7802）

眼眶骨片垫高术（ICD-9-CM-3：76.9100x008）

眶骨缺损修复术（ICD-9-CM-3：76.9100x009）

眶骨异质成形物置入术（ICD-9-CM-3：76.9200x006）

二、临床路径检索方法

（S02.801/S02.811）伴（76.7801/76.7802/76.7902/76.7903/76.9100x008/76.9100x009/76.9200x006）

三、国家医疗保障疾病诊断相关分组（CHS-DRG）

MDCC 眼疾病及功能障碍

CT1 前房积血及眼创伤的非手术治疗

四、眼眶爆裂性骨折临床路径标准住院流程

（一）适用对象

第一诊断为眼眶爆裂性骨折（ICD-10：H02.4，Q10.10），行眼眶爆裂性骨折修复术（ICD-9-CM-3：08.3）。

释义

■ 本路径适用对象为单纯性眼眶爆裂性骨折，造成眼肌嵌顿，眼球运动障碍，眼部凹陷，伴或不伴有复视，需手术治疗者。不包括伴有眶缘骨折、眶上壁骨折、眶颌面及眶颅联合骨折。

■ 眼眶爆裂性骨折的治疗方法有数种选择，本路径针对的是爆裂性骨折修复术中的异体材料填充修复术，其他治疗方式见另外的路径指南。

（二）诊断依据

根据《临床诊疗指南·眼科学分册》（中华医学会编著，人民卫生出版社，2007年），《眼科临床指南（PPP）》（美国眼科学会编，中华医学会眼科学分会编译，人民卫生出版社，2013年）。

1. 较明确的外伤史。
2. 患者表现为眼球内陷和/或位移、眼球运动障碍、复视、眶下神经支配区感觉异常等。
3. 骨折发生早期，患者因眼眶组织血肿和水肿，可表现为眼球突出、上睑下垂和眼球运动障碍等。
4. CT显示：
（1）眶底骨折，软组织和/或下直肌嵌顿于骨折处或疝入到上颌窦。
（2）眶内壁骨折，软组织和/或内直肌移位疝出到筛窦。
（3）内下壁骨折，软组织和/或眼外肌疝出到筛窦和上颌窦。
5. 鉴别诊断：
（1）因神经系统疾病、其他眼部或全身性疾病所致的获得性上睑下垂。
（2）复合性眼眶骨折。

释义

■ 单纯眼眶爆裂性骨折患者症状主要表现为复视、眼球内陷，但骨折发生早期，患者因眼眶组织血肿和水肿，可表现为眼球突出。可合并上睑下垂和眼球运动障碍等。

■ 体格检查：眼球突出度、眼球位置改变；有无斜视、复视和眼球运动受限，眶下神经区是否麻木，眶压或球后阻力改变。

■ 影像学检查：眼眶轴位+冠状位+矢状位CT+三维重建，双窗位（软组织窗和骨窗）局部放大显示骨折情况及肌肉嵌顿情况；双眼复视检查，了解复视等情况；必要时MRI可显示眶内肌肉情况。

■ 眼眶CT检查显示眼眶骨折较重要。主要显示：①眶底骨折，软组织和/或下直肌嵌顿于骨折处或疝入上颌窦；②眶内壁骨折，软组织和/或内直肌移位疝出到筛窦；③内下壁骨折，软组织和/或眼外肌疝出到筛窦和上颌窦。

■ 疾病鉴别诊断还包括：①其他原因造成的复视、眼球内陷；②因神经系统疾病、其他眼部或全身性疾病所致的获得性上睑下垂；③复合性眼眶骨折及眶颅联合损伤。

（三）治疗方案的选择

根据《临床技术操作规范·眼科学分册》（中华医学会编著，人民军医出版社，2007 年）和《眼科手术学·理论与实践》（George L Spaeth 著，谢立信译，人民卫生出版社，2005 年）。

1. 药物治疗：适用于 CT 扫描显示眼外肌不明显嵌顿，眶壁骨折和缺损较小，眼球内陷不明显的患者。

2. 手术治疗：大多数眼眶爆裂性骨折需要手术治疗。外伤后 2~3 周内实施的手术为早期手术，4 周以后为晚期手术，推荐早期手术。

手术适应证：①视觉障碍性复视持续存在；②被动牵拉试验阳性，CT 扫描显示软组织和/或眼外肌嵌顿或疝出；③大于 2mm 的眼球内陷或眼球位移。

3. 合并眼外伤的患者，先进行眼外伤处理，待眼球状态稳定后再行眼眶骨折修复术。

释义

■ 手术适应证：

1. 眼球内陷或眼球位移在 2mm 以上。
2. 眼球运动障碍，经保守治疗无明显改善。
3. 被动牵拉试验阳性，CT 扫描显示软组织和/或眼外肌嵌顿或疝入骨折区。
4. 复视持续存在。
5. 合并眼外伤的患者，先进行眼外伤处理，待眼球状态稳定后再行眼眶骨折修复术。

（四）标准住院日为 5~7 天

10~12 天。

释义

■ 标准住院日是针对多数医院的现状制定，提倡缩短住院日。

■ 眼眶爆裂性患者入院后，术前准备 1~3 天，在第 2~4 天手术，术后恢复 5~7 天出院。

（五）进入路径标准

1. 第一诊断必须符合爆裂性眼眶骨折疾病编码（ICD-10：H02.4，Q10.10）。

2. 当患者同时具有其他疾病诊断，但在住院期间不需要特殊处理、不影响第一诊断的临床路径流程实施时，可以进入路径。

释义

■ 第一诊断必须符合眼眶爆裂性骨折疾病编码；单纯性眼眶爆裂性骨折造成眼肌嵌顿或疝入骨折区，眼球运动障碍，眼部凹陷需手术治疗者适用本路径。

■ 当患者同时具有其他疾病诊断，如住院期间不需特殊处理，也不影响第一诊断临床路径流程的实施时，可以进入路径。

（六）术前准备（术前评估）

1. 必需的检查项目：
（1）血常规、尿常规。
（2）肝功能，肾功能，凝血功能，感染性疾病筛查（乙型肝炎、丙型肝炎、艾滋病、梅毒等）。
（3）心电图、胸部X线片。
（4）眼眶CT扫描：水平位、冠状位、矢状位及三维重建。
2. 眼部专科检查：
（1）检查视力和矫正视力。
（2）检查眼球运动情况。
（3）复视分析。
（4）眼球突出度测量。
（5）被动牵拉试验。
（6）检查眶下神经支配区感觉。
3. 根据患者病情可选择超声心动图、计算机辅助设计等。

释义

■ 必须的检查项目包括：①眼科常规检查；②眼眶常规检查；③血常规、尿常规、凝血功能、血生化（包括肝肾功能、电解质、血糖、血脂）；④感染性疾病筛查（包括乙型肝炎、丙型肝炎、艾滋病、梅毒等）；⑤心电图、胸透或胸部X线片；⑥影像学检查眼眶轴位+冠状+矢状位CT+三维重建、眼眶MRI检查；⑦排除继发与转移病变的相关检查；⑧心脑血管疾病排查与评估、肝肾疾病评估、糖尿病评估等；⑨其他根据病情需要而定。

■ 必查项目是确保手术治疗安全、有效开展的基础，在术前必须完成。相关人员应认真分析检查结果，以便及时发现异常情况并采取对应处理。

■ 为缩短患者术前等待时间，检查项目可以在患者入院前于门诊完成。

■ 眼科常规检查包括视力、视野及双眼复视检查等。

■ 眼眶CT可以确定眶骨骨折范围，若可疑眼外肌损伤可以行眼眶磁共振检查。若骨折范围较大，可行计算机三维辅助设计，术前设计填充物。

（七）术前用药

按照《抗菌药物临床应用指导原则（2015年版）》（卫医发〔2015〕43号）执行，结合患者病情合理使用抗菌药物。

释义

■ 术前2~3天应选用广谱的抗菌药物滴眼液，每日4~6次。同时应冲洗泪道，除外泪囊炎。对于合并有急性结膜炎的患者，使用局部抗菌药物的时间应延长，直到炎症完全消退后1周方可手术，以预防术后感染。

（八）手术日

入院第3~4天。

1. 麻醉方式：全身麻醉。
2. 手术内固定物：钛网、钛钉、多孔聚乙烯、可吸收网，羟基磷灰石材料、生物胶、人工骨膜等。
3. 术中用药：麻醉常规用药。
4. 术中根据患者病情可使用内镜系统，导航系统，或内镜导航系统。

释义

■ 本路径推荐的麻醉方式为全身麻醉。

■ 除眶下壁骨折可以采用经睫毛下皮肤入路外，多采用经结膜入路，其中下壁采用下穹窿结膜入路，内壁采用泪阜后结膜入路。

■ 术中用药还有聚维酮碘或碘伏消毒液。

■ 术中根据情况可采用多种修补材料联合应用，以利于骨折修复及眼球下陷矫正。

■ 术中用耗品包括钛网、预成型钛网、钛钉、多孔聚乙烯板、可吸收眶板，羟基磷灰石材料、3D 打印钛支架材料、人工骨膜等眶填充材料、止血材料、球结膜缝线、肌肉牵引线、注射器、受水袋、棉签、眼垫、手术贴膜、双极电凝、电刀、定位点标记笔。

■ 手术设备包括开眶手术包及眼科器械、头灯、长焦手术显微镜或内镜系统，还可选择使用导航系统或内镜导航系统。

（九）术后住院恢复 3~4 天

1. 必须复查的检查项目：
（1）视力、瞳孔、瞳孔对光反射。
（2）眼睑位置、切口对合情况。
（3）眼球运动情况和复视情况。
（4）眼球位置。
（5）眶下神经支配区感觉。
（6）眼眶 CT（水平位、冠状位、三维重建）。
2. 术后用药：
（1）按照《抗菌药物临床应用指导原则（2015 年版）》（卫医发〔2015〕43 号）执行，结合患者病情合理使用抗菌药物。
（2）糖皮质激素类 1~2 天。

释义

■ 必须复查的检查项目：

1. 创口情况对合与愈合情况；有无感染征象（红肿热痛）。

2. 视力，眼底情况；眼球运动和有无复视；眼睑情况；眼突度、眼压、眶压、球后阻力；术后复查眼眶轴位+冠状位+矢状位 CT+三维重建，进一步了解植入材料情况。

3. 术后患者苏醒，尽快检查视力；第 1 天换药，检查以上项目；以后每日或隔日换药；一般 6~8 天拆线。

4. 术后用药：抗菌药物滴眼液点术眼清洁局部；预防性全身抗菌药物使用不超过术后 72 小时；如有感染或植入性材料例外。

■ 术后需复查眼眶 CT（水平位、冠状位、矢状位、三维重建），了解植入材料及骨折修复情况。

■ 术后根据眼部反应情况调整用药，激素类滴眼液要注意观察眼压。

■ 鉴于 2012 年 8 月 1 日起施行《抗菌药物临床应用管理办法》（卫生部令第 84 号），路径中抗菌药物使用应按照新的管理规范执行，均不再全身（口服、静脉注射或肌内注射）使用抗菌药物，原则上以不再使用抗菌药物预防感染。由于骨折手术与鼻窦相通，及术中使用了植入物，建议术前及术后全身预防使用抗菌药物。

■ 其他用药如皮质类固醇激素类、神经营养支持治疗。

（十）出院标准（围绕一般情况、切口情况、第一诊断转归）

1. 切口愈合好，无活动性出血及感染征象。
2. 没有需要住院处理的并发症和/或合并症。

释义

■ 手术后反应较轻，病情稳定，一般情况好。

■ 切口对合或愈合良好。

■ 视觉功能未受影响或在术前判断情况之内。

■ 眼睑功能未受影响或在术前判断情况之内。

■ 斜视、复视与眼球运动改善或在术前判断情况之内。

■ 眶压正常、稍高或与术前判断一致。

■ 眼球突出度改善。

■ 患者出院前应符合如上相关检查标准，若未达到如上标准或有眶内感染征象，应分析原因，并做出相应的处理方案。

（十一）变异及原因分析

1. 术前实验室检查异常，需要复查相关检查，导致住院时间延长。
2. 有影响手术的合并症，如眶尖综合征、眶上裂综合征、眶内水肿、结膜水肿、结膜脱垂和下睑内翻、外翻、退缩等，需要进行相关的诊断和治疗，导致住院时间延长、费用增加。

释义

■ 入院后发现合并其他疾病需及时治疗。

■ 手术前出现特殊不适影响手术正常进行。

■ 全身检查结果异常需延迟手术。

■ 患者不能配合手术或其他治疗。

■ 出现药物不良反应或过敏。

■ 患者用药及眼肌锻炼后不需手术治疗者。

■ 术后诊断非爆裂性眼眶骨折。

■ 术后出现排异、感染和感染征象者。

■ 术后出现较明显并发症（如视力损害、眼睑及眼球运动障碍、复视等）。

■ 其他因素导致的需中途退出路径的患者。

■ 变异是指入选临床路径的患者未能按路径流程完成医疗行为或未达到预期的医疗质量控制目标。这包含三方面情况：①按路径流程完成治疗，但出现非预期结果，可能需要后续进一步处理，如出现眶内严重出血、植入物明显移位等严重并发症。②按路径流程完成治疗，但超出了路径规定的时限或限定的费用，如实际住院日超出标准住院日要求，或未能在规定的手术日时间限定内实施手术等；对于这些患者，主管医师均应进行变异原因的分析，并在临床路径的表单中予以说明。③术中发现或发生其他情况需要改变术式。

五、眼眶爆裂性骨折临床路径给药方案

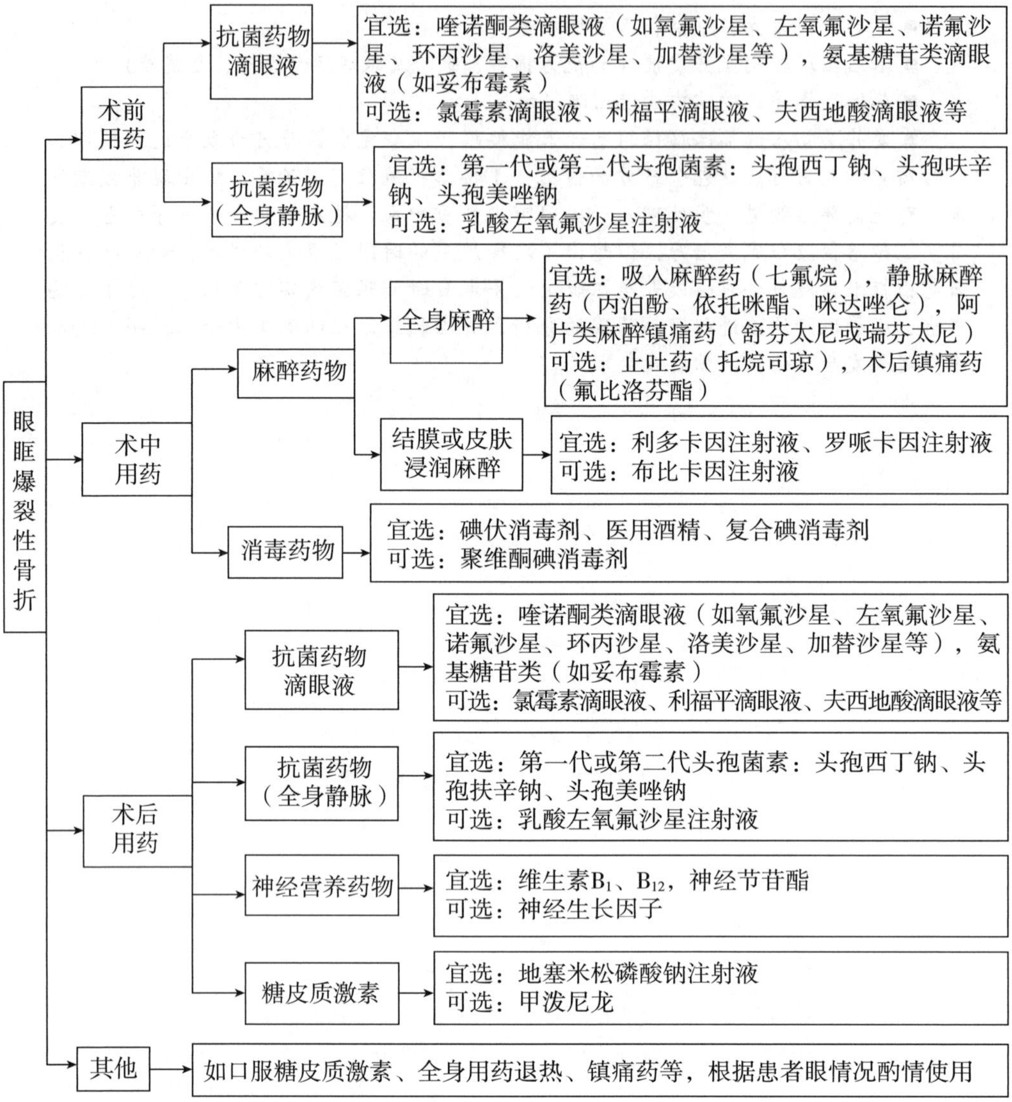

1. 用药选择：

（1）手术前应用广谱抗菌药物滴眼液 1~3 天，起到清洁结膜囊的作用。对于合并有急性结膜炎的患者，使用局部抗菌药物的时间应延长，直到炎症完全消退后 1 周方可手术，以预防术后感染。

（2）手术中除了眼睑周围皮肤消毒外，还要注意结膜囊的消毒，除了术前冲洗结膜囊外，结膜囊应用 5%聚维酮碘消毒液可以起到有效的灭菌作用。

（3）术前及术后 1~2 天使用抗菌药物预防感染。

（4）糖皮质激素可减轻术后炎性反应及水肿。

（5）神经营养支持治疗，对肌肉功能恢复有帮助。

2. 药学提示：

（1）抗菌药物应用要注意过敏反应。

（2）激素全身应用对糖尿病、高血压患者可使血糖、血压升高，要注意监测血压、血糖。

3. 注意事项：

（1）骨折手术与鼻窦相通，且有异体植入物紧邻鼻窦，可以术前及术后 1~2 天使用抗菌药物。如有感染则需使用合适抗菌药物抗感染。

（2）儿童患者使用激素要慎重。

六、眼眶爆裂性骨折护理规范

1. 术前护理：

（1）心理护理，适当讲解手术过程及注意事项，增加患者对手术的理解，建立合理的疗效预期和风险考虑，情绪稳定接受手术治疗。

（2）术前遵医嘱滴抗菌药物滴眼液，清洁结膜囊预防术后感染。

（3）术前饮食要易于消化和吸收。

（4）术前嘱患者排空大小便，取下义齿、手表、首饰等。

2. 术后护理：

（1）眼眶骨折修复术后同一般术后护理。

（2）密切观察有无活动性出血及感染征象的发生，一般急性出血发生在术后 1~2 天内，迟发性出血发生在术后 1 周左右，如术眼疼痛加重，眼球突出，眼睑、结膜肿胀、视力突然明显下降等，及时报告医师抢救治疗。

（3）术后第 2~3 天遵医嘱使用眼药水，尽量滴在结膜上，操作时动作要轻柔，以免眼球受压。

（4）术后注意饮食易于消化和吸收，少吃辛辣刺激食物。

（5）术后注意头部不要剧烈活动，勿压或碰撞手术部位。

（6）术后坚持眼球运动，避免肌肉粘连，必要时需行牵拉治疗。

七、眼眶爆裂性骨折营养治疗规范

饮食指导：

1. 眼眶骨折手术创面较大，愈合慢，应适当增加蛋白质和维生素的摄入量，如鸡蛋、豆制品，多吃新鲜水果蔬菜，以促进切口修复；多吃软食及易消化的食物，忌辛辣刺激的食物，忌用硬食，以防过度用力，使切口裂开及植入骨板移位。

2. 保持大便通畅，防止便秘，以防过度用力，使切口裂开及植入骨板移位。

八、眼眶爆裂性骨折健康宣教

1. 出院指导：眼眶骨折术后需较长时间恢复，应注意术眼保护，滴抗菌药物滴眼液，防止细菌感染。

2. 眼眶骨折术后，教会患者正确使用滴眼液的方法，嘱其按时吃药或点眼药等。

3. 忌烟酒及辛辣的食物，因为辛辣食物可导致血管扩张眼部充血，常易引起排斥反应。

4. 睡眠要充足，注意保暖，早期应避免打喷嚏、咳嗽，保持大便通畅，以防止切口裂开及植入骨板移位。

5. 术后半年内要注意保护术眼，外出或睡觉时避免术眼过度受压。注意用眼卫生，尽量少看电视，避免强光刺激，阅读时间不超过 1 小时。出院后要避免和传染病患者接触，尽量少去公共场所。

6. 根据病情需要定期复诊。

九、推荐表单

（一）医师表单

眼眶爆裂性骨折临床路径医师表单

适用对象：第一诊断为开放性眶骨骨折（ICD-10：S02.811）；眶骨骨折（ICD-10：S02.801）

行眶骨骨折闭合复位（ICD-9-CM-3：76.7801）；眶骨骨折切开复位（ICD-9-CM-3：76.7902）；眶骨骨折切开复位内固定（ICD-9-CM-3：76.7903）；内镜下眶壁骨折整复术（ICD-9-CM-3：76.7802）；眼眶骨片垫高术（ICD-9-CM-3：76.9100x008）；眶骨缺损修复术（ICD-9-CM-3：76.9100x009）；眶骨异质成形物置入术（ICD-9-CM-3：76.9200x006）

患者姓名：	性别：　年龄：　门诊号：	住院号：
住院日期：　年　月　日	出院日期：　年　月　日	标准住院日：7~12 天

时间	住院第 1 天	住院第 2 天	住院第 3 天
主要诊疗工作	□ 询问病史及体格检查 □ 冲洗泪道 □ 完成病历书写 □ 开实验室检查单 □完善营养疼痛评估表、手术风险评估表、高值耗材使用知情同意书等术前告知单 □ 初步确定手术方式和日期 □ 术眼抗菌药物滴眼液清洁结膜囊	□ 上级医师查房 □ 完善术前检查和术前评估 □ 完成必要的相关科室会诊 □ 调整全身用药，控制血压、血糖等 □ 如有必要，完成相关检查，如眼眶 CT，计算机三维辅助设计及眼眶 MRI 等 □ 术眼抗菌药物滴眼液清洁结膜囊	□ 住院医师完成术前小结和术前讨论，上级医师查房记录等 □ 签署手术同意书、自费用品协议书 □ 抗菌药物滴眼液清洁结膜囊 □ 术前准备：如剪睫毛、冲洗结膜囊等
重点医嘱	**长期医嘱** □ 眼科二级或三级护理常规 □ 饮食 □ 抗菌药物滴眼液 **临时医嘱** □ 血常规、尿常规 □ 感染性疾病筛查（包括乙型肝炎、丙型肝炎、艾滋病、梅毒） □ 凝血功能检查 □ 心电图、胸部 X 线片 □ 血生化（肝肾功能、电解质、血糖、血脂）检查 □ 完善影像学检查、复视检查	**长期医嘱** □ 眼科二级或三级护理常规 □ 饮食 □ 抗菌药物滴眼液 **临时医嘱** □ 视具体情况添加	**长期医嘱** □ 眼科二级或三级护理常规 □ 饮食 □ 抗菌药物滴眼液 **临时医嘱**（术前 1 日） □ 明日在全身麻醉下行眼眶爆裂性骨折修复手术 □ 术前冲洗结膜囊、备皮 □ 禁食、禁水 □ 抗菌药物（术前） □ 术前镇静剂（必要时）
病情变异记录	□ 无　□ 有，原因： 1. 2.	□ 无　□ 有，原因： 1. 2.	□ 无　□ 有，原因： 1. 2.
医师签名			

时间	住院第 2~4 天* （手术日）	住院第 3~5 天 （术后第 1 日）
主要诊疗工作	□ 手术：有手术指征，无手术禁忌可手术治疗 □ 术前再次确认患者姓名、性别、年龄和手术眼别 □ 实施手术 □ 术者完成手术记录 □ 向患者及家属交代病情及术后注意事项 □ 住院医师完成术后病程 □ 上级医师查房	□ 上级医师查房，确定有无手术并发症 □ 患者有无疼痛等不适主诉 □ 视力、眼位、眼球运动及眶压 □ 检查结膜或皮肤切口 □ 换药 □ 完成病程记录 □ 向患者及家属交代术后恢复情况
重点医嘱	**长期医嘱** □ 眼科术后二级护理常规 □ 饮食 □ 检测光感 □ 术前 30 分钟适当给予抗菌药物 □ 糖皮质激素类 □ 促神经肌肉恢复药物应用 □ 止吐药物（必要时） **临时医嘱** □ 甘露醇输液（必要时） □ 镇痛剂（必要时）	**长期医嘱** □ 眼科二级或三级护理 □ 抗菌药物应用不超过 24 小时，如有感染或植入性材料例外 □ 糖皮质激素类应用 □ 促神经肌肉恢复药物应用 **临时医嘱** □ 根据病情需要制订
病情变异记录	□ 无　□ 有，原因： 1. 2.	□ 无　□ 有，原因： 1. 2.
医师签名		

*注：如入院前已按要求完成部分术前检查，则手术前准备时间可适当缩短。

时间	住院第 4~6 天 （术后第 2~3 日）	住院第 7~12 天 （出院日）
主要诊疗工作	□ 上级医师查房 □ 患者有无疼痛等不适主诉 □ 视力、眼位、眼球运动及眶压 □ 检查结膜或皮肤切口 □ 嘱患者加强眼肌锻炼 □ 换药 □ 完成病程记录 □ 评估患者是否可以出院	□ 上级医师查房，确定是否可以出院 □ 通知出院处 □ 通知患者及其家属出院 □ 向患者交代出院后注意事项 □ 预约复诊日期 □ 出具诊断证明书、出院通知书 □ 可拆缝线 □ 完成出院志、病案首页等病历材料
重点医嘱	**长期医嘱** □ 眼科二级或三级护理 □ 抗菌药物+类固醇激素+促进上皮恢复滴眼液 □ 抗菌药物应用不超过 72 小时，如有感染或植入性材料例外 □ 促神经肌肉恢复药物应用 **临时医嘱** □ 根据病情需要制订 □ 复查影像学检查，了解植入材料情况	**出院医嘱** □ 今日出院 □ 抗菌药物+类固醇激素眼药 □ 口服促神经肌肉恢复药物 □ 眼球运动训练 □ 避免剧烈运动 □ 1 个月复诊，不适随诊
病情变异记录	□ 无 □ 有，原因： 1. 2.	□ 无 □ 有，原因： 1. 2.
医师签名		

（二）护士表单

眼眶爆裂性骨折临床路径护士表单

适用对象：第一诊断为开放性眶骨骨折（ICD-10：S02.811）；眶骨骨折（ICD-10：S02.801）

行眶骨骨折闭合复位（ICD-9-CM-3：76.7801）；眶骨骨折切开复位（ICD-9-CM-3：76.7902）；眶骨骨折切开复位内固定（ICD-9-CM-3：76.7903）；内镜下眶壁骨折整复术（ICD-9-CM-3：76.7802）；眼眶骨片垫高术（ICD-9-CM-3：76.9100x008）；眶骨缺损修复术（ICD-9-CM-3：76.9100x009）；眶骨异质成形物置入术（ICD-9-CM-3：76.9200x006）

患者姓名：	性别：　　年龄：　　门诊号：	住院号：
住院日期：　　年　月　日	出院日期：　　年　月　日	标准住院日：7~12 天

时间	住院第 1 天	住院第 2 天	住院第 3 天
健康宣教	□ 入院宣教 介绍主管医师、护士 介绍环境、设施 介绍住院注意事项	□ 疾病宣教 宣教疾病知识 主管护士与患者沟通，了解并指导心理应对	□ 术前宣教 术前准备及手术过程 告知准备物品、沐浴 告知术后饮食、活动及探视注意事项 告知术后可能出现的情况及应对方式 告知家属等候区位置
护理处置	□ 核对患者姓名，佩戴腕带 □ 建立入院护理病历 □ 卫生处置：剪指（趾）甲、沐浴，更换病号服	□ 协助医师完成术前检查，协助完成眼科特殊检查 □ 术前准备 剪睫毛、冲洗结膜囊	□ 卫生处置：头部清洁、沐浴
基础护理	□ 二级护理 □ 晨晚间护理 □ 患者安全管理	□ 二级护理 □ 晨晚间护理 □ 患者安全管理	□ 二级护理 □ 晨晚间护理 □ 患者安全管理
专科护理	□ 护理查体 □ 需要时，填写跌倒及压疮防范表 □ 需要时，请家属陪伴 □ 遵医嘱抗菌药物滴眼液点术眼（4 次/日） □ 心理护理	□ 遵医嘱完成相关检查 □ 遵医嘱抗菌药物滴眼液点术眼（4 次/日） □ 心理护理	□ 病情观察 □ 遵医嘱抗菌药物滴眼液点术眼（4 次/日） □ 心理护理
重点医嘱	□ 详见医嘱执行单	□ 详见医嘱执行单	□ 详见医嘱执行单
病情变异记录	□ 无　□ 有，原因： 1. 2.	□ 无　□ 有，原因： 1. 2.	□ 无　□ 有，原因： 1. 2.
护士签名			

时间	住院第2~4天 （手术日）	住院第3~5天 （术后第1日）
健康宣教	□ 术后当日宣教 告知饮食要求 告知疼痛注意事项 告知术后可能出现情况的应对方式 给予患者及家属心理支持 再次明确探视陪伴须知	□ 术后宣教 眼药作用及频率 饮食、体位活动指导 复查患者对术前宣教内容的掌握程度
护理处置	□ 送手术 摘除患者各种活动物品 核对患者资料及术中带药 填写手术交接单，签字确认 □ 接手术 核对患者及资料，签字确认	□ 协助完成眼部相关检查
基础护理	□ 二级护理 □ 晨晚间护理 □ 协助或指导活动 □ 患者安全管理	□ 一级护理 □ 晨晚间护理 □ 协助或指导活动 □ 患者安全管理
专科护理	□ 病情观察，观察术眼情况变化 □ 测量患者光感变化 □ 心理护理	□ 病情观察，观察术眼情况变化 □ 测量患者光感变化 □ 心理护理
重点医嘱	□ 详见医嘱执行单	□ 详见医嘱执行单
病情变异记录	□ 无 □ 有，原因： 1. 2.	□ 无 □ 有，原因： 1. 2.
护士签名		

时间	住院第 4~6 天 （术后第 2~3 日）	住院第 7~12 天 （出院日）
健康宣教	□ 术后宣教 药物作用及频率 饮食、活动指导 复查患者对术前宣教内容的掌握程度 疾病恢复期注意事项 下床活动注意事项	□ 出院宣教 复查时间 眼药使用方法与频率 活动休息 指导饮食 指导办理出院手续
护理处置	□ 遵医嘱完成相关检查	□ 办理出院手续
基础护理	□ 二级护理 □ 晨晚间护理 □ 患者安全管理	□ 二级护理 □ 晨晚间护理 □ 患者安全管理
专科护理	□ 病情观察，观察术眼情况变化 □ 测量患者光感变化 □ 遵医嘱眼药治疗 □ 心理护理	□ 观察术眼情况 □ 测量患者光感变化 □ 遵医嘱眼药治疗 □ 心理护理
重点医嘱	□ 详见医嘱执行单	□ 详见医嘱执行单
病情变异记录	□ 无　□ 有，原因： 1. 2.	□ 无　□ 有，原因： 1. 2.
护士签名		

（三）患者（家属）表单

眼眶爆裂性骨折临床路径患者（家属）表单

适用对象：第一诊断为开放性眶骨骨折（ICD－10：S02.811）；眶骨骨折（ICD－10：S02.801）

行眶骨骨折闭合复位（ICD-9-CM-3：76.7801）；眶骨骨折切开复位（ICD-9-CM-3：76.7902）；眶骨骨折切开复位内固定（ICD-9-CM-3：76.7903）；内镜下眶壁骨折整复术（ICD-9-CM-3：76.7802）；眼眶骨片垫高术（ICD-9-CM-3：76.9100x008）；眶骨缺损修复术（ICD-9-CM-3：76.9100x009）；眶骨异质成形物置入术（ICD-9-CM-3：76.9200x006）

患者姓名：	性别：　年龄：　门诊号：	住院号：
住院日期：　年　月　日	出院日期：　年　月　日	标准住院日：7~12 天

时间	住院第 1 天	住院第 2~3 天	住院第 2~4 天 （手术日）
医患配合	□ 配合询问病史、收集资料，请务必详细告知既往史、用药史、过敏史 □ 如服用利血平、抗凝剂，请明确告知 □ 配合进行体格检查 □ 有任何不适请告知医师	□ 配合完善术前相关检查，如采血、留尿、心电图 □ 配合完善眼科特殊检查：A+B 超。如有必要，协助完成相关检查：FFA、OCT 等 □ 医师与患者及家属介绍病情及手术谈话、术前签字 □ 麻醉师与患者进行术前访视	□ 配合评估手术效果 □ 有任何不适请告知医师
护患配合	□ 配合测量体温、脉搏、呼吸、血压、体重 1 次 □ 配合完成入院护理评估（简单询问病史、过敏史、用药史） □ 接受入院宣教（环境介绍、病室规定、订餐制度、贵重物品保管、病房探视陪住管理制度等） □ 有任何不适请告知护士	□ 配合测量体温、脉搏、呼吸、询问排便情况 1 次 □ 接受术前宣教 □ 自行沐浴，加强头部清洁，剪指（趾）甲，男患者剃须 □ 准备好必要用物，吸水管、纸巾等 □ 取下义齿、饰品等，贵重物品交家属保管	□ 清晨测量体温、脉搏、呼吸 □ 送手术室前，协助完成核对，带齐影像资料和术中带药 □ 返回病房后，协助完成核对，配合过病床，配合血压测量 □ 遵医嘱采取正确体位 □ 配合缓解疼痛 □ 有任何不适请告知护士
饮食	□ 普通饮食	□ 普通饮食	□ 普通饮食
排泄	□ 正常排尿便	□ 正常排尿便	□ 正常排尿便
活动	□ 正常活动	□ 正常活动	□ 卧床休息后根据体位要求活动

时间	住院第 3~6 天 （术后第 1~3 日）	住院第 7~12 天 （出院日）
医患配合	□ 配合检查眼部情况 □ 配合眼部切口换药	□ 接受出院前指导 □ 知道复查程序 □ 获取出院诊断书 □ 预约复诊日期
护患配合	□ 配合定时测量体温、脉搏、呼吸、每日询问排便情况 □ 注意活动安全，避免坠床或跌倒 □ 配合执行探视及陪护	□ 接受出院宣教 □ 办理出院手续 □ 获取出院带药 □ 知道眼药频率、方法和眼药保存注意事项 □ 知道特殊体位的时间 □ 知道复印病历方法
饮食	□ 普通饮食	□ 普通饮食
排泄	□ 正常排尿便 □ 避免便秘	□ 正常排尿便 □ 避免便秘
活动	□ 适度活动，避免疲劳	□ 适度活动，避免疲劳

附：原表单（2016年版）

爆裂性眼眶骨折临床路径表单

适用对象：第一诊断为眼眶爆裂性骨折（ICD-10：H02.4，Q10.10）
行眼眶爆裂性骨折修复术（ICD-9-CM-3：08.3）

患者姓名：	性别：　　年龄：　　门诊号：	住院号：
住院日期：　　年　月　日	出院日期：　　年　月　日	标准住院日：5~7天

时间	住院第1天	住院第1~2天	住院第2~3天（手术日）
主要诊疗工作	□ 询问病史及体格检查 □ 完成病历书写 □ 完善检查 □ 上级医师查房与术前评估 □ 初步确定手术方式和日期	□ 上级医师查房 □ 完成术前准备与术前评估 □ 根据体检行术前讨论，确定手术方案 □ 完成必要的相关科室会诊 □ 住院医师完成术前小结、上级医师查房记录等病历书写 □ 签手术知情同意书 □ 向患者及家属交代围术期注意事项	□ 手术 □ 术者完成手术记录 □ 住院医师完成术后病程 □ 上级医师查房 □ 向患者及家属交代病情及术后注意事项
重点医嘱	**长期医嘱** □ 眼科一级护理 □ 普通饮食 **临时医嘱** □ 血常规、尿常规、肝功能、肾功能、凝血功能、感染性疾病筛查 □ 需全身麻醉者查胸部X线片、心电图 □ 超声心动图（必要时）	**长期医嘱** □ 患者既往基础用药 **临时医嘱** □ 术前医嘱 常规准备明日在全身麻醉下行眼眶爆裂性骨折修复术（植入材料消毒，计算机辅助手术设计） 术前禁食、禁水 术前术眼结膜囊冲洗 术前预防性使用抗菌药物和止血药	**长期医嘱** □ 眼科术后一级护理 □ 普通饮食 □ 抗菌药物滴眼液点术眼 □ 抗菌药物眼膏涂术眼 □ 抗菌药物静脉滴注 □ 糖皮质激素静脉滴注 **临时医嘱** □ 今日在全身麻醉下行眼眶爆裂性骨折修复术 □ 切口物理降温 □ 光感监测
主要护理工作	□ 病区环境及医护人员介绍 □ 入院护理评估 □ 医院相关制度介绍 □ 执行医嘱 □ 饮食宣教、生命体征监测 □ 介绍相关治疗、检查、用药等应注意的问题 □ 完成护理记录单书写	□ 指导患者尽快适应病区环境 □ 介绍有关疾病的护理知识 □ 介绍相关治疗、检查、用药等应注意的问题 □ 术前心理与生活护理 □ 健康宣教：术前术中注意事项 □ 执行手术前医嘱 □ 完成术前护理记录单书写	□ 观察生命体征变化 □ 切口渗出 □ 监测术眼光感 □ 健康宣教：术后注意事项 □ 术后心理与生活护理 □ 执行术后医嘱 □ 完成手术当日护理记录单书写 □ 观察动态病情变化，执行医嘱 □ 介绍相关治疗、检查、用药等应注意的问题

续　表

时间	住院第 1 天	住院第 1~2 天	住院第 2~3 天（手术日）
病情变异记录	□ 无　□ 有，原因： 1. 2.	□ 无　□ 有，原因： 1. 2.	□ 无　□ 有，原因： 1. 2.
护士签名			
医师签名			

时间	住院 3~5 天 （术后第 1~2 天）	住院 5~6 天 （术后第 3 天）	住院 7 天 （术后第 4 天，出院日）
主要诊疗工作	□ 上级医师查房，观察病情变化 □ 住院医师完成常规病历书写 □ 注意视力、瞳孔、眼球位置、眼球运动、复视和眶下神经支配区感觉 □ 观察有无视力下降、眼球运动受限及复视加重、下睑内/外翻、眶下神经支配区感觉麻木	□ 上级医师查房，进行手术及切口评估，确定有无手术并发症，观察切口愈合情况，明确是否出院 □ 住院医师完成常规病历书写	□ 完成出院记录、病案首页、出院证明书 □ 向患者及家属交代出院后的注意事项，如返院复诊的时间、地点，发生紧急情况时的处理
重要医嘱	**长期医嘱** □ 眼科术后二级护理 □ 普通饮食 □ 抗菌药物滴眼液点术眼 □ 抗菌药物眼膏涂术眼 □ 抗菌药物静脉滴注 □ 糖皮质激素静脉滴注 **临时医嘱** □ 术眼常规换药 □ 术眼绷带包扎或切口物理降温	**长期医嘱** □ 眼科术后二级护理 □ 普通饮食 □ 抗菌药物滴眼液点术眼 □ 抗菌药物眼膏涂术眼 □ 教会患者进行眼球运动训练 **临时医嘱** □ 术眼常规换药	**出院医嘱** □ 出院带药 术眼抗菌药物滴眼液点眼 术眼润眼凝胶涂眼 □ 术后 7~10 天拆除术眼下眼睑皮肤缝线（门诊） □ 术后复诊
主要护理工作	□ 执行术后长短期医嘱 □ 健康宣教：手术后相关注意事项，介绍有关患者康复锻炼方法（眼肌训练方法） □ 术后用药知识宣教 □ 监测患者生命体征变化、观察术眼：视力、眼球运动、复视、下睑位置和形态、肿胀程度 □ 执行医嘱，落实护理措施 □ 术后心理与生活护理 □ 完成术后护理记录单	□ 执行术后长短期医嘱 □ 监测患者生命体征变化、观察术眼：视力、眼球运动、复视、下睑位置和形态、肿胀程度 □ 执行医嘱，落实护理措施 □ 术后心理与生活护理 □ 完成术后护理记录单	□ 出院指导及注意事项 □ 执行医嘱、完成出院护理记录单
病情变异记录	□ 无 □ 有，原因： 1. 2.	□ 无 □ 有，原因： 1. 2.	□ 无 □ 有，原因： 1. 2.
护士签名			
医师签名			

第三十七章

眼眶肿瘤临床路径释义

【医疗质量控制指标】

指标一、诊断需结合症状、体征、辅助检查和影像学检查。

指标二、手术适应证要符合眼眶肿瘤摘除术的指征。

指标三、手术疗效达到预期目标。

指标四、围术期药物使用符合规范。

指标五、住院时间符合路径实施要求。

一、眼眶肿瘤编码

疾病名称及编码：眶内肿瘤（ICD-10：C69.6/C79.4/D09.2/D31.6/D48.7）

二、临床路径检索方法

C69.6/C79.4/D09.2/D31.6/D48.7

三、国家医疗保障疾病诊断相关分组（CHS-DRG）

MDCC　眼疾病及功能障碍

CJ1　其他眼部手术

CR1　眼部恶性肿瘤及交界性肿瘤

四、眼眶肿瘤临床路径标准住院流程

（一）适用对象

1. 第一诊断为眼眶肿瘤。
2. 眼眶原发肿瘤，非眶尖部、不涉及眶周和颅脑。

释义

■ 本临床路径的适用对象为单纯发生于眼眶内的肿瘤，就肿瘤性质而言包括良性肿瘤和恶性肿瘤；就肿瘤发生部位而言，包括眶前部和眶深部肿瘤。

■ 本临床路径不适用于发生在眶尖部的肿瘤。

■ 如果眶部肿瘤累及眶周、鼻窦及颅脑等眶外组织结构，均不归为本临床路径的适用对象。

■ 对于转移性眶内肿瘤，不适用本路径。

（二）诊断依据

根据《临床诊疗指南·眼科学分册》（中华医学会编著，人民卫生出版社，2006）：

1. 病史：眼球突出时间。
2. 体格检查：眼球突出度、眼球位置改变；有无斜视、复视和眼球运动受限。
3. 影像学检查：眼眶 CT、B 超及 MRI 可显示眼眶肿瘤病变。

4. 鉴别诊断：甲状腺相关眼病，炎性假瘤，全身恶性肿瘤眼眶转移。

释义

■ 对于体积较大的眼眶肿瘤，一般会有眼球突出、眼球位置异常，有时伴有眼球运动障碍等。

■ 如果眼眶肿瘤发展较快，患者视功能较好者，可以出现复视现象；如果肿瘤发展较慢，患者一般不会有明显复视的发生。

■ 影像学检查在诊断眼眶肿瘤中具有重要作用。目前常用的影像学技术包括B超、CT和MRI。采用B超可以对眼眶肿瘤进行大致了解，但对眶内肿瘤与周围组织关系的直接显示欠佳。目前在诊断眶内肿瘤时，一般都采用CT和MRI对眶内肿瘤进行扫描；为了明确肿瘤与周围组织的确切关系，一般需要进行水平位、冠状位及矢状位的扫描。对于骨性或钙化性肿瘤而言，首选CT为妥；对于软组织肿瘤而言，首选MRI为妥。怀疑肿瘤有恶变时，为了观察肿瘤对眶壁骨质影响，此时需要MRI联合CT扫描。

■ 在眶内肿瘤鉴别诊断时，主要与甲状腺相关眼病、炎性假瘤及全身恶性肿瘤眼眶转移等进行鉴别。甲状腺相关眼病患者多数伴有甲状腺功能异常，主要表现为眼睑肿胀、眼睑退缩、眼部充血、眼球突出、眼球位置异常及运动障碍等，影像学检查可见眶内脂肪水肿、眼外肌肥厚等。炎性假瘤表现多种多样，累及范围广泛，必要时需行病理组织学检查才可确诊。全身恶性肿瘤眼眶转移，往往伴有全身其他组织器官原发性恶性肿瘤。

（三）治疗方案的选择依据

根据《临床技术操作规范·眼科学分册》（中华医学会编著，人民军医出版社，2007）：

1. 诊断明确。
2. 手术治疗。
3. 征得患者及家属的同意。

释义

■ 一般情况下，眶内肿瘤需要考虑手术治疗。手术不仅可以切除肿瘤，更重要的是对切除病变组织进行病理组织学检查才可以明确诊断。

■ 手术前依据眶内肿瘤的病变性质、病变大小、病变位置、病变累及范围等因素，进行手术方案的设计。

■ 对于发生在眶内重要部位、性质为良性、发展缓慢、手术风险极高且患者手术愿望不强者，可以密切观察治疗。必要时再手术介入。

■ 原则上眶内肿瘤的手术，术前需要征得患者及其家属或者患者监护人的同意。

（四）标准住院日

10~12天。

释义

■ 标准住院日是所推荐的最少住院天数。

■ 由于眼眶肿瘤手术多需要全身麻醉，故在住院的前1~2天时间内，需要完善术前常规检查及内科会诊（儿童患者需要儿科会诊）和麻醉科会诊，并给予眼部术前常规抗菌药物点术眼，以减少和避免感染的发生。

■ 手术一般在入院后3~4日完成。如果手术后恢复良好，一般在手术后6~8天即可办理出院；病情较轻且恢复好者，也可以提前至手术后4天出院；如果病情复杂，需要手术后密切观察，可以适当延长住院时间。

（五）进入路径标准

1. 第一诊断必须符合眼眶肿瘤疾病编码；眼眶原发肿瘤，非眶尖部、不涉及眶周和颅脑。
2. 当患者同时具有其他疾病诊断，如住院期间不需特殊处理也不影响第一诊断临床路径流程的实施时，可以进入路径。

释义

■ 本路径适用对象为第一诊断为眼眶原发肿瘤，对于累及眶尖部眶内肿瘤、涉及眶周和颅脑的眶内肿瘤，以及转移性眶内肿瘤均不适合本路径。

■ 对于适合本路径的眶内原发性肿瘤的患者，如果同时罹患其他疾病，所罹患疾病不影响此次手术的进行，无需特殊处置者，也适用本路径；如果所罹患疾病需要特殊处理，且影响到此次眼眶部手术的进行，则不适用本路径。

（六）术前准备（术前评估）

2~3天。

必须的检查项目包括：

1. 眼科常规检查。
2. 眼眶常规检查。
3. 血常规、尿常规、凝血功能、血生化（包括肝肾功能、电解质、血糖、血脂）。
4. 感染性疾病筛查（包括乙型肝炎、丙型肝炎、艾滋病、梅毒等）。
5. 心电图、胸透或胸部X线片。
6. 影像学检查 眼眶CT水平、矢状及冠状位检查；眼眶MRI水平、矢状及冠状位检查；B超和/或CDFI检查。
7. 排除继发与转移病变的相关检查。
8. 心脑血管疾病排查与评估、肝肾疾病评估、糖尿病评估等。
9. 其他根据病情需要而定。

释义

■ 手术前必查项目是确保手术治疗安全、减少和避免手术相关并发症的基础，术前应予完成。相关人员应认真分析检查结果，以便及时发现异常情况并采取相应处理措施。

■ 为缩短患者术前等待时间，检查项目可以在患者入院前于门诊完成。

■ 眼科检查包括视力、眼压、眼前节、眼后节、眼睑、眼球位置、眼球运动、眶缘等检查。

■ 为了客观了解眼眶肿瘤的情况，需要进行眼眶的影像学检查，主要包括 MRI、CT、B 超、CDFI 等。根据病变的性质，决定所选择的影像学检查方法。行 MRI 和 CT 扫描时，需要进行眼眶的水平位、矢状及冠状位的检查，这种扫描可以为术者提供肿瘤在眼眶中的立体影像，明确肿瘤与周围组织之间的关系，有利于制订手术方案，确定手术入路。

■ 眼眶手术的手术量一般较大，绝大多数需要全身麻醉，手术才可以顺利进行。为此，手术前应该完成与全身麻醉要求相关的各项检查，包括血常规、尿常规、凝血功能、血生化（包括肝肾功能、电解质、血糖、血脂）；心电图；胸透或胸部 X 线片等检查。

■ 为了保证全身麻醉和手术的顺利实施，减少或避免手术并发症的发生以及促进手术后患者的良好恢复，手术前需要请内科会诊，进行心脑血管疾病排查与评估、肝肾疾病评估、糖尿病评估等项内容。儿童患者需要请儿科会诊。

■ 为了避免手术中、手术后交叉感染的发生，手术前需要进行感染性疾病筛查，包括乙型肝炎、丙型肝炎、艾滋病、梅毒；如果存在上述疾病，应该进行相关处置。

（七）术前用药

术前抗菌药物眼液点眼，3 次/日，用药 2~3 天。

术前根据麻醉师要求用药。

释义

■ 术前 2~3 天应选用广谱的抗菌药物滴眼液，每日 3 次。同时应冲洗泪道，除外泪囊炎。对于合并有急性结膜炎的患者，使用局部抗菌药物的时间应延长，直到炎症完全消退后 1 周方可手术，以预防术后感染的发生。

■ 由于眼眶手术一般需要全身麻醉下完成手术，手术前根据麻醉师要求，停用或更换一些在麻醉过程中影响患者血压的药物，以及一些影响手术中和手术后眶内切口出血的药物。

（八）手术日

入院第 3~4 天。

1. 麻醉方式：局部或全身麻醉。
2. 手术方式：前路或外侧开眶及内外联合开眶和经鼻内镜肿瘤切除术。
3. 手术设备：开眶手术包、眼科 15 件。
4. 术中用耗品：6-0 可吸收缝线；如肿瘤较大术后眼球凹陷可备硅胶海绵或其他眶填充剂；如外侧开眶可用耳脑胶或钛钉、钛板等固定。
5. 手术用设备：头灯和开眶设备，有条件的医院可配备长焦手术显微镜。
6. 输血：根据肿瘤位置、性质和大小备血，术中根据出血情况输血。

释义

■ 本路径推荐的麻醉方式为全身麻醉。对于个别疼痛耐受力好、心理承受力强、有迫切局部麻醉愿望的患者，可以考虑局部麻醉。

■ 眶部肿瘤的手术方式主要包括眶前部手术入路、外侧开眶手术入路和内侧手术入路。根据肿瘤的性质、位置、大小及与周围组织的毗邻关系，选择具体手术入路，一般以眶前部手术入路多见。

■ 眼眶肿瘤的手术包一般包括开睑器、眼睑拉钩、斜视钩、镊子、剪刀、针持、缝合线、脑压板、骨膜剥离子、血管钳、组织钳等。

■ 眼眶手术中的耗材，一般包括缝合线、注射器、手术刀片、标记笔、电烧器头、吸引器头等，缝合线以6-0可吸收缝线、5-0可吸收缝线、6-0丝线为常用。另外，如果眶内肿瘤摘除后出血较多，需要应用明胶海绵、止血粉等止血材料；手术结束时，创腔内留置引流条，以引流潜在的出血；如果手术涉及外侧开眶，有时需要使用耳脑胶或钛钉、钛板/可吸收板、可吸收钉等材料对骨瓣进行固定。

■ 必要的手术设备是保障眼眶肿瘤手术顺利完成的基础。在进行眼眶手术时，最好佩戴头灯，可以起到照明和放大作用，有利于手术操作的进行。外侧开眶时，需要开眶设备，最好准备适合于眼眶手术的动力系统，如微动力电锯、电钻等。

■ 一般情况下，眼眶肿瘤摘除手术不需要输血。对于术前评估出血风险高者，如易出血的血管性病变、婴幼儿等患者，手术前需要进行血型检查和备血，以防止术中出血性意外的发生。

（九）术后住院恢复

6~8天。

必须复查的检查项目：

1. 创口情况：对合与愈合情况；有无感染征象（红肿热痛）。
2. 视力，眼底情况；眼球运动和有无复视；眼睑运动；眼球突出度、眼压、眶压、球后阻力。
3. 第1天换药，检查以上项目；以后每日或隔日换药；一般6~8天拆线。
4. 术后用药：抗菌药物眼液+类固醇激素滴眼液点眼；预防性全身抗菌药物使用不超过术后72小时，如有感染或植入性材料例外。必要时可以全身类固醇激素治疗。

释义

■ 手术后第1天可以换药，对于眼眶手术后的患者，为了防止手术后眶内出血，手术后3天内，建议适当加压包扎患眼。

■ 手术后换药时，观察患者的视力、眼睑肿胀程度及抬举功能、眼球位置及运动等。如果检查发现患者视力严重受损，建议进行眼底检查。如果手术后发现患者眼部肿胀严重，视力严重受损，且怀疑眶内发生出血等情况，可以检眼压、眶压、球后阻力、眼球突出度，必要时行影像学检查。

■ 手术后需要密切观察眼部是否有红肿热痛等感染征象，争取早期发现，及时处理。

■ 一般非感染性眶内病变手术后，常规给予抗菌药物滴眼液+类固醇激素滴眼液点术眼；对于怀疑感染性眶内病变以及手术中发现病变累及鼻窦附近的骨壁，可以预防性全身使用抗菌药物，一般不超过术后3天。如果眶内病变确诊为感染性因素或手术中使用了人工植入性材料，手术后抗菌药物使用时间可以适当延长。

■ 为了减轻手术后非组织水肿反应，可以静脉滴注或口服类固醇糖皮质激素。

■ 术后应监测光感。

（十）出院标准（围绕一般情况、切口情况、第一诊断转归）

1. 病情稳定，一般情况好。
2. 切口对合或愈合良好。
3. 切口和眶内没有感染。
4. 必要时影像学复查达到临床治愈标准。

释义

■ 手术后，如果患者切口愈合良好，无感染征象，无明显眶内出血征象，以及无明显眶压升高征象等，可以考虑出院。

■ 手术后，如果眶内病情超出预计的范围，且不能进行合理解释时，可以进行眶部的影像学检查，在评估病情达到出院标准时，也可以出院。

（十一）变异原因及分析

1. 入院后发现合并其他疾病需及时治疗。
2. 手术前出现特殊不适影响手术正常进行。
3. 全身检查结果异常需延迟手术。
4. 患者不能配合手术或其他治疗。
5. 出现药物不良反应或过敏。
6. 术后诊断非肿瘤。
7. 术后出现感染和感染征象者。
8. 术后出现较明显并发症（如视力损害、眼睑及眼球运动障碍、复视等）。
9. 术后病检结果不能及时报告，根据病检结果需再次手术或转科治疗者。
10. 其他因素导致的需中途退出路径的。

释义

■ 变异是指入选临床路径的患者未能按路径流程完成医疗行为或未达到预期的医疗质量控制目标。

■ 患者入院后，如果身体出现其他问题，不适合全身麻醉或不适合手术等特殊情况，如药物过敏、血糖、血压明显升高、精神障碍等，需要暂停实施手术。必要时转入相应科室进行治疗。

■ 眶内肿瘤一般手术前根据病史、体征及眼眶影像学检查，可以做出初步诊断；但明确的诊断需要手术后对切除病变组织进行病理组织学检查才能够完成。个别情况下，可以发生术后诊断为非肿瘤的情况，如眶内血肿、眶内脓肿等。

■ 眶内肿瘤手术后，可能发生感染。为此，在换药时要仔细观察切口情况，及时发现，及时处理。对于术后发生感染可能性较高的患者，在手术后建议预防性应用广谱抗菌药物。

■ 眼眶肿瘤的手术操作风险高，手术后并发症较多且较为严重，为此，手术前根据患者的病情及影像学检查结果，确定合理科学的手术方案，手术中尽可能在直视下完成肿瘤的切除，手术后防止眶内出血和感染等情况，都有助于手术并发症的降低或避免。对于累及视神经、眼外肌、上睑提肌等组织结构的眶内肿瘤，在肿瘤切除过程中，势必会导致相应结构的受损，手术后势必出现诸如视力损害、眼睑及眼球运动障碍、复视等情况，这在手术前务必告知患者及其家属。对于手术操作导致的眼外肌、上睑提肌等功能障碍，手术后给予营养神经、改善微循环的药物，有助于其功能恢复；若保守治疗无效，必要时需要手术介入。

■ 眼眶肿瘤病种繁多、情况复杂，部分疾病需手术后进行病理组织学检查才能够明确诊断。有时手术后病变标本需要进行免疫组织化学等其他检查，才能给出准确的病理诊断，这势必导致病理结果的滞后；对于一些恶性肿瘤，有时需要再次手术切除，甚至进行眶内容剜除术。根据病理结果，有些患者需要转科进行进一步的局部放射治疗或全身化疗。

五、眼眶肿瘤护理规范

1. 术前护理：

（1）心理护理，适当讲解手术必要性、手术过程及注意事项，增加患者对手术的理解，让患者了解眼眶手术的风险，有明确合理的疗效预期，保持情绪稳定，愿意接受手术治疗。

（2）术前遵医嘱滴抗菌药物滴眼液，清洁结膜囊预防术后感染。

（3）对于眼眶手术患者，术前根据具体情况建议停用可能影响患者凝血功能的药物，以减少术中术后出血的风险。

（4）术前嘱患者排空大小便，取下义齿、手表、首饰等。

2. 术后护理：

（1）全身麻醉苏醒后 6 小时患者可适当下床活动，告知患者避免揉搓患眼，以防绷带脱落及切口内引流条脱出，导致眶内大量出血的发生。

（2）术后要密切观察患者术眼的病情变化，看看敷料是否在位、是否有渗出、渗出量多少；检查患者是否有光感，询问患者是否有眼痛、眼胀、胸闷、心悸等症状，发现异常及时报告医师进行处置。

（3）术眼去除绷带后，常规用抗菌药物眼药+皮质类固醇激素眼药点眼。

六、眼眶肿瘤营养治疗规范

饮食指导：

1. 眼眶肿瘤手术的手术量较大，手术后恢复较慢，应适当增加患者蛋白质和维生素的摄入量，如鸡蛋、豆制品，多吃新鲜水果蔬菜，以促进切口愈合；多吃软食及易消化的食物，忌辛辣刺激性食物，忌用硬食，以防过度用力，使切口裂开。

2. 保持大便通畅，防止便秘，以防过度用力，导致切口裂开，同时也应避免引起眶内出血。

七、眼眶肿瘤健康宣教

1. 出院指导：眼眶肿瘤手术后恢复时间较长，术眼眼睑肿胀淤血消退较慢，尤其是上睑下垂、眼球运动障碍、复视等症状的恢复需要时间，此情况应充分告知患者。
2. 眼眶肿瘤手术后，为防止术眼感染，建议用无菌纱布遮盖术眼，滴抗菌药物滴眼液。
3. 忌烟酒及辛辣的食物，因为辛辣食物可导致血管扩张眼部充血，加重手术后反应。
4. 睡眠要充足，注意保暖，早期应避免打喷嚏、咳嗽，保持大便通畅，以防迟发性眶内出血的发生。
5. 手术后早期尽量避免揉搓术眼，以免切口愈合不良。
6. 根据病情嘱咐患者要定期按时复诊。

八、推荐表单

（一）医师表单

眼眶肿瘤临床路径医师表单

适用对象：第一诊断为眼眶肿瘤（ICD-10：C69.6/C79.4/D09.2/D31.6/D48.7）
行眼眶肿瘤摘除术

患者姓名：	性别：　年龄：　门诊号：	住院号：
住院日期：　年　月　日	出院日期：　年　月　日	标准住院日：10~12天

时间	住院第1天	住院第2~3天	住院第3~4天 （手术日）
主要诊疗工作	□ 询问病史 □ 体格检查 □ 交代病情 □ 完成首次病程记录和住院病历 □ 开立各种检查单	□ 核实各项检查结果正常 □ 上级医师查房与术前评估 □ 向患者及家属交代术前、术中和术后注意事项 □ 术前讨论确定术式 □ 告知手术风险，签署手术知情同意书	□ 术前再次确认患者姓名、性别、年龄和手术眼别 □ 实施手术 □ 完成手术记录 □ 向患者及其家属交代术后注意事项，告知手术风险
重点医嘱	**长期医嘱** □ 眼科二级或三级护理 □ 抗菌药物滴眼液点术眼（4次/日） **临时医嘱** □ 血常规、尿常规 □ 感染性疾病筛查（包括乙型肝炎、丙型肝炎、艾滋病、梅毒） □ 凝血功能检查 □ 心电图、胸透，腹部彩超 □ 血生化（肝肾功能、电解质、血糖、血脂）检查 □ 完善影像学检查	**长期医嘱** □ 眼科二级或三级护理 □ 抗菌药物滴眼液点术眼（4次/日） **临时医嘱** □ 明日在全身麻醉或局部麻醉行眼眶肿瘤摘除术 □ 术前局部备皮 □ 术前备血 □ 血凝酶 □ 术前镇静剂	**长期医嘱** □ 眼科一级或二级护理 □ 口服或静脉抗菌药物 □ 抗菌药物滴眼液+类固醇激素眼药 **临时医嘱** □ 根据病情需要制订 □ 可在术前30分钟适当给予抗菌药物
病情变异记录	□ 无　□ 有，原因： 1. 2.	□ 无　□ 有，原因： 1. 2.	□ 无　□ 有，原因： 1. 2.
医师签名			

时间	住院第 4~5 天 （术后第 1 日）	住院第 5~9 天 （术后第 2~6 日）	住院第 10~12 天 （出院日）
主要诊疗工作	□ 检查患者术眼 □ 上级医师查房，确定有无手术并发症 □ 更换敷料 □ 完成病程记录 □ 向患者及家属交代术后恢复情况	□ 检查患者术眼 □ 上级医师查房，确定有无手术并发症 □ 更换敷料 □ 完成病程记录 □ 评估患者是否可以出院	□ 上级医师查房，确定是否可以出院，若患者可以出院，则需完成出院记录 □ 通知出院处 □ 通知患者及其家属出院 □ 向患者交代出院后注意事项 □ 预约复诊日期 □ 出具诊断证明书 □ 可拆缝线
重点医嘱	**长期医嘱** □ 眼科一级或二级护理 □ 抗菌药物+皮质类固醇激素+促进上皮恢复眼药 □ 抗菌药物和皮质类固醇激素全身应用 □ 促神经肌肉恢复药物应用 **临时医嘱** □ 根据病情需要制订	**长期医嘱** □ 眼科二级或三级护理 □ 抗菌药物+皮质类固醇激素+促进上皮恢复眼药 □ 抗菌药物应用不超过 72 小时，如有感染或植入性材料例外 □ 促神经肌肉恢复药物应用 **临时医嘱** □ 根据病情需要制订	**出院医嘱** □ 今日出院 □ 抗菌药物+皮质类固醇激素眼药 □ 口服促神经肌肉恢复药物 □ 眼球运动训练 □ 1 周复诊
病情变异记录	□ 无 □ 有，原因： 1. 2.	□ 无 □ 有，原因： 1. 2.	□ 无 □ 有，原因： 1. 2.
医师签名			

（二）护士表单

眼眶肿瘤临床路径护士表单

适用对象：第一诊断为眼眶肿瘤（ICD-10：C69.6/C79.4/D09.2/D31.6/D48.7）
　　　　　行眼眶肿瘤摘除术

患者姓名：	性别：　　年龄：　　门诊号：	住院号：
住院日期：　　年　月　日	出院日期：　　年　月　日	标准住院日 10~12 天

时间	住院第 1 天	住院第 2~3 天	住院第 3~4 天 （手术日）
健康宣教	□ 入院宣教 介绍主管医师、护士 介绍环境、设施 介绍住院注意事项	□ 术前宣教 宣教疾病知识、术前准备及手术过程 告知准备物品、沐浴 告知术后饮食、活动及探视注意事项 告知术后可能出现的情况及应对方式 主管护士与患者沟通，了解并指导心理应对 告知家属等候区位置	□ 术后当日宣教 告知术后注意事项 告知饮食、体位要求 告知术后可能出现情况的应对方式 □ 给予患者及家属心理支持 □ 再次明确探视陪护须知
护理处置	□ 核对患者姓名，佩戴腕带 □ 建立入院护理病历 □ 卫生处置：剪指（趾）甲、沐浴，更换病号服 □ 年龄<12 岁或>80 岁、双眼视力低于 0.05 需陪护 1 人	□ 协助医师完成术前检查，协助完成相关专科检查 □ 卫生处置：洗头、沐浴 □ 剪眉毛、睫毛、冲洗结膜囊	□ 送手术 摘除患者各种活动物品 核对患者资料及术中带药 填写手术交接单，签字确认 □ 接手术 核对患者及资料，签字确认
基础护理	□ 三级护理 □ 晨晚间护理 □ 患者安全管理	□ 三级护理 □ 晨晚间护理 □ 患者安全管理	□ 二级护理 □ 晨晚间护理 □ 患者安全管理
专科护理	□ 护理查体 □ 需要时，填写跌倒及压疮防范表 □ 需要时，请家属陪护 □ 遵嘱抗菌药物滴眼液点术眼（4 次/日） □ 心理护理	□ 遵嘱抗菌药物滴眼液点术眼（4 次/日） □ 心理护理	□ 病情观察，观察术眼情况变化 □ 测量患者 TPR 变化 □ 术前遵医嘱给药 □ 心理护理
重点医嘱	□ 详见医嘱执行单	□ 详见医嘱执行单	□ 详见医嘱执行单
护士签名			

时间	住院第 4~5 天 （术后第 1 日）	住院第 5~9 天 （术后第 2~6 日）	住院第 10~12 天 （出院日）
健康宣教	□ 术后宣教 眼药作用及频率 饮食、活动指导 复查患者对术前宣教内容的掌握程度	□ 术后宣教 眼药作用及频率 饮食、活动指导	□ 出院宣教 复查时间 眼药使用方法与频率 活动休息 指导饮食 指导办理出院手续
护理处置	□ 协助完成眼部相关检查	□ 协助完成眼部相关检查	□ 办理出院手续
基础护理	□ 一级护理 □ 晨晚间护理 □ 患者安全管理	□ 二级护理 □ 晨晚间护理 □ 患者安全管理	□ 二级护理 □ 晨晚间护理 □ 患者安全管理
专科护理	□ 病情观察，询问患者有无恶心、呕吐等情况；观察术眼情况变化，注意绷带有无脱落、渗出物，眼部有无胀痛、眼部光感等情况 □ 遵医嘱眼药治疗 □ 心理护理	□ 病情观察，观察术眼情况变化，注意绷带有无脱落、渗出物，眼部有无胀痛、眼部光感等情况 □ 遵医嘱眼药治疗 □ 心理护理	□ 病情观察，观察术眼情况变化 □ 遵医嘱眼药治疗 □ 心理护理
重点医嘱	□ 详见医嘱执行单	□ 详见医嘱执行单	□ 详见医嘱执行单
病情变异记录	□ 无 □ 有，原因： 1. 2.	□ 无 □ 有，原因： 1. 2.	□ 无 □ 有，原因： 1. 2.
护士签名			

（三）患者（家属）表单

眼眶肿瘤临床路径患者（家属）表单

适用对象：第一诊断为眼眶肿瘤（ICD-10：C69.6/C79.4/D09.2/D31.6/D48.7）
　　　　　行眼眶肿瘤摘除术

患者姓名：	性别：　　年龄：　　门诊号：	住院号：
住院日期：　　年　月　日	出院日期：　　年　月　日	标准住院日：10~12 天

时间	入院	手术前	手术当天
医患配合	□ 配合询问病史、收集资料，请务必详细告知既往史、用药史、过敏史 □ 如服用抗凝剂，请明确告知 □ 配合进行体格检查 □ 有任何不适请告知医师	□ 配合完善术前相关检查，如采血、留尿、心电图、X 线胸片、眼部特殊检查（CT、MRI、B 超等） □ 麻醉师与患者进行术前访视	□ 配合评估手术效果 □ 有任何不适请告知医师
护患配合	□ 配合测量体温、脉搏、呼吸、血压、体重 1 次 □ 配合完成入院护理评估（简单询问病史、过敏史、用药史） □ 接受入院宣教（环境介绍、病室规定、订餐制度、贵重物品保管等） □ 有任何不适请告知护士	□ 配合测量体温、脉搏、呼吸、询问大便情况 1 次 □ 接受术前宣教 □ 自行沐浴，加强头部清洁，剪指（趾）甲，男患者剃须 □ 准备好必要用物，吸水管 □ 取下义齿、饰品等，贵重物品交家属保管	□ 清晨测量体温、脉搏、呼吸 □ 送手术室前，协助完成核对，带齐影像资料和术中带药 □ 返回病房后，协助完成核对，配合过病床，配合血压测量 □ 遵医嘱采取正确体位 □ 配合缓解疼痛 □ 有任何不适请告知护士
饮食	□ 普通饮食	□ 普通饮食	□ 普通饮食
排泄	□ 正常排尿便	□ 正常排尿便	□ 正常排尿便
活动	□ 正常活动	□ 正常活动	□ 全身麻醉清醒后，平卧休息约 6 小时后正常活动

时间	手术后	出　院
医患配合	□ 配合检查眼部情况：眼睑、皮肤及结膜切口、眶压、眼压、眼球运动、眼睑抬举等情况 □ 配合眼部切口换药	□ 接受出院前指导 □ 知道复查程序 □ 获取出院诊断书 □ 预约复诊日期
护患配合	□ 配合定时测量体温、脉搏、呼吸、每日询问排便情况 □ 注意活动安全，避免坠床或跌倒 □ 配合执行探视及陪护	□ 接受出院宣教 □ 办理出院手续 □ 获取出院带药 □ 知道眼药使用频率、方法和眼药保存注意事项 □ 知道复印病历方法
饮食	□ 普通饮食	□ 普通饮食
排泄	□ 正常排尿便 □ 避免便秘	□ 正常排尿便 □ 避免便秘
活动	□ 正常活动，避免疲劳	□ 正常活动，避免疲劳

附：原表单（2016年版）

眼眶肿瘤临床路径表单

适用对象：第一诊断为眼眶肿瘤
　　　　　行眼眶肿瘤摘除术

患者姓名：	**性别：　　年龄：　　门诊号：**	**住院号：**
住院日期：　　年　月　日	**出院日期：**　　年　月　日	**标准住院日 10~12 天**

时间	住院第1天	住院第2~3天	住院第3~4天（手术日）
主要诊疗工作	□ 询问病史 □ 体格检查 □ 交代病情 □ 完成首次病程记录和住院病历 □ 开立各种检查单	□ 核实各项检查结果正常 □ 上级医师查房与术前评估 □ 向患者及家属交代术前、术中和术后注意事项 □ 术前讨论确定术式 □ 签署手术知情同意书	□ 术前再次确认患者姓名、性别、年龄和手术眼别 □ 实施手术 □ 完成手术记录 □ 向患者及其家属交代术后注意事项
重点医嘱	**长期医嘱** □ 眼科二级或三级护理 □ 抗菌药物滴眼液点术眼（4次/日） **临时医嘱** □ 血常规、尿常规 □ 感染性疾病筛查（包括乙型肝炎、丙型肝炎、艾滋病、梅毒） □ 凝血功能检查 □ 心电图、胸透，腹部彩超 □ 血生化（肝肾功能、电解质、血糖、血脂）检查 □ 完善影像学检查	**长期医嘱** □ 眼科二级或三级护理 □ 抗菌药物滴眼液点术眼（4次/日） **临时医嘱** □ 明日在局部麻醉或全身麻醉行眼眶肿瘤摘除术 □ 术前局部备皮 □ 术前备血 □ 备血凝酶 □ 术前镇静剂	**长期医嘱** □ 眼科一级或二级护理 □ 口服或静脉抗菌药物 □ 抗菌药物+类固醇激素眼药 **临时医嘱** □ 根据病情需要制订 □ 可在术前30分钟适当给予抗菌药物
主要护理工作	□ 入院护理评估 □ 健康教育 □ 执行医嘱	□ 手术前物品准备 □ 手术前心理护理 □ 手术前患者准备 □ 执行医嘱	□ 随时观察患者情况 □ 术前冲洗结膜囊 □ 术后心理与基础护理 □ 执行医嘱 □ 术后健康教育
病情变异记录	□ 无　□ 有，原因： 1. 2.	□ 无　□ 有，原因： 1. 2.	□ 无　□ 有，原因： 1. 2.
护士签名	白班　｜　小夜班　｜　大夜班	白班　｜　小夜班　｜　大夜班	白班　｜　小夜班　｜　大夜班
医师签名			

<table>
<tr><td>时间</td><td colspan="3">住院第 4~5 天
（术后第 1 日）</td><td colspan="3">住院第 5~9 天
（术后第 2~6 日）</td><td colspan="3">住院第 10~12 天
（出院日）</td></tr>
<tr><td>主要诊疗工作</td><td colspan="3">□ 检查患者术眼
□ 上级医师查房，确定有无手术并发症
□ 更换敷料
□ 完成病程记录
□ 向患者及家属交代术后恢复情况</td><td colspan="3">□ 检查患者术眼
□ 上级医师查房，确定有无手术并发症
□ 更换敷料
□ 完成病程记录
□ 评估患者是否可以出院</td><td colspan="3">□ 上级医师查房，确定是否可以出院，若患者可以出院，则需完成出院记录
□ 通知出院处
□ 通知患者及其家属出院
□ 向患者交代出院后注意事项
□ 预约复诊日期
□ 出具诊断证明书
□ 可拆缝线</td></tr>
<tr><td>重点医嘱</td><td colspan="3">长期医嘱
□ 眼科一级或二级护理
□ 抗菌药物+类固醇激素+促进上皮恢复滴眼液
□ 抗菌药物和糖皮质激素全身应用
□ 促神经肌肉恢复药物应用
临时医嘱
□ 根据病情需要制订</td><td colspan="3">长期医嘱
□ 眼科二级或三级护理
□ 抗菌药物+类固醇激素+促进上皮恢复滴眼液
□ 抗菌药物应用不超过 72 小时，如有感染或植入性材料例外
□ 促神经肌肉恢复药物应用
临时医嘱
□ 根据病情需要制订</td><td colspan="3">出院医嘱
□ 今日出院
□ 抗菌药物+类固醇激素眼药
□ 口服促神经肌肉恢复药物
□ 眼球运动训练
□ 1 周复诊</td></tr>
<tr><td>主要护理工作</td><td colspan="3">□ 随时观察患者病情
□ 执行医嘱</td><td colspan="3">□ 随时观察患者病情
□ 执行医嘱</td><td colspan="3">□ 出院宣教
□ 如果患者可以出院，协助患者办理出院手续、交费等事项</td></tr>
<tr><td>病情变异记录</td><td colspan="3">□ 无 □ 有，原因：
1.
2.</td><td colspan="3">□ 无 □ 有，原因：
1.
2.</td><td colspan="3">□ 无 □ 有，原因：
1.
2.</td></tr>
<tr><td rowspan="2">护士签名</td><td>白班</td><td>小夜班</td><td>大夜班</td><td>白班</td><td>小夜班</td><td>大夜班</td><td>白班</td><td>小夜班</td><td>大夜班</td></tr>
<tr><td></td><td></td><td></td><td></td><td></td><td></td><td></td><td></td><td></td></tr>
<tr><td>医师签名</td><td colspan="3"></td><td colspan="3"></td><td colspan="3"></td></tr>
</table>

第二篇

眼　科
临床路径释义药物信息表

Therapeutic Drugs

第一章

局部麻醉药

■ 药品名称	利多卡因　Lidocaine
适应证	1. 盐酸利多卡因：主要用于浸润麻醉、硬膜外麻醉、表面麻醉（包括在胸腔镜检查或腹腔手术时做黏膜麻醉用）及神经传导阻断。本品可用于急性心肌梗死后室性早搏和室性心动过速，亦可用于洋地黄类中毒、心脏外科手术及心导管引起的室性心律失常。对室上性心律失常通常无效 2. 碳酸利多卡因：低位硬膜外麻醉及臂丛神经阻断麻醉
制剂与规格	1. 盐酸利多卡因注射液[保(甲)]：①5ml：50mg；②5ml：100mg[基]；③10ml：200mg[基]；④20ml：400mg[基] 2. 碳酸利多卡因注射液[基,保(甲)]：①5ml：86.5mg；②10ml：173mg（均按利多卡因计算）
用法与用量	1. 成人常用量：①表面麻醉：2%～4%溶液一次不超过100mg。注射给药时一次量不超过4.5mg/kg（不用肾上腺素）或每7mg/kg（用1：200 000浓度的肾上腺素）；②骶管阻断用于分娩镇痛：用1.0%溶液，以200mg为限；③硬脊膜外阻断：胸腰段用1.5%～2.0%溶液，250～300mg；④浸润麻醉或静脉注射区域阻断：用0.25%～0.50%溶液，50～300mg；⑤外周神经阻断：臂丛（单侧）用1.5%溶液，250～300mg；牙科用2%溶液，20～100mg；肋间神经（每支）用1%溶液，30mg，300mg为限；宫颈旁浸润用0.5%～1.0%溶液，左右侧各100mg；椎旁脊神经阻断（每支）用1.0%溶液，30～50mg，300mg为限；阴部神经用0.5%～1.0%溶液，左右侧各100mg；⑥交感神经节阻断：颈星状神经用1.0%溶液，50mg；脊椎麻醉用1.0%溶液，50～100mg；⑦一次限量，不加肾上腺素为200mg（4mg/kg），加肾上腺素为300～350mg（6mg/kg）；静脉注射区域阻断，极量4mg/kg；治疗用静脉注射，第一次初量1～2mg/kg，极量4mg/kg，成人静脉滴注每分钟以1mg为限；反复多次给药，间隔时间不得短于45分钟 2. 小儿常用量：一次给药总量不得超过4.0～4.5mg/kg，常用0.25%～0.50%溶液，特殊情况才用1.0%溶液
注意事项	用药期间应注意监测血压、心电图，并备有抢救设备；心电图P-R间期延长或QRS波增宽，出现其他心律失常或原有心律失常加重者应立即停药
禁忌	阿-斯综合征（急性心源性脑缺血综合征），预激综合征，严重心脏传导阻断（包括窦房、房室及心室内传导阻断）
不良反应	头晕、眩晕、恶心、呕吐、倦怠、言语不清、感觉异常、肌肉震颤、惊厥、神志不清、呼吸抑制；低血压、窦性心动过缓、心脏停搏、房室传导阻断、心肌收缩力减弱、心排血量下降，红斑皮疹、血管神经性水肿
特殊人群用药	肝功能、肾功能不全患者：慎用 儿童：新生儿用药可引起中毒，早产儿慎用 老年人：用药应根据需要及耐受程度调整剂量 妊娠与哺乳期妇女：妊娠期妇女慎用
药典	Eur. P.、Chin. P.、USP、Viet. P.

续 表

国家处方集	CNF
其他推荐依据	
■ 药品名称	布比卡因 Bupivacaine
适应证	用于局部浸润麻醉、外周神经阻断和椎管内阻断
制剂与规格	盐酸布比卡因注射液[保(甲)]：①5ml：12.5mg；②5ml：25mg[基]；③5ml：37.5mg[基]
用法与用量	1. 臂丛神经阻断：0.25%溶液 20~30ml 或 0.375%溶液 20ml（50~75mg） 2. 骶管阻断：0.25%溶液 15~30ml（37.5~75.0mg）或 0.5%溶液 15~20ml（75~100mg） 3. 硬脊膜外间隙阻断：0.25%~0.375%可以镇痛，0.5%可用于一般的腹部手术等 4. 局部浸润：总量一般以 175~200mg（0.25%溶液 70~80ml）为限，24 小时内分次给药，一日极量 400mg 5. 交感神经节阻断：总用量 50~125mg（0.25%溶液 20~50ml） 6. 蛛网膜下腔阻断：常用量 5~15mg，并加 10%葡萄糖成高密度液或用脑脊液稀释成近似等密度液
注意事项	1. 本品毒性较利多卡因大 4 倍，心脏毒性尤应注意，其引起循环衰竭和惊厥比值较小（CC/CNS=3.7±0.5），心脏毒性症状出现较早，往往循环衰竭与惊厥同时发生，一旦心脏停搏，复苏甚为困难 2. 局部浸润麻醉儿童用 0.1%浓度 3. 与碱性药物配伍会产生沉淀失去作用
禁忌	对本品过敏者、肝肾功能不全者禁用
不良反应	1. 少数患者可出现头痛、恶心、呕吐、尿潴留及心率减慢等。如果出现严重不良反应，可静脉注射麻黄碱或阿托品 2. 过量或误入血管可产生严重的毒性反应，一旦发生心肌毒性几乎无复苏希望
特殊人群用药	肝功能、肾功能不全患者：禁用 儿童：12 岁以下小儿慎用
药典	Eur. P.、Chin. P.、USP
国家处方集	CNF
其他推荐依据	
■ 药品名称	左布比卡因 Levobupivacaine
适应证	主要用于外科硬膜外阻断麻醉
制剂与规格	盐酸左布比卡因注射液[保(乙)]：①5ml：37.5mg；②10ml：50mg
用法与用量	成人：①神经阻断或浸润麻醉：一次最大剂量 150mg；②外科硬膜外麻醉：0.5%~0.75%，10~20ml（50~150mg）部分至完全运动阻断
注意事项	1. 本品严重影响用药者驾驶或者操纵机器的能力，因此，在所有麻醉效应和即刻手术效应消退之前，患者不应驾驶或者操纵机器 2. 本品用碱性溶液稀释，则会产生沉淀 3. 本品禁用于产科的子宫颈旁阻断，因可能发生胎儿心动过缓

续 表

	4. 心血管功能受损的患者，如严重心律失常者慎用 5. 本品不宜静脉内注射。静脉注射给药前及给药期间，应反复抽吸，药物应缓慢注入，并且注射量以 7.5~30.0mg/min 的速度递增，同时密切注意患者的生命体征 6. 最大给药剂量须评估患者的体格与身体状况，并结合药物的浓度以及给药面积和给药途径而定。阻断（局部麻醉）的起效和作用时间确实存在个体差异。浓度不应超过 5.0 mg/ml
禁忌	1. 肝肾功能严重不全、低蛋白血症、对本品过敏患者或对酰胺类局部麻醉药过敏者禁用 2. 若本品与盐酸肾上腺素混合使用时，禁用于毒性甲状腺肿、严重心脏病或服用三环抗抑郁药等患者
不良反应	低血压、恶心、术后疼痛、发热、呕吐、贫血、瘙痒、疼痛、头痛、便秘、眩晕、胎儿窘迫等，偶见哮喘、水肿、少动症，不随意肌收缩，痉挛、震颤、晕厥、心律失常、期前收缩、心房颤动、心脏停搏、肠梗阻、胆红素升高、意识模糊、窒息、支气管痉挛、呼吸困难、肺水肿、呼吸功能不全、多汗、皮肤变色等
特殊人群用药	肝功能、肾功能不全患者：肝病患者慎用 儿童：本品不用于 12 岁以下儿童 老年人：衰弱、年老或者急性起病的患者应慎用 妊娠与哺乳期妇女：妊娠期妇女用本品应权衡利弊
药典	
国家处方集	CNF
其他推荐依据	
■ 药品名称	普鲁卡因 Procaine
适应证	用于浸润麻醉、阻断麻醉、蛛网膜下腔麻醉、硬膜外麻醉和封闭疗法等
制剂与规格	盐酸普鲁卡因注射液[保(甲)]：①2ml：40mg；②10ml：100mg；③20ml：50mg；④20ml：100mg
用法与用量	1. 浸润麻醉和封闭疗法：注射范围较大的一般用 0.25%~0.50%溶液，注射范围较小的用 1%溶液，若需加肾上腺素，每毫升药液中一般加入肾上腺素 0.002~0.004mg，或加入 1：（20~30）万 U 肾上腺素，总量不得超过 0.5mg，普鲁卡因的每次用量不加肾上腺素的不得超过 0.5g，加肾上腺素的不得超过 1.0g 2. 阻断麻醉：1%~2%溶液。不加肾上腺素的每次用量不得超过 0.5g，加肾上腺素的不得超过 1.0g（指、趾的阻断麻醉不得加肾上腺素） 3. 脊椎麻醉：5%溶液，一般每次注射 2~3ml（150mg） 4. 硬膜外麻醉：2%溶液，一般每次注射 20~25ml，每小时不得超过 0.75g
注意事项	1. 给药前须做皮内敏感试验 2. 除有特殊原因外，一般不必加肾上腺素，如确要加入，应在临用时即加，且高血压患者应谨慎 3. 用药前后及用药时监测：呼吸和循环系统功能状态，中枢神经活动的兴奋或抑制状态，出现严重毒性反应后，应监测体温，以防发生中枢性高热 4. 本品可加强肌松药的作用 5. 本品可削弱磺胺类药物的药效，不宜同时应用磺胺类药物 6. 本品可增强洋地黄类药物的作用，合用可导致其毒性反应 7. 一次最大剂量不要超过 1.0g

续 表

	8. 注射器不可用碱性物质洗涤消毒，注射部位避免接触碘，否则会引起普鲁卡因沉淀
禁忌	心、肾功能不全，重症肌无力、败血症、恶性高热患者及对本品过敏者
不良反应	1. 神经毒性分为兴奋型和抑制型：①兴奋型表现为精神紧张、好语多动、心率增快，较严重时有呼吸急促、烦躁不安、血压升高、发绀甚至肌肉震颤直到惊厥，最终导致呼吸停止，心脏停搏；②抑制型表现为淡漠、嗜睡、意识消失，较严重时呼吸浅慢、间歇呼吸、脉搏徐缓、血压下降、最终导致心脏停搏 2. 本品可有高敏反应和过敏反应，个别患者可出现高铁血红蛋白血症，剂量过大、吸收速度过快或误入血管可致中毒反应
特殊人群用药	肝功能、肾功能不全患者：肾功能不全者禁用 儿童：儿童的毒性反应比成人严重，慎用 老年人：老年体弱者慎用 妊娠与哺乳期妇女：用药本品应权衡利弊
药典	Eur. P. 、USP、Chin. P. 、Jpn. P. 、Viet. P.
国家处方集	CNF
其他推荐依据	
■ 药品名称	罗哌卡因 Ropivacaine
适应证	①外科手术麻醉：硬膜外麻醉（包括剖宫产术）和区域阻断；②急性疼痛控制：持续硬膜外输注或间歇性单次用药，如术后或分娩镇痛
制剂与规格	盐酸罗哌卡因注射液[保(乙)]：①10ml：20mg；②10ml：75mg[基]；③10ml：100mg[基]；④20ml：40mg；⑤20ml：150mg；⑥20ml：200mg
用法与用量	剂量应由有麻醉经验的临床医师根据患者的身体状况而定。总体讲，外科麻醉（如硬膜外用药）需要较高的浓度和剂量。对于镇痛用药（如硬膜外用药控制急性疼痛），我们建议使用较低的浓度和剂量。罗哌卡因注射液的推荐剂量见附表 1。起效时间和持续时间会有个体差异。以上数据反映了所需平均剂量的预计范围：①在注射前及注射期间，应仔细回吸以防止静脉内注射。当需要大剂量注射时，如硬膜外麻醉，建议使用 3~5ml 试验剂量的含有肾上腺素的利多卡因（2%利多卡因）。如因疏忽而致静脉内注射可引起短暂的心率加快，或因疏忽而致蛛网膜下腔注射可出现脊髓麻醉。在注入标准剂量前及注入中需反复回吸并注意缓慢注射或逐渐增量注射（每分钟 25~50mg），同时密切观察患者的生命指征并保持与患者交谈。当需延长麻醉时，无论持续注入或重复单次注射都应考虑达到中毒的血浆浓度或诱发局部神经损伤的危险。假如出现中毒症状，应立即停止注射。②对术后疼痛的治疗，建议采用以下技术：如果术前已经放置硬膜外导管，可经此管给予罗哌卡因注射液 7. 5mg/ml 施行硬膜外麻醉。术后用 2mg/ml 罗哌卡因维持镇痛。对大多数中等至重度的术后疼痛，临床研究表明每小时 6~10ml（12~20mg）的输液速度，能提供有效镇痛，只伴有轻微而非进行性的运动神经阻断。采用这一技术后，对阿片类药物的需求明显下降。临床研究还表明，对于需用较高剂量的患者，每小时 12~14ml（24~28mg）的输液速度也能较好地耐受。7. 5mg/ml 以上的浓度未曾有用于剖宫产术的记录。临床经验表明罗哌卡因注射液硬膜外输入长达 24 小时是可行的
注意事项	硬膜外麻醉会产生低血压和心动过缓，如预先输液扩容或使用血管性增压药物，可减少这一不良反应的发生，低血压一旦发生可以用 5~10mg 麻黄碱静脉注射治疗，必要时可重复用药

续 表

禁忌	对本品或同类药物过敏者禁用
不良反应	最常见的不良反应为低血压和恶心。除此之外，临床报道常见的不良反应（＞1%）是心动过缓、呕吐、感觉异常、体温升高、头痛、尿潴留、头晕、高血压、寒战、心动过速、焦虑、感觉减退。总的来说，本品严重不良反应几乎是少见的。只有在过大剂量或意外将药物注入血管内而使药物血浆浓度骤然上升或者是药物过量的情况下，本品才会造成急性毒性反应
特殊人群用药	肝功能、肾功能不全患者：由于罗哌卡因在肝脏代谢，所以严重肝病患者应慎用，由于药物排泄延迟，重复用药时需减少剂量；通常情况下肾功能不全患者如用单一剂量或短期治疗不需调整用药剂量。慢性肾功能不全患者伴有酸中毒及低蛋白血症，发生全身性中毒的可能性增大，故慎用 儿童：不应用于12岁以下的儿童 老年人：对于年老或伴有其他严重疾患而需施用区域麻醉的患者，应特别注意，为降低严重不良反应的潜在危险，在施行麻醉前，应尽力改善患者的状况，药物剂量也应随之调整 妊娠与哺乳期妇女：妊娠期妇女慎用
药典	USP
国家处方集	CNF
其他推荐依据	
■ 药品名称	丁卡因 Tetracaine
适应证	用于硬膜外阻断、蛛网膜下腔阻断、神经传导阻断、黏膜表面麻醉
制剂与规格	1. 注射用盐酸丁卡因[保(甲)]：①10mg；②15mg；③20mg；④50mg 2. 盐酸丁卡因注射液[保(甲)]：①3ml：30mg；②5ml：50mg；③10ml：30mg
用法与用量	本品粉针剂以氯化钠注射液或灭菌注射用水溶解使用：①硬膜外阻断：常用浓度为0.15%～0.3%溶液，与盐酸利多卡因合用，最高浓度为0.3%，一次常用量为40～50mg，极量为80mg；②蛛网膜下腔阻断：常用其混合液（1%盐酸丁卡因1ml与10%葡萄糖注射液1ml、3%盐酸麻黄碱1ml混合使用），一次常用量为10mg，15mg为限量，20mg为极量；③神经传导阻断：常用浓度0.1%～0.2%，一次常用量为40～50mg，极量为100mg；④黏膜表面麻醉：常用浓度1%等渗溶液，眼科用1%等渗溶液，耳鼻喉科1%～2%溶液，一次限量40mg
注意事项	1. 脊椎麻醉：急性疾病期间、产科患者、腹压高的患者、脑脊髓疾病、心源性或低血容量休克、凝血功能异常、癫痫、心肺功能不全、重症肌无力者慎用 2. 大剂量可致心脏传导系统和中枢神经系统出现抑制 3. 本品可与肾上腺素合用，一般浓度为1：20万U，即20ml药液中加0.1%肾上腺素0.1ml，其作用使血管收缩、血流量减少、药物吸收减慢、作用持续时间延长等，但这种合用不适用于心脏病、高血压、甲状腺功能亢进、外周血管病等患者 4. 药液不得注入血管内，注射时需反复抽吸，不可有回血 5. 注射部位不能遇碘，以防引起本品沉淀 6. 皮肤或黏膜表面损伤、感染严重的部位需慎用 7. 椎管内麻醉时尤其需呼吸与循环系统的功能状态，包括心血管情况、中枢神经活动、兴奋或抑制、胎儿心率 8. 本品的毒性与给药途径、给药速度、药液浓度、注射部位、是否加入肾上腺素等有关，必须严格操作和管理，控制单位时间内的用量

续 表

	9. 给予最大用量后患者应休息3小时以上方准行动 10. 注射器械不可用碱性物质如肥皂、煤酚皂溶液等洗涤消毒 11. 禁用于浸润局部麻醉、静脉注射和静脉滴注 12. 禁止滴入中耳。局部应用避免长时间用于眼睛和皮肤。麻醉效果消失前，不要揉眼睛 13. 阻断磺胺类药物和对氨基水杨酸的作用。与抗胆碱酯酶药合用，本药作用增强。增强琥珀酰胆碱的神经肌肉阻断作用
禁忌	禁用于：对对氨基苯甲酸及其衍生物、酯化局部麻醉药过敏者，血浆胆碱酯酶低者，完全性心脏传导阻断者，气管镜检查或细胞活检时，炎症、创伤或血管丰富的皮肤或黏膜表面
不良反应	1. 毒性反应：本品药效强度为普鲁卡因的10倍，毒性比普鲁卡因高10倍，毒性反应发生率也比普鲁卡因高，常由于剂量大、吸收快或操作不当引起，如误注入血管使血药浓度过高等。过量中毒症状表现为：头晕、目眩，继之寒战、震颤、恐慌，最后可致惊厥和昏迷，并出现呼吸衰竭和血压下降，需及时抢救 2. 变态反应：对过敏患者可引起猝死，即使表面麻醉时也需注意 3. 可产生皮疹或荨麻疹，颜、口和/或舌咽区水肿等
特殊人群用药	肝功能、肾功能不全患者：肝功能不全，血浆胆碱酯酶活动减弱时应减量 儿童：5岁以内儿童慎用 老年人：年老体弱、营养不良、饥饿状态易出现毒性反应，应减量 妊娠与哺乳期妇女：用药尚不明确
药典	Eur. P.、Chin. P.、USP、Jpn. P.、Viet. P.
国家处方集	CNF
其他推荐依据	

附表1：注射用罗哌卡因的推荐剂量

麻醉方式	浓度（mg/ml）	容量（ml）	总剂量（mg）	起效时间（min）	持续时间（h）
手术麻醉					
腰椎硬膜外给药					
外科手术	7.5	15~25	113~188	10~20	3~5
	10.0	15~20	150~200	10~20	4~6
剖宫产术					
胸椎硬膜外给药	7.5	15~20	113~150	10~20	3~5
术后镇痛	7.5	5~15	38~113	10~20	n/a
区域阻断（如末梢神经阻断和浸润麻醉）	7.5	1~30	7.5~22.5	1~15	2~6
急性疼痛控制					
腰椎硬膜外给药					

续　表

麻醉方式	浓度（mg/ml）	容量（ml）	总剂量（mg）	起效时间（min）	持续时间（h）
单次给药量	2.0	10～20	20～40	10～15	0.5～1.5
追加剂量（如分娩镇痛）	2.0	10～15	20～30（最小间隔 30min）		
持续滴注（如分娩镇痛和术后镇痛）	2.0	每小时 6～14ml	每小时 12～28mg	n/a	n/a
胸椎硬膜外镇痛					
持续滴注（如术后镇痛）	2.0	每小时 4～8ml	每小时 8～16mg	n/a	n/a
区域阻断（如末梢神经阻断和浸润麻醉）	2.0	1～100	2～200	1～5	2～6

第二章

眼用局部麻醉药

■ 药品名称	丁卡因滴眼液 Tetracaine Eye Drops
适应证	用于眼科表面麻醉，如测量眼压、眼部手术、角膜异物剔除等麻醉
制剂与规格	盐酸丁卡因滴眼液：①5ml：25mg；②5ml：50mg
用法与用量	滴眼：一次 1 滴
注意事项	参见“局部麻醉药：丁卡因”
禁忌	参见“局部麻醉药：丁卡因”
不良反应	1. 滴眼后有短暂烧灼感 2. 对角膜上皮有轻度损伤，影响创伤角膜上皮再生 3. 有发生过敏的可能 4. 大剂量使用可致心脏传导系统和中枢神经系统抑制
特殊人群用药	尚不明确
药典	Eur. P. 、USP
国家处方集	CNF
其他推荐依据	

■ 药品名称	奥布卡因 Oxybuprocaine
适应证	用于眼科表面麻醉
制剂与规格	盐酸奥布卡因滴眼液[保(乙)]：①1ml：4mg；②5ml：20mg；③20ml：80mg
用法与用量	滴眼：一次 1 滴。可以根据、体质适当增减
注意事项	本品对瞳孔无影响，但反复多次使用可导致角膜炎和角膜严重损害
禁忌	对本品的成分或对酯类（除可卡因外）局部麻醉药有过敏史者禁用
不良反应	1. 可有休克、过敏样症状 2. 频繁使用有可能引起角膜损伤
特殊人群用药	儿童：尚不明确 老年人：一般来说，高龄者的生理功能低下，应予以注意 妊娠与哺乳期妇女：对于孕妇或可能怀孕的妇女，只有在判断其治疗的益处高于可能发生的危险时才可使用（有关妊娠妇女用药的安全性尚不明确）
药典	Eur. P. 、USP
国家处方集	CNF

续　表

其他推荐依据	
■ 药品名称	**丙美卡因滴眼液　Proparacaine Eye Drops**
适应证	用于各种眼科手术及眼科检查的表面麻醉
制剂与规格	盐酸丙美卡因滴眼液：15ml：75mg
用法与用量	滴眼：①短时间麻醉，操作前一般为1~2滴，必要时可追加1滴；②取异物或缝线拆除等小手术，一次1~2滴，间隔5~10分钟，使用1~3次；③白内障摘除等长时间手术，一次1~2滴，间隔5~10分钟，使用3~5次
注意事项	1. 甲状腺功能亢进或心脏病患者慎用 2. 不宜长期使用，以免引起角膜损伤、视力减退或伤口愈合延迟 3. 使用本品时防止异物进入眼内，并禁止揉搓眼睛
禁忌	对本品过敏者禁用
不良反应	长期频繁使用可能引起角膜损伤、视力减退或伤口愈合延迟
特殊人群用药	儿童：尚不明确 老年人：尚不明确，建议参考其他项下内容或遵医嘱 妊娠与哺乳期妇女：尚不明确
药典	Eur. P. 、USP
国家处方集	CNF
其他推荐依据	

第三章

抗菌药物滴眼液

■ 药品名称	磺胺醋酰钠 Sodium Sulfacetamide
适应证	用于结膜炎、睑缘炎；也可用于沙眼衣原体感染的辅助治疗
制剂与规格	磺胺醋酰钠滴眼液[保(乙)]：15%
用法与用量	滴眼：一次 1~2 滴，一日 3~5 次
注意事项	1. 滴眼时瓶口勿接触眼睛 2. 使用后应将瓶盖拧紧，以免污染药品 3. 用药部位如有烧灼感、瘙痒、红肿等情况应停药，并将局部药物洗净，必要时向医师咨询
禁忌	对本品及磺胺类药过敏者禁用
不良反应	偶见眼睛刺激或过敏反应
特殊人群用药	尚不明确
药典	Eur. P. 、USP
国家处方集	CNF
其他推荐依据	
■ 药品名称	氧氟沙星 Ofloxacine
适应证	用于治疗细菌性结膜炎、角膜炎、角膜损伤、泪囊炎、术后感染等外眼感染
制剂与规格	1. 氧氟沙星滴眼液[保(乙)]：①5ml∶15mg；②8ml∶24mg 2. 氧氟沙星眼膏[保(乙)]：①2g∶6mg；②3. 5g∶10. 5mg；③0. 25g∶0. 75mg
用法与用量	1. 滴眼：一次 1 滴，一日 3~5 次 2. 眼膏：涂于结膜囊内，一次适量，一日 3 次
注意事项	1. 不宜长期使用，以免诱发耐药菌或真菌感染 2. 使用中如出现过敏症状，应立即停止使用
禁忌	对本品或喹诺酮类药物过敏者禁用
不良反应	偶尔有辛辣似蜇样的刺激症状
特殊人群用药	儿童：国外资料显示 1 岁以下的 496 例使用者中发现有不良反应的为 2 例（眼睑炎、眼睑肿胀），在 1 岁至 15 岁的 1657 例使用者中发现有不良反应的 2 例事件（眼睑肿胀、结膜充血、瘙痒感） 老年人：通常，老年人的生理功能有所降低，应注意予以减量等 妊娠与哺乳期妇女：对孕妇或可能妊娠的妇女，只有在其治疗的有益性高于可能发生危险时方可给药（对妊娠期间的安全性尚不明确）

续　表

药典	Eur. P. 、USP、Chin. P. 、Jpn. P.
国家处方集	CNF
其他推荐依据	
■ 药品名称	诺氟沙星　Norfloxacin
适应证	用于治疗敏感细菌所致结膜炎、角膜炎、角膜溃疡等外眼感染
制剂与规格	诺氟沙星滴眼液[保(乙)]：8ml：24mg
用法与用量	滴眼：一次 1 滴，一日 3~6 次
注意事项	1. 不宜长期使用，以免诱发耐药菌或真菌感染 2. 使用中如出现过敏症状，应立即停止使用
禁忌	对本品或喹诺酮类药物过敏者禁用
不良反应	眼部滴用后出现轻微一过性的刺激症状，如刺痛、痒、异物感
特殊人群用药	儿童：一般不用于婴幼儿 妊娠与哺乳期妇女：孕妇不宜应用，如确有指征应用，且利大于弊时方可慎用。哺乳期妇女应用时应停止授乳
药典	Eur. P. 、USP、Chin. P. 、Jpn. P.
国家处方集	CNF
其他推荐依据	
■ 药品名称	环丙沙星　Ciprofloxacin
适应证	用于敏感菌引起的外眼部感染，如结膜炎等
制剂与规格	1. 盐酸环丙沙星滴眼液[保(乙)]：5ml：15mg 2. 乳酸环丙沙星滴眼液[保(乙)]：8ml：24mg 3. 盐酸环丙沙星眼膏[保(乙)]：2. 5g：7. 5mg
用法与用量	1. 滴眼：一次 1 滴，一日 3~5 次 2. 眼膏：涂于结膜囊内，一次适量，一日 2 次
注意事项	使用过程中若出现皮疹等过敏表现或其他严重不良反应，应当立即停药
禁忌	1. 对本品和喹诺酮类药物过敏者禁用 2. 孕妇禁用
不良反应	1. 偶有局部一过性刺激症状 2. 可产生局部灼伤和异物感 3. 眼睑水肿、流泪、畏光、视力减低、过敏反应等
特殊人群用药	儿童：18 岁以下小儿及青少年禁用 老年人：慎用 妊娠与哺乳期妇女：哺乳期妇女慎用，用药期间应暂停授乳
药典	Eur. P. 、Chin. P. 、USP

续　表

国家处方集	CNF
其他推荐依据	
■ 药品名称	妥布霉素　Tobramycin
适应证	用于敏感菌引起的外眼及眼附属器的局部感染
制剂与规格	1. 妥布霉素滴眼液[保(乙)]：5ml：15mg 2. 妥布霉素眼膏[保(乙)]：10g：50mg
用法与用量	1. 滴眼：①轻、中度感染，一次1滴，4小时1次；②重度感染，一次2滴，1小时1次，病情改善后延长给药间隔 2. 眼膏：一次取1.5cm长的眼膏涂于患眼结膜囊内，一日2~3次。可在白天滴用妥布霉素滴眼液，晚上使用妥布霉素眼膏
注意事项	1. 若患者同时接受氨基糖苷类抗菌药物全身用药，应监测本品及氨基糖苷类抗菌药物的血药浓度 2. 不宜长期使用，以免诱发耐药菌或真菌感染 3. 使用中如出现过敏症状，应立即停止使用
禁忌	对本品及其他氨基糖苷类抗菌药物过敏者禁用
不良反应	偶有眼局部刺激，如眼睑发痒与红肿、结膜充血。罕见过敏反应
特殊人群用药	肝功能、肾功能不全患者：肾功能不全、肝功能异常患者慎用 老年人：慎用 妊娠与哺乳期妇女：孕妇慎用；哺乳期妇女使用期间宜暂停授乳
药典	USP
国家处方集	CNF
其他推荐依据	
■ 药品名称	庆大霉素　Gentamycin
适应证	用于治疗葡萄球菌属（金黄色葡萄球菌及凝固酶阴性葡萄球菌中甲氧西林敏感株）及敏感革兰阴性菌，如大肠埃希菌、克雷伯菌属、变形杆菌属、肠杆菌属、沙雷菌属、铜绿假单胞菌等所致的结膜炎、角膜炎、泪囊炎、眼睑炎、睑板腺炎等感染
制剂与规格	硫酸庆大霉素滴眼液[保(甲)]：8ml：4万U
用法与用量	滴眼：一次1滴，一日3~5次
注意事项	1. 不宜长期使用，使用3~4日症状未见缓解，应停药就医 2. 滴眼后出现眼部充血、水肿和眼痒时，应停药就医
禁忌	对本品或其他氨基糖苷类抗菌药物过敏者禁用
不良反应	滴眼后可能出现轻微刺激感。偶见过敏反应，出现眼红、眼痒和水肿等
特殊人群用药	妊娠与哺乳期妇女：本品滴眼后虽极少吸收进入全身血液循环，但孕妇及哺乳期妇女仍应注意不可过量或长期使用，以免影响胎儿及婴儿的生长发育
药典	Eur. P.、USP

续　表

国家处方集	CNF
其他推荐依据	
■ 药品名称	氯霉素滴眼液　Chloramphenicol Eye Drops
适应证	用于大肠埃希菌、流感嗜血杆菌、克雷伯菌属、金黄色葡萄球菌、溶血性链球菌和其他敏感菌所致的结膜炎、角膜炎、眼睑炎等
制剂与规格	1. 氯霉素滴眼液[保(甲)]：①5ml：12.5mg；②8ml：20mg[基] 2. 氯霉素眼膏：①2.5g：25mg；②2.5g：75mg
用法与用量	眼睛感染 0.5%溶液：1 滴，2 小时 1 次滴眼，待症状改善后延长给药间隔
注意事项	1. 使用 3~4 日症状未见改善，应停药就医 2. 长期使用（超过 3 个月）可引起视神经炎或视盘炎（特别是小儿） 3. 长期应用者，应事先做眼部检查，并密切注意患者的视功能及视神经炎的症状，一旦出现即停药，同时服用维生素 C 和维生素 B 4. 出现口腔苦味为氯霉素的物理特性所致，可继续使用
禁忌	新生儿和早产儿禁用
不良反应	1. 偶见眼睛疼痛、视力改变、持续性发红或有刺激感 2. 口腔苦味 3. 偶见儿童使用后出现再生障碍性贫血
特殊人群用药	儿童：新生儿和早产儿禁用 妊娠与哺乳期妇女：慎用
药典	
国家处方集	CNF
其他推荐依据	
■ 药品名称	红霉素眼膏　Erythromycin Eye Ointment
适应证	用于沙眼、结膜炎、角膜炎、眼睑缘炎及外眼部感染
制剂与规格	红霉素眼膏[基,保(甲)]：1g：5mg
用法与用量	适量眼膏涂于结膜囊内：一日 2~3 次，最后一次宜在睡前使用
注意事项	避免接触其他黏膜（如口、鼻等）
禁忌	对本品任何成分过敏者禁用
不良反应	涂眼后偶见眼痛、视力改变、持性眼红或刺激症状
特殊人群用药	妊娠与哺乳期妇女：宜在医师的指导下使用
药典	
国家处方集	CNF
其他推荐依据	

续 表

■ 药品名称	金霉素眼膏 Chlortetracycline Eye Ointment
适应证	用于细菌性结膜炎、眼腺炎及细菌性眼睑炎和沙眼
制剂与规格	盐酸金霉素眼膏[保(甲)]：1g：5mg
用法与用量	适量眼膏涂于结膜囊内：一日 1~2 次，最后一次宜在睡前使用
注意事项	1. 对本品、大环内酯类和四环素类药物过敏者禁用 2. 不宜长期连续使用，使用 5 日症状未见缓解，应停药 3. 急、慢性沙眼的疗程为 1~2 个月或更长，眼膏可作为夜间治疗用药
禁忌	1. 对本品或大环内酯类药物过敏者禁用 2. 有四环素类药物过敏史者禁用
不良反应	1. 轻微刺激感 2. 偶见过敏反应，出现充血、眼痒、水肿等症状
特殊人群用药	妊娠与哺乳期妇女：宜在医师的指导下使用
药典	
国家处方集	CNF
其他推荐依据	
■ 药品名称	夫西地酸滴眼液 Fusidic Acid Eye Drops
适应证	急性细菌性结膜炎
制剂与规格	夫西地酸滴眼液：5g：50mg
用法与用量	滴眼：一次 1 滴，每 12 小时 1 次，用药至少持续到症状消除后 2 日
注意事项	配戴隐形眼镜者用药时应事先取下镜片
禁忌	1. 肝功能不全患者禁用 2. 哺乳期妇女禁用
不良反应	偶见过敏反应，可有短暂性刺激感
特殊人群用药	儿童：新生儿慎用 妊娠与哺乳期妇女：不宜使用
药典	
国家处方集	CNF
其他推荐依据	
■ 药品名称	利福平滴眼液 Rifampicin Eye Drops
适应证	用药细菌性外眼感染，如沙眼、结核性眼病及某些病毒性眼病
制剂与规格	利福平滴眼液[基,保(甲)]：滴丸每丸含利福平 10mg，缓冲液每瓶 10ml
用法与用量	滴眼：一次 1 滴，一日 4~6 次。使用前请将滴丸放入缓冲液中，振摇，使其完全溶解

续 表

注意事项	1. 酒精中毒，肝功能不全者慎用 2. 用药期间注意监测白细胞和血小板 3. 治疗沙眼的疗程为 6 周
禁忌	1. 严重肝功能不全患者禁用 2. 胆道阻塞患者禁用
不良反应	1. 滴眼后有眼局部刺激症状 2. 可能引起白细胞和血小板减少，导致齿龈出血和感染、伤口延迟愈合等 3. 畏寒、呼吸困难、头晕、发热、头痛、泪液呈橘红色或红棕色等 4. 可引起皮肤发红、皮疹、瘙痒等
特殊人群用药	儿童：5 岁以下小儿慎用 老年人：慎用 妊娠与哺乳期妇女：慎用
药典	
国家处方集	CNF
其他推荐依据	
■ 药品名称	复方硫酸新霉素滴眼液　Compound Neomycin Sulfate Eye Drops
适应证	用于急、慢性结膜炎、角膜炎、虹膜炎、巩膜炎、葡萄膜炎，以及白内障、青光眼、角膜移植术后及眼部机械或化学损伤处理
制剂与规格	复方硫酸新霉素滴眼液：5ml：（硫酸新霉素 17. 5mg，地塞米松磷酸钠 5mg）
用法与用量	滴眼：一次 1 滴，一日 4~8 次
注意事项	1. 真菌性角膜溃疡、单纯疱疹病毒性角膜炎患者禁用 2. 化脓性角膜溃疡的恢复期慎用 3. 角膜、巩膜溃疡者使用可能引起穿孔 4. 长期频繁滴用可导致眼压增高或青光眼、晶状体后囊下浑浊的白内障和眼部真菌感染
禁忌	真菌性角膜溃疡，树枝状、地图状角膜炎禁用
不良反应	滴眼后有眼局部刺激症状。长期频繁滴用后可引起青光眼、白内障、眼部真菌感染
特殊人群用药	尚不明确
药典	
国家处方集	CNF
其他推荐依据	
■ 药品名称	四环素可的松眼膏　Tetracycline and Cortisone Eye Ointment
适应证	用于沙眼、结膜炎等眼病
制剂与规格	四环素可的松眼膏：①2g（四环素 5mg，醋酸可的松 5mg）；②2. 5g（四环素 6. 25mg，醋酸可的松 6. 25mg）
用法与用量	适量眼膏涂于结膜囊内：一日 1~2 次

续 表

注意事项	1. 长期频繁滴用可治疗青光眼、白内障和眼部真菌感染 2. 角膜、巩膜溃疡者滴用后可能会引起穿孔
禁忌	1. 对本品及四环素类药物过敏者禁用 2. 单纯疱疹性或溃疡性角膜炎患者禁用
不良反应	参见“注意事项”
特殊人群用药	妊娠与哺乳期妇女：慎用
药典	
国家处方集	CNF
其他推荐依据	
■ 药品名称	妥布霉素地塞米松 Tobramycin and Dexamethasone
适应证	各种急慢性结膜炎、外周性角膜炎、泪囊炎、化学灼伤；用于各种眼部手术后预防感染和治疗炎症反应
制剂与规格	1. 妥布霉素地塞米松滴眼液[保(乙)]：5ml：（妥布霉素 15mg，地塞米松 5mg） 2. 妥布霉素地塞米松眼膏[保(乙)]：①3. 5g：（妥布霉素 10. 5mg，地塞米松 3. 5mg）；②3g：（妥布霉素 9mg，地塞米松 3mg）
用法与用量	1. 滴眼：每 4~6 小时 1 次，每次 1~2 滴，或根据需要增加点药次数 2. 眼膏：每 4~6 小时 1 次，每次挤出约 1. 5cm 长的眼膏涂入患眼，或白天用滴眼液，晚上用眼膏
注意事项	1. 树枝状角膜炎及其他病毒性角膜炎，眼部真菌感染，角膜异物未完全去除者 2. 长期使用可能导致二重感染，眼压升高 3. 2 岁以下儿童使用本品的安全性和有效性尚未建立
禁忌	1. 单纯疱疹病毒性角膜炎，牛痘、水痘及一些因病毒感染引起的角膜和结膜疾患，眼部分枝杆菌感染，眼部真菌感染患者禁用 2. 对本品或氨基糖苷类药物过敏者禁用 3. 角膜异物未完全去除的患者禁用
不良反应	1. 滴眼后可以出现眼睑刺痒、水肿、结膜充血 2. 眼内压升高并可能导致青光眼、偶尔有视神经的损害、晶状体后囊下白内障形成和伤口愈合延迟 3. 长期使用后极易发生角膜真菌感染，也可能导致继发眼部细菌感染
特殊人群用药	儿童：慎用 妊娠与哺乳期妇女：慎用
药典	
国家处方集	CNF
其他推荐依据	
■ 药品名称	硫酸庆大霉素氟米龙滴眼液 Gentamicin Sulfate and Fluorometholone Eye Drops
适应证	用于对庆大霉素敏感菌引起的眼前节细菌性感染（如细菌性结膜炎），眼前段炎症及有发生细菌性感染的危险（如眼科术后治疗）
制剂与规格	硫酸庆大霉素氟米龙滴眼液[保(乙)]：5ml：（硫酸庆大霉素 1. 5 万 U，氟米龙 5mg）

续　表

用法与用量	滴入结膜囊内：①细菌性感染，一次 1 滴，一日 5 次，严重者可在 1~2 日，每小时用 1 次；②眼科术后，第 1 周一日 4 次，一次 1 滴，之后酌减使用次数
注意事项	1. 角膜损伤或溃疡者、病毒感染或真菌病、眼结核、青光眼患者禁用 2. 长期使用须定期监测眼内压、角膜厚度 3. 长期大量局部应用可能导致后囊下白内障 4. 若眼内手术后立刻应用可能会延缓术后伤口的痊愈 5. 若使用本品 7~8 天病情未见改善，可考虑改用其他疗法，使用勿超过 2 周 6. 持续角膜溃疡患者应怀疑真菌感染 7. 隐形眼镜戴用者在用药前先取下隐形眼镜，用药后 5 分钟再戴上
禁忌	1. 对本品所含成分过敏者禁用 2. 角膜损伤或溃疡患者禁用 3. 病毒感染（如单纯疱疹病、牛痘）或真菌病患者禁用 4. 眼结核及青光眼患者禁用
不良反应	1. 偶有短暂的灼热感等局部刺激症状 2. 罕见发痒、发热等过敏反应
特殊人群用药	妊娠与哺乳期妇女：慎用
药典	
国家处方集	CNF
其他推荐依据	
■ 药品名称	那他霉素滴眼液　Natamycin Eye Drops
适应证	用于敏感的真菌性眼睑炎、结膜炎和角膜炎，包括腐皮镰刀菌角膜炎
制剂与规格	那他霉素滴眼液[保(乙)]：15ml：750mg
用法与用量	1. 治疗真菌性角膜炎：滴眼，初始一次 1 滴，每 1~2 小时 1 次；3~4 日后改为一次 1 滴，一日 6~8 次，连用 14~21 日，或者一直持续到活动性真菌角膜炎消退 2. 治疗真菌性眼睑炎和结膜炎：滴眼，初始一次 1 滴，一日 4~6 次，连用 14~21 日，或者一直持续到活动性真菌性角膜炎消退
注意事项	如果使用本品 7~10 日后，角膜炎仍无好转，则提示引起感染的微生物对本品不敏感，应根据临床情况和实验室其他检查结果决定是否继续治疗
禁忌	对本品所含成分过敏者禁用
不良反应	滴眼后有可能引起过敏反应，导致球结膜水肿和充血
特殊人群用药	妊娠与哺乳期妇女：慎用
药典	
国家处方集	CNF
其他推荐依据	
■ 药品名称	氟康唑滴眼液　Fluconazole Eye Drops
适应证	用于治疗白色念珠菌、烟曲霉菌、隐球菌及球孢子菌属等引起的真菌性角膜炎

续 表

制剂与规格	氟康唑滴眼液[保(乙)]：①5ml：25mg；②8ml：40mg
用法与用量	滴眼：一次1~2滴，一日4~6次，重症1~2小时1次
注意事项	重度真菌性角膜炎应以全身抗真菌治疗为主，本品局部治疗为辅
禁忌	1. 对本品或其他三唑类、吡咯类药物过敏者禁用 2. 妊娠及哺乳期妇女禁用
不良反应	偶见眼部刺激反应和过敏反应
特殊人群用药	肝功能、肾功能不全患者：肝肾功能严重障碍者慎用 儿童：不推荐儿童使用 妊娠与哺乳期妇女：禁用
药典	
国家处方集	CNF
其他推荐依据	
■ 药品名称	加替沙星眼用凝胶　Gatifloxacin Eye Gel
适应证	本品适用于敏感菌所引起的急性细菌性结膜炎
制剂与规格	加替沙星眼用凝胶[保(乙)]：0.3%
用法与用量	每次1滴，每天3次
注意事项	1. 本品只限于滴眼用，不能结膜下注射使用，也不能直接注入眼前节 2. 包括加替沙星在内的喹诺酮类药物全身给药（如口服和静脉给药）偶尔可出现严重的不良反应，有些患者在第一次用药后出现。一些反应伴随着心力衰竭、意识丧失、血管性水肿（包括喉头、咽、面部水肿）、气管梗阻、呼吸困难、荨麻疹、瘙痒。出现过敏症状，立即停药 3. 避免使用接触镜，避免眼睛、手指和其他物品污染容器容器瓶口 4. 像其他抗菌药物一样，长期应用可能导致非敏感菌如真菌的过度生长，如出现二重感染应停止使用本品，改变治疗 5. 本品开启后最多可使用4周
禁忌	本品禁用于对加替沙星或喹诺酮类药物过敏者
不良反应	眼部用药常见的不良反应为结膜刺激、流泪、角膜炎和乳头状结膜炎，发生率约为5%~10%。发生率在1%~4%的不良反应为球结膜水肿、结膜充血、眼干、流泪、眼部刺激、眼部疼痛、眼睑水肿、头痛、红眼、视力减退和味觉紊乱
特殊人群用药	儿童：1岁以下婴儿使用本品的安全性和有效性尚未建立，婴儿慎用 老年人：与年轻患者使用加替沙星的有效性和安全性未见显著不同 妊娠与哺乳期妇女：由于缺乏妊娠期妇女使用加替沙星的研究资料，孕妇使用本品应咨询医师，权衡利弊后方可使用。加替沙星能在大鼠的乳汁中分泌，是否经乳汁分泌尚不清楚，哺乳期妇女应慎用
药典	
国家处方集	
其他推荐依据	

第四章

甾体类激素滴眼液

■ 药品名称	泼尼松龙滴眼液　Prednisolone Acetate Eye Drops
适应证	用于需要抗炎治疗的眼部疾病，如非化脓性结膜炎、睑炎、巩膜炎、非疱疹性角膜炎、泪囊炎。用于在眼科术后、异物去除后、化学或热烧伤、擦伤、裂伤或其他眼部创伤时做预防性治疗
制剂与规格	醋酸泼尼松龙滴眼液[保(乙)]：5ml：50mg
用法与用量	滴眼：一次1~2滴，一日2~4次。开始治疗的24~48小时，剂量可酌情增大至每小时2次，必要时可加大用药频率。不宜中途终止治疗，应逐渐减量停药
注意事项	1. 长期用药后若出现眼部慢性炎症的表现，应考虑角膜真菌感染的可能 2. 若发生双重感染，应立即停药并进行适当的治疗
禁忌	1. 未行抗感染治疗的急性化脓性眼部感染患者禁用 2. 急性单纯疱疹病毒性角膜炎、角膜及结膜的病毒感染、眼部结核、眼部真菌感染患者禁用 3. 牛痘、水痘等感染性疾病患者禁用
不良反应	1. 继发眼部的真菌和病毒感染。在一些角膜及巩膜变薄的患者长期使用时，还可导致眼球穿孔 2. 有单纯疱疹病毒性角膜炎病史患者、急性化脓性感染患者慎用 3. 长期应用本品可能导致非敏感菌过度生长 4. 长期或大剂量眼部使用本品可导致后囊膜下白内障 5. 本品可引起眼内压升高，从而导致视神经的损害和视野的缺损，因此建议使用该药期间应常测眼压
特殊人群用药	儿童：慎用 妊娠与哺乳期妇女：慎用
药典	
国家处方集	CNF
其他推荐依据	

■ 药品名称	氟米龙滴眼液　Flumetholon Eye Drops
适应证	用于糖皮质激素敏感的外眼部或眼前节组织的炎症性疾病（眼睑炎、结膜炎、角膜炎、巩膜炎、表层巩膜炎等），0.1%滴眼液还可用于虹膜炎、虹膜睫状体炎、葡萄膜炎、术后炎症
制剂与规格	氟米龙滴眼液[保(乙)]：①5ml：5mg；②10ml：10mg
用法与用量	滴眼：用前充分摇匀，一般一次1滴，1日2~4次，可根据年龄、症状适当增减

续 表

注意事项	1. 角膜上皮剥离或角膜溃疡，病毒性角结膜疾病，结核性、真菌性或化脓性眼疾病的患者尽量避免使用 2. 病毒性角结膜疾病、结核性眼疾病、真菌性眼疾病或化脓性眼疾病的患者（有可能使这些疾病加重，此外，有可能引起角膜穿孔）：应逐步减量停药
禁忌	1. 对本制剂的成分有过敏史的患者 2. 原则上禁忌（对下述患者原则上不使用，但在有特殊需要时，需慎重用药）：角膜上皮剥离或角膜溃疡的患者（有可能使这些疾病加重，此外，有可能引起角膜穿孔）
不良反应	可能引起眼压升高，甚至青光眼，偶致视神经损害。可能会引起晶状体后囊膜下白内障、继发性感染，眼球穿孔和延缓伤口愈合
特殊人群用药	儿童：未满2岁的婴幼儿应慎用 妊娠与哺乳期妇女：孕妇应避免长期、频繁用药
药典	
国家处方集	CNF
其他推荐依据	
■ 药品名称	**可的松　Cortisone Eye Drops**
适应证	用于虹膜睫状体炎、虹膜炎、角膜炎、过敏性结膜炎
制剂与规格	1. 醋酸可的松滴眼液[基,保(甲)]：3ml∶15mg 2. 醋酸可的松眼膏[基,保(甲)]：①1g∶5mg；②1g∶2.5mg
用法与用量	1. 滴眼液：滴入结膜囊内，一次1~2滴，一日3~4次，用前摇匀 2. 眼膏：涂于结膜囊内，一次适量，一日1次，睡前用
注意事项	不宜长期使用，连用不得超过2周；若眼部有感染时，宜与抗菌药物合用
禁忌	单纯疱疹性或溃疡性角膜炎禁用
不良反应	长期频繁用药可引起青光眼、白内障
特殊人群用药	儿童：未满2周岁的婴幼儿应慎用 妊娠与哺乳期妇女：对孕妇或可能妊娠的妇女应避免长期、频繁用药
药典	
国家处方集	CNF
其他推荐依据	
■ 药品名称	**地塞米松滴眼液　Dexamethasone Eye Drops**
适应证	用于虹膜睫状体炎、虹膜炎、角膜炎、过敏性结膜炎，眼睑炎、泪囊炎等
制剂与规格	地塞米松磷酸钠滴眼液[保(甲)]：5ml∶1.25mg
用法与用量	滴眼：一次1滴，一日3~4次
注意事项	1. 禁用于未治疗的活动性感染，眼睛病毒、真菌或结核菌感染 2. 慎用于青光眼，若眼部有感染时，宜与抗菌药物合用

续　表

	3. 长期使用应定期检查眼压或真菌、病毒感染早期症状
禁忌	单纯疱疹性或溃疡性角膜炎禁用
不良反应	长期频繁用药可引起青光眼、白内障，诱发真菌性眼睑炎
特殊人群用药	儿童：慎用 老年人：慎用 妊娠与哺乳期妇女：慎用
药典	
国家处方集	CNF
其他推荐依据	
■ 药品名称	氯替泼诺滴眼液　Loteprednol Eye Drops
适应证	0.2%的滴眼液用于季节性过敏性结膜炎的治疗；0.5%的滴眼液用于眼睑和球结膜、角膜和眼前节的糖皮质激素敏感的炎症的治疗，如过敏性结膜炎、泡性结角膜炎、浅层点状角膜炎、带状疱疹性角膜炎、虹膜炎、睫状体炎、选择性感染性结膜炎。本品也适用于眼科手术后炎症的治疗
制剂与规格	氯替泼诺滴眼液：①5ml：10mg；②2.5ml：12.5mg；③5ml：25mg；④10ml：50mg
用法与用量	1. 滴眼：0.2%溶液，一次 1 滴，一日 4 次，不超过 2 周；0.5%溶液，一次 1 滴，一日 4 次；开始时，若必要，可一次 1 滴，每小时 1 次，然后逐渐降低给药次数 2. 眼科手术后炎症 0.5%溶液：一次 1 滴，一日 4 次，手术 24 小时后开始用药，持续至术后 2 周
注意事项	1. 掩盖或加重原有眼睛感染 2. 若用药 2 天后症状不缓解，应对患者进行重新评估 3. 青光眼慎用 4. 延迟角膜手术伤口愈合 5. 长期应用监测眼内压
禁忌	角膜和结膜病毒感染、眼分枝杆菌感染、眼部真菌感染禁用
不良反应	1. 视物模糊、烧灼感、球结膜水肿、分泌物、干眼、溢泪、异物感、眼痒、刺痛、畏光等 2. 结膜炎、角膜异常、眼睑发红、角膜炎、巨乳头性结膜炎和葡萄膜炎等 3. 眼外的不良反应包括头痛、鼻炎和咽炎
特殊人群用药	儿童：未满 2 周岁的婴幼儿慎用 妊娠与哺乳期妇女：慎用
药典	
国家处方集	CNF
其他推荐依据	

第五章

非甾体类抗炎眼用药物

■ 药品名称	普拉洛芬滴眼液　Pranoprofen Eye Drops
适应证	外眼及眼前节炎症的对症治疗（眼睑炎、结膜炎、角膜炎、巩膜炎、虹膜睫状体炎、术后炎症）
制剂与规格	普拉洛芬滴眼液[保(乙)]：5ml：5mg
用法与用量	滴眼：每次 1~2 滴，每日 4 次，根据症状可以适当增减次数
注意事项	1. 本剂只用于对症治疗而不是对因治疗 2. 本剂可掩盖眼部感染，对于感染引起的炎症使用普拉洛芬滴眼液时，一定要仔细观察，慎重使用
禁忌	对本品的成分有过敏史的患者禁用
不良反应	刺激感、结膜充血、瘙痒感、眼睑发红、肿胀、眼睑炎、分泌物、流泪、弥漫性表层角膜炎、异物感、结膜水肿
特殊人群用药	儿童：婴儿不宜使用 妊娠与哺乳期妇女：慎用
药典	
国家处方集	CNF
其他推荐依据	
■ 药品名称	酮咯酸氨丁三醇滴眼液　Ketorolac Tromethamine Eye Drops
适应证	可暂时解除季节性过敏性结膜炎所致的眼部瘙痒，亦可用于治疗白内障摘除术后的炎症
制剂与规格	酮咯酸氨丁三醇滴眼液：5ml：25mg
用法与用量	为解除因季节性过敏性结膜炎所致的眼部瘙痒，酮咯酸氨丁三醇滴眼液的推荐剂量是每次 1 滴（0.25mg），每日 4 次。治疗白内障摘除术后患者的术后炎症时，应于白内障术 24 小时后开始。滴酮咯酸氨丁三醇滴眼液于患眼中，每次 1 滴，每日 4 次，连用 2 周
注意事项	1. 由于干扰血小板聚集，因而存在延长出血时间的潜在作用 2. 对已知有出血倾向的患者或因接受其他可致出血时间延长的药物的患者，建议慎用酮咯酸氨丁三醇滴眼液 3. 配戴接触镜时不得使用酮咯酸氨丁三醇滴眼液
禁忌	1. 患有活动性消化性溃疡、近期出现过胃肠道出血或穿孔的患者或有消化性溃疡或胃肠道出血病史的患者禁用 2. 肾功能不全，或因血容量不足而有肾衰竭危险的患者禁用 3. 临产、分娩及产妇禁用 4. 对酮咯酸氨丁三醇有过敏史或对阿司匹林或其他非甾体抗炎药过敏的患者禁用 5. 本品禁用于手术疼痛的预防或手术中镇痛

续　表

	6. 可疑或确诊有脑血管出血不完全止血和高危出血的患者禁用
不良反应	一过性刺痛或灼热感、过敏反应、眼刺激、浅层眼部感染及浅层角膜炎、角膜水肿，眼干、视物模糊、角膜溃疡、头痛、充血等
特殊人群用药	肝功能、肾功能不全患者：肾功能不全，或因血容不足而有肾衰竭危险的患者禁用 儿童：儿童应用的安全性及有效性尚未建立 妊娠与哺乳期妇女：妊娠期前中期慎用，妊娠后期应避免使用；哺乳妇女应用酮咯酸氨丁三醇滴眼液时，应慎重
药典	
国家处方集	CNF
其他推荐依据	
■ 药品名称	氟比洛芬钠滴眼剂　Flurbiprofen Sodium Eye Drops
适应证	用于术后抗感染，治疗激光小梁成形术后的炎症反应和其他眼前段炎症。预防和治疗白内障人工晶状体置入术后的黄斑囊样水肿。也用于治疗巨乳头性结膜炎。抑制内眼手术中的瞳孔缩小
制剂与规格	氟比洛芬钠滴眼剂：①5ml：1.5mg；②10ml：3mg
用法与用量	1. 抑制内眼手术时的瞳孔缩小：术前2小时开始滴眼，每半小时点1滴，共4次 2. 抗感染和术后抗感染：一日3~4次，一次1滴，用药2~3周 3. 激光小梁成形术后：一日3~4次，一次1滴，用药1~2周
注意事项	1. 该药可能影响血小板凝聚而延长出血时间，因此有出血倾向或服用其他使出血时间延长药物者要慎用 2. 该药可能与乙酰水杨酸或其他非固醇类消炎药存在交叉过敏，因此，对这些药物过敏者应慎用
禁忌	对本品过敏者禁用
不良反应	有短暂烧灼、刺痛或其他轻微刺激症状
特殊人群用药	儿童：用药安全性和疗效尚未考察 妊娠与哺乳期妇女：尚缺乏人体妊娠及哺乳期研究资料，应慎用
药典	
国家处方集	CNF
其他推荐依据	
■ 药品名称	吲哚美辛滴眼液　Indometacin Eye Drops
适应证	用于眼科手术及非手术因素引起的非感染性炎症
制剂与规格	吲哚美辛滴眼液[保(乙)]：8ml，40mg
用法与用量	1. 非感染性炎症：一次1滴，一日4~6次或遵医嘱 2. 眼科手术前：术前3小时、2小时、1小时和半小时各滴眼1次，一次1滴 3. 眼科手术后：一日1~4次，一次1滴，滴后闭目1分钟

续 表

注意事项	与阿司匹林存在交叉过敏，由阿司匹林过敏引起的喘息患者，应用本药时可能引起支气管痉挛
禁忌	妊娠与哺乳期妇女禁用；对本品过敏者禁用
不良反应	滴眼有短暂烧灼刺痛
特殊人群用药	儿童：14 岁及 14 岁以下儿童一般不宜使用，如必须使用应密切观察，以防止严重不良反应的发生 妊娠与哺乳期妇女：禁用
药典	
国家处方集	CNF
其他推荐依据	
■ 药品名称	双氯芬酸钠滴眼液 Dicilfenac Sodium Eye Drops
适应证	用于治疗葡萄膜炎、角膜炎、巩膜炎，抑制角膜新生血管的形成，治疗眼内手术后、激光滤帘成形术后或各种眼部损伤的炎症反应，抑制白内障手术中缩瞳反应；用于准分子激光角膜切削术后镇痛及抗炎；春季结膜炎、季节过敏性结膜炎等过敏性眼病，预防和治疗白内障及人工晶体术后炎症及黄斑囊样水肿，以及青光眼滤过术后促进滤过泡形成等
制剂与规格	双氯芬酸钠滴眼液[保(乙)]：0.4ml：0.4mg（0.1%）
用法与用量	一日 4~6 次，一次 1 滴；眼科手术用药：术前 3、2、1 和 0.5 小时各滴眼 1 次，一次 1 滴。白内障术 24 小时后开始用药，一日 4 次，持续用药 2 周；角膜屈光术后 15 分钟即可用药，一日 4 次，持续用药 3 天
注意事项	1. 本品可妨碍血小板凝聚，有增加眼组织术中或术后出血的倾向 2. 戴接触镜者禁用本品，但角膜屈光术后暂时配戴治疗性亲水软镜者除外 3. 避免与其他非甾体抗炎药，包括选择性 COX-2 抑制剂合并用药 4. 根据控制症状的需要，在最短治疗时间内使用最低有效剂量，可以使不良反应降到最低 5. 在使用所有非甾体抗炎药治疗过程中的任何时候，都可能出现胃肠道出血、溃疡和穿孔的不良反应，其风险可能是致命的 6. 患者应该警惕诸如胸痛、气短、无力、言语含糊等症状和体征，而且当有任何上述症状或体征发生后应该马上寻求医师帮助 7. 有高血压和/或心力衰竭（如液体潴留和水肿）病史的患者应慎用 8. 非甾体抗炎药包括本品可能引起致命的、严重的皮肤不良反应，如剥脱性皮炎、史-约综合征和中毒性表皮坏死溶解症
禁忌	1. 已知对本品过敏的患者禁用 2. 服用阿司匹林或其他非甾体抗炎药后诱发哮喘、荨麻疹或过敏反应的患者禁用 3. 禁用于冠状动脉旁路移植手术（CABG）围手术期疼痛的治疗禁用 4. 有应用非甾体抗炎药后发生胃肠道出血或穿孔病史的患者禁用 5. 有活动性消化道溃疡/出血，或者既往曾复发溃疡/出血的患者禁用 6. 重度心力衰竭患者禁用
不良反应	滴眼有短暂烧灼、刺痛、流泪等，极少数可能有结膜充血、视物模糊。不足 3%患者可出现乏力、困倦、恶心等全身反应
特殊人群用药	儿童：本品在儿童的安全性和作用尚未考察

续 表

	老年人：尚不明确 妊娠与哺乳期妇女：目前尚无在人体的研究报告，因此孕妇应慎用
药典	Chin. P.
国家处方集	CNF
其他推荐依据	

第六章

散瞳药

■ 药品名称	硫酸阿托品　Atropine Sulfate
适应证	①用于眼底检查及验光前的睫状肌麻痹，眼科手术前散瞳，术后防止粘连；②用于治疗角膜炎、虹膜睫状体炎
制剂与规格	1. 硫酸阿托品滴眼液：10ml∶100mg 2. 硫酸阿托品眼用凝胶[保(乙)]：2.5g∶25mg 3. 硫酸阿托品眼膏[基,保(甲)]：2g∶20mg
用法与用量	1. 滴眼：一次1滴，一日3次，或病情需要时用 2. 眼用凝胶：涂于结膜囊内，一次1滴，一日2次，或病情需要使用 3. 眼膏：涂于结膜囊内，一次适量，每晚1次，或病情需要时用
注意事项	1. 青光眼或心血管系统有明显器质性病变患者禁用 2. 阿托品类散瞳药对眼压异常或窄前房角、浅前房的患者用药后可使眼压明显增高而有激发青光眼急性发作的危险，因此此类病例及40岁以上患者不宜使用 3. 滴眼时须压迫泪囊部1~2分钟，以防进入鼻腔而吸收中毒
禁忌	1. 对本品过敏者禁用 2. 青光眼及前列腺肥大者禁用 3. 儿童脑外伤者禁用
不良反应	1. 用药后可能产生皮肤、黏膜干燥，发热，面部潮红，心动过速等 2. 少数人出现眼睑发痒、红肿，结膜充血等过敏表现
特殊人群用药	老年人：慎用 妊娠与哺乳期妇女：孕妇慎用，哺乳期妇女避免使用
药典	Eur. P.、USP
国家处方集	CNF
其他推荐依据	
■ 药品名称	氢溴酸后马托品滴眼液　Homatropine Hydrobromide Eye Drops
适应证	用于12~40岁患者的睫状肌麻痹下验光和眼底检查
制剂与规格	氢溴酸后马托品滴眼液：①10ml∶100mg；②5ml∶100mg
用法与用量	滴眼：一次1滴，每10分钟1次，连用1小时
注意事项	1. 急性大出血、闭角型青光眼、原发性青光眼、青光眼易感倾向者禁用 2. 高血压、心脏病、急性出血心血管功能不稳定、颅内压升高、阻塞型尿道疾病、麻痹性肠梗阻、溃疡性结肠炎慎用 3. 滴眼时须压迫泪囊部1~2分钟，以防进入鼻腔而吸收中毒

续 表

禁忌	对本品过敏和青光眼患者禁用
不良反应	不良反应主要由于滴眼后吸收进入体内所致，因此滴眼时需压迫内眦以防止药物流入鼻腔而吸收。不良反应的表现为共济失调、兴奋不安、幻觉等。其余不良反应和注意事项参考“硫酸阿托品”
特殊人群用药	儿童：婴幼儿慎用 老年人：慎用 妊娠与哺乳期妇女：孕妇慎用
药典	
国家处方集	CNF
其他推荐依据	
■ 药品名称	环喷托酯滴眼液 Cyclopentolate Eye Drops
适应证	散瞳或调节麻痹
制剂与规格	环喷托酯滴眼液：①5ml：25mg；②5ml：50mg；③15ml：150mg
用法与用量	滴眼：一次 1 滴，一日 1 次，或遵医嘱
注意事项	1. 青光眼患者禁用 2. 为避免导致闭角型青光眼，使用本品前应估计前房角深度 3. 滴入药水后，请用手指压迫泪囊 2~3 分钟，以减少全身吸收 4. 散瞳时请勿驾驶或从事其他危险作业 5. 散瞳时眼对光敏感，请注意保护眼睛
禁忌	青光眼患者禁用
不良反应	1. 眼部：用药后可产生烧灼感。可使青光眼患者的眼压升高 2. 全身：滴眼后可能引起儿童中枢神经系统的紊乱，如运动失调、幻视和语无伦次
特殊人群用药	儿童：儿童用药后应密切观察至少 30 分钟 老年人：40 岁以上患者慎用 妊娠与哺乳期妇女：慎用
药典	
国家处方集	CNF
其他推荐依据	
■ 药品名称	托吡卡胺滴眼液 Tropicamide Eye Drops
适应证	散瞳和调节麻痹
制剂与规格	托吡卡胺滴眼液[保(甲)]：①6ml：15mg；②6ml：30mg
用法与用量	滴眼：一次 1 滴，间隔 5 分钟滴第 2 次
注意事项	出现眼压升高及过敏症状时应停用
禁忌	1. 闭角型青光眼患者禁用 2. 婴幼儿有脑损伤、痉挛性麻痹及唐氏综合征反应强烈患者禁用

续 表

不良反应	1. 1%溶液可能产生暂时的刺激症状 2. 散瞳期间视物模糊，可使闭角型青光眼眼压急剧升高，也可能激发未被诊断的闭角型青光眼 3. 婴幼儿对本品的不良反应极为敏感
特殊人群用药	老年人：高龄者容易产生阿托品样毒性反应；为避免药物经鼻黏膜吸收，滴眼后应压迫泪囊部2~3分钟；如出现口干、颜面潮红等阿托品样毒性反应应即停用，必要时予拟胆碱类药物解毒 妊娠与哺乳期妇女：用药安全性尚不明确
药典	
国家处方集	CNF
其他推荐依据	
■ 药品名称	复方托吡卡胺滴眼液 Compound Tropicamide Eye Drops
适应证	散瞳和调节麻痹
制剂与规格	复方托吡卡胺滴眼液[基,保(乙)]：①5ml：（托吡卡胺25mg，盐酸去氧肾上腺素25mg）；②10ml：（托吡卡胺50mg，盐酸去氧肾上腺素50mg）
用法与用量	1. 散瞳检查：滴入结膜囊，一次1滴，间隔5分钟再滴第2次，本品滴眼后5~10分钟开始散瞳，15~20分钟瞳孔散得最大 2. 孔散后约维持一个半小时后开始恢复，5~10小时瞳孔恢复至滴药前水平 3. 屈光检查：应用本品每5分钟滴眼1次，连续滴4次，20分钟后可做屈光检查
注意事项	1. 有眼压升高因素的前房角狭窄、浅前房者慎用，必要时测量眼压或用缩瞳药 2. 高血压、动脉硬化、冠状动脉供血不足、糖尿病、甲状腺功能亢进者慎用 3. 出现过敏症状或眼压升高应停用 4. 瞳孔散大后有5~10小时的畏光及近距离阅读困难的现象 5. 滴眼后应压迫泪囊部2~3分钟，以防经鼻黏膜吸收过多引发全身不良反应 6. 溶液变色或有沉淀时勿再使用
禁忌	1. 未手术的闭角型青光眼患者禁用 2. 婴幼儿有脑损伤、痉挛性麻痹及唐氏综合征反应强烈患者禁用
不良反应	1. 偶见眼局部刺激症状 2. 亦可使开角型青光眼患者眼压暂时轻度升高，由于去氧肾上腺素本身具有降眼压的作用将不会造成视神经的损害
特殊人群用药	儿童：由于残余调节力的存在，不适合12岁以下少年儿童散瞳验光；未成熟新生儿滴用可能发生心率减缓、呼吸停止 妊娠与哺乳期妇女：用药安全性尚不明确
药典	
国家处方集	CNF
其他推荐依据	

续　表

■ 药品名称	去氧肾上腺素滴眼液　Phenylephrine Eye Drops
适应证	散瞳，用于检查眼底及晶状体，鉴别闭角型或开角型青光眼（后者用此药后眼压不增高）
制剂与规格	盐酸去氧肾上腺素滴眼液：①25ml：0.1g；②5ml：0.25g；③5ml：0.5g
用法与用量	1. 滴眼：一次1滴，一日1~5次 2. 散瞳时，用浓度5%或10%，每隔5分钟1次，连续2次，30分钟内呈现散瞳
注意事项	1. 闭角型青光眼、应用单胺氧化酶抑制剂者禁用 2. 严重甲状腺功能亢进、严重缺血性心脏病、糖尿病、前列腺肥大患者慎用 3. 心血管疾病患者，应避免用10%的眼药滴眼
禁忌	1. 对本品过敏和青光眼患者禁用 2. 服用单胺氧化酶抑制剂，如异咪唑肼、硫酸苯乙肼、硫酸反苯环丙胺和三环抗抑郁药，如丙米嗪、阿米替林、普罗替林、多虑平等时禁用本品滴眼 3. 孕妇禁用 4. 婴幼儿禁用
不良反应	1. 眼部：眼痛及针刺感、视物模糊、畏光。罕见诱发闭角型青光眼急性发作 2. 全身：心律失常、冠状动脉痉挛、高血压等
特殊人群用药	儿童：婴幼儿禁用 老年人：避免用10%的眼药滴眼 妊娠与哺乳期妇女：禁用
药典	
国家处方集	CNF
其他推荐依据	

第七章

缩瞳药

■ 药品名称	硝酸毛果芸香碱滴眼液　Pilocarpine Nitrate Eye Drops
适应证	用于急性闭角型青光眼，慢性闭角型青光眼，开角型青光眼，继发性青光眼等。可与其他缩瞳剂、β 受体阻断剂、碳酸酐酶抑制剂、拟交感神经药物或高渗脱水剂联合用于治疗青光眼。眼部检查后可用其滴眼缩瞳以抵消睫状肌麻痹剂或扩瞳药的作用
制剂与规格	硝酸毛果芸香碱滴眼液[基,保(甲)]：①10ml：50mg；②10ml：100mg；③10ml：200mg
用法与用量	1. 慢性青光眼：0.5%~4.0%溶液一次 1 滴，一日 1~4 次 2. 急性闭角型青光眼急性发作期：1%~2%溶液一次 1 滴，每 5~10 分钟滴眼 1 次，3~6 次后每 1~3 小时滴眼 1 次，直至眼压下降（注意：对侧眼每 6~8 小时滴眼 1 次，以防对侧眼闭角型青光眼的发作） 3. 缩瞳：①对抗散瞳作用，1%溶液滴眼 1 滴 2~3 次；②先天性青光眼房角切开或外路小梁切开术前，1%溶液，一般滴眼 1~2 次；③虹膜切除术前，2%溶液，一次 1 滴
注意事项	1. 瞳孔缩小常引起暗适应困难，应告知需在夜间开车或从事照明不好的危险职业的患者特别小心，定期检查眼压 2. 如出现视力改变，需查视力、视野、眼压描记及房角等，根据病情变化改变用药及治疗方案 3. 为避免吸收过多引起全身不良反应，滴眼后需用手指压迫泪囊部 1~2 分钟 4. 如意外服用，需给予催吐或洗胃 5. 如过多吸收出现全身中毒反应，应使用阿托品类抗胆碱药进行对抗治疗，哮喘、急性角膜炎慎用
禁忌	任何不应缩瞳的眼病患者，如虹膜睫状体炎和继发性青光眼等患者禁用
不良反应	1. 缩瞳剂引起的睫状肌痉挛会导致头痛和偏头痛，在滴用缩瞳剂的最初 2~4 周较为严重 2. 眼部不良反应包括眼部灼烧感、眼痒、刺痛、视物模糊、结膜充血、近视、晶状体变化、玻璃体积血、瞳孔阻断 3. 流涎、出汗、胃肠道反应和支气管痉挛等全身性不良反应罕见
特殊人群用药	儿童：慎用 妊娠与哺乳期妇女：用药的安全性尚未确定，故应慎用
药典	Chin. P.
国家处方集	CNF
其他推荐依据	

第八章

β 受体阻滞剂

■ 药品名称	马来酸噻吗洛尔滴眼液　Timolol Maleate Eye Drops
适应证	对原发性开角型青光眼具有良好的降低眼内压疗效。对于某些继发性青光眼、高眼压症、部分原发性闭角型青光眼以及其他药物及手术无效的青光眼，加用本品滴眼可进一步增强降眼压效果
制剂与规格	马来酸噻吗洛尔滴眼液[基,保(甲)]：①5ml：12. 5mg；②5ml：25mg
用法与用量	滴眼：一次 1 滴，一日 1~2 次，如眼压已控制，可改为一日 1 次。如原用其他药物，在改用本品治疗时，原药物不宜突然停用，应自滴用本品的第 2 天起逐渐停用
注意事项	1. 出现呼吸急促、脉搏明显减慢、过敏等症状时，请立即停止使用本品；使用中若出现脑供血不足症状时应立即停药 2. 心功能损害者，使用本品时应避免服用钙离子阻断药 3. 对无心力衰竭史的患者，如出现心力衰竭症状应立即停药 4. 正在服用儿茶酚胺耗竭药（如利血平）者，使用本品时应严密观察 5. 冠状动脉疾患、糖尿病、甲状腺功能亢进和重症肌无力患者，用本品滴眼时需遵医嘱 6. 慎用于自发性低血糖患者及接受胰岛素或口服降糖药治疗的患者，因 β 受体阻滞剂可掩盖低血糖症状 7. 不宜单独用于治疗闭角型青光眼 8. 与其他滴眼液联合使用时，应间隔 10 分钟以上 9. 定期复查眼压，根据眼压变化调整用药方案 10. 用前应摇匀，避免容器尖端接触眼睛，防止滴眼液污染
禁忌	支气管哮喘或有支气管哮喘史者，严重慢性阻塞性肺疾病，窦性心动过缓，二度或三度房室传导阻断，心源性休克，难治性心力衰竭，对本品过敏者及小儿禁用
不良反应	可见眼烧灼感及刺痛，心动过缓，头晕，重症肌无力的症状加重，感觉异常，嗜睡，失眠，噩梦，抑郁，精神错乱，幻觉，支气管痉挛，呼吸衰竭，呼吸困难，鼻腔充血，咳嗽，上呼吸道感染，掩盖糖尿病患者应用胰岛素或降糖药后的低血糖症状
特殊人群用药	肝功能、肾功能不全患者：减量应用 儿童：安全性和疗效尚未确定 妊娠与哺乳期妇女：马来酸噻吗洛尔滴眼液对于孕妇的安全性尚未确定；滴眼后可在哺乳期妇女乳汁中测到马来酸噻吗洛尔滴眼液，因对授乳婴儿具有多种潜在不良反应，需根据滴用马来酸噻吗洛尔滴眼液对母亲的重要性决定终止授乳或终止用药
药典	Chin. P.
国家处方集	CNF
其他推荐依据	

第九章

降眼压药

■ 药品名称	甘露醇注射液　Mannitol Injection
适应证	1. 组织脱水药：用于治疗各种原因引起的脑水肿，降低颅内压，防止脑疝。降低眼内压：可有效降低眼内压，应用于其他降眼内压药无效时或眼内手术前准备。 2. 渗透性利尿药：用于鉴别肾前性因素或急性肾衰竭引起的少尿。亦可应用于预防各种原因引起的急性肾小管坏死；作为辅助性利尿措施治疗肾病综合征、肝硬化腹水，尤其是当伴有低蛋白血症时。 3. 对某些药物过量或毒物中毒（如巴比妥类药物、锂、水杨酸盐和溴化物等），本药可促进上述物质的排泄，并防止肾毒性。 4. 作为冲洗剂，应用于经尿道内做前列腺切除术；术前肠道准备
制剂与规格	甘露醇注射液[基,保(甲)]：250ml：50g
用法与用量	1. 静脉给药：①利尿。成人，常用量为按体重1~2g/kg，一般用20%溶液250ml静脉滴注，并调整剂量使尿量维持在每小时30~50ml。治疗脑水肿、颅内高压和青光眼。按体重0.25~2.00g/kg，配制为15%~25%浓度于30~60分钟静脉滴注。当患者衰弱时，剂量应减小至0.5g/kg。严密随访肾功能。鉴别肾前性少尿和肾性少尿。按体重0.2g/kg，以20%浓度于3~5分钟静脉滴注，如用药后2~3小时以后每小时尿量仍低于50ml，最多再试用1次，如仍无反应则应停药。已有心功能减退或心力衰竭者慎用或不宜使用。预防急性肾小管坏死。先给予12.5~25.0g，10分钟内静脉滴注，若无特殊情况，再给50g，1小时内静脉滴注，若尿量能维持在每小时50ml以上，则可继续应用5%溶液静滴；若无效则立即停药。治疗药物、毒物中毒。50g以20%溶液静滴，调整剂量使尿量维持在每小时100~500ml。儿童，按体重0.25~2.00g/kg或按体表面积60g/m^2，以15%~20%溶液2~6小时静脉滴注。②治疗脑水肿、颅内高压和青光眼。按体重1~2g/kg或按体表面积30~60g/m^2，以15%~20%浓度溶液于30~60分钟静脉滴注。患者衰弱时剂量减至0.5g/kg。③鉴别肾前性少尿和肾性少尿。按体重0.2g/kg或按体表面积6g/m^2，以15%~20%浓度静脉滴注3~5分钟，如用药后2~3小时尿量无明显增多，可再用1次，如仍无反应则不再使用。治疗药物、毒物中毒。按体重2g/kg或按体表面积60g/m^2以5%~10%溶液静脉滴注 2. 口服给药：肠道准备，术前4~8小时，10%溶液1000ml于30分钟内口服完毕
注意事项	做肠道准备用，均应静脉内给药；甘露醇遇冷易结晶，故应用前应仔细检查，如有结晶，可置热水中或用力振荡待结晶完全溶解后再使用；当甘露醇浓度高于15%时，应使用有过滤器的输液器；根据病情选择合适的浓度，避免不必要地使用高浓度和大剂量；使用低浓度和含氯化钠溶液的甘露醇能降低过度脱水和电解质紊乱的发生机会；用于治疗水杨酸盐或巴比妥类药物中毒时，应合用碳酸氢钠以碱化尿液 下列情况慎用：①明显心肺功能损害者，因本药所致的突然血容量增多可引起充血性心力衰竭；②高钾血症或低钠血症；③低血容量，应用后可因利尿而加重病情，或使原来低血容量情况被暂时性扩容所掩盖；④严重肾衰竭而排泄减少使本药在体内积聚，引起血容量明显增加，加重心脏负荷，诱发或加重心力衰竭；⑤对甘露醇不能耐受者；大剂量甘露醇不出现利尿反应，可使血浆渗透浓度显著升高，故应警惕血高渗发生 随访检查：①血压；②肾功能；③血电解质浓度，尤其是Na^+和K^+；④ 尿量

续 表

禁忌	有活动性脑出血、急性肾小管坏死或慢性肾衰竭、严重失水者、急性肺水肿者
不良反应	常见水和电解质紊乱、寒战、发热、排尿困难、血尿、血栓性静脉炎、皮疹、荨麻疹、呼吸困难、过敏性休克、头晕、视物模糊、口渴、渗透性肾病
特殊人群用药	肝功能、肾功能不全患者：明显肾功能损害者慎用 老年人：应用本药较易出现肾损害，且随年龄增长，发生肾损害的机会增多，适当控制用量 妊娠与哺乳期妇女：甘露醇能透过胎盘屏障，孕妇慎用；经乳汁分泌尚不清楚
药典	
国家处方集	CNF
其他推荐依据	
■ 药品名称	甘油氯化钠注射液 Compound Glycerin Injection
适应证	高渗透性脱水剂
制剂与规格	甘油氯化钠注射液：250ml：（甘油 25g，氯化钠 2.25g）
用法与用量	静脉滴注，一次 500ml，一日 1~2 次
注意事项	严重心力衰竭患者慎用
禁忌	心力衰竭、高钠血症、严重脱水、无尿者、对其成分过敏者禁用
不良反应	可能出现血红蛋白尿或血尿，发生率与滴注速度过快有关，故应严格控制滴注速度（每分钟 2~3ml）。一旦发生血尿或血红蛋白尿，应及时停药，2 日内即可消失
特殊人群用药	妊娠与哺乳期妇女：孕妇临床应用资料尚不明确，滴注速度应缓慢，每分钟不超过 3ml
药典	
国家处方集	CNF
其他推荐依据	
■ 药品名称	乙酰唑胺片 Acetazolamide Tablets
适应证	用于治疗各种类型的青光眼，各种类型青光眼急性发作时的短期控制是一种有效地降低眼压的辅助药物
制剂与规格	乙酰唑胺片[基,保(甲)]：0.25g
用法与用量	口服给药：成人常用量，开角型青光眼，首量 250mg（1 片），每日 1~3 次，维持量应根据患者对药物的反应决定，尽量使用较小的剂量使眼压得到控制；一般每日 2 次，每次 250mg（1 片）就可使眼压控制在正常范围；继发性青光眼和手术前降眼压，250g（1 片），每 4~8 小时 1 次，一般每日 2~3 次；急性病例，首次药量加倍至 500mg（2 片），以后用 125~250mg（0.5~1 片）维持量，每日 2~3 次
注意事项	应用前应询问患者有否磺胺过敏史，不能耐受磺胺类药物或其他磺胺衍生物利尿药的患者，也不能耐受乙酰唑胺片；与食物同服可减少胃肠道反应。下列情况应慎用：①因乙酰唑胺片可增高血糖及尿糖浓度，故糖尿病患者应慎用；②酸中毒患者慎用。对诊断的干扰：①尿17-羟类固醇测定，因干扰 Glenn-Nelson 法的吸收，可产生假阳性结果；②尿蛋白测

续 表

	定，由于尿碱化，可造成如溴酚蓝试验等一些假阳性结果；③血氨浓度、血清胆红素、尿胆素原浓度都可以增高；④血糖浓度、尿糖浓度均可增高，非糖尿病者不受影响；⑤血浆氯化物的浓度可以增高，血清钾的浓度可以降低。随访检查：急性青光眼及青光眼急性发作时，每日应测眼压，慢性期应定期测量眼压，并定期检查视力、视野。眼压控制后应根据青光眼类型、前房角改变及眼压描记情况，调整用药剂量及选择适宜的抗青光眼手术。需延期施行抗青光眼手术的患者，较长期使用乙酰唑胺片，除应加服钾盐外，在治疗前还需有 24 小时眼压、视力、视野、血压、血象及尿常规等记录，以便在治疗过程中评价疗效及发现可能产生的不良反应，根据病情调整药量。某些不能耐受乙酰唑胺不良反应或久服无效者，可改用其他碳酸酐酶抑制剂，如双氯非那胺
禁忌	1. 对本品或磺胺药过敏者禁用 2. 肝肾功能不全所致低钾血症、低钠血症、高氯性酸中毒者禁用 3. 肝性脑病者禁用 4. 肾上腺衰竭及肾上腺皮质功能减退（艾迪生病）者禁用
不良反应	恶心、呕吐、腹泻、味觉失调、食欲缺乏、感觉异常、面部潮红、头痛、眩晕、疲劳、易激动、抑郁、性欲降低、代谢性酸中毒和电解质紊乱、嗜睡、意识模糊、听力障碍、荨麻疹、皲裂、尿糖增加、血尿、肾结石、血液病（包括粒细胞缺乏症和血小板减少症）、皮疹（包括多形性红斑和中毒性表皮坏死松解症）、光过敏、肝功能损害、迟缓性瘫痪、惊厥、暂时性近视
特殊人群用药	肝功能、肾功能不全患者：慎用 儿童：小儿常用量：抗青光眼，每日 2~3 次，每次按体重口服 5~10mg/kg，或每日按体表面积口服 300~900mg/m^2，分 2~3 次服用 老年人：慎用 妊娠与哺乳期妇女：妊娠期妇女不宜使用，尤其是妊娠初期 3 个月内；哺乳期妇女确需使用本品应暂停授乳
药典	
国家处方集	CNF
其他推荐依据	

第十章

促进角膜修复药物

■ 药品名称	重组牛碱性成纤维细胞生长因子　Recombinant Bovine Basic Fibroblast Growth Factor（rb-bFGF）
适应证	各种原因引起的角膜上皮缺损和点状角膜病变，复发性浅层点状角膜病变、轻中度干眼症、大泡性角膜炎、角膜擦伤、轻中度化学烧伤、角膜手术及术后愈合不良、地图状（或营养性）单疱性角膜溃疡等
制剂与规格	重组牛碱性成纤维细胞生长因子滴眼液[保(乙)]：5ml：1.2 万 U
用法与用量	滴眼：每次 1~2 滴，每日 4~6 次
注意事项	1. 为保证本品生物活性及治疗效果，应避免将本品置于高温环境，建议在 4~8℃存放 2. 对感染性或急性炎症期角膜病患者，须同时局部或全身使用抗菌药物和抗炎药，以控制感染和炎症 3. 对某些角膜病，应针对病因进行治疗，如联合应用维生素及激素类等药物 4. 本品开启后用药时间不宜超过 2 周
禁忌	尚不明确
不良反应	个别患者用药时可能出现刺痛感
特殊人群用药	尚不明确
药典	Eur. P. 、USP
国家处方集	CNF
其他推荐依据	
■ 药品名称	小牛血去蛋白提取物　Deproteinised Calf Blood Extract Eye Gel
适应证	用于各种起因的角膜溃疡，角膜损伤，由碱或酸引起的角膜灼伤，大泡性角膜炎，神经麻痹性角膜炎，角膜和结膜变性
制剂与规格	1. 小牛血去蛋白提取物滴眼液：5ml（20%） 2. 小牛血去蛋白提取物眼用凝胶：5g（20%）
用法与用量	外用，将适量凝胶（滴眼液）涂于（滴于）眼部患处，每次 1 滴，每日 3~4 次，或遵医嘱
注意事项	1. 为保证本品生物活性及治疗效果，应避免将本品置于高温环境 2. 使用时，瓶口不要触及眼部，每支开启使用一次后不可再用
禁忌	对本品所含成分或同类药品过敏者禁用
不良反应	罕见过敏反应，个别患者用后偶有一过性眼刺激
特殊人群用药	儿童：尚不明确

续 表

特殊人群用药	老年人：请遵医嘱 妊娠与哺乳期妇女：慎用，以防对胎儿或婴儿的潜在不良反应
药典	
国家处方集	凝胶（CNF）
其他推荐依据	中华医学会眼科学分会角膜病学组．我国角膜上皮损伤临床诊治专家共识（2016年）［J］．中华眼科杂志，2016，52（9）：644-648.

第十一章

调节水电解质紊乱和酸碱平衡药

■ 药品名称	葡萄糖　Glucose
适应证	用于补充能量和体液、低血糖症、高钾血症、高渗溶液用作组织脱水剂、配制腹膜透析液
制剂与规格	葡萄糖注射液[保(甲)]：①10ml：0.5g；②20ml：1g[基]；③500ml：25g[基]；④500ml：50g[基]；⑤500ml：125g[基]；⑥20ml：10g[基]；⑦100ml：50g[基]；⑧250ml：125g[基]
用法与用量	静脉滴注。①补充热能：应根据所需热能计算葡萄糖用量，一般可给予10%~25%葡萄糖注射液静脉滴注，并同时补充体液；②静脉营养治疗：在非蛋白质热能中，葡萄糖供能高于脂肪供能，必要时每5~10g葡萄糖加入胰岛素1U。低血糖症重者可予以50%葡萄糖静脉注射
注意事项	1. 应用高渗葡萄糖溶液时选用大静脉滴注 2. 水肿及严重心功能不全、肝硬化腹水者，易致水潴留，应控制输注量，心功能不全者尤其应该控制滴速
禁忌	糖尿病酮症酸中毒未控制者、高血糖非酮症性高渗状态禁用
不良反应	静脉炎；高浓度葡萄糖注射液外渗可致局部肿痛；反应性低血糖，高血糖非酮症昏迷，长期单纯补给葡萄糖时易出现低钾、低钠及低磷血症，原有心功能不全者补液过快可致心悸、心律失常，甚至急性左心衰竭，1型糖尿病患者应用高浓度葡萄糖时偶有发生高钾血症
特殊人群用药	肝功能、肾功能不全患者：肾功能不全患者应控制输注量 儿童：补液过快、过多，可致心悸、心律失常，甚至急性左心衰竭 老年人：补液过快、过多，可致心悸、心律失常，甚至急性左心衰竭 妊娠及哺乳期妇女：分娩时注射过多葡萄糖，可刺激胎儿胰岛素分泌，发生产后婴儿低血糖
药典	USP、Eur. P.、Chin. P.
国家处方集	CNF
其他推荐依据	
■ 药品名称	葡萄糖氯化钠注射液　Glucose and Sodium Chloride Injection
适应证	补充热能和体液；用于各种原因引起的进食不足或大量体液丢失
制剂与规格	葡萄糖氯化钠注射液（葡萄糖/氯化钠）[保(甲)]：①100ml：5g/0.9g[基]；②100ml：10g/0.9g[基]；③250ml：12.5g/2.25g[基]；④250ml：25g/2.25g[基]；⑤500ml：25g/4.5g[基]；⑥500ml：50g/4.5g[基]；⑦1000ml：50g/9g
用法与用量	同时考虑葡萄糖和氯化钠的用法用量
注意事项	参见“葡萄糖”和“氯化钠”。5%葡萄糖与0.9%氯化钠混合液或10%葡萄糖与0.9%氯化钠混合液

续 表

禁忌	脑、肾、心脏功能不全者，血浆蛋白过低者，糖尿病及酮症酸中毒未控制患者，高渗性脱水患者，高血糖非酮症性高渗状态禁用
不良反应	参见“葡萄糖”
特殊人群用药	儿童：补液量和速度应严格控制 老年人：补液量和速度应严格控制 妊娠及哺乳期妇女：分娩时注射过多葡萄糖，可刺激胎儿胰岛素分泌，发生产后婴儿低血糖
药典	USP、Eur. P.、Chin. P.
国家处方集	CNF
其他推荐依据	
■ 药品名称	氯化钠 Sodium Chloride
适应证	用于各种原因所致的低渗性、等渗性和高渗性失水，高渗性非酮症糖尿病昏迷，低氯性代谢性碱中毒。外用可冲洗眼部、伤口等。浓氯化钠主要用于各种原因所致的水中毒及严重的低钠血症
制剂与规格	1. 氯化钠注射液[基,保(甲)]：①50ml：0.45g；②100ml：0.9g；③250ml：2.25g；④500ml：4.5g；⑤1000ml：9g 2. 浓氯化钠注射液[基,保(甲)]：10ml：1g
用法与用量	静脉滴注： 1. 高渗性失水：所需补液总量（L）=［血钠浓度（mmol/L）-142］/血钠浓度（mmol/L）×0.6×体重（kg），第一日补给半量，余量在以后2~3日补给，并根据心肺肾功能酌情调节。在治疗开始的48小时内，血 Na^+ 浓度每小时下降不超过0.5mmol/L。若患者存在休克，应先予氯化钠注射液，并酌情补充胶体，待休克纠正，血钠> 155mmol/L，血浆渗透浓度> 350mOsm/L，可予低渗氯化钠注射液。待血浆渗透浓度< 330mOsm/L，改用0.9%氯化钠注射液 2. 等渗性失水：原则给予等渗溶液，但应注意防止高氯血症出现 3. 低渗性失水：血钠低于120mmol/L或出现中枢神经系统症状时，给予3%~5%氯化钠注射液缓慢滴注，在6小时内将血钠浓度提高至120mmol/L以上。待血钠回升至120~125mmol/L以上，可改用等渗溶液或等渗溶液中酌情加入高渗葡萄糖注射液或10%氯化钠注射液 4. 低氯性碱中毒：给予0.9%氯化钠注射液或复方氯化钠注射液（林格液）500~1000ml，以后根据碱中毒情况决定用量
注意事项	1. 根据临床需要，检查血清中的钠、钾、氯离子浓度；血液中酸碱浓度平衡指标，肾功能及血压和心肺功能 2. 浓氯化钠不可直接静脉注射或滴注，应加入液体稀释后应用 3. 下列情况慎用：水肿性疾病，如肾病综合征、肝硬化、腹水、充血性心力衰竭、急性左心衰竭、脑水肿及特发性水肿等，急性肾衰竭少尿期，慢性肾衰竭尿量减少而对利尿药反应不佳者；高血压；低钾血症
禁忌	妊娠高血压者禁用
不良反应	输液容量过多和滴速过快，可致水钠潴留，引起水肿、血压升高、心率加快、胸闷、呼吸困难、急性左心衰竭。不适当给予高渗氯化钠可致高钠血症。过多、过快输注低渗氯化钠，可致溶血及脑水肿

续　表

特殊人群用药	儿童：补液量和速度应严格控制 老年人：补液量和速度应严格控制
药典	USP、Eur. P. 、Chin. P.
国家处方集	CNF
其他推荐依据	
■ 药品名称	复方氯化钠注射液　Compound Sodiumm Chloride Injection
适应证	各种原因所致的失水，包括低渗性、等渗性和高渗性失水；高渗性非酮症糖尿病昏迷；低氯性代谢性碱中毒
制剂与规格	复方氯化钠注射液（100ml 含氯化钠 0.85g、氯化钾 0.03g、氯化钙 0.003g）[保(甲)]：①250ml[基]；②500ml[基]；③1000ml
用法与用量	静脉滴注，剂量视病情需要及体重而定。常用剂量，一次 500～1000ml。低氯性碱中毒，根据碱中毒量情况决定用量
注意事项	参见“氯化钠”
禁忌	参见“氯化钠”
不良反应	参见“氯化钠”
特殊人群用药	参见“氯化钠”
药典	USP、Eur. P. 、Chin. P.
国家处方集	CNF
其他推荐依据	
■ 药品名称	乳酸钠林格注射液　Sodium Lactate Ring's Injection
适应证	调节体液、电解质及酸碱平衡药。用于代谢性酸中毒或有代谢性酸中毒的脱水病例
制剂与规格	乳酸钠林格注射液[基,保(甲)]：500ml 含氯化钠 1.5g、氯化钾 0.75g、氯化钙 0.05g、乳酸钠 1.55g
用法与用量	静脉滴注，成人一次 500～1000ml，按年龄体重及症状不同可适当增减。给药速度：成人每小时 300～500ml
注意事项	1. 酗酒、水杨酸中毒、1 型糖原贮积病时有发生乳酸性酸中毒倾向，不宜再用乳酸钠纠正酸碱平衡 2. 糖尿病患者服用双胍类药物（尤其是苯乙双胍），阻碍肝脏对乳酸的利用，易引起乳酸中毒
禁忌	参见“氯化钠”
不良反应	参见“氯化钠”
特殊人群用药	参见“氯化钠”
药典	USP、Eur. P. 、Chin. P.

续　表

国家处方集	CNF
其他推荐依据	
■ 药品名称	氯化钾　Potassium Chloride
适应证	用于防治低钾血症，治疗洋地黄中毒引起的频发性、多源性早搏或快速心律失常
制剂与规格	氯化钾注射液[保(甲)]：①10ml：1g；②10ml：1.5g[基]
用法与用量	静脉滴注： 1. 成人，将10%氯化钾注射液10~15ml加入5%葡萄糖注射液500ml中滴注。一般补钾浓度不超过3.4g/L（45mmol/L），速度不超过0.75g/h（10mmol/h），一日补钾量为3~4.5g（40~60mmol）；在体内缺钾引起严重快速室性异位心律失常时，钾盐浓度可升高至0.5%~1.0%，滴速可达1.5g/h（20mmol/h），补钾总量可达一日10g或以上；如病情危急，补钾浓度和速度可超过上述规定。但需严密动态观察血钾及心电图等，防止高钾血症发生 2. 儿童，一日剂量按体重0.22g/kg（3.0mmol/kg）或按体表面积3.0g/m^2计算
注意事项	1. 本品严禁直接静脉注射 2. 用药期间需作以下随访检查：血钾、血镁、血钠、血钙、酸碱平衡指标、心电图、肾功能和尿量
禁忌	高钾血症者，急、慢性肾功能不全者禁用
不良反应	1. 本品可刺激静脉内膜引起疼痛 2. 滴注速度较快、应用过量或原有肾功能损害时，应注意发生高钾血症 3. 口服偶见胃肠道刺激症状，如恶心、呕吐、咽部不适、胸痛（食管刺激）、腹痛、腹泻，甚至消化性溃疡及出血。在空腹、剂量较大及原有胃肠道疾病者更易发生
特殊人群用药	肝功能、肾功能不全者：急、慢性肾功能不全患者禁用 老年人：老年人肾脏清除K^+功能下降，应用钾盐时较易发生高钾血症 妊娠及哺乳期妇女：妊娠期妇女用药资料尚不明确
药典	USP、Eur. P.、Chin. P.
国家处方集	CNF
其他推荐依据	
■ 药品名称	门冬氨酸钾镁　Potassium Aspartate and Magnesium Aspartatse
适应证	用于低钾血症，低钾及洋地黄中毒引起的心律失常、心肌炎后遗症、慢性心功能不全，急、慢性肝炎的辅助治疗
制剂与规格	1. 门冬氨酸钾镁片（钾/镁）[保(乙)]：36mg/11.8mg 2. 门冬氨酸钾镁口服液（钾/镁）：①10ml：103mg/34mg；②5ml：103mg/34mg 3. 门冬氨酸钾镁注射液（钾/镁）[保(乙)]：①10ml：114mg/42mg；②20m：228mg/82mg
用法与用量	口服，一次1~2片或一次1支口服液，一日3次。静脉滴注，一次10~20ml，一日1次加入5%葡萄糖注射液250ml或500ml中缓慢滴注，或遵医嘱
注意事项	不宜与保钾利尿药合用

续 表

禁忌	高血钾、高血镁、严重肾功能损害及三度房室传导阻断患者禁用，心源性休克（血压低于90mmHg）禁用
不良反应	滴注速度太快可引起高钾血症和高镁血症，还可出现恶心、呕吐、面部潮红、胸闷、血压下降，偶见血管刺激性疼痛，极少数可出现心率减慢，减慢滴速或停药后即可恢复。大剂量应用可能引起腹泻
特殊人群用药	肝功能、肾功能不全者：严重肾功能损害患者禁用 儿童：无可靠数据表明本品对儿童有任何毒害作用 老年人：老年人肾脏清除能力下降，应慎用 妊娠及哺乳期妇女：慎用
药典	
国家处方集	CNF
其他推荐依据	
■ 药品名称	碳酸氢钠 Sodium Bicarbonate
适应证	用于代谢性酸中毒，碱化尿液以预防尿酸性肾结石，减少磺胺药的肾毒性，急性溶血时防止血红蛋白沉积在肾小管，治疗胃酸过多引起的症状；静脉滴注对巴比妥类、水杨酸类药物及甲醇等药物中毒有非特异性的治疗作用
制剂与规格	碳酸氢钠注射液[保(甲)]：①10ml：0.5g[基]；②100ml：5g；③250ml：12.5g[基]
用法与用量	1. 口服，代谢性酸中毒：成人一次 0.5~2.0g，一日 3 次 2. 静脉滴注，代谢性酸中毒：①成人所需剂量按下式计算，补碱量（mmol）=（-2.3-实际测得的 BE 值）×0.25×体重（kg），或补碱量（mmol）=［正常的 CO_2CP-实际测得的 CO_2CP（mmol）］×0.25×体重（kg）。一般先给计算剂量的 1/3~1/2，4~8 小时内滴注完毕。心肺复苏抢救时，因存在致命的酸中毒，应快速静脉输注，首次 1mmol/kg，以后根据血气分析结果调整用量（每 1g 碳酸氢钠相当于 12mmol 碳酸氢根）。②儿童，心肺复苏抢救时，首次静脉输注按体重 1mmol/kg，以后根据血气分析结果调整剂量
注意事项	1. 对胃酸分泌试验或血、尿 pH 测定结果有明显影响 2. 下列情况慎用：少尿或无尿；钠潴留并有水肿时；原发性高血压 3. 下列情况不做静脉内用药：碱中毒；各种原因导致的大量胃液丢失；低钙血症 4. 长期或大量应用可致代谢性碱中毒，并且钠负荷过高引起水肿等
禁忌	禁用于吞食强酸中毒时的洗胃
不良反应	大量注射、存在肾功能不全或长期应用时可出现心律失常、肌肉痉挛、疼痛、异常疲倦虚弱、呼吸减慢、口内异味、尿频、尿急、持续性头痛、食欲减退、恶心呕吐等
特殊人群用药	妊娠与哺乳期妇女：妊娠期妇女应慎用；本品可经乳汁分泌，但对婴儿的影响尚无有关资料
药典	Eur. P.、USP
国家处方集	CNF
其他推荐依据	

续 表

■ 药品名称	混合糖电解质注射液　Carbohydrate and Electrolyte Injection
适应证	不能口服给药或口服给药不能充分摄取时，补充和维持水分和电解质，并补给能量
制剂与规格	混合糖电解质注射液：500ml。本品为复方制剂，每瓶500ml含葡萄糖30g、果糖15g、木糖醇7.5g、氯化钠0.730g、醋酸钠0.410g、氯化钙0.185g、氯化镁0.255g、磷酸氢二钾0.870g、硫酸锌0.700g
用法与用量	缓慢静脉滴注：通常，成人每次500～1000ml。给药速度（按葡萄糖计），通常成人每小时不得超过0.5g/kg体重。根据年龄、症状及体重等不同情况可酌量增减
注意事项	1. 以下患者必须谨慎给药：心功能不全的患者；因闭塞性尿路疾病引起的尿量减少的患者；糖尿病患者 2. 对于只能通过使用胰岛素控制血糖的患者（胰岛素依赖性糖尿病），建议使用葡萄糖制剂；配置时，磷酸根离子和碳酸根离子会产生沉淀，所以不能混入含有磷酸盐及碳酸盐的制剂；给药前尿液量最好在每天500ml或每小时20ml以上，寒冷季节应注意保持一定体温后再用药，包装启封后立刻使用，残液绝不能使用
禁忌	有严重肝、肾功能障碍的患者，电解质代谢异常的患者，高钾血症（尿液过少、肾上腺皮质功能减退、严重灼伤及氮质血症等），高钙血症患者，高磷血症患者，高镁血症患者，遗传性果糖不耐受者禁用
不良反应	快速大量给药时，可能出现水肿、血压升高、心率加快、胸闷、呼吸困难、甚至急性左心衰竭。静脉滴注浓度较高，速度较快或静脉较细时，易刺激静脉内膜引起疼痛。滴注速度较快或原有肾功能损害时，应注意发生高钾血症
特殊人群用药	肝功能、肾功能不全患者：肾功能不全的患者慎用，严重肝、肾功能障碍的患者禁用 儿童：尚不明确 老年人：通常高龄患者的生理功能降低，易于引起水分、电解质异常及高血糖，所以应减慢给药速度，并密切观察 孕妇与哺乳期妇女：尚不明确
药典	Jpn. P.
国家处方集	CNF
其他推荐依据	

第十二章

其他治疗药物

■ 药品名称	复方电解质眼内冲洗液　Compoud Electrolyte Intraocular Irrigating Solution
适应证	眼科辅助用药，用于内眼手术中眼内冲洗
制剂与规格	复方电解质眼内冲洗液：250ml
用法与用量	应在手术前配置复方电解质眼内冲洗液，配制时应遵循与静脉用药同样的无菌操作 作眼内冲洗时，按以下用量：①白内障手术 20~500ml；②玻璃体手术 50~4000ml；③青光眼手术 20~50ml，或根据术中需要决定用量
注意事项	1. 本品为非静脉注射液 2. 本品应将两部分混合后使用，不得单独使用 3. 若溶液变色或有沉淀请勿使用 4. 在本品中添加任何其他药物应考虑到对眼组织的毒性和损害 5. 本品不含防腐剂，使用后剩余的残液，不得使用 6. 开盖后限于 6 小时内使用
禁忌	对本品任何成分过敏者禁用
不良反应	未见有关报道
特殊人群用药	儿童：无特殊应用资料 老年人：无特殊应用资料 妊娠与哺乳期妇女：尚不明确
药典	
国家处方集	
其他推荐依据	
■ 药品名称	维生素 A 棕榈酸酯眼用凝胶　Vitamin A Palmitate Eye Gel
适应证	作为角膜保护的辅助治疗：各种原因引起的干眼症［如舍格伦综合征（干燥综合征）、神经麻痹性角膜炎、暴露性角膜炎］，由于泪膜保护缺乏造成的结膜和角膜刺激症状
制剂与规格	维生素 A 棕榈酸酯眼用凝胶[保(乙)]：5g：5000U（以维生素 A 计算）
用法与用量	成人根据个体病情调整剂量，通常每次 1 滴，每天 3 次或每小时 1 滴
注意事项	1. 应用本品时，应先取下隐形眼镜，用后 30 分钟方可配戴 2. 使用后请即盖上管盖；不要触及管口 3. 应用本品后出现暂时性视物模糊的患者，在视力恢复前最好避免驾驶车辆或者操作机械装置 4. 避免儿童误取
禁忌	已知对本品任何成分过敏者禁用

续 表

不良反应	滴用后偶有短暂轻微的烧灼感，眼睑黏着和/或视物模糊，极少发生过敏现象
特殊人群用药	儿童：尚无儿童和青少年用药的系统性研究 老年人：尚无特殊的相关资料 妊娠与哺乳期妇女：尚无人类怀孕及哺乳期妇女应用本品的对照研究资料，因此除非应用本品的利益大于对胎儿的潜在危险，孕妇及哺乳期妇女不应使用本品
药典	
国家处方集	
其他推荐依据	
■ 药品名称	左旋多巴 Levodopa
适应证	用于儿童、青少年中屈光不正性弱视、屈光参差性弱视以及斜视性弱视患者
制剂与规格	左旋多巴片[保(甲)]：50mg
用法与用量	口服： 1. 5~6 周岁，每次 0.125g（2.5 片），开始 3 天每天 50mg（1 片），每日 2 次 2. 7~12 周岁，每次 0.25g（5 片），开始 3 天每天用 0.125g（2.5 片），每日 2 次，早晚饭后口服，4 周为 1 个疗程，一般用 1~3 个月或遵医嘱
注意事项	1. 有严重心血管、肺、支气管、肾、肝及内分泌疾患者应谨慎用药 2. 接受单胺氧化酶抑制剂（如苯乙肼、异唑肼）使用者，需停药 2 周后方能使用本品 3. 本品不宜长期连续（1 年以上）使用 4. 过量使用本品偶见一过性血钾下降，血浆醛固酮升高，血尿素氮轻度升高，血清谷丙转氨酶、乳酸脱氢酶、碱性磷酸酶与胆红素升高，多数患者停药后能自行恢复正常 5. 本品应在眼科医师的指导下使用 6. 如有不良反应发生，应立即就医
禁忌	严重精神疾患，严重心律失常，心力衰竭，青光眼，消化道溃疡和有惊厥史者禁用
不良反应	1. 较常见的反应有恶心、呕吐、心悸、直立性低血压等，一般程度均轻，不需处理 2. 使用过程偶见眼睑痉挛、高血压、胃痛等
特殊人群用药	肝功能、肾功能不全患者：肝、肾功能严重疾患者慎用 儿童：5 岁以下儿童慎用 老年人：未进行该项实验且无可靠参考文献 妊娠与哺乳期妇女：孕妇及哺乳期妇女应禁用
药典	Chin. P. 、Jpn. P. 、Eur. P. 、USP.
国家处方集	CNF
推荐依据	
■ 药品名称	注射用胰蛋白酶 Trypsin for Injection
适应证	用于清除血凝块、脓液、坏死组织及炎性渗出物，用于坏死性创伤、溃疡、血肿、脓肿及炎症等的辅助治疗。眼科用本品治疗各种眼部炎症、出血性眼病以及眼外伤、视网膜震荡等 本品还可应用于毒蛇咬伤，分解破坏毒素

续　表

制剂与规格	胰蛋白酶冻干粉针剂[保(乙)]：①1. 25 万 U/瓶；②2. 5 万 U/瓶
用法与用量	1. 肌内注射，一次 1. 25 万~5 万 U，一日 1 次 2. 结膜下注射，一次 1250~5000U，每日或隔日 1 次 3. 滴眼，浓度 250U/ml，每日 4~6 次 4. 泪道冲洗，浓度 250U/ml 5. 毒蛇咬伤，以 0. 25%~0. 50%盐酸普鲁卡因注射液溶解成 5000U/ml 浓度的溶液以牙痕为中心，在伤口周围作浸润注射或在肿胀部位上方作环状封闭。每次用量 5 万~10 万 U
注意事项	1. 用药前先用针头蘸本品溶液作皮肤划痕试验。显示阴性反应，方可注射 2. 本品在水溶液中不稳定，溶解后效价下降较快，故应在临用前配制溶液
禁忌	1. 不可用于急性炎症部位、出血空腔、肺出血一周以内 2. 肝肾功能不全、血凝机制异常和有出血情况的患者禁用
不良反应	1. 注射局部疼痛、硬结 2. 本品可引起组胺释放，产生全身反应，有寒战、发热、头痛、头晕、胸痛、腹痛、皮疹、血管神经性水肿、呼吸困难、眼压升高、白细胞减少等。症状轻时不影响继续治疗，给予抗组胺药和对症药物即可控制，严重时应即停药 3. 本品偶可致过敏性休克
特殊人群用药	儿童：未进行该项实验且无可靠参考文献 老年人：未进行该项实验且无可靠参考文献 妊娠与哺乳期妇女：未进行该项实验且无可靠参考文献
药典	Martindale. P. 、Chin. P.
国家处方集	
其他推荐依据	

第十三章

眼科疾病中成药治疗用药

■ 药品名称	羚羊角胶囊 Lingyangjiao Jiaonang
药物组成	羚羊角
功能与主治	平肝息风，清肝明目，散血解毒。用于肝风内动，肝火上扰，血热毒盛所致的高热惊痫，神昏痉厥，子痫抽搐，癫痫发作，头痛眩晕，目赤，翳障，温毒发斑
临床应用	1. 高热：血热毒盛，引动肝风所致，症见高热，头痛，眩晕，神昏，惊厥；各种原因所致的高热见上述证候者 2. 头痛：肝风内动，肝火上扰所致，症见头痛，眩晕，面红，目赤；原发性高血压病见上述证候者 3. 癫痫：肝风内动，肝火扰心所致，症见突然仆倒，昏不知人，四肢抽搐，醒后如常人；各种原因所致的癫痫见上述证候者 4. 温毒发斑：因温毒发斑，血液系统疾病伴发热者可选用 5. 绿风内障：因肝火上犯头目所致，症见头目胀痛，眼胀欲脱，甚则恶心呕吐，视灯光有虹视现象，眼压较高；急性闭角型青光眼见上述证候者 此外，本品尚可治疗急性化脓性扁桃体炎
制剂与规格	胶囊剂：每粒装①0. 15g；②0. 3g
用法与用量	口服。一次 0. 3~0. 6g，一日 1 次
注意事项	1. 阴虚火旺所致的发热慎用 2. 服药期间忌食辛辣、油腻食物 3. 脾胃虚寒便溏者慎用
禁忌	尚不明确
不良反应	有文献报道羚羊角可导致过敏性紫癜
特殊人群用药	妊娠与哺乳期妇女：孕妇慎用
药典	Chin. P.
其他推荐依据	国家药典委员会. 中华人民共和国药典临床用药须知（2010 年版）［M］. 北京：中国医药科技出版社，2011.

■ 药品名称	杞菊地黄丸（片、口服液、胶囊） Qiju Dihuang Wan（Pian，Koufuye，Jiaonang）
药物组成	枸杞子、菊花、熟地黄、酒萸肉、牡丹皮、山药、茯苓、泽泻
功能与主治	滋肾养肝。用于肝肾阴亏，眩晕耳鸣，羞明畏光，迎风流泪，视物昏花
临床应用	1. 眩晕：由肝肾不足，阴血亏虚所致，症见头晕眼花，腰酸腰痛，口燥咽干，周身乏力；原发性高血压见上述证候者

续　表

	2. 圆翳内障：由肝肾不足，阴血亏虚所致，症见视力缓慢下降，视物昏花，晶珠轻度混浊；老年性白内障初期见上述证候者 3. 青盲：由肝肾不足，阴血亏虚所致，症见视物不清，不能久视；视神经萎缩见上述证候者 4. 目涩症：由肝肾不足，阴虚所致，症见双目干涩，羞明畏光；干眼症见上述证候者 5. 耳聋：由肝肾不足所致，症见耳鸣，耳聋，腰酸腰痛，口干咽燥，潮热，盗汗 此外，本品尚可治疗2型糖尿病、注意缺陷多动障碍
制剂与规格	1. 丸剂[保(甲)]：大蜜丸，每丸重9g 2. 口服液[保(乙)]：每支装10ml 3. 胶囊剂[保(甲)]：每粒装0.3g
用法与用量	1. 丸剂：口服。水蜜丸一次6g，小蜜丸一次9g，大蜜丸一次1丸，一日2次 2. 片剂：口服。一次3~4片，一日3次 3. 口服液：口服。一次10ml，一日2次 4. 胶囊剂：口服。一次5~6粒，一日3次
注意事项	1. 实火亢盛所致头晕、耳鸣者慎用 2. 服药期间忌酸冷食物 3. 脾虚便溏者慎用
禁忌	尚不明确
不良反应	有报道服本品可引起眩晕、耳鸣
特殊人群用药	
药典	Chin. P.
其他推荐依据	国家药典委员会．中华人民共和国药典临床用药须知（2010年版）［M］．北京：中国医药科技出版社，2011.
■ 药品名称	**珍珠明目滴眼液　Zhenzhu Mingmu Diyanye**
药物组成	珍珠液、冰片
功能与主治	清肝，明目，镇痛。能改善眼胀、眼痛、干涩不舒、不能持久阅读等，用于早期老年性白内障、慢性结膜炎、视疲劳见上述证候者
临床应用	1. 干涩昏花：因肝阴内耗不能濡养目窍所致，症见眼痒刺痛，干涩不舒，隐涩难开，眼睑沉重；慢性结膜炎见上述证候者 2. 视觉疲劳：因肝阴不足、肝气偏旺引起的阅读不能持久，久则模糊，串行，复视，甚则头痛，眩晕，眼胀痛 此外尚有用于老年性白内障初期的临床报道
制剂与规格	珍珠明目滴眼液[保(甲)]：每支装①10ml；②8ml
用法与用量	滴入眼睑内，滴后闭目片刻，一次1~2滴，一日3~5次
注意事项	1. 使用本品时要排除物理或化学方面的刺激 2. 检查是否需要配戴合适的眼镜 3. 检查是否有其他慢性全身性疾病的存在，如糖尿病等
禁忌	尚不明确

续 表

不良反应	有文献报道珍珠明目滴眼液可致过敏反应
特殊人群用药	
药典	
其他推荐依据	国家药典委员会．中华人民共和国药典临床用药须知（2010年版）［M］．北京：中国医药科技出版社，2011.
■ 药品名称	拨云退翳丸 Boyun Tuiyi Wan
药物组成	密蒙花、蒺藜（盐炒）、菊花、木贼、蛇蜕、蝉蜕、荆芥穗、蔓荆子、薄荷、当归、川芎、黄连、地骨皮、花椒、楮实子、天花粉、甘草
功能与主治	散风清热，退翳明目。用于风热上扰所致的目翳外障、视物不清、隐痛流泪
临床应用	1. 黑睛宿翳：因风热上扰所致黑睛生翳如聚星障、凝脂翳，或外伤、病愈后遗留瘢痕，白睛红赤轻微，畏光流泪已止，惟仍有轻度磨涩感；角膜云翳见上述证候者 2. 胬肉攀睛：因风热上扰所致，伴轻度刺痒磨涩，每过食辛辣刺激之物或饮酒、少眠，则胬肉红赤肥厚增甚；翼状胬肉见上述证候者
制剂与规格	丸剂[保(乙)]：每丸重9g
用法与用量	口服。一次1丸，一日2次
注意事项	1. 阴虚火旺者慎用 2. 忌食辛辣及饮酒 3. 仅适合于早、中期胬肉攀睛
禁忌	尚不明确
不良反应	尚不明确
特殊人群用药	肝功能、肾功能不全患者：肝、肾疾病等慢性病严重者应在医师指导下服用 妊娠与哺乳期妇女：慎用
药典	Chin. P.
其他推荐依据	国家药典委员会．中华人民共和国药典临床用药须知（2010年版）［M］．北京：中国医药科技出版社，2011.
■ 药品名称	黄连羊肝丸 Huanglian Yanggan Wan
药物组成	黄连、黄芩、黄柏、龙胆、密蒙花、炒决明子、石决明（煅）、茺蔚子、夜明砂、木贼、柴胡、青皮、胡黄连、鲜羊肝
功能与主治	泻火明目。用于肝火旺盛，目赤肿痛，视物昏暗，羞明流泪，胬肉攀睛
临床应用	1. 暴风客热：因肝火旺盛所致白睛红赤壅肿，眵多干结，目中灼热。适用于急性卡他性结膜炎见上述证候者 2. 天行赤眼：与时行疫疠有关，易于传染，多为双眼发病，白睛红赤，可见片状出血，灼热涩痛，畏光流泪，少眵或无眵；流行性角膜结膜炎见上述证候者 3. 胬肉攀睛：因肝火上炎所致，刺痒磨痛或轻度畏光；翼状胬肉见上述证候者 4. 视瞻昏渺：因肝火上炎所致，表现为眼外观正常而视力逐渐下降，昏渺蒙昧不清，或伴有眼球疼痛；球后视神经炎、视神经萎缩早期见上述证候者

续 表

制剂与规格	丸剂[保(乙)]：每丸重9g
用法与用量	口服。一次1丸，一日1~2次
注意事项	1. 阴虚火旺、体弱年迈、脾胃虚寒者慎用 2. 服药期间忌食辛辣肥甘食物 3. 本品苦寒，不可过量服用或久用
禁忌	尚不明确
不良反应	尚不明确
特殊人群用药	
药典	Chin. P.
其他推荐依据	国家药典委员会．中华人民共和国药典临床用药须知（2010年版）［M］．北京：中国医药科技出版社，2011.
■ 药品名称	石斛明目丸 Shihu Mingmu Wan
药物组成	石斛、青葙子、决明子（炒）、蒺藜（去刺、盐炒）、地黄、熟地黄、枸杞子、菟丝子、肉苁蓉（酒炙）、人参、山药、茯苓、天冬、麦冬、五味子（醋炙）、甘草、枳壳（麸炒）、菊花、防风、黄连、牛膝、川芎、苦杏仁（去皮炒）、石膏、磁石（煅、醋淬）、水牛角浓缩粉
功能与主治	滋阴补肾，清肝明目。用于肝肾两亏、阴虚火旺所致的视物昏花、内障目暗
临床应用	1. 圆翳内障：因肝肾不足，阴虚火旺所致。多见于50岁以上的人群，双眼同时或先后发病，早期眼前有黑影，随眼球转动而动，视物昏花，不能久视，老花眼的度数减低，或变为近视，或有单眼视物时有复视或多视，以后视力逐渐减退，最后只能辨别手动或光感；年龄相关性白内障的早、中期见上述证候者 2. 视瞻昏渺：因肝肾不足，精血亏虚，目失所养而致。眼外观正常，自觉视力逐渐下降，视物昏花不清的眼内病变。其区别于云雾移睛，视瞻有色，视物变形等有视觉异常的眼底病变；视神经萎缩轻症见上述证候者 3. 青盲：因肝肾不足，虚火上炎所致，眼内外无障翳气色可寻，只是自视不见者，为视瞻昏渺之重症。一眼或双眼之视力逐渐下降，视物昏朦，直至不辨人物，年轻人多为双眼同时或先后发病，瞳神内无任何气色可辨，伴见头晕耳鸣，腰膝酸软，双目干涩；视神经萎缩重症见上述证候者
制剂与规格	浓缩丸[保(乙)]：每100粒重12g
用法与用量	口服。一次6g，一日2次
注意事项	1. 肝经风热，肝火上攻实证者慎用 2. 脾胃虚弱，运化失调者慎用
禁忌	尚不明确
不良反应	尚不明确
特殊人群用药	妊娠与哺乳期妇女：孕妇慎用
药典	

续 表

其他推荐依据	国家药典委员会．中华人民共和国药典临床用药须知（2010年版）［M］．北京：中国医药科技出版社，2011.
■ 药品名称	血塞通软胶囊 Xuesaitong Ruanjiaonang
□ 其他名称	理洫王
药物组成	三七总皂苷
功能与主治	活血祛瘀、通脉活络。用于瘀血闭阻脉络证的中风中经络恢复期，症见偏瘫，半身不遂，口舌歪斜，舌强言蹇或不语。或用于心血瘀阻型冠心病心绞痛，症见胸闷，胸痛，心慌，舌紫暗或有瘀斑
临床应用	1. 中风：用于瘀阻脑络所致的中风，症见偏瘫，半身不遂，口舌歪斜，偏身麻木，舌强言蹇或不语，舌质暗，脉涩；脑卒中见上述证候者 2. 胸痹：用于瘀阻心脉所致的胸痹心痛，症见胸闷，胸痛，甚则胸痛彻背，痛处固定不移，入夜尤甚，心悸气短，舌紫暗，或有瘀斑，脉弦涩；冠心病、心绞痛见上述证候者
制剂与规格	软胶囊[保(乙)]：每粒装0.33g（含三七总皂苷60mg）
用法与用量	口服：一次2粒，一日2次
注意事项	尚不明确
禁忌	孕妇禁用
不良反应	尚不明确
特殊人群用药	肝功能、肾功能不全患者：尚不明确 儿童：尚不明确 老年人：尚不明确 妊娠与哺乳期妇女：妊娠妇女禁用，哺乳期妇女用药尚不明确
药典	
其他推荐依据	
■ 药品名称	注射用血塞通（冻干） Zhusheyong Xuesaitong
□ 其他名称	欣瑙泰
功能与主治	活血祛瘀，通脉活络。用于中风偏瘫、瘀血阻络及脑血管疾病后遗症、胸痹心痛、视网膜中央静脉阻塞属瘀血阻断证者
临床应用	1. 胸痹心痛：由瘀阻心脉所致。症见胸部憋闷疼痛，基则胸痛彻背，痛处固定不移，入夜尤甚，心悸气短，舌质紫黯，脉弦涩；冠心病心绞痛、心肌梗死、心肌缺血见上述症候者 2. 中风偏瘫：由瘀阻脑络所致。症见半身不遂，口眼歪斜，偏身麻木，言语赛涩，舌质黯，脉涩；脑梗塞、中风后遗症见上述证候者 3. 暴盲；因脉络瘀阻所致。症见外眼端好，视力急降，两眼疼痛，甚则失明，舌质紫黯；视网膜中央静脉阻塞见上述证候者，亦有注射用血塞通应用于高血脂、高血压、术后深静脉血栓、动脉硬化闭塞症、糖尿病视网膜病变、糖尿病周围神经病变、糖尿病肾病等疾病的临床报道
制剂与规格	注射用血塞通（冻干）[基,保(甲)]：①每支装100mg；②每支装200mg；③每支装400mg

续　表

用法与用量	临用前加注射用水或相应的氯化钠注射液或葡萄糖注射液使其溶解。静脉滴注：一日 1 次，一次 200~400mg，以 5%或 10%葡萄糖注射液 250~500ml 稀释后缓慢滴注；静脉注射：一日 1 次，一次 200mg，以 25%或 50%葡萄糖注射液 40~60ml 稀释后缓慢注射；糖尿病患者可用氯化钠注射液代替葡萄糖注射液稀释后使用；15 天为一疗程，停药 1~3 天后可进行第二疗程
注意事项	1. 本品不良反应包括过敏性休克，应在有抢救条件的医疗机构使用 2. 严格按照药品说明书规定的功能主治使用，禁止超功能主治范围用药 3. 严格掌握用法用量 4. 加强用药监护 5. 有出血倾向者、初次使用中药注射剂的患者、过敏体质者、月经期妇女应谨慎使用，加强监测
禁忌	1. 人参和三七过敏者禁用；对本品过敏者禁用；出血性疾病急性期禁用 2. 儿童禁用
不良反应	1. 全身性损害：发热、寒战、过敏样反应、过敏性休克等 2. 呼吸系统损害：胸闷、呼吸困难、呼吸急促、哮喘、喉水肿等 3. 皮肤及其附件损害：皮疹、瘙痒、剥脱性皮炎等 4. 心率及心律紊乱：心悸、心动过速等 5. 中枢及外周神经系统损害：头晕、头痛、抽搐、震颤等 6. 其他损害：胃肠及心血管系统损害、血尿、肝功能异常等
特殊人群用药	肝功能、肾功能不全患者：肝肾功能异常者慎用 儿童：禁用 妊娠与哺乳期妇女：妊娠期妇女慎用
药典	
其他推荐依据	国家中医心血管病临床医学研究中心，中国医师协会中西医结合医师分会，中国中西医结合学会活血化瘀专业委员会，等．三七总皂苷制剂临床应用中国专家共识［J］．中国中西医结合杂志，2021，41（10）：1157-1167.

第十四章

手术预防用抗菌药物

第一节　抗菌药物预防性应用的基本原则*

一、非手术患者抗菌药物的预防性应用

（一）预防用药目的

预防特定病原菌所致的或特定人群可能发生的感染。

（二）预防用药基本原则

1. 用于尚无细菌感染征象但暴露于致病菌感染的高危人群。

2. 预防用药适应证和抗菌药物选择应基于循证医学证据。

3. 应针对一种或二种最可能细菌的感染进行预防用药，不宜盲目地选用广谱抗菌药或多药联合预防多种细菌多部位感染。

4. 应限于针对某一段特定时间内可能发生的感染，而非任何时间可能发生的感染。

5. 应积极纠正导致感染风险增加的原发疾病或基础状况。可以治愈或纠正者，预防用药价值较大；原发疾病不能治愈或纠正者，药物预防效果有限，应权衡利弊决定是否预防用药。

6. 以下情况原则上不应预防使用抗菌药物：普通感冒、麻疹、水痘等病毒性疾病；昏迷、休克、中毒、心力衰竭、肿瘤、应用肾上腺皮质激素等患者；留置导尿管、留置深静脉导管以及建立人工气道（包括气管插管或气管切口）患者。

（三）对某些细菌性感染的预防用药指征与方案

在某些细菌性感染的高危人群中，有指征的预防性使用抗菌药物，预防对象和推荐预防方案，见附录1：抗菌药物在预防非手术患者某些特定感染中的应用。此外，严重中性粒细胞缺乏（ANC$\leqslant 0.1\times 10^9$/L）持续时间超过7天的高危患者和实体器官移植及造血干细胞移植的患者，在某些情况下也有预防用抗菌药物的指征，但由于涉及患者基础疾病、免疫功能状态、免疫抑制剂等药物治疗史等诸多复杂因素，其预防用药指征及方案需参阅相关专题文献。

二、围手术期抗菌药物的预防性应用

围手术期抗菌药物预防用药，应根据手术切口类别（表1-1）、手术创伤程度、可能的污染细菌种类、手术持续时间、感染发生机会和后果严重程度、抗菌药物预防效果的循证医学证据、对细菌耐药性的影响和经济学评估等因素，综合考虑决定是否预防用抗菌药物。但抗菌药物的预防性应用并不能代替严格的消毒、灭菌技术和精细的无菌操作，也不能代替术中保温和血糖控制等其他预防措施。

---

*内容引自：《关于印发抗菌药物临床应用指导原则（2015年版）的通知》（国卫办医发〔2015〕43号）

1. 清洁手术（Ⅰ类切口）：手术脏器为人体无菌部位，局部无炎症、无损伤，也不涉及呼吸道、消化道、泌尿生殖道等人体与外界相通的器官。手术部位无污染，通常不需预防用抗菌药物。但在下列情况时可考虑预防用药：①手术范围大、手术时间长、污染机会增加；②手术涉及重要脏器，一旦发生感染将造成严重后果者，如头颅手术、心脏手术等；③异物植入手术，如人工心瓣膜植入、永久性心脏起搏器放置、人工关节置换等；④有感染高危因素如高龄、糖尿病、免疫功能低下（尤其是接受器官移植者）、营养不良等患者。

2. 清洁-污染手术（Ⅱ类切口）：手术部位存在大量人体寄殖菌群，手术时可能污染手术部位引致感染，故此类手术通常需预防用抗菌药物。

3. 污染手术（Ⅲ类切口）：已造成手术部位严重污染的手术。此类手术需预防用抗菌药物。

4. 污秽-感染手术（Ⅳ类切口）：在手术前即已开始治疗性应用抗菌药物，术中、术后继续，此不属预防应用范畴。

表 1-1　手术切口类别

切口类别	定义
Ⅰ类切口（清洁手术）	手术不涉及炎症区，不涉及呼吸道、消化道、泌尿生殖道等人体与外界相通的器官
Ⅱ类切口（清洁-污染手术）	上、下呼吸道，上、下消化道，泌尿生殖道手术，或经以上器官的手术，如经口咽部手术、胆道手术、子宫全切除术、经直肠前列腺手术，以及开放性骨折或创伤手术等
Ⅲ类切口（污染手术）	造成手术部位严重污染的手术，包括：手术涉及急性炎症但未化脓区域；胃肠道内容物有明显溢出污染；新鲜开放性创伤但未经及时扩创；无菌技术有明显缺陷如开胸、心脏按压者
Ⅳ类切口（污秽-感染手术）	有失活组织的陈旧创伤手术；已有临床感染或脏器穿孔的手术

注：1. 本指导原则均采用以上分类。而目前我国在病案首页中将手术切口分为Ⅰ类、Ⅱ类、Ⅲ类，其Ⅰ类与本指导原则中Ⅰ类同，Ⅱ类相当于本指导原则中Ⅱ类、Ⅲ类，Ⅲ类相当于本指导原则中Ⅳ类。参考本指导原则时应注意两种分类的区别。

2. 病案首页0类系指体表无切口或经人体自然腔道进行的操作以及经皮腔镜操作，其预防用药参考附录3。

（一）抗菌药物品种选择

1. 根据手术切口类别、可能的污染菌种类及其对抗菌药物敏感性、药物能否在手术部位达到有效浓度等综合考虑。

2. 选用对可能的污染菌针对性强、有充分的预防有效的循证医学证据、安全、使用方便及价格适当的品种。

3. 应尽量选择单一抗菌药物预防用药，避免不必要的联合使用。预防用药应针对手术路径中可能存在的污染菌。如心血管、头颈、胸腹壁、四肢软组织手术和骨科手术等经皮肤的手术，通常选择针对金黄色葡萄球菌的抗菌药物。结肠、直肠和盆腔手术，应选用针对肠道革兰阴性菌和脆弱拟杆菌等厌氧菌的抗菌药物。

4. 头孢菌素过敏者，针对革兰阳性菌可用万古霉素、去甲万古霉素、克林霉素；针对革兰阴性杆菌可用氨曲南、磷霉素或氨基糖苷类。

5. 对某些手术部位感染会引起严重后果者，如心脏人工瓣膜置换术、人工关节置换术等，若术前发现有耐甲氧西林金黄色葡萄球菌（MRSA）定植的可能或者该机构MRSA发生率高，可选用万古霉素、去甲万古霉素预防感染，但应严格控制用药持续时间。

6. 不应随意选用广谱抗菌药物作为围手术期预防用药。鉴于国内大肠埃希菌对氟喹诺酮类药物耐药率高，应严格控制氟喹诺酮类药物作为外科围手术期预防用药。

7. 常见围手术期预防用抗菌药物的品种选择，见附录2：抗菌药物在围手术期预防应用的品种选择。

（二）给药方案

1. 给药方法：给药途径大部分为静脉输注，仅有少数为口服给药。静脉输注应在皮肤、黏膜切开前0.5~1小时内或麻醉开始时给药，在输注完毕后开始手术，保证手术部位暴露时局部组织中抗菌药物已达到足以杀灭手术过程中沾染细菌的药物浓度。万古霉素或氟喹诺酮类等由于需输注较长时间，应在手术前1~2小时开始给药。

2. 预防用药维持时间：抗菌药物的有效覆盖时间应包括整个手术过程。手术时间较短（<2小时）的清洁手术术前给药一次即可。如手术时间超过3小时或超过所用药物半衰期的2倍以上，或成人出血量超过1500ml，术中应追加一次。清洁手术的预防用药时间不超过24小时，心脏手术可视情况延长至48小时。清洁-污染手术和污染手术的预防用药时间亦为24小时，污染手术必要时延长至48小时。过度延长用药时间并不能进一步提高预防效果，且预防用药时间超过48小时，耐药菌感染机会增加。

三、侵入性诊疗操作患者的抗菌药物的预防应用

随着放射介入和内镜诊疗等微创技术的快速发展和普及，我国亟待规范诊疗操作患者的抗菌药物预防应用。根据现有的循证医学证据、国际有关指南推荐和国内专家的意见，对部分常见特殊诊疗操作的预防用药提出了建议，见附录3：特殊诊疗操作抗菌药物预防应用的建议。

第二节　第一代头孢菌素类

■ 药品名称	头孢唑林　Cefazolin
抗菌谱与适应证	本品为第一代头孢菌素。除肠球菌、MRSA外，对其他革兰阳性球菌均有良好抗菌活性；对部分大肠埃希菌、奇异变形杆菌、肺炎克雷伯菌有抗菌活性。也用于外科手术预防用药
制剂与规格	注射用头孢唑林钠[保(甲)]：①0.5g[基]；②1g[基]；③1.5g；④2g
用法与用量	静脉给药，常规单次剂量：1~2g
注意事项	青霉素过敏者、有胃肠道疾病史者慎用
禁忌	对头孢菌素过敏者及有青霉素过敏性休克或即刻反应史者禁用
不良反应	不良反应有肝肾功能损害、药物热、药疹等
特殊人群用药	肝功能、肾功能不全患者：肝功能、肾功能不全者慎用；肾功能减退者首剂量0.5g，并应按肌酐清除率调节用量和给药间隔 儿童：不推荐用于新生儿 老年人：老年患者宜适当减量或延长给药间隔 妊娠与哺乳期妇女：孕期、哺乳期用药需权衡利弊
药典	USP、Eur. P.、Chin. P.
国家处方集	CNF
其他推荐依据	

续 表

■ 药品名称	头孢拉定 Cefradine
抗菌谱与适应证	第一代头孢菌素，适用于外科手术预防用药
制剂与规格	注射用头孢拉定：①0.5g；②1.0g
用法与用量	静脉给药，常规单次剂量：1~2g
注意事项	应用头孢拉定的患者以硫酸铜法测定尿糖时可出现假阳性反应
禁忌	对头孢菌素过敏者及有青霉素过敏性休克或即刻反应史者禁用
不良反应	恶心、呕吐、腹泻、上腹部不适等胃肠道反应较为常见
特殊人群用药	肝功能、肾功能不全患者：头孢拉定主要经肾排出，肾功能减退者需减少剂量或延长给药间期 儿童：慎用 老年人：肾功能减退的老年患者应适当减少剂量或延长给药时间 妊娠与哺乳期妇女：孕妇及哺乳期妇女慎用，妊娠安全性分级为 B 级，哺乳期妇女应用时需权衡利弊
药典	USP、Eur. P.、Chin. P.
国家处方集	CNF
其他推荐依据	
■ 药品名称	头孢硫脒 Cefathiamidine
抗菌谱与适应证	第一代头孢菌素，适用于外科手术预防用药
制剂与规格	注射用头孢硫脒[保(乙)]：①0.5g；②1.0g；③2.0g
用法与用量	静脉滴注，一次 2g，一日 2~4 次
注意事项	1. 有胃肠道疾病史者，特别是溃疡性结肠炎、局限性肠炎或抗生素相关性结肠炎者应慎用 2. 应用本品的患者抗球蛋白试验可出现阳性
禁忌	对头孢菌素类抗生素过敏者或对青霉素过敏性休克者禁用
不良反应	偶见荨麻疹、哮喘、瘙痒、寒战、高热、血管神经性水肿、非蛋白氮、ALT 及 AST 升高
特殊人群用药	肝功能、肾功能不全患者：肾功能减退者须适当减量 老年人：老年患者肾功能减退，应用时须适当减量 妊娠与哺乳期妇女：妊娠早期妇女慎用；哺乳妇女使用需权衡利弊
药典	Chin. P.
国家处方集	CNF
其他推荐依据	
■ 药品名称	头孢西酮钠 Cefazedone Sodium
抗菌谱与适应证	第一代头孢菌素，适用于外科手术预防用药。本品对金黄色葡萄球菌、凝固酶阴性葡萄球菌、肺炎链球菌、β-溶血链球菌等革兰阳性菌具有良好的抗菌活性
制剂与规格	注射用头孢西酮钠：①0.5g；②1.0g

续 表

用法与用量	静脉给药，成人一日 1~4g，分2~3 次用药。4 周以上儿童一日 50mg/kg，分 2~3 次，静脉注射或静脉滴注
注意事项	青霉素过敏者慎用
禁忌	对本品或其他头孢菌素类抗生素过敏者禁用；早产儿及新生儿禁用
不良反应	发热、皮疹、红斑等过敏反应
特殊人群用药	肝功能、肾功能不全患者：肾功能不全者慎用 儿童：早产儿及新生儿禁用 妊娠与哺乳期妇女：孕妇、哺乳期妇女用药要权衡利弊
药典	
国家处方集	韩国抗生物质医药品基准（韩抗基）
其他推荐依据	

■ 药品名称	头孢替唑钠　Ceftezole Sodium
抗菌谱与适应证	第一代头孢菌素，适用于外科手术预防用药。本品对革兰阳性菌，尤其是球菌，包括产青霉素酶和不产生青霉素酶的金黄色葡萄球菌、化脓性链球菌、肺炎球菌、B 组溶血性链球菌、草绿色链球菌、表皮葡萄球菌，以及白喉杆菌、炭疽杆菌皆比较敏感
制剂与规格	注射用头孢替唑钠：①0.5g；②0.75g；③1.0g；④1.5g；⑤2.0g
用法与用量	静脉给药，成人一次 0.5~4.0g，一日 2 次。儿童日用量为 20~80mg/kg 体重，分 1~2 次静脉给药
注意事项	青霉素过敏者慎用
禁忌	对本品或其他头孢菌素类抗生素过敏者禁用；对利多卡因或酰基苯胺类局部麻醉剂有过敏史者禁用本品肌注
不良反应	少见过敏反应，如皮疹、荨麻疹、皮肤发红、瘙痒、发热等；偶见血肌酐升高；罕见严重肾功能异常、粒细胞减少、白细胞减少等
特殊人群用药	肝功能、肾功能不全患者：肾功能不全者慎用 妊娠与哺乳期妇女：孕妇、哺乳期妇女用药要权衡利弊
药典	Chin. P.
国家处方集	日本抗生物质医药品基准（日抗基）
其他推荐依据	

第三节　第二代头孢菌素类

■ 药品名称	头孢呋辛钠　Cefuroxime Sodium
抗菌谱与适应证	第二代头孢菌素，适用于颅脑手术，周围血管外科手术，胃十二指肠手术，阑尾手术，结、直肠手术，肝胆系统手术，胸外科手术、心脏大血管手术，泌尿外科手术，应用人工植入

续　表

抗菌谱与适应证	物的骨科手术，妇科手术的预防用药
制剂与规格	注射用头孢呋辛钠：①0.25g[基]；②0.5g[基]；③0.75g[基]；④1.0g；⑤1.5g[基]；⑥2.0g；⑦2.25g；⑧2.5g；⑨3.0g
用法与用量	静脉给药，常规单次剂量：1.5g
注意事项	1. 对青霉素类药物过敏者，慎用 2. 使用时应注意监测肾功能，特别是对接受高剂量的重症患者 3. 肾功能不全者应减少一日剂量 4. 头孢呋辛能引起抗生素相关性肠炎，应警惕。抗生素相关性肠炎诊断确立后，应给予适宜的治疗。轻度者停药即可，中、重度者应给予液体、电解质、蛋白质补充，并需选用对梭状芽胞杆菌有效的抗生素类药物治疗 5. 有报道少数患儿使用本品时出现轻、中度听力受损
禁忌	对头孢菌素过敏者及有青霉素过敏性休克史者禁用
不良反应	过敏反应（皮疹、瘙痒、荨麻疹等），局部反应（血栓性静脉炎），胃肠道反应（腹泻，恶心、抗生素相关性肠炎等）等
特殊人群用药	肝功能、肾功能不全患者：严重肝功能、肾功能不全者慎用 儿童：5岁以下小儿禁用 老年人：老年患者口服本药，不必根据年龄调整剂量 妊娠与哺乳期妇女：妊娠安全性分级为B级；哺乳妇女用药应权衡利弊，如需使用，应暂停授乳
药典	USP、Eur. P.、Chin. P.
国家处方集	CNF
其他推荐依据	
■ 药品名称	头孢替安　Cefotiam
抗菌谱与适应证	第二代头孢菌素，适用于颅脑手术，周围血管外科手术，胃十二指肠手术，阑尾手术，结、直肠手术，肝胆系统手术，胸外科手术、心脏大血管手术，泌尿外科手术，应用人工植入物的骨科手术，妇科手术的预防用药
制剂与规格	注射用盐酸头孢替安[保(乙)]：①0.5g；②1g
用法与用量	静脉给药，常规单次剂量：1~2g
注意事项	1. 有胃肠道疾病史者，特别是溃疡性结肠炎、局限性肠炎或抗生素相关性结肠炎者慎用 2. 本品可引起血象改变，严重时应立即停药
禁忌	对头孢菌素过敏者及有青霉素过敏性休克史者禁用
不良反应	偶见过敏、胃肠道反应、血象改变及一过性AST及ALT升高；可致肠道菌群改变，造成维生素B和K缺乏；偶可致继发感染；大量静脉注射可致血管和血栓性静脉炎
特殊人群用药	肝功能、肾功能不全患者：肾功能不全者应减量并慎用 儿童：早产儿和新生儿使用本药的安全性尚未确定 老年人：老年患者用药剂量应按其肾功能减退情况酌情减量 妊娠与哺乳期妇女：孕妇或可能已妊娠的妇女、哺乳妇女应权衡利弊后用药

续 表

药典	USP、Eur. P.、Chin. P.
国家处方集	CNF
其他推荐依据	
■ 药品名称	头孢西丁 Cefoxitin
抗菌谱与适应证	第二代头孢菌素，适用于颅脑手术，周围血管外科手术，胃十二指肠手术，阑尾手术，结、直肠手术，肝胆系统手术，胸外科手术、心脏大血管手术，泌尿外科手术，应用人工植入物的骨科手术，妇科手术的预防用药
制剂与规格	注射用头孢西丁钠[保(乙)]：①1g；②2g
用法与用量	静脉给药，常规单次剂量：1~2g
注意事项	1. 青霉素过敏者慎用 2. 肾功能损害者及有胃肠疾病史（特别是结肠炎）者慎用 3. 本品与氨基糖苷类抗生素配伍时，会增加肾毒性
禁忌	对头孢菌素过敏者及有青霉素过敏性休克史者禁用
不良反应	最常见的为局部反应，静脉注射后可出现血栓性静脉炎，肌内注射后可有局部硬结压痛；偶见变态反应、低血压、腹泻等
特殊人群用药	儿童：3个月以内婴儿不宜使用本药 妊娠与哺乳期妇女：妊娠安全性分级为B级；哺乳妇女应权衡利弊后用药
药典	USP、Eur. P.、Chin. P.
国家处方集	CNF
其他推荐依据	
■ 药品名称	头孢美唑 Cefmetazole
抗菌谱与适应证	第二代头孢菌素，适用于颅脑手术，周围血管外科手术，胃十二指肠手术，阑尾手术，结、直肠手术，肝胆系统手术，胸外科手术、心脏大血管手术，泌尿外科手术，应用人工植入物的骨科手术，妇科手术的预防用药
制剂与规格	注射用头孢美唑钠[保(乙)]：①1g；②2g
用法与用量	静脉给药，常规单次剂量：1~2g
注意事项	1. 下述患者慎用：对青霉素类抗生素有过敏史者，或双亲、兄弟姐妹等亲属属于过敏体质者，严重肾损害者（有可能出现血药浓度升高、半衰期延长），经口摄食不足患者或非经口维持营养者、全身状态不良者（通过摄食，可能出现维生素K缺乏）等 2. 给药期间及给药后至少1周内避免饮酒
禁忌	对本品有过敏性休克史者禁用
不良反应	过敏反应（如皮疹、瘙痒、荨麻疹、红斑、发热），罕见休克、肝功能异常等
特殊人群用药	肝功能、肾功能不全患者：严重肝、肾功能障碍者慎用 儿童：早产儿、新生儿慎用 老年人：慎用

续　表

特殊人群用药	妊娠与哺乳期妇女：慎用
药典	USP、Eur. P.、Chin. P.
国家处方集	CNF
其他推荐依据	

第四节　第三代头孢菌素类

■ 药品名称	头孢曲松　Ceftriaxone
抗菌谱与适应证	第三代头孢菌素，适用于颅脑手术，结、直肠手术，有反复感染史患者的肝胆系统手术，胸外科手术，应用人工植入物的骨科手术，妇科手术的预防用药
制剂与规格	注射用头孢曲松钠[保(甲)]：①0.25g；②0.5g；③0.75g；④1.0g；⑤1.5g；⑥2.0g；⑦3.0g；⑧4.0g
用法与用量	静脉给药，成人：每24小时1～2g或每12小时0.5～1.0g，最高剂量一日4g。小儿常用量，按体重一日20～80mg/kg
注意事项	1. 对青霉素过敏患者应用本品时应根据患者情况充分权衡利弊后决定。有青霉素过敏性休克或即刻反应者，不宜再选用头孢菌素类 2. 有胃肠道疾病史者，特别是溃疡性结肠炎、局限性肠炎或抗生素相关性结肠炎（头孢菌素类很少产生抗生素相关性肠炎）者应慎用
禁忌	1. 禁用于对本品及其他头孢菌素抗生素过敏的患者。有青霉素过敏性休克史的患者避免应用本品 2. 头孢曲松不得用于高胆红素血症的新生儿和早产儿的治疗。体外研究显示头孢曲松可从血清蛋白结合部位取代胆红素，从而引起这些患者的胆红素脑病 3. 在新生儿中，不得与补钙治疗同时进行，否则可能导致头孢曲松的钙盐沉降的危险
不良反应	胃肠道反应、过敏反应等
特殊人群用药	儿童：出生体重<2kg的新生儿使用本药的安全性尚未确定。本药可将胆红素从血清白蛋白上置换下来，患有高胆红素血症的新生儿（尤其是早产儿），应避免使用本药 老年人：除非患者虚弱、营养不良或有重度肾功能损害时，老年人应用头孢曲松一般不需调整剂量 妊娠与哺乳期妇女：妊娠安全性分级为B级；哺乳期妇女权衡利弊后应用
药典	USP、Eur. P.、Chin. P.
国家处方集	CNF
其他推荐依据	
■ 药品名称	头孢噻肟　Cefotaxime
抗菌谱与适应证	第三代头孢菌素，适用于颅脑手术，结、直肠手术，有反复感染史患者的肝胆系统手术，胸外科手术，应用人工植入物的骨科手术，妇科手术的预防用药

续 表

制剂与规格	注射用头孢噻肟钠[保(甲)]：①0.5g；②1g；③2g
用法与用量	1. 成人静脉给药一日 2~6g，分 2~3 次给药 2. 儿童：静脉给药：新生儿一次 50mg/kg；7 日内新生儿每 12 小时 1 次；7~28 日新生儿每 8 小时 1 次
注意事项	1. 有胃肠道疾病者慎用 2. 用药前须确定是否需进行过敏试验 3. 本品与氨基糖苷类抗生素不可同瓶滴注
禁忌	对头孢菌素过敏者及有青霉素过敏性休克史者禁用
不良反应	不良反应发生率低（3%~5%），包括皮疹和药物热、静脉炎、腹泻、恶心、呕吐、食欲缺乏等
特殊人群用药	肝功能、肾功能不全患者：严重肾功能减退患者应用本药时须根据肌酐清除率调整剂量 儿童：婴幼儿不宜做肌内注射 老年人：老年患者应根据肾功能适当减量 妊娠与哺乳期妇女：妊娠安全性分级为 B 级；哺乳期妇女用药时宜暂停授乳
药典	USP、Eur. P.、Chin. P.
国家处方集	CNF
其他推荐依据	
■ 药品名称	头孢哌酮　Cefoperazone
抗菌谱与适应证	第三代头孢菌素，适用于有反复感染史患者的肝胆系统手术的预防用药
制剂与规格	注射用头孢哌酮钠：①0.5g；②1.0g；③1.5g；④2.0g
用法与用量	1. 成人：一次 1~2g，每 12 小时 1 次 2. 儿童：一日 50~200mg/kg，分 2~3 次给药
注意事项	1. 肝病、胆道梗阻严重或同时有肾功能减退者，用药剂量应予以适当调整 2. 部分患者可引起维生素 K 缺乏和低凝血酶原血症，用药期间应进行出血时间、凝血酶原时间监测
禁忌	对头孢菌素过敏者及有青霉素过敏性休克史者禁用
不良反应	皮疹较为多见；少数患者尚可发生腹泻、腹痛；嗜酸性粒细胞增多，轻度中性粒细胞减少；暂时导性 AST 及 ALT、碱性磷酸酶、尿素氮或血肌酐升高等
特殊人群用药	儿童：新生儿和早产儿用药须权衡利弊 妊娠与哺乳期妇女：妊娠安全性分级为 B 级；哺乳期妇女用药时宜暂停授乳
药典	USP、Eur. P.、Chin. P.
国家处方集	CNF
其他推荐依据	
■ 药品名称	头孢哌酮舒巴坦　Sulbactam and Cefopcrazone
抗菌谱与适应证	第三代头孢菌与含 β-内酰胺酶抑制剂适用于有反复感染史患者的肝胆系统手术的预防用药

续　表

制剂与规格	注射用头孢哌酮钠舒巴坦钠（1∶1）[保(乙)]：①1.0g；②2.0g
用法与用量	成人：一次2~4g，每12小时1次
注意事项	接受β-内酰胺类或头孢菌素类抗生素治疗的患者可发生严重的及偶可发生的致死性过敏反应。一旦发生过敏反应，应立即停药并给予适当的治疗
禁忌	对头孢菌素过敏者及有青霉素过敏性休克史者禁用
不良反应	皮疹较为多见；少数患者尚可发生腹泻、腹痛；嗜酸性粒细胞增多，轻度中性粒细胞减少；暂时性AST及ALT、碱性磷酸酶、尿素氮或血肌酐升高等
特殊人群用药	肝功能、肾功能不全患者：根据患者情况调整用药剂量 儿童：新生儿和早产儿用药须权衡利弊 老年人：老年人呈生理性的肝、肾功能减退，因此应慎用本药并需调整剂量 妊娠与哺乳期妇女：妊娠安全性分级为B级；哺乳期妇女用药时宜暂停授乳
药典	USP、Eur. P.、Chin. P.
国家处方集	CNF
其他推荐依据	

第五节　其他类别抗菌药

■ 药品名称	环丙沙星　Ciprofloxacin
抗菌谱与适应证	适用于泌尿外科手术预防用药
制剂与规格	环丙沙星注射液[保(甲)]：100ml∶0.2g 环丙沙星葡萄糖注射液[保(乙)]：100ml∶0.2g 乳酸环丙沙星注射液：①100ml∶0.1g；②100ml∶0.2g；③250ml∶0.25g 乳酸环丙沙星0.9%氯化钠注射液：①100ml∶0.2g；②200ml∶0.4g 注射用乳酸环丙沙星：①0.2g；②0.4g
用法与用量	一次0.1~0.2g，每12小时1次
注意事项	1. 宜空腹服用 2. 患中枢神经系统疾病者（如癫痫、脑动脉硬化患者）慎用
禁忌	对环丙沙星及任何一种氟喹诺酮类药过敏的患者禁用；孕妇、哺乳期妇女及18岁以下者禁用
不良反应	胃肠道反应较为常见，可表现为腹部不适或疼痛、腹泻、恶心或呕吐；中枢神经系统反应可有头晕、头痛、嗜睡或失眠；过敏反应有皮疹、皮肤瘙痒、面部潮红、胸闷等
特殊人群用药	肝功能、肾功能不全患者：慎用 儿童：18岁以下患者禁用 老年人：应减量给药 妊娠与哺乳期妇女：禁用

续 表

药典	USP、Eur. P.、Chin. P.
国家处方集	CNF
其他推荐依据	
■ 药品名称	甲硝唑 Metronidazole
抗菌谱与适应证	适用于经口咽部黏膜切口的大手术，阑尾手术，结、直肠手术，涉及阴道的妇科手术
制剂与规格	甲硝唑注射液[保(甲)]：①20ml：100mg；②100ml：0.2g；③100ml：0.5g；④250ml：0.5g；⑤250ml：1.25g 甲硝唑葡萄糖注射液[保(乙)]：250ml，内含甲硝唑0.5g、葡萄糖12.5g 注射用甲硝唑磷酸二钠：0.915g
用法与用量	静脉给药，常规单次剂量：0.5g
注意事项	1. 出现运动失调或其他中枢神经系统症状时应停药 2. 用药期间应戒酒，饮酒后出现腹痛、呕吐、头痛等症状
禁忌	对本药或其他硝基咪唑类药物过敏或有过敏史者、活动性中枢神经系统疾病者、血液病者、孕妇及哺乳期妇女禁用
不良反应	1. 消化系统：恶心、呕吐、食欲缺乏、腹部绞痛，一般不影响治疗 2. 神经系统：头痛、眩晕，偶有感觉异常、肢体麻木、共济失调、多发性神经炎等，大剂量可致抽搐 3. 少数病例发生荨麻疹、面部潮红、瘙痒、膀胱炎、排尿困难、口中金属味及白细胞减少等，均属可逆性，停药后自行恢复
特殊人群用药	肝功能、肾功能不全患者：肝功能不全患者慎用 老年人：老年患者应注意监测血药浓度并调整剂量 妊娠与哺乳期妇女：孕妇及哺乳期妇女禁用，妊娠安全性分级为B级
药典	USP、Eur. P.、Chin. P.
国家处方集	CNF
其他推荐依据	
■ 药品名称	克林霉素 Clindamycin
抗菌谱与适应证	适用于对β-内酰胺类抗菌药物过敏者，预防葡萄球菌、链球菌感染的外科手术
制剂与规格	盐酸克林霉素注射液[保(甲)]：①4ml：0.3g；②8ml：0.6g；③2ml：0.3g 注射用盐酸克林霉素[保(甲)]：0.5g 克林霉素磷酸酯注射液[保(甲)]：①2ml：0.3g；②4ml：0.6g 注射用克林霉素磷酸酯[保(甲)]：①0.3g；②0.6g；③1.2g
用法与用量	静脉给药，常规单次剂量：0.6~0.9g
注意事项	1. 有胃肠疾病或病史者，特别是溃疡性结肠炎、克罗恩病或假膜性肠炎患者、有哮喘或其他过敏史者慎用 2. 本品不能透过血-脑脊液屏障，故不能用于脑膜炎 3. 不同细菌对本品的敏感性可有相当大的差异，故药敏试验有重要意义

续　表

禁忌	本品与林可霉素有交叉耐药性，对克林霉素或林可霉素有过敏史者禁用
不良反应	1. 消化系统：恶心、呕吐、食欲缺乏、腹部绞痛，一般不影响治疗 2. 血液系统：偶可发生白细胞减少、中性粒细胞减少、嗜酸性粒细胞增多和血小板减少等 3. 少数病例发生荨麻疹、潮红、瘙痒、膀胱炎、排尿困难、口中金属味及白细胞减少等，均属可逆性，停药后自行恢复
特殊人群用药	肝功能、肾功能不全患者：肝功能不全者、严重肾功能障碍者慎用 儿童：新生儿禁用，4 岁以内儿童慎用，16 岁以内儿童应用应注意重要器官功能监测 老年人：老年患者用药时需密切观察 妊娠与哺乳期妇女：孕妇应用需充分权衡利弊，FDA 妊娠安全性分级为 B 级；哺乳期妇女慎用，用药时宜暂停授乳
药典	USP、Eur. P.、Chin. P.
国家处方集	CNF
其他推荐依据	
■ 药品名称	氨曲南　Aztreonam
抗菌谱与适应证	适用于对 β-内酰胺类抗菌药物过敏者，预防革兰阴性杆菌感染的外科手术
制剂与规格	注射用氨曲南[保(乙)]：①0.5g；②1.0g；③2.0g
用法与用量	静脉给药，常规单次剂量：1~2g
注意事项	1. 氨曲南与青霉素之间无交叉过敏反应，但对青霉素、头孢菌素过敏及过敏体质者仍需慎用 2. 有不同程度的抗生素相关性肠炎
禁忌	对氨曲南有过敏史者禁用
不良反应	常见为恶心、呕吐、腹泻及皮肤过敏反应等
特殊人群用药	老年人：老年人用药剂量应按其肾功能减退情况酌情减量 妊娠与哺乳期妇女：妊娠安全性分级为 B 级，哺乳期妇女使用时应暂停授乳
药典	USP、Eur. P.、Chin. P.
国家处方集	CNF
其他推荐依据	
■ 药品名称	万古霉素　Vancomycin
抗菌谱与适应证	适用于耐甲氧西林葡萄球菌检出率高的医疗机构进行工人材料植入手术（如人工心脏瓣膜置换、永久性心脏起搏器置入、人工关节置换等）预防感染
制剂与规格	注射用盐酸万古霉素[保(乙)]：①0.5g（50 万 U）；②1.0g（100 万 U）
用法与用量	静脉给药，一次 1g，每 12 小时给药 1 次
注意事项	1. 听力减退或有耳聋病史者慎用 2. 不宜肌内注射，静脉滴注时尽量避免药液外漏，且应经常更换注射部位，滴速不宜过快 3. 在治疗过程中应监测血药浓度

续 表

禁忌	对万古霉素过敏者，严重肝功能、肾功能不全者，孕妇及哺乳期妇女禁用
不良反应	休克、过敏样症状、急性肾功能不全等
特殊人群用药	肝功能、肾功能不全患者：严重肝功能、肾功能不全者禁用 儿童：儿童（尤其是低体重出生儿、新生儿）应监测血药浓度，慎重给药 老年人：老年患者确有指征使用时必须调整剂量或调整用药间隔 妊娠与哺乳期妇女：禁用
药典	USP、Eur. P.、Chin. P.
国家处方集	CNF
其他推荐依据	
■ 药品名称	去甲万古霉素 Norvancomycin
抗菌谱与适应证	适用于耐甲氧西林葡萄球菌检出率高的医疗机构进行工人材料植入手术（如人工心脏瓣膜置换、永久性心脏起搏器置入、人工关节置换等）预防感染
制剂与规格	注射用盐酸去甲万古霉素[保(乙)]：①0.4g（40万U）；②0.8g（80万U）
用法与用量	静脉给药，一次400~800mg，每12小时给药1次
注意事项	1. 听力减退或有耳聋病史者慎用 2. 不可肌内注射或静脉注射 3. 治疗期间应定期检查听力，检查尿液中蛋白、管型、细胞数及测定尿相对密度等
禁忌	对本药或万古霉素类抗生素过敏者禁用
不良反应	可出现皮疹、恶心、静脉炎等；可引致耳鸣、听力减退、肾功能损害等
特殊人群用药	肝功能、肾功能不全患者：肾功能不全患者慎用，如有应用指征时需在治疗药物浓度监测下，根据肾功能减退程度减量应用 儿童：新生儿、婴幼儿用药必须充分权衡利弊 老年人：用于老年患者有引起耳毒性与肾毒性的危险（听力减退或丧失）。老年患者即使肾功能测定在正常范围内，使用时应采用较小治疗剂量 妊娠与哺乳期妇女：妊娠期患者避免应用；哺乳期妇女慎用
药典	Chin. P.
国家处方集	CNF
其他推荐依据	

注：1. Ⅰ类切口手术常用预防抗菌药物为第一代头孢菌素：头孢唑林或头孢拉定等。

2. Ⅰ类切口手术常用预防抗菌药物单次使用剂量：头孢唑林1~2g；头孢拉定1~2g；头孢呋辛1.5g；头孢曲松1~2g；甲硝唑0.5g；其他详见具体药品表单。头孢菌素应在30分钟内滴完。

3. 对β-内酰胺类抗菌药物过敏者，可选用克林霉素预防葡萄球菌、链球菌感染，可选用氨曲南预防革兰阴性杆菌感染。必要时可联合使用。

4. 耐甲氧西林葡萄球菌检出率高的医疗机构，如进行人工材料植入手术（如人工心脏瓣膜置换、永久性心脏起搏器置入、人工关节置换等），也可选用万古霉素或去甲万古霉素预防感染。

第十五章

治疗用抗感染药物

第一节 青霉素类

■ 药品名称	青霉素 Benzylpenicillin
抗菌谱与适应证	适用于溶血性链球菌、肺炎链球菌、不产青霉素酶葡萄球菌的感染；炭疽、破伤风、气性坏疽等梭状芽胞杆菌感染及梅毒、钩端螺旋体病、回归热、白喉。与氨基糖苷类药物联合用于治疗草绿色链球菌心内膜炎。亦可用于流行性脑脊髓膜炎、放线菌病、淋病、樊尚咽峡炎、莱姆病、鼠咬热、李斯特菌病、除脆弱拟杆菌以外的厌氧菌感染。风湿性心脏病或先天性心脏病患者手术前预防用药
制剂与规格	注射用青霉素钠[保(甲)]：①0.12g（2万U）；②0.24g（40万U）[基]；③0.48g（80万U）[基]；④0.6g（100万U）；⑤0.96g（160万U）[基]；⑥2.4g（400万U） 注射用青霉素钾[保(甲)]：①0.125g（20万U）；②0.25g（40万U）[基]；③0.5g（80万U）[基]；④0.625g（100万U）
用法与用量	1. 肌内注射：成人：一日（80~200）万U，分3~4次给药；小儿：按体重2.5万U/kg，每12小时给药1次 2. 静脉滴注：成人一日（200~2000）万U，分2~4次给药；小儿每日按体重（5~20）万U/kg，分2~4次给药
注意事项	1. 应用前询问药物过敏史并进行青霉素皮肤试验 2. 对一种青霉素过敏者可能对其他青霉素类药物、青霉胺过敏，有哮喘、湿疹、花粉症、荨麻疹等过敏性疾病患者应慎用 3. 大剂量使用时应定期检测电解质
禁忌	有青霉素类药物过敏史或青霉素皮肤试验阳性患者禁用
不良反应	青霉素过敏反应较常见，包括荨麻疹等各类皮疹、白细胞计数减少、间质性肾炎、哮喘发作等和血清病样反应
特殊人群用药	肝功能、肾功能不全患者：轻、中度肾功能损害者使用常规剂量不需减量，严重肾功能损害者应延长给药间隔或调整剂量 妊娠与哺乳期妇女：妊娠期妇女给药属FDA妊娠风险B级；哺乳期妇女用药时宜暂停授乳
药典	USP、Eur. P.、Chin. P.
国家处方集	CNF
其他推荐依据	

续 表

■ 药品名称	青霉素 V Phenoxymethylpenicillin
抗菌谱与适应证	1. 青霉素敏感菌株所致的轻、中度感染，包括链球菌所致的扁桃体炎、咽喉炎、猩红热、丹毒等 2. 肺炎球菌所致的支气管炎、肺炎、中耳炎、鼻窦炎及敏感葡萄球菌所致的皮肤软组织感染等 3. 螺旋体感染和作为风湿热复发和感染性心内膜炎的预防用药
制剂与规格	青霉素 V 钾片[保(甲)]：①100 万 U；②60 万 U；③0.25g（40 万 U）；④0.5g（80 万 U）
用法与用量	口服：①成人：链球菌感染：一次 125~250mg，每 6~8 小时 1 次，疗程 10 日。肺炎球菌感染：一次 250~500mg，每 6 小时 1 次，疗程至退热后至少 2 日。葡萄球菌感染、螺旋体感染：一次250~500mg，每6~8 小时 1 次。预防风湿热复发：一次 250mg，一日 2 次。预防心内膜炎：在拔牙或上呼吸道手术前 1 小时口服 2g，6 小时后再加服 1g（27kg 以下小儿剂量减半）。②小儿：按体重，一次 2.5~9.3mg/kg，每 4 小时 1 次；或一次 3.75~14mg/kg，每 6 小时 1 次；或一次 5.0~18.7mg/kg，每 8 小时 1 次
注意事项	1. 对头孢菌素类药物过敏者及有哮喘、湿疹、花粉症、荨麻疹等过敏性疾病患者应慎用 2. 患者一次开始服用前，必须先进行青霉素皮试 3. 长期或大剂量服用者，应定期检查肝、肾、造血系统功能和检测血清钾或钠
禁忌	青霉素皮试阳性反应者、对青霉素类药物过敏者及传染性单核细胞增多症患者禁用
不良反应	常见恶心、呕吐、上腹部不适、腹泻等胃肠道反应及黑毛舌；皮疹、荨麻疹等过敏反应
特殊人群用药	肝功能、肾功能不全患者：肾功能减退者应根据血浆肌酐清除率调整剂量或给药间期 老年人：老年患者应根据肾功能情况调整用药剂量或用药间期 妊娠与哺乳期妇女：妊娠期妇女给药属 FDA 妊娠风险 B 级；哺乳期妇女慎用或用药时暂停授乳
药典	USP、Eur. P.
国家处方集	CNF
其他推荐依据	
■ 药品名称	普鲁卡因青霉素 Procaine Benzylpenicillin
抗菌谱与适应证	1. 与青霉素相仿，但由于血药浓度较低，故仅限于青霉素高度敏感病原体所致的轻、中度感染，如 A 组链球菌所致的扁桃体炎、猩红热、肺炎链球菌肺炎、青霉素敏感金黄色葡萄球菌所致皮肤软组织感染、樊尚咽峡炎等 2. 可用于治疗钩端螺旋体病、回归热和早期梅毒等
制剂与规格	注射用普鲁卡因青霉素[保(乙)]：①40 万 U［普鲁卡因青霉素 30 万 U，青霉素钠（钾）10 万 U］；②80 万 U［普鲁卡因青霉素 60 万 U，青霉素钠（钾）20 万 U］
用法与用量	肌内注射，每次（40~80）万 U，每日 1~2 次
注意事项	1. 哮喘、湿疹、花粉症、荨麻疹等过敏性疾病患者应慎用本品 2. 应用前需详细询问药物过敏史并进行青霉素、普鲁卡因皮肤试验
禁忌	有青霉素类药物或普鲁卡因过敏史者禁用；青霉素或普鲁卡因皮肤试验阳性患者禁用
不良反应	过敏反应（如荨麻疹、间质性肾炎、白细胞减少等）；赫氏反应和治疗矛盾；二重感染等

续 表

特殊人群用药	妊娠与哺乳期妇女：妊娠期妇女给药属 FDA 妊娠风险 B 级；哺乳期妇女用药时宜暂停授乳
药典	USP、Eur. P.、Chin. P.
国家处方集	CNF
其他推荐依据	
■ 药品名称	苄星青霉素 Benzathine Benzylpenicillin
抗菌谱与适应证	用于预防风湿热、治疗各期梅毒也可用于控制链球菌感染的流行
制剂与规格	注射用苄星青霉素[基,保(甲)]：①30 万 U；②60 万 U；③120 万 U
用法与用量	肌内注射：成人，一次（60~120）万 U，2~4 周 1 次；小儿一次（30~60）万 U，2~4 周 1 次
注意事项	同“青霉素”
禁忌	有青霉素类药物过敏史者或青霉素皮肤试验阳性患者禁用
不良反应	过敏反应（同青霉素）；二重感染等
特殊人群用药	妊娠与哺乳期妇女：妊娠期妇女给药属 FDA 妊娠风险 B 级；哺乳期妇女用药时宜暂停授乳
药典	USP、Eur. P.、Chin. P.
国家处方集	CNF
其他推荐依据	
■ 药品名称	阿莫西林 Amoxicillin
抗菌谱与适应证	适用于治疗敏感菌所致的下列感染：①中耳炎、鼻窦炎、咽炎、扁桃体炎等上呼吸道感染；②急性支气管炎、肺炎等下呼吸道感染；③泌尿、生殖道感染；④皮肤、软组织感染；⑤适用于治疗急性单纯性淋病；⑥尚可用于治疗伤寒、伤寒带菌者及钩端螺旋体病；⑦亦可与克拉霉素、兰索拉唑联合治疗幽门螺杆菌感染
制剂与规格	片剂[基,保(甲)]：①0.125g；②0.25g 胶囊[基,保(甲)]：①0.125g；②0.25g 干混悬剂[基,保(甲)]：袋装，①0.125g；②0.25g。瓶装，①1.25g；②2.5g 颗粒剂[保(甲)]：125mg 注射用阿莫西林钠：①0.5g；②2g
用法与用量	口服：成人一次 0.5g，每 6~8 小时 1 次，日剂量不超过 4g；小儿每日按体重 20~40mg/kg，每 8 小时 1 次；3 个月以下婴儿：一日 30mg/kg，每 12 小时 1 次 肌内注射或稀释后静脉滴注：成人一次 0.5~1.0g，每 6~8 小时 1 次；小儿一日 50~100mg/kg，分3~4 次给药 肾功能不全时剂量：肌酐清除率为 10~30ml/min 者，一次 0.25~0.50g，每 12 小时 1 次；肌酐清除率< 10ml/min 者，一次 0.25~0.50g，每 24 小时 1 次 透析时剂量：每次血液透析后应补充给予 1g 剂量
注意事项	1. 巨细胞病毒感染、淋巴细胞白血病、淋巴瘤等患者不宜使用 2. 传染性单核细胞增多症患者应避免使用 3. 哮喘、湿疹、花粉症、荨麻疹等过敏性疾病史者慎用

续 表

禁忌	有青霉素类药物过敏史者或青霉素皮肤试验阳性患者禁用
不良反应	恶心、呕吐、腹泻及抗生素相关性肠炎等胃肠道反应；皮疹、药物热和哮喘等过敏反应；贫血、血小板减少、嗜酸性粒细胞增多等
特殊人群用药	肝功能、肾功能不全患者：肾功能严重损害者慎用 老年人：老年人用药时可能需要调整剂量 妊娠与哺乳期妇女：妊娠期妇女应仅在确有必要时应用本品；由于乳汁中可分泌少量阿莫西林，哺乳期妇女服用后可能导致婴儿过敏
药典	Eur. P、Chin. P.
国家处方集	CNF
其他推荐依据	
■ 药品名称	磺苄西林　Sulbenicillin
抗菌谱与适应证	适用于敏感的铜绿假单胞菌、某些变形杆菌属以及其他敏感革兰阴性菌所致肺炎、尿路感染、复杂性皮肤软组织感染和败血症等。对本品敏感菌所致腹腔感染、盆腔感染宜与抗厌氧菌药物联合应用
制剂与规格	注射用磺苄西林钠：1.0g：100 万 U
用法与用量	静脉滴注或静脉注射；中度感染成人一日剂量 8g，重症感染或铜绿假单胞菌感染时剂量需增至一日 20g，分 4 次静脉给药；儿童根据病情每日剂量按体重 80~300mg/kg，分 4 次给药
注意事项	1. 使用本品前需详细询问药物过敏史并进行青霉素皮肤试验，呈阳性反应者禁用 2. 对一种青霉素过敏者可能对其他青霉素类药物、青霉胺过敏
禁忌	有青霉素类药物过敏史者或青霉素皮肤试验阳性患者禁用
不良反应	过敏反应较常见，包括皮疹、发热等，偶见过敏性休克，一旦发生必须就地抢救，保持气道畅通、吸氧并给予肾上腺素、糖皮质激素等治疗措施；恶心、呕吐等胃肠道反应；实验室检查异常包括白细胞或中性粒细胞减少，ALT 及 AST 一过性增高等
特殊人群用药	肝功能、肾功能不全患者：严重肝功能、肾功能不全者慎用 妊娠与哺乳期妇女：妊娠期妇女应仅在确有必要时应用本品
药典	Chin. P.
国家处方集	CNF
其他推荐依据	
■ 药品名称	替卡西林　Ticarcillin
抗菌谱与适应证	对大肠埃希菌、奇异变形杆菌、普通变形杆菌等肠杆菌属、流感嗜血杆菌、沙门菌属、铜绿假单胞菌等具有良好的抗菌活性。①适用于治疗敏感菌所致的下呼吸道感染、骨和骨关节感染、皮肤及软组织感染、尿路感染及败血症等；②与氨基糖苷类、喹诺酮类等抗菌药联用，可用于治疗铜绿假单胞菌所致感染
制剂与规格	注射用替卡西林钠：①0.5g；②1g；③3g；④6g

续 表

用法与用量	成人：肌内注射：泌尿系统感染，一次 1g，一日 4 次；静脉给药：一日 200~300mg/kg，分次给药。儿童：①静脉给药：一日 200~300mg/kg，分次给药；②婴儿：一日 225mg/kg，分次给药；③对 7 日龄以下新生儿：一日 150mg/kg，分次给药
注意事项	对头孢菌素过敏者、凝血功能异常者慎用
禁忌	对本品或其他青霉素类过敏者禁用
不良反应	低钾血症及出血时间延长；皮疹、瘙痒、药物热等过敏反应较多见
特殊人群用药	肝功能、肾功能不全患者：严重肝功能、肾功能不全者慎用 妊娠与哺乳期妇女：妊娠期妇女慎用，妊娠安全性分级为 B 级；哺乳期妇女慎用
药典	USP、Eur. P.
国家处方集	CNF
其他推荐依据	
■ 药品名称	注射用哌拉西林 Piperacillin for Injection
抗菌谱与适应证	1. 治疗铜绿假单胞菌和敏感革兰阴性杆菌所致的各种感染，如败血症、尿路感染、呼吸道感染、胆道感染、腹腔感染、盆腔感染以及皮肤、软组织感染等 2. 与氨基糖苷类药联用治疗粒细胞减少症免疫缺陷患者的感染
制剂与规格	注射用哌拉西林钠（按哌拉西林计）[基,保(甲)]：①0.5g；②1g；③2g
用法与用量	成人：中度感染一日 8g，分 2 次给药；严重感染一次 3~4g，每 6 小时 1 次。一日最大剂量不可超过 24g 儿童：①婴幼儿和 12 岁以下儿童：一日 100~200mg/kg；②新生儿：体重< 2kg 者：出生后第 1 周内，一次 50mg/kg，每 12 小时 1 次；1 周以上，一次 50mg/kg，每 8 小时 1 次；体重 2kg 以上者：出生后第 1 周内，一次 50mg/kg，每 8 小时 1 次；1 周以上，一次 50mg/kg，每 6 小时 1 次
注意事项	1. 有出血史者，溃疡性结肠炎、克罗恩病或假膜性肠炎者，体弱者慎用 2. 哌拉西林不可加入碳酸氢钠溶液中静脉滴注
禁忌	对青霉素、头孢菌素或其他 β-内酰胺类抗生素过敏或有过敏史者禁用
不良反应	青霉素类药物过敏反应较常见；局部注射部位疼痛、血栓性静脉炎等；腹泻、稀便、恶心、呕吐等
特殊人群用药	肝功能、肾功能不全患者：慎用 儿童：12 岁以下儿童的用药安全性剂量尚未正式确定，应慎用 老年人：慎用 妊娠与哺乳期妇女：妊娠期妇女应仅在确有必要时才能使用本药，妊娠安全性分级为 B 级；哺乳期妇女用药应权衡利弊或暂停授乳
药典	USP、Eur. P.、Chin. P.
国家处方集	CNF
其他推荐依据	

续 表

■ 药品名称	注射用阿洛西林 Azlocillin for Injection
抗菌谱与适应证	敏感的革兰阳性及革兰阴性菌（包括铜绿假单胞菌）所致的呼吸道、泌尿道、生殖器官、胆道、胃肠道、败血症、脑膜炎、心内膜炎等严重感染，手术、烧伤后感染，骨、皮肤及软组织感染
制剂与规格	注射用阿洛西林钠[保(乙)]：①0.5g；②1g；③2g；④3g
用法与用量	成人：一日 6~10g，严重病例可增至 10~16g，分 2~4 次滴注。儿童：一次 75mg/kg，一日 2~4 次。婴儿及新生儿：一次 100mg/kg，一日 2~4 次
注意事项	参考药品说明书
禁忌	对青霉素类抗生素过敏者禁用
不良反应	恶心、呕吐、腹泻及抗生素相关性肠炎等胃肠道反应；皮疹，药物热和哮喘等过敏反应
特殊人群用药	肝功能、肾功能不全患者：肾功能减退患者应适当降低用量 老年人：老年患者肾功能减退，须调整剂量 妊娠与哺乳期妇女：妊娠安全性分级为 B 级；哺乳期妇女应权衡利弊用药
药典	Pol. P.
国家处方集	CNF
其他推荐依据	

第二节 头孢菌素类

一、第一代头孢菌素类

■ 药品名称	注射用头孢唑林钠 Cefazolin Sodium for Injection
抗菌谱与适应证	第一代头孢菌素。除肠球菌、MRSA 外，对其他革兰阳性球菌均有良好抗菌活性；对部分大肠埃希菌、奇异变形杆菌、肺炎克雷伯菌有抗菌活性。临床用于敏感菌所致的呼吸道、尿路感染，皮肤软组织、骨和关节、肝胆系统感染，心内膜炎、败血症，眼、耳、鼻、咽喉部感染；也用于外科手术预防用药
制剂与规格	注射用头孢唑林钠：①0.5g；②1g；③1.5g；④2g
用法与用量	1. 肌内、静注、静滴：一次 0.5~1.0g，一日 2~4 次。严重感染可增至一日 6g，分2~4 次静脉给予。儿童一日量为 50~100mg/kg，分 2~3 次给予 2. 外科手术预防用药：术前 0.5~1 小时给药 1g，手术超过 6 小时者术中加用 0.5~1g，术后每 6~8 小时给药 0.5~1.0g 致术 24 小时后
注意事项	1. 对青霉素过敏或过敏体质者慎用 2. 交叉过敏反应：患者对一种头孢菌素或头霉素过敏者对其他头孢菌素或头霉素也可能过敏。患者对青霉素、青霉素衍生物或青霉胺过敏者也可能对头孢菌素或头霉素过敏 3. 头孢唑林与庆大霉素或其他肾毒性抗生素合用有增加肾损害的危险性

续　表

	4. 静脉滴注：将本品用灭菌注射用水、氯化钠注射用水或葡萄糖注射液溶解后使用，当静脉滴注体积超过 100ml 时不用注射用水 5. 配置后的溶液应避光保存。室温保存不得超过 48 小时
禁忌	对头孢菌素过敏者及有青霉素过敏性休克或即刻反应者禁用
不良反应	1. 静脉注射发生的血栓性静脉炎和肌内注射区疼痛均较头孢噻吩少而轻 2. 药疹发生率为 1.1%，嗜酸性粒细胞增多的发生率为 1.7%，偶有药物热
特殊人群用药	肝功能、肾功能不全患者：肝功能、肾功能不全者慎用。肾功能减退者首剂量 0.5g，并应按肌酐清除率调节用量和给药间隔 儿童：不推荐用于新生儿 老年人：老年患者宜适当减量或延长给药间隔 妊娠与哺乳期妇女：用药需权衡利弊
药典	USP、Eur. P.、Chin. P.
国家处方集	CNF
其他推荐依据	
■ 药品名称	头孢拉定　Cefradine
抗菌谱与适应证	第一代头孢菌素。适用于治疗敏感菌所致的轻、中度感染，如急性咽炎、扁桃体炎、中耳炎、支气管炎急性发作、肺炎等呼吸道感染、泌尿生殖道感染及皮肤软组织感染等
制剂与规格	头孢拉定胶囊[基,保(甲)]：①0.25g；②0.5g 头孢拉定片[基,保(甲)]：①0.25g；②0.5g 头孢拉定颗粒[保(乙)]：①0.125g；②0.25g 头孢拉定干混悬剂：①0.125g；②0.25g；③1.5g；④3g 注射用头孢拉定[保(乙)]：①0.5g；②1g
用法与用量	1. 成人：口服给药，一次 0.25~0.5g，每 6 小时 1 次；严重感染时可增至一次 1g，一日最高剂量为 4g。肌内注射及静脉给药，一次0.5~1.0g，每 6 小时 1 次。一日最高剂量为 8g 2. 儿童：口服给药，一次 6.25~12.5mg/kg，每 6 小时 1 次。肌内注射及静脉给药，1 周岁以上小儿，一次 12.5~25.0mg/kg，每 6 小时 1 次 3. 肌酐清除率> 20ml/min 时，其推荐剂量为每 6 小时 0.5g；肌酐清除率为 5~20ml/min 时，其剂量为每 6 小时 0.25g；肌酐清除率< 5ml/min 时，其剂量为每 12 小时 0.25g
注意事项	应用头孢拉定的患者以硫酸铜法测定尿糖时可出现假阳性反应
禁忌	对头孢菌素过敏者及有青霉素过敏性休克或即刻反应史者禁用
不良反应	恶心、呕吐、腹泻、上腹部不适等胃肠道反应较为常见
特殊人群用药	肝功能、肾功能不全患者：头孢拉定主要经肾排出，肾功能减退者需减少剂量或延长给药间期 儿童：慎用 老年人：肾功能减退的老年患者应适当减少剂量或延长给药时间 妊娠与哺乳期妇女：慎用。妊娠安全性分级为 B 级，哺乳期妇女应用时需权衡利弊
药典	USP、Eur. P.、Chin. P.
国家处方集	CNF

续 表

其他推荐依据	
■ 药品名称	注射用头孢硫脒 Cefathiamidine for Injection
抗菌谱与适应证	第一代头孢菌素。用于敏感菌所引起呼吸系统、肝胆系统、五官、尿路感染及心内膜炎、败血症
制剂与规格	注射用头孢硫脒[保(乙)]：①0.5g；②1g；③2g
用法与用量	1. 成人：肌内注射，一次1.5~1.0g，一日4次；静脉滴注，一次2g，一日2~4次 2. 儿童：肌内注射，一日50~150mg/kg，分3~4次给药；静脉滴注，一日50~100mg/kg，分2~4次给药
注意事项	1. 有胃肠道疾病史者，特别是溃疡性结肠炎、局限性肠炎或抗生素相关性结肠炎者应慎用 2. 应用本品的患者抗球蛋白试验可出现阳性
禁忌	对头孢菌素类抗生素过敏者或对青霉素过敏性休克者禁用
不良反应	偶见荨麻疹、哮喘、瘙痒、寒战、高热、血管神经性水肿、非蛋白氮、ALT及AST升高
特殊人群用药	肝功能、肾功能不全患者：肾功能减退者须适当减量 老年人：老年患者肾功能减退，应用时须适当减量 妊娠与哺乳期妇女：妊娠早期妇女慎用；哺乳期妇女慎用，用药需权衡利弊
药典	
国家处方集	CNF
其他推荐依据	
■ 药品名称	头孢氨苄 Cefalexin
抗菌谱与适应证	第一代口服头孢菌素。用于金黄色葡萄球菌、大肠埃希菌、肺炎杆菌、流感杆菌等敏感菌所致的下列感染： 1. 扁桃体炎、扁桃体周炎、咽喉炎、支气管炎、肺炎、支气管扩张感染以及手术后胸腔感染 2. 急性及慢性肾盂肾炎、膀胱炎、前列腺炎及泌尿生殖系感染 3. 中耳炎、外耳炎、鼻窦炎 4. 上颌骨周炎、上颌骨骨膜炎、上颌骨骨髓炎、急性腭炎、牙槽脓肿、根尖性牙周炎、智齿周围炎、拔牙后感染 5. 睑腺炎、睑炎、急性泪囊炎 6. 毛囊炎、疖、丹毒、蜂窝织炎、脓疱、痈、痤疮感染、皮下脓肿、创伤感染、乳腺炎、淋巴管炎等
制剂与规格	头孢氨苄胶囊[基,保(甲)]：①125mg；②250mg 头孢氨苄片[基,保(甲)]：①125mg；②250mg 头孢氨苄颗粒[基,保(甲)]：①50mg；②125mg 头孢氨苄干混悬剂：1.5g 头孢氨苄泡腾片：125mg

续　表

用法与用量	1. 成人：口服，一般剂量一次 250~500mg，每 6 小时 1 次。一日最高剂量为 4g。单纯性膀胱炎、单纯皮肤软组织感染以及链球菌咽峡炎一次 500mg，每 12 小时 1 次 2. 儿童：口服，一日 25~50mg/kg，一日 4 次。皮肤软组织感染及链球菌咽峡炎一次 12.5~50mg/kg，每 12 小时 1 次
注意事项	有胃肠道疾病史者，特别是溃疡性结肠炎、局限性肠炎或抗生素相关性结肠炎者应慎用
禁忌	对头孢菌素过敏者及有青霉素过敏性休克或即刻反应史者禁用
不良反应	恶心、呕吐、腹泻和腹部不适较为多见；皮疹、药物热等过敏反应
特殊人群用药	肝功能、肾功能不全患者：慎用 儿童：6 岁以下小儿慎用 老年人：老年患者应根据肾功能情况调整用药剂量或用药间期 妊娠与哺乳期妇女：妊娠早期妇女慎用；哺乳妇女慎用，用药需权衡利弊
药典	USP、Eur. P.、Chin. P.
国家处方集	CNF
其他推荐依据	
■ 药品名称	头孢羟氨苄　Cefadroxil
抗菌谱与适应证	第一代口服头孢菌素。主要用于敏感菌所致的尿路感染，呼吸道感染，皮肤软组织感染，骨关节感染
制剂与规格	头孢羟氨苄胶囊[保(乙)]：①0.125g；②0.25g；③0.5g 头孢羟氨苄片[保(乙)]：①0.125g；②0.25g 头孢羟氨苄颗粒[保(乙)]：①0.125g；②0.25g
用法与用量	1. 成人：口服，一次 0.5~1.0g，一日 2 次。肾功能不全者首次给予 1g 负荷剂量，然后根据肌酐清除率（Ccr）调整剂量。Ccr 为 25~50ml/min 者，一次 0.5g，每 12 小时 1 次；Ccr 为 10~25ml/min 者，一次 0.5g，每 24 小时 1 次；Ccr 为 0~10ml/min 者，一次 0.5g，每 36 小时 1 次 2. 儿童：口服，一次 15~20mg/kg，一日 2 次。A 组溶血性链球菌咽炎或扁桃体炎：一次 15mg/kg，每 12 小时 1 次，共 10 日
注意事项	有胃肠道疾病史者，特别是溃疡性结肠炎、局限性肠炎或抗生素相关性结肠炎者应慎用
禁忌	对头孢菌素过敏者及有青霉素过敏性休克或即刻反应史者禁用
不良反应	以恶心、上腹部不适等胃肠道反应为主；少数患者尚可发生皮疹等过敏反应
特殊人群用药	肝功能、肾功能不全患者：慎用 老年人：老年患者肾功能减退，用药时需调整剂量 妊娠与哺乳期妇女：妊娠安全性分级为 B 级；哺乳期妇女须权衡利弊后应用
药典	USP
国家处方集	CNF
其他推荐依据	

二、第二代头孢菌素类

■ 药品名称	头孢呋辛 Cefuroxim
抗菌谱与适应证	第二代注射用头孢菌素。对革兰阳性球菌的活性与第一代头孢菌素相似或略差，但对葡萄球菌和革兰阴性杆菌产生的β-内酰胺酶显得相当稳定。适用于治疗敏感菌或敏感病原体所致的下列感染：①呼吸系统感染；②泌尿生殖系统感染；③骨和关节感染；④皮肤软组织感染；⑤预防手术感染；⑥其他，如败血症、脑膜炎等严重感染
制剂与规格	注射用头孢呋辛钠：①0.25g[基]；②0.5g[基]；③0.75g[基]；④1.0g；⑤1.5g[基]；⑥2.0g；⑦2.25g；⑧2.5g；⑨3.0g
用法与用量	深部肌内注射，静脉注射或滴注： 1. 成人为每8小时0.75~1.5g，疗程5~10日。对于生命受到威胁的感染或罕见敏感菌所引起的感染，每6小时1.5g 2. 预防手术感染：术前0.5~1小时静脉注射1.5g，若手术时间过长，则每隔8小时静脉或肌内注射0.75g 3. 儿童：3个月以上患儿，按体重一日50~100mg/kg，分3~4次给药。重症感染，按体重一日用量不低于0.1g/kg，但不能超过成人使用的最高剂量 4. 肾功能不全患者应根据肌酐清除率调整
注意事项	1. 对青霉素药物过敏者慎用 2. 使用时应注意监测肾功能，特别是对接受高剂量的重症患者
禁忌	对头孢菌素过敏者及有青霉素过敏性休克史者禁用
不良反应	过敏反应（皮疹、瘙痒、荨麻疹等），局部反应（血栓性静脉炎），胃肠道反应（腹泻、恶心、抗生素相关性肠炎等）等
特殊人群用药	肝功能、肾功能不全患者：严重肝功能、肾功能不全者慎用 儿童：5岁以下小儿禁用 老年人：老年患者口服本药，不必根据年龄调整剂量 妊娠与哺乳期妇女：妊娠安全性分级为B级；哺乳妇女用药应权衡利弊，如需使用，应暂停授乳
药典	USP、Eur. P.、Chin. P.
国家处方集	CNF
其他推荐依据	

■ 药品名称	注射用头孢替安 Cefotiam for Injection
抗菌谱与适应证	第二代注射用头孢菌素。用于敏感菌所致的肺炎、支气管炎、胆道感染、腹膜炎、尿路感染以及手术和外伤所致的感染和败血症
制剂与规格	注射用盐酸头孢替安[保(乙)]：①0.5g；②1g
用法与用量	肌内注射或静脉给药。成人：一日1~2g，分2~4次给予；败血症时可增至一日4g。儿童：一日40~80mg/kg，分3~4次给予，重症感染时可增至一日160mg/kg。肌酐清除率≥16.6ml/min者，不需调整剂量；肌酐清除率<16.6ml/min者，每6~8小时用量应减为常用剂量的75%

续　表

注意事项	1. 有胃肠道疾病史者，特别是溃疡性结肠炎、局限性肠炎或抗生素相关性结肠炎者慎用 2. 本品可引起血象改变，严重时应立即停药
禁忌	对头孢菌素过敏者及有青霉素过敏性休克史者禁用
不良反应	偶见过敏、胃肠道反应、血象改变及一过性 AST 及 ALT 升高；可致肠道菌群改变，造成维生素 B 和 K 缺乏；偶可致继发感染；大量静脉注射可致血管和血栓性静脉炎
特殊人群用药	肝功能、肾功能不全患者：肾功能不全者应减量并慎用 儿童：早产儿和新生儿使用本药的安全性尚未确定 老年人：老年患者用药剂量应按其肾功能减退情况酌情减量 妊娠与哺乳期妇女：孕妇或可能妊娠的妇女、哺乳妇女应权衡利弊后用药
药典	USP、Jpn. P.
国家处方集	CNF
其他推荐依据	
■ 药品名称	头孢丙烯　Cefprozil
抗菌谱与适应证	第二代口服头孢菌素。用于敏感菌所致的下列轻、中度感染： 1. 呼吸道感染，如化脓性链球菌性咽炎或扁桃体炎；肺炎链球菌、流感嗜血杆菌和卡他莫拉菌引起的中耳炎或急性鼻窦炎、急性支气管炎继发细菌感染和慢性支气管炎急性发作 2. 金黄色葡萄球菌（包括产青霉素酶菌株）和化脓性链球菌等引起的非复杂性皮肤和皮肤软组织感染
制剂与规格	头孢丙烯片[保(乙)]：①0.25；②0.5g 头孢丙烯分散片[保(乙)]：0.25g 头孢丙烯咀嚼片[保(乙)]：0.25g 头孢丙烯胶囊[保(乙)]：①0.125g；②0.25g 头孢丙烯颗粒[保(乙)]：0.125g 头孢丙烯干混悬剂：①0.125g；②0.75g；③1.5g；④3.0g
用法与用量	口服。成人：呼吸道感染，一次 0.5g，一日 1~2 次；皮肤或皮肤软组织感染，一日 0.5g，分 1~2 次给药；严重病例，一次 0.5g，一日 2 次。儿童：①对 0.5~12 岁患儿：中耳炎，一次 15mg/kg，一日 2 次；急性鼻窦炎，一次 7.5mg/kg，一日 2 次；严重感染，一次 15mg/kg，一日 2 次。②对2~12 岁患儿：急性扁桃体炎、咽炎，一次 7.5mg/kg，一日 2 次；皮肤或皮肤软组织感染，一次 20mg/kg，一日 1 次。肾功能不全时，根据肌酐清除率进行剂量调整。肝功能不全患者无需调整剂量
注意事项	1. 有青霉素过敏史者慎用。对青霉素类药物所致过敏性休克或其他严重过敏反应者不宜使用 2. 如发生过敏反应，应停止用药 3. 长期使用可诱发二重感染，尤其是抗生素相关性肠炎 4. 同时服用强利尿药治疗的患者使用头孢菌素应谨慎，因这些药物可能会对肾功能产生有害影响 5. 患有胃肠道疾病，尤其是肠炎患者慎用
禁忌	对头孢丙烯及其头孢菌素类过敏患者禁用

续 表

不良反应	1. 胃肠道反应：软便、腹泻、胃部不适、食欲减退、恶心、呕吐、嗳气等 2. 过敏反应，常见为皮疹、荨麻疹、嗜酸性粒细胞增多、药物热等。儿童发生过敏反应较成人多见，多在开始治疗后几天内出现，停药后几天内消失
特殊人群用药	儿童：慎用 老年人：65 岁以上老人使用本药，与健康成人志愿者对比，药物浓度-时间曲线下面积增高 35%~60%，肌酐清除率下降 40% 妊娠与哺乳期妇女：妊娠安全性分级为 B 级。哺乳妇女应慎用或暂停授乳
药典	USP
国家处方集	CNF
其他推荐依据	
■ 药品名称	注射用头孢尼西　Cefonicid for Injection
抗菌谱与适应证	适用于敏感菌引起的下列感染：下呼吸道感染、尿路感染、败血症、皮肤软组织感染、骨和关节感染，也可用于手术预防感染。在外科手术前单剂量注射 1g 头孢尼西可以减少由于手术过程中污染或潜在污染而导致的术后感染发生率。在剖宫产手术中使用头孢尼西（剪断脐带后）可以减少某些术后感染发生率
制剂与规格	注射用头孢尼西钠：①0.5g；②1.0g
用法与用量	肾功能正常患者： 1. 一般轻度至中度感染：成人每日剂量为 1g，每 24 小时 1 次；在严重感染或危及生命的感染中，可每日 2g，每 24 小时给药 1 次 2. 无并发症的尿路感染：每日 0.5g，每 24 小时 1 次 3. 手术预防感染：手术前 1 小时单剂量给药 1g，术中和术后没有必要再用。必要时如关节成形手术或开胸手术可重复给药 2 天；剖宫产手术中，应脐带结扎后才给予本品。疗程依病情而定 肾功能不全患者：对于肾功能损害患者使用本品必须严格依据患者的肾功能损害程度调整剂量。初始剂量为 7.5mg/kg，维持剂量应根据肌酐清除率进行调整，患者在进行透析之后，无须再追加剂量
注意事项	1. 有青霉素过敏史或其他药物过敏病史者应慎用。对麻醉药过敏患者禁止使用利多卡因作为溶剂 2. 本品治疗开始和治疗中可引起肠道紊乱，严重的导致假膜性肠炎，出现腹泻时应引起警惕。一旦出现，轻度停药即可，中、重度患者应给予补充电解质、蛋白质以及适当的抗生素（如万古霉素）治疗 3. 重症患者在大剂量给药或合用氨基糖苷类抗生素治疗时，必须经常注意肾功能情况
禁忌	对头孢菌素类抗生素过敏者禁用
不良反应	1. 对青霉素过敏患者也可能对本品过敏 2. 长期使用任何广谱抗生素都可能导致其他非敏感菌过度生长，可诱发二重感染
特殊人群用药	肝功能、肾功能不全患者：肾脏或肝脏损害患者在使用该药物时，应加倍小心
药典	USP、Eur. P.、Chin. P.
国家处方集	

续　表

其他推荐依据	
■ 药品名称	头孢克洛　Cefaclor
抗菌谱与适应证	第二代口服头孢菌素。适用于敏感菌所致下列部位的轻、中度感染： 1. 呼吸系统感染 2. 泌尿生殖系统感染 3. 皮肤软组织感染 4. 口腔科感染 5. 眼科感染
制剂与规格	头孢克洛胶囊[保(乙)]：125mg；250mg 头孢克洛缓释胶囊[保(乙)]：187.5mg 头孢克洛片[保(乙)]：250mg 头孢克洛缓释片[保(乙)]：375mg 头孢克洛分散片[保(乙)]：①125mg；②375mg 头孢克洛颗粒[保(乙)]：①100mg；②125mg；③250mg 头孢克洛混悬液[保(乙)]：①30ml∶0.75g；②60ml∶1.5g
用法与用量	1. 成人：口服，一次250mg，每8小时1次；较重的感染或敏感性较差的细菌引起的感染，剂量可加倍，但一日总量不超过4g 2. 儿童：口服，一日20mg/kg，分3次（每8小时1次）给药，宜空腹服用；重症感染可增至一日40mg/kg，但一日总量不超过1g
注意事项	1. 对于有胃肠道病史（特别是结肠炎）的患者、使用抗生素（包括头孢菌素）要慎重 2. 长期使用的患者应细心观察，如发生二重感染，必须采取适当措施
禁忌	禁用于已知对头孢菌素类过敏者
不良反应	过敏反应（皮疹、瘙痒、荨麻疹等）；腹泻等胃肠道反应
特殊人群用药	肝功能、肾功能不全患者：肾功能轻度不全者可不减量；肾功能中度和重度减退者的剂量应分别减为正常剂量的1/2和1/4 儿童：新生儿用药的安全性尚未确定 老年人：老年患者除虚弱、营养不良或严重肾功能损害外，一般不需要调整剂量 妊娠与哺乳期妇女：妊娠安全性分级为B级；哺乳期妇女应慎用或用药时暂停授乳
药典	USP、Eur. P.、Chin. P.
国家处方集	CNF
其他推荐依据	
■ 药品名称	头孢呋辛酯　Cefuroxime Axetil
抗菌谱与适应证	第二代口服头孢菌素。适用于溶血性链球菌、金黄色葡萄球菌（耐甲氧西林株除外）及流感嗜血杆菌、大肠埃希菌、肺炎克雷伯菌、奇异变形杆菌等肠杆菌科细菌敏感菌株所致成人急性咽炎或扁桃体炎、急性中耳炎、上颌窦炎、慢性支气管炎急性发作、急性支气管炎、单纯性尿路感染、皮肤软组织感染及无并发症淋病奈瑟菌性尿道炎和宫颈炎。儿童咽炎或扁桃体炎、急性中耳炎及脓疱病等

续 表

制剂与规格	头孢呋辛酯片[基,保(甲)]：①0.125g；②0.25g
用法与用量	口服。①成人：一般一日0.5g；下呼吸道感染患者一日1g；单纯性下尿路感染患者一日0.25g。均分2次服用。单纯性淋球菌尿道炎单剂疗法剂量为1g。②5~12岁小儿：急性咽炎或急性扁桃体炎，按体重一日20mg/kg，分2次服用，一日不超过0.5g；急性中耳炎、脓疱病，按体重一日30mg/kg，分2次服用，一日不超过1g
注意事项	1. 有胃肠道疾病史者，特别是溃疡性结肠炎、局限性肠炎或抗生素相关性结肠炎者慎用 2. 应于餐后服用，以增加吸收，提高血药浓度，并减少胃肠道反应
禁忌	对本品及其他头孢菌素类过敏者、有青霉素过敏性休克或即刻反应史者及胃肠道吸收障碍者禁用
不良反应	常见腹泻、恶心和呕吐等胃肠反应；少见皮疹、药物热等过敏反应
特殊人群用药	肝功能、肾功能不全患者：肾功能减退及肝功能损害者慎用 儿童：5岁以下小儿禁用胶囊剂、片剂，宜服用头孢呋辛酯干混悬液 老年人：85岁以上的老年患者的血浆消除半衰期可延至约3.5小时，因此应在医师指导下根据肾功能情况调整用药剂量或用药间期 妊娠与哺乳期妇女：仅在有明确指征时，孕妇方可慎用；哺乳期妇女应慎用或暂停授乳
药典	USP、Eur. P.、Chin. P.、Jpn. P.
国家处方集	CNF
其他推荐依据	

三、第三代头孢菌素类

■ 药品名称	注射用头孢唑肟 Ceftizoxime for Injection
抗菌谱与适应证	第三代注射用头孢菌素。用于治疗由敏感菌引起的下呼吸道感染、胆道感染、腹腔感染、盆腔感染。尿路感染、脑膜炎、皮肤软组织感染、骨和关节感染、败血症、感染性心内膜炎及创伤、烧伤、烫伤后的严重感染
制剂与规格	注射用头孢唑肟钠[保(乙)]：①0.5g；②1g；③2g
用法与用量	静脉滴注。成人：一次1~2g，每8~12小时1次；严重感染，剂量可增至一次3~4g，每8小时1次。治疗非复杂性尿路感染，一次0.5g，每12小时1次。儿童：6个月及6个月以上的婴儿和儿童常用量，按体重一次50mg/kg，每6~8小时1次。肾功能损害的患者在给予0.5~1.0g的首次负荷剂量后，需根据其损害程度调整剂量
注意事项	1. 青霉素类过敏史患者，有指征应用本品时，必须充分权衡利弊后在严密观察下慎用 2. 有胃肠道疾病病史者，特别是结肠炎患者慎用
禁忌	对本品及其他头孢菌素过敏者禁用
不良反应	皮疹、瘙痒和药物热等变态反应、腹泻、恶心、呕吐、食欲缺乏等
特殊人群用药	儿童：6个月以下小儿使用本药的安全性和有效性尚未确定 老年人：老年患者常伴有肾功能减退，应适当减少剂量或延长给药时间 妊娠与哺乳期妇女：妊娠期妇女仅在有明确指征时应用，妊娠安全性分级为B级；哺乳期妇女应用本药时应暂停授乳

续　表

药典	USP
国家处方集	CNF
其他推荐依据	
■ 药品名称	注射用头孢噻肟　Cefotaxime for Injection
抗菌谱与适应证	第三代注射用头孢菌素。用于敏感细菌所致的肺炎及其他下呼吸道感染、尿路感染、脑膜炎、败血症、腹腔感染、盆腔感染、皮肤软组织感染、生殖道感染、骨和关节感染等。头孢噻肟可以作为小儿脑膜炎的选用药物
制剂与规格	注射用头孢噻肟钠[保(甲)]：①0.5g；②1g；③2g
用法与用量	肌内注射或静脉给药。成人：肌内注射0.5~2.0g，每8~12小时1次。静脉给药一日2~6g，分2~3次给药；严重感染者，每6~8小时2~3g，一日最高剂量为12g。无并发症的肺炎链球菌肺炎或急性尿路感染：每12小时1g。儿童：静脉给药，新生儿一次50mg/kg，7日内新生儿每12小时1次，7~28日新生儿每8小时1次
注意事项	1. 有胃肠道疾病者慎用 2. 用药前须确定是否需进行过敏试验 3. 本品与氨基糖苷类抗生素不可同瓶滴注
禁忌	对头孢菌素过敏者及有青霉素过敏性休克或即刻反应史者禁用
不良反应	不良反应发生率低，3%~5%。有皮疹和药物热、静脉炎、腹泻、恶心、呕吐、食欲缺乏等
特殊人群用药	肝功能、肾功能不全患者：严重肾功能减退患者应用本药时须根据肌酐清除率调整减量 儿童：婴幼儿不宜做肌内注射 老年人：老年患者应根据肾功能适当减量 妊娠与哺乳期妇女：妊娠安全性分级为B级；哺乳期妇女用药时宜暂停授乳
药典	USP、Eur. P.、Chin. P.
国家处方集	CNF
其他推荐依据	
■ 药品名称	注射用头孢曲松　Ceftriaxone for Injection
抗菌谱与适应证	第三代注射用头孢菌素。用于敏感致病菌所致的下呼吸道感染、尿路、胆道感染，以及腹腔感染、盆腔感染、皮肤软组织感染、骨和关节感染、败血症、脑膜炎等及手术期感染预防。本品单剂可治疗单纯性淋病
制剂与规格	注射用头孢曲松钠：①0.25g；②0.5g；③0.75g；④1g；⑤1.5g；⑥2g；⑦3g；⑧4g
用法与用量	成人：肌内注射或静脉给药，每24小时1~2g或每12小时0.5~1.0g。最高剂量一日4g。小儿：常用量静脉给药，按体重一日20~80mg/kg
注意事项	1. 对青霉素过敏患者应用本品时应根据患者情况充分权衡利弊后决定。有青霉素过敏性休克或即刻反应者，不宜再选用头孢菌素类 2. 有胃肠道疾病史者，特别是溃疡性结肠炎、局限性肠炎或抗生素相关性结肠炎（头孢菌素类很少产生抗生素相关性肠炎）者应慎用

续 表

禁忌	1. 禁用于对本品及其他头孢菌素抗生素过敏的患者。有青霉素过敏性休克史的患者避免应用本品 2. 头孢曲松不得用于高胆红素血症的新生儿和早产儿的治疗。体外研究显示头孢曲松可从血清蛋白结合部位取代胆红素，从而引起这些患者的胆红素脑病 3. 在新生儿中，不得与补钙治疗同时进行，否则可能导致头孢曲松的钙盐沉降的危险
不良反应	胃肠道反应、过敏反应等
特殊人群用药	儿童：出生体重<2kg 的新生儿使用本药的安全性尚未确定。本药可将胆红素从血清白蛋白上置换下来，患有高胆红素血症的新生儿（尤其是早产儿），应避免使用本药
	老年人：除非患者虚弱、营养不良或有重度肾功能损害时，老年人应用头孢曲松一般不需调整剂量 妊娠与哺乳期妇女：妊娠安全性分级为 B 级；哺乳期妇女应权衡利弊后应用
药典	USP、Eur. P.、Chin. P.
国家处方集	CNF
其他推荐依据	
■ 药品名称	注射用头孢哌酮　Cefoperazone for Injection
抗菌谱与适应证	第三代注射用头孢菌素。用于治疗敏感菌所致的呼吸道感染、泌尿道感染、胆道感染、皮肤软组织感染、败血症、脑膜炎、创伤及手术后感染。与抗厌氧菌药联用，用于治疗敏感菌所致的腹膜炎、盆腔感染
制剂与规格	注射用头孢哌酮钠：①0.5g；②1g；③1.5g；④2g
用法与用量	肌内注射或静脉给药。成人：一般感染：一次 1~2g，每 12 小时 1 次；严重感染：一次 2~3g，每 8 小时 1 次。一日剂量不宜超过 9g，但免疫缺陷患者伴严重感染时剂量可增至一日 12g。儿童：一日 50~200mg/kg，分 2~3 次给药
注意事项	1. 肝病、胆道梗阻严重或同时有肾功能减退者，用药剂量应予以适当调整 2. 部分患者可引起维生素 K 缺乏和低凝血酶原血症，用药期间应进行出血时间、凝血酶原时间监测
禁忌	对头孢菌素过敏者及有青霉素过敏性休克史者禁用
不良反应	皮疹较为多见；少数患者尚可发生腹泻、腹痛；嗜酸性粒细胞增多，轻度中性粒细胞减少；暂时性 AST 及 ALT、碱性磷酸酶、尿素氮或血肌酐升高等
特殊人群用药	儿童：新生儿和早产儿用药须权衡利弊 妊娠与哺乳期妇女：妊娠安全性分级为 B 级；哺乳期妇女用药时宜暂停授乳
药典	USP、Eur. P.、Chin. P.
国家处方集	CNF
其他推荐依据	

续　表

■ 药品名称	注射用头孢他啶　Ceftazidime for Injection
抗菌谱与适应证	第三代注射用头孢菌素。用于敏感革兰阴性杆菌所致的败血症、下呼吸道感染、腹腔和胆道感染、复杂性尿路感染和严重皮肤软组织感染等。对于由多种耐药革兰阴性杆菌引起的免疫缺陷者感染、医院内感染以及革兰阴性杆菌或铜绿假单胞菌所致中枢神经系统感染尤为适用
制剂与规格	注射用头孢他啶[保(乙)]：①0.25g；②0.5g[基]；③1g[基]；④2g
用法与用量	静脉注射或静脉滴注。①败血症、下呼吸道感染、胆道感染等，一日 4~6g，分 2~3 次静脉滴注或静脉注射；②泌尿系统感染和重度皮肤软组织感染等，一日 2~4g，分 2 次静脉滴注或静脉注射；③对于某些危及生命的感染、严重铜绿假单胞菌感染和中枢神经系统感染，可酌情增量至一日 0.15~0.2g/kg，分 3 次静脉滴注或静脉注射；④婴幼儿常用剂量为一日 30~100mg/kg，分 2~3 次静脉滴注
注意事项	在应用头孢他啶治疗前应仔细询问对头孢菌素类、青霉素类或其他药物的过敏反应史
禁忌	禁用于对本品及其他头孢菌素过敏的患者
不良反应	感染和侵袭性疾病，血液和淋巴系统紊乱，免疫系统紊乱等
特殊人群用药	肝功能、肾功能不全患者：肾功能不全患者用药时，剂量需根据肾功能的降低程度而相应减少 儿童：早产儿及 2 个月以内新生儿慎用 妊娠与哺乳期妇女：妊娠初期和妊娠早期 3 个月妇女应慎用，妊娠安全性分级为 B 级；哺乳期妇女须权衡利弊后用药
药典	USP、Eur. P.、Chin. P.
国家处方集	CNF
其他推荐依据	
■ 药品名称	头孢地尼　Cefdinir
抗菌谱与适应证	第三代口服头孢菌素。用于对本品敏感的葡萄球菌、大肠埃希菌、克雷伯菌、奇异变形杆菌等引起的下列感染： 1. 咽喉炎、扁桃体炎、支气管炎急性发作、肺炎 2. 中耳炎、鼻窦炎 3. 肾盂肾炎、膀胱炎、淋菌性尿道炎 4. 附件炎、宫内感染、前庭大腺炎 5. 乳腺炎、肛门周围脓肿、外伤或手术伤口的继发感染 6. 皮肤软组织感染 7. 眼睑炎、睑板腺炎、猩红热
制剂与规格	头孢地尼胶囊[保(乙)]：①50mg；②100mg 头孢地尼分散片[保(乙)]：①50mg；②100mg
用法与用量	口服：成人一次 100mg，一日 3 次。儿童 9~18mg/kg，分 3 次服用。严重肾功能障碍者应酌减剂量及延长给药间隔时间。血液透析患者，建议剂量为一次 100mg，一日 1 次
注意事项	1. 因有出现休克等过敏反应的可能，应详细询问过敏史 2. 下列患者应慎重使用：对青霉素类抗生素有过敏史者；本人或亲属中有易发生支气管哮喘、皮疹、荨麻疹等过敏症状体质者；患有严重基础疾病、不能很好进食或非经口摄取营养者、恶病质等患者

续 表

禁忌	对本品有休克史者禁用；对青霉素或头孢菌素有过敏史者慎用
不良反应	常见腹泻、腹痛、皮疹、瘙痒、AST 及 ALT 升高等
特殊人群用药	肝功能、肾功能不全患者：严重的肾功能障碍者慎用 儿童：新生儿和小于6个月婴儿的安全性和疗效尚未确定；可用于儿童急性上颌鼻窦炎 老年人：高龄者慎用；老年患者可能会有出血倾向，应根据对患者的临床观察调整剂量和给药间隔 妊娠与哺乳期妇女：妊娠安全性分级为B级；哺乳期妇女仅在利大于弊时，才能使用
药典	Chin. P.
国家处方集	CNF
其他推荐依据	
■ 药品名称	头孢克肟 Cefixime
抗菌谱与适应证	第三代口服头孢菌素。用于敏感菌所致的咽炎、扁桃体炎、急性支气管炎和慢性支气管炎急性发作、中耳炎、尿路感染、单纯性淋病等
制剂与规格	头孢克肟片[保(乙)]：①0.05g；②0.1g 头孢克肟分散片[保(乙)]：0.1g 头孢克肟咀嚼片[保(乙)]：①0.05g；②0.1g 头孢克肟胶囊[保(乙)]：①0.05g；②0.1g 头孢克肟颗粒[保(乙)]：0.05g
用法与用量	口服。成人：一次50~100mg，一日2次；严重感染时，可增加至一次200mg，一日2次。儿童：体重30kg以下一次1.5~3.0mg/kg，一日2次；严重感染时，一次6mg/kg，一日2次
注意事项	1. 因有出现休克等过敏反应的可能，应详细询问过敏史 2. 下列患者应慎重使用：对青霉素类抗生素有过敏史者；本人或亲属中有易发生支气管哮喘、皮疹、荨麻疹等过敏症状体质者；经口给药困难或非经口摄取营养者、恶病质等患者
禁忌	对头孢克肟及其成分或其他头孢菌素类药物过敏者禁用
不良反应	主要不良反应有腹泻等消化道反应、皮疹等皮肤症状、临床检查值异常，包括肝功能指标升高、嗜酸性粒细胞增多等
特殊人群用药	肝功能、肾功能不全患者：严重的肾功能障碍者应根据肾功能状况适当减量，给药间隔应适当增大 儿童：6个月以下儿童使用本药的安全性和有效性尚未确定 老年人：老年人使用本药的血药浓度峰值和AUC可较年轻人分别高26%和20%，老年患者可以使用本品 妊娠与哺乳期妇女：妊娠安全性分级为B级；哺乳期妇女使用时应暂停授乳
药典	USP、Eur. P.
国家处方集	CNF
其他推荐依据	

续　表

■ 药品名称	头孢泊肟酯　Cefpodoxime Proxetil
抗菌谱与适应证	第三代口服头孢菌素。适用于敏感菌引起的下列轻至中度感染：①呼吸系统感染；②泌尿、生殖系统感染；③皮肤及皮肤附件感染：如毛囊炎、疖、痈、丹毒、蜂窝织炎、淋巴管（结）炎、化脓性甲沟（周）炎、皮下脓肿、汗腺炎、感染性粉瘤、肛周脓肿等；④耳鼻喉感染：中耳炎、鼻窦炎等；⑤其他：乳腺炎等
制剂与规格	头孢泊肟酯片：①100mg；②200mg 头孢泊肟酯分散片：100mg 头孢泊肟酯胶囊：100mg 头孢泊肟酯颗粒：40mg 头孢泊肟酯干混悬剂：①50mg；②100mg
用法与用量	餐后口服。成人：上呼吸道感染；一次0.1g，一日2次，疗程5~10天；下呼吸道感染：慢性支气管炎急性发作：一次0.2g，一日2次，疗程10天；急性社区获得性肺炎：一次0.2g，一日2次，疗程14天；单纯性泌尿道感染：一次0.1g，一日2次，疗程7天；急性单纯性淋病：单剂0.2g；皮肤和皮肤软组织感染：一次0.4g，一日2次，疗程7~14天。儿童：急性中耳炎：每日剂量10mg/kg，一次5mg/kg，每12小时1次，疗程10天。每日最大剂量不超过0.4g。扁桃体炎、鼻窦炎：每日剂量10mg/kg，一次5mg/kg，每12小时1次，疗程5~10天。每日最大剂量不超过0.2g
注意事项	1. 避免与抗酸药、H_2受体阻断药、质子泵抑制药同时服用 2. 下列患者应慎重使用：易引起支气管哮喘、荨麻疹、湿疹等过敏症状体质的患者，全身营养状态不佳者
禁忌	对头孢菌素过敏者及有青霉素过敏性休克或即刻反应史者禁用
不良反应	严重不良反应包括休克、严重肠炎等，其他不良反应包括腹泻等消化道反应、皮疹等过敏反应等
特殊人群用药	肝功能、肾功能不全患者：严重的肾功能损害者应慎用，如必须使用时，应调节给药剂量和给药间隔 老年人：老年患者多见生理功能降低，易出现不良反应及维生素K缺乏引起的出血倾向，应慎用 妊娠与哺乳期妇女：妊娠安全性分级为B级；哺乳期妇女使用时应停止哺乳或换用其他药物
药典	USP、Jpn. P.
国家处方集	CNF
其他推荐依据	

四、第四代头孢菌素类

■ 药品名称	注射用头孢吡肟　Cefepime for Injection
抗菌谱与适应证	第四代头孢菌素。用于治疗敏感菌所致的下列中、重度感染： 1. 下呼吸道感染，如肺炎、支气管炎等 2. 泌尿系统感染

续 表

	3. 非复杂性皮肤或皮肤软组织感染 4. 复杂性腹腔内感染 5. 妇产科感染 6. 其他，如败血症、儿童脑脊髓膜炎及中性粒细胞减少性发热患者的经验治疗
制剂与规格	注射用盐酸头孢吡肟[保(乙)]：①0.5g；②1g
用法与用量	肌内注射或静脉滴注。成人：一次1~2g，每12小时1次；轻、中度感染：一次0.5~1.0g，每12小时1次；重度泌尿道感染：一次2g，每12小时1次；严重感染、中性粒细胞减少性发热的经验治疗：一次2g，每8小时1次。儿童：对2月龄至12岁儿童或体重<40kg的患儿：最大剂量不可超过成人剂量，按体重一次40mg/kg，每12小时1次，疗程7~14日
注意事项	1. 可诱发抗生素相关性肠炎 2. 有胃肠道疾患，尤其是肠炎患者慎用
禁忌	禁用于对头孢吡肟或*L*-精氨酸，头孢菌素类药物，青霉素或其他β-内酰胺类抗生素有过敏反应的患者
不良反应	常见腹泻，皮疹和注射局部反应，如静脉炎，注射部位疼痛和炎症；其他可见呕吐、恶心、过敏、瘙痒等
特殊人群用药	肝功能、肾功能不全患者：肝功能、肾功能不全患者应监测凝血酶原时间；对肾功能不全的患者，用量应根据肾功能调整 儿童：对13岁以下儿童的疗效尚不明确，须慎用 老年人：老年患者使用本药的半衰期延长，且65岁及以上老年患者的药物总清除率下降 妊娠与哺乳期妇女：妊娠安全性分级为B级；哺乳期妇女应慎用或用药时暂停授乳
药典	USP、Jpn. P.
国家处方集	CNF
其他推荐依据	
■ 药品名称	**注射用头孢匹罗 Cefpirome for Injection**
抗菌谱与适应证	第四代头孢菌素。适用于治疗敏感菌引起的下列严重感染： 1. 严重的下呼吸道感染（如大叶性肺炎、肺脓肿、支气管扩张合并感染等） 2. 严重的泌尿道感染（如复杂性尿路感染） 3. 严重的皮肤及软组织感染 4. 中性粒细胞减少患者所患严重感染 5. 败血症、化脓性脑膜炎、腹腔内感染、肝胆系统感染、盆腔内感染
制剂与规格	注射用头孢匹罗[保(乙)]：①0.25g；②0.5g；③1g；④2.0g
用法与用量	静脉给药。成人：上、下泌尿道合并感染，严重皮肤及软组织感染：一次1g，每12小时1次；严重下呼吸道感染：一次1~2g，每12小时1次；败血症：一次2g，每12小时1次；中性粒细胞减少患者所患严重感染：一次2g，每12小时1次。肾功能不全时剂量：先给予1~2g负荷剂量，再根据肌酐清除率进行剂量调整。血液透析患者（肌酐清除率<5ml/min），一次0.5~1.0g，一日1次，透析后再给予0.25~0.5g的补充剂量

续 表

注意事项	1. 本品与氨基糖苷类或袢利尿药合用时应监测肾功能 2. 一旦发生假膜性结肠炎，应立即停止用药并开始特异性的抗生素治疗 3. 应事先询问患者是否有β-内酰胺抗生素过敏史 4. 疗程超过10日，应监测血象
禁忌	对头孢菌素过敏者、儿童、妊娠及哺乳期妇女禁用
不良反应	1. 超敏反应：过敏性皮肤反应如皮疹、荨麻疹、瘙痒、药物热；有可能发生严重的急性过敏反应；血管性水肿、支气管痉挛 2. 胃肠道反应：恶心、呕吐、腹泻 3. 局部反应：静脉壁炎性刺激及注射部位疼痛
特殊人群用药	儿童：小于12岁儿童用药的有效性及安全性尚未确定。不推荐在该年龄组使用本药 妊娠与哺乳期妇女：妊娠期间用药应权衡利弊。哺乳妇女用药应权衡利弊
药典	Jpn. P.
国家处方集	CNF
其他推荐依据	

第三节 其他β-内酰胺类

■ 药品名称	注射用头孢美唑 Cefmetazole for Injection
抗菌谱与适应证	第二代注射用头霉素类，抗菌活性与第二代头孢菌素相近。适用于葡萄球菌、大肠埃希菌、克雷伯菌、变形杆菌、脆弱拟杆菌、消化球菌等所致的下列感染：①呼吸道感染；②尿路感染；③胆管炎、胆囊炎；④腹膜炎；⑤女性生殖系统感染；⑥败血症；⑦颌骨周围蜂窝织炎、颌炎
制剂与规格	注射用头孢美唑钠[保(乙)]：①1g；②2g
用法与用量	静脉给药。成人：一日1~2g，分2次给药；重度感染剂量可至一日4g，分2~4次静脉滴注。儿童：一日25~100mg/kg，分2~4次给药；重度感染一日150mg/kg，分2~4次静脉滴注。肾功能不全者本药血药浓度升高，半衰期延长，应调整用量
注意事项	1. 下述患者慎用：对青霉素类抗生素有过敏史者，或双亲、兄弟姐妹等亲属属于过敏体质者，严重肾损害者（有可能出现血药浓度升高、半衰期延长），经口摄食不足患者或非经口维持营养者、全身状态不良者（通过摄食，可能出现维生素K缺乏）等 2. 给药期间及给药后至少1周内避免饮酒
禁忌	对本品有过敏性休克史者禁用
不良反应	过敏反应（如皮疹、瘙痒、荨麻疹、红斑、发热），罕见休克，肝功能异常等
特殊人群用药	儿童：早产儿、新生儿慎用 老年人：慎用 妊娠与哺乳期妇女：妊娠安全性分级为B级。哺乳期妇女慎用

续 表

药典	USP
国家处方集	CNF
其他推荐依据	
■ 药品名称	注射用头孢西丁 Cefoxitin for Injection
抗菌谱与适应证	第二代注射用头霉素类。适用于治疗敏感菌所致的下呼吸道、泌尿生殖系统、骨、关节、皮肤软组织、心内膜感染以及败血症。尤适用于需氧菌和厌氧菌混合感染导致的吸入性肺炎、糖尿病患者下肢感染及腹腔或盆腔感染
制剂与规格	注射用头孢西丁钠[保(乙)]：①1g；②2g
用法与用量	肌内注射或静脉给药。成人，一次1~2g，每6~8小时1次。①单纯感染：每6~8小时1g，一日总量3~4g；②中、重度感染：每4小时1g或每6~8小时2g，一日总量6~8g；③严重感染：每4小时2g或每6小时3g，一日总量12g；④肾功能不全者首次剂量为1~2g，此后按其肌酐清除率制订给药方案
注意事项	1. 青霉素过敏者慎用 2. 有胃肠疾病史（特别是结肠炎）者慎用 3. 本品与氨基糖苷类抗生素配伍时，会增加肾毒性
禁忌	对本品及头孢菌素类抗生素过敏者禁用
不良反应	最常见的为局部反应，静脉注射后可出现血栓性静脉炎，肌内注射后可有局部硬结压痛；偶见变态反应、低血压、腹泻等
特殊人群用药	肝功能、肾功能不全患者：肾功能损害者慎用 儿童：3个月以内婴儿不宜使用本药 妊娠与哺乳期妇女：妊娠安全性分级为B级；哺乳妇女应权衡利弊后用药
药典	USP、Eur. P.
国家处方集	CNF
其他推荐依据	
■ 药品名称	注射用头孢米诺 Cefminox for Injection
抗菌谱与适应证	第三代头霉素类，抗菌活性与第三代头孢菌素相近。用于治疗敏感菌所致的下列感染：①呼吸系统感染；②腹腔感染；③泌尿生殖系统感染：肾盂肾炎、膀胱炎、盆腔腹膜炎、子宫附件炎、子宫内感染、子宫旁组织炎；④其他：败血症等
制剂与规格	注射用头孢米诺钠[保(乙)]：①0.5g；②1g；③1.5g；④2g
用法与用量	静脉给药。成人：一次1g，一日2次。败血症和重症感染，一日6g，分3~4次给药。儿童：一次20mg/kg，一日3~4次
注意事项	1. 对β-内酰胺类抗生素有过敏史的患者慎用 2. 本人或双亲、兄弟姐妹血缘亲属为支气管哮喘、皮疹、荨麻疹等过敏体质者慎用 3. 用药期间及用药后至少1周避免饮酒
禁忌	对头孢米诺或头孢烯类抗生素过敏的患者禁用

续　表

不良反应	严重不良反应包括休克、全血细胞减少症、假膜性肠炎、史-约综合征、中毒性表皮坏死症、急性肾衰竭、溶血性贫血、间质性肺炎、肺嗜酸性粒细胞浸润症、变态反应（如皮疹、发红、瘙痒、发热等）等
特殊人群用药	肝功能、肾功能不全患者：肾功能不全者可调整剂量使用，严重肾功能损害患者慎用 儿童：新生儿、早产儿的用药安全尚未确定，满月后的小儿可参照体重用药 老年人：老年患者有可能出现维生素 K 缺乏引起的出血倾向 妊娠与哺乳期妇女：孕妇、哺乳期妇女用药应权衡利弊
药典	Jpn. P.
国家处方集	CNF
其他推荐依据	
■ 药品名称	注射用拉氧头孢　Latamoxef for Injection
抗菌谱与适应证	第三代注射用头霉素类，抗菌性能与第三代头孢菌素相近。适用于治疗敏感菌所致的下列感染： 1. 呼吸系统感染，如肺炎、支气管炎、支气管扩张症继发感染、肺脓肿、脓胸等 2. 消化系统感染，如胆囊炎、胆管炎等 3. 腹腔内感染，如肝脓肿、腹膜炎等 4. 泌尿生殖系统感染 5. 骨、关节、皮肤和软组织感染等 6. 其他严重感染，如败血症、脑膜炎等
制剂与规格	注射用拉氧头孢钠[保(乙)]：①1g；②2g
用法与用量	静脉给药。成人：一次 0.5~1.0g，一日 2 次。重度感染，一日剂量可增加至 4g。儿童：一日 60~80mg/kg，分 3~4 次给药。危重病例剂量可递增至一日 150mg/kg
注意事项	1. 对青霉素有过敏史者、胆道阻塞患者慎用 2. 大量静脉注射应选择合适部位，缓慢注射，以减轻对管壁的刺激及减少静脉炎的发生
禁忌	对本品过敏者禁用
不良反应	常见皮疹、荨麻疹、瘙痒、恶心、呕吐、腹泻、腹痛等；少见过敏性休克，偶见 AST 及 ALT 升高，停药后均可自行消失
特殊人群用药	肝功能、肾功能不全患者：严重肾功能不全者慎用 儿童：新生儿、早产儿慎用 妊娠与哺乳期妇女：妊娠安全性分级为 C 级；哺乳期妇女慎用
药典	Jpn. P.
国家处方集	CNF
其他推荐依据	
■ 药品名称	注射用舒巴坦　Sulbactam for Injection
抗菌谱与适应证	β-内酰胺酶抑制剂，与青霉素类或头孢菌素类药合用，治疗敏感菌所致的尿路感染、肺部感染、支气管感染、胆道感染、腹腔和盆腔感染、耳鼻喉科感染、皮肤软组织感染、骨和关节感染、周围感染、败血症等

续 表

制剂与规格	注射用舒巴坦[保(乙)]：①0.25g；②0.5g；③1.0g
用法与用量	舒巴坦与氨苄青霉素以1∶2剂量比应用。一般感染，成人剂量为舒巴坦每日1~2g，氨苄西林每日2~4g，一日量分2~3次，静脉滴注或肌注；轻度感染可舒巴坦每日0.5g，氨苄青霉素1g，分2次，静脉滴注或肌注；重度感染可增大剂量至每日舒巴坦3~4g，氨苄青霉素6~8g，一日量分3~4次，静脉滴注
注意事项	1. 本品必须和β-内酰胺类抗生素联合使用，单独使用无效 2. 本品配成溶液后必须及时使用，不宜久置 3. 当与青霉素类药物合用时，用药前须做青霉素皮肤试验，阳性者禁用
禁忌	对青霉素类药物过敏者禁用
不良反应	注射部位疼痛、皮疹，静脉炎、腹泻、恶心等反应偶有发生。偶见一过性嗜酸性粒细胞增多，血清ALT、AST升高等。极个别患者发生剥脱性皮炎、过敏性休克
特殊人群用药	肝功能、肾功能不全患者：肾功能减退者，根据血浆肌酐清除率调整用药 老年人：老年患者肾功能减退，须调整剂量 妊娠与哺乳期妇女：妊娠及哺乳期妇女应用仍须权衡利弊
药典	USP、Eur. P.、Chin. P.、Jpn. P.
国家处方集	CNF
其他推荐依据	
■ 药品名称	**注射用氨曲南　Aztreonam for Injection**
抗菌谱与适应证	单环β-内酰胺类，适用于治疗敏感需氧革兰阴性菌所致的多种感染，如败血症、下呼吸道感染、尿路感染、腹腔内感染、子宫内膜炎、盆腔炎、术后伤口及烧伤、溃疡等皮肤软组织感染等
制剂与规格	注射用氨曲南[保(乙)]：①0.5g；②1.0g；③2.0g
用法与用量	肌内注射或静脉给药。成人：泌尿道感染，一次0.5~1.0g，每8~12小时1次；中度感染，一次1~2g，每8~12小时1次；危重患者或由铜绿假单胞菌所致的严重感染，一次2g，每6~8小时1次，一日最大剂量不宜超过8g。肾功能不全时剂量：应根据肌酐清除率调整剂量；每次血液透析后，除维持量外，应另给予起始量的1/8
注意事项	1. 氨曲南与青霉素之间无交叉过敏反应，但对青霉素、头孢菌素过敏及过敏体质者仍需慎用 2. 有不同程度的抗生素相关性肠炎
禁忌	对氨曲南有过敏史者禁用
不良反应	常见为恶心、呕吐、腹泻及皮肤过敏反应等
特殊人群用药	儿童：婴幼儿的安全性尚未确立应慎用 老年人：老年人用药剂量应按其肾功能减退情况酌情减量 妊娠与哺乳期妇女：妊娠安全性分级为B级，哺乳期妇女使用时应暂停授乳
药典	USP、Jpn. P.
国家处方集	CNF
其他推荐依据	

第四节　碳青霉烯类

■ 药品名称	注射用亚胺培南西司他丁　Imipenem and Cilastatin for Injection
抗菌谱与适应证	对大多数革兰阳性、革兰阴性的需氧菌和厌氧菌有抗菌作用。适用于治疗敏感革兰阳性菌及革兰阴性杆菌所致的严重感染（如败血症、感染性心内膜炎、下呼吸道感染、腹腔感染、盆腔感染、皮肤软组织感染、骨和关节感染、尿路感染）以及多种细菌引起的混合感染
制剂与规格	注射用亚胺培南西司他丁钠（1∶1）[保(乙)]：①0.5g；②1g；③2g
用法与用量	静脉滴注。成人：轻度感染，每6小时0.25g；中度感染，一次1g，一日2次；严重感染，每8小时1g。日最高剂量不超过4g。儿童：体重＜40kg，一次15mg/kg，每6小时1次。一日总剂量不超过2g。肾功能不全时剂量：肌酐清除率为30～70ml/min者，每6～8小时用
	0.5g；肌酐清除率为20～30ml/min者，每8～12小时用0.25～0.5g；肌酐清除率＜20ml/min者，每12小时用0.25g。透析时建议血液透析后补充1次用量
注意事项	1. 患过胃肠道疾病尤其是结肠炎的患者，需慎用 2. 有癫痫史或中枢神经系统功能障碍者发生痉挛、意识障碍等不良反应增加
禁忌	本品禁用于对本品任何成分过敏的患者
不良反应	局部反应（红斑、局部疼痛和硬结、血栓性静脉炎）；过敏反应/皮肤（皮疹、瘙痒、荨麻疹、多形性红斑、史-约综合征等）；胃肠道反应（恶心、呕吐、腹泻等）等
特殊人群用药	肝功能、肾功能不全患者：严重肾功能不全患者应根据肌酐清除率调节用量 儿童：婴儿及肾功能不全的儿童使用本药须权衡利弊 妊娠与哺乳期妇女：妊娠安全性分级为C级，哺乳期妇女使用时应暂停授乳
药典	USP、Eur. P.、Jpn. P.
国家处方集	CNF
其他推荐依据	
■ 药品名称	注射用比阿培南　Biapenem for Injection
抗菌谱与适应证	用于治疗由敏感细菌所引起的败血症、肺炎、肺部脓肿、慢性呼吸道疾病引起的二次感染、难治性膀胱炎、肾盂肾炎、腹膜炎、妇科附件炎等
制剂与规格	注射用比阿培南[保(乙)]：0.3g
用法与用量	静脉滴注。成人：一次0.3g，滴注30～60分钟，一日2次。一日的最大给药量不得超过1.2g。缩短给药间隔时间至每8小时一次或延长静脉滴注时间至1～3小时可以增加疗效。由于老年患者生理功能下降，需注意调整用药剂量及用药间隔时间
注意事项	1. 对青霉素、碳青霉烯类及头孢类抗菌药物过敏者慎用 2. 本人或直系亲属有易诱发支气管哮喘、皮疹、荨麻疹等症状的过敏性体质者慎用 3. 有癫痫史者及中枢神经系统疾病患者慎用
禁忌	对本品过敏者禁用

续　表

不良反应	常见皮疹、瘙痒、恶心、呕吐及腹泻等
特殊人群用药	肝功能、肾功能不全患者：严重肾功能不全的患者应根据肌酐清除率调节用量 儿童：用药的安全性尚不明确 老年人：慎用 妊娠与哺乳期妇女：用药安全性尚不明确
药典	USP、Eur. P.、Jpn. P.
国家处方集	CNF
其他推荐依据	
■ 药品名称	注射用帕尼培南倍他米隆　Panipenem Betamipron for Injection
抗菌谱与适应证	用于敏感的金黄色葡萄球菌、表皮葡萄球菌、大肠埃希菌、肺炎杆菌、流感杆菌、阴沟杆菌、变形杆菌、枸橼酸杆菌、类杆菌属、铜绿假单胞菌等所致的下列感染：①呼吸系统感染；②腹腔感染；③泌尿、生殖系统感染；④眼科感染、皮肤、软组织感染；⑤耳、鼻、喉感染；⑥骨、关节感染；⑦其他严重感染，如败血症、感染性心内膜炎等
制剂与规格	注射用帕尼培南倍他米隆（1∶1）：①250mg（以帕尼培南计）；②500mg（以帕尼培南计）
用法与用量	静脉滴注：成人，一日1g，分2次给药；重症或顽固性感染疾病，剂量可增至一日2g，分2次静滴，儿童，一日30~60mg/kg，分3次静滴；重症或顽固性感染疾病，剂量可增至一日100mg/kg，分3~4次静滴。一日总量不超过2g
注意事项	1. 既往对碳青霉烯类、青霉素类及头孢菌素类等抗生素有过敏体质者，经口摄食品不足患者或非经口维持营养患者，全身状态不良者需慎用 2. 推荐使用前需进行皮试 3. 本品禁止与丙戊酸钠合并使用
禁忌	既往对本品的成分发生过休克反应或正在使用丙戊酸钠的患者
不良反应	腹泻、恶心、呕吐，肝功能损害，皮疹，抽搐等；临床检验值异常，如ALT及AST上升，嗜酸性粒细胞增多等
特殊人群用药	肝功能、肾功能不全患者：严重肾功能损害患者慎用 儿童：用药的安全性尚未确定，早产儿、新生儿不宜使用 老年人：慎用 妊娠与哺乳期妇女：孕妇用药的安全性尚未确定，用药应权衡利弊；对哺乳的影响尚不明确
药典	Jpn. P.
国家处方集	CNF
其他推荐依据	
■ 药品名称	注射用厄他培南　Ertapenem for Injection
抗菌谱与适应证	用于敏感菌引起的下列感染： 1. 社区获得性肺炎 2. 复杂性皮肤和/或皮下组织感染

续　表

	3. 复杂性腹部感染 4. 复杂性泌尿道感染 5. 急性盆腔感染
制剂与规格	注射用厄他培南[保(乙)]：1g
用法与用量	13 岁及以上患者中的常用剂量为 1g，每日 1 次。3 个月至 12 岁患者中的剂量是 15mg/kg，每日 2 次（每天不超过 1g）。静脉输注给药，最长可使用 14 天；肌内注射给药，最长可使用 7 天
注意事项	1. 治疗以前必须向患者仔细询问有关对青霉素、头孢菌素、其他 β-内酰胺类抗生素及其他过敏原的过敏情况 2. 肌内注射本品时应避免误将药物注入血管 3. 已知或怀疑中枢神经系统障碍（包括）癫痫病史者慎用
禁忌	1. 对本品中任何成分或对同类的其他药物过敏者 2. 由于使用盐酸利多卡因作为稀释剂，所以对酰胺类局麻药过敏的患者、伴有严重休克或心脏传导阻断的患者禁止肌内注射本品
不良反应	最常见的有腹泻、输药静脉的并发症、恶心和头痛；常见的有头痛、静脉炎、血栓性静脉炎、腹泻、恶心、呕吐、皮疹、阴道炎；偶见的有头晕、嗜睡、失眠、癫痫发作等
特殊人群用药	儿童：不推荐用于儿童脑膜炎患者 妊娠与哺乳期妇女：妊娠安全性分级为 B 级；哺乳期妇女使用时应权衡利弊
药典	USP、Eur. P.、Jpn. P.
国家处方集	CNF
其他推荐依据	
■ 药品名称	**法罗培南　Faropenem**
抗菌谱与适应证	用于由葡萄球菌、链球菌、肺炎球菌、肠球菌、柠檬酸杆菌、肠杆菌、消化链球菌、拟杆菌等所致的下列感染：①泌尿系统感染；②呼吸系统感染；③子宫附件炎、子宫内感染、前庭大腺炎；④浅表性皮肤感染症、深层皮肤感染症、痤疮；⑤淋巴管炎、淋巴结炎、乳腺炎、肛周脓肿、外伤、烫伤和手术创伤等继发性感染
制剂与规格	法罗培南钠片[保(乙)]：①0. 15g；②0. 2g 法罗培南钠胶囊[保(乙)]：0. 1g
用法与用量	口服。成人：①浅表性皮肤感染症、深层皮肤感染症等轻度感染：一次 150~200mg，一日 3 次。②肺炎、肺脓肿、肾盂肾炎、膀胱炎、前列腺炎、睾丸炎、中耳炎、鼻窦炎：一次 200~300mg，一日 3 次。老年人剂量：老年患者应从一次 150mg 开始用药
注意事项	1. 对青霉素类、头孢菌素类或碳青霉烯类药有过敏史者慎用 2. 本人或亲属为易于发生支气管哮喘、皮疹、荨麻疹等过敏反应体质者慎用 3. 经口摄取不良的患者或正接受非口服营养疗法患者、全身状态不良患者（有时会出现维生素 K 缺乏症）慎用
禁忌	对本品过敏者禁用

续 表

不良反应	常见腹泻、腹痛、稀便、皮疹、恶心、ALT 及 AST 升高、嗜酸性粒细胞增多；偶见休克、过敏样症状、急性肾功能不全、假膜性肠炎、史-约综合征、中毒性表皮坏死症、间质性肺炎、肝功能不全、黄疸、粒细胞缺乏症、横纹肌溶解症
特殊人群用药	儿童：儿童的安全性尚未确立 老年人：老年患者用药可能因维生素 K 缺乏而发生出血倾向，应慎用 妊娠与哺乳期妇女：孕妇用药应权衡利弊；哺乳期用药应避免授乳
药典	Jpn. P.
国家处方集	CNF
其他推荐依据	

第五节 β-内酰胺类复方制剂

■ 药品名称	阿莫西林克拉维酸钾 Amoxicillin and Clavulanate Potassium
抗菌谱与适应证	1. 上呼吸道感染：鼻窦炎、扁桃体炎、咽炎等 2. 下呼吸道感染：急性支气管炎、慢性支气管炎急性发作、肺炎、肺脓肿和支气管合并感染等 3. 泌尿系统感染：膀胱炎、尿道炎、肾盂肾炎、前列腺炎、盆腔炎、淋病奈瑟菌尿路感染 4. 皮肤和软组织感染：疖、脓肿、蜂窝织炎、伤口感染、腹内脓毒症等 5. 其他感染：中耳炎、骨髓炎、败血症、腹膜炎和手术后感染等
制剂与规格	阿莫西林克拉维酸钾片[保(甲)]：①375mg；②1g 阿莫西林克拉维酸钾分散片[保(甲)]：①156. 25 mg；②228. 5mg 阿莫西林克拉维酸钾咀嚼片[保(甲)]：228. 5mg 阿莫西林克拉维酸钾颗粒[保(甲)]：①156. 25 mg；②187. 5mg；③228. 5 mg 阿莫西林克拉维酸钾干混悬剂[保(甲)]：①1g：156. 25mg；②1. 5g：228. 5mg；③2g：156. 25mg 阿莫西林克拉维酸钾混悬液[保(甲)]：①5ml：228mg；②5ml：312. 5mg 注射用阿莫西林钠克拉维酸钾[保(乙)]：①0. 6g；②1. 2g
用法与用量	1. 口服。成人：轻至中度感染，一次 375mg，每 8 小时 1 次，疗程 7~10 日；肺炎及其他中度严重感染，一次 625mg，每 8 小时 1 次，疗程 7~10 日。3 个月以下婴儿：每 12 小时 15mg/kg。儿童（40kg 以下）：一般感染，每 12 小时 25mg/kg，或每 8 小时 20mg/kg；严重感染，每 12 小时 45mg/kg，或每 8 小时 40mg/kg，疗程 7~10 日。儿童（40kg 以上）：可按成人剂量给药 2. 静脉滴注。成人及 12 岁以上儿童：一次 1. 2g，一日2~3 次，疗程 7~14 日；严重感染者可增加至一日 4 次。3 个月以下婴儿：一次 30mg/kg，每 12 小时 1 次，随后加至每 8 小时 1 次。3 个月至 12 岁儿童：一次 30mg/kg，一日 2~3 次，疗程 7~14 日
注意事项	1. 对头孢菌素类药物过敏者及有哮喘、湿疹、花粉症、荨麻疹等过敏性疾病史者慎用 2. 长期使用本品，应定期检查肝、肾、造血系统功能和检测血清钾或钠
禁忌	青霉素皮试阳性反应者、对本品及其他青霉素类药物过敏者及传染性单核细胞增多症患者禁用；孕妇禁用

续 表

不良反应	少数患者可见恶心、呕吐、腹泻等胃肠道反应；偶见荨麻疹、皮疹；可见过敏性休克、药物热和哮喘等
特殊人群用药	肝功能、肾功能不全患者：严重肝功能障碍者、中度或中度肾功能障碍者慎用，肾功能减退者应根据肌酐清除率调整剂量 老年人：老年患者应根据肾功能情况调整剂量 妊娠与哺乳期妇女：孕妇禁用；哺乳期妇女慎用或用药期间暂停授乳
药典	USP、Eur. P.、Chin. P.、Jpn. P.
国家处方集	CNF
其他推荐依据	
■ 药品名称	注射用氨苄西林钠舒巴坦钠 Ampicillin Sodium and Sulbactam Sodium for Injection
抗菌谱与适应证	1. 用于治疗敏感菌（包括产 β-内酰胺酶菌株）所致的呼吸道感染、肝胆系统感染、泌尿系统感染、皮肤软组织感染 2. 用于治疗需氧菌与厌氧菌混合感染（特别是腹腔感染和盆腔感染）
制剂与规格	注射用氨苄西林钠舒巴坦钠[保(乙)]：①0.75g（氨苄西林钠 0.5g、舒巴坦钠 0.25g）；②1.5g（氨苄西林钠 1g、舒巴坦钠 0.5g）；③2.25g（氨苄西林 1.5g、舒巴坦 0.75g）；④3g（氨苄西林钠 2g、舒巴坦钠 1g）
用法与用量	深部肌内注射、静脉注射或静脉滴注。成人一次 1.5~3.0g，每 6 小时 1 次。肌内注射一日剂量不超过 6g，静脉用药一日剂量不超过 12g（舒巴坦一日剂量最高不超过 4g）。儿童按体重一日 100~200mg/kg，分次给药
注意事项	1. 传染性单核细胞增多症、巨细胞病毒感染、淋巴细胞白血病、淋巴瘤等患者不宜应用 2. 下列患者应慎用：有哮喘、湿疹、花粉症、荨麻疹等过敏性疾病史者
禁忌	禁用于对任何青霉素类抗生素有过敏反应史的患者
不良反应	注射部位疼痛，过敏性反应和过敏性休克，胃肠道反应（恶心、呕吐、腹泻等），皮肤反应（瘙痒、皮疹）等
特殊人群用药	肝功能、肾功能不全患者：肾功能减退者应根据血浆肌酐清除率调整剂量 老年人：老年患者肾功能减退，须调整剂量 妊娠与哺乳期妇女：孕妇及哺乳期妇女应用仍须权衡利弊
药典	USP、Eur. P.、Chin. P.、Jpn. P.
国家处方集	CNF
其他推荐依据	
■ 药品名称	注射用替卡西林钠克拉维酸钾 Ticarcillin Disodium and Clavulanate Potassium for Injection
抗菌谱与适应证	适用于治疗敏感菌所致的败血症、腹膜炎、呼吸道感染、胆道感染、泌尿系统感染、骨和关节感染、术后感染、皮肤和软组织感染、耳鼻喉感染等
制剂与规格	注射用替卡西林钠克拉维酸钾[保(乙)]：①1.6g（替卡西林钠 1.5g、克拉维酸钾 0.1g）；②3.2g（替卡西林钠 3g、克拉维酸钾 0.2g）

续 表

用法与用量	1. 成人：静脉滴注，一次 1.6~3.2g，每 6~8 小时 1 次；最大剂量，一次 3.2g，每 4 小时 1 次 2. 肾功能不全时剂量：肌酐清除率> 30ml/min 者，每 8 小时 3.2g；肌酐清除率为 10~30ml/min 者，每 8 小时 1.6g；肌酐清除率< 10ml/min 者，每 16 小时 1.6g 3. 儿童：小儿用量，一次 80mg/kg，每 6~8 小时 1 次 4. 早产儿及足月新生儿：一次 80mg/kg，每 12 小时 1 次
注意事项	1. 对头孢菌素过敏者、凝血功能异常者慎用 2. 注射用溶液应随用随配，配制好的注射液应立即使用 3. 与氨基糖苷类抗生素合用治疗，两种药物应分别给药
禁忌	对 β-内酰胺类抗生素过敏者禁用
不良反应	低钾血症及出血时间延长；皮疹、瘙痒、药物热等过敏反应较多见；可发生胃肠道反应
特殊人群用药	肝功能、肾功能不全患者：严重肝功能、肾功能不全患者慎用 老年人：老年患者肾功能减退，须调整剂量 妊娠与哺乳期妇女：孕妇用药应权衡利弊；可用于哺乳期妇女
药典	USP、Eur. P.、Jpn. P.
国家处方集	CNF
其他推荐依据	
■ 药品名称	**注射用哌拉西林舒巴坦 Piperacillinand Sulbactam for Injection**
抗菌谱与适应证	用于对哌拉西林耐药对本品敏感的产 β-内酰胺酶致病菌引起的感染： 1. 呼吸系统感染（如急性支气管炎、肺炎、慢性支气管炎急性发作、支气管扩张伴感染等） 2. 泌尿生殖系统感染（如单纯型泌尿系感染、复杂型泌尿系感染等）
制剂与规格	注射用哌拉西林钠舒巴坦钠[保(乙)]：①1.25g；②2.5g
用法与用量	1. 成人：静脉滴注一次 2.5~5g，每 12 小时 1 次；严重或难治性感染时，每 8 小时 1 次。一日最大用量不得超过 20g（舒巴坦最大剂量为一日 4g）。疗程通常为 7~14 日 2. 肾功能不全时应酌情调整剂量 3. 老年患者剂量酌减
注意事项	1. 用前需做青霉素皮肤试验 2. 哌拉西林可能引起出血，有出血倾向的患者应检查凝血时间、血小板聚集时间和凝血酶原时间 3. 哌拉西林钠与溶栓药合用时可能发生严重出血，不宜同时使用
禁忌	对青霉素类、头孢菌素类或 β-内酰胺酶抑制药过敏或对上述药物有过敏史者禁用
不良反应	仅少数患者可能发生，包括胃肠道反应、皮肤反应、变态反应等
特殊人群用药	肝功能、肾功能不全患者：肾功能不全者慎用 老年人：老年患者（>65 岁）由于肾功能减退，用药剂量宜酌减 妊娠与哺乳期妇女：用药应权衡利弊
药典	USP、Eur. P.、Chin. P.
国家处方集	CNF

续　表

其他推荐依据	
■ 药品名称	注射用哌拉西林钠他唑巴坦钠　Piperacillin Sodium and Tazobactam Sodium for Injection
抗菌谱与适应证	用于对哌拉西林耐药，但对哌拉西林他唑巴坦敏感的产β-内酰胺酶的细菌引起的中、重度感染： 1. 大肠埃希菌和拟杆菌属所致的阑尾炎、腹膜炎 2. 金黄色葡萄球菌所致的中、重度医院获得性肺炎、非复杂性和复杂性皮肤软组织感染 3. 大肠埃希菌所致的产后子宫内膜炎或盆腔炎性疾病 4. 流感嗜血杆菌所致的社区获得性肺炎
制剂与规格	注射用哌拉西林钠他唑巴坦钠：①1. 125g（哌拉西林钠 1g、他唑巴坦钠 0. 125g）；②2. 25g（哌拉西林钠 2g、他唑巴坦钠 0. 25g）[基]；③3. 375g（哌拉西林钠 3g、他唑巴坦钠 0. 375g）；④4. 5g（哌拉西林钠 4g、他唑巴坦钠 0. 5g）[基]
用法与用量	1. 成人：静脉滴注。一般感染，一次 3. 375g，每 6 小时 1 次，或 4. 5g，每 8 小时 1 次，疗程 7~10 日。医院获得性肺炎，起始量 3. 375g，每 4 小时 1 次，疗程 7~14 日，也可根据病情及细菌学检查结果进行调整 2. 肾功能不全者应根据肌酐清除率调整剂量 3. 血液透析者一次最大剂量为 2. 25g，每 8 小时 1 次，并在每次血液透析后可追加 0. 75g
注意事项	1. 有出血史，溃疡性结肠炎、克罗恩病或假膜性肠炎慎用 2. 用药期间应定期检查血清电解质水平、造血功能等
禁忌	对青霉素类、头孢菌素类抗生素或β-内酰胺酶抑制药过敏者禁用
不良反应	皮肤反应（皮疹、瘙痒等）；消化道反应（腹泻、恶心、呕吐等）；过敏反应；局部反应（注射局部刺激反应、疼痛等）
特殊人群用药	肝功能、肾功能不全患者：严重肝、肾功能障碍者慎用 妊娠与哺乳期妇女：妊娠安全性分级为 B 级；哺乳期妇女慎用
药典	USP、Eur. P.、Chin. P.
国家处方集	CNF
其他推荐依据	
■ 药品名称	注射用头孢哌酮舒巴坦　Cefoperazone and Sulbactam for Injection
抗菌谱与适应证	用于治疗敏感细菌所致的下列感染： 1. 呼吸系统感染 2. 腹内感染，如腹膜炎、胆囊炎、胆管炎 3. 泌尿、生殖系统感染，如尿路感染、盆腔炎、子宫内膜炎、淋病等 4. 皮肤、软组织感染 5. 骨、关节感染 6. 其他严重感染，如败血症、脑膜炎等
制剂与规格	注射用头孢哌酮钠舒巴坦钠（1∶1）[保(乙)]：①1g（头孢哌酮钠 0. 5g、舒巴坦钠 0. 5g）；②2g（头孢哌酮钠 1g、舒巴坦钠 1g） 注射用头孢哌酮钠舒巴坦钠（2∶1）[保(乙)]：①1. 5g（头孢哌酮钠 1g、舒巴坦钠 0. 5g）；②3g（头孢哌酮钠 2g、舒巴坦钠 1g）

续 表

用法与用量	静脉滴注： 1. 成人：一日2~4g，严重或难治性感染可增至一日8g。分等量每12小时静脉滴注1次。舒巴坦每日最高剂量不超过4g 2. 儿童：常用量一日40~80mg/kg，等分2~4次滴注。严重或难治性感染可增至一日160mg/kg。等分2~4次滴注。新生儿出生第一周内，应每隔12小时给药1次。舒巴坦每日最高剂量不超过80mg/kg
注意事项	接受β-内酰胺类或头孢菌素类抗生素治疗的患者可发生严重的及偶可发生的致死性过敏反应。一旦发生过敏反应，应立即停药并给予适当的治疗
禁忌	已知对青霉素类，舒巴坦、头孢哌酮及其他头孢菌素类抗生素过敏者禁用
不良反应	皮疹较为多见；少数患者尚可发生腹泻、腹痛；一过性嗜酸性粒细胞增多，轻度中性粒细胞减少；暂时性AST及ALT、碱性磷酸酶、尿素氮或血肌酐升高等
特殊人群用药	肝功能、肾功能不全患者：根据患者情况调整用药剂量 儿童：新生儿和早产儿用药须权衡利弊 老年人：老年人呈生理性的肝、肾功能减退，因此应慎用本药并需调整剂量 妊娠与哺乳期妇女：妊娠安全性分级为B级；哺乳期妇女用药时宜暂停授乳
药典	USP、Eur. P.、Chin. P.
国家处方集	CNF
其他推荐依据	

第六节 氨基糖苷类

■ 药品名称	注射用链霉素 Streptomycin for Injection
抗菌谱与适应证	1. 与其他抗结核药联合用于治疗结核分枝杆菌所致的各种结核病或其他分枝杆菌感染 2. 用于治疗土拉菌病，或与其他抗菌药联合用于治疗鼠疫、腹股沟肉芽肿、布鲁菌病、鼠咬热 3. 与青霉素联合用于预防或治疗草绿色链球菌或肠球菌所致的心内膜炎
制剂与规格	注射用硫酸链霉素[保(甲)]：①0.75g（75万U）[基]；②1g（100万U）[基]；③2g（200万U）；④5g（500万U）
用法与用量	肌内注射。成人：①结核病：一次0.5g，每12小时1次；或一次0.75g，一日1次；②草绿色链球菌心内膜炎：一次1g，每12小时1次，连续用药1周；然后一次0.5g，每12小时1次，连续用药1周；③肠球菌心内膜炎：一次1g，每12小时1次，连续用药2周；然后一次0.5g，每12小时1次，连续用药4周；④土拉菌病、鼠疫：一次0.5~1.0g，每12小时1次；⑤布鲁菌病：一日1~2g，分2次给药
注意事项	下列情况应慎用链霉素：①脱水，可使血药浓度增高，易产生毒性反应；②第Ⅷ对脑神经损害，因本品可导致前庭神经和听神经损害；③重症肌无力或帕金森病，因本品可引起神经肌肉阻断作用，导致骨骼肌软弱；④肾功能损害，因本品具有肾毒性

续　表

禁忌	对链霉素或其他氨基糖苷类过敏的患者禁用
不良反应	血尿、排尿次数减少或尿量减少、食欲减退、口渴等肾毒性症状，少数可产生血液中尿素氮及肌酐值增高。影响前庭功能时可有步履不稳、眩晕等症状；影响听神经出现听力减退、耳鸣、耳部饱满感
特殊人群用药	肝功能、肾功能不全患者：肾功能不全患者慎用 儿童：慎用 老年人：老年患者应采用较小治疗量，并且尽可能在疗程中监测血药浓度 妊娠与哺乳期妇女：妊娠安全性分级为 D 级；哺乳期妇女用药期间暂停授乳
药典	USP、Eur. P.、Chin. P.、Jpn. P.
国家处方集	CNF
其他推荐依据	
■ 药品名称	庆大霉素　Gentamicin
抗菌谱与适应证	1. 适用于治疗敏感革兰阴性杆菌，如大肠埃希菌、克雷伯菌属、肠杆菌属、铜绿假单胞菌以及甲氧西林敏感的葡萄球菌所致的严重感染，如败血症、下呼吸道感染、肠道感染、盆腔感染、腹腔感染、皮肤软组织感染、复杂性尿路感染等。治疗腹腔感染及盆腔感染应与抗厌氧菌药物合用。与青霉素（或氨苄西林）合用治疗肠球菌属感染 2. 用于敏感细菌所致中枢神经系统感染，可鞘内注射作为辅助治疗
制剂与规格	硫酸庆大霉素片（每 10mg 相当于 1 万 U）[保(乙)]：①20mg；②40mg 硫酸庆大霉素注射液[保(甲)]：①1ml：20mg；②1ml：40mg[基]；③2ml：80mg[基] 硫酸庆大霉素颗粒：10mg
用法与用量	1. 肌内注射、静脉滴注：①成人，一次 80mg，或按体重一次 1～1.7mg/kg，每 8 小时 1 次；体重＜60kg 者，一日 1 次给药 3mg/kg；体重＞60kg 者，总量不超过 160mg，每 24 小时 1 次。疗程为 7～10 日。②小儿，一次 2.5mg/kg，每 12 小时 1 次；或一次 1.7mg/kg，每 8 小时 1 次。疗程为 7～10 日 2. 鞘内及脑室内给药：成人一次 4～8mg，小儿（3 个月以上）一次 1～2mg，每 2～3 日 1 次 3. 肾功能减退患者根据肌酐清除率调整剂量
注意事项	1. 下列情况应慎用：①脱水，可使血药浓度增高，易产生毒性反应；②第Ⅷ对脑神经损害，因本品可导致前庭神经和听神经损害；③重症肌无力或帕金森病，因本品可引起神经肌肉阻断作用，导致骨骼肌软弱；④肾功能损害，因本品具有肾毒性 2. 长期应用可能导致耐药菌过度生长 3. 不宜用于皮下注射；本品有抑制呼吸作用，不得静脉注射
禁忌	对本品或其他氨基糖苷类过敏者禁用
不良反应	用药过程中可能引起听力减退、耳鸣或耳部饱满感等耳毒性反应，影响前庭功能时可发生步态不稳、眩晕。也可能发生血尿、排尿次数显著减少或尿量减少、食欲减退、极度口渴等肾毒性反应。发生率较低者有因神经肌肉阻断或肾毒性引起的呼吸困难、嗜睡、软弱无力等。偶有皮疹、恶心、呕吐、肝功能减退、白细胞减少、粒细胞减少、贫血、低血压等

续 表

特殊人群用药	肝功能、肾功能不全患者：肾功能不全患者慎用 儿童：慎用 老年人：应采用较小治疗量且尽可能在疗程中监测血药浓度 妊娠与哺乳期妇女：妊娠安全性分级为 D 级；哺乳期妇女用药期间暂停授乳
药典	USP、Eur. P.
国家处方集	CNF
其他推荐依据	
■ 药品名称	妥布霉素　Tobramycin
抗菌谱与适应证	1. 适用于铜绿假单胞菌、大肠埃希菌、克雷伯菌属、沙雷菌属所致的新生儿脓毒血症、败血症、中枢神经系统感染、泌尿生殖系统感染、肺部感染、胆道感染、腹腔感染及腹膜炎、骨骼感染、烧伤感染、皮肤软组织感染、急性及慢性中耳炎、鼻窦炎等 2. 与其他抗菌药物联合用于治疗葡萄球菌所致感染（耐甲氧西林菌株感染除外）
制剂与规格	硫酸妥布霉素注射液（每 10mg 相当于 1 万 U）[保(乙)]：2ml：80mg
用法与用量	肌内注射或静脉滴注。成人：一次 1.0~1.7mg/kg，每 8 小时 1 次，疗程 7~14 日。儿童：早产儿或 0~7 日小儿，一次 2mg/kg，每 12~24 小时 1 次；大于 7 日小儿，一次 2mg/kg，每 8 小时 1 次
注意事项	1. 前庭功能或听力减退者、脱水、重症肌无力或帕金森病慎用 2. 本品不宜皮下注射；不能静脉注射
禁忌	对本品或其他氨基糖苷类过敏者、本人或家族中有人因使用链霉素引起耳聋或其他耳聋者禁用；肾衰竭者禁用；孕妇禁用
不良反应	发生率较多者有听力减退、耳鸣或耳部饱满感（耳毒性）、血尿、排尿次数显著减少或尿量减少、食欲减退、极度口渴（肾毒性）、步态不稳、眩晕（耳毒性、影响前庭、肾毒性）。发生率较低者有呼吸困难、嗜睡、极度软弱无力（神经肌肉阻断或肾毒性）。本品引起肾功能减退的发生率较庆大霉素低
特殊人群用药	肝功能、肾功能不全患者：肾功能不全、肝功能异常患者慎用 儿童：儿童慎用 老年人：慎用，老年患者应采用较小治疗量且尽可能在疗程中监测血药浓度 妊娠与哺乳期妇女：孕妇禁用；哺乳期妇女慎用或用药期间暂停授乳
药典	USP
国家处方集	CNF
其他推荐依据	
■ 药品名称	阿米卡星　Amikacin
抗菌谱与适应证	1. 对大肠埃希菌、铜绿假单胞菌及其他假单胞菌、变形杆菌、克雷伯菌、不动杆菌、沙雷杆菌和肠杆菌等敏感革兰阴性杆菌与葡萄球菌属所致严重感染，如下呼吸道感染，腹腔感染，胆道感染，骨、关节、皮肤及软组织感染，泌尿系统感染，细菌性心内膜炎，菌血症或败血症等 2. 对庆大霉素、妥布霉素和卡那霉素耐药菌株所致的严重感染

续　表

制剂与规格	硫酸阿米卡星注射液[基,保(甲)]：①1ml：100mg（10 万 U）；②2ml：200mg（20 万 U） 注射用硫酸阿米卡星[保(甲)]：200mg
用法与用量	肌内注射或静脉滴注。①成人：单纯性尿路感染：每 12 小时 200mg；其他全身感染：每 8 小时 5mg/kg，或每 12 小时 7.5mg/kg，一日不超过 1.5g；烧伤合并感染：一次 5.0～7.5mg/kg，每 6 小时 1 次。②肾功能不全者根据肌酐清除率调整剂量。③儿童：首剂 10mg/kg，然后每 12 小时 7.5mg/kg
注意事项	脱水患者、重症肌无力或帕金森患者慎用。其他见“链霉素”
禁忌	对阿米卡星或其他氨基糖苷类过敏的患者禁用
不良反应	患者可发生听力减退、耳鸣或耳部饱满感，少数患者亦可发生眩晕、步态不稳等症状。听力减退一般于停药后症状不再加重，但个别在停药后可能继续发展至耳聋
特殊人群用药	肝功能、肾功能不全患者：肾功能损害患者慎用 儿童：慎用 老年人：老年患者应用本药后较易产生各种毒性反应 妊娠与哺乳期妇女：孕妇使用前应充分权衡利弊，妊娠安全性分级为 D 级；哺乳期妇女在用药期间暂停授乳
药典	USP、Eur. P.、Chin. P.
国家处方集	CNF
其他推荐依据	
■ 药品名称	注射用奈替米星　Netilmicin for Injection
抗菌谱与适应证	1. 主要适用于治疗敏感革兰阴性杆菌所致的严重感染。如大肠埃希菌、肠杆菌属、变形杆菌、铜绿假单胞菌等所致的下呼吸道感染、复杂性尿路感染、腹腔感染、胃肠感染、骨及关节感染、皮肤软组织感染、烧伤或创伤感染、手术感染、败血症等 2. 与其他抗菌药物联合用于治疗葡萄球菌感染（耐甲氧西林葡萄球菌除外） 3. 某些耐庆大霉素菌株所致严重感染
制剂与规格	注射用硫酸奈替米星[保(乙)]：①1ml（5 万 U）；②2ml（10 万 U）
用法与用量	肌内注射或静脉滴注。成人 1.3～2.2mg/(kg·8h) 或 2.00～3.25mg/(kg·12h)，疗程 7～14 日。一日最高剂量不超过 7.5mg/kg；复杂性尿路感染：一次 1.5～2.0mg/kg，每 12 小时 1 次，疗程 7～14 日。一日最高剂量不超过 7.5mg/kg；肾功能不全者：按照血药浓度进行调整，或根据肌酐清除率计算调整剂量
注意事项	脱水、第Ⅷ对脑神经损害、重症肌无力或帕金森病患者慎用
禁忌	对奈替米星或任何一种氨基糖苷类抗生素过敏或有严重毒性反应者禁用；孕妇和新生儿禁用
不良反应	1. 肾毒性轻微并较少见。常发生于原有肾功能损害者，或应用剂量超过一般常用剂量的感染患者 2. 神经系统毒性：可发生第Ⅷ对脑神经的毒性反应，但本品的毒性发生率较低，程度亦较轻，易发生在原有肾功能损害者，或治疗剂量过高、疗程过长的感染患者，表现为前庭及听力受损的症状，如出现头晕、眩晕、听觉异常等 3. 其他：偶可出现头痛、全身不适、视觉障碍、心悸、皮疹、发热、呕吐及腹泻等

续　表

特殊人群用药	肝功能、肾功能不全患者：肝、肾功能损害者慎用 儿童：儿童（尤其是早产儿及新生儿）慎用。新生儿禁用 老年人：老年患者使用时按轻度肾功能减退者减量用药，且尽可能在疗程中监测血药浓度 妊娠与哺乳期妇女：妊娠安全性分级为D级，孕妇禁用；哺乳期妇女在用药期间暂停授乳
药典	USP、Eur. P.、Chin. P.
国家处方集	CNF
其他推荐依据	
■ 药品名称	注射用依替米星　Etimicin for Injection
抗菌谱与适应证	用于敏感菌所致的感染： 1. 呼吸系统感染：如急性支气管炎、慢性支气管炎急性发作、社区肺部感染、支气管扩张并发肺部感染等 2. 泌尿生殖系统感染：如急性肾盂肾炎、膀胱炎、前列腺炎、慢性肾盂肾炎或慢性膀胱炎急性发作等 3. 皮肤软组织感染 4. 创伤和手术后感染
制剂与规格	注射用硫酸依替米星[保(乙)]：①50mg（5万U）；②100mg（10万U）
用法与用量	静脉滴注：一次100~150mg，每12小时1次，疗程为5~10日；肾功能不全者：应调整剂量，并应监测本药血药浓度
注意事项	1. 在用本品治疗过程中应密切观察肾功能和第Ⅷ对脑神经功能的变化，并尽可能进行血药浓度检测 2. 本品可能发生神经肌肉阻断现象 3. 大面积烧伤患者、脱水患者慎用
禁忌	对本品及其他氨基糖苷类抗生素过敏者禁用
不良反应	不良反应为耳、肾的毒性，发生率和严重程度与奈替米星相似
特殊人群用药	肝功能、肾功能不全患者：肾功能不全患者慎用 儿童：用药须权衡利弊 老年人：老人需调整给药剂量与用药间期 妊娠与哺乳期妇女：孕妇用药须权衡利弊；哺乳期妇女在用药期间暂停授乳
药典	
国家处方集	CNF
其他推荐依据	
■ 药品名称	新霉素　Neomycin
抗菌谱与适应证	1. 敏感菌所致肠道感染 2. 用于肠道感染和结肠手术前准备
制剂与规格	硫酸新霉素片（以新霉素计）[保(乙)]：①100mg（10万U）；②250mg（25万U）

续　表

用法与用量	口服给药。①成人：常用剂量一次 250~500mg，一日 4 次；感染性腹泻，一次 8.75mg/kg，每 6 小时 1 次，疗程 2~3 日；结肠手术前准备，每小时 700mg，用药 4 小时；继以每 4 小时 700mg，共 24 小时；肝性脑病的辅助治疗，一次 500~1000mg，每 6 小时 1 次，疗程 5~6 日；②儿童：一日 25~50mg/kg，分 4 次服用
注意事项	下列情况应慎用：脱水、第Ⅷ对脑神经损害、重症肌无力、帕金森病、溃疡性结肠炎及有口腔牙病患者（新霉素可引起口腔刺激或疼痛）
禁忌	对本品及其他氨基糖苷类抗生素过敏者、肠梗阻者禁用
不良反应	1. 可引起食欲减退、恶心、腹泻等 2. 较少发现听力缺乏、耳鸣或耳部饱满感；头晕或步态不稳；尿量或排尿次数显著减少或极度口渴 3. 偶可引起肠黏膜萎缩而导致吸收不良综合征及脂肪性腹泻，甚至抗生素相关性肠炎
特殊人群用药	肝功能、肾功能不全患者：肾功能损害患者慎用 儿童：慎用 老年人：应采用较小治疗量且尽可能在疗程中监测血药浓度 妊娠与哺乳期妇女：妊娠安全性分级为 D 级；哺乳期妇女用药期间暂停授乳
药典	USP、Eur. P.、Chin. P.、Jpn. P.
国家处方集	CNF
其他推荐依据	
■ 药品名称	异帕米星　Isepamicin
抗菌谱与适应证	用于治疗敏感菌所致肺炎、支气管炎、肾盂肾炎、膀胱炎、腹膜炎、败血症、外伤或烧伤创口感染
制剂与规格	硫酸异帕米星注射液[保(乙)]：①2ml：200mg（20 万 U）；②2ml：400mg（40 万 U）
用法与用量	肌内注射或静脉滴注。成人：一日 400mg，分 1~2 次注射。静脉滴注时一日 400mg，分 1~2 次滴注
注意事项	1. 前庭功能或听力减退者、脱水、依靠静脉高营养维持生命的体质衰弱者、重症肌无力或帕金森病患者慎用 2. 本品不能静脉注射
禁忌	对本品或其他氨基糖苷类及杆菌肽过敏者、本人或家族中有人因使用其他氨基糖苷类抗生素引起耳聋者禁用；肾衰竭者及妊娠期妇女禁用；早产儿、新生儿和婴幼儿禁用
不良反应	常见听力减退、耳鸣或耳部饱满感（耳毒性）、血尿、排尿次数显著减少或尿量减少、食欲减退、极度口渴（肾毒性）、步态不稳、眩晕（耳毒性，影响前庭）、恶心或呕吐（耳毒性，影响前庭；肾毒性）
特殊人群用药	肝功能、肾功能不全患者：严重肝功能、肾功能不全者慎用，肾衰竭者禁用 儿童：儿童慎用。早产儿、新生儿和婴幼儿禁用 老年人：年老体弱者慎用 妊娠与哺乳期妇女：孕妇禁用；哺乳期妇女应慎用或暂停授乳
药典	Jpn. P.

续 表

国家处方集	CNF
其他推荐依据	

第七节 四环素类

■ 药品名称	四环素 Tetracycline
抗菌谱与适应证	1. 立克次体病，包括流行性斑疹伤寒、地方性斑疹伤寒、落基山斑疹热、恙虫病和Q热 2. 支原体属感染 3. 回归热 4. 布鲁菌病（与氨基糖苷类联合应用） 5. 霍乱 6. 鼠疫（与氨基糖苷类联合应用） 7. 兔热病
制剂与规格	盐酸四环素片：①0.125g；② 0.25g 盐酸四环素胶囊：0.25g 注射用盐酸四环素：①0.125g；② 0.25g；③0.5g
用法与用量	1. 口服给药：成人一次0.25~0.5g，每6小时1次；8岁以上小儿一日25~50mg/kg，分4次服用，疗程一般为7~14日 2. 静脉滴注：成人一日1.0~1.5g，分2~3次给药；8岁以上小儿一日10~20mg/kg，分2次给药，一日剂量不超过1g 3. 支原体肺炎、布鲁菌病需3周左右
注意事项	长期用药期间应定期随访检查血常规及肾功能
禁忌	有四环素类药物过敏史者禁用
不良反应	胃肠道症状如恶心、呕吐、上腹不适、腹胀、腹泻等，偶可发生胰腺炎等；可致肝毒性；变态反应，多为斑丘疹和红斑等
特殊人群用药	肝功能、肾功能不全患者：肝功能、肾功能不全者慎用 儿童：8岁以下儿童不宜使用 老年人：慎用 妊娠与哺乳期妇女：孕妇应避免使用本药，如确有指征应用时每日静滴剂量以1g为宜，不应超过1.5g，其血药浓度应保持在15μg/ml以下；妊娠安全性分级为D级。哺乳期妇女用药须权衡利弊或暂停授乳
药典	USP、Eur. P.
国家处方集	CNF
其他推荐依据	

续 表

■ 药品名称	土霉素 Oxytetracycline
抗菌谱与适应证	1. 立克次体病，包括流行性斑疹伤寒、地方性斑疹伤寒、落基山斑疹热、恙虫病和 Q 热 2. 支原体属感染 3. 衣原体属感染，包括鹦鹉热、性病淋巴肉芽肿、非特异性尿道炎、输卵管炎、宫颈炎及沙眼 4. 回归热 5. 布鲁菌病（与氨基糖苷类药联用） 6. 霍乱 7. 鼠疫（与氨基糖苷类药联用） 8. 兔热病 9. 软下疳
制剂与规格	土霉素片：0. 25g
用法与用量	口服给药：①成人：一次 250~500mg，每 6 小时 1 次；②儿童：8 岁以上患儿，一次 6. 25~12. 5mg/kg，每 6 小时 1 次
注意事项	1. 长期用药期间应定期随访检查血常规及肝肾功能 2. 口服本品时，宜饮用足量水（约 240ml） 3. 本品宜空腹口服，即餐前 1 小时或餐后 2 小时服用
禁忌	有四环素类药物过敏史者禁用；本品可导致恒牙黄染，牙釉质发育不良和骨生长抑制，8 岁以下小儿禁用；妊娠及哺乳期妇女禁用
不良反应	胃肠道症状如恶心、呕吐、上腹不适、腹胀、腹泻等，偶可发生胰腺炎等；可致肝毒性；变态反应，多为斑丘疹和红斑等；偶可引起溶血性贫血、血小板减少等
特殊人群用药	肝功能、肾功能不全患者：慎用 儿童：8 岁以下小儿禁用 老年人：慎用 妊娠与哺乳期妇女：孕妇应避免使用本药，妊娠安全性分级为 D 级；哺乳期妇女禁用
药典	USP、Eur. P.
国家处方集	CNF
其他推荐依据	
■ 药品名称	多西环素 Doxycycline
抗菌谱与适应证	1. 首选药用于：立克次体病、支原体属感染、衣原体属感染、回归热、布鲁菌病（与氨基糖苷类药联用）、霍乱、鼠疫（与氨基糖苷类药联用）、兔热病、软下疳 2. 可用于治疗对青霉素类过敏患者的破伤风、气性坏疽、梅毒、淋病和钩端螺旋体病 3. 中、重度痤疮患者的辅助治疗
制剂与规格	盐酸多西环素片[基,保(甲)]：①50mg；②100mg 盐酸多西环素胶囊[保(甲)]：①250mg；②100mg

续 表

用法与用量	口服给药，成人：一般感染，首次200mg，以后一次100mg，一日1~2次，疗程为3~7日；抗寄生虫感染，第1日，一次100mg，每12小时1次；以后一次100~200mg，一日1次（或一次50~100mg，每12小时1次）；淋病奈瑟菌性尿道炎和宫颈炎、沙眼衣原体所致的单纯性尿道炎、宫颈炎或直肠感染，一次100mg，一日2次，疗程至少7日；梅毒，一次150mg，每12小时1次，疗程至少10日
注意事项	1. 应用本品时可能发生耐药菌的过度繁殖。一旦发生二重感染，即停用本品并予以相应治疗 2. 长期用药时应定期随访检查血常规及肝功能
禁忌	有四环素类药物过敏史者禁用
不良反应	胃肠道症状如恶心、呕吐、上腹不适、腹胀、腹泻等，偶可发生胰腺炎等；可致肝毒性；变态反应，多为斑丘疹和红斑等；偶可引起溶血性贫血、血小板减少等
特殊人群用药	肝功能、肾功能不全患者：原有肝病患者慎用；肾功能减退患者可以应用，不必调整剂量，应用时通常亦不引起血尿素氮的升高 儿童：8岁以下小儿禁用 妊娠与哺乳期妇女：孕妇不宜使用本药，妊娠安全性分级为D级；本药可分泌入乳汁，哺乳期妇女应用时应暂停授乳
药典	USP、Eur. P.
国家处方集	CNF
其他推荐依据	
■ 药品名称	**米诺环素 Minocycline**
抗菌谱与适应证	用于对本品敏感的葡萄球菌、链球菌、肺炎球菌、淋病奈瑟菌、大肠埃希菌、克雷伯菌、变形杆菌、衣原体、梅毒螺旋体等引起的感染： 1. 浅表性化脓性感染 2. 深部化脓性疾病：乳腺炎、淋巴管（结）炎、骨髓炎、骨炎等 3. 呼吸道感染 4. 痢疾、肠炎、感染性食物中毒、胆管炎、胆囊炎等 5. 泌尿生殖道感染等 6. 败血症、菌血症
制剂与规格	盐酸米诺环素片[保(乙)]：①50mg（5万U）[基]；②100mg（10万U） 盐酸米诺环素胶囊[基,保(乙)]：①50mg（5万U）；②100mg（10万U）
用法与用量	口服给药： 1. 成人：每12小时100mg；或每6小时50mg 2. 儿童：8岁以上儿童，每日2~4mg/kg，分1~2次口服，首剂量4mg/kg
注意事项	1. 食管通过障碍者、口服吸收不良或不能进食者及全身状态恶化患者（因易引发维生素K缺乏症）慎用 2. 用药期间应定期检查肝、肾功能
禁忌	对本品及其他四环素类药物过敏者禁用
不良反应	米诺环素引起菌群失调较为多见；消化道反应如食欲减退、恶心、呕吐、腹痛、腹泻、口腔炎、舌炎、肛门周围炎等；影响牙齿和骨发育等

续　表

特殊人群用药	肝功能、肾功能不全患者：肝功能、肾功能不全者慎用 儿童：8 岁以下小儿禁用 老年人：老年患者慎用本药，对有肾功能障碍者，推荐减少给药剂量 妊娠与哺乳期妇女：妊娠安全性分级为 D 级；哺乳期妇女须权衡利弊后用药或暂停授乳
药典	USP、Eur. P.、Jpn. P.
国家处方集	CNF
其他推荐依据	

第八节　大环内酯类

■ 药品名称	红霉素　Erythromycin
抗菌谱与适应证	1. 作为青霉素过敏患者治疗下列感染的替代用药：溶血性链球菌、肺炎链球菌所致的急性扁桃体炎、急性咽炎、鼻窦炎；溶血性链球菌所致的猩红热、蜂窝织炎；白喉及白喉带菌者；气性坏疽、炭疽、破伤风；放线菌病；梅毒；李斯特菌病等 2. 肺炎支原体肺炎、肺炎衣原体肺炎 3. 军团菌病 4. 百日咳 5. 泌尿生殖系统感染 6. 沙眼衣原体结膜炎 7. 空肠弯曲菌肠炎 8. 厌氧菌所致口腔感染
制剂与规格	红霉素片[基,保(甲)]：①0. 125g；②0. 25g 红霉素软膏[保(甲)]：①1%[基]；②0. 5% 红霉素栓剂：①0. 1g；②0. 2g 红霉素硬脂酸红霉素片[保(甲)]：①0. 05g；②0. 125g；③0. 25g 红霉素硬脂酸红霉素胶囊[保(甲)]：①0. 1g；②0. 125g 红霉素硬脂酸红霉素颗粒：50mg 注射用乳糖酸红霉素：①0. 25g；②0. 3g
用法与用量	口服给药： 1. 成人：一日 0. 75~2. 0g，分 3~4 次；军团菌病，一日 1~4g，分 3 次服用；风湿热复发的预防，一次 250mg，一日 2 次；感染性心内膜炎的预防，术前 1 小时口服 1g，术后 6 小时再服用 500mg 2. 儿童：一日 20~40mg/kg，分 3~4 次服用 静脉滴注： 1. 成人：一次 0. 5~1. 0g，一日 2~3 次。军团菌病，一日 3~4g，分 4 次 2. 儿童：一日 20~30mg/kg，分 2~3 次 栓剂直肠给药：成人一次 0. 1g，一日 2 次；儿童一日 20~30mg/kg
注意事项	用药期间定期随访肝功能

续 表

禁忌	对红霉素类药物过敏者禁用
不良反应	胃肠道反应多见，有腹泻、恶心、呕吐、中上腹痛、口舌疼痛等；肝毒性少见，偶见黄疸；过敏性反应表现为药物热、皮疹等
特殊人群用药	肝功能、肾功能不全患者：慎用 妊娠与哺乳期妇女：孕妇用药应权衡利弊，妊娠安全性分级为B级；哺乳期妇女应慎用
药典	USP、Eur. P.、Chin. P.、Jpn. P.
国家处方集	CNF
其他推荐依据	
■ 药品名称	阿奇霉素 Azithromycin
抗菌谱与适应证	1. 用于化脓性链球菌引起的急性咽炎、急性扁桃体炎以及敏感细菌引起的鼻窦炎、急性中耳炎、急性支气管炎、慢性支气管炎急性发作 2. 用于肺炎链球菌、流感杆菌以及肺炎支原体所致的肺炎 3. 用于衣原体及非多种耐药淋病奈瑟菌所致的尿道炎、宫颈炎及盆腔炎 4. 用于敏感菌所致的皮肤软组织感染
制剂与规格	阿奇霉素片（每100mg相当于10万U）[保(甲)]：①250mg[基]；②500mg 阿奇霉素分散片[保(甲)]：①125mg；②250mg[基] 阿奇霉素胶囊[保(甲)]：①125mg；②250mg[基] 阿奇霉素颗粒[保(甲)]：①100mg[基]；②250mg；③500mg 阿奇霉素干混悬剂：2g∶0.1g 阿奇霉素混悬剂：①0.125g；②0.25g 阿奇霉素糖浆[保(乙)]：25ml∶500mg 注射用乳糖酸阿奇霉素（以阿奇霉素计）[保(乙)]：①125mg；②250mg；③500mg 阿奇霉素注射液[保(乙)]：①2ml∶125mg；②2ml∶250mg；③5ml∶500mg 阿奇霉素葡萄糖注射液[保(乙)]：①100ml（阿奇霉素125mg、葡萄糖5g）；②100ml（阿奇霉素200mg、葡萄糖5g）
用法与用量	口服：饭前1小时或餐后2小时服用。成人：沙眼衣原体、杜克嗜血杆菌或敏感淋球菌所致的性传播疾病，仅需单次口服1g；其他感染的治疗，第一日，0.5g顿服，第2~5日，一日0.25g顿服；或一日0.5g顿服，连服3日；儿童：中耳炎、肺炎，第1日10mg/kg顿服，一日最大量不超过500mg；第2~5日，一日5mg/kg顿服，一日最大量不超过250mg；咽炎、扁桃体炎，一日12mg/kg顿服（一日最大量不超过0.5g），连用5日 静脉滴注：成人社区获得性肺炎，静脉滴注至少2日后转为口服给药，一次500mg，一日1次，7~10日为一疗程；盆腔炎，静脉滴注1~2日后转为口服给药，一次250mg，一日1次，7日为一疗程
注意事项	1. 用药期间如果发生过敏反应（如血管神经性水肿、皮肤反应、Stevens-Johnson综合征及中毒性表皮坏死松解症等），应立即停药，并采取适当措施 2. 进食可影响阿奇霉素的吸收，口服用药需在饭前1小时或餐后2小时服用
禁忌	对阿奇霉素、红霉素或其他任何一种大环内酯类药物过敏者禁用
不良反应	常见反应为胃肠道反应如腹泻、腹痛、稀便、恶心、呕吐等；局部反应如注射部位疼痛、局部炎症等；皮肤反应如皮疹、瘙痒；其他反应如畏食、头晕或呼吸困难等

续 表

特殊人群用药	肝功能、肾功能不全患者：严重肝功能不全者、严重肾功能不全者不应使用 儿童：用于6个月以下幼儿中耳炎或社区获得性肺炎及2岁以下小儿咽炎或扁桃体炎的疗效与安全性尚未确定 妊娠与哺乳期妇女：孕妇须充分权衡利弊后用药，妊娠安全性分级为B级；哺乳期妇女须充分权衡利弊后用药
药典	USP、Eur. P.、Chin. P.
国家处方集	CNF
其他推荐依据	
■ 药品名称	地红霉素 Dirithromycin
抗菌谱与适应证	用于12岁以上患者，对本品敏感菌所致的轻、中度感染：慢性阻塞性肺疾病急性加重或慢性支气管炎急性发作、急性支气管炎、社区获得性肺炎、咽炎和扁桃体炎、单纯性皮肤和软组织感染
制剂与规格	地红霉素肠溶胶囊：250mg
用法与用量	口服给药： 1. 慢性支气管炎急性发作：一次500mg，一日1次，疗程5~7日 2. 急性支气管炎：一次500mg，一日1次，疗程7日 3. 社区获得性肺炎：一次500mg，一日1次，疗程14日 4. 咽炎和扁桃体炎：一次500mg，一日1次，疗程10日 5. 单纯性皮肤和软组织感染：一次500mg，一日1次，疗程5~7日
注意事项	可能产生假膜性结肠炎。轻度者停药即能奏效，对于中度至严重病例，应采取适当的治疗措施
禁忌	对地红霉素、红霉素和其他大环内酯类抗生素严重过敏的患者禁用；可疑或潜在菌血症患者禁用
不良反应	常见的有头痛、腹痛、腹泻、恶心、消化不良、眩晕/头晕、皮疹、呕吐等
特殊人群用药	肝功能、肾功能不全患者：轻度肝损伤、肾功能不全者，不必调整剂量。肝功能不全者慎用 妊娠与哺乳期妇女：孕妇慎用，妊娠安全性分级为C级；哺乳期妇女用药应权衡利弊后
药典	USP、Eur. P.
国家处方集	CNF
其他推荐依据	
■ 药品名称	琥乙红霉素 Erythromycin Ethylsuccinate
抗菌谱与适应证	适用于治疗敏感菌或敏感病原体引起的下列感染性疾病： 1. 呼吸系统感染：轻、中度呼吸道感染；肺炎支原体及肺炎衣原体所致的肺炎；白喉（辅助抗毒素作用）；军团菌病；李斯特菌病；百日咳 2. 泌尿生殖系统感染：淋球菌引起的急性盆腔炎；梅毒；沙眼衣原体、衣原体引起的孕期泌尿生殖器感染及成人无并发症的尿道、宫颈或直肠感染等 3. 轻、中度皮肤和软组织感染

续　表

	4. 其他：肠阿米巴病；空肠弯曲菌肠炎；厌氧菌所致口腔感染；沙眼衣原体结膜炎；放线菌病；猩红热；气性坏疽、炭疽；破伤风。预防风湿热初发或复发；细菌性心内膜炎
制剂与规格	琥乙红霉素片[保(乙)]：①200mg；②400mg
用法与用量	口服给药： 1. 成人：一般用量，每 6 小时 400mg；预防链球菌感染，一次 400mg，一日 2 次；军团菌，一次 400~1000mg，一日 4 次；沙眼衣原体和解脲脲原体引起的尿道炎，一次 800mg，一日 3 次，连服 7 日 2. 儿童：一般感染，一日 30~50mg/kg，分 4 次服用，每 6 小时服 1 次；可每 12 小时服药 1 次，一次服日剂量的一半；也可每 8 小时服药 1 次，一次服日剂量的 1/3；对于更严重的感染，剂量可加倍；百日咳，一次 10.0~12.5mg/kg，一日 4 次，疗程 14 日；肠阿米巴，一日40~50mg/kg，分 4 次服，连服 5~14 日
注意事项	用药期间定期检查肝功能
禁忌	对本品或其他红霉素制剂过敏者、慢性肝病患者、肝功能损害者及孕妇禁用
不良反应	服药数日或 1~2 周后患者可出现乏力、恶心、呕吐、腹痛、皮疹、发热等，有时出现黄疸，停药后常可恢复；胃肠道反应有腹泻、恶心、呕吐、中上腹痛、口舌疼痛、胃纳减退等
特殊人群用药	肝功能、肾功能不全患者：轻度肝功能不全者慎用，严重肝功能不全者禁用 妊娠与哺乳期妇女：孕妇用药应权衡利弊，妊娠安全性分级为 B 级；哺乳期妇女慎用或暂停授乳
药典	USP、Eur. P.、Chin. P.、Jpn. P.
国家处方集	CNF
其他推荐依据	
■ 药品名称	**罗红霉素　Roxithromycin**
抗菌谱与适应证	1. 呼吸道感染：化脓性链球菌引起的咽炎及扁桃体炎；敏感菌所致的鼻窦炎、中耳炎、急性支气管炎、慢性支气管炎急性发作；肺炎支原体或肺炎衣原体所致的肺炎 2. 泌尿生殖系统感染：沙眼衣原体引起的尿道炎和宫颈炎 3. 皮肤软组织感染
制剂与规格	罗红霉素片[保(乙)]：150mg 罗红霉素胶囊[保(乙)]：50mg；150mg 罗红霉素细粒剂[保(乙)]：50mg
用法与用量	口服给药： 1. 成人一次 150mg，一日 2 次；或一次 300mg，一日 1 次。疗程一般为 5~12 日 2. 肾功能不全者可发生累计效应，肾功能轻度减退者不需调整剂量，严重肾功能不全者给药时间延长 1 倍（一次 150mg，一日 1 次） 3. 严重肝硬化者的半衰期延长至正常水平 2 倍以上，如确实需要使用，则 150mg 一日 1 次给药 4. 儿童一次 2.5~5.0mg/kg，一日 2 次
注意事项	1. 进食后服药会减少吸收，与牛奶同服可增加吸收 2. 服用本品后可影响驾驶及机械操作

续 表

禁忌	对本药过敏者禁用
不良反应	常见腹痛、腹泻、呕吐等胃肠道反应；偶见皮疹、头晕、头痛等
特殊人群用药	肝功能、肾功能不全患者：慎用 妊娠与哺乳期妇女：慎用
药典	Eur. P.、Chin. P.、Jpn. P.
国家处方集	CNF
其他推荐依据	
■ 药品名称	乙酰螺旋霉素 Acetylspiramycin
抗菌谱与适应证	1. 适用于治疗敏感菌所致的呼吸系统感染和皮肤软组织感染，包括：咽炎、扁桃体炎、急性支气管炎、慢性支气管炎急性发作、肺炎、脓皮病、丹毒和猩红热等 2. 适用于治疗敏感菌所致的口腔及耳鼻咽喉科感染，如中耳炎、牙周炎、急性鼻窦炎等 3. 可作为治疗隐孢子虫病以及弓形虫病的选用药物
制剂与规格	乙酰螺旋霉素片：100mg（10 万 U）
用法与用量	口服给药。成人：一日 800~1200mg，分 3~4 次服；重症一日可用至 1600~2000mg；儿童：一日量为 20~30mg/kg，分 2~4 次给药
注意事项	如有变态反应，立即停药
禁忌	对本品、红霉素及其他大环内酯类药物过敏的患者禁用
不良反应	腹痛、恶心、呕吐等胃肠道反应，常发生于大剂量用药时，程度大多轻微，停药后可自行消失。变态反应极少，主要为药疹
特殊人群用药	肝功能、肾功能不全患者：严重肝功能、肾功能不全者慎用 妊娠与哺乳期妇女：本品可透过胎盘屏障，故孕妇慎用，妊娠安全性分级为 C 级；哺乳期妇女应用时应暂停授乳
药典	Eur. P.、Jpn. P.
国家处方集	CNF
其他推荐依据	
■ 药品名称	克拉霉素 Clarithromycin
抗菌谱与适应证	适用于敏感菌所致下列感染：①耳鼻咽喉感染：急性中耳炎、扁桃体炎、咽炎、鼻窦炎；②下呼吸道感染：急性支气管炎、慢性支气管炎急性发作、肺炎；③皮肤软组织感染：脓疱病、丹毒、蜂窝织炎、毛囊炎、疖及伤口感染；④沙眼衣原体感染的尿道炎及宫颈炎；⑤与其他药物联用，可根除幽门螺杆菌，减低十二指肠溃疡复发率
制剂与规格	克拉霉素片[基,保(乙)]：①125mg；②250mg 克拉霉素分散片[保(乙)]：①50mg；②125mg；③250mg[基] 克拉霉素缓释片：500mg 克拉霉素胶囊[保(乙)]：①125mg；②250mg[基] 克拉霉素颗粒[保(乙)]：①2g：125mg；②2g：100mg 克拉霉素干混悬剂：①1g：125mg；②2g：125mg；③2g：250mg

续 表

用法与用量	口服给药。①成人：轻症一次250mg，一日2次；重症，一次500mg，一日2次。疗程5~14日；②儿童：6个月以上的小儿，一般感染可一次7.5mg/kg，一日2次。根据感染的严重程度应连续服用5~10日
注意事项	1. 与红霉素及其他大环内酯类药物之间有交叉过敏和交叉耐药性 2. 可能出现真菌或耐药细菌导致的严重感染 3. 可空腹口服，也可与食物或牛奶同服，与食物同服不影响其吸收
禁忌	对克拉霉素或大环内酯类药物过敏者禁用；孕妇、哺乳期妇女禁用；严重肝功能损害者、水电解质紊乱患者、服用特非那丁者禁用；某些心脏病（包括心律失常、心动过缓、QT间期延长、缺血性心脏病、充血性心力衰竭等）患者禁用
不良反应	主要有口腔异味，腹痛、腹泻、恶心、呕吐等胃肠道反应，头痛，AST及ALT短暂升高
特殊人群用药	肝功能、肾功能不全患者：肝功能不全者、中度至重度肾功能不全者慎用 儿童：6个月以下小儿中的疗效和安全性尚未确定 妊娠与哺乳期妇女：妊娠安全性分级为C级，孕妇禁用；可分泌入乳汁，哺乳期妇女使用应暂停授乳
药典	USP、Eur. P.、Chin. P.、Jpn. P.
国家处方集	CNF
其他推荐依据	

第九节　酰胺醇类

■ 药品名称	氯霉素　Chloramphenicol
抗菌谱与适应证	1. 用于敏感菌所致伤寒、副伤寒 2. 用于沙门菌属感染的胃肠炎合并败血症 3. 用于耐氨苄西林的B型流感杆菌脑膜炎、青霉素过敏者的肺炎链球菌脑膜炎、脑膜炎球菌脑膜炎及敏感的革兰阴性杆菌脑膜炎 4. 用于需氧菌和厌氧菌混合感染的耳源性脑脓肿 5. 可与氨基糖苷类药联用治疗腹腔感染、盆腔感染以及敏感菌所致的其他严重感染，如败血症及肺部感染 6. 用于Q热、落基山斑疹热、地方性斑疹伤寒和立克次体病
制剂与规格	氯霉素片：0.25g 棕榈氯霉素片：0.05g 氯霉素胶囊：0.25g 棕榈氯霉素颗粒：0.1g 棕榈氯霉素混悬液：1ml∶25mg 氯霉素注射液[保(甲)]：①1ml∶0.125g；②2ml∶0.25g 注射用琥珀氯霉素：①0.125g；② 0.25g；③ 0.5g 氯霉素甘油滴耳液：10ml∶0.25g

续　表

用法与用量	1. 成人：口服给药一日 1.5~3.0g，分 3~4 次给药；静脉静滴一次0.5~1.0g，一日 2 次 2. 儿童：口服给药一日 25~50mg/kg，分 3~4 次给药；新生儿必需用药时，一日不能超过 25mg/kg，分 4 次给药；静脉静滴一日 25~50mg/kg，分次给药
注意事项	1. 可能发生不可逆性骨髓抑制，应避免重复疗程使用 2. 体弱患者慎用
禁忌	对本品过敏者禁用；精神病患者禁用；孕妇和哺乳期妇女禁用
不良反应	血液系统反应如贫血、淤点、淤斑、鼻出血等；灰婴综合征；周围神经炎和视神经炎；过敏反应较少见；消化道反应如腹泻、恶心及呕吐等
特殊人群用药	肝功能、肾功能不全患者：肝、肾功能损害者慎用 儿童：新生儿（尤其早产儿）不宜应用本药，确有指征必须用药时应在监测血药浓度条件下使用 老年人：慎用 妊娠与哺乳期妇女：妊娠期尤其是妊娠末期或分娩期禁用，妊娠安全性分级为 C 级；禁用于哺乳期妇女，必须应用时应暂停授乳
药典	USP、Eur. P.、Chin. P.、Jpn. P.
国家处方集	CNF
其他推荐依据	

第十节　林可霉素类

■ 药品名称	林可霉素　Lincomycin
抗菌谱与适应证	1. 适用于治疗敏感葡萄球菌属、链球菌属、肺炎球菌及厌氧菌所致的呼吸道感染、腹腔感染、女性生殖道感染、盆腔感染、皮肤软组织感染等 2. 用于对青霉素过敏的或不适于用青霉素类药物的感染性疾病的治疗
制剂与规格	盐酸林可霉素片：①0.25g；②0.5g 盐酸林可霉素胶囊：①0.25g；②0.5g 盐酸林可霉素口服溶液：①10ml：0.5g；②100ml：5g 盐酸林可霉素注射液：[保(甲)]①1ml：0.2g；②2ml：0.6g
用法与用量	1. 成人：口服给药，一日 1.5~2.0g，分 3~4 次给药；肌内注射，一日 0.6~1.2g，分次注射；静脉滴注，严重感染时一次 0.6~1.0g，每 8~12 小时 1 次 2. 儿童：口服给药，一日 30~60mg/kg，分 3~4 次给药；肌内注射，一日 10~20mg/kg，分次注射；静脉滴注，剂量同肌内注射，分 2~3 次给药
注意事项	肠道疾病或有既往史者（特别如溃疡性结肠炎、局限性肠炎或抗生素相关肠炎）、既往有哮喘或其他过敏史者慎用，白色念珠菌阴道炎和鹅口疮患者慎用。用药期间需密切注意抗生素相关性肠炎的可能
禁忌	对林可霉素和克林霉素有过敏史的患者禁用；新生儿、深部真菌感染者禁用

续 表

不良反应	消化系统反应如恶心、呕吐、腹痛、腹泻等症状，严重者有腹绞痛、腹部压痛、严重腹泻等；偶可发生白细胞减少、中性粒细胞减低等；过敏反应可见皮疹、瘙痒等；静脉给药可引起血栓性静脉炎，快速滴注可能发生低血压、心电图变化甚至心跳、呼吸停止
特殊人群用药	肝功能、肾功能不全患者：肝功能减退和肾功能严重减退者慎用 儿童：新生儿禁用 老年人：患有严重基础疾病的老年人用药时需密切观察 妊娠与哺乳期妇女：妊娠安全性分级为 C 级；哺乳期妇女用药时应暂停授乳
药典	USP、Eur. P.、Chin. P.、Jpn. P.
国家处方集	CNF
其他推荐依据	
■ 药品名称	克林霉素 Clindamycin
抗菌谱与适应证	用于革兰阳性菌和厌氧菌引起的感染： 1. 呼吸系统感染 2. 泌尿系统感染 3. 厌氧菌所致的妇产科感染如子宫内膜炎、非淋病奈瑟球菌性卵巢-输卵管脓肿、盆腔炎等 4. 皮肤软组织感染 5. 骨、关节感染，如骨髓炎（是金黄色葡萄球菌性骨髓炎的首选治疗药物）、化脓性关节炎 6. 腹腔内感染 7. 其他如心内膜炎、败血症、扁桃体炎和口腔感染等
制剂与规格	盐酸克林霉素胶囊[基,保(甲)]：①75mg；②150mg 注射用盐酸克林霉素[保(甲)]：0.5g 盐酸克林霉素注射液[保(甲)]：①2ml：0.3g；②4ml：0.3g；③8ml：0.6g 注射用克林霉素磷酸酯[保(甲)]：①0.3g；②0.6g；③1.2g 克林霉素磷酸酯注射液[保(甲)]：①2ml：0.3g；②4ml：0.6g；③1ml：0.15g 盐酸克林霉素棕榈酸酯颗粒[保(乙)]：①1g：37.5mg；②2g：75mg；③24g：0.9g 盐酸克林霉素棕榈酸酯分散片[基,保(甲)]：75mg
用法与用量	1. 成人：肌内注射或静脉滴注，一次量不宜超过 600mg；中度感染或革兰阳性需氧菌感染，一日 0.6~1.2g，分 2~4 次给药，每 12 或 8 或 6 小时 1 次；严重感染或厌氧菌感染，一日 1.2~2.4g，分 2~4 次给药，每 12 或 8 或 6 小时 1 次 2. 轻中度肾功能损害的患者不需调整剂量，无尿及重度肾功能损害患者的剂量应减至正常剂量的一半 3. 中度以上肝功能损害患者应避免使用本药，如确有指征使用时应减量 4. 儿童：用于 4 周及 4 周以上患儿。静脉滴注，一日 15~25mg/kg，分3~4 次给药，每 8 或 6 小时 1 次；重度感染，一日 25~40mg/kg，分 3~4 次给药，每 8 或 6 小时 1 次
注意事项	有胃肠疾病或病史者，特别是溃疡性结肠炎、克罗恩病或假膜性肠炎患者，有哮喘或其他过敏史者慎用
禁忌	本品与林可霉素、克林霉素有交叉耐药性，对克林霉素或林可霉素有过敏史者禁用

续　表

不良反应	消化系统反应如恶心、呕吐、腹痛、腹泻等症状，严重者有腹绞痛、腹部压痛、严重腹泻等；偶可发生白细胞减少、中性粒细胞减低等；过敏反应可见皮疹、瘙痒等；肝肾功能异常；静脉滴注可能引起静脉炎，肌内注射局部可能出现疼痛、硬结和无菌性脓肿；其他如耳鸣、眩晕、念珠菌感染等
特殊人群用药	肝功能、肾功能不全患者：肝功能不全者、严重肾功能障碍者慎用 儿童：新生儿禁用，4 岁以内儿童慎用，16 岁以内儿童应用时应注意重要器官功能监测 老年人：用药时需密切观察 妊娠与哺乳期妇女：孕妇用药须充分权衡利弊，妊娠安全性分级为 B 级；哺乳妇女慎用，用药时宜暂停授乳
药典	USP、Eur. P.、Chin. P.、Jpn. P.
国家处方集	CNF
其他推荐依据	

第十一节　多肽类抗生素

■ 药品名称	万古霉素　Vancomycin
抗菌谱与适应证	1. 用于耐甲氧西林金黄色葡萄球菌、肠球菌所致严重感染（如心内膜炎、脑膜炎、骨髓炎、肺炎、败血症或软组织感染等）；亦用于对 β-内酰胺类抗生素过敏者的上述严重感染 2. 用于血液透析患者发生葡萄球菌属所致的动静脉分流感染 3. 口服适用于对甲硝唑无效的难辨梭状芽胞杆菌相关性肠炎或葡萄球菌性肠炎
制剂与规格	注射用盐酸万古霉素[保(乙)]：①500mg（50 万 U）；②1000mg（100 万 U） 盐酸万古霉素胶囊：①125mg（12.5 万 U）；②250mg（25 万 U）
用法与用量	1. 成人：口服给药，难辨梭状芽胞杆菌引起的假膜性结肠炎，经甲硝唑治疗无效者一次 125~500mg，每 6 小时 1 次，治疗 5~10 日，每日剂量不宜超过 4g；静脉滴注，通常用盐酸万古霉素每天 2g（效价），可分为每 6 小时 500mg 或每 12 小时 1g，每次静滴在 60 分钟以上，可根据年龄、体重、症状适量增减。老年人每 12 小时 500mg 或每 24 小时 1g，每次静滴在 60 分钟以上 2. 儿童：口服给药，肠道感染一次 10mg/kg，每 6 小时 1 次，治疗 5~10 日。静脉滴注，一次 10mg/kg，每 6 小时 1 次；或一次 20mg/kg，每 12 小时 1 次
注意事项	1. 听力减退或有耳聋病史者慎用 2. 不宜肌内注射，静脉滴注时尽量避免药液外漏，且应经常更换注射部位，滴速不宜过快 3. 在治疗过程中应监测血药浓度 4. 治疗葡萄球菌性心内膜炎，疗程应不少于 4 周
禁忌	对万古霉素过敏者，严重肝功能、肾功能不全者，孕妇及哺乳期妇女禁用
不良反应	休克、过敏样症状、急性肾功能不全等

续　表

特殊人群用药	肝功能、肾功能不全患者：严重肝功能、肾功能不全者禁用 儿童：儿童（尤其是低体重出生儿、新生儿）应监测血药浓度，慎重给药 老年人：老年患者确有指征使用时必须调整剂量或调整用药间隔 妊娠与哺乳期妇女：应充分权衡利弊
药典	USP、Eur. P.、Jpn. P.
国家处方集	CNF
其他推荐依据	
■ 药品名称	去甲万古霉素　Norvancomycin
抗菌谱与适应证	1. 可用于对青霉素过敏的肠球菌、棒状杆菌属心内膜炎患者的治疗 2. 可用于对青霉素类或头孢菌素类药过敏，或经上述抗生素治疗无效的严重葡萄球菌所致心内膜炎、骨髓炎、肺炎、败血症或软组织感染患者的治疗 3. 可用于治疗血液透析患者发生葡萄球菌属所致动静脉分流感染
制剂与规格	注射用盐酸去甲万古霉素[保(乙)]：①400mg（40 万 U）；②800mg（80 万 U）
用法与用量	1. 成人：静脉滴注一日 800~1600mg，分 2~3 次给药 2. 肾功能减退者需减少维持剂量。可延长给药间期，每次剂量不变，或减少每次剂量，给药间期不变 3. 儿童：静脉滴注一日 16~24mg/kg，一次或分次给药
注意事项	1. 听力减退或有耳聋病史者慎用 2. 不可肌内注射或静脉注射 3. 治疗期间应定期检查听力、尿液中蛋白、管型、细胞数及测定尿相对密度等
禁忌	对万古霉素类抗生素过敏者禁用
不良反应	可出现皮疹、恶心、静脉炎等；可引致耳鸣、听力减退，肾功能损害等
特殊人群用药	肝功能、肾功能不全患者：肾功能不全患者慎用，如有应用指征时需在治疗药物浓度监测下，根据肾功能减退程度减量应用 儿童：新生儿、婴幼儿用药必须充分权衡利弊 老年人：用于老年患者有引起耳毒性与肾毒性的危险（听力减退或丧失）。老年患者即使肾功能测定在正常范围内，使用时应采用较小治疗剂量 妊娠与哺乳期妇女：妊娠期患者避免应用；哺乳期妇女慎用
药典	Chin. P.
国家处方集	CNF
其他推荐依据	
■ 药品名称	替考拉宁　Teicoplanin
抗菌谱与适应证	1. 用于治疗严重的革兰阳性菌感染，尤其是不能用青霉素类及头孢菌素类抗生素治疗或用上述抗生素治疗失败的严重葡萄球菌感染，或对其他抗生素耐药的葡萄球菌感染。皮肤和软组织感染、泌尿道感染、呼吸道感染、骨和关节感染、败血症、心内膜炎及持续不卧床腹膜透析相关性腹膜炎 2. 作为万古霉素和甲硝唑的替代药

续 表

制剂与规格	注射用替考拉宁[保(乙)]：200mg
用法与用量	1. 成人肌内、静脉滴注或静脉注射：中度感染，负荷量为第 1 日单次给药 400mg；维持量为一次 200mg，一日 1 次；严重感染，负荷量为一次 400mg，每 12 小时 1 次，共给药 3 次；维持量为一次 400mg，一日 1 次；严重烧伤感染或金黄色葡萄球菌心内膜炎，维持量可能需达一日 12mg/kg 2. 儿童肌内、静脉滴注或静脉注射：中度感染，推荐前 3 次剂量为 10mg/kg，每 12 小时 1 次，随后剂量为 6mg/kg，一日 1 次；严重感染和中性粒细胞减少的患儿（2 个月以上），推荐前 3 次剂量为 10mg/kg，每 12 小时 1 次，随后维持量为一次 10mg/kg，一日 1 次；严重感染和中性粒细胞减少的新生儿，第 1 日的推荐剂量为 16mg/kg，只用 1 剂；以后维持剂量为一次 8mg/kg，一日 1 次
注意事项	治疗期间定期做血液及肝、肾功能的检查
禁忌	对本药过敏者，对万古霉素、去甲万古霉素等糖肽类抗生素过敏者禁用
不良反应	局部反应可见注射部位疼痛、血栓性静脉炎；过敏反应可见皮疹、瘙痒、支气管痉挛、药物热等；胃肠道反应可见恶心、呕吐、腹泻等；神经系统反应可见头痛、嗜睡等
特殊人群用药	肝功能、肾功能不全患者：肾功能不全患者慎用 儿童：可用于 2 个月以上儿童的革兰阳性菌感染 老年人：除非有肾损害，否则老年患者无需调整剂量 妊娠与哺乳期妇女：本药一般不应用于妊娠期或可能妊娠的妇女，除非权衡利弊后必须使用；建议哺乳期妇女用药时暂停授乳
药典	Jpn. P.
国家处方集	CNF
其他推荐依据	
■ 药品名称	黏菌素 Colistin
抗菌谱与适应证	用于肠道手术前准备，用于大肠埃希菌性肠炎和对其他药物耐药的菌痢
制剂与规格	硫酸黏菌素片[保(乙)]：①50 万 U；②100 万 U；③300 万 U 硫酸黏菌素颗粒：1g：100 万 U 注射用黏菌素：50mg
用法与用量	1. 成人：口服一日（100~150）万 U，分 2~3 次服用；肌内注射或静脉滴注，一日（100~150）万 U 2. 儿童：口服一日（2~3）万 U/kg，分 2~3 次服用。肌内注射或静脉滴注一日（2~3）万 U/kg
注意事项	不宜与其他肾毒性药物合用
禁忌	对黏菌素过敏者禁用
不良反应	食欲减退、恶心和呕吐等胃肠道反应和皮疹、瘙痒等过敏反应
特殊人群用药	肝功能、肾功能不全患者：肾功能不全患者慎用 妊娠与哺乳期妇女：孕妇用药应权衡利弊，妊娠安全性分级为 B 级
药典	USP、Eur. P.、Chin. P.、Jpn. P.

续 表

国家处方集	CNF
其他推荐依据	

第十二节 其他抗菌药

■ 药品名称	呋喃妥因 Nitrofurantoin
抗菌谱与适应证	1. 用于治疗敏感菌如大肠埃希菌、肠球菌属以及克雷伯菌属、肠杆菌属所致的急性单纯性下尿路感染 2. 也可用于尿路感染的预防
制剂与规格	呋喃妥因片[保(甲)]：50mg 呋喃妥因肠溶胶囊[保(甲)]：50mg 呋喃妥因栓：①50mg；②100mg
用法与用量	口服给药。①成人：尿路感染，一次 50~100mg，一日 3~4 次；单纯性下尿路感染用低剂量，疗程不低于 1 周，或用至尿培养阴性后至少 3 日，不宜超过 14 日；预防尿路感染，对尿路感染反复发作者，可一日 50~100mg 作预防应用，临睡前服用。②儿童：尿路感染，1 个月以上儿童，一日 5~7mg/kg，分 4 次服；疗程不低于 1 周，或用至尿培养阴性后至少 3 日；预防尿路感染，一日 1mg/kg，临睡前服用
注意事项	1. 宜与食物同服，以减少对胃肠道的刺激 2. 疗程至少 7 日，或继续用药至尿液中细菌清除 3 日以上 3. 葡萄糖-6-磷酸脱氢酶缺乏症患者、周围神经病变者、肺部疾病患者慎用
禁忌	新生儿、孕妇、哺乳期妇女、肾功能减退及对硝基呋喃类药过敏者禁用
不良反应	常见恶心、呕吐、食欲减退和腹泻；少见药物热、皮疹、粒细胞减少等变态反应；偶见头痛、头晕、嗜睡、肌痛等
特殊人群用药	肝功能、肾功能不全患者：肾功能减退者禁用 儿童：新生儿禁用 老年人：慎用，必须使用时宜根据肾功能调整给药剂量。老年患者的前列腺感染不宜使用本药 妊娠与哺乳期妇女：孕妇不宜应用，妊娠晚期妇女禁用，妊娠安全性分级为 B 级；哺乳期妇女用药期间应暂停授乳
药典	Eur. P.、Chin. P.
国家处方集	CNF
其他推荐依据	
■ 药品名称	呋喃唑酮 Furazolidone
抗菌谱与适应证	主要用于治疗细菌性痢疾、肠炎、霍乱。也可用于治疗伤寒、副伤寒、梨形鞭毛虫病和阴道滴虫病。还可与制酸剂等药物合用于治疗幽门螺杆菌所致的胃窦炎

续 表

制剂与规格	呋喃唑酮片[保(甲)]：①10mg；②30mg；③100mg
用法与用量	口服给药：肠道感染疗程为5~7日，梨形鞭毛虫病疗程为7~10日。成人一次100mg，一日3~4次；儿童一日5~10mg/kg，分4次服用
注意事项	1. 不宜用于溃疡病或支气管哮喘患者 2. 用药期间和停药后5日内禁止饮酒 3. 葡萄糖-6-磷酸脱氢酶缺乏症患者、溃疡病患者、支气管哮喘患者慎用
禁忌	对本药或其他硝基呋喃类药过敏者、新生儿、哺乳妇女禁用
不良反应	主要有恶心、呕吐、腹泻、头痛、头晕、药物热、皮疹、肛门瘙痒、哮喘、直立性低血压、低血糖、肺浸润等，偶可出现溶血性贫血、黄疸及多发性神经炎
特殊人群用药	肝功能、肾功能不全患者：肾功能不全者慎用 儿童：新生儿禁用 妊娠与哺乳期妇女：妊娠安全性分级为C级；哺乳期妇女禁用
药典	USP、BP、Fr. P.
国家处方集	CNF
其他推荐依据	
■ 药品名称	甲硝唑 Metronidazole
抗菌谱与适应证	1. 用于治疗阴道滴虫病 2. 可用于治疗肠道及组织内阿米巴病 3. 可用于治疗小袋虫病和皮肤利什曼病、麦地那龙线虫感染、贾第鞭毛虫病等 4. 适用于治疗各种厌氧菌感染
制剂与规格	甲硝唑注射液[保(甲)]：①20ml∶100mg；②100ml∶200mg；③100ml∶500mg[基]；④250ml∶500mg；⑤250ml∶1250mg 甲硝唑葡萄糖注射液[保(乙)]：250ml（甲硝唑0.5g、葡萄糖12.5g） 甲硝唑片[基,保(甲)]：0.2g 甲硝唑胶囊[基,保(甲)]：0.2g 甲硝唑阴道泡腾片[保(甲)]：0.5g 甲硝唑栓[保(甲)]：①0.5g[基]；②1g 甲硝唑口含片[保(甲)]：①2.5mg；②3mg
用法与用量	1. 成人口服给药：滴虫病，一次0.2g，一日4次，疗程7日，可同时使用栓剂。厌氧菌感染，一次0.5g，一日3次，疗程不低于7日。一日最大剂量不宜超过4g 2. 成人静脉滴注：厌氧菌感染，首次剂量为15mg/kg，继以7.5mg/kg维持，一次最大剂量不超过1g，每6~8小时1次，疗程不低于7日 3. 成人阴道栓剂：用于滴虫病，每晚0.5g置入阴道内，连用7~10日 4. 儿童口服给药：滴虫病，一日15~25mg/kg，分3次给药，服用7~10日。厌氧菌感染，一日20~50mg/kg 5. 儿童静脉滴注剂量同成人
注意事项	1. 出现运动失调或其他中枢神经系统症状时应停药 2. 用药期间应戒酒，饮酒后出现腹痛、呕吐、头痛等症状

续 表

禁忌	对本药或其他硝基咪唑类药物过敏或有过敏史者、活动性中枢神经系统疾病者、血液病者、孕妇及哺乳期妇女禁用
不良反应	1. 消化系统：恶心、呕吐、食欲缺乏、腹部绞痛，一般不影响治疗 2. 神经系统：头痛、眩晕，偶有感觉异常、肢体麻木、共济失调、多发性神经炎等，大剂量可致抽搐 3. 少数病例发生荨麻疹、潮红、瘙痒、膀胱炎、排尿困难、口中金属味及白细胞减少等，均属可逆性，停药后自行恢复
特殊人群用药	肝功能、肾功能不全患者：肝功能不全患者慎用 老年人：应注意监测血药浓度并调整剂量 妊娠与哺乳期妇女：禁用，妊娠安全性分级为 B 级
药典	USP、Eur. P.、Chin. P.
国家处方集	CNF
其他推荐依据	
■ 药品名称	替硝唑 Tinidazole
抗菌谱与适应证	1. 用于治疗多种厌氧菌感染，如败血症、骨髓炎、腹腔感染、盆腔感染、鼻窦炎、支气管感染、肺炎、皮肤蜂窝织炎、口腔感染及术后伤口感染 2. 用于结肠或直肠手术、妇产科手术及口腔手术的术前预防用药 3. 也可用于肠道及肠道外阿米巴病、阴道滴虫病、贾第鞭毛虫病的治疗 4. 还可作为甲硝唑的替代药，用于治疗幽门螺杆菌所致的胃窦炎及消化性溃疡
制剂与规格	替硝唑片[基,保(甲)]：0.5g 替硝唑注射液[保(乙)]：①100ml：0.4g；②200ml：0.8g 替硝唑葡萄糖注射液[保(乙)]：①100ml：0.2g；②100ml：0.4g；③200ml：0.4g 替硝唑栓[保(乙)]：0.2g
用法与用量	成人：口服给药：厌氧菌感染，常用量为一次 1g，一日 1 次，首剂加倍，疗程多为 5~6 日，口腔感染时疗程 3 日；外科预防用药，一次 2g，术前 12 小时单次服用。阴道滴虫病、贾第鞭毛虫病，一次 2g，单次服用。必要时 3~5 日可重复 1 次。滴虫感染时也可一次 1g，一日 1 次，首剂加倍，连服 3 日。静脉滴注：厌氧菌感染，一次 0.8g，一日 1 次。疗程为 5~6 日。外科预防用药，总量为 1.6g，分 1~2 次给药，第一次于术前 2 小时，第二次于术中或术后12~24 小时内给药。阴道给药：一次 0.2g，一日 2 次
注意事项	1. 如疗程中发生中枢神经系统不良反应，应及时停药 2. 用药期间不应饮用含乙醇的饮料，因可引起体内乙醇蓄积，干扰乙醇的氧化过程，导致双硫仑样反应，患者可出现腹部痉挛、恶心、呕吐、头痛、面部潮红等 3. 念珠菌感染者应用本品，其症状会加重，需同时抗真菌治疗 4. 治疗阴道滴虫病时，需同时治疗其性伴侣
禁忌	1. 对替硝唑或吡咯类药物过敏患者 2. 有活动性中枢神经疾病和血液病者
不良反应	1. 不良反应少见而轻微，主要为恶心、呕吐、上腹痛、食欲下降及口腔金属味，可有头痛、眩晕、皮肤瘙痒、皮疹、便秘及全身不适 2. 高剂量时也可引起癫痫发作和周围神经病变

续　表

特殊人群用药	肝功能、肾功能不全患者：肝功能不全者慎用 儿童：12 岁以下禁用 老年人：用药时应注意监测血药浓度并调整剂量 妊娠与哺乳期妇女：妊娠早期禁用本药，妊娠中、晚期应充分权衡利弊后谨慎使用。FDA 妊娠安全性分级为 C 级。哺乳妇女暂停授乳，治疗结束 3 日后方可重新授乳
药典	USP、Eur. P.、Chin. P.
国家处方集	CNF
其他推荐依据	
■ 药品名称	奥硝唑　Ornidazole
抗菌谱与适应证	1. 用于由厌氧菌感染引起的多种疾病 2. 用于男女泌尿生殖道毛滴虫、贾第鞭毛虫感染引起的疾病（如阴道滴虫病） 3. 用于肠、肝阿米巴病（如阿米巴痢疾、阿米巴肝脓肿） 4. 用于手术前预防感染和手术后厌氧菌感染的治疗 5. 阴道栓用于细菌性阴道病、滴虫性阴道炎
制剂与规格	奥硝唑注射液[保(乙)]：5ml∶500mg 注射用奥硝唑[保(乙)]：250mg 奥硝唑氯化钠注射液[保(乙)]：100ml（奥硝唑 250mg、氯化钠 825mg） 奥硝唑葡萄糖注射液[保(乙)]：100ml（奥硝唑 500mg、葡萄糖 5g）
用法与用量	成人：静脉滴注：①厌氧菌感染：手术前后预防感染，术前 1~2 小时滴注 1000mg，术后 12 小时滴注 500mg，术 24 小时后滴注 500mg。治疗厌氧菌引起的感染，初始剂量为 500~1000mg。然后每 12 小时滴注 500mg，连用 3~6 日。②治疗严重阿米巴病：初始剂量为500~1000mg，以后每 12 小时滴注 500mg，连用 3~6 日。阴道给药：一次 500mg，每晚 1 次，连续 5~7 日。儿童：静脉滴注，一日 20~30mg/kg，每 12 小时滴注 1 次，时间为 30 分钟
注意事项	中枢神经系统疾病患者、肝脏疾病患者、多毛性硬化症患者、酗酒者慎用
禁忌	对本药或其他硝基咪唑类药物过敏者、各种器官硬化症、造血功能低下、慢性酒精中毒患者、有脑和脊髓病变的患者禁用
不良反应	1. 消化系统：胃部不适、胃痛、口腔异味 2. 神经系统：头痛及困倦、眩晕、颤抖、运动失调、周围神经病、癫痫发作、痉挛等 3. 过敏反应：皮疹、瘙痒等 4. 局部反应：刺感、疼痛等
特殊人群用药	儿童：慎用，建议 3 岁以下儿童不用 妊娠与哺乳期妇女：建议孕妇（特别是妊娠早期）、哺乳期妇女慎用本药
药典	USP、Eur. P.、Chin. P.
国家处方集	CNF
其他推荐依据	

续 表

■ 药品名称	磷霉素 Fosfomycin
抗菌谱与适应证	1. 口服制剂适用于治疗敏感菌所致的单纯性下尿路感染、肠道感染（包括细菌性痢疾）、呼吸道感染、皮肤软组织感染、眼科感染及妇科感染等 2. 注射制剂适用于治疗敏感菌所致的呼吸道感染、尿路感染、皮肤软组织感染等。也可与其他抗菌药联合用于治疗敏感菌所致的严重感染（如败血症、腹膜炎、骨髓炎等）
制剂与规格	磷霉素钙片[保(乙)]：①0.1g；②0.2g；③0.5g 磷霉素钙胶囊[保(乙)]：0.1g 磷霉素钙颗粒：0.5g 注射用磷霉素钠[保(乙)]：①1.0g；②2.0g；③4.0g
用法与用量	成人：口服给药，治疗尿路感染等轻症感染，一日2~4g，分3~4次服用。静脉给药，治疗中度或重度系统感染，一日4~12g，严重感染可增至16g，分2~3次静脉滴注或缓慢静脉推注。肌内注射，一日2~8g，分3~4次肌内注射。儿童：口服给药，一日0.05~0.1g/kg，分3~4次服用。静脉滴注，一日0.1~0.3g/kg，分2~3次静脉滴注。肌内注射，一日0.05~0.2g/kg，分3~4次肌内注射
注意事项	1. 静脉滴注速度宜缓慢，静脉滴注时间1~2小时 2. 应用较大剂量时应监测肝功能
禁忌	对磷霉素过敏者、妊娠及哺乳期妇女、5岁以下儿童
不良反应	主要有恶心、食欲减退、腹部不适、稀便或轻度腹泻；偶见皮疹，嗜酸性粒细胞增多，红细胞、血小板、白细胞降低，头晕、头痛等反应；注射部位静脉炎等
特殊人群用药	肝功能、肾功能不全者：肝、肾功能减退者慎用 儿童：5岁以上儿童应减量及慎用 老年人：应酌减剂量并慎用 妊娠与哺乳期妇女：建可透过胎盘屏障，迅速进入胎儿循环，但对胎儿的影响尚无足够和严密的对照观察，妊娠安全性分级为B级；哺乳期妇女应避免使用，必须用药时应暂停授乳
药典	Eur. P.、Chin. P.、Jpn. P.
国家处方集	CNF
其他推荐依据	
■ 药品名称	夫西地酸 Fusidic Acid
抗菌谱与适应证	1. 用于敏感菌所致的骨髓炎或皮肤、软组织感染 2. 用于其他抗菌药治疗失败的深部感染，如败血症、肺炎、心内膜炎等
制剂与规格	夫西地酸片：250mg 注射用夫西地酸[保(乙)]：①0.125g；②0.5g 夫西地酸混悬液：5ml：250mg 夫西地酸乳膏[保(乙)]：15g：0.3g
用法与用量	口服给药：成人：一次500mg，一日3次；重症加倍。对1岁以下患儿：一日50mg/kg，分3次给药。对1~5岁患儿：一次250mg，一日3次。对5~12岁患儿：用法与用量同成人 局部给药：一日2~3次，涂于患处，疗程为7日。治疗疥疮时可根据病情需要延长疗程 静脉注射：成人一次500mg，一日3次；儿童及婴儿一日按体重20mg/kg，分3次给药

续　表

注意事项	1. 早产儿、黄疸、酸中毒及严重病弱的新生儿使用时需留意有无胆红素脑病症状 2. 静脉注射时不能与卡那霉素、庆大霉素、万古霉素、头孢噻啶或阿莫西林混合；亦不可与全血、氨基酸溶液或含钙溶液混合
禁忌	对夫西地酸过敏者禁用；妊娠初始 3 个月内禁用
不良反应	静脉滴注可能导致血栓性静脉炎和静脉痉挛等
特殊人群用药	肝功能、肾功能不全者：肝功能不全者慎用 儿童：早产儿、严重病弱的新生儿使用时需留意有无胆红素脑病症状 妊娠与哺乳期妇女：在动物实验中有致胎仔畸形的报道，但目前尚无临床对照研究；可经皮肤吸收，哺乳期妇女禁止局部用于乳房部位的皮肤感染
药典	Eur. P.
国家处方集	CNF
其他推荐依据	
■ 药品名称	利奈唑胺　Linezolid
抗菌谱与适应证	1. 用于由肺炎链球菌（包括多重耐药株）或金黄色葡萄球菌（甲氧西林敏感株）引起的社区获得性肺炎 2. 用于由肺炎链球菌（包括多重耐药株）或金黄色葡萄球菌（甲氧西林敏感和耐药株）引起的医院内获得性肺炎 3. 用于由金黄色葡萄球菌、化脓性链球菌或无乳链球菌引起的复杂性皮肤和皮肤组织感染 4. 用于由金黄色葡萄球菌或化脓性链球菌引起的非复杂性皮肤和皮肤组织感染 5. 用于耐万古霉素的粪肠球菌感染
制剂与规格	利奈唑胺注射液：①100ml：200mg；②300ml：600mg 利奈唑胺片[保(乙)]：①200mg；②600mg 利奈唑胺口服混悬液：5ml：100mg
用法与用量	口服或静脉滴注。①复杂性皮肤或皮肤软组织感染、社区获得性肺炎，包括伴发的菌血症、院内获得性肺炎、甲氧西林耐药金葡菌感染：成人和青少年（12 岁及以上）每 12 小时，600mg。儿童患者（出生至 11 岁）每 8 小时，10mg/kg。②万古霉素耐药的屎肠球菌感染，包括伴发的菌血症，成人和青少年（12 岁及以上）每 8 小时，10mg/kg。儿童患者（出生至 11 岁）每 8 小时，10mg/kg。③非复杂性皮肤和皮肤软组织感染，成人每 12 小时口服 400mg，青少年每 12 小时口服 600mg；＜5 岁，每 8 小时，10mg/kg 口服；5～11 岁，每 12 小时，10mg/kg 口服
注意事项	有骨髓抑制病史者、苯丙酮尿症患者、类癌综合征患者、未控制的高血压患者、嗜铬细胞瘤患者、未治疗的甲状腺功能亢进患者慎用
禁忌	对本药过敏者禁用
不良反应	常见失眠、头晕、头痛、腹泻、恶心、呕吐、便秘、皮疹、瘙痒、发热、口腔念珠菌病、阴道念珠菌病、真菌感染等
特殊人群用药	肝功能、肾功能不全者：肾功能不全者慎用 儿童：不推荐本品经验性用于儿童患者的中枢神经系统感染 妊娠与哺乳期妇女：孕妇慎用，妊娠安全性分级为 C 级；哺乳期妇女慎用

续 表

药典	
国家处方集	CNF
其他推荐依据	
■ 药品名称	小檗碱 Berberine
抗菌谱与适应证	主要用于治疗敏感病原菌所致的胃肠炎、细菌性痢疾等胃肠道感染
制剂与规格	盐酸小檗碱片[保(甲)]：①50mg；②100mg
用法与用量	成人：口服，胃肠道感染，一次0.1~0.3g，一日3次
注意事项	本品静脉注射后可发生严重溶血性贫血和循环障碍，严格禁止静脉给药
禁忌	对本药过敏者禁用；溶血性贫血患者禁用；对葡萄糖-6-磷酸脱氢酶缺乏儿童禁用
不良反应	口服给药时有令人不快的鱼腥味，也偶见皮疹等过敏反应症状，但停药后可自行消退；静脉给药时有出现呼吸困难、过敏性休克的报道
特殊人群用药	妊娠与哺乳期妇女：慎用
药典	Chin. P.、Jpn. P.
国家处方集	CNF
其他推荐依据	
■ 药品名称	利福昔明 Rifaximin
抗菌谱与适应证	治疗由敏感菌所致的肠道感染，包括急慢性肠道感染、腹泻综合征、夏季腹泻、旅行者腹泻和小肠结肠炎等
制剂与规格	利福昔明胶囊[保(乙)]：100mg
用法与用量	口服给药。①成人：一次200mg，一日3~4次；②儿童：6~12岁，一次100~200mg，一日4次；12岁以上儿童，剂量同成人。一般连续用药不宜超过7日
注意事项	长期大剂量用药或肠黏膜受损时，会有极少量（＜1%）被吸收，导致尿液呈粉红色
禁忌	对本药或其他利福霉素类药过敏者、肠梗阻者、严重的肠道溃疡性病变者禁用
不良反应	常见恶心、呕吐、腹胀、腹痛；少见荨麻疹、足部水肿等
特殊人群用药	儿童：连续服用本药不能超过7日；6岁以下儿童不要服用本药 妊娠与哺乳期妇女：妊娠期妇女需权衡利弊后用药；哺乳期妇女可在有适当医疗监测的情况下服用本药
药典	USP、Eur. P.、Chin. P.、Jpn. P.
国家处方集	CNF
其他推荐依据	

第十三节　磺胺类与甲氧苄啶

■ 药品名称	磺胺甲噁唑　Sulfamethoxazole
抗菌谱与适应证	1. 治疗敏感菌所致的急性单纯性尿路感染 2. 与甲氧苄啶联用，治疗对其敏感的流感杆菌、肺炎链球菌和其他链球菌所致的中耳炎 3. 与乙胺嘧啶联用，治疗鼠弓形虫引起的弓形虫病 4. 治疗星形奴卡菌病 5. 作为治疗沙眼衣原体所致宫颈炎、尿道炎、新生儿包含体结膜炎的次选药物 6. 作为治疗杜克雷嗜血杆菌所致软下疳的可选药物 7. 预防敏感脑膜炎球菌所致的流行性脑脊髓膜炎 8. 作为对氯喹耐药的恶性疟疾治疗的辅助用药
制剂与规格	磺胺甲噁唑片：0.5g 复方磺胺甲噁唑片[基,保(甲)]：磺胺甲噁唑 0.4g 和甲氧苄啶 80mg
用法与用量	口服给药： 1. 成人：一般感染，首次剂量为 2g，以后一日 2g，分 2 次服用。治疗尿路感染时疗程至少为 7~10 日 2. 肾功能不全患者用量应调整为常用量的 1/2 3. 儿童：2 个月以上患儿的一般感染，首次剂量为 50~60mg/kg（总量不超过 2g），以后一日 50~60mg/kg，分 2 次服用
注意事项	1. 葡萄糖-6-磷酸脱氢酶缺乏者、血卟啉病患者、艾滋病患者、休克患者慎用 2. 治疗中须注意检查：全血象，尿液，肝、肾功能
禁忌	对磺胺类药过敏者、巨幼红细胞性贫血患者、孕妇、哺乳期妇女、小于 2 个月的婴儿和重度肝肾功能损害者禁用
不良反应	过敏反应较为常见，可表现为药疹、剥脱性皮炎等；中性粒细胞减少或缺乏症、血小板减少症及再生障碍性贫血等
特殊人群用药	肝功能、肾功能不全患者：肝、肾功能损害者慎用 儿童：2 个月以下婴儿禁用 老年人：慎用 妊娠与哺乳期妇女：妊娠安全性分级为 C 级，孕妇、哺乳妇女禁用
药典	USP、Eur. P.、Chin. P.、Jpn. P.
国家处方集	CNF
其他推荐依据	
■ 药品名称	磺胺嘧啶　Sulfadiazine
抗菌谱与适应证	1. 用于预防、治疗敏感脑膜炎球菌所致的流行性脑膜炎 2. 用于治疗敏感菌所致的急性支气管炎、轻症肺炎、中耳炎及皮肤软组织等感染 3. 用于治疗星形诺卡菌病

续 表

	4. 作为治疗沙眼衣原体所致宫颈炎和尿道炎的次选药物 5. 作为治疗由沙眼衣原体所致的新生儿包含体结膜炎的次选药物 6. 可作为对氯喹耐药的恶性疟疾治疗的辅助用药 7. 与乙胺嘧啶联合用药治疗鼠弓形虫引起的弓形虫病
制剂与规格	磺胺嘧啶片[基,保(甲)]：0.5g 注射用磺胺嘧啶钠[保(甲)]：①0.4g；②1g 磺胺嘧啶混悬液：10%（g/ml）
用法与用量	成人：①口服给药：一般感染，首剂量为2g，以后一次1g，一日2次。治疗流行性脑膜炎，首次量为2g，维持量一次1g，一日4次。②静脉给药：一般感染，一次1~1.5g，一日3次。治疗流行性脑膜炎，首剂量为50mg/kg，维持量一日100mg/kg，分3~4次静脉滴注或缓慢静脉注射。儿童：①口服给药：2个月以上婴儿及儿童的一般感染，首次剂量为50~60mg/kg（总量不超过2g），以后一次25~30mg/kg，一日2次。②静脉给药：一般感染，一日50~75mg/kg，分2次静脉滴注或缓慢静脉注射。流行性脑膜炎，一日100~150mg/kg，分3~4次静脉滴注或缓慢静脉注射
注意事项	葡萄糖-6-磷酸脱氢酶缺乏者、血卟啉病患者、艾滋病患者、休克患者慎用
禁忌	对本药或其他磺胺类药过敏者、严重肝肾功能不全者、孕妇、哺乳期妇女、小于2个月的婴儿禁用
不良反应	过敏反应较为常见，可表现为药疹、剥脱性皮炎等；中性粒细胞减少或缺乏症、血小板减少症及再生障碍性贫血等；溶血性贫血及血红蛋白尿；高胆红素血症和新生儿胆红素脑病
特殊人群用药	肝功能、肾功能不全患者：轻、中度肝肾功能损害者慎用 儿童：2个月以下婴儿禁用 老年人：慎用 妊娠与哺乳期妇女：孕妇、哺乳妇女禁用，妊娠安全性分级为B级（妊娠早、中期）、D级（妊娠晚期）
药典	USP、Eur. P.、Chin. P.
国家处方集	CNF
其他推荐依据	
■ 药品名称	**甲氧苄啶 Trimethoprim**
抗菌谱与适应证	1. 可单独用于治疗敏感菌所致的急性单纯性尿路感染和细菌性前列腺炎 2. 与磺胺甲噁唑或磺胺嘧啶联用，可用于治疗敏感菌所致的败血症、脑膜炎、中耳炎、肺部感染、急慢性支气管炎、菌痢、尿路感染、肾盂肾炎、肠炎、伤寒等 3. 与磺胺-2,6-二甲氧嘧啶联用，还可用于治疗对氯喹耐药的疟疾
制剂与规格	甲氧苄啶片[保(乙)]：100mg 甲氧苄啶颗粒：1g∶50mg
用法与用量	口服给药。①成人：治疗急性单纯性尿路感染，一次0.1g，每12小时1次；或一次0.2g，每12小时1次。疗程为7~10日。预防尿路感染，一次0.1g，一日1次。②肾功能不全者根据肌酐清除率调整剂量。肌酐清除率<15ml/min，不宜使用。③儿童：对6个月至5岁患儿，甲氧苄啶颗粒一次1g（含甲氧苄啶50mg）；一日2次；对6~12岁患儿，甲氧苄啶颗粒一次2g（含甲氧苄啶100mg）；一日2次

续　表

注意事项	1. 由于叶酸缺乏的巨幼细胞贫血或其他血液系统疾病患者慎用 2. 用药期间应定期进行周围血象检查
禁忌	对本药过敏者、早产儿、新生儿、严重肝肾疾病患者、严重血液病患者禁用
不良反应	可出现白细胞减少，血小板减少或高铁血红蛋白性贫血等；过敏反应：可发生瘙痒、皮疹，偶可呈严重的渗出性多形红斑；恶心、呕吐、腹泻等胃肠道反应等
特殊人群用药	肝功能、肾功能不全患者：轻、中度肝肾功能损害者慎用 儿童：早产儿、新生儿、2 个月以下婴儿禁用 老年人：老年患者应减少用量 妊娠与哺乳期妇女：妊娠期间应权衡利弊后用药，妊娠安全性分级为 C 级；哺乳期妇女用药应权衡利弊
药典	USP、Eur. P.、Chin. P.
国家处方集	CNF
其他推荐依据	

第十四节　氟喹诺酮类

■ 药品名称	吡哌酸　Pipemidic Acid
抗菌谱与适应证	用于治疗敏感菌所致的尿路感染及肠道感染
制剂与规格	吡哌酸片[保(甲)]：①0. 25g；②0. 5g 吡哌酸胶囊[保(甲)]：0. 25g
用法与用量	口服给药：成人一次 0. 5g，一日总量 1~2g，疗程不宜超过 10 日
注意事项	1. 本品可与饮食同服，以减少胃肠道反应 2. 长期应用，宜定期监测血常规和肝、肾功能 3. 有中枢神经系统疾病患者慎用
禁忌	禁用于对本品和萘啶酸过敏的患者；孕妇、哺乳期妇女禁用；18 岁以下小儿及青少年禁用
不良反应	主要为恶心、嗳气、上腹不适、食欲减退、稀便或便秘等胃肠道反应；皮疹或全身瘙痒少见，偶见眩晕、头痛等。停药后可自行恢复
特殊人群用药	肝功能、肾功能不全患者：严重肝、肾功能损害者慎用 儿童：婴幼儿及 18 岁以下青少年不宜使用 老年人：应减少用量 妊娠与哺乳期妇女：禁用
药典	USP、Chin. P.、Jpn. P.
国家处方集	CNF
其他推荐依据	

续 表

■ 药品名称	诺氟沙星 Norfloxacin
抗菌谱与适应证	主要用于敏感菌所致的下列感染：泌尿生殖道感染，消化系统感染，呼吸道感染如急性支气管炎、慢性支气管炎急性发作、肺炎，急慢性肾盂肾炎，膀胱炎，伤寒等
制剂与规格	诺氟沙星片[基,保(甲)]：100mg 诺氟沙星胶囊[基,保(甲)]：100mg 诺氟沙星注射液：100ml：200mg 诺氟沙星葡萄糖注射液：100ml（诺氟沙星 200mg、葡萄糖 5g） 诺氟沙星栓：200mg 诺氟沙星药膜：20mg
用法与用量	成人口服给药：①一般用法：一次 100~200mg，一日 3~4 次；②下尿路感染：一次 400mg，一日 2 次；③复杂性尿路感染：剂量同上，疗程 10~21 日；④单纯性淋菌性尿道炎：单次 800~1200mg；⑤急、慢性前列腺炎：一次 400mg，一日 2 次，疗程 28 日；⑥一般肠道感染：一次300~400mg，一日 2 次，疗程 5~7 日。成人静脉滴注：一日 200mg，分 2 次，急性感染 7~14 日为一疗程，慢性感染 14~21 日为一疗程
注意事项	1. 不宜静脉注射，静脉滴注速度不宜过快 2. 本类药物可引起中、重度光敏反应，应避免过度暴露于阳光，发生后需停药 3. 有癫痫病史者、有胃溃疡史者、重症肌无力患者慎用
禁忌	对本药及其他喹诺酮类药过敏者、糖尿病患者、孕妇、哺乳期妇女、18 岁以下儿童禁用
不良反应	胃肠道反应较为常见，可表现为腹部不适或疼痛、腹泻、恶心或呕吐；中枢神经系统反应可有头晕、头痛、嗜睡或失眠；过敏反应有皮疹、皮肤瘙痒、面部潮红、胸闷等
特殊人群用药	肝功能、肾功能不全患者：肝、肾功能减退者慎用 儿童：不宜用于 18 岁以下患者。如感染由多重耐药菌引起者，细菌仅对喹诺酮类药呈敏感时，可在充分权衡利弊后应用 老年人：老年患者常有肾功能减退，因本品部分经肾排出，须减量应用 妊娠与哺乳期妇女：妊娠安全性分级为 C 级；哺乳期妇女应用时应停止授乳
药典	USP、Eur. P.、Chin. P.、Jpn. P.
国家处方集	CNF
其他推荐依据	
■ 药品名称	氧氟沙星 Ofloxacin
抗菌谱与适应证	用于敏感菌所致的下列感染： 1. 泌尿生殖系统感染，包括单纯性及复杂性尿路感染、细菌性前列腺炎、淋球菌尿道炎、宫颈炎（包括产酶株所致者）等 2. 呼吸系统感染，包括急性支气管炎、慢性支气管炎急性发作、肺炎及其他肺部感染等 3. 消化系统感染，包括胃肠道、胆道、腹腔的沙门菌属感染等 4. 骨、关节、皮肤软组织感染及败血症 5. 结核病，作为抗结核病的二线药物，多与异烟肼、利福平等合用

续　表

制剂与规格	氧氟沙星片：0.1g 氧氟沙星颗粒：0.1g 氧氟沙星注射液：100ml：200mg 氧氟沙星氯化钠注射液：100ml（氧氟沙星 200mg、氯化钠 900mg）
用法与用量	口服或静脉给药。成人： 1. 下呼吸道感染：一次 300mg，一日 2 次，疗程 7~14 日 2. 急性单纯性下尿路感染：一次 200mg，一日 2 次，疗程 5~7 日 3. 复杂性尿路感染：一次 200mg，一日 2 次，疗程 10~14 日。缓释片，一次 400mg，一日 1 次，疗程 10 日 4. 细菌性前列腺炎：一次 300mg，一日 2 次，疗程 6 周 5. 衣原体宫颈炎或尿道炎：一次 300mg，一日 2 次，疗程 7~14 日 6. 单纯性淋病：单次口服 400mg 7. 铜绿假单胞菌感染或重度感染：一次 400mg，一日 2 次 8. 抗结核：一日 300mg，一日 1 次
注意事项	患有中枢神经系统疾病者（如癫痫、脑动脉硬化者）慎用
禁忌	对本药及其他喹诺酮类药过敏者、妊娠期及哺乳期妇女、18 岁以下儿童禁用
不良反应	胃肠道反应较为常见，可表现为腹部不适或疼痛、腹泻、恶心或呕吐；中枢神经系统反应可有头晕、头痛、嗜睡或失眠；过敏反应有皮疹、皮肤瘙痒、面部潮红、胸闷等
特殊人群用药	肝功能、肾功能不全患者：严重肝功能减退者、严重肾功能不全者慎用 儿童：18 岁以下患者用药的安全性尚未确立，不宜使用 老年人：老年患者多有肾功能减退，应减量给药 妊娠与哺乳期妇女：妊娠安全性分级为 C 级；哺乳期妇女全身用药时，应暂停授乳
药典	USP、Eur. P.、Chin. P.、Jpn. P.
国家处方集	CNF
其他推荐依据	
■ 药品名称	环丙沙星　Ciprofloxacin
抗菌谱与适应证	可用于敏感菌所致的下列感染： 1. 泌尿生殖系统感染：包括单纯性或复杂性尿路感染、细菌性前列腺炎、淋球菌尿道炎、肾盂肾炎、宫颈炎（包括产酶株所致者）等 2. 呼吸系统感染：包括扁桃体炎、咽炎、急性支气管炎及肺部感染等 3. 消化系统感染：包括胃肠道感染、胆囊炎、肛周脓肿等 4. 其他：还可用于骨关节感染、皮肤软组织感染及败血症等
制剂与规格	盐酸环丙沙星片[基,保(甲)]：0.25g 盐酸环丙沙星胶囊[基,保(甲)]：0.25g 乳酸环丙沙星注射液[保(乙)]：①100ml：0.1g；②100ml：0.2g；③250ml：0.25g 注射用乳酸环丙沙星[保(乙)]：0.2g 盐酸环丙沙星栓：0.2g 乳酸环丙沙星阴道泡腾片：0.1g

续 表

用法与用量	成人：口服，①常用量：一日0.5~1.5g，分2~3次口服；②骨、关节感染：一日1~1.5g，分2~3次服，疗程不低于4~6周；③肺炎、皮肤软组织感染：一日1~1.5g，分2~3次服，疗程7~14日；④肠道感染：一日1g，分2次服，疗程5~7日；⑤伤寒：一日1.5g，分2~3次服，疗程10~14日；⑥急性单纯性下尿路感染：一日0.5g，分2次服，疗程5~7日；复杂性尿路感染：一日1g，分2次服，疗程7~14日。静脉滴注，常用量：一次0.1~0.2g，每12小时1次。严重感染或铜绿假单胞菌感染可加大剂量至一次0.4g，一日2~3次
注意事项	1. 宜空腹服用 2. 患中枢神经系统疾病者（如癫痫、脑动脉硬化患者）慎用
禁忌	对环丙沙星及任何一种氟喹诺酮类药过敏的患者禁用；孕妇、哺乳期妇女及18岁以下者禁用
不良反应	胃肠道反应较为常见，可表现为腹部不适或疼痛、腹泻、恶心或呕吐；中枢神经系统反应可有头晕、头痛、嗜睡或失眠；过敏反应有皮疹、皮肤瘙痒、面部潮红、胸闷等
特殊人群用药	肝功能、肾功能不全患者：肝功能、肾功能不全患者慎用 儿童：18岁以下患者禁用 老年人：应减量给药 妊娠与哺乳期妇女：禁用
药典	USP、Eur. P.、Chin. P.
国家处方集	CNF
其他推荐依据	
■ 药品名称	左氧氟沙星　Levofloxacin
抗菌谱与适应证	用于敏感细菌引起的下列中、重度感染：①呼吸系统感染；②泌尿系统感染；③生殖系统感染：急性前列腺炎、急性附睾炎、宫腔感染、子宫附件炎、盆腔炎（疑有厌氧菌感染时可合用甲硝唑）；④皮肤软组织感染；⑤肠道感染；⑥败血症、粒细胞减少及免疫功能低下患者的各种感染；⑦其他感染：乳腺炎、外伤、烧伤及手术后伤口感染、腹腔感染（必要时合用甲硝唑）、胆囊炎、胆管炎、骨与关节感染以及五官科感染等
制剂与规格	左氧氟沙星片[保(甲)]：①0.1g；②0.2g；③0.5g 甲磺酸左氧氟沙星片：100mg 盐酸左氧氟沙星片：100mg 盐酸左氧氟沙星分散片：100mg 盐酸左氧氟沙星胶囊：0.1g 盐酸左氧氟沙星注射液：①2ml：0.1g；②2ml：0.2g[基]；③3ml：0.3g；④100ml：0.1g；⑤100ml：0.2g；⑥100ml：0.3g 左氧氟沙星注射液[保(甲)]：100ml 乳酸左氧氟沙星注射液：①100ml：100mg；②100ml：200mg 乳酸左氧氟沙星氯化钠注射液：100ml 甲磺酸左氧氟沙星注射液 100ml：200mg 甲磺酸左氧氟沙星氯化钠注射液：250ml：500mg 注射用盐酸左氧氟沙星：①100mg；②200mg

续　表

用法与用量	成人：口服，一日 300~400mg，分 2~3 次服用，如感染较重或感染病原敏感性较差者剂量可增至一日 600mg，分 3 次服用。①呼吸道感染：一次 200mg，一日 2 次；或一次 100mg，一日 3 次，疗程为 7~14 日；②急性单纯性下尿路感染：一次 100mg，一日 2 次，疗程 5~7 日；③复杂性尿路感染：一次 200mg，一日 2 次；或一次 100mg，一日 3 次，疗程 10~14 日；④细菌性前列腺炎：一次 200mg，一日 2 次，疗程 6 周。静脉滴注，一次 100~200mg，一日 2 次。重度感染患者或病原菌对本药敏感性较差者，一日剂量可增至 600mg，分 2 次静脉滴注
注意事项	1. 癫痫史者、低钾血症或心肌病患者避免使用 2. 皮肤有药物过敏使者禁用本药软膏 3. 有中枢神经系统疾病史者慎用
禁忌	对左氧氟沙星及氟喹诺酮类药过敏者、妊娠及哺乳期妇女、18 岁以下儿童禁用
不良反应	胃肠道反应较为常见，可表现为腹部不适或疼痛、腹泻、恶心或呕吐；中枢神经系统反应可有头晕、头痛、嗜睡或失眠；过敏反应有皮疹、皮肤瘙痒、面部潮红、胸闷等
特殊人群用药	肝功能、肾功能不全患者：肝、肾功能受损者慎用 儿童：18 岁以下儿童禁用 老年人：应减量给药 妊娠与哺乳期妇女：禁用，妊娠安全性分级为 C 级
药典	USP、Eur. P.、Chin. P.
国家处方集	CNF
其他推荐依据	
■ 药品名称	氟罗沙星　Fleroxacin
抗菌谱与适应证	用于敏感菌所致的下列感染： 1. 呼吸系统感染：急性支气管炎，慢性支气管炎急性发作及肺炎等 2. 泌尿生殖系统感染：膀胱炎、肾盂肾炎、前列腺炎、附睾炎、淋病奈瑟菌性尿道炎等 3. 消化系统感染：伤寒沙门菌感染、细菌性痢疾等 4. 其他：皮肤软组织、骨、关节、耳鼻喉、腹腔及盆腔感染
制剂与规格	氟罗沙星片：①100mg；②150mg；③200mg
用法与用量	口服。成人，一次 200mg，一日 1~2 次，一般疗程为 7~14 日。重症患者一次 300~400mg，3~5 日后剂量减至常用量
注意事项	有中枢神经系统疾病（包括脑动脉硬化或抽搐及癫痫史）者慎用
禁忌	对本品或喹诺酮类药物过敏者禁用；妊娠、哺乳期妇女及 18 岁以下儿童禁用
不良反应	胃肠道反应较为常见，可表现为腹部不适或疼痛、腹泻、恶心呕吐、食欲缺乏等；中枢神经系统反应可有头晕、头痛、兴奋、嗜睡或失眠；变态反应有皮疹、皮肤瘙痒等
特殊人群用药	肝功能、肾功能不全患者：肝、肾功能损害者慎用 儿童：18 岁以下儿童禁用 老年人：高龄患者慎用 妊娠与哺乳期妇女：禁用

续 表

药典	Chin. P.
国家处方集	CNF
其他推荐依据	
■ 药品名称	吉米沙星 Gemifloxacin
抗菌谱与适应证	1. 慢性支气管炎急性发作 2. 社区获得性肺炎 3. 急性鼻窦炎
制剂与规格	甲磺酸吉米沙星片[保(乙)]：320mg
用法与用量	口服。成人：一次 320mg，一日 1 次，慢性支气管炎急性发作、社区获得性肺炎和急性鼻窦炎的疗程分别为 5 日、7 日和 5 日。不应超过推荐的剂量和疗程
注意事项	1. 以下情况慎用：QT 间期延长、心动过缓、急性心肌缺血等心脏疾病患者，葡萄糖-6-磷酸脱氢酶缺乏症患者，患中枢神经系统疾病者，未治疗的电解质紊乱（低血钾或低血镁）者 2. 用药前后及用药时应当检查或监测：全血细胞计数及白细胞分类、细菌培养及药敏试验、血药浓度监测、尿液分析
禁忌	对本品或其他氟喹诺酮类抗生素过敏者，妊娠及哺乳期妇女，18 岁以下患者禁用
不良反应	可引起头痛、眩晕等中枢神经系统反应；腹泻、恶心、腹痛、呕吐等胃肠道症状；ALT、AST 升高，皮疹等
特殊人群用药	儿童：18 岁以下患者用药的安全性及有效性未确定 妊娠与哺乳期妇女：妊娠安全性分级为 C 级；哺乳期妇女用药应权衡利弊
药典	USP
国家处方集	CNF
其他推荐依据	
■ 药品名称	洛美沙星 Lomefloxacin
抗菌谱与适应证	用于敏感菌所致的下列感染： 1. 泌尿生殖系统感染 2. 呼吸系统感染 3. 消化系统感染，包括肠炎、胆囊炎、肛周脓肿等 4. 如结膜炎、角膜炎、角膜溃疡、泪囊炎等 5. 中耳炎、外耳道炎、鼓膜炎 6. 其他：伤寒、骨和关节、皮肤软组织感染以及败血症等全身感染
制剂与规格	盐酸洛美沙星片：①0.1g；②0.2g；③0.3g；④0.4g 盐酸洛美沙星胶囊：①0.1g；②0.2g 盐酸洛美沙星注射液：①2ml：100mg；②10ml：100mg；③10ml：200mg；④100ml：200mg；⑤250ml：200mg

续　表

用法与用量	口服：成人一次 400mg，一日 1 次；或一次 300mg，一日 2 次；急性单纯性尿路感染：一次 400mg，一日 1 次；单纯性淋病：一次 300mg，一日 2 次。静脉滴注：一次 200mg，一日 2 次；尿路感染：一次 100mg，每 12 小时 1 次
注意事项	1. 中枢神经系统疾病患者（包括脑动脉硬化或癫痫病史者）慎用 2. 本品每次滴注时间不少于 60 分钟 3. 本品可引起光敏反应 4. 当出现皮肤灼热、发红、肿胀、水疱、皮疹、瘙痒及皮炎时应停药
禁忌	对本品或其他氟喹诺酮类抗生素过敏者，妊娠及哺乳期妇女，18 岁以下患者
不良反应	口服时个别患者可出现中上腹部不适、食欲缺乏、恶心、口干、轻微头痛、头晕等症状，偶可出现皮疹、皮肤瘙痒等过敏反应和心悸、胸闷等，偶有 ALT、AST 或尿素氮（BUN）值升高
特殊人群用药	肝功能、肾功能不全患者：肝功能不全者、肾功能减退者慎用 儿童：18 岁以下患者禁用 妊娠与哺乳期妇女：禁用。妊娠安全性分级为 C 级
药典	USP、Eur. P.、Chin. P.
国家处方集	CNF
其他推荐依据	
■ 药品名称	莫西沙星　Moxifloxacin
抗菌谱与适应证	用于敏感菌所致的呼吸道感染，如慢性支气管炎急性发作、社区获得性肺炎（包括青霉素耐药的社区获得性肺炎）、急性鼻窦炎等。也可用于皮肤及软组织感染
制剂与规格	盐酸莫西沙星片[基,保(乙)]：0.4g 盐酸莫西沙星氯化钠注射液[保(乙)]：250ml（莫西沙星 0.4g、氯化钠 2.25g）
用法与用量	成人：口服给药：一次 0.4g，一日 1 次。慢性支气管炎急性发作疗程为 5 日；急性鼻窦炎、皮肤及软组织感染的疗程为 7 日；社区获得性肺炎的疗程为 10 日。静脉滴注：推荐剂量为一次 0.4g，一日 1 次，滴注时间为 90 分钟。慢性支气管炎急性发作疗程为 5 日；急性鼻窦炎、皮肤及软组织感染的疗程为 7 日；社区获得性肺炎采用序贯治疗，疗程为 7~14 日
注意事项	1. 避免用于 QT 间期延长的患者、患有低钾血症及接受Ⅰa 类（如奎尼丁、普鲁卡因胺）或Ⅲ类（如胺碘酮、索托洛尔）抗心律失常药物治疗的患者 2. 转氨酶高于正常值上限 5 倍以上者禁用 3. 在致心律失常的条件（如严重的心动过缓或急性心肌缺血）存在时慎用 4. 有或怀疑有可导致癫痫发作或降低癫痫发作阈值的中枢神经系统疾病的患者慎用
禁忌	对莫西沙星任何成分或其他喹诺酮类或任何辅料过敏者；妊娠和哺乳期妇女；18 岁以下儿童禁用
不良反应	常见腹痛、头痛、恶心、腹泻、呕吐、消化不良、肝功能实验室检查异常、眩晕等；少见乏力、口干、胃肠失调、便秘等

续 表

特殊人群用药	肝功能、肾功能不全患者：严重肝功能损害者禁用 儿童：18 岁以下儿童禁用 妊娠与哺乳期妇女：禁用。妊娠安全性分级为 C 级
药典	USP、Eur. P.、Chin. P.
国家处方集	CNF
其他推荐依据	
■ 药品名称	帕珠沙星 pazufloxacinctam
抗菌谱与适应证	本品适用于敏感细菌引起的下列感染： 1. 慢性呼吸道疾病继发性感染，如慢性支气管炎、弥漫性细支气管炎、支气管扩张、肺气肿、肺间质纤维化、支气管哮喘、陈旧性肺结核、肺炎、肺脓肿 2. 肾盂肾炎、复杂性膀胱炎、前列腺炎 3. 烧伤创面感染，外科伤口感染 4. 胆囊炎、胆管炎、肝脓肿 5. 腹腔内脓肿、腹膜炎 6. 生殖器官感染，如子宫附件炎、子宫内膜炎、盆腔炎
制剂与规格	甲磺酸帕珠沙星注射液：①100ml：0.3g；② 100ml：0.5g
用法与用量	静脉滴注。①（100ml：0.3g）一次 0.3g，一日 2 次，静脉滴注时间为 30~60 分钟，疗程为 7~14 天。可根据患者的年龄和病情酌情调整剂量；②（100ml：0.5g）一次 0.5g，一日 2 次，静脉滴注时间为 30~60 分钟。可根据患者的年龄和病情酌情减量，如一次 0.3g，一日2 次。疗程为 7~14 天
注意事项	下列情况下慎用：支气管哮喘、皮疹、荨麻疹等过敏性疾病家族史的患者，心脏或循环系统功能异常者，有抽搐或癫痫等中枢神经系统疾病的患者，葡萄糖-6-磷酸脱氢酶缺乏患者，有休克病史者
禁忌	对帕珠沙星及喹诺酮类药物有过敏史的患者禁用
不良反应	腹泻、皮疹、恶心、呕吐，实验室检查可见 ALT、AST、ALP、r-GTP 升高，嗜酸性粒细胞增加等
特殊人群用药	肝功能、肾功能不全患者：肾功能不全患者慎用或调整剂量 儿童：用药的安全性尚未确立，建议儿童禁用本品 老年人：应用本品时应注意剂量 妊娠与哺乳期妇女：孕妇及有可能怀孕的妇女禁用；因药物可通过乳汁分泌，哺乳期妇女应用时应暂停授乳
药典	USP、Eur. P.、Chin. P.
国家处方集	
其他推荐依据	

第十五节 抗结核药

■ 药品名称	利福平 Rifampicin
抗菌谱与适应证	1. 与其他抗结核药联用于结核病初治与复治，包括结核性脑膜炎的治疗 2. 可与其他药物联合用于麻风、非结核分枝杆菌感染的治疗 3. 与万古霉素可联合用于耐甲氧西林金黄色葡萄球菌（MRSA）所致的感染 4. 可与红霉素合用治疗军团菌感染 5. 可用于无症状脑膜炎球菌带菌者，以消除鼻咽部奈瑟脑膜炎球菌
制剂与规格	利福平片[基,保(甲)]：150mg 利福平胶囊[基,保(甲)]：①150mg；②300mg 利福平注射液[保(甲)]：5ml：0.3g 注射用利福平[保(甲)]：①0.15g；②0.45g；③0.6g
用法与用量	1. 成人口服给药：抗结核，与其他抗结核药合用，一日 450～600mg，早餐前顿服；脑膜炎球菌带菌者（无症状），成人 5mg/kg，每 12 小时 1 次，连续 2 日；其他感染，一日600～1000mg，分 2～3 次，餐前 1 小时服用 2. 肝功能不全：一日不超过 8mg/kg。严重肝功能不全者禁用 3. 老年人一日口服 10mg/kg，顿服 4. 儿童口服给药：抗结核，1 个月以上患儿，一日 10～20mg/kg，顿服；新生儿，一次 5mg/kg，一日 2 次；脑膜炎球菌带菌者（无症状），1 个月以上患儿一日 10mg/kg，每 12 小时 1 次，连服 4 次
注意事项	1. 酒精中毒者慎用 2. 可能引起白细胞和血小板减少，并导致齿龈出血和感染、伤口愈合延迟等。用药期间应避免拔牙等手术，并注意口腔卫生、刷牙及剔牙。用药期间应定期检查外周血象 3. 应于餐前 1 小时或餐后 2 小时服用，最好清晨空腹一次服用，因进食影响吸收
禁忌	对本药及其他利福霉素类药物过敏者、严重肝功能不全者、胆道阻塞者、3 个月以内孕妇禁用
不良反应	1. 多见消化道反应，如厌食、恶心、呕吐、上腹部不适、腹泻等胃肠道反应，但均能耐受 2. 肝毒性为主要不良反应 3. 变态反应
特殊人群用药	肝功能、肾功能不全患者：肝功能不全者慎用，肾功能减退者不需减量 儿童：婴儿慎用，5 岁以下小儿慎用 老年人：老年患者肝功能有所减退用药应酌减 妊娠与哺乳期妇女：妊娠早期妇女禁用，妊娠中、晚期妇女应慎用，妊娠安全性分级为 C 级；哺乳期妇女慎用
药典	USP、Eur. P.、Chin. P.、Jpn. P.
国家处方集	CNF
其他推荐依据	

续 表

■ 药品名称	异烟肼 Isoniazid
抗菌谱与适应证	1. 与其他抗结核药联合用于治疗重症或不能口服给药的多型结核病，包括结核性脑膜炎以及部分非结核分枝杆菌感染 2. 单用或与其他抗结核药联合用于预防结核病
制剂与规格	异烟肼片[基,保(甲)]：①50mg；②100mg；③300mg 异烟肼注射液[基,保(甲)]：①2ml：50mg；②2ml：100mg 异福片（胶囊）0.25g 异福酰胺片（胶囊）0.45g 异烟肼/利福平片[保(甲)]：用于结核病的治疗。①利福平 150mg，异烟肼 75mg；体重<50kg，一日 3 片。②利福平 300mg，异烟肼 150mg
用法与用量	成人：口服治疗，结核病：①预防：一日 300mg，顿服。②治疗：与其他抗结核药合用时，一日 5mg/kg，最高日剂量为 300mg。或一次 15mg/kg，最高 900mg，一周 2~3 次。③急性粟粒型肺结核、结核性脑膜炎：适当增加剂量，一日 400~600mg。④间歇疗法：一日最高剂量为 900mg 或10~15mg/kg，一周 2~3 次，用前亦可先用正规剂量 1~3 个月。肌内注射，结核病：一日 5mg/kg，最高日剂量为 300mg；或一日 15mg/kg，最高 900mg，一周 2~3 次。静脉滴注：一日 300~400mg，或 5~10mg/kg。 儿童：口服给药，一日 10~20mg/kg，最高日剂量为 300mg，顿服。肌内注射和静脉滴注，治疗剂量为一日 10~20mg/kg，最高日剂量为 300mg；某些严重结核病患儿，一日剂量可增加至 30mg/kg，但最高日剂量为 500mg
注意事项	1. 有精神病史者、癫痫病史者、嗜酒者慎用本品或剂量酌减 2. 如疗程中出现视神经炎症状，需立即进行眼部检查，并定期复查 3. 慢乙酰化患者较易产生不良反应，故宜用较低剂量
禁忌	对本药及乙硫异烟胺、吡嗪酰胺、烟酸及其他化学结构相关的药物过敏者，精神病患者，癫痫患者，有本药引起肝炎病史者禁用
不良反应	常用剂量的不良反应发生率低。剂量加大至 6mg/kg 时，不良反应发生率显著增加，主要为周围神经炎及肝脏毒性，加用维生素 B_6 虽可减少毒性反应，但也可影响疗效
特殊人群用药	肝功能、肾功能不全患者：有严重肾功能损害者慎用 儿童：新生儿用药时应密切观察不良反应 老年人：50 岁以上患者使用本药肝炎的发生率较高 妊娠与哺乳期妇女：本品可透过胎盘，导致胎儿血药浓度高于母体血药浓度；孕妇应用时须权衡利弊，妊娠安全性分级为 C 级。在乳汁中浓度可达 12μg/ml，与血药浓度相近，哺乳期妇女用药须权衡利弊，如需使用应暂停授乳
药典	USP、Eur. P.、Chin. P.、Jpn. P.
国家处方集	CNF
其他推荐依据	
■ 药品名称	利福霉素 Rifamycin
抗菌谱与适应证	1. 用于治疗结核杆菌感染 2. 用于治疗耐甲氧西林的金黄色葡萄球菌、表皮葡萄球菌的重症感染 3. 用于难治性军团菌感染的联合治疗
制剂与规格	利福霉素钠注射液[保(乙)]：5ml：0.25g（25 万 U，以利福霉素计）

续　表

用法与用量	1. 成人：静脉滴注：轻度感染，一次 500mg，用 5%葡萄糖注射液 250ml 溶解，一日 2 次；中、重度感染，一次 1000mg，一日 2 次。静脉注射：一次 500mg，一日 2~3 次 2. 儿童：静脉滴注：一日 10~30mg/kg，一日 2 次
注意事项	1. 胆道阻塞者、慢性酒精中毒者慎用 2. 用药期间应监测肝功能 3. 本品不宜与其他药物混合使用，以免药物析出 4. 用药后患者尿液呈红色，属于正常现象
禁忌	对本药过敏者、肝病或严重肝损害者禁用
不良反应	滴注过快时可出现暂时性巩膜或皮肤黄染；少数患者可出现一过性肝脏损害、黄疸及肾损害；其他不良反应有恶心、食欲缺乏及眩晕，偶见耳鸣及听力下降、过敏性皮炎等
特殊人群用药	肝功能、肾功能不全患者：肝功能不全者慎用，肝病或严重肝损害者禁用 妊娠与哺乳期妇女：用药应权衡利弊
药典	Eur. P.
国家处方集	CNF
其他推荐依据	
■ 药品名称	乙胺丁醇　Ethambutol
抗菌谱与适应证	1. 与其他抗结核药联合治疗结核分枝杆菌所致的肺结核和肺外结核，也适用于不能耐受链霉素注射的患者 2. 可用于治疗结核性脑膜炎及非典型结核分枝杆菌感染
制剂与规格	盐酸乙胺丁醇片[基,保(甲)]：0.25g 盐酸乙胺丁醇胶囊[基,保(甲)]：0.25g
用法与用量	成人：口服给药 1. 结核初治：①一次 0.015g/kg，一日 1 次，顿服；②一次 0.025~0.03g/kg，最高 2.5g，一周 3 次；③一次 0.05g/kg，最高 2.5g，一周 2 次 2. 结核复治：一次 0.025g/kg，一日 1 次，连续 60 日，继以一次 0.015g/kg，一日 1 次，顿服 3. 非结核分枝杆菌感染：一日 0.015~0.025g/kg，顿服 儿童：口服，13 岁以上用量与成人相同，13 岁以下不宜应用本药
注意事项	1. 痛风患者、视神经炎患者、糖尿病已发生眼底病变者慎用 2. 治疗期间应检查眼部，如视野、视力、红绿鉴别力等，以及血清尿酸浓度 3. 单用时可迅速产生耐药性，必须与其他抗结核药联合应用
禁忌	对本药过敏者、已知视神经炎患者、酒精中毒者禁用
不良反应	常见视物模糊、眼痛、红绿色盲或视力减退、视野缩小等；少见畏寒、关节肿痛等
特殊人群用药	肝功能、肾功能不全患者：肝、肾功能减退患者慎用 儿童：13 岁以下儿童禁用 老年人：老年患者因生理性肾功能减退，应按肾功能调整用量 妊娠与哺乳期妇女：妊娠安全性分级为 B 级；哺乳期妇女用药时须权衡利弊
药典	USP、Eur. P.、Chin. P.、Jpn. P.

续 表

国家处方集	CNF
其他推荐依据	
■ 药品名称	吡嗪酰胺 Pyrazinamide
抗菌谱与适应证	本药对人型结核杆菌有较好的抗菌作用，而对其他非结核分枝杆菌不敏感。与其他抗结核药（如链霉素、异烟肼、利福平及乙胺丁醇）联合用于治疗结核病，也可用于结核性脑膜炎
制剂与规格	吡嗪酰胺片[保(甲)]：①0.25g[基]；②0.5g 吡嗪酰胺胶囊[基,保(甲)]：0.25g
用法与用量	成人：口服，与其他抗结核药联合，一日 15~30mg/kg，顿服，或者一次 50~70mg/kg，每周 2~3 次。每日服用者最大剂量为一日 3g，每周服 2 次者最大剂量为一次 4g。亦可采用间歇给药法，一周用药 2 次，一次 50mg/kg
注意事项	糖尿病患者、痛风患者、血卟啉病患者、慢性肝病患者慎用
禁忌	对本药及乙硫异烟胺、异烟肼、烟酸或其他与本药化学机构相似的药物过敏者不宜使用，急性痛风患者、高尿酸血症患者、儿童禁用
不良反应	常见肝损害、关节痛，偶见过敏反应
特殊人群用药	肝功能、肾功能不全患者：慢性肝病及严重肝功能减退者、肾功能不全患者慎用 儿童：禁用 妊娠与哺乳期妇女：妊娠安全性分级为 C 级
药典	USP、Eur. P.、Chin. P.、Jpn. P.
国家处方集	CNF
其他推荐依据	
■ 药品名称	利福喷汀 Rifapentine
抗菌谱与适应证	1. 与其他抗结核药联合用于治疗各类型、各系统初治与复治的结核病；对骨关节结核疗效较好，但不宜用于治疗结核性脑膜炎 2. 可用于治疗非结核性分枝杆菌感染 3. 可与其他抗麻风药联合治疗麻风病 4. 也可用于对其他抗金黄色葡萄球菌抗生素耐药的重症金黄色葡萄球菌感染
制剂与规格	利福喷汀胶囊[保(甲)]：①100mg；②150mg；③200mg；④300mg
用法与用量	成人口服给药，抗结核：一次 600mg，一日 1 次，空腹时用水送服（体重< 55kg 者应酌减）；一周服药1~2 次。需与其他抗结核药物联合应用，疗程 6~9 个月
注意事项	1. 嗜酒者及酒精中毒者慎用 2. 应用过程中，应经常检查血象和肝功能的变化情况 3. 应在空腹时（餐前 1 小时）用水送服；服利福平出现胃肠道刺激症状时患者可改服利福喷汀 4. 单独用于治疗结核病可能迅速产生细菌耐药性，必须与其他抗结核药合用
禁忌	对本药或其他利福霉素类抗菌药过敏者、胆道阻塞者、肝病及肝功能异常者（尤其是黄疸患者）、血细胞显著减少者、孕妇禁用

续 表

不良反应	少数病例可出现白细胞、血小板减少；AST 及 ALT 升高；皮疹、头晕、失眠等。少见胃肠道反应
特殊人群用药	儿童：5 岁以下小儿应用的安全性尚未确定 老年人：老年患者肝功能有所减退，用药量应酌减 妊娠与哺乳期妇女：孕妇禁用，妊娠安全性分级为 C 级；哺乳期妇女使用时须权衡利弊后决定，用药应暂停授乳
药典	
国家处方集	CNF
其他推荐依据	
■ 药品名称	利福布汀 Rifabutin
抗菌谱与适应证	1. 用于耐药、复发性结核病治疗 2. 用于鸟复合型分枝杆菌（MAC）感染 3. 用于预防及治疗早期 HIV 感染患者中的 MAC 复合体疾病
制剂与规格	利福布汀胶囊[保(乙)]：150mg
用法与用量	成人：口服给药，抗结核：一日 150~300mg，一日 1 次。抗鸟复合型分枝杆菌：一日 300mg，一日 1 次
注意事项	1. 中性粒细胞减少或血小板减少患者，肌炎或眼葡萄膜炎患者慎用 2. 胆管梗阻、慢性酒精中毒患者应适当减量
禁忌	对本药或其他利福霉素类药物过敏者、用药后出现过血小板减少性紫癜的患者禁用
不良反应	常见皮疹、胃肠道反应、中性粒细胞减少症等
特殊人群用药	肝功能、肾功能不全患者：肝功能不全患者慎用 妊娠与哺乳期妇女：慎用。妊娠初始 3 个月内应避免使用
药典	USP、Eur. P.
国家处方集	CNF
其他推荐依据	
■ 药品名称	对氨基水杨酸钠 Sodium Aminosalicylate
抗菌谱与适应证	适用于结核分枝杆菌所致的肺及肺外结核病。静脉滴注可用于治疗结核性脑膜炎及急性血行播散型结核病
制剂与规格	对氨水杨酸钠片[保(甲)]：0.5g 对氨水杨酸钠肠溶片[基,保(甲)]：0.5g 注射用对氨水杨酸钠[保(甲)]：①2g[基]；②4g
用法与用量	成人：口服给药，结核病一日 8~12g，分 4 次服。静脉滴注，结核性脑膜炎及急性血行播散型结核病一日 4~12g。儿童：口服给药，一日 0.2~0.3g/kg，分 3~4 次服，一日剂量不超过 12g。静脉滴注，一日 0.2~0.3g/kg
注意事项	充血性心力衰竭患者、消化性溃疡患者、葡萄糖-6-磷酸脱氢酶缺乏者慎用

续 表

禁忌	对本药及其他水杨酸类药过敏者禁用
不良反应	常见食欲缺乏、恶心、呕吐、腹痛、腹泻；过敏反应有瘙痒、皮疹、药物热、哮喘、嗜酸性粒细胞增多
特殊人群用药	肝功能、肾功能不全患者：严重肝、肾功能损害者慎用 妊娠与哺乳期妇女：妊娠安全性分级为C级；哺乳期妇女使用时须权衡利弊
药典	USP
国家处方集	CNF
其他推荐依据	
■ 药品名称	帕司烟肼 Pasiniazid
抗菌谱与适应证	1. 常与其他抗结核药合用于治疗结核病 2. 可作为与结核相关手术的预防用药
制剂与规格	帕司烟肼片[保(乙)]：①100mg；②140mg 帕司烟肼胶囊[保(乙)]：100mg
用法与用量	成人：与其他抗结核药合用，一日10~20mg/kg，顿服。儿童：一日20~40mg/kg，顿服。预防：一日按体重10~15mg/kg，顿服
注意事项	1. 精神病及癫痫患者、充血性心力衰竭患者、消化性溃疡患者、葡萄糖-6-磷酸脱氢酶缺乏者慎用 2. 用药期间应定期进行肝功能检查 3. 如疗程中出现视神经炎症状，需立即进行眼部检查，并定期复查
禁忌	对本药过敏者、曾因使用异烟肼而致肝炎的患者禁用
不良反应	偶见头晕、头痛、失眠、发热、皮疹、恶心、乏力、黄疸、周围神经炎、视神经炎及血细胞减少等不良反应发生
特殊人群用药	肝功能、肾功能不全患者：慢性肝病及肾功能不全患者慎用 儿童：12岁以下儿童慎用 妊娠与哺乳期妇女：孕妇使用应权衡利弊；哺乳期妇女应暂停授乳
药典	
国家处方集	CNF
其他推荐依据	
■ 药品名称	卷曲霉素 Capreomycin
抗菌谱与适应证	主要用于经一线抗结核药（如链霉素、异烟肼、利福平和乙胺丁醇等）治疗失败者，或用于因药物毒性或细菌产生耐药性而不适用上述一线抗结核药者
制剂与规格	注射用硫酸卷曲霉素[保(乙)]：①0.5g（50万U）；②0.75g（75万U）
用法与用量	成人：肌内注射，一日1g，连用60~120日，然后改为一次1g，每周2~3次。现多推荐一次0.75g，一日1次

续　表

注意事项	1. 脱水患者、听力减退者、重症肌无力患者、帕金森病患者慎用 2. 用药期间应注意检查：听力、前庭功能、肝肾功能、血钾浓度 3. 卷曲霉素单用时细菌可迅速产生耐药，故只能与其他抗菌药物联合用于结核病的治疗 4. 注射时需作深部肌内注射，注射过浅可加重疼痛并发生无菌性脓肿
禁忌	对本药过敏者、孕妇、哺乳期妇女禁用
不良反应	具有肾毒性、对第Ⅷ对脑神经有损害、有一定神经肌肉阻断作用等
特殊人群用药	肝功能、肾功能不全患者：肾功能不全患者慎用 儿童：不推荐在儿童患者中使用 老年人：需根据肾功能调整剂量 妊娠与哺乳期妇女：禁用
药典	USP、Chin. P.
国家处方集	CNF
其他推荐依据	
■ 药品名称	丙硫异烟胺　Protionamide
抗菌谱与适应证	与其他抗结核药联合用于结核病经一线药物（如链霉素、异烟肼、利福平和乙胺丁醇）治疗无效者。本药仅对分枝杆菌有效
制剂与规格	丙硫异烟胺肠溶片[保(乙)]：100mg
用法与用量	成人：口服给药，与其他抗结核药合用，一次250mg，每8~12小时1次；儿童：口服给药，与其他抗结核药合用，一次4~5mg/kg，每8小时1次
注意事项	1. 糖尿病患者、营养不良者、酗酒者、卟啉病患者慎用 2. 治疗期间须进行丙氨酸氨基转移酶、天冬氨酸氨基转移酶及眼部检查
禁忌	对本药及异烟肼、吡嗪酰胺、烟酸或其他与本化学结构相近的药物过敏者禁用
不良反应	精神忧郁、步态不稳或麻木、针刺感、烧灼感等
特殊人群用药	肝功能、肾功能不全患者：严重肝功能减退者慎用 儿童：12岁以下儿童不宜服用 妊娠与哺乳期妇女：本药可致畸胎，孕妇禁用
药典	Jpn. P.、Chin. P.
国家处方集	CNF
其他推荐依据	

第十六节 抗病毒药

■ 药品名称	阿德福韦酯 Adefovir Dipivoxil
适应证	用于治疗乙型肝炎病毒活动复制并伴有 ALT 或 AST 持续升高的肝功能代偿的成年慢性乙型肝炎患者
制剂与规格	阿德福韦酯片[保(乙)]：10mg
用法与用量	用法：口服，饭前或饭后均可。用量：成人（18~65 岁）推荐剂量为每日 1 粒，每粒 10mg
注意事项	1. 患者停止治疗会发生急性加重，停止治疗的患者应密切监测肝功能，若必要，应重新进行抗乙肝治疗 2. 使用前应进行人类免疫缺陷病毒（HIV）抗体检查。使用药物，可能出现 HIV 耐药 3. 单用核苷类似物或合用其他抗逆转录病毒药物会导致乳酸性酸中毒和严重的伴有脂肪变性的肝大，包括致命事件 4. 建议用阿德福韦酯治疗的育龄妇女要采取有效的避孕措施
禁忌	对阿德福韦酯过敏者禁用
不良反应	常见虚弱、头痛、恶心、腹痛、腹胀、腹泻和消化不良
特殊人群用药	肝功能、肾功能不全患者：肾功能不全者慎用 儿童：不宜使用本药 老年人：65 岁以上患者用药的安全及有效性尚未确定 妊娠与哺乳期妇女：妊娠安全性分级为 C 级；哺乳妇女用药期间应暂停授乳
药典	
国家处方集	CNF
其他推荐依据	
■ 药品名称	拉米夫定 Lamivudine
适应证	1. 用于乙型肝炎病毒（HBV）感染：治疗伴有 HBV 复制的慢性乙型肝炎；用于慢性肝硬化活动期 2. 与其他抗逆转录病毒药联用于治疗人类免疫缺陷病毒（HIV）感染
制剂与规格	拉米夫定片[保(乙)]：100mg
用法与用量	用于治疗 HBV：每日口服 1 次，每次 100mg。儿童剂量每日 3mg/kg。艾滋病患者合并慢性乙型肝炎时剂量需加大至每日口服 2 次，每次 150mg；并需与其他抗 HIV 药联合应用。拉米夫定-齐多夫定片：齐多夫定 300mg，拉米夫定 150mg。用于治疗 HIV 感染。口服：12 岁以上患者，一次 1 片，一日 2 次
注意事项	1. 治疗期间应对患者的临床情况及病毒学指标进行定期检查 2. 少数患者停止使用后，肝炎病情可能加重。因此如果停用，需对患者进行严密观察，若肝炎恶化，应考虑重新使用拉米夫定治疗

续　表

	3. 肌酐清除率< 30ml/min 者，不建议使用。肝脏损害者不影响拉米夫定的药物代谢过程 4. 拉米夫定治疗期间不能防止患者感染他人，故应采取适当保护措施
禁忌	对拉米夫定或制剂中任何成分过敏者及妊娠早期 3 个月内的患者禁用
不良反应	常见上呼吸道感染样症状、头痛、恶心、身体不适、腹痛和腹泻，症状一般较轻并可自行缓解
特殊人群用药	肝功能、肾功能不全患者：严重肝大和肝脏脂肪变性者慎用 妊娠与哺乳期妇女：妊娠早期 3 个月内禁用；哺乳期妇女用药期间应暂停授乳；妊娠安全性分级为 C 级
药典	USP、Eur. P.
国家处方集	CNF
其他推荐依据	
■ 药品名称	恩夫韦地　Enfuvirtide
适应证	本药为 HIV 融合抑制药，为 HIV-1 跨膜融合蛋白 gp41 内高度保守序列衍生而来的一种合成肽类物质，可防止病毒融合及进入细胞内。用于 HIV 感染，常与其他抗逆转录病毒药联用
制剂与规格	注射用恩夫韦地：每瓶内含恩夫韦肽 108mg
用法与用量	成人：恩夫韦地的推荐剂量为每次 90mg，每日 2 次。注射于上臂、前股部或腹部皮下。每次注射的部位应与前次不同，并且此部位当时没有局部注射反应。儿童：对 6~16 岁儿童患者推荐剂量为一次 2mg/kg，最大剂量为一次 90mg，一日 2 次
注意事项	1. 与其他抗逆转录病毒药物一样，本品必须作为联合方案中的一部分使用 2. 对非 HIV-1 感染个体（如用于暴露后预防）使用可能会诱导产生抗恩夫韦肽抗体，可能导致抗 HIV ELISA 测试出现假阳性结果
禁忌	已知对本品或所含成分过敏的患者禁用
不良反应	注射部位轻至中度疼痛或不适，不影响日常活动。少量引起的过敏反应，包括皮疹、发热、恶心呕吐、颤抖、僵直、低血压和血清 ALT 及 AST 升高等
特殊人群用药	肝功能、肾功能不全患者：慎用 儿童：6 岁以下儿童用药的安全性及有效性尚未确定 妊娠与哺乳期妇女：妊娠安全性分级为 B 级。正在使用本品者应暂停授乳
药典	
国家处方集	CNF
其他推荐依据	
■ 药品名称	恩曲他滨　Emtricitabine
适应证	1. 用于成人人类免疫缺陷病毒 1 型（HIV-1）感染，常与其他抗逆转录病毒药联用 2. 用于慢性乙型肝炎
制剂与规格	恩曲他滨胶囊[保(乙)]：200mg
用法与用量	成人：口服给药，一次 200mg，一日 1 次或 2 次，空腹或餐后服用

续 表

注意事项	心功能不全者慎用
禁忌	对本品过敏者禁用
不良反应	常见有恶心、呕吐、腹泻、嗜睡、咽炎、疲乏、无力、感染、咳嗽、鼻炎等反应
特殊人群用药	肝功能、肾功能不全患者：肾功能不全者慎用 儿童：不推荐使用 老年人：慎用 妊娠与哺乳期妇女：妊娠安全性分级为 B 级；哺乳期妇女用药期间应避免授乳
药典	
国家处方集	CNF
其他推荐依据	
■ 药品名称	**恩替卡韦　Entecavir**
适应证	用于治疗病毒复制活跃、血清丙氨酸氨基转移酶（ALT）持续升高或肝脏组织学显示有活动性病变的慢性成人乙型肝炎
制剂与规格	恩替卡韦片[基,保(乙)]：0.5mg
用法与用量	口服给药，一次 0.5mg，一日 1 次，餐前或餐后至少 2 小时空腹服用。拉米夫定治疗时发生病毒血症或出现耐药突变者，一次 1mg，一日 1 次
注意事项	1. 有慢性乙型肝炎患者停止治疗后，出现重度急性肝炎发作的报道。应在医师的指导下改变治疗方法 2. 核苷类药物在单独或与其他抗逆转录病毒药物联合使用时，已经有乳酸型酸中毒和重度的脂肪性肝大，包括死亡病例的报道 3. 使用恩替卡韦治疗并不能降低经性接触或污染血源传播 HBV 的危险性。因此，需要采取适当的防护措施
禁忌	对恩替卡韦或制剂中任何成分过敏者禁用
不良反应	常见 ALT 升高、疲乏、眩晕、恶心、腹痛、腹部不适、肝区不适、肌痛、失眠和皮疹
特殊人群用药	肝功能、肾功能不全患者：接受肝移植者，脂肪性肝大者，肾功能损害者慎用 儿童：16 岁以下患儿用药的安全性和有效性尚未建立 妊娠与哺乳期妇女：妊娠安全性分级为 C 级；不推荐哺乳期妇女使用
药典	
国家处方集	CNF
其他推荐依据	
■ 药品名称	**替比夫定　Telbivudine**
适应证	本药用于有病毒复制证据以及有血清氨基转移酶（ALT 或 AST）持续升高或肝组织活动性病变证据的慢性乙型肝炎成人患者
制剂与规格	替比夫定片[保(乙)]：600mg

续　表

用法与用量	口服给药：推荐剂量为一次 600mg，一日 1 次。本品可用于有肾功能受损的慢性乙型肝炎患者。对于肌酐清除率≥50ml/min 的患者，无须调整推荐剂量。对于肌酐清除率< 50ml/min 的患者及正接受血透治疗的终末期肾病（ESRD）患者需要调整给药间隔。对于终末期肾病患者，应在血透后服用本品 替比夫定在肾功能不全患者中的给药间隔调整：肌酐清除率≥50 ml/min，600 mg，每天 1 次；肌酐清除率 30~49 ml/min，600 mg，每 48 小时 1 次；肌酐清除率< 30 ml/min（无须透析），600 mg，每 72 小时 1 次；终末期肾疾病患者，600 mg，每 96 小时 1 次
注意事项	1. 停止治疗可能发生肝炎急性加重，停止治疗时应密切监测肝功能，若必要，应重新进行抗乙肝治疗 2. 单用核苷类药物或合用其他抗逆转录病毒药物会导致乳酸性酸中毒和严重的伴有脂肪变性的肝大，包括致命事件 3. 在治疗过程中可出现肌无力、触痛或疼痛，应及时报告医师 4. 使用替比夫定治疗并不能降低经性接触或污染血源传播 HBV 的危险性，需要采取适当的防护措施 5. 服用本品期间，应当定期监测乙型肝炎生化指标、病毒学指标和血清标志物，至少每 6 个月 1 次
禁忌	对替比夫定及本品的其他任何成分过敏的患者禁用
不良反应	常见恶心、腹泻、腹胀、消化不良、头晕、头痛、皮疹、血淀粉酶升高、脂肪酶升高、ALT 升高、CK 升高等
特殊人群用药	肝功能、肾功能不全患者：在肾功能障碍或潜在肾功能障碍风险的患者，使用时应调整给药间隔，并密切监测肾功能 儿童：不推荐儿童使用本药 老年人：慎用 妊娠与哺乳期妇女：妊娠安全性分级为 B 级。对妊娠妇女只有在利益大于风险时，方可使用。建议用药时停止授乳
药典	
国家处方集	CNF
其他推荐依据	
■ 药品名称	**奥司他韦　Oseltamivir**
适应证	1. 用于治疗成人和 1 岁及以上儿童的甲型和乙型流行性感冒 2. 用于预防成人和 13 岁及以上青少年的甲型和乙型流行性感冒
制剂与规格	磷酸奥司他韦胶囊[基,保(乙)]：75mg
用法与用量	成人和青少年（13 岁以上）：口服给药，①预防：推荐用量为一次 75mg，一日 1 次。与感染者密切接触后，预防用药的时间不少于 7 日，流感流行期间则应为 6 周。②治疗：推荐用量为一次 75mg，一日 2 次，连用 5 日。儿童（1 岁以上）治疗用药：体重≤15kg，一次 30ml，一日 2 次，共 5 日。体重23~40kg，一次 60ml，一日 2 次，共 5 日。体重> 40kg，一次 75mg，一日 2 次，共 5 日

续 表

注意事项	1. 奥司他韦不能取代流感疫苗；其使用不应影响每年接种流感疫苗；只有在可靠的流行病学资料显示社区出现了流感病毒感染后才考虑用于治疗和预防 2. 对肌酐清除率10~30ml/min的患者，用于治疗和预防的推荐剂量应做调整。不推荐用于肌酐清除率<10ml/min的患者和严重肾衰竭需定期进行血液透析和持续腹膜透析的患者 3. 应对患者自我伤害和谵妄事件进行密切监测
禁忌	对奥司他韦及其制剂中任何成分过敏者禁用
不良反应	极少见皮肤发红、皮疹、皮炎和大疱疹、肝炎和AST及ALT升高、胰腺炎、血管性水肿、喉部水肿、支气管痉挛、面部水肿、嗜酸性粒细胞增多、白细胞减少和血尿
特殊人群用药	肝功能、肾功能不全患者：肌酐清除率（Ccr）<10ml/min或严重肾衰竭需定期血液透析或持续腹膜透析者不推荐使用，肾功能不全者（Ccr为10~30ml/min）慎用 儿童：慎用 妊娠与哺乳期妇女：妊娠安全性分级为C级；哺乳期妇女应权衡利弊后使用
药典	
国家处方集	CNF
其他推荐依据	
■ 药品名称	**利巴韦林 Ribavirin**
适应证	1. 主要用于呼吸道合胞病毒（RSV）引起的病毒性肺炎与支气管炎 2. 用于流感病毒感染 3. 用于皮肤疱疹病毒感染 4. 局部用于单纯疱疹病毒性角膜炎 5. 与干扰素α-2b联用，用于治疗慢性丙型肝炎
制剂与规格	利巴韦林片[保(甲)]：①20mg；②50mg；③100mg[基] 利巴韦林含片[保(甲)]：①20mg；②100mg[基] 利巴韦林分散片[基,保(甲)]：100mg 利巴韦林胶囊[保(甲)]：①100mg[基]；②150mg 利巴韦林颗粒：①50mg；②100mg；③150mg 利巴韦林泡腾颗粒：①50mg；②150mg 利巴韦林口服液：5ml：150mg 利巴韦林滴眼液[保(甲)]：0.1%（8ml：8mg）
用法与用量	成人：口服，①体重<65kg者，一次400mg，一日2次；②体重65~85kg者早400mg，晚600mg；③体重>85kg者一次600mg，一日2次
注意事项	长期或大剂量服用对肝功能、血象有不良反应。有严重贫血、肝功能异常者慎用
禁忌	对本药过敏者，有心脏病史或心脏病患者，肌酐清除率<50ml/min的患者，有胰腺炎症状或胰腺炎患者，自身免疫性肝炎患者，活动性结核患者，地中海贫血和镰状细胞贫血患者，孕妇和可能妊娠的妇女，计划妊娠妇女的男性配偶禁用
不良反应	常见贫血、乏力等，停药后即消失。少见疲倦、头痛、失眠、食欲减退、恶心、呕吐、轻度腹泻、便秘等

续　表

特殊人群用药	肝功能、肾功能不全患者：肝、肾功能异常者慎用 老年人：不推荐使用 妊娠与哺乳期妇女：妊娠安全性分级为 X 级。孕妇及可能妊娠的妇女禁用，不推荐哺乳期妇女使用
药典	USP、Eur. P.、Chin. P.
国家处方集	CNF
其他推荐依据	
■ 药品名称	金刚烷胺　Amantadine
适应证	1. 用于原发性帕金森病，脑炎、一氧化碳中毒、老年人合并脑动脉硬化所致的帕金森叠加综合征及药物诱发的锥体外系反应 2. 也用于预防或治疗亚洲 A-Ⅱ型流感病毒引起的呼吸道感染
制剂与规格	盐酸金刚烷胺片[基,保(甲)]：100mg 盐酸金刚烷胺胶囊[保(甲)]：100mg
用法与用量	成人：口服给药，抗帕金森病：一次 100mg，一日 1~2 次。一日最大剂量为 400mg；抗病毒，一次 200mg，一日 1 次；或一次 100mg，每 12 小时 1 次。儿童：口服给药，①1~9 岁儿童，抗病毒，每 8 小时用 1.5~3mg/kg，或每 12 小时用 2.2~4.4mg/kg，也有推荐每 12 小时用 1.5mg/kg。一日最大量不宜超过 150mg。疗程 3~5 日，不宜超过 10 日。②9~12 岁儿童，抗病毒，每 12 小时口服 100mg。③12 岁或 12 岁以上儿童，抗病毒，同成人用量
注意事项	1. 有癫痫史、精神错乱、幻觉、充血性心力衰竭、肾功能不全、外周血管性水肿或直立性低血压的患者应在严密监护下使用 2. 治疗帕金森病时不应突然停药 3. 用药期间不宜驾驶车辆、操纵机械或高空作业 4. 每日最后一次服药时间应在下午 4 时前，以避免失眠
禁忌	对金刚烷胺过敏、新生儿和 1 岁以下婴儿、哺乳期妇女禁用
不良反应	常见眩晕、失眠和神经质，恶心、呕吐、畏食、口干、便秘
特殊人群用药	肝功能、肾功能不全患者：肾功能不全者，肝脏疾病患者慎用 老年人：慎用 妊娠与哺乳期妇女：妊娠安全性分级为 C 级；孕妇慎用；哺乳妇女禁用
药典	USP、Eur. P.、Chin. P.、Jpn. P.
国家处方集	CNF
其他推荐依据	
■ 药品名称	金刚乙胺　Rimantadine
适应证	1. 本药适用于预防成人 A 型（包括 H1N1、H2N2、H3N2）流感病毒感染 2. 本药适用于预防儿童 A 型流感病毒感染
制剂与规格	盐酸金刚乙胺片[保(乙)]：0.1g 盐酸金刚乙胺口服颗粒[保(乙)]：2g∶50mg

续　表

用法与用量	成人及10岁以上儿童：口服给药，①预防：一次100mg，一日2次。②治疗：一次100mg，一日2次。从症状开始连续治疗约7日。肾功能不全时剂量：对于肾衰竭（Ccr≤10ml/min）患者，推荐剂量为一日100mg。肝功能不全时剂量：对于严重的肝功能不全患者，推荐剂量为一日100mg。老年人剂量：对于中老年家庭护理患者，推荐剂量为一日100mg。儿童（10岁以下）：口服给药用于预防：5mg/kg，一日1次，但总量不超过150mg
注意事项	癫痫患者慎用。金刚烷类药物可改变患者的注意力和反应性
禁忌	对金刚烷类药物过敏者及严重肝功能不全者禁用
不良反应	1. 胃肠道反应：恶心、呕吐、腹痛、食欲缺乏、腹泻 2. 神经系统障碍：神经过敏、失眠、集中力差、头晕、头痛、老年人步态失调 3. 其他：无力、口干
特殊人群用药	肝功能、肾功能不全者：慎用 儿童：本药用于1岁以下儿童的有效性和安全性尚不明确 老年人：慎用 妊娠与哺乳期妇女：妊娠安全性分级为C级；哺乳期妇女用药应权衡利弊
药典	USP
国家处方集	CNF
其他推荐依据	
■ 药品名称	伐昔洛韦　Valaciclovir
适应证	1. 主要用于带状疱疹 2. 用于治疗单纯疱疹病毒感染及预防复发，包括生殖器疱疹的初发和复发
制剂与规格	盐酸伐昔洛韦片[保(乙)]：①150mg；②300mg
用法与用量	口服给药：一次0.3g，一日2次，饭前空腹服用。带状疱疹连续服药10日。单纯性疱疹连续服药7日
注意事项	1. 严重免疫功能缺陷者长期或多次应用本品治疗后可能引起单纯疱疹和带状疱疹病毒对本品耐药 2. 服药期间应给予患者充分的水，防止药物在肾小管内沉淀 3. 生殖器复发性疱疹感染以间歇短程疗法给药有效。生殖器复发性疱疹的长期疗法也不应超过6个月
禁忌	对本品及阿昔洛韦过敏者禁用
不良反应	偶有头晕、头痛、关节痛、恶心、呕吐、腹泻、胃部不适、食欲减退、口渴、白细胞计数减少、蛋白尿及尿素氮轻度升高、皮肤瘙痒等
特殊人群用药	肝功能、肾功能不全患者：慎用 儿童：2岁以下儿童禁用，2岁以上儿童慎用 老年人：老年患者由于生理性肾功能衰退，剂量与用药间期需调整 妊娠与哺乳期妇女：孕妇禁用。妊娠安全性分级为B级；哺乳妇女应慎用
药典	Chin. P.
国家处方集	CNF

续　表

其他推荐依据	
■ 药品名称	沙奎那韦　Saquinavir
适应证	与其他抗逆转录病毒药物联用，治疗 HIV-1 感染
制剂与规格	甲磺酸沙奎那韦片：600mg
用法与用量	口服给药：一次 600mg，一日 3 次，饭后服用
注意事项	糖尿病或高血糖症患者，A 型和 B 型血友病患者慎用
禁忌	对本药过敏者，严重肝功能受损者禁用
不良反应	腹泻、恶心和腹部不适
特殊人群用药	肝功能、肾功能不全患者：严重肝功能受损者禁用；中度肝功能受损者，严重肾功能不全者慎用 儿童：16 岁以下患者使用本药的安全性及有效性尚不明确 老年人：60 岁以上老年患者用药研究尚不充分 妊娠与哺乳期妇女：妊娠安全性分级为 B 级；用药妇女应暂停授乳
药典	USP
国家处方集	CNF
其他推荐依据	
■ 药品名称	阿昔洛韦　Aciclovir
适应证	1. 单纯疱疹病毒（HSV）感染：①口服用于生殖器疱疹病毒感染初发和复发患者；对反复发作患者可用作预防。②静脉制剂用于免疫缺陷者初发和复发性皮肤黏膜 HSV 感染的治疗以及反复发作患者的预防；也用于单纯疱疹性脑炎的治疗。③外用可用于 HSV 引起的皮肤和黏膜感染 2. 带状疱疹病毒（HZV）感染：①口服用于免疫功能正常者带状疱疹和免疫缺陷轻症患者的治疗。②静脉制剂用于免疫缺陷者严重带状疱疹或免疫功能正常者弥散型带状疱疹的治疗。③外用可用于 HZV 引起的皮肤和黏膜感染 3. 免疫缺陷者水痘的治疗 4. 眼部疾病：①结膜下注射或全身用药（口服或静脉滴注）：用于急性视网膜坏死综合征（ARN）、视网膜脉络膜炎、HSV 性葡萄膜炎。②局部用药：滴眼液或眼膏，用于 HZV 性角膜炎、结膜炎、眼睑皮炎及 HSV 性角膜炎
制剂与规格	阿昔洛韦片[保(甲)]：①100mg；②200mg[基]；③400mg
	阿昔洛韦咀嚼片[保(甲)]：①400mg；②800mg 阿昔洛韦胶囊[保(甲)]：①100mg；②200mg[基] 注射用阿昔洛韦[保(乙)]：①250mg；②500mg 阿昔洛韦氯化钠注射液：①100ml（阿昔洛韦 100mg、氯化钠 900mg）；②250ml（阿昔洛韦 250mg、氯化钠 2.25g） 阿昔洛韦眼膏[保(甲)]：2g：60mg 阿昔洛韦滴眼液[基,保(甲)]：8ml：8mg

续 表

用法与用量	口服给药： 1. 急性带状疱疹：①片剂、分散片、咀嚼片：一次 200~800mg，每 4 小时 1 次，一日 5 次，连用 7~10 日。②缓释片：一次 1600mg，每 8 小时 1 次，连用 10 日 2. 生殖器疱疹： （1）初发：①片剂、分散片、咀嚼片：一次 200mg，每 4 小时 1 次，一日 5 次，连用 10 日。②缓释片、缓释胶囊：一次 400mg，每 8 小时 1 次，连用 10 日 （2）慢性复发：①片剂、分散片、咀嚼片：一次 200~400mg，一日 2 次，持续治疗 4~6 个月或 12 个月，然后进行再评价。根据再评价结果，选择一次 200mg，一日 3 次，或一次 200mg、一日 5 次的治疗方案。在症状初期，可及时给予间歇性治疗：一次 200mg，每 4 小时 1 次，一日 5 次，连用 5 日以上。②缓释片、缓释胶囊：一次 200~400mg，一日 3 次，持续治疗6~12 个月，然后进行再评价。根据再评价结果，选择适宜的治疗方案 3. 水痘：①片剂、分散片、咀嚼片：一次 800mg，一日 4 次，连用 5 日。②缓释片：一次 1600mg，一日 2 次，连用 5 日 静脉滴注：一日最大剂量为 30mg/kg 1. 重症生殖器疱疹初治：一次 5mg/kg，每 8 小时 1 次，共 5 日 2. 免疫缺陷者皮肤黏膜单纯疱疹或严重带状疱疹：一次 5~10mg/kg，每 8 小时 1 次，滴注 1 小时以上，共 7~10 日 3. 单纯疱疹性脑炎：一次 10mg/kg，每 8 小时 1 次，共 10 日 4. 急性视网膜坏死综合征：一次 5~10mg/kg，每 8 小时 1 次，滴注 1 小时以上，连用 7~10 日，然后改为口服给药，一次 800mg，一日 5 次，连续用药 6~14 周
注意事项	1. 对本品不能耐受者，精神异常或对细胞毒性药出现精神反应者（因静脉应用本药易产生精神症状），脱水者慎用 2. 宜缓慢静脉滴注，以避免本品在肾小管内沉淀，导致肾功能损害，并应防止药液漏至血管外，以免引起疼痛及静脉炎
禁忌	对阿昔洛韦过敏者禁用
不良反应	常见注射部位的炎症或静脉炎、皮肤瘙痒或荨麻疹、皮疹、发热、轻度头痛、恶心、呕吐、腹泻、蛋白尿、血液尿素氮和血清肌酐值升高、肝功能异常如 AST、ALT、碱性磷酸酶、乳酸脱氢酶、总胆红素轻度升高等
特殊人群用药	肝功能、肾功能不全者：慎用 儿童：儿童用药尚未发现特殊不良反应，但仍应慎用 老年人：无充分的研究资料表明对 65 岁以上老人用药和年轻人用药有明显不同，但老年人用药仍应谨慎 妊娠与哺乳期妇女：能透过胎盘，孕妇用药应权衡利弊，妊娠安全性分级为 B 级；哺乳妇女用药应权衡利弊
药典	USP、Eur. P.、Chin. P.
国家处方集	CNF
其他推荐依据	
■ 药品名称	**泛昔洛韦　Famciclovir**
适应证	用于治疗带状疱疹和原发性生殖器疱疹

续 表

制剂与规格	泛昔洛韦片[保(乙)]：①125mg；②250mg 泛昔洛韦胶囊[保(乙)]：125mg
用法与用量	口服给药：一次 250mg，每 8 小时 1 次。治疗带状疱疹的疗程为 7 日，治疗急性原发性生殖器疱疹的疗程为 5 日
注意事项	乏昔洛韦不能治愈生殖器疱疹，是否能够防止疾病传播尚不清楚
禁忌	对泛昔洛韦及喷昔洛韦过敏者禁用
不良反应	常见头痛、恶心。此外尚可见头晕、失眠、嗜睡、感觉异常、腹泻、腹痛、消化不良、疲劳、发热、寒战、皮疹、皮肤瘙痒等
特殊人群用药	肝功能、肾功能不全患者：肾功能不全者慎用 儿童：不推荐使用 老年人：需注意调整剂量 妊娠与哺乳期妇女：本药的妊娠安全性分级为 B 级；哺乳期妇女用药时应暂停授乳
药典	Chin. P.
国家处方集	CNF
其他推荐依据	
■ 药品名称	喷昔洛韦 Penciclovir
适应证	用于口唇及面部单纯疱疹、生殖器疱疹等
制剂与规格	喷昔洛韦乳膏[保(乙)]：①2g：20mg；②5g：50mg；③10g：100mg 注射用喷昔洛韦：250mg
用法与用量	局部给药：外涂患处，一日 4~5 次，应尽早（有先兆或损害出现时）开始治疗。静脉滴注：一次 5mg/kg，每 12 小时 1 次
注意事项	1. 仅用静脉滴注给药，且应缓慢（1 小时以上），防止局部浓度过高，引起疼痛及炎症 2. 溶液配制后应立即使用，不能冷藏，用剩溶液应废弃，稀释药液时出现白色浑浊或结晶则不能使用 3. 软膏不用于黏膜，因刺激作用，勿用于眼内及眼周
禁忌	对喷昔洛韦及泛昔洛韦过敏者禁用
不良反应	注射后可见头痛、头晕、肌酐清除率少量增加，血压轻度下降等。外用时偶见头痛、用药局部灼热感、疼痛、瘙痒等
特殊人群用药	儿童：12 岁以下儿童用药的安全性和有效性尚未确立 妊娠与哺乳期妇女：妊娠安全性分级为 B 级
药典	
国家处方集	CNF
其他推荐依据	

续 表

■ 药品名称	更昔洛韦 Ganciclovir
适应证	1. 主要用于免疫缺陷患者（包括艾滋病患者）并发巨细胞病毒（CMV）视网膜炎的诱导期和维持期治疗 2. 也用于接受器官移植的患者预防 CMV 感染 3. 用于单纯疱疹病毒性角膜炎
制剂与规格	更昔洛韦胶囊[保(乙)]：250mg 更昔洛韦注射液[保(乙)]：①10ml∶500mg；②5ml∶250mg 注射用更昔洛韦[保(乙)]：①50mg[基]；②150mg[基]；③250mg[基]；④500mg 更昔洛韦滴眼液：8ml∶8mg 更昔洛韦眼膏：2g∶20mg 更昔洛韦眼用凝胶[保(乙)]：5g∶7.5mg
用法与用量	静脉滴注： 1. 治疗 CMV 视网膜炎：①初始剂量：5mg/kg，每 12 小时 1 次，连用 14~21 日。②维持剂量：5mg/kg，一日 1 次，一周 5 日；或 6mg/kg，一日 1 次，一周 5 日 2. 预防器官移植受者的 CMV 感染：①初始剂量：5mg/kg，每 12 小时 1 次，连用 7~14 日。②维持剂量：5mg/kg，一日 1 次，一周 7 日；或 6mg/kg，一日 1 次，一周 5 日 口服给药： 1. CMV 视网膜炎的维持治疗：在诱导治疗后，推荐维持量为一次 1000mg，一日 3 次。也可在非睡眠时一次服 500mg，每 3 小时 1 次，一日 6 次。维持治疗时若 CMV 视网膜炎有发展，则应重新进行诱导治疗 2. 晚期 HIV 感染患者 CMV 感染的预防：预防剂量为一次 1000mg，一日 3 次 3. 器官移植受者 CMV 感染的预防：预防剂量为一次 1000mg，一日 3 次。用药疗程根据免疫抑制的时间和程度确定。经眼给药：一次 1 滴，一日 4 次，疗程 3 周
注意事项	1. 本品可引起中性粒细胞减少、血小板减少，并易引起出血和感染，用药期间应注意口腔卫生 2. 用药期间应每 2 周进行血清肌酐或肌酐清除率的测定
禁忌	对本药或阿昔洛韦过敏者，严重中性粒细胞减少（$<0.5\times10^9/L$）或严重血小板减少（$<25\times10^9/L$）的患者禁用
不良反应	1. 常见的为骨髓抑制 2. 可出现中枢神经系统症状，如精神异常、紧张、震颤等 3. 可出现皮疹、瘙痒、药物热、头痛、头晕、呼吸困难等
特殊人群用药	儿童：由于本药有致癌和影响生殖能力的远期毒性，在儿童中静脉或口服使用本药应充分权衡利弊后再决定是否用药 妊娠与哺乳期妇女：孕妇应充分权衡利弊后再决定是否用药。妊娠安全性分级为 C 级；哺乳妇女在用药期间应暂停授乳
药典	USP、Chin. P.
国家处方集	CNF
其他推荐依据	

续　表

■ 药品名称	碘苷　Idoxuridine
适应证	用于治疗带状疱疹病毒感染、单纯疱疹性角膜炎和牛痘病毒性角膜炎
制剂与规格	碘苷滴眼液：①8ml∶8mg；②10ml∶10mg
用法与用量	经眼给药：滴于患侧结膜囊内，一次1~2滴，每1~2小时1次
注意事项	1. 碘苷对单纯疱疹病毒Ⅱ型感染无效 2. 可与睫状肌麻痹药、抗生素及肾上腺皮质激素合用。激素能促使病毒感染扩散，故禁用于浅层角膜炎，但可用于基质性角膜炎、角膜水肿或虹膜炎
禁忌	眼外科手术创伤愈合期，对本药及碘制剂过敏的患者禁用
不良反应	有畏光、局部充血、水肿、痒或疼痛等不良反应；也可发生过敏反应眼睑水肿。长期滴用，可引起接触性皮炎、点状角膜病变、滤泡性结膜炎、泪点闭塞等
特殊人群用药	儿童：儿童用药尚缺乏资料，一般不用于婴幼儿 妊娠与哺乳期妇女：孕妇不宜使用；哺乳期妇女不宜使用
药典	USP、Eur. P.、Chin. P.、Jpn. P.
国家处方集	CNF
其他推荐依据	
■ 药品名称	阿糖腺苷　Vidarabine
适应证	用于治疗疱疹病毒感染所致的口炎、皮疹、脑炎及巨细胞病毒感染
制剂与规格	注射用阿糖腺苷：200mg 注射用单磷酸阿糖腺苷：①100mg；②200mg
用法与用量	肌内注射或缓慢静脉注射：成人，按体重一次5~10mg/kg，一日1次
注意事项	如注射部位疼痛，必要时可加盐酸利多卡因注射液解除疼痛症状
禁忌	妊娠与哺乳期妇女禁用
不良反应	可见注射部位疼痛
特殊人群用药	肝功能、肾功能不全患者：慎用 妊娠与哺乳期妇女：孕妇禁用。妊娠安全性分级为C级；哺乳妇女禁用
药典	USP
国家处方集	CNF
其他推荐依据	
■ 药品名称	酞丁安　Ftibamzone
适应证	1. 用于各型沙眼 2. 用于单纯疱疹、带状疱疹 3. 用于尖锐湿疣、扁平疣 4. 用于浅部真菌感染，如体癣、股癣、手足癣等

续 表

制剂与规格	酞丁安滴眼液：0.1%（8ml：8mg） 酞丁安搽剂：5ml：25mg 酞丁安软膏：①10g：100mg；②10g：300mg
用法与用量	经眼给药：摇匀后滴眼，一次1滴，一日2~4次。局部给药：①单纯疱疹、带状疱疹：涂于患处，一日3次。②尖锐湿疣、扁平疣：涂于患处，一日3次。③浅部真菌感染：涂于患处，早晚各1次，体癣、股癣连用3周，手足癣连用4周
注意事项	1. 软膏剂、搽剂使用时注意勿入口内和眼内 2. 涂布部位有灼烧感、瘙痒、红肿等，应停止用药，洗净
禁忌	对制剂药品中任何成分过敏者禁用
不良反应	少数病例有局部瘙痒刺激反应，如皮肤红斑、丘疹及刺痒感
特殊人群用药	儿童：儿童用药尚缺乏资料，一般不用于婴幼儿 妊娠与哺乳期妇女：哺乳期妇女不宜使用；孕妇禁用，育龄妇女慎用
药典	
国家处方集	CNF
其他推荐依据	
■ 药品名称	膦甲酸钠　Foscarnet Sodium
适应证	1. 主要用于免疫缺陷者（如艾滋病患者）的巨细胞病毒性视网膜炎 2. 免疫功能损害患者耐阿昔洛韦单纯疱疹病毒性皮肤黏膜感染
制剂与规格	膦甲酸钠注射液[保(乙)]：①100ml：2.4g；②250ml：3g；③250m：6g；④500ml：6g 膦甲酸钠氯化钠注射液[保(乙)]：①100ml：2.4g；②250ml：3g 膦甲酸钠乳膏：①5g：150mg；②10g：300mg
用法与用量	静脉滴注： 1. 艾滋病患者巨细胞病毒性视网膜炎：①诱导期，推荐初始剂量60mg/kg，每8小时1次，连用2~3周，视治疗后的效果而定，也可每12小时90mg/kg。②维持期，维持剂量一日90~120mg/kg，滴注时间不得少于2小时。如患者在维持期视网膜炎症状加重时，应仍恢复诱导期剂量 2. 艾滋病患者巨细胞病毒性鼻炎：初始剂量60mg/kg，每8小时1次，滴注时间至少1小时，连用2~3周。根据患者肾功能和耐受程度调整剂量和给药时间。维持量一日90~120mg/kg，滴注2小时 3. 耐阿昔洛韦的皮肤黏膜单纯疱疹病毒感染和带状疱疹病毒感染：推荐剂量一次40mg/kg，每8小时（或12小时）1次，滴注时间不得少于1小时，连用2~3周或直至治愈。外用：耐阿昔洛韦的皮肤黏膜单纯疱疹病毒感染：乳膏，一日3~4次，连用5日为一疗程
注意事项	1. 用药期间必须密切监测肾功能，根据肾功能情况调整剂量 2. 不能与其他肾毒性药物同时使用，不能与喷他脒联合静脉滴注，以免发生低钙血症 3. 注射剂避免与皮肤、眼接触，若不慎接触，应立即用清水洗净 4. 乳膏剂严格限用于免疫功能损害患者耐阿昔洛韦的单纯疱疹病毒性皮肤、黏膜感染
禁忌	对膦甲酸钠过敏者禁用

续　表

不良反应	肾功能损害、电解质紊乱、惊厥、贫血或血红蛋白降低、注射部位静脉炎、生殖泌尿道刺激症状或溃疡等
特殊人群用药	肝功能、肾功能不全患者：肌酐清除率＜0.4ml/min 者（以 kg 计）禁用。肝肾功能不全者慎用 儿童：用药应权衡利弊 老年人：老年患者的肾小球滤过率下降，故用药前及用药期间应检查肾功能 妊娠与哺乳期妇女：妊娠安全性分级为 C 级；哺乳期妇女用药期间应暂停授乳
药典	Eur. P.
国家处方集	CNF
其他推荐依据	

第十七节　抗真菌药

■ 药品名称	两性霉素 B　Amphotericin B
抗菌谱与适应证	1. 用于治疗隐球菌病、北美芽生菌病、播散性念珠菌病、球孢子菌病、组织胞质菌病 2. 用于治疗由毛霉菌、根霉属、犁头霉菌属、内胞霉属和蛙粪霉属等所致的毛霉病 3. 用于治疗由申克孢子丝菌引起的孢子丝菌病 4. 用于治疗由烟曲菌所致的曲菌病 5. 外用制剂适用于着色真菌病、烧伤后皮肤真菌感染、呼吸道念珠菌、曲菌或隐球菌感染、真菌性角膜溃疡
制剂与规格	注射用两性霉素 B[基,保(甲)]：①5mg（5000U）；②25mg（2.5 万 U）；③50mg（5 万 U） 注射用两性霉素 B 脂质体[保(乙)]：①2mg（2000U）；②10mg（1 万 U）；③50mg（5 万 U）；④100mg（10 万 U）
用法与用量	静脉滴注：①起始剂量为 1~5mg 或按体重一次 0.02~0.1mg/kg，以后根据患者耐受情况每日或隔日增加 5mg，当增加至一次 0.6~0.7mg/kg 时即可暂停增加剂量。②最高单次剂量不超过 1mg/kg，每日或隔 1~2 日给药 1 次，总累积量 1.5~3.0g，疗程 1~3 个月，视患者病情也可延长至 6 个月。治疗鼻脑毛霉病时，累积治疗量至少 3~4g，治疗白色念珠菌感染，疗程总量约为 1g；治疗隐球菌脑膜炎，疗程总量约为 3g。③对敏感真菌所致的感染宜采用较小剂量，即一次 20~30mg，疗程也宜较长。鞘内注射对隐球菌脑膜炎，除静脉滴注外尚需鞘内给药。首次剂量为 0.05~0.1mg，以后逐渐增至一次 0.5mg，最大量一次不超过 1mg，每周 2~3 次，总量 15mg 左右。雾化吸入：5~10mg，一日分 2 次喷雾，疗程 1 个月。两性霉素 B 脂质体：静脉注射，起始剂量一日 0.1mg/kg，如无不良反应，第 2 日开始增加一日 0.25~0.5mg/kg，剂量逐日递增至维持剂量一日 1~3mg/kg。输液速度以不大于 0.15mg/ml 为宜
注意事项	1. 治疗期间定期严密随访血、尿常规，肝肾功能，血钾，心电图等，如血尿素氮或血肌酐明显升高时，则需减量或暂停治疗，直至肾功能回复 2. 为减少不良反应，给药前可给非类固醇抗炎药和抗组胺药 3. 本品宜缓慢避光滴注，每剂滴注时间至少 6 小时 4. 药液静脉滴注时应避免外漏，因其可致局部刺激

续 表

禁忌	对两性霉素 B 过敏及严重肝病患者禁用
不良反应	1. 静脉滴注过程中或静脉滴注后发生寒战、高热、严重头痛、食欲缺乏、恶心、呕吐，有时可出现血压下降、眩晕等 2. 几乎所有患者在疗程中均可出现不同程度的肾功能损害，尿中可出现红细胞、白细胞、蛋白和管型、血尿素氮和肌酐增高，肌酐清除率降低，也可引起肾小管性酸中毒 3. 低钾血症 4. 血液系统毒性反应有正常红细胞性贫血，偶有白细胞或血小板减少
特殊人群用药	肝功能、肾功能不全患者：肝病患者，肾功能损害者慎用。严重肝病患者禁用 老年人：减量慎用 妊娠与哺乳期妇女：妊娠安全性分级为 B 级。哺乳期妇女应避免应用本药或用药时暂停授乳
药典	USP、Eur. P.、Chin. P.、Jpn. P.
国家处方集	CNF
其他推荐依据	
■ 药品名称	氟康唑 Fluconazol
抗菌谱与适应证	1. 念珠菌病：①全身性念珠菌病：如念珠菌败血症、播散性念珠菌病及其他非浅表性念珠菌感染等，包括腹膜、心内膜、肺部、尿路的感染。②黏膜念珠菌病：包括口咽部及食管感染、非侵入性肺及支气管感染、念珠菌尿症等。③阴道念珠菌病 2. 隐球菌病：用于治疗脑膜以外的新型隐球菌病；也用于两性霉素 B 与氟胞嘧啶联用初治后的维持治疗 3. 皮肤真菌病：如体癣、手癣、足癣、头癣、指（趾）甲癣、花斑癣等，还可用于皮肤着色真菌病 4. 用于真菌感染所引起的睑缘炎、结膜炎、角膜炎等 5. 预防真菌感染的发生，常见于恶性肿瘤、免疫抑制、骨髓移植、接受细胞毒类药化疗或放疗等患者 6. 球孢子菌病、芽生菌病、组织胞质菌病等
制剂与规格	氟康唑片[保(甲)]：①50mg[基]；②100mg[基]；③150mg；④200mg 氟康唑胶囊[保(甲)]：①50mg[基]；②100mg[基]；③150mg 氟康唑注射液[保(乙)]：①50ml：100mg；②100ml：200mg[基]
用法与用量	静脉滴注： 1. 念珠菌败血症、播散性念珠菌病及其他非浅表性念珠菌感染：常用剂量为第 1 日 400mg，以后一日 200mg。根据临床症状，可将日剂量增至 400mg 2. 口咽部念珠菌病：常用剂量为一次 50mg，一日 1 次，连用 7~14 日 3. 食管感染、非侵入性肺及支气管感染、念珠菌尿症等：剂量为一次 50mg，一日 1 次，连用 14~30 日。对异常难以治愈的黏膜念珠菌感染，剂量可增至一次 100mg，一日 1 次 4. 阴道念珠菌病：单剂 150mg 5. 隐球菌性脑膜炎及其他部位隐球菌感染：常用剂量为第 1 日 400mg，以后一日 200~400mg，疗程根据临床症状而定，但对隐球菌性脑膜炎，疗程至少为 6~8 周。为防止艾滋病患者的隐球菌性脑膜炎的复发，在完成基本疗程治疗后，可继续给予维持量，一日 200mg 6. 预防真菌感染（如恶性肿瘤患者等）：患者在接受化疗或放疗时，一次 50mg，一日 1 次

续　表

注意事项	1. 需定期监测肝肾功能，用于肝肾功能减退者需减量应用 2. 在免疫缺陷者中的长期预防用药，已导致念珠菌属等对氟康唑等吡咯类抗真菌药耐药性的增加，应避免无指征预防用药 3. 与肝毒性药物合用、需服用氟康唑2周以上或接受多倍于常用剂量的本品时，可使肝毒性的发生率增高，需严密观察
禁忌	对氟康唑或其他吡咯类药物有过敏史者禁用
不良反应	1. 常见恶心、呕吐、腹痛或腹泻等 2. 过敏反应，可表现为皮疹，偶可发生严重的剥脱性皮炎、渗出性多形红斑 3. 肝毒性，治疗过程中可发生轻度一过性 AST 及 ALT 升高 4. 可见头晕、头痛
特殊人群用药	肝功能、肾功能不全患者：肝、肾功能损害者慎用 儿童：本药对小儿的影响缺乏充足的研究资料，用药需谨慎 妊娠与哺乳期妇女：孕妇用药须权衡利弊。妊娠安全性分级为 C 级；不推荐哺乳期妇女使用
药典	USP、Chin. P.
国家处方集	CNF
其他推荐依据	
■ 药品名称	伊曲康唑　Itraconazole
抗菌谱与适应证	1. 注射液：用于全身性真菌感染，如曲霉病、念珠菌病、隐球菌病（包括隐球菌性脑膜炎）、组织胞质菌病、孢子丝菌病、巴西副球孢子菌病、芽生菌病和其他多种少见的全身性或热带真菌病。用于口腔、咽部、食管、阴道念珠菌感染以及真菌性结膜炎、真菌性角膜炎 2. 胶囊剂：适用于治疗肺部及肺外芽生菌病；组织胞质菌病，包括慢性空洞性肺部疾病和非脑膜组织胞质菌病，以及不能耐受两性霉素 B 或两性霉素 B 治疗无效的肺部或肺外曲霉病。浅部真菌感染，如手足癣、体癣、股癣、花斑癣等。口腔、咽部、食管、阴道念珠菌感染，以及真菌性结膜炎、真菌性角膜炎。用于皮肤癣菌和/或酵母菌所致甲真菌病 3. 口服液：适用于粒细胞缺乏患者怀疑真菌感染的经验治疗，口咽部和食管念珠菌病的治疗 4. 静脉注射液：适用于粒细胞缺乏患者怀疑真菌感染的经验治疗，还适用于治疗肺部及肺外芽生菌病；组织胞质菌病，包括慢性空洞性肺部疾病和非脑膜组织胞质菌病；以及不能耐受两性霉素 B 或两性霉素 B 治疗无效的肺部或肺外曲霉病
制剂与规格	伊曲康唑胶囊[基,保(乙)]：100mg 伊曲康唑口服液[基,保(乙)]：150ml：1.5g 伊曲康唑注射液[基,保(乙)]：25ml：250mg
用法与用量	口服给药： 1. 体癣、股癣：一日 100mg，疗程 15 日；手足癣：一次 200mg，一日 2 次，疗程 7 日，或一日 100mg，疗程 30 日 2. 花斑癣：一次 200mg，一日 1 次，疗程 7 日 3. 甲真菌病：①冲击疗法：一次 200mg，一日 2 次，连服 1 周。指（趾）甲感染分别需要 2 个和 3 个冲击疗程，每个疗程间隔 3 周。②连续治疗：一次 200mg，一日 1 次，连用 3 个月 4. 真菌性角膜炎：一次 200mg，一日 1 次，疗程 21 日

续 表

	5. 曲霉病：一次 200mg，一日 1 次，疗程 2~5 个月；对侵袭性或播散性感染者，可增加剂量至一次 200mg，一日 2 次 6. 念珠菌病：①常用量一次 100~200mg，一日 1 次，疗程 3 周至 7 个月；②口腔念珠菌病：一次 100mg，一日 1 次，疗程 15 日；③念珠菌性阴道炎：一次 200mg，一日 1 次，疗程 3 日 7. 非隐球菌性脑膜炎：一次 200mg，一日 1 次，疗程 2 个月至 1 年 8. 隐球菌性脑膜炎：一次 200mg，一日 2 次，疗程 2 个月至 1 年。维持量一日 1 次
注意事项	1. 对持续用药超过 1 个月者，及治疗过程中出现畏食、恶心、呕吐、疲劳、腹痛或尿色加深的患者，建议检查肝功能。如出现异常，应停止用药 2. 发生神经系统症状时应终止治疗 3. 对有充血性心力衰竭危险因素的患者，应谨慎用药，并严密监测
禁忌	1. 禁用于已知对伊曲康唑及辅料过敏的患者 2. 注射液禁用于不能注射 0.9%氯化钠注射液的患者 3. 注射液禁用于肾功能损伤患者肌酐清除率< 30ml/min 者 4. 禁止与特非那定、阿司咪唑、咪唑斯汀、西沙比利、多非利特、奎尼丁等合作
不良反应	1. 常见畏食、恶心、腹痛和便秘 2. 已有潜在病理改变并同时接受多种药物治疗的大多数患者，长疗程治疗时可见低钾血症、水肿、肝炎和脱发等症状
特殊人群用药	肝功能、肾功能不全患者：肝功能、肾功能不全者，肝酶升高、活动性肝病或有其他药物所致肝毒性史者不宜使用本药 儿童：用药应权衡利弊 老年人：慎用 妊娠与哺乳期妇女：孕妇用药应权衡利弊。本药的妊娠安全性分级为 C 级；哺乳期妇女用药应权衡利弊
药典	Eur. P.
国家处方集	CNF
其他推荐依据	
■ 药品名称	**伏立康唑 Voriconazole**
抗菌谱与适应证	1. 侵袭性曲霉病 2. 对氟康唑耐药的念珠菌（包括克柔念珠菌）引起的严重侵袭性感染 3. 由足放线病菌属和镰刀菌属引起的严重感染 4. 非中性粒细胞减少患者的念珠菌血症 5. 应主要用于治疗免疫功能减退患者的进展性、可能威胁生命的感染
制剂与规格	伏立康唑薄膜衣片[保(乙)]：①50mg；②200mg 伏立康唑干混悬剂：40mg/ml 注射用伏立康唑[保(乙)]：200mg
用法与用量	口服给药： 1. 患者体重≥40kg：①用药第 1 日给予负荷剂量：一次 400mg，每 12 小时 1 次；②开始用药 24 小时后给予维持剂量：一次 200mg，一日 2 次 2. 患者体重< 40kg：①用药第 1 日给予负荷剂量：一次 200mg，每 12 小时 1 次；②开始用药 24 小时后给予维持剂量：一次 100mg，一日 2 次

续　表

	静脉给药： 1. 用药第 1 日给予负荷剂量：一次 6mg/kg，每 12 小时 1 次 2. 开始用药 24 小时后给予维持剂量：一次 4mg/kg，一日 2 次 3. 如果患者不能耐受维持剂量，可减为一次 3mg/kg，一日 2 次
注意事项	1. 治疗前或治疗期间应监测血电解质，如有电解质紊乱应及时纠正 2. 连续治疗超过 28 日者，需监测视觉功能 3. 片剂应在餐后或餐前至少 1 小时服用，其中含有乳糖成分，先天性的半乳糖不能耐受者、Lapp 乳糖酶缺乏或葡萄糖-半乳糖吸收障碍者不宜应用片剂 4. 在治疗中患者出现皮疹需严密观察，如皮损进一步加重则需停药。用药期间应避免强烈的、直接的阳光照射
禁忌	已知对伏立康唑或任何一种赋形剂有过敏史者、孕妇禁用
不良反应	常见视觉障碍、发热、皮疹、恶心、呕吐、腹泻、头痛、败血症、周围性水肿、腹痛及呼吸功能紊乱、肝功能试验值增高
特殊人群用药	肝功能、肾功能不全患者：严重肝功能减退患者慎用 儿童：12 岁以下儿童的用药安全性和有效性尚未建立 妊娠与哺乳期妇女：孕妇用药应权衡利弊。妊娠安全性分级为 D 级。哺乳期妇女用药应权衡利弊
药典	
国家处方集	CNF
其他推荐依据	
■ 药品名称	**卡泊芬净　Caspofungin**
抗菌谱与适应证	1. 用于对其他药物治疗无效或不能耐受的侵袭性曲霉菌病 2. 用于念珠菌所致的食管炎、菌血症、腹腔内脓肿、腹膜炎及胸膜腔感染 3. 用于考虑系真菌感染引起的发热、中性粒细胞减少患者的经验治疗
制剂与规格	注射用醋酸卡泊芬净[基,保(乙)]：①50mg；②70mg
用法与用量	静脉滴注：首日给予单次 70mg 的负荷剂量；之后给予一日 50mg 的维持剂量。对疗效欠佳且对本药耐受较好的患者，可将维持剂量加至一日 70mg
注意事项	与环孢素同时使用，需权衡利弊
禁忌	对本品任何成分过敏者、哺乳期及妊娠期妇女禁用
不良反应	常见发热、头痛、腹痛、疼痛、恶心、腹泻、呕吐、AST 升高、ALT 升高、贫血、静脉炎/血栓性静脉炎。静脉输注并发症、皮肤皮疹、瘙痒等
特殊人群用药	肝功能、肾功能不全患者：肝功能不全或肝脏疾病患者，肾功能不全患者慎用 儿童：不推荐 18 岁以下的患者使用本药 妊娠与哺乳期妇女：除非必要，孕妇不得使用本药。妊娠安全性分级为 C 级；用药期间不宜授乳
药典	

续 表

国家处方集	CNF
其他推荐依据	
■ 药品名称	米卡芬净 Micafungin
抗菌谱与适应证	由曲霉菌和念珠菌引起的下列感染：真菌血症、呼吸道真菌病、胃肠道真菌病
制剂与规格	注射用米卡芬净钠[保(乙)]：50mg
用法与用量	静脉给药：成人一次 50~150mg，一日 1 次，严重或难治性患者，可增加至一日 300mg。切勿使用注射用水溶解本品。剂量增加至一日 300mg 用以治疗严重或难治性感染的安全性尚未完全确立。体重为 50kg 或以下的患者，一日剂量不应超过 6mg/kg
注意事项	1. 可能出现肝功能异常或黄疸，应严密监测患者的肝功能 2. 溶解本品时勿用力摇晃输液袋，因易起泡，且泡沫不易消失 3. 本品在光线下可慢慢分解，给药时应避免阳光直射
禁忌	禁用于对本品任何成分有过敏史的患者
不良反应	1. 血液学异常：中性粒细胞减少症、血小板减少或溶血性贫血 2. 可能发生休克、过敏样反应 3. 可能出现肝功能异常或黄疸 4. 可能发生严重的肾功能不全如急性肾衰竭
特殊人群用药	儿童：儿童静脉使用本药的安全性和有效性尚未建立 妊娠与哺乳期妇女：妊娠安全性分级为 C 级；哺乳妇女用药需权衡利弊
药典	
国家处方集	CNF
其他推荐依据	
■ 药品名称	特比萘芬 Terbinafine
抗菌谱与适应证	1. 口服给药：①由毛癣菌、小孢子菌和絮状表皮癣菌等所致皮肤、头发和指（趾）甲的感染；由念珠菌所致皮肤酵母菌感染。②多种癣病，如体癣、股癣、手癣、足癣和头癣等。③由丝状真菌引起的甲癣 2. 局部给药：由皮肤真菌、酵母菌及其他真菌所致体癣、股癣、手癣、足癣、头癣、花斑癣
制剂与规格	盐酸特比萘芬片[保(乙)]：①125mg；②250mg 特比萘芬乳膏：①1g：10mg（1%）；②10g：100mg（1%） 盐酸特比萘芬软膏[保(乙)]：①10g：100mg；②15g：150mg 特比萘芬溶液剂：30ml：300mg（1%） 盐酸特比萘芬搽剂：15ml：150mg 盐酸特比萘芬喷雾剂：15ml：150mg 盐酸特比萘芬散：10g：100mg

续　表

用法与用量	口服给药：一次 125mg~250mg，一日 1 次。疗程视感染程度及不同的临床应用而定：体、股癣2~4 周；手、足癣 2~6 周；皮肤念珠菌病 2~4 周；头癣 4 周；甲癣 6~12 周。局部给药：涂（或喷）于患处及其周围。①乳膏、搽剂、散剂：一日 1~2 次。一般疗程：体癣、股癣1~2 周；花斑癣 2 周；足癣 2~4 周。②溶液剂：用于体癣、股癣，一日 2 次，连用 1~2 周；用于手癣、足癣、花斑癣，一日 2 次，连用 2~4 周。③喷雾剂：一日 2~3 次，1~2 周为一疗程，喷于患处
注意事项	1. 口服对花斑癣无效 2. 使用过程中如出现不良反应症状，应停止用药 3. 软膏、凝胶及擦剂仅供局部皮肤使用皮肤涂敷后，可不必包扎。不宜用于开放性伤口，不能用于眼内，避免接触鼻、口腔及其他黏膜
禁忌	对特比萘芬或萘替芬及本药制剂中其他成分过敏者禁用
不良反应	1. 最常见胃肠道症状（腹满感、食欲减退、恶心、轻度腹痛及腹泻）或轻型的皮肤反应（皮疹、荨麻疹等） 2. 个别严重的有皮肤反应病例，如 Stevens-Johnson 综合征、中毒性表皮坏死松解症
特殊人群用药	肝功能、肾功能不全患者：肝功能、肾功能不全者慎用；严重肝功能、肾功能不全者禁用 儿童：不推荐用于 2 岁以下的儿童 老年人：适当调整给药剂量 妊娠与哺乳期妇女：孕妇用药应权衡利弊。本药的妊娠安全性分级为 B 级；哺乳期妇女用药期间应暂停授乳
药典	Eur. P.
国家处方集	CNF
其他推荐依据	
■ 药品名称	**氟胞嘧啶　Flucytosine**
抗菌谱与适应证	用于治疗念珠菌属心内膜炎、隐球菌属脑膜炎、念珠菌属或隐球菌属真菌败血症、肺部感染和尿路感染
制剂与规格	氟胞嘧啶片[保(乙)]：①250mg；②500mg 氟胞嘧啶注射液[保(乙)]：250ml：2. 5g
用法与用量	口服给药：一次 1000~1500mg，一日 4 次，用药疗程为数周至数月。为避免或减少恶心、呕吐，一次服药时间持续 15 分钟 静脉注射：一日 50~150mg/kg，分 2~3 次给药 静脉滴注：一日100~150mg/kg，分 2~3 次给药，静脉滴注速度为 4~10ml/min
注意事项	1. 单用氟胞嘧啶在短期内可产生真菌对本品的耐药菌株。治疗播散性真菌病时通常与两性霉素 B 联合应用 2. 骨髓抑制、血液系统疾病或同时接受骨髓移植药物者慎用 3. 用药期间应检查外周血象、肝肾功能，肾功能减退者需监测血药浓度
禁忌	对本品过敏者禁用

续 表

不良反应	1. 可致恶心、呕吐、畏食、腹痛、腹泻等胃肠道反应 2. 皮疹、嗜酸性粒细胞增多等变态反应 3. 可发生肝毒性反应，一般表现为 ALT 及 AST 一过性升高，偶见血清胆红素升高 4. 可致白细胞或血小板减少，偶可发生全血细胞减少，骨髓抑制和再生障碍性贫血
特殊人群用药	肝功能、肾功能不全患者：肝、肾功能损害者，尤其是同时应用两性霉素 B 或其他肾毒性药物时慎用；严重肝功能、肾功能不全者禁用 儿童：不宜使用 老年人：需减量 妊娠与哺乳期妇女：孕妇用药应权衡利弊。妊娠安全性分级为 C 级；哺乳期妇女用药应暂停授乳
药典	USP、Eur. P.、Chin. P.、Jpn. P.
国家处方集	CNF
其他推荐依据	
■ 药品名称	制霉菌素 Nystatin
抗菌谱与适应证	用于念珠菌属引起的消化道、口腔、阴道、皮肤等念珠菌感染
制剂与规格	制霉菌素片：①10 万 U；②25 万 U；③50 万 U 制霉菌素阴道片：10 万 U 制霉菌素阴道泡腾片：10 万 U 制霉菌素阴道栓：10 万 U 制霉菌素口含片：10 万 U 制霉菌素软膏：①1g：10 万 U；②1g：20 万 U
用法与用量	口服给药：①消化道念珠菌病：一次（50~100）万 U，一日 3 次，连用 7~10 日。小儿按体重一日（5~10）万 U/kg。②口腔念珠菌病：取适量糊剂涂抹，2~3 小时一次；口含片一次 1~2 片，一日 3 次 外用：皮肤念珠菌病，应用软膏，一日1~2 次，一次 1~2g 或适量涂抹于患处 阴道给药：①阴道片或栓剂：阴道念珠菌病，一次 10 万 U，一日 1~2 次。②阴道泡腾片：一次 10 万 U，一日 1~2 次，置于阴道深处，疗程 2 周或更久
注意事项	1. 本品对全身真菌感染无治疗作用 2. 本品混悬剂在室温中不稳定，临用前宜新鲜配制并于短期用完
禁忌	对本品过敏者禁用
不良反应	只服较大剂量时可发生腹泻、恶心、呕吐和上腹疼痛等消化道反应，减量或停药后迅速消失。局部应用可引起过敏性接触性皮炎
特殊人群用药	儿童：5 岁以下儿童慎用 妊娠与哺乳期妇女：妊娠安全性分级为 C 级。孕妇慎用；哺乳期妇女慎用
药典	USP、Eur. P.、Jpn. P.
国家处方集	CNF
其他推荐依据	

药品名称索引（汉英对照）

E

F

G

H

J

K

L

M

N

P

Q

R

S

T

W

X

Y

Z

名词缩略语

BNF	英国国家处方集
BNFC	英国国家儿童处方集
BP	英国药典（未特殊标明系指 2010 版）
BPC	英国药方集
Chin. P.	中国药典（2005 版）
CNF	中国国家处方集（2020 版）
CNFC	中国国家处方集（儿童版）2013 年版
CT	电子计算机 X 射线断层扫描技术
CTPA	CT 肺动脉造影
Eur. P.	欧洲药典（2008 版及补充本 6.1~6.8）
Fr. P.	法国药典（1982 版及 2003 现版）
Ger. P.	德国药典（2007 版）
Int. P.	国际药典（第 4 版及 2008 补充本 1）
IOL	人工晶状体植入术
It. P.	意大利药典（2002 版）
Jpn. P.	日本药典（2006 版及补充本 1）
KP	羊脂状角膜后沉着物
OCT	光学相干断层扫描
Pol. P.	波兰药典（2002 版及补充本 2005）
Span. P.	西班牙药典（2002 版及补充本 2.1）
Swiss. P.	瑞士药典
UBM	超声生物显微镜
USNF	美国国家处方集（2010 及补充本 1）
USP	美国药典（2006 版及补充本 1）
Viet. P.	越南药典（2002 版）

参考文献

[1] 中华医学会．临床诊疗指南·眼科学分册．北京：人民卫生出版社，2006.
[2] 杨培增，范先群．眼科学．9 版．北京：人民卫生出版社，2018.
[3] 范先群．眼整形外科学．北京：科学技术出版社，2009.
[4] 赵家良．眼科临床指南．3 版．北京：人民卫生出版社，2018.
[5] 丁双．560 例儿童霰粒肿外科手术的护理．当代护士（中旬刊），2019，26（10）：39-40.
[6] 金健蓉．眼门诊治疗室行霰粒肿手术的体会．中国实用护理杂志，2015，31：94.
[7] 刘家崎，李凤鸣．实用眼科学．北京：人民卫生出版社，2002：754.
[8] Arun D. Singh，Bertil E. Damato，Jacob Pe’er，et al. 临床眼科肿瘤学．范先群，傅希，曾骏文，等译．上海：上海科学技术出版社，2008.
[9] Adam T. Gerstenblity，Michael P. Rabinowitz. Wills 眼科手册．6 版．魏文彬，译．北京：科学技术出版社，2014.
[10] 刘祖国．眼表疾病学．北京：人民卫生出版社，2003.
[11] 陆岩，葛银屏，底煜，等．黏弹剂在角膜全层裂伤显微缝合术中的应用．国际眼科杂志，2013，13（3）：507-508.
[12] 李林，司马晶，窦晓燕，等．角膜裂伤修补联合白内障摘出 I 期人工晶状体植入术．眼外伤职业眼病杂志（附眼科手术），2007，12：921-923.
[13] 谢锡芬，李海燕．伴角膜裂伤的外伤性白内障手术的观察及护理．遵义医学院学报，2007，03：404-405.
[14] 李凤鸣，谢立信．中华眼科学．3 版．北京：人民卫生出版社，2014.
[15] ME Lim，EG Buckley，SG Prakalapakorn，et al. Update on congenital cataract surgery management. Curr Opin Ophthalmol，2017，28（1）：87-92.
[16] Jack J. Kanski. 临床眼科学．4 版．徐国兴，译．福州：福建科技出版社，2006：156-178.
[17] 徐国兴．眼科学基础．3 版．北京：高等教育出版社，2014：204-215.
[18] 崔浩，王宁利，徐国兴．眼科学．3 版．北京：北京大学医学出版社，2013：90-97.
[19] 徐国兴．视觉康复与眼保健．福州：福建科技出版社，2014：76-78.
[20] 葛坚，王宁利．眼科学．3 版．北京：人民卫生出版社，2015：225-245.
[21] 徐国兴．激光眼科学．北京：高等教育出版社，2011：129-133.
[22] 席淑新．眼耳鼻咽喉口腔科护理学．北京：人民卫生出版社，2014：78-83.
[23] 卢奕．眼科临床指南解读·白内障．北京：人民卫生出版社，2018.
[24] 刘奕志．白内障手术学．3 版．北京：人民卫生出版社，2012.
[25] 王宁利．临床路径释义·眼科分册．北京：中国协和医科大学出版社，2018.
[26] 临床路径治疗药物释义专家组．临床路径治疗药物释义·眼科分册．北京：中国协和医科大学出版社，2018.
[27] Kong CF，Lee BWH，George A，et al. Cataract surgery operating times：Relevance to surgical and visual outcomes. J Cataract Refract Surg，2019，45（12）：1849.
[28] 姚克，毕宏生．屈光性白内障手术学．北京：人民卫生出版社，2019.
[29] Roger F Steinert. 白内障手术学．3 版．刘奕志，译．北京：人民军医出版社，2012.

［30］张少冲，吕林．临床眼底病（外科卷）．北京：人民卫生出版社，2014.
［31］葛坚，刘奕志．眼科手术学．3 版．北京：人民卫生出版社，2015.
［32］中华医学会眼科学分会青光眼学组．我国原发性青光眼诊断和治疗专家共识（2014 年）．中华眼科杂志，2014，50（5）：382-383.
［33］中华医学会眼科学分会青光眼学组．中国原发性闭角型青光眼诊治方案专家共识（2019 年）．中华眼科杂志，2019，55（5）：325-328.
［34］中华医学会眼科学分会青光眼学组，中国医师协会眼科医师分会青光眼学组．中国青光眼指南（2020 年）．中华眼科杂志，2020，56（8）：573-586.
［35］杨培增．葡萄膜炎诊治概要．北京：人民卫生出版社，2016.
［36］张承芬．眼底病学．2 版．北京：人民卫生出版社，2010.
［37］文峰，易长贤．临床眼底病（内科卷）．北京：人民卫生出版社，2015.
［38］Avery RL，Bakri SJ，Blumenkranz MS，et al. Intravitreal injection technique andmonitoring：updated guidelines of an expert panel. Retina，2014 Dec，34 Suppl 12：S1-S18.
［39］中华医学会眼科学分会眼底病学组．我国视网膜病玻璃体腔注药术质量控制标准．中华眼科杂志，2015，51（12）：892-895.
［40］中华医学会．临床技术操作规范·眼科学分册．北京：人民军医出版社，2007.
［41］葛坚，王宁利．眼科学（8 年制版）．北京：人民卫生出版社，2015.
［42］RF Spaide，GJ Jaffe，D Sarrafet al. Consensus Nomenclature for Reporting Neovascular Age-Related Macular Degeneration Data. Ophthalmology，2020，127：616-636.
［43］Stephen J. Ryan，C. P. Wilkinson. 视网膜．4 版．黎晓新，赵家良，惠延年，等译．天津：天津科技翻译出版公司，2011.
［44］中华医学会．临床诊疗指南·眼科学分册．北京：人民卫生出版社，2006.
［45］瞿佳．眼科学．2 版．北京：高等教育出版社，2015.
［46］吴文灿，瞿佳．眼鼻相关微创外科学．北京：人民卫生出版社，2020.
［47］中华医学会眼科学分会神经眼科学组．我国外伤性视神经病变内镜下经鼻视神经管减压术专家共识（2016 年）．中华眼科杂志，2016，52（12）：889-893.
［48］中华医学会眼科学分会神经眼科学组．我国非动脉炎性前部缺血性视神经病变诊断和治疗专家共识（2015 年）．中华眼科杂志，2015，51（5）：323-326.
［49］马建民，杨新吉，张铁民．眼眶疾病常用手术入路．北京：中华医学电子音像出版社．2013.
［50］魏文斌，施玉英．眼科手术操作与技巧．2 版．北京：人民卫生出版社，2016.
［51］Aaron fay，Peter J. Dolman. 眼眶及眼附属器疾病．马建民，主译．北京：人民卫生出版社，2019.
［52］Hans-J Welkoborsky，Burkhard Wiechens，Michael L. Hinni. 眼眶病多学科协同诊疗．马建民，杨新吉，译．北京：科学出版社，2019.
［53］国家药典委员会．中国药典．北京：中国医药科技出版社，2010.
［54］津岛雄二．韩国抗生物质医药品基准（韩抗基）．厚生省，1990.
［55］美国药典委员会．美国药典/国家处方集．第 31 版．沪西书店，2013.
［56］欧洲药典委员会．欧洲药典（中文版）．北京：中国医药科技出版社，2010.
［57］日本抗生物质学术协议会．日本抗生物质医药品基准（日抗基）．药业时报社，1998.
［58］日本要局方编辑委员会．日本药典．第 16 版．日本厚生省，2011.
［59］世界卫生组织专家委员会．国际药典．世界卫生组织，2011.
［60］《中国国家处方集》编委会．中国国家处方集．北京：科学出版社，2020.
［61］Chang DF，Braga-Mele R，Mamalis N，et al. Prophylaxis of postoperative endophthalmitis after cataract surgery；Results of the 2007 ASCRS member survey. J Cataract Refract Surg，2007，33

(10)：1801-1805.
[62] 中华医学会眼科学分会白内障与人工晶状体学组．我国白内障围手术期非感染性炎症反应防治专家共识（2015 年）．中华眼科杂志，2015，51（3）：163-166.
[63] 中华医学会眼科学分会角膜病学组．我国角膜上皮损伤临床诊治专家共识（2016 年）．中华眼科杂志，2016，52（9）：644-648.
[64] 徐少凯，张国斌．国产世可灌注液在超声乳化术中应用的评价．中国实用眼科杂志，2002，20（11）：870.
[65] 黄婉荣，张悦，汤欣．维生素 A 对结膜巩膜手术切口所致杯状细胞减少的保护作用．中国实用眼科杂志，2010，28（2）：189-192.
[66] 化志娟，胡敏，李亮亮．左旋多巴联合综合疗法治疗青少年屈光不正性弱视的疗效观察．临床眼科杂志，2013，21（2）：146-149.
[67] 梁慧芬．MIMS annual 中国药品手册年刊（2013/2014）．第 17 版．香港：美迪医讯亚太有限公司，2013.
[68] 王宁利．临床青光眼图谱．北京：人民卫生出版社，2007.
[69] 希恩．C. 斯威曼（Sean C Sweetman）．李大魁，金有豫，汤光，等译．马丁代尔大药典．第 35 版．北京：化学工业出版社，2008.
[70] 许桓忠，张健．抗菌药合理临床应用指南．北京：化学工业出版社，2008.
[71] 中华医学会眼科学分会角膜病学组．感染性角膜病临床诊疗专家共识（2011 年）．中华眼科杂志，2012，48（1）：72-75.

致读者

本系列图书中介绍的药物剂量和用法是编委专家根据当前医疗观点和临床经验并参考本书附录中的相关文献资料慎重制订的，并与通用标准保持一致，编校人员也尽了最大努力来保证书中所推荐药物剂量的准确性。但是，必须强调的是，临床医生开出的每一个医嘱都必须以自己的理论知识、临床实践为基础，以高度的责任心对患者负责。本书列举的药物用法和用量主要供临床医师作参考，并且主要是针对诊断明确的疾病的典型患者。读者在选用药物时，还应该认真研读药品说明书中所列出的该药品的适应证、禁忌证、用法、用量、不良反应等，并参考《中华人民共和国药典》、《中国国家处方集》等权威著作为据。此书仅为参考，我社不对使用此书所造成的医疗后果负责。

中国协和医科大学出版社

《临床路径治疗药物释义》专家组